AF464875

TRAITÉ

THÉORIQUE ET PRATIQUE

D'HYDROTHÉRAPIE

CORBEIL. — IMPRIMERIE DE CRÉTÉ FILS.

TRAITÉ

THÉORIQUE ET PRATIQUE

D'HYDROTHÉRAPIE

COMPRENANT

LES APPLICATIONS DE LA MÉTHODE HYDROTHÉRAPIQUE

AU TRAITEMENT

DES MALADIES NERVEUSES ET DES MALADIES CHRONIQUES

PAR

LE Dr BENI-BARDE

MÉDECIN EN CHEF DE L'ÉTABLISSEMENT HYDROTHÉRAPIQUE D'AUTEUIL
LAURÉAT DE L'ACADÉMIE DE MÉDECINE, MEMBRE DE LA SOCIÉTÉ D'HYDROLOGIE

AVEC FIGURES DANS LE TEXTE

PARIS
G. MASSON, ÉDITEUR
LIBRAIRE DE L'ACADÉMIE DE MÉDECINE
Place de l'École-de-Médecine, 17

1874

DIVISION DU TRAITÉ D'HYDROTHÉRAPIE

Cet ouvrage est divisé en deux parties. La première, la partie technique, comprend l'historique réduit à ses faits principaux, l'étude des agents hydrothérapiques, la description des appareils et des procédés opératoires, l'examen des effets physiologiques, thérapeutiques et hygiéniques de l'hydrothérapie sur l'organisme humain, l'analyse des indications et contre-indications de l'hydrothérapie, et enfin l'énumération des conditions que réclame un traitement hydrothérapique régulier.

La seconde partie est entièrement consacrée à la clinique hydrothérapique. Le lecteur y trouvera des considérations détaillées sur les maladies dans lesquelles il convient d'employer l'hydrothérapie, et notamment sur les maladies nerveuses et sur la plupart des maladies chroniques.

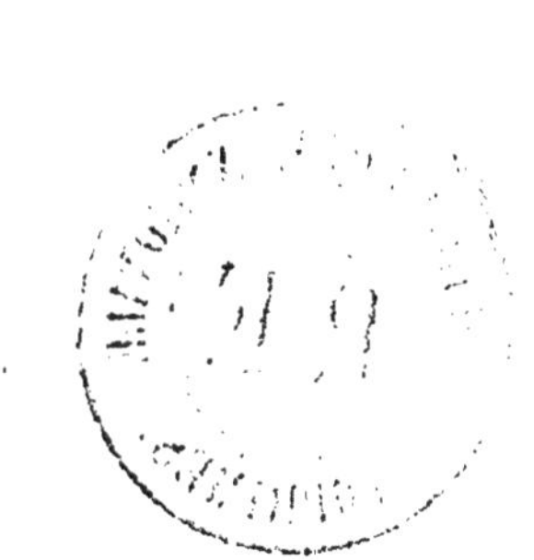

AVANT-PROPOS

La publication d'un nouveau traité d'hydrothérapie me semble aujourd'hui venir à son heure. On a coutume d'en appeler à l'expérience des prétentions de toute méthode thérapeutique qui tend à se substituer aux autres médications dans beaucoup de cas. Une pratique assidue et consciencieuse me conciliera, je l'espère, la bienveillance du public médical. Par-dessus tout, je suis fermement convaincu que la majeure partie des maladies chroniques et des affections nerveuses qui s'y rapportent sont justiciables de l'hydrothérapie, et je crois qu'on ne saurait refuser une compétence spéciale à quiconque a pratiqué ce mode de traitement dans des vues rationnelles.

Il me serait encore facile d'invoquer des encouragements honorables et d'amicales sollicitations qui m'ont pressé de faire connaître le résultat de mes recherches. Mais je dois compte à mes confrères d'un motif plus puissant peut-être. En exposant les principes régulateurs de l'hydrothérapie et les divers procédés appropriés au manuel opératoire, je me crois en mesure d'y apporter un contingent nouveau et de justifier la méthode qui m'est particulière.

Qu'on passe en revue les divers traités d'hydrothérapie, et l'on reculera devant cette multiplicité de procédés au milieu desquels le choix flotte incertain. Chaque méthode s'affirme à l'exclusion des autres, comme si toutes avaient droit à une supériorité respective, incontestable, en dépit des contradictions de l'expérience. Il s'agissait donc, avant toute chose, de procéder par comparaison, et c'est ainsi que, pendant près de douze ans, j'ai mis tous les systèmes en œuvre et les ai contraints à me fournir leurs preuves. La concordance des effets physiologiques et des résultats curatifs n'a pas toujours été parfaite. Il ne saurait en être autrement, si l'on tient compte des diversités sans nombre que présentent aux praticiens les individualités morbides. D'autre part, en présence des cures remarquables et des modifications surprenantes que l'hydrothérapie produit souvent sous toutes les formes, je me suis bien gardé d'en tirer une conclusion immédiate avant d'avoir obtenu par de nombreux faits analogues une ratification complète et décisive. Quant aux imperfections inséparables d'une pareille entreprise, c'est à la critique impartiale de les redresser. En soumettant cette étude à l'épreuve de la publicité, j'ai dû prendre toutes réserves pour l'avenir, convaincu que je suis que, si quelques traits n'en sont forcément qu'esquissés, elle renferme un grand nombre de parties élaborées comme il convient et dont l'ensemble constitue un guide favorable aux progrès de l'hydrothérapie.

Une revue des différentes phases par lesquelles la méthode hydrothérapique s'est développée nous donnera l'enchaînement des progrès accomplis et nous conduira jusqu'à l'état de nos connaissances et de nos pratiques actuelles. On aura d'ailleurs à constater quelle part de ces progrès il faut reporter aux perfectionnements d'observation et aux enseignements physiologiques qui caractérisent et illustrent la médecine de notre époque. Aucun mode de traitement n'a conquis aussi rapidement la place considérable qu'occupe l'hydrothérapie. Il faut bien en rapporter le mérite aux succès éclatants obtenus dans la vaste catégorie des affections chroniques et nerveuses, contre lesquelles l'art médical se heurtait impuissant.

Ces succès incontestables, en grand nombre relativement rapides, indépendants des chances du hasard ou de l'engouement de la mode, recueillis dans les conditions topographiques et climatériques les plus variées, ont consacré la méthode empirique de Priessnitz en la faisant entrer de plain-pied dans le code thérapeutique. On peut affirmer aussi que l'hydrothérapie, par une exception bien rare, a conquis cette place sans lutte et sans effort, comme conséquence de ses effets et en vertu d'une vulgarisation qui lui a créé une classe nombreuse d'adeptes fervents.

Est-ce à dire que ce triomphe, quelque mérité qu'il paraisse, n'entraîne pas des abus et jusqu'à une anarchie de théories et de pratiques contre laquelle il devient urgent de prémunir la méthode elle-même, sous peine de discrédit? Déjà, il y a comme un retour de l'opinion à signaler à ce sujet, et c'est un des motifs qui m'ont excité à plaider la cause de l'hydrothérapie rationnelle devant mes confrères, en souhaitant qu'ils fassent bon accueil à une démonstration sérieuse appuyée sur l'observation.

L'hydrothérapie, au point de vue de la connaissance exacte des divers modes d'action de l'eau sur l'organisme sain et malade, n'a encore que des bases incomplètes. Nous en convenons; mais il est permis d'apprécier les ressources thérapeutiques qu'elle comporte, d'analyser le mécanisme des divers effets physiologiques qu'elle provoque, de créer, en un mot, la théorie réclamée d'où surgira une formule nécessaire à la pratique. Empiriquement, c'est-à-dire, expérimentalement, nous savons que tel procédé produit une action tonique ou stimulante, une action sédative ou hyposthénisante, sans que le mécanisme de cette action soit connu. Mais c'est là un écueil bien commun dans le maniement des agents médicamenteux. N'en est-il pas ainsi de l'opium, du quinquina et du mercure dont les énergiques propriétés ne sont pas encore, à beaucoup près, entièrement déterminées? On ne saurait donc condamner les pratiques hydrothérapiques par cela seul que l'explication de leurs effets n'est pas toujours satisfaisante. C'est à l'observation expérimentale et au contrôle du temps que ces recherches devront leur perfectionnement. Ce qu'il faut exiger, dès à présent, c'est que l'arbitraire ne règne plus dans les applications de l'hydrothérapie et qu'il n'y ait pas autant de procédés divers que d'opérateurs. Quand la physiologie aura poussé plus loin encore ses limites, nous posséderons sans doute la solution de quelques-uns des problèmes qui nous font hésiter en hydrothérapie comme ailleurs; jusque-là, il est essentiel d'étayer notre doctrine et notre pratique sur des connaissances certaines, et je m'y suis attaché aussi scrupuleusement que possible.

De toutes les publications qui ont édifié les médecins sur la valeur de l'emploi thérapeutique de l'eau, aucune n'a eu plus de retentissement que celles du docteur Fleury.

L'hydrothérapie lui doit cette forme nette et précise qu'on a appelée la méthode française, parce qu'elle se trouve comme imprégnée de l'esprit scientifique français, dont la clarté et l'exactitude sont les deux qualités dominantes. Mais il est un reproche grave à adresser à M. Fleury, celui de s'être circonscrit dans ses découvertes personnelles et d'avoir dédaigné la comparaison des autres pratiques avec la sienne. C'est là un procédé fâcheux et qui va à l'encontre du progrès, loin d'en aider les développements. C'est par la mise au grand jour, par la comparaison des doctrines et des méthodes, c'est par l'appel à l'expérience et à la controverse que l'on affirme le rang de tel ou tel agent thérapeutique sans toutefois pour cela en faire une panacée. N'avons-nous pas vu la vaccine, le chloroforme, l'électricité, etc., s'imposer de la sorte aux esprits les plus prévenus par l'évidence des faits et la consécration scientifique de chaque jour?

L'hydrothérapie se présente à son tour après des épreuves répétées qui ont établi son importance en médecine. Il ne s'agit plus de discuter ses titres, mais bien de déterminer le choix des procédés les plus avantageux qu'elle met à notre disposition. Quelque variés qu'ils soient, ces procédés peuvent se ramener aisément à deux catégories principales :

Dans l'une, la sudation forme la base du traitement ou du moins en représente l'opération capitale, essentielle ;

Dans l'autre, l'emploi de l'eau froide est en première ligne, la sudation ne figurant que comme un moyen accessoire.

La méthode *sudothérapique* dérive d'un principe, aujourd'hui tombé en désuétude, basé sur la vieille doctrine humorale. La méthode *hydrothérapique* pure, telle qu'elle a été défendue par M. Fleury, prétend agir en vertu de la révulsion et d'une suractivité des fonctions cutanées. Il y aura lieu d'examiner ce qu'il y a d'incomplet ou de mal fondé dans une application trop exclusive de tel ou tel système. Les expériences récentes ont singulièrement élargi le champ de l'hydrothérapie, et si l'on s'en tenait au relevé des résultats obtenus ou annoncés, la démonstration de la supériorité de l'une ou de l'autre pratique ne laisserait pas que d'être embarrassante. Entre les succès de Priessnitz et ceux de la méthode de M. Fleury la balance reste presque égale. Il n'y a guère de différence à constater que dans les procédés d'application. En France et à l'étranger on a, en général, renoncé aux sudations dans la majeure partie des cas. J'ai cru devoir, sinon les supprimer, du moins en restreindre considérablement l'emploi, et je donnerai, dans leurs développements, les raisons de cette détermination inspirée par l'observation et des expériences répétées.

En présence de la fluctuation de principes qui semble l'attribut de la cure hydrothérapique, chaque praticien pourrait être tenté de faire table rase des procédés connus et de reconstruire l'hydrothérapie pièce à pièce. J'ai préféré agir plus méthodiquement, soumettre toutes les données acquises à l'expérimentation comparative, et assigner à chacune leur véritable puissance intrinsèque dans le traitement des maladies chroniques. Il m'a donc fallu étudier, avec un soin particulier, toutes les modifications normales ou anormales que subit ou revêt l'organisation sous l'influence des méthodes variées et dégager de l'évolution des phénomènes morbides soumis à ces épreuves un ensemble de préceptes sanctionnés par la pratique.

S'il m'a été impossible d'embrasser un si vaste sujet sous toutes ses faces, j'ai, du moins, apporté aux questions que j'ai étudiées une bonne foi et une patience à toute épreuve et je n'ai donné comme définitivement tranchées que celles dont la solution ressort d'un concours de faits irréfutables et faciles à vérifier.

C'est le résultat de cette étude que je dédie au corps médical dans lequel j'ai recueilli de précieuses sympathies et trouvé un soutien inestimable. C'est un hommage qu'il voudra bien agréer, au nom de la reconnaissance et de l'amitié.

TRAITÉ

D'HYDROTHÉRAPIE

CHAPITRE PREMIER

HISTORIQUE

SOMMAIRE

Que doit-on entendre par hydrothérapie ? — Origine de cette méthode de traitement. — Première période : — Hippocrate, — Celse, — Galien. — Dix-huitième siècle : Frédéric Hoffmann, — Cyrillo, — Wright, — Currie, — Giannini, — Pomme. — Deuxième période : Priessnitz. — Premier établissement hydrothérapique. — Méthode allemande. — Troisième période : — Scoutteten, — Schédel, — Fleury, etc. — Méthode française.

Quand il se fait dans la science une apparition nouvelle, phénomène ou méthode, il lui faut une définition, et ce n'est le plus souvent qu'après bien des tâtonnements, des essais, qu'on arrive à la définition exacte. C'est ainsi que le mot *hydrothérapie*, qui exprime seul, et très-nettement, ce qu'il sert à désigner, puisque les deux termes qui le composent signifient *traitement par l'eau*, a été tour à tour remplacé par des qualifications qui n'ont ni plus de précision ni autant de valeur, telles que : *hydropathie*, *hydriâtrie*, *hydrothérapeutique*, *hydrosudopathie*, *hydrosudothérapie*, *psychrothérapie*. Ces expressions, tout en ayant un sens étymologique suffisamment défini, ont le tort, suivant nous, de soulever des questions sur lesquelles tous les médecins ne sont pas édifiés. Que les auteurs qui les ont inventées ou adoptées s'en servent pour exprimer que la médication dont il s'agit est une médication extrêmement complexe et composée d'éléments divers, c'est leur droit, et, à cet égard, nous n'avons rien à dire. Toutefois, qu'il nous soit permis d'ajouter que mettant de côté, quant à présent, toutes les interprétations qu'exigerait le choix de telle ou telle appellation, nous nous rattachons exclusivement au mot *hydrothérapie*, dont la signification a l'avantage d'être claire et précise.

D'une façon générale que doit-on entendre par *hydrothérapie?* C'est, avons-nous dit, une méthode de traitement des maladies qui repose sur l'usage de l'eau. Quelques enthousiastes ont voulu l'élever jusqu'à la hauteur d'un système destiné à remplacer les diverses médications que possède l'art de guérir. Cette prétention est plus qu'une erreur, c'est une folie, et nous ne perdrons pas de temps à la combattre. Nous dirons seulement que l'*hydrothérapie*, inutile ou nuisible dans certains cas, s'associe parfaitement avec la plupart des médications connues pour leurs effets curatifs, quand ces effets sont lents à se produire. Mais nous nous hâtons d'ajouter que si dans quelques circonstances elle joue le simple rôle d'adjuvant, il est des cas nombreux où, seule, elle suffit à combattre le mal; il en est même où elle est considérée comme l'unique moyen capable de triompher d'une affection contre laquelle toutes les médications ont échoué. Nous ne voulons, pour le moment, d'autres preuves à l'appui de cette thèse que la faveur qui lui est accordée par les médecins pour le traitement des maladies chroniques.

L'*eau froide* et le *calorique*, tels sont les deux facteurs qui constituent la médication hydrothérapique. On est parfois obligé d'associer ces deux puissants moyens; on est même forcé, dans certains cas, d'élever la température de l'eau pour la rendre moins saisissante, mais il faut que l'on sache que dans la médication qui nous occupe, l'*eau froide* est l'agent le plus nécessaire, l'agent fondamental.

A côté de cet agent se placent différents moyens qui ne peuvent en être séparés, et que nous étudierons d'une façon toute spéciale quand nous en serons à l'examen des divers procédés usités en *hydrothérapie*.

Pour trouver l'origine de cette méthode de traitement, il est nécessaire de remonter aux temps les plus reculés; pour rendre cette revue rétrospective utile, il faut admettre que presque toutes les sciences ont commencé par l'empirisme et que, parmi elles, il n'en est aucune qui ait été plus lente à se dépouiller de son enveloppe primitive que la médecine. Tant qu'il y aura des malades, il y aura des empiriques, car l'empirisme trouve un aliment puissant dans les préjugés populaires et dans le découragement qu'amène si souvent une maladie chronique. D'ailleurs l'empirisme a son utilité. Que l'amour-propre des savants s'offusque de ce qu'un progrès né en dehors d'eux soit le fruit des circonstances, du hasard, des préjugés ou de l'empirisme, qu'importe ! pourvu qu'il en résulte un bien pour l'humanité. Et ne devons-nous pas admirer Hippocrate qui, instruit par l'expérience, et, sachant que bien des malades, découragés ou dédaigneux des ressources de l'art, s'abandonnaient souvent à leurs inspirations instinctives, ne croyait pas manquer à sa dignité en allant dans les temples consulter les tables votives pour y recueillir des enseignements?

Dès la plus haute antiquité l'eau froide fut employée, mais simplement à titre d'agent hygiénique, dans le but de prévenir les dérangements de la santé en fortifiant le corps. Dans ses livres, Moïse recommande aux Hébreux les ablutions fréquentes ; et nous voyons d'autres peuples, les Scythes, les Mèdes, en dehors de leurs superstitions et de leurs croyances religieuses, considérer l'eau comme le préservatif d'un grand nombre de maladies. A la vérité, ce ne sont pas quelques peuples isolés, ce sont tous les peuples de la terre depuis les âges les plus reculés que l'on pourrait faire intervenir. Presque partout, en fouillant l'histoire, on trouverait des traces de l'emploi de l'eau comme agent thérapeutique; mais ce n'est que vers le cinquième siècle avant Jésus-Christ qu'il en est fait mention d'une façon spéciale. A cette époque, en effet, remontent les écrits d'Hippocrate et c'est dans ses ouvrages qu'on trouve les premiers renseignements sur les qualités de l'eau et son utilité dans les maladies.

Pour l'intelligence et la clarté de notre historique, il nous a paru avantageux d'adopter trois périodes qui correspondent d'ailleurs à des mouvements de rénovation dans la médecine hydrothérapique. La première comprendra l'histoire de cette médication depuis les temps anciens jusqu'à la fondation du premier établissement hydrothérapique par Priessnitz. La seconde traitera de l'hydrothérapie de Priessnitz, ou hydrothérapie empirique. Et enfin, dans la troisième partie, nous étudierons l'hydrothérapie rationnelle, *méthode française* qui a pris droit de cité dans la science, grâce aux travaux de quelques médecins français à la tête desquels il faut placer le docteur Fleury.

Première période. — Guidé par des principes sûrs qui le conduisaient à de véritables axiomes, Hippocrate, pour arriver à établir l'origine des maladies, avant d'étudier les causes particulières recherchait les causes générales. C'était la température des localités, les eaux, le milieu ambiant qu'il considérait comme causes générales des maladies. Les résultats de cette pratique sont consignées dans son mémorable *Traité des airs, des eaux et des lieux*, où nous trouvons les premiers documents relatifs à l'histoire de l'eau. «Le premier soin du médecin, lorsqu'il arrive dans une ville, « doit être de bien connaître la nature particulière des eaux dont « on fait usage; si elles sont marécageuses, molles ou dures; si « elles viennent des lieux élevés et des rochers; si elles sont crues « ou saumâtres (1). » Puis il examine les qualités, les défauts des différentes eaux, suivant leur provenance, et certaines eaux, celles des étangs et des marais, étant écartées comme nuisibles, il prend l'eau à titre d'agent thérapeutique et la recommande dans quelques maladies.

Hippocrate était humoriste. Pour lui, la santé résultant du mélange régulier des humeurs, tout ce qui amenait la rupture de cet équilibre entraînait fatalement la maladie. C'est d'après ces idées que, pour combattre cette augmentation de chaleur que les fièvres de toute espèce provoquent dans le corps humain, il recommande l'usage de l'eau froide. Ayant remarqué, en outre, la réaction qui s'opère après l'application de cet agent à l'extérieur, il ne manque pas de l'utiliser encore dans certains cas, comme l'atteste le passage suivant : « Quand le tétanos survient sans plaie, au milieu de « l'été, chez un jeune homme robuste, il arrive quelquefois que

(1) *Œuvres d'Hippocrate*, traduction de M. Daremberg. *Traité des airs, des eaux et des lieux*, pages 345 et suivantes.

« l'aspersion d'une grande quantité d'eau froide rappelle la douleur « qui, dans ce cas, est salutaire (1). » Un même moyen le conduit à deux résultats différents, ce qui s'explique, si on considère que, dans un cas, il ne fait usage de l'eau froide que pour déterminer un abaissement de la température qu'il obtient par des applications modérées et intermittentes, tandis que, dans l'autre cas, où il veut obtenir une véritable révulsion, il conseille de ne pas prolonger l'application. Ne pourrait-on pas, sans être considéré comme un admirateur exagéré des anciens, retrouver dans les écrits dont nous parlons le germe de l'hydrothérapie moderne ?

Trois siècles plus tard, l'eau froide était généralisée pour le traitement de la fièvre, et chez les Romains son usage s'accrédita tellement que presque toutes les méthodes de traitement furent renversées d'un seul coup et qu'on vit un médecin, Charmis, de Marseille, accourir à Rome, faire le procès à la médecine ancienne et proscrire les bains chauds comme nuisibles et dangereux. Cela se passait au temps de Néron. L'origine de cet engouement remontait presque à l'époque où l'usage de l'eau froide fut importé à Rome par Antoine Musa dont quelques écrits nous ont été transmis. On y lit qu'Auguste fut guéri par Musa d'une maladie grave, et qu'en reconnaissance l'empereur lui fit élever une statue.

De tous les médecins de l'antiquité Celse est celui qui a laissé le plus de renseignements sur l'emploi hygiénique et médical de l'eau. Ce ne sont, il est vrai, que des notions confuses qu'il est difficile de rattacher à des idées d'ensemble. Cet auteur, dont les principes se rapprochent assez de ceux de la secte des Éclectiques, traite presque toutes les maladies avec de l'eau administrée à l'intérieur conjointement avec des corps gras. Il ne prend pas la peine d'expliquer son action et ne s'inquiète nullement de l'opportunité de son emploi dans les différents cas, de sorte que ses écrits présentent un répertoire curieux de faits et de méthodes bizarres, sans fournir les éléments sérieux d'une doctrine (2).

Après Arétée (au premier siècle de notre ère), qui ne fait que

(1) *Œuvres d'Hippocrate*, traduction de MM. Gardiel et de Coray, *Traité de l'usage des liquides*, t. II, p. 95.

(2) Celse, *Traité de la médecine en huit livres*, traduction de Fouquier, publiée par J.-B. Baillière en 1824.

signaler dans ses œuvres l'eau comme moyen thérapeutique, vient le célèbre médecin de Pergame, Galien, le commentateur des aphorismes d'Hippocrate. Humoriste comme lui, il pense « que « le froid peut être nuisible à ceux qui portent une obstruction ou « qui sont tourmentés par une humeur putride non cuite (1). » Mais il n'ignore pas l'effet physiologique du froid sur les tissus ni la réaction qui en résulte et qui amène une élévation de température. C'est surtout en boisson qu'il emploie l'eau froide dans un grand nombre de maladies, particulièrement dans les fièvres continues, où il ne manque jamais de faire préalablemeut la section de la veine, « *venæ sectio et potio frigida.* » Ce sont là ses deux plus grands remèdes, nous dit-il, dans ses livres de la Méthode de guérir. Et, tout en reconnaissant les bienfaits des boissons froides, il ne manque pas d'en signaler les inconvénients. Si, d'un autre côté, elles conviennent aux tempéraments et aux *estomacs brûlants*, de l'autre, elles ont le privilége funeste d'engendrer quelquefois l'hydropisie, d'amener des fièvres colliquatives, et, d'après les idées humorales du disciple d'Hippocrate, de rendre les *humeurs crues.* Loin de proscrire les bains chauds comme Charmis, de Marseille, il les recommande, au contraire, et il indique comment doivent être pratiquées les ablutions froides sur la tête, *pendant que le reste du corps est plongé dans l'eau chaude ou tiède.*

A peine si l'auteur d'un des plus importants traités de médecine de l'antiquité, Cœlius Aurelianus, mentionne l'emploi de l'eau. Il parle simplement des éponges froides appliquées sur l'estomac des mélancoliques, et des vapeurs d'eau chaude dirigées sur la gorge des malades atteints d'angines (2). Un siècle plus tard, Aétius décrit les bons effets des lotions et des aspersions d'eau froide dans les fièvres ardentes (3). Après lui, Alexandre de Tralles explique l'action bienfaisante de l'eau employée en fomentation dans le traitement des fièvres produites par un principe putride (4).

(1) *Œuvres de Galien*, traduites par M. Daremberg. *Méthode thérapeutique*, t. II, p. 707 et suiv.

(2) Aetius Aurelianus, *Tardarum passionum et acutarum passionum*, IIe siècle de notre ère.

(3) Aetius, *Tétrabilos*, Ve siècle. Traduction latine de Cornaro.

(4) Alexandre de Tralles, *De arte medica libri*, VIe siècle, ouvrage édité par Haller à Lausanne en 1772.

Enfin Paul d'Égine, qui se borne à répéter quelques préceptes de ses prédécesseurs touchant l'usage des bains froids, termine la série des médecins grecs et latins qui ont traité ce sujet (1).

Il faut arriver à la fin du sixième siècle pour être témoin d'une révolution qui va s'opérer dans les habitudes et les mœurs de tout un peuple. Le fameux législateur des Arabes, Mahomet, en fondant sa religion nouvelle, eut l'idée de proscrire l'usage du vin et des liqueurs fortes et de recommander les ablutions répétées d'eau froide dans le but de maintenir la souplesse de la peau et de fortifier le corps contre les oscillations d'un climat brûlant. Quelle a été sur la santé et sur la vie des musulmans, l'influence de ces préceptes qu'ils ont si religieusement observés ? Il ne serait pas sans intérêt de l'étudier. — Ce qui ressort de l'histoire, c'est que les médecins arabes n'eurent pas une large part à l'établissement de ces institutions hygiéniques. Ils n'attachèrent, au contraire, qu'une faible importance aux vertus curatives de l'eau, et si les prescriptions du Coran furent si bien observées, c'est grâce à l'ascendant du Prophète, aux croyances et à la superstition de ses peuples.— Quant aux nombreux écrits de Rhazès et d'Avicenne, ils n'ont fait faire aucun progrès à la médication hydrothérapique (2). Les ouvrages d'Avicenne sur les qualités de l'eau ne sont d'ailleurs qu'une volumineuse compilation des auteurs anciens (3).

Le moyen âge reste muet sur cette question ; il est inutile de chercher dans son histoire, on n'y trouverait que les nombreuses preuves de l'ignorance et de la barbarie où cette époque était plongée.

On s'étonne, à juste titre, qu'au commencement du XVIe siècle, le célèbre Fernel, dans son Traité des fièvres, ne dise, au sujet du traitement des maladies par l'eau, rien qui mérite d'être mentionné dans cette revue historique. Vers la même époque, Paracelse, dans ses nombreux ouvrages, ne semble parler de l'eau froide que pour combattre l'emploi de cet agent thérapeutique. En revanche, il consacre de nombreuses pages aux bienfaits des eaux minérales artificielles. Le seul auteur qui, à cette époque, se soit posé en pané-

(1) Paul d'Égine, *Abrégé de la médecine*, VIIe siècle. Œuvres traduites par Briau, 1855.
(2) Rhazès, IXe siècle, *Havi seu continens*, édition de 1486.
(3) Avicenne, IXe siècle. Canons publiés à Rome en 1593.

gyriste zélé de l'eau froide fut Mercurialis qui, malgré de zélés efforts de propagande, ne réussit pas à sauver ses idées de l'oubli de ses contemporains (1). En 1638, Louis Septala, le premier, fait intervenir dans la thérapeutique les douches froides, et il les recommande contre les coups de soleil et la céphalalgie. Puis un Belge, partisan exagéré de l'eau, Hermann van der Heyden, « applique ce liquide à la cure de toutes les maladies sans exception ». Ce qu'il est important de noter à propos de cet auteur, c'est qu'avant lui on n'avait pas encore signalé, d'une manière spéciale, l'efficacité de l'eau dans les affections chroniques. Le premier, il parle des vertus curatives qu'elle possède dans les engorgements chroniques, et il en recommande l'emploi pour combattre la migraine, la manie et la paralysie (2). Tout semble tomber dans l'oubli, jusqu'à la fin du XVIIe siècle, où l'Anglais Floyer fait d'incroyables efforts pour réhabiliter l'eau froide en s'aidant de sa propre expérience et de l'autorité des médecins les plus célèbres de l'antiquité. Il la donne en boisson et en bains à toutes les températures et l'emploie, lui-même, contre la plupart des maladies aiguës et chroniques. Ses succès allèrent si loin qu'il réussit à se faire un grand nombre de partisans et de disciples et à communiquer son enthousiasme à une foule de personnes étrangères à la médecine (3). On peut lui reprocher, toutefois, de n'avoir fondé aucune doctrine et de n'avoir point, à l'exemple de ses devanciers, resisté à un entraînement aveugle, comme en témoignent ces paroles du célèbre Haller appliquées à sa prétention de guérir toutes les maladies : « *Denique ipsam pestem balneo frigido expugnare vult* » (4).

Une curieuse dissertation publiée en 1712 par Frédéric Hoffmann sous le titre de : *De aqua medicina universali*, imprime un nouvel essor à la méthode hydrothérapique dont les guérisons merveilleuses firent retentir toute l'Europe au XVIIIe siècle (5). L'attention des médecins fut alors éveillée, surtout en Allemagne où, guidés par le

(1) Mercurialis, *Medicina practica*. Venise, 1620.
(2) Van der Heyden (Hermann), *Engorgements chroniques*, in-folio. Amsterdam, 1710.
(3) J. Floyer, *The history of cold Bathing, both ancient and modern*, London, 1732.
(4) Haller, *De la médecine*. Bâle 1776.
(5) Fréd. Hoffmann, *De Aqua medicina universali*, in-f. Halle, 1712. — Fred. Hoffmann, *De balneorum in aqua dulci præstantissimo in affectibus internis usu*. Halle, 1721.

célèbre professeur de l'Université de Halle, ils s'attachèrent à étudier et à démontrer la puissance de l'eau dans la cure des maladies. Parmi ces médecins, un des plus remarquables fut le docteur Hahn (Jean Sigismond), qui chercha, par des théories chimiques, à expliquer l'action de l'eau froide (1), tandis que son fils, Jean Godefroy Hahn, se bornait à constater les faits et à produire les résultats de son expérience personnelle (2). Après eux, viennent Fr. Schwestner, Sommer, Hancocke et Krüger Moncter (de Varsovie), Ferrs, en Autriche, Rovida, à Naples, et deux charlatans audacieux, Jacob Todano et Sangez de Reffino qui exploitèrent habilement leurs succès et préconisèrent la neige et la glace comme moyen infaillible de guérir tous les maux. Fuyant cette exagération, un médecin sage et instruit, Nicolas Cyrillo, célèbre professeur à Naples, cherchait à reconnaître les cas où l'efficacité de l'eau est incontestable. Personne, avant lui, n'en avait aussi bien systématisé l'emploi, et quoique ses opinions humorales soient erronées, on doit lui attribuer le mérite d'avoir vulgarisé, au moins pour un certain temps, l'eau à titre d'agent antiphlogistique (3).

Après une période de plus d'un demi-siècle, la médecine hydrothérapique entièrement tombée dans l'oubli fut rappelée à l'attention publique par un fait en apparence peu important. Le docteur Wright, en faisant route d'Amérique en Angleterre, eut à soigner un matelot qui fut pris de fièvre maligne et succomba au bout de quelques jours. Atteint lui-même de la contagion, il raconte qu'il essaya en vain de tous les remèdes, et que, le hasard l'ayant conduit sur le tillac, l'air frais de la mer calma sensiblement ses douleurs. Cette circonstance et l'inefficacité de tous les remèdes employés, l'encouragèrent à faire sur lui-même l'essai qu'il avait souvent désiré appliquer aux fièvres de cette nature. S'étant donc déshabillé, il se plaça sur le pont du vaisseau et se fit jeter sur le corps, en une seule fois, trois seaux d'eau salée. La secousse fut grande, mais il se trouva immédiatement soulagé. Toutes les douleurs dis-

(1) Hahn, *Unterricht von Kraft und Wirkung des frischen Wassers*. 1738.

(2) Id. *Epidemia verna quæ Vrastilaviam*, 1757, *afflixit*, in *Act. Acad. nat. curios.*, t. X, appendice.

(3) Cyrillo, *De frigidæ aquæ in febribus usu*, in *Philosoph. transact.*, t. XXXVI, 1730.

parurent. Le soir, des symptômes fébriles menaçant de reparaître, il eut recours avec succès au même moyen. Il put prendre un peu de nourriture avec appétit, et, pour la première fois, eut une nuit entière de repos. Rétabli complétement, le docteur Wright traita également par des ablutions froides les passagers atteints du même mal et les guérit en très-peu de jours. Dès lors, l'élan était donné. Les expériences de Wright, et les succès du professeur Grégory, d'Edimbourg combattant le typhus par les affusions froides, guidèrent Robert Jackson qui se servit, dans le traitement de la fièvre jaune, de l'eau combinée avec l'opium à haute dose et des saignées abondantes. En 1791, il publiait le résultat de ses observations (1).

Au même moment, Currie, de Liverpool, se livrait à de nombreuses recherches. Déjà, en 1787, confiant dans la pratique de Wright, il avait eu le rare bonheur d'arrêter les progrès d'une épidémie de fièvre maligne et contagieuse développée dans une aile de l'hôpital de Liverpool réservée aux femmes syphilitiques. Grâce à son esprit pénétrant et à un riche talent d'observation, il allait jeter les premières et véritables bases d'une doctrine scientifique, et poser des règles qu'on ne fit que développer plus tard. C'est lui qu'on doit considérer comme le véritable fondateur de l'hydrothérapie. Après nous avoir fourni l'histoire très-détaillée et complète de 153 malades atteints de fièvre contagieuse et presque tous guéris par les affusions d'eau froide et salée, il résume ses opinions et sa doctrine dans son grand ouvrage publié en 1798 (2). Il démontre, le thermomètre à la main, que toute pyrexie présente, comme élément essentiel, une accumulation de chaleur qu'il est impossible de combattre plus efficacement que par sa méthode. Tout en préférant l'eau froide qui peut se substituer avantageusement aux agents les plus énergiques de sédation, il ne veut, en aucune façon, proscrire l'emploi du tartre stibié et des émissions

(1) W. Wright, *London medical Journal*, 1786. — W. Wright, *Medical facts and observations*. London, 1797. — Jackson (Robert), *A treatise on the fevers of Jamaica*. London, 1791, in-8. — Jackson (Robert), *An exposition of the practice of affusing cold water on the surface of the body for the cure of fever*, etc. Edinburg, 1808.

(2) James Currie, *Medical reports on the effects of water cold and warm as a remedy in fever and other diseases*. Liverpool, 1798. — 4ᵉ édition de cet ouvrage, 2 vol. London, 1805.

sanguines dont il a pu constater la valeur réelle dans le traitement des affections inflammatoires. En effet, la soustraction de chaleur a pour résultat d'atténuer les accidents des pyrexies et de faire disparaître quelquefois très-rapidement tous les phénomènes inflammatoires. Mais Currie ne borne pas à ce seul avantage l'action de sa thérapeutique. Une fois admis le spasme morbide du système nerveux et des enveloppes du corps dans les pyrexies, il pense que le choc violent et subit imprimé à l'économie par l'eau froide amènera dans le système général une perturbation qui aura pour effet de rendre à la peau son fonctionnement régulier. Les sueurs spontanées qui surviennent empêcheront nécessairement qu'il se produise à l'intérieur une nouvelle accumulation de calorique et conséquemment détruiront la fièvre.

L'influence exercée sur le système nerveux, et notamment la sédation, n'était pas la seule conséquence d'une pareille médication. Établissant sa doctrine, non sur des hypothèses, mais sur des faits évidents et bien observés, Currie démontre que les avantages des applications d'eau froide sont d'autant plus grands que la température du corps est plus élevée ; loi que confirme presque à chaque pas la doctrine nouvelle. Il prouve, en outre, que la sédation n'est pas le seul effet qu'on puisse obtenir et que, selon le mode de procéder, il est possible d'augmenter la vitalité de certains organes et d'obtenir de cette façon des effets dérivatifs puissants.

Les grandes bases de l'hydrothérapie de Currie sont donc :

Soustraction de la chaleur ;

Sédation du système nerveux général ;

Suspension du mouvement phlogistique ;

Accroissement de la vitalité des parties.

Dans une foule d'affections nerveuses et convulsives, le médecin de Liverpool obtint les plus beaux résultats en alliant aux affusions froides ou aux immersions prolongées, la prescription du vin et de l'opium. Quant aux eaux minérales, tout en leur attribuant une grande efficacité dans les maladies chroniques, dans les affections rebelles des voies digestives, particulièrement dans l'hystérie et l'hypocondrie, il pense qu'elles doivent leur vertu curative surtout à la propriété dissolvante de l'eau elle-même et à la tonicité imprimée aux fibres musculaires de l'estomac par l'ingestion de ce liquide.

Dans toutes les affections aiguës soumises à sa méthode, dans les pyrexies en général, les fièvres éruptives, Currie se préoccupait d'abord de la soustraction du calorique. Au moyen d'un thermomètre placé sous l'aisselle ou au-dessous de la langue, il notait, avec le plus grand soin, la quantité de chaleur soustraite. C'est de cette façon qu'il a pu se convaincre que le degré d'amélioration était, la plupart du temps, dans un rapport constant avec la quantité de calorique soustrait aux malades. D'un autre côté, les expériences de ce médecin tendent à prouver qu'il y a un terme à cette soustraction de la chaleur morbide et que, malgré l'application continue de la méthode refrigérante, la réaction s'opère au bout de quelques minutes ; de telle sorte qu'après un séjour d'une demi-heure dans l'eau à 4° R. le thermomètre qui, au début, accusait une soustraction de calorique de 3 degrés, ne marque plus qu'une diminution de température d'un degré.

Parmi les opinions de Currie, il en est une qui ne s'accorde pas avec les résultats obtenus par l'hydrothérapie moderne, ou, du moins, avec l'opinion de certains médecins. D'après lui, il est prudent, lorsqu'on se trouve en présence d'un malade chez lequel la transpiration s'est établie et dure déjà depuis quelque temps, de s'abstenir des affusions ou des immersions froides. En effet, dit-il, une nouvelle soustraction de calorique chez un malade refroidi par une transpiration prolongée est au moins inutile si elle n'est pas dangereuse ; en outre, l'affaiblissement qui en résulte pour l'économie peut amener de graves inconvénients, en empêchant la réaction de s'opérer. Nous aurons l'occasion, dans le cours de ce livre, d'apprécier cette opinion.

Pendant que Currie, en Angleterre, établissait sa doctrine sur l'observation exacte des faits, Giannini, en Italie, érigeait un système sur des idées théoriques dont il n'avait pas encore trouvé l'application. Les fièvres, dit-il dans son traité, ne sont pas des individualités distinctes, mais des états particuliers formés des complications diverses dont il prétend analyser les phénomènes (1).

(1) Giannini (Jos), *Della natura delle febri e del miglior metodo di curarle.* Milan, 1805-1809, traduction française par M. Heurteloup.

Toute complication a pour base une affection nerveuse asthénique, combinée avec un état d'excitation qui n'est pourtant pas inflammatoire; c'est-à-dire qu'en même temps qu'il y a excitation, il y a faiblesse générale permanente. D'après sa théorie, ce qui fait le fond de la maladie, c'est la faiblesse originaire qui se retrouve toujours, quand la période d'excitation est passée.

Cela étant admis, quel est le remède qui, sans accroître la faiblesse, diminue l'excitation? Giannini n'en trouve qu'un seul qui offre de véritables ressources : l'immersion froide. Voilà pour les fièvres; quant aux autres maladies, il déclare n'avoir pas fait d'expériences suffisantes pour affirmer si on peut les traiter exclusivement par l'eau froide. Il croit pourtant que cet agent peut être d'une grande utilité à la thérapeutique, mais il recommande de l'employer avec la plus grande réserve.

Giannini, qui passe en Italie, où l'eau froide a été employée de tout temps, pour un des médecins qui ont le mieux écrit sur cette question, a été précédé par deux praticiens qui ont laissé des œuvres dignes d'une grande attention. Nous voulons parler de Vallisnieri (1) et de Cocchi (2). L'un et l'autre de ces écrivains ont employé l'eau à toutes les températures dans la plupart des maladies, et leurs ouvrages renferment des préceptes et des appréciations qui sont d'un grand intérêt.

Le prosélyte le plus enthousiaste de l'eau au dix-huitième siècle fut, à coup sûr, le docteur Pomme. Malgré les idées théoriques les plus bizarres, ce praticien arrive à employer l'eau avec une hardiesse incroyable et sous toutes les formes, en affusions, en immersions, en lotions et en bains. Il l'administre, même à l'intérieur, à doses considérables. Toutes ses opinions, qu'il a longuement exposées dans son *Traité des madadies vaporeuses des deux sexes*, sont fondées sur le principe que toutes les maladies commencent par les nerfs et qu'elles sont dues à l'ébranlement ou à l'influence d'un principe nerveux dégénéré (3). Il ne voit partout que des affections vapo-

(1) Wallisnieri, *Dell' uso e delle bevande e bagnature calde e fredde*. — Dans les *Œuvres de Wallisnieri* publiées par son fils. Venise, 1733, vol. IIe.

(2) Cocchi, *Sopra l'uso externo dell' acqua fredda sul corpo umano presso gli antichi*. Florence, 1744.

(3) Pomme, *Traité des maladies vaporeuses des deux sexes*. Paris, 1765.

reuses qui tiennent, soit au spasme, soit à l'éréthisme et au raccornissement des nerfs. En conséquence, et pour obtenir « par in-« filtration aqueuse » le relâchement des nerfs raccornis, il plonge ses malades pendant six, douze et quelquefois vingt-quatre heures dans des bains qu'il maintient à la température constante de 10 degrés Réaumur, par l'addition d'une certaine quantité de glace ou d'eau froide. Toutes les maladies inflammatoires du cerveau, du thorax et de l'abdomen, l'hystérie, l'épilepsie, la chorée et l'hypocondrie sont traitées de la même manière. Il n'y a que certains cas, celui en particulier où il veut combattre « *le feu excessif des en-« trailles, suite ordinaire de l'engorgement et de l'irritation* » qui réclament, selon lui, un remède spécial. Il est vrai que le remède est toujours l'eau; mais il l'emploie en lavement et à la température de la glace fondante. « Ce traitement, dit-il, ne manque « jamais de réussir; sous son influence, la roideur diminue et le « spasme cesse. » Rarement Pierre Pomme a recours à la saignée. En revanche, il proscrit tous les excitants et soumet ses malades au régime le plus débilitant. Il se contente de leur prescrire de la soupe au lait, de l'eau d'orge et du bouillon de poulet qu'il obtient en faisant « cuire pendant un quart d'heure, dans six pintes d'eau, « un jeune poulet de la grosseur du poing ».

Comment le simple bon sens n'a-t-il pas fait justice de pareilles idées au lieu de les rendre populaires? Nous ne pouvons l'expliquer. Nous devons dire, cependant, qu'elles furent abandonnées et que leur auteur fut couvert de ridicule quand parurent les travaux de Tissot sur les maladies du système nerveux. Ce grand médecin, qui fut aussi un homme de bien, éclaira d'un nouveau jour l'étude de ces affections mal définies et, pour les combattre, n'hésita pas à recommander l'eau froide.

Malgré les conseils de ce praticien si remarquable, on n'en fit qu'un usage très-restreint, du moins en France, et ce ne fut qu'en chirurgie qu'on l'appliqua sur une grande échelle.

Cependant, ce fut un réel progrès; et les succès obtenus en Angleterre, en Italie et en Allemagne donnèrent à l'eau froide un rang important dans la thérapeutique de certaines maladies.

Deuxième période. — Tous les faits qui ont marqué, jusqu'à ce jour, l'histoire de l'hydrothérapie ont une origine commune puisée à la fois dans les usages des peuples et dans la science médicale transmise d'âge en âge. Ils se sont enchaînés les uns aux autres, et, malgré cet enchaînement, aucune méthode sérieuse n'est sortie de cette accumulation de connaissances qui font partie de notre héritage scientifique. Tous les médecins ont reconnu les bienfaits et l'utilité de l'eau froide ; et pourtant, à part Currie, qui a jeté les premières bases scientifiques d'une doctrine, aucun d'eux n'a rien établi. La méthode hydrothérapique serait peut-être oubliée aujourd'hui sans l'intervention d'un simple cultivateur fanatique et persévérant, qui, en la mettant en pratique, contribua à sa vulgarisation, nous voulons parler de Priessnitz.

A Grœfenberg, petit village de la Silésie autrichienne, perdu au milieu des montagnes, les habitants n'avaient, pour guérir leurs maux, d'autres ressources que celles que la nature leur avait fournies ; c'est-à-dire, que l'eau jouait le principal rôle dans le traitement de leurs maladies. Priessnitz, jeune encore, intelligent et d'un esprit observateur, avait fait la remarque que l'eau, dans bien des cas, avait procuré du soulagement aux animaux malades. Guidé par ses propres observations et par des indications vagues que lui donne un berger, il guette une occasion favorable pour expérimenter le remède sur l'homme. Elle ne se fit pas attendre. C'est sur lui-même qu'il eut à tenter la première expérience. S'étant brisé deux côtes, il fut déclaré, par les chirurgiens du pays, estropié pour le reste de ses jours. Il se décida, alors, à essayer son remède, et il réussit entièrement ; sa guérison fut complète. Puis il appliqua son traitement aux fractures, aux entorses et aux accidents de toutes sortes qui survinrent dans son voisinage, et la chronique rapporte qu'il guérissait tout le monde, hommes et animaux. Sa réputation s'étant répandue de tous côtés, il fut obligé de se livrer exclusivement aux soins médicaux. En 1825 on le voit, accompagné de son cousin Gaspard Priessnitz, parcourir les montagnes de la Silésie et porter son remède de village en village.

Sa pratique se bornait, à cette époque, à de simples ablutions avec de grosses éponges ou à l'application de l'eau froide au moyen de compresses. Grâce à ce procédé, il obtint des résultats merveilleux. Sa renommée grandissant avec ses succès, les malades ne tardèrent pas à accourir en foule à Grœfenberg. Tous se prêtaient avec enthousiasme à sa méthode; beaucoup même allaient renchérissant sur ses prescriptions. Et c'est ainsi que Priessnitz, grâce à son esprit éminemment observateur, fut conduit à adopter tel ou tel nouveau procédé dont il avait pu constater les heureux effets. Aux affusions froides avec l'éponge ou les compresses se substituèrent le grand bain d'abord, puis les douches et, enfin, les transpirations forcées. Dans l'adoption de ces dernières pratiques, il ne faisait que suivre les habitudes des gens du pays. Les populations slaves, et entre autres celles de Grœfenberg et des localités voisines, avaient, depuis un temps immémorial, la plus grande confiance dans les sueurs forcées. Elles y avaient fréquemment recours dans le but de chasser les humeurs putrides de l'économie.

Cette médication, absolument empirique, mais pleine d'instruction pour un esprit observateur, Priessnitz sut la mettre à profit. Tout lui parut bon dès le début, et il essaya toute sorte d'application; mais il modifia peu à peu les procédés suivant les circonstances. Quand, après les transpirations forcées, il plongeait les malades dans un bain froid ou les aspergeait avec des éponges froides, il ne faisait que suivre encore les usages pratiqués depuis longtemps déjà par les peuples de la Silésie.

C'est en observant attentivement les faits, en les analysant minutieusement, que Priessnitz fut conduit à faire une application raisonnée de ce nouvel agent.

N'ayant point de parti pris, ou n'étant pas dominé par des idées trop exclusives, il écoutait les leçons du hasard ou de l'expérience et ne dédaignait pas d'innover quand sa pratique habituelle lui paraissait insuffisante. Déjà, il avait remplacé par l'enveloppement dans des couvertures de laine le bain de vapeur dont il s'était servi d'abord pour obtenir les transpirations forcées. Bientôt après, il pratiqua l'enveloppement dans le drap mouillé. Les lotions avec les éponges furent, elles-mêmes, remplacées par les frictions, soit à l'aide d'un linge mouillé, soit avec les mains trempées dans l'eau froide. Ce dernier procédé, à son tour, fut abandonné dans le traitement de certaines névralgies, et, en particulier, dans les névralgies dentaires pour le traitement desquelles Priessnitz fit la remarque que l'eau simplement dégourdie procurait de meilleurs effets. Enfin il ne se contente plus de l'application extérieure de l'eau froide ; il l'administre à l'intérieur, d'après les conseils du docteur OErel, dont les louanges exagérées en faveur de la méthode nouvelle ne contribuèrent pas peu à populariser en Allemagne la doctrine du praticien de Grœfenberg. Dès lors, le nombre des malades qui venaient s'abriter sous le toit de Priessnitz s'accrut considérablement. La vieille maison fut exhaussée ; les masures voisines furent détruites et, à leur place, s'élevèrent des bâtiments spacieux qui suffirent à peine pour donner asile à ceux qui venaient de tous les points de l'Europe. Spectacle étrange assurément que celui de cette foule soumise aveuglément aux ordres d'un empirique. L'enthousiasme général est attesté par les monuments élevés à la gloire de Priessnitz, ou au génie de l'eau froide, dans le petit village de Grœfenberg et sur le versant de la montagne qui fait face à Freywaldau. Quelques hauts personnages qu'il avait guéris d'engorgements ou d'affections chroniques ayant pris sous leur protection la nouvelle méthode, obtinrent du gouvernement autrichien qu'une commission médicale fût instituée à l'effet de statuer sur la nécessité de créer un établissement hydrothérapique. Le rapport de la commission se prononça en faveur de la méthode et l'autorisation fut accordée. Comblé de fortune et de gloire, entouré de nombreux prosélytes qui le mettaient à l'abri de toute persécution, Priessnitz ne devait plus rien avoir à envier. Malheureusement son caractère, aigri par la lutte, ne fut point adouci par le bonheur ; et, après être sorti triomphant de tant d'épreuves, il nous donne le spectacle d'un homme qui se laisse dominer par la plus étroite ambition. La propagation de ses idées et de ses enseignements pouvait aider au progrès de la science. Il n'a rien fait pour elle. Loin de rechercher la fréquentation des hommes de science, des médecins, il les évite avec soin et les accueille fort mal lorsqu'ils viennent à lui. Tous ceux qui font le voyage de Grœfenberg pour s'instruire, il les regarde comme de futurs concurrents qui n'ont d'autre dessein que de prendre le modèle de son établissement pour en fonder un du même genre. De la hauteur de sa situation exceptionnelle, ayant sous la main le plus vaste champ d'observations, Priessnitz était en mesure de rendre de grands services, si, au lieu de rechercher le côté industriel et commercial de la position et au lieu de craindre la concurrence, il avait consacré sa vaste intelligence au développement scientifique de son œuvre. — Mais non. — Donne-t-il des prescriptions, il en tait les motifs, et, quoiqu'il observe beaucoup, les raisons scientifiques propres à justifier ses actes font complétement défaut. Il ne prend jamais aucune note auprès de ses malades, sa mémoire prodigieuse lui suffit.

Du guérisseur de Grœfenberg, il ne reste aucun écrit, aucun témoignage personnel de ses idées et de sa doctrine. Ses partisans nous ont laissé, néanmoins, de nombreux documents relatifs à sa pratique; mais leurs exagérations enthousiastes et leurs folles prétentions rebutent à chaque pas le lecteur. Ils ne tiennent même aucun compte des modifications importantes que Priessnitz avait apportées dans ses procédés d'application.

De persécutée, la nouvelle doctrine fondée par le génie de Priessnitz est devenue à son tour triomphante et agressive, et, comme aux époques barbares, elle a voulu supplanter entièrement la médecine existante, déclarant poisons tous les médicaments et vouant ceux qui les ordonnaient au mépris public. C'en était fait de l'hydrothérapie et de son influence salutaire si les médecins n'avaient pris en main sa défense, et si quelques-uns n'avaient pas eu la noble ambition de lui créer une place dans la thérapeutique médicale, en lui donnant une base véritablement scientifique.

Troisième période. — Tandis que la méthode hydrothérapique provoquait, en Allemagne, une certaine perturbation dans la thérapeutique, un mouvement lent, graduel, s'opérait en France et convertissait peu à peu les esprits à une doctrine qui allait enfin secouer le joug de l'empirisme en s'élevant sur les ruines de l'hydrothérapie ancienne. En 1821, époque à laquelle Priessnitz pratiquait ses premiers essais, Guersant (1) publiait un article sur les affusions froides et quelque temps après, dans une brochure intitulée : *Du froid et de son application dans les maladies*, Tanchou (2)

(1) Guersant, *Dict. de méd.*, t. I, art. Affusion, 1821.

(2) Tanchou, *Du froid et de son application dans les maladies*. Paris, 1824. — Com-

proclamait les propriétés antiphlogistiques de l'eau froide. Il admettait que cet agent a deux actions bien manifestes, l'une débilitante, l'autre tonique, et il l'utilisait, comme Priessnitz, dans les affections externes, telles que les contusions, l'érysipèle, le phlegmon, les brûlures.

Récamier essaya, lui aussi, de vulgariser le traitement par l'eau dans les fièvres graves, les névralgies et certaines névroses. Il systématisa l'emploi des immersions et surtout des affusions froides; mais sa pratique, malgré de réels succès, ne réussit qu'à le faire taxer d'imprudence et de témérité.

Deux grands chirurgiens, Lisfranc et Dupuytren, préconisèrent également les affusions et les immersions dans le traitement de la chorée. Ils faisaient plonger leurs malades dans de grands bains d'eau froide à plusieurs reprises et à intervalles de deux ou trois minutes pendant un quart d'heure ou une demi-heure. Leur exemple ne rencontre pas d'imitateurs jusqu'en 1839, époque à laquelle La Corbière, partisan de l'emploi de la glace en médecine et en chirurgie, et surtout en hygiène, publia un *Traité du froid et de son action* (1).

Pour compléter ce que nous avons à dire sur la partie historique qui concerne cette troisième période, il est utile de mentionner les travaux de Fröhlich, de Reuss et de Pitschaft qui parurent dans le journal d'Hufeland (2).

C'est principalement dans la période des dix années qui vont suivre, de 1840 à 1850, que l'attention des médecins fut sérieusement éveillée sur cette méthode de traitement, et qu'on vit paraître une série de publications raisonnées et scientifiques, résultats d'expériences nombreuses dirigées dans un but thérapeutique.

Presque partout, dans les hôpitaux comme dans la pratique civile, chirurgiens et médecins essayèrent de la méthode réfrigé-

parez : Jolly, *Dict. de médecine et de chirurgie prat.*, art. AFFUSION. Paris, 1829. — Rochoux, *Dict. de méd.*, art. DOUCHES, 1835.

(1) La Corbière, *Traité du froid, de son action et de son emploi intus et extra*, etc. Paris, 1839.

(2) *Hufland's Journal der practischen Heilkunde; Supplementstück des Jahrganges*, t. LV, 1822.

rante. Beau (1), Tessier (2), Stackler (3) se servirent, avec avantage, dans la fièvre typhoïde, soit des affusions froides, soit de l'enveloppement avec le drap mouillé. Jacquez les employa avec tant de persévérance, et avec un si rare bonheur, qu'il fut presque conduit à ériger en méthode générale l'application du froid dans les formes dynamiques de la fièvre typhoïde. Les recherches statistiques publiées dans les Archives de médecine en font foi (4). Burguières, dans une épidémie de choléra-morbus observée à Smyrne, obtint de remarquables succès au moyen des enveloppements pratiqués dans la période algide. Ses malades étaient mis à nu, serrés dans un drap imbibé d'eau de puits et recouvert de laine. Il était rare qu'au bout d'une demi-heure la chaleur ne fût pas revenue en grande partie. Au bout de deux ou trois applications successives, la réaction était complète (5).

En même temps d'importants travaux mirent à l'ordre du jour les questions hydrothérapiques. Scoutteten, dans un ouvrage publié en 1843, nous a laissé une histoire complète de l'emploi de l'eau en médecine et en chirurgie. Il a examiné sérieusement la part que les médecins des différents âges ont prise au développement de l'hydrothérapie, et son livre, où l'on rencontre une véritable méthode et une saine appréciation des doctrines qui ont régné, est encore aujourd'hui le guide le plus précieux dans l'étude des phases qu'a subies la méthode réfrigérante (6).

Le traité de Scoutteten fut suivi de près par une publication d'une valeur reconnue, nous voulons parler de l'*Examen clinique de l'hydrothérapie* par Schédel. Laissant de côté la question historique si bien développée par Scoutteten, il passe une revue sommaire des opinions principales qui ont eu cours dans la science depuis les heureux résultats des expériences de Wright. Après s'être arrêté un moment sur les travaux des deux hommes qui ont le plus contribué au succès de la médecine hydrothérapique, de

(1) Beau, *Gazette des hôpitaux*, octobre 1847.

(2) Tessier, *Union médicale*, septembre 1848.

(3) Stackler, *Revue médico-chirurg. de Paris*, février 1851.

(4) Jacquez, *Archives générales de méd. et de chir.*, t. XIV, 1847.

(5) Burguières, *Études sur le choléra-morbus observé à Smyrne*. Paris, 1849.

(6) Scoutteten, *De l'Hydrothérapie*. Paris, 1843.

Currie et de Priessnitz, non-seulement il indique tous les procédés et toutes les méthodes mises à contribution, mais il discute avec une autorité et une science incontestables les principes sur lesquels s'appuie cette médication. Ces préliminaires étant établis, Schédel étudie le rôle de l'hydrothérapie dans les différentes maladies. Le cadre de son étude embrasse toutes les fièvres, essentielles ou éruptives, les diverses inflammations, les affections chroniques des viscères, de l'encéphale et de la moelle en particulier, les névroses et, enfin, diverses affections chirurgicales. C'est en vain que certains auteurs refusent à Schédel le mérite d'avoir poussé l'hydrothérapie dans la voie du progrès (1). C'est en vain qu'ils critiquent ses ouvrages comme empreints de l'empirisme systématique et aveugle de ses devanciers et s'obstinent à n'y voir qu'un fidèle exposé des pratiques suivies à Grœfenberg auquel sont joints quelques aperçus dont le praticien ne peut tirer parti ; Schédel n'en restera pas moins avec Scoutteten au premier rang des hydrologues modernes. Car, s'il n'a envisagé l'hydrothérapie qu'au point de vue scientifique, il a constamment apporté dans cette étude un esprit éminemment judicieux et observateur qui a ouvert un immense horizon au traitement des maladies chroniques. Cette méthode thérapeutique ne pouvait pas, du reste, jaillir d'un seul jet et naître armée de toutes pièces, capable de s'établir solidement ou d'imposer le respect à ses adversaires. C'est à d'autres qu'il appartenait de la fonder en dégageant la vérité des erreurs trop nombreuses qui l'entouraient. Il ne faut pas toutefois perdre de vue que, quel que soit le génie d'un novateur, une grande part des découvertes revient de droit à ceux qui, les premiers, ont tracé la route. Remontez, en effet, à l'origine d'une science. Que de notions éparses, que de faits disséminés, que d'opinions émises a-t-il fallu recueillir dans le passé, grouper et ordonner, pour arriver à asseoir cette science d'une manière solide et indiscutable !

Quand ce passé renferme, non plus seulement des éléments disséminés et souvent contradictoires, mais des œuvres impartiales comme celles de Scoutteten, de Schédel, de Baldou où, à défaut

(1) Schédel, *Examen clinique de l'hydrothérapie*. Paris, 1845.

d'idées généralisatrices, on rencontre des faits nombreux, des opinions sagement interprétées et des appréciations qui portent le cachet scientifique, ne faut-il pas reconnaître que c'est là une large voie ouverte à l'avénement d'une doctrine?

A cette époque, plusieurs établissements hydrothérapiques s'étaient déjà fondés en France. A l'hôpital Saint-Louis, des expériences sérieuses avaient été faites par M. Wertheim, sous la surveillance de MM. Gibert et Devergie qui avaient rédigé des rapports favorables. Il est vrai que les conclusions du rapport académique de M. Roche laissaient percer le doute et contenaient beaucoup de réserves. Elles n'arrêtèrent point toutefois le mouvement scientifique commencé et elles eurent, peut-être, pour conséquence de forcer les médecins qui s'occupèrent de cette question à travailler avec plus de méthode. Vers cette époque, parurent les diverses publications de Scoutteten, de Schédel, de Baldou, d'Andrieux (de Brioude), de Gillebert d'Hercourt, de Lubanski, de Fleury. C'est ce dernier médecin qui contribua le plus à donner une base scientifique à cette méthode justement appelée *méthode française*, laquelle obtint enfin la sanction de l'Académie de médecine après avoir été repoussée par elle dix ans auparavant. C'est, en grande partie, à lui que l'on doit son acceptation et son adoption dans la thérapeutique des deux mondes.

M. Fleury raconte qu'en 1837, étant interne des hôpitaux de Paris, il reçut d'un de ses amis, traité avec succès à Grœfenberg, une foule de documents allemands ayant rapport à Priessnitz et à l'hydrothérapie. Cherchant en vain dans ces pièces, qui, pour la plupart, émanaient de personnes étrangères à la médecine, des renseignements scientifiques et des détails précis, il ne put que se livrer à une foule d'hypothèses. Après avoir étudié les procédés de Priessnitz et cherché les causes de ses remarquables succès, il appliqua à l'hydrothérapie les paroles de Bordeu : cette méthode soulève d'importantes questions qu'il faut éclairer par l'observation.

Absorbé par d'autres travaux, M. Fleury oublia l'hydrothérapie. Ce n'est qu'en 1846 qu'il y fut ramené, non à titre de médecin, mais à titre de malade; il eut le bonheur d'obtenir, par le moyen des douches, la guérison d'accès d'asthme dont il souffrait depuis plusieurs années. Encouragé par ces premiers essais, il résolut d'expérimenter sur une vaste échelle et puisa les éléments de ses recherches cliniques dans les malades confiés à ses soins.

Pendant deux ans il poursuivit ses études expérimentales dans le silence, sans que ses amis, même les plus intimes, en fussent informés. « En 1848, dit-il, les bases de l'hydrothérapie scientifique « et rationnelle étaient solidement assises, et je commençai une « série de publications qui ne devaient plus s'arrêter pendant vingt « ans.

Voulant arracher l'hydrothérapie au domaine de l'empirisme dans lequel elle était restée renfermée jusqu'alors, M. Fleury s'avança dans la voie de l'expérimentation d'un pas sûr et méthodique. Pratiques ridicules et bizarres, échafaudage d'opinions contradictoires, il eut tout à renverser pour dégager nettement l'hydrothérapie des erreurs inhérentes à une époque où la physiologie expérimentale était à peine née. Il parvint à universaliser une pratique rationnelle, alors que la méthode de Grœfenberg avait, tant en France qu'en Allemagne, de si ardents prosélytes. Sans diminuer en rien le mérite d'un tel résultat, reconnaissons toutefois, comme nous l'avons déjà affirmé, que plusieurs médecins avaient tenté auparavant de faire de l'hydrothérapie une méthode scientifique ; que Wright, par ses expériences raisonnées, que Currie, par ses publications et ses nombreuses recherches cliniques, que Schédel, lui-même, dans son examen critique de l'hydrothérapie, avaient ouvert à cette méthode un vaste champ d'observation, et lui avaient préparé un avenir prochain.

Il n'en est pas moins vrai que M. Fleury trouva sa route hérissée de difficultés et qu'il eut à soutenir des luttes de toute nature : luttes avec les préjugés, luttes avec les amours-propres froissés et les résistances calculées.

Grâce à sa persévérance, il finit par triompher de tous les obstacles.

Avec la fin de la lutte, commence la période du progrès, et l'on n'a plus qu'à se mettre en garde contre les exagérations des apôtres trop fervents ou malhabiles. C'est assez dire que l'hydrothérapie est aujourd'hui acceptée partout, qu'elle intervient dans la thérapeutique au même titre que les autres médications, et qu'il n'est plus guère de médecins qui se défendent d'y avoir recours. Depuis 1848, M. Fleury a fait paraître de nombreuses publications se rattachant à la question ; elles sont résumées dans son Traité d'hydrothérapie dont la troisième édition a paru en 1866.

Tout en regrettant que l'auteur ait mêlé aux discussions scientifiques des questions purement personnelles, nous considérons ce traité comme l'œuvre la plus complète qui ait été écrite en France sur l'hydrothérapie.

A côté de l'œuvre de M. Fleury, il faut placer plusieurs travaux parus dans ces derniers temps. Les uns ont été faits pour confirmer les idées du docteur Fleury ; d'autres ont eu pour but de démontrer qu'il s'est trop exclusivement attaché à ses découvertes personnelles et n'a pas voulu introduire dans sa pratique des modifications sans lesquelles sa méthode est nécessairement incomplète. Parmi ces travaux, les uns sont purement théoriques, d'autres sont essentiellement pratiques ; chacun d'eux a contribué à constituer une méthode composée de procédés variés répondant, dans une certaine limite, aux divers éléments morbides que l'hydrothérapie est appelée à combattre. Nous citerons ceux de Gillebert d'Hercourt, d'Andrieux de Brioude, de Macario, de Becquerel, de Baldou, de Tartivel, de Vidart, de Delmas, de Boulan, de Robert Latour, de Lubanski, de Wertheim, de Dauvergne, de Duval, de Dufay, de Botentuit, de Dallaz, etc., les diverses thèses qui ont été soutenues dans les facultés françaises, les livres spéciaux tels que les divers traités de thérapeutique, les ouvrages qui se sont occupés des maladies chroniques et spécialement des maladies nerveuses, et enfin les annales de la société d'hydrologie médicale de Paris. Dans ce recueil, toutes les questions qui intéressent l'hydrothérapie sont discutées avec la compétence qui appartient à cette société scientifique.

En même temps, il a paru, à l'étranger, diverses publications dont quelques-unes sont dignes de remarques. Nous citerons, en Italie, les mémoires de Bertani, de Mercadante, de Ponte Reno, de

Fabre, et surtout le travail du docteur Chiapponi, de Milan, œuvre d'un praticien et d'un érudit qui a mérité le prix *dell' acqua* au concours de 1855 (1). En Angleterre, nous signalerons, en dehors des articles qui ont paru dans *The Lancet* et dans le *Médical Times and Gazette*, les traités de Johnson (2) et de J. Manby Gully (3), et les mémoires de Chapman sur l'emploi de la glace (4).

En Amérique, un des livres les plus importants est celui du docteur Bell, de Philadelphie (5), auquel nous joindrons celui du docteur Nicanor Rojas, de Santiago (6).

A Prague, nous mentionnerons le traité du docteur Roser (7). En Allemagne, les travaux sont nombreux : les plus importants à signaler sont ceux de Lersch (8) et de Pleniger (9). Le premier de ces auteurs a écrit un véritable compendium où toutes les questions de balnéologie sont abordées avec une grande compétence; et le second, physiologiste aussi distingué que clinicien éminent, a fait un traité d'hydrothérapie qu'il est juste de placer au premier rang parmi les meilleurs.

(1) Chiapponi, *Sull' uso terapeutico dell' acqua fredda*. Milan, 1855.

(2) Johnson, *Researches into the effects of cold water upon the healthy body, to illustrate*, etc. London, 1850.

(3) J. Manby Gully, *The water cure in chronic diseases*. London, 1863.

(4) Chapman, *Functional diseases of the stomach*. London, 1864. — *Functional diseases of women; cases illustrate of a new method of treating them, by means of cold and heat*. London, 1863.

(5) J. Bell, *A treatise on baths, including cold, sea warm, hot, vapour gas and sand baths*, etc. Philadelphie, 1850.

(6) N. Rojas, *Hidrotherapia explicada*. Valparaiso, 1871.

(7) Roser, *Die Anwendung und Erfolge des Wassers als Heilmittel besonders in chronischen Krankheitsformen, in acuten Krankheiten*. Prag, 1858-59.

(8) Lersch, *Die physiologischen und therapeutischen Fundamente der praktischen Balneologie und Hydroposie*. Bonn, 1868, 2 vol.

(9) Pleniger Andreas, *Specielle Pathologie und Hydrotherapie nach dem heutigen Standpunkte*. Wien, 1866.

CHAPITRE II

ÉTUDE DES AGENTS HYDROTHÉRAPIQUES AU DOUBLE POINT DE VUE DE LA PHYSIQUE ET DE LA PHYSIOLOGIE.

SOMMAIRE

Agents généraux employés en hydrothérapie. — Calorique et froid. — Chaleur animale. — Sources de la chaleur animale. — Découverte de Lavoisier. — Température du corps de l'homme. — Influence de l'âge, du sexe, du climat, des heures de la journée sur la température animale. — Causes diverses exerçant une modification sur la température propre. — Activité circulatoire, activité fonctionnelle, activité chimico-thermique. — Solidarité de la chaleur propre et de l'innervation. — Entretien de la chaleur propre. — Système de régularisation et de compensation.

Action physiologique de la chaleur et du froid sur l'organisme. — De la peau. — Ses fonctions. — Transpiration, perspiration insensible. — Action de la chaleur sur la peau et sur la sensibilité tactile. — Influence de la chaleur sur la respiration, sur la circulation, sur le système musculaire et sur le système nerveux.

Influence du froid sur la sensibilité tactile, sur la chaleur propre, sur la respiration, sur la circulation, sur le système musculaire, sur le système nerveux et sur les activités organiques. — Utilisation de cette influence dans la méthode hydrothérapique. — Actions réflexes. — Leur application. — Réaction. — Effets combinés de la chaleur et du froid sur l'organisme.

Dans ce chapitre, nous avons l'intention d'étudier les agents généraux employés en hydrothérapie, en nous plaçant au point de vue de l'action physiologique qu'ils exercent sur les principales fonctions de l'économie.

Ces agents sont au nombre de deux : la *chaleur* et le *froid*. Rigoureusement parlant, il n'y a là qu'une seule et même chose, car le froid n'existe pas en physique, puisqu'il n'est que l'absence de calorique ou même une manière d'être de cet agent; mais son action physiologique sur l'organisme est tellement importante, que nous devons l'étudier d'une manière toute spéciale.

Les effets différents et très-marqués de la chaleur et du froid et aussi les habitudes du langage usuel dans la science nous ont déterminé à adopter cette classification et à examiner isolément chacune de ces manifestations d'une même force.

Du reste, nous devons ajouter qu'en hydrothérapie la qualification de chaud et de froid est subordonnée à la sensation que ces modificateurs généraux impriment à l'organisme, sensation qui, elle-même, dépend du degré de la température du corps, ou, en d'autres termes, de l'état de la chaleur animale. En conséquence, avant d'exposer les effets physiologiques du calorique extérieur sur l'économie, il est nécessaire d'étudier avec soin la chaleur animale, de rechercher les sources de cette chaleur, tout ce qui contribue à son entretien et les causes qui peuvent la modifier.

C'est l'ensemble de ces considérations, empruntées à la fois à la physique et à la physiologie, qui constitue la base de la médication hydrothérapique.

Calorique. — On désigne sous ce nom l'agent qui fait naître en nous la sensation de la chaleur. Cet agent, qui agit sur les corps inertes, fait fondre la glace, bouillir l'eau, rougir le fer, etc., joue un rôle considérable dans l'organisation animale et est une des conditions essentielles de la vie.

De nombreuses opinions ont été émises sur la cause de la chaleur. Deux seulement règnent encore dans la science : le système de l'*émission* et celui des *ondulations*.

Dans le premier, on admet que la cause de la chaleur est un fluide matériel, impondérable, qui peut passer d'un corps à un autre, et dont les molécules sont dans un état continuel de répulsion. Ce fluide existerait dans tous les corps à l'état de combinaison.

Dans le système des ondulations, on admet que la chaleur est due à un mouvement vibratoire des molécules des corps chauds, lequel mouvement se transmet aux molécules des autres corps par l'intermédiaire d'un fluide éminemment subtil et élastique qu'on nomme *éther*, et dans lequel il se propage à la manière des ondes sonores dans l'air. Les corps les plus chauds sont alors ceux dont les vibrations ont une plus grande amplitude et une plus grande rapidité;

selon cette vue, la chaleur ne serait autre chose que la résultante des vibrations des molécules. Dans la première hypothèse, les molécules des corps qui se refroidissent perdent du calorique ; dans la seconde, elles ne perdent que du mouvement.

Depuis les progrès de la physique moderne, la théorie des ondulations paraît seule admissible. Toutefois, comme celle de l'émission simplifie les démonstrations, on la préfère, en général, pour l'explication des phénomènes de la chaleur (1).

Nous n'entrerons pas dans de plus grands détails sur le calorique en général; nous examinerons plus particulièrement la *chaleur animale*, ou *chaleur propre*, sa formation, son entretien, les causes générales de son accroissement et de sa diminution et les effets généraux du calorique sur l'organisme.

Chaleur animale. — La vie chez les animaux à sang chaud, ou, pour parler plus correctement, chez les animaux à température constante, pourrait se résumer, pour ainsi dire, dans la faculté qu'ils ont de conserver leur chaleur propre, malgré la différence de température des différents milieux dans lesquels ils peuvent être placés. Les animaux les plus parfaits possèdent, à un haut degré, ce pouvoir qui leur est nécessaire pour l'exercice de leurs fonctions vitales; ceux d'ordre inférieur l'ont à un degré moindre, mais approprié cependant à leurs fonctions. Il existe aussi chez les végétaux, mais beaucoup moindre encore, bien que répondant aussi à leurs fonctions plus restreintes.

On peut dire que, de même que la faculté de conserver sa chaleur propre sans modification sensible sous les différents climats est un criterium du degré de perfection des diverses espèces, de même aussi, cette propriété, qui se rencontre à des degrés divers chez des individus appartenant à la même espèce, peut être considérée comme une manifestation de la plus ou moins grande force du principe vital.

Les diverses fonctions qui assurent la presque complète invariabilité de la chaleur du corps humain sont cause que la santé n'est pas continuellement modifiée par la différence de température

(1) A. Ganot, *Traité de physique.*

des divers milieux par lesquels le corps passe successivement. Il importe donc de connaître les lois auxquelles est soumise la chaleur propre à l'homme.

Sources de la chaleur animale. — Nous voyons régner successivement chez les anciens les idées les plus contradictoires sur ce sujet. Pour les philosophes de l'antiquité, la chaleur était la cause première de la vie; plus tard, les opinions vitalistes ayant cours, les termes de l'interprétation furent renversés; l'effet devint cause et l'on admit que la vie produisait une chaleur distincte, spéciale, qu'on appela *chaleur vitale*. Pendant des siècles, l'idée de la chaleur vitale a été généralement admise, soit qu'on en plaçât le siége, avec Aristote, dans le ventricule droit du cœur, soit qu'avec Galien, on le mît dans le ventricule gauche. Hippocrate semble aussi partager cette opinion que la chaleur est inhérente à l'organisme. De nos jours, une école de physiciens célèbres, à la tête desquels se placent Meyer, Joude et le savant professeur Tyndall, semble revenir aux mythes de l'Inde et aux doctrines de Pythagore reproduites par les poëtes anciens, ces vulgarisateurs de la science de cette époque. D'après ces derniers, le soleil, source de toute chaleur, c'est la vie; pour la science moderne, la chaleur aussi est la source de la vie, mais elle sait l'expliquer par les actions physiques, les réactions chimiques, etc... Pour le savant auteur de la Théorie dynamique de la chaleur, la vie végétale est la source médiate ou immédiate de toute vie animale. « Dans le corps de l'animal, « les substances végétales arrivent de nouveau en contact avec leur « oxygène bien-aimé et elles brûlent en nous comme le charbon « brûle sur une grille. La chaleur née de cette combustion est la « source de toute la puissance des animaux, et les forces mises « ici en jeu sont encore les mêmes, quant au genre, que celles qui « opèrent dans la nature inorganique. Dans la plante, le ressort est « monté; dans l'animal il se détend. Dans la plante, les atomes se « séparent; dans l'animal ils se combinent de nouveau. Autant il « est certain que la force qui met la montre en mouvement dérive « de la main qui l'a remontée, autant il est certain que toute puis-« sance terrestre découle du soleil. Chaque action mécanique « exercée à la surface de la terre, chaque manifestation de puis-

« sance organique et inorganique, vitale ou physique, a son origine dans le soleil (1). »

Toutes les explications qui ont été données sur la chaleur animale peuvent se ramener à deux ordres : dans l'un, cette chaleur est inhérente à l'organisme ; dans l'autre, elle s'y développe par des procédés analogues à ceux qui, dans l'ordre physique, produisent de la chaleur. Il est en dehors de notre cadre et de notre but d'examiner les divers systèmes qui ont tour à tour régné dans la science ; nous aborderons de suite les opinions émises par Lavoisier. Ces opinions, fondées sur des expériences beaucoup plus rigoureuses qu'on ne les faisait avant lui, sont accompagnées de déductions si frappantes qu'il semble que cet homme de génie n'ait voulu rien laisser à faire sur ce point à ceux qui viendraient après lui.

Il est bien vrai que quelques écrivains, en Angleterre, ont réclamé la priorité en faveur de Joseph Black et de Crawford ; mais si l'on examine avec soin ce débat, il paraît que J. Black pour avoir, le premier, considéré la production d'acide carbonique dans l'acte de la respiration comme la source de la chaleur dégagée par les êtres vivants, n'appuyait cette opinion sur aucune recherche, sur aucune expérience ; il paraît probable que cette hypothèse était une simple vue de l'esprit si peu certaine qu'il ne l'a consignée nulle part dans ses écrits et qu'elle n'est émise que par ceux qui veulent en faire le précurseur de Lavoisier.

Quant à Crawfort, qu'on a voulu opposer aussi à Lavoisier, il n'a été que l'interprète des doctrines de Priestley. Sans le laisser tout à fait dans l'ombre d'où voudraient le tirer ceux-là surtout qui désireraient, à notre époque, établir, dans le monde des sciences, des supériorités nationales plus ou moins rivales, il est juste de reconnaître que si quelqu'un pouvait revendiquer une part dans les travaux de Lavoisier, ce serait Priestley à qui la vérité s'était montrée, mais qui semble avoir fermé les yeux pour ne pas la voir.

A l'appui de notre opinion, nous appellerons un des écrivains les plus remarquables de l'Angleterre et que nous aurons souvent l'occasion de citer dans le cours de ce livre ; c'est James Currie qui

(1) J. Tyndall, *La chaleur considérée comme un mode de mouvement*, traduit par l'abbé Moigno.

paye un large tribut d'admiration aux travaux de Lavoisier. Dans la quatrième édition de son livre (1), publiée en 1805, il cite, en extrait, le rapport de Lavoisier et Séguin sur la transpiration, rapport publié en 1797 dans les Mémoires de l'Académie des sciences et qui était le couronnement des recherches de Lavoisier sur la chaleur animale. Il ne revendique rien de ces travaux en faveur de ses compatriotes, reconnaissant bien que tout le mérite en revient à Lavoisier ; il termine en disant : « Il est bien regret- « table que la mort de Lavoisier et les horreurs de la révolution « aient arrêté court les recherches expérimentales qu'il avait en- « treprises sur les principales fonctions du corps humain en état « de santé et de maladie. »

Cette digression, pour une question de priorité, nous a un peu entraîné ; nous allons rentrer dans notre sujet par un court exposé des découvertes de Lavoisier que nous empruntons au savant ouvrage du professeur Longet (2).

« En 1777, Lavoisier, après avoir établi la *théorie de la com- « bustion* sur des bases inébranlables, en fit à la calorisation ani- « male une application qui est restée et restera, sans doute, comme « l'expression de la vérité.

« J'ai fait voir, dit Lavoisier, que l'air pur, après être resté dans « les poumons, en ressortait, en partie, à l'état d'air fixe ou d'acide « crayeux (acide carbonique). L'air pur, en passant par le poumon, « éprouve donc une décomposition analogue à celle qui a lieu dans la « combustion du charbon. Or, dans la combustion du charbon, il « y a dégagement de la matière du feu, donc il doit y avoir égale- « ment dégagement de la matière du feu dans le poumon dans l'in- « tervalle de l'inspiration à l'expiration, et c'est cette matière du « feu, sans doute, qui, se *distribuant avec le sang dans toute l'éco- « nomie animale, y entretient une chaleur constante de* 32° *et demi « environ au thermomètre de Réaumur*. Cette idée paraîtra peut- « être hasardée au premier coup d'œil ; mais, avant de la rejeter « ou de la condamner, je prie de considérer qu'elle est appuyée « sur deux faits constants et incontestables, savoir : sur la décom-

(1) *Medical reports on the effects of water cold and warm*, etc., etc. London, 1805.
(2) *Traité de physiologie*, par F. A. Longet, 2e édition, 1861, Paris. Victor Masson.

« position de l'air dans le poumon et sur le dégagement de calo-
« rique qui accompagne toute décomposition d'air pur, c'est-à-dire,
« tout passage de l'air pur à l'état d'air fixe (acide carbonique).
« Mais ce qui confirme encore que la chaleur des animaux tient à
« la décomposition de l'air dans le poumon, c'est qu'il n'y a d'ani-
« maux chauds que ceux qui respirent habituellement, et que cette
« chaleur est d'autant plus grande que la respiration est plus fré-
« quente, c'est-à-dire, qu'il y a une relation constante entre la
« chaleur de l'animal et la quantité d'air entré ou au moins con-
« verti en air fixe dans les poumons. »

Lavoisier ne se contenta pas d'avoir énoncé ces faits, il s'appliqua avec persévérance à en démontrer la parfaite exactitude. En 1780, en 1783 et en 1785, il prouva, par des expériences directes, que la cause de la calorification est dans la combustion du carbone du sang veineux, et que cette source de chaleur est suffisante pour maintenir la température animale à un degré constant; qu'un cochon d'Inde brûle en 10 heures, par la respiration, 3gr,33 de carbone suffisant pour fondre 326gr,75 de glace et que, dans le même laps de temps, il cède au milieu ambiant une quantité de chaleur capable de fondre 341gr,08 de glace; que, par conséquent, le rapport entre la chaleur produite par la respiration est comme 326,75 : 341,08 = 0,96.

Lavoisier alla plus loin encore, il ajouta : « qu'indépendamment
« de la portion d'air vital qui a été converti en air fixe, une portion de
« celui qui est entré dans le poumon n'en est pas ressorti dans l'état
« élastique, et il en résulte qu'il se passe de deux choses l'une pen-
« dant l'acte de la respiration : ou qu'une portion d'air vital s'unit
« avec le sang, ou bien qu'elle se combine avec une portion d'air
« inflammable (hydrogène) pour former de l'eau. » Et plus loin :
« en supposant, comme il y a lieu de le croire, que cette dernière
« opinion soit préférable, il est aisé de déterminer la quantité d'eau
« qui se forme par la respiration et la quantité d'air inflammable
« qui est extrait du poumon. »

Enfin, en 1789, Lavoisier, résumant les faits qu'il avait démontrés et les déductions qu'il en tirait, s'exprimait en ces termes : « La respiration n'est qu'une combustion lente de carbone et d'hy-

« drogène, qui est semblable en tout à celle qui s'opère dans une « lampe ou dans une bougie allumée, et, sous ce point de vue, les « animaux qui respirent sont de véritables combustibles qui brû- « lent et se consument.

« Dans la respiration, comme dans la combustion, c'est l'air de « l'atmosphère qui fournit l'oxygène et le calorique ; mais comme, « dans la respiration, c'est la substance même de l'animal, c'est le « sang qui fournit le combustible ; si les animaux ne réparaient pas « habituellement par les aliments ce qu'ils perdent par la respira- « tion, l'huile manquerait bientôt à la lampe, et l'animal périrait « comme une lampe s'éteint lorsqu'elle manque de nourriture.

« Les preuves de cette identité d'effet entre la respiration et les « combustions se déduisent immédiatement de l'expérience. En « effet, l'air qui a servi à la respiration ne contient plus, à la sor- « tie du poumon, la même quantité d'oxygène ; il contient, non « seulement du gaz acide carbonique, mais encore plus d'eau « qu'il n'en contenait avant l'inspiration. Or, comme l'air vital ne « peut se convertir en gaz acide carbonique que par une addition « de carbone ; qu'il ne peut se convertir en eau que par une addi- « tion d'hydrogène ; que cette double combinaison ne peut s'opérer « sans que l'air vital perde une partie de son calorique spécifique, « il en résulte que l'effet de la respiration est d'extraire du sang « une portion de carbone et d'hydrogène et d'y déposer, à la place, « une portion de son calorique spécifique qui, pendant la distri- « bution, se distribue avec le sang dans toutes les parties de l'éco- « nomie animale, et y entretient cette température à peu près cons- « tante que l'on observe dans tous les animaux qui respirent. »

En scrutant toujours davantage cette question de la calorification pour laquelle il semblait s'être passionné, Lavoisier reconnut que tout le tégument externe participe à l'acte de la respiration et par conséquent de la calorification, il pensa qu'une partie de l'air vital, absorbée dans le poumon, se fixe pendant la circulation avec quelques parties de notre système. Il vit ou prévit tout. Et quand la mort le frappa au milieu de ses travaux, déjà il avait répandu sur cette partie de la science une lumière dont l'éclat ne s'éteindra jamais.

Après Lavoisier, on opposa à sa doctrine que, si la combustion du carbone et de l'hydrogène s'effectuait dans le poumon, il en devrait résulter une élévation de température que cet organe ne pourrait pas supporter. Aussi Lagrange, qui avait élevé cette objection, pensait-il que dans le poumon il y avait seulement échange de gaz et que les réactions chimiques s'opéraient dans les capillaires généraux. C'était, en partie, l'opinion de Crawfort, adoptée et développée surtout par Hassenfratz. Mais il ne faut pas oublier qu'elle avait été d'abord émise par Lavoisier lui-même en 1777. « Il arrive, dit-il, de deux choses l'une par l'effet de la respiration: « ou l'apport d'air éminemment respirable, contenu dans l'air de « l'atmosphère, est converti en acide crayeux aériforme (acide car- « bonique) en passant par le poumon, *ou bien il se fait un échange « dans ce viscère :* d'une part, l'air éminemment respirable est « absorbé et, d'autre part, le poumon restitue à la place une portion « d'air crayeux aériforme presque égale en volume. » Ailleurs, supposant que l'acide carbonique qui se dégage pendant l'expiration était en partie un produit de la digestion, Lavoisier dit: « Il faudrait supposer alors qu'il se forme plus d'eau soit dans le « poumon, soit pendant la circulation, ou il faudrait admettre qu'une « partie de l'air vital absorbé dans le poumon se fixe, pendant la « circulation, avec quelques parties de notre système. »

Spallanzani a confirmé de tout point les prévisions de Lavoisier et l'hypothèse de Lagrange: il a prouvé que chez les animaux inférieurs, l'absorption d'oxygène s'accompagne d'un dégagement de chaleur comme chez les mammifères et les oiseaux et que l'acide carbonique s'exhale par le poumon, mais qu'il ne s'y forme pas directement. Malheureusement, des résultats de ses expériences exactes, Spallanzani n'a tiré que des conclusions erronées.

W. Edwards est venu ajouter de nouvelles preuves à celles que Spallanzani avait déjà données pour établir que l'acide carbonique ne se forme pas exclusivement et directement dans le poumon par la combinaison de l'oxygène de l'air et du carbone du sang veineux. Ayant démontré d'une manière péremptoire que, dans la respiration, il se fait un échange de gaz, il préparait la démonstration donnée par Stevens, Hoffmann et Magnus, qu'il existe des gaz libres dans le sang et que, par conséquent, les *réactions chimiques* qui produisent et entretiennent la calorification *peuvent s'effectuer dans toute l'étendue du torrent circulatoire.*

Enfin, en s'efforçant d'apporter aux opinions de Lavoisier cette démonstration que l'exactitude de la science moderne permet d'exiger, Dulong et Despretz ont été conduits par leurs expériences à admettre, avec l'immortel fondateur de la théorie chimique de la calorification, que l'oxygène absorbé dans la respiration, transformé dans l'économie en acide carbonique et en eau par sa combinaison avec le carbone et l'hydrogène du sang veineux, donnerait pendant ces réactions une quantité de chaleur équivalente à celle qui constitue la chaleur animale.

Il est pourtant une remarque que nous ne saurions omettre de rappeler ici : « C'est par une coïncidence fortuite, disent Regnauld « et Reiset, que les quantités de chaleur dégagées par un animal « se sont trouvées, dans les expériences de Lavoisier, de Dulong et « de Despretz, à peu près égales à celles que donneraient, en brû- « lant, le carbone contenu dans l'acide carbonique produit, et « l'hydrogène dont on détermine la quantité par une hypothèse « bien gratuite, en admettant que la portion de l'hydrogène con- « sommée qui ne se retrouve pas dans l'acide carbonique a servi « à transformer cet hydrogène en eau. »

Mais cette remarque de Regnauld fondée sur de nombreuses expériences ne porte aucune atteinte essentielle au principe formé par Lavoisier : la théorie proposée par ce grand homme, loin d'être ébranlée par les découvertes modernes, en reçoit des perfectionnements de détail qui en font mieux ressortir encore la grandeur et la fécondité.

Le mémoire de Lavoisier et Séguin sur la transpiration, imprimé en 1797, est venu mettre la dernière pierre à cet édifice si laborieusement élevé, en démontrant le rôle considérable que jouent les sécrétions de la peau dans la régularisation de la chaleur animale.

Nous n'entrerons point dans l'examen des divers systèmes opposés à la doctrine de Lavoisier ; des expériences nombreuses faites depuis cette époque ont établi d'une façon irrécusable la vérité de cette doctrine ; nous nous arrêterons quelques instants sur un point qui concerne le rôle de la peau. Comme nous l'avons vu plus haut, on opposait à Lavoisier que, si la combustion du carbone et de l'hydrogène s'effectuait dans le poumon, il en devrait résulter une élévation de température que cet organe ne pourrait pas supporter. Quelques physiologistes, admettant les explications données par la chimie sur la production de la chaleur animale, supposaient qu'une opération du même genre devait avoir lieu à la surface de la peau à travers laquelle passe, bien qu'à un degré moindre l'oxygène de l'atmosphère. Il restait à savoir comment le corps humain pouvait supporter cette accumulation de chaleur. Le mémoire de Lavoisier et Séguin vint répondre à ce desideratum en indiquant que les fonctions de la peau, la transpiration notamment, avaient pour effet de neutraliser l'augmentation de chaleur. Des observations et des expériences faites de toutes parts et en grand nombre mirent hors de doute que la perspiration, qui a lieu continuellement sur chaque partie du corps, est, à ce point de vue, l'acte complémentaire des réactions chimiques dont l'économie est le siége. Currie fut, comme nous l'avons dit, un des premiers à proclamer cette vérité en Angleterre.

Ces réactions chimiques, sources de la chaleur propre, se passent dans la profondeur des tissus ; c'est donc au milieu de ceux-ci que se développe la chaleur qui en est la conséquence, et ce développement est proportionné à l'énergie de ces réactions. Le sang est le véhicule de la chaleur produite ; aussi l'élévation de la température d'un organe est-elle subordonnée à l'abondance avec laquelle le sang y afflue dans un temps donné, toutes conditions étant égales d'ailleurs, et abstraction faite de la chaleur résultant de l'action de l'organe lui-même.

Température du corps de l'homme.— On admet généralement que la température moyenne de l'homme en état de santé est de 37 environ, mais l'expérience nous prouve que la chaleur est inégalement répartie dans les diverses parties du corps, et les différences de température dans les diverses régions sont quelquefois assez considérables. Il serait en dehors de notre cadre de rapporter en détail les nombreuses observations qui ont été faites à ce sujet ; un grand nombre de celles qui ont cours dans la science sont erronées, nous indiquerons celles qui, faites sur l'homme en état de santé, présentent la plus grande garantie d'exactitude. Lorsque nous examinerons les causes d'augmentation ou de diminution de la chaleur propre, on verra que le nombre en est tellement considérable qu'il est presque impossible que deux expériences, faites dans des conditions identiques en apparence, puissent donner exactement le même résultat. Les procédés employés pour mesurer la température ont pu, d'ailleurs, être, dans beaucoup de cas, la cause de différences assez notables, et l'on ne doit accueillir qu'avec la plus grande circonspection les chiffres que l'on trouve dans plusieurs ouvrages de physiologie. Il faut, de la part de l'observateur, le plus grand soin et la plus grande attention. Nous nous sommes borné à contrôler les observations faites, de façon à n'accueillir que celles dont on peut admettre l'exactitude, et nous émettons le vœu, en présence du rôle important que joue la température dans la clinique moderne, de voir mettre à la disposition du public par quelqu'un de ces hommes dévoués, comme la science en compte tant, un travail complet sur ce sujet.

John Davy a trouvé pour la chaleur du sang 7°,22; Thomson 38°,23 ; Brown-Sequard l'estime de 38°,39 à 39°,44.

Sous la langue, Rudolphi a trouvé de 36°,25 à 36°,75 ; J. Davy, comme moyenne de 134 personnes, 37°,31; Gierse, comme moyenne de 40 observations, 37°,15 ; Berger, après 31 observations, 37°,08; Bärensprung 37°,12.

Dans le rectum, Hunter a trouvé 36°,09 ; Berger de 37°,15 à 39°; Bärensprung 37°,15 ; Brown-Sequard de 37°,17 à 38°,89, et Schuster de 37°,60 à 38°,40.

Dans le vagin, Giesse, moyenne de 14 observations, 37°,90 ; Berger 38°,30 ; Frick a trouvé 38°,44 et dans l'utérus 37°,50 ; Berger a trouvé dans la vessie de la femme 38°,60.

Dans le bulbe de l'urèthre, Hunter a trouvé 36°,10.

L'urine est, selon Martine, à 36°,80 ; d'après Rayer 36°,90 ; d'après Chevalier, 37° au plus ; Brown-Sequard (1) a trouvé 39°,02

(1) *Experimental Researches applied to physiol. and Pathol.* New-York, 1853.

en la recevant dans de l'eau à la température de 36°,75. Cette dernière observation est importante en ce qui concerne la chaleur des viscères, qui n'est connue que d'une manière approximative ; elle semble établir que la température de ces parties est supérieure à celle qui est généralement admise. Brown-Sequard en conclut que celles des parties centrales doit être bien près de 39°,05.

Dans le biceps, Breschet a trouvé 366°,77 à 37°.

Dans le creux de l'aisselle, Davy a trouvé, comme moyenne de 505 personnes, 36°,50 ; Fröhlich 36°,50 ; Nasse 36°,50 ; Bärensprung 37° ; de Haen 35° à 36°,67 ; Latour entre 36°,50 et 37°,50.

Vünderlich établit comme moyenne de la chaleur de la peau dans les parties où elle est complétement protégée, 36°,90.

Dans la main fermée, E. H. Weber a trouvé 35°,60 à 37°,09 ; Bärensprung 35°,50.

La température des parties superficielles de l'homme varie assez sensiblement ; elle a été mesurée avec le plus grand soin par J. Davy en plaçant le réservoir du thermomètre à la surface extérieure des parties, et voici la moyenne de ses observations chez l'homme adulte et sain.

Sous la plante du pied	33°,22
Entre la malléole interne et le tendon d'Achille	33°,89
Sur le milieu du tibia	33°,06
Sur le milieu du mollet	33°,89
Dans le pli du genou	35°,00
Au milieu de la cuisse sur le trajet de l'artère fémorale	34°,44
Sur le milieu du muscle droit antérieur de la cuisse	32°,78
Au nombril	35°,00
Sur la 6e côte à gauche (côté du cœur)	34°,44
Sur la 6e à droite	33°,89
Sous l'aisselle	36°,67

J. Davy, en introduisant le réservoir de très-petits thermomètres dans les vaisseaux sanguins des animaux vivants, Becquerel et Breschet, en poussant dans les vaisseaux sanguins leurs aiguilles thermo-électriques ; et dernièrement Bernard et Walferdin, en introduisant dans les vaisseaux de l'animal vivant des thermomètres métastatiques à très-petit réservoir, ont constaté directement que le sang est plus chaud que tous les autres tissus ou liquides de l'économie.

En comparant la température du sang de l'artère carotide à la température du sang de la veine jugulaire, Davy a trouvé que la température du premier sang l'emporte sur celle du second d'environ 2/3 de degré. La même observation a été faite par Becquerel et Breschet.

Ces derniers observateurs ont aussi noté que la température du sang de l'aorte l'emporte de 0°,80 sur la température du sang de la veine cave supérieure.

Becquerel et Breschet ont encore signalé un autre fait, à savoir, que la température du sang est un peu moindre dans les vaisseaux éloignés du cœur que dans les vaisseaux qui sont le plus rapprochés de cet organe (1).

De ces diverses observations, parfaitement exactes d'ailleurs, la plupart des physiologistes ont prématurément conclu que la température du sang artériel est partout supérieure à celle du sang veineux.

Les recherches récentes de Cl. Bernard démontrent que cette conclusion absolue n'est pas fondée, et ses recherches concordent d'ailleurs parfaitement avec la doctrine qui place, dans les phénomènes chimiques de la respiration, les sources principales de la chaleur animale.

Si nous recherchons des conclusions pratiques dans les indications thermométriques que nous avons données plus haut, nous trouvons que la chaleur n'est pas uniformément distribuée dans l'économie animale ; qu'elle est plus élevée dans les parties profondes que dans les parties superficielles, plus également dans le bassin que dans le cerveau ; que le sang et les parties très-vasculaires ont une température un peu plus élevée que les autres parties, parce que c'est là, en effet, que les phénomènes de combustion ont toute leur énergie ; que la température est à sa plus grande élévation dans le poumon, le cœur, le foie et les viscères voisins, et que c'est également dans ces parties qu'elle présente le moins de variation. Nous observons qu'elle va croissant à mesure qu'on s'avance de l'extrémité des membres vers leurs racines ; que, dans le tronc lui-même, elle va croissant de ses extrémités vers le diaphragme, c'est-à-dire vers le

(1) *Traité élémentaire de physiologie humaine*, par J. Béclard, 3e édition.

cœur. On a observé, en outre, qu'elle est toujours plus considérable aux plis des articulations que dans les autres parties de la surface cutanée, et que les parties les plus isolées du corps, telles que les doigts, le nez, les oreilles, sont celles qui ont habituellement la température la plus basse.

Enfin, si nous résumons les chiffres que nous avons donnés plus haut, nous voyons que la température moyenne du corps de l'homme est de 37° environ; que celle du sang, des cavités cardiaques et des parties intérieures abondamment approvisionnées de sang est de 38° à 39° et même au delà; que celle de la peau, dans les parties où elle est protégée par les vêtements contre la perte de la chaleur d'environ 35°; que la chaleur est à peu près la même sous la langue et dans les muscles; et enfin qu'on a trouvé 38° et même 39° dans le rectum, dans la vessie et dans les organes sexuels de la femme.

Influence de l'âge sur la température animale. — L'âge exerce une influence assez grande sur la chaleur animale. D'après les observations de Despretz, c'est dans la période de 30 à 40 ans que la chaleur propre est le plus élevée; d'après celles de Bärensprung, ce serait entre 15 et 20 ans; mais la différence, dans un cas comme dans l'autre, paraît être très-minime.

La plupart des observateurs admettent que la chaleur est, en général, un peu moins élevée chez les nouveau-nés et les vieillards; quelques-uns pensent, au contraire, qu'elle doit être un peu plus élevée chez les nouveau-nés qui ne paraissent ressentir que très-peu d'incommodité du froid extérieur. Nous ne nous arrêterons pas sur ce point, qui est presque en dehors de notre sujet.

Quant à la chaleur propre chez les vieillards, elle a été fort peu étudiée; et nous ne connaissons guère d'étude faite sur ce sujet, dans les derniers temps, que celle qui a été entreprise par notre distingué confrère, le docteur J. M. Charcot (1). On admet généralement qu'elle est un peu moins élevée que chez l'adulte; W. Edwards l'indique comme étant, chez les sexagénaires, de 35° à 36° et chez les octogénaires de 34° à 25°; Roger (2) a trouvé, en moyenne, chez

(1) *Leçons cliniques sur les maladies des vieillards*, par J. M. Charcot, recueillies et publiées par B. Ball.

(2) *Archives générales de médecine*, 4e série, t. V, p. 291.

sept vieillards de 72 à 95 ans, 36°,68 dans la cavité axillaire, et 36°, 23 sous la langue; Piorry (1) a observé, chez un vieillard de 80 ans 35° dans l'aisselle et 32°, 50 dans la bouche. D'après Bärensprung qui, nous l'avons vu plus haut, indique la période de 15 à 20 ans comme celle pendant laquelle la chaleur propre est le plus élevée, celle-ci irait en décroissant jusqu'au minimum de 36°, 09 qui serait atteint entre 40 et 50 ans; selon lui, la température s'élève, après cet âge, d'une façon frappante pour revenir jusqu'à celle de la jeunesse 37°, 50. John Davy a fait dans le West-Morland une suite d'observations thermométriques sur des vieillards de 87 à 95 ans, tous bien portants et en position d'être convenablement nourris et vêtus. Ces observations faites dans une chambre, à la température de 12° à 15°, ont donné une moyenne de 36°,84, c'est-à-dire 0°, 47 de moins que la moyenne générale de 150 observations faites par lui sur des sujets de différents âges. Cette différence est, on le voit, assez minime puisqu'elle est au-dessous d'un demi-degré. Si elle était irréfutablement établie, elle pourrait s'expliquer, peut-être, par une diminution de la respiration, par une moindre absorption d'oxygène, une plus faible production d'acide carbonique et par l'inertie musculaire qui caractérise les dernières années de l'existence, toutes causes devant amener une diminution proportionnelle de la chaleur propre. Mais cette différence n'est pas absolument établie. J. Davy (2), l'un des observateurs les plus autorisés, dans un travail publié en 1863, donne les résultats de ses recherches sur plusieurs vieillards de 80 à 95 ans, montrant que la température est, à cet âge, plutôt au-dessus qu'au-dessous de la température moyenne. Ces résultats sont en contradiction avec les observations thermométriques faites précédemment par lui dans le West-Morland et que nous avons rapportées plus haut. Le professeur Charcot, dans l'ouvrage que nous avons cité, donne plusieurs tracés graphiques obtenus par l'exploration méthodique qu'il indique; mais ces recherches étant faites au point de vue clinique et surtout pour l'étude de la fièvre con-

(1) *Traité de diagnostic et de séméiologie*, t. III, p. 38.

(2) *Physiological Researches*. London, 1863.

comitante de la pneumonie lobaire, il nous semble inutile de les rapporter ici. Nous avons voulu nous éclairer nous-mêmes sur ce point douteux, et quelques expériences que nous avons faites nous ont donné des résultats à peu près analogues à ceux qui ont été obtenus par J. Davy dans le West-Morland. Sur 50 vieillards tous âgés de plus de 70 ans jouissant d'une bonne santé, nous avons trouvé que la moyenne de la température pouvait être représentée par 36°, 50.

Quelque confiance qu'on puisse avoir dans les diverses observations que nous avons rapportées, il est bien acquis pour nous que les vieillards recherchent le soleil, le feu et semblent accuser leur moindre résistance contre le froid par l'emploi qu'ils font de toutes les ressources que l'hygiène met à leur disposition pour les préserver de toute soustraction de calorique. Peut-être est-ce dans la diminution de la circulation qu'il faudrait en chercher la cause, et peut-être même le refroidissement n'existe-t-il qu'à la surface? Mais nous ne pouvons que poser ces questions, et nous espérons qu'elles seront traitées à fond par quelques observateurs à mesure que marcheront les études de calorimétrie clinique.

Influence du sexe sur la chaleur propre. — On a recherché si la différence de sexe établissait à ce sujet une influence bien marquée; J. Davy, dans quatre séries d'expériences sur des individus de même nation et dans des conditions extérieures aussi semblables que possible, a trouvé deux fois une légère différence en faveur des hommes et deux fois une différence correspondante en faveur des femmes. Or, cette différence peut être considérée comme insignifiante puisqu'elle était de 0°, 01. Les recherches de quelques observateurs, notamment celles d'Andral et de Gavarret, ne donnent pas de résultats beaucoup plus concluants. Nous ne pouvons cependant méconnaître que la femme, dans toutes les habitudes de la vie, semble faire preuve d'une plus grande force de résistance contre le froid. Il est une circonstance, dit le savant professeur Longet (1), qui tend à faire admettre que la production de chaleur est plus active chez la femme que chez l'homme ; c'est l'énergie avec laquelle elle résiste aux causes extérieures de refroidissement. Habituellement

(1) F. A. Longet, *Traité de physiologie*, 2e édition, t. I, p. 1109.

vêtue et chaussée plus légèrement que nous, elle assiste, pendant des heures entières, immobile, la tête, le cou, les épaules, la poitrine et les bras nus, à des représentations théâtrales, à des cérémonies religieuses et même à des fêtes qui se donnent en plein air par une température parfois assez rigoureuse. Se livre-t-elle à l'exercice de la natation, fréquente-t-elle les bains de mer, elle est, moins que l'homme, arrêtée par les intempéries de la saison, et souvent même elle oppose alors aux conseils de la prudence, la résistance la plus obstinée et la plus aveugle. Il serait facile de multiplier les preuves de cette insensibilité relative des femmes au froid extérieur, insensibilité qui trouve peut-être son explication dans la prédominance de l'action nerveuse particulière au sexe féminin, et dans l'influence de cette même action sur la caloricité par l'intermédiaire de la circulation.

Influence du climat sur la chaleur propre. — La température du milieu dans lequel vit l'homme exerce une influence marquée sur sa chaleur propre. Ce fait, douteux pendant longtemps, est maintenant hors de doute. Kitterich avait avancé que la chaleur des Européens, à leur arrivée dans l'Inde, était d'environ 2° plus élevée que celle des naturels; cette assertion fut contredite par Chisholm (1) qui trouva sur douze personnes arrivant d'Angleterre que la chaleur (36° sous l'aisselle) était absolument la même que celle des naturels.

J. Davy (2), dans un mémoire publié en 1863, rapporte que pendant un voyage d'Angleterre aux Barbades, il a constaté que la température s'élevait rapidement; chez treize individus bien portants elle s'était élevée de près de 1° après une exposition d'environ un mois à la chaleur des tropiques; après un séjour de trois semaines dans des parages humides et froids et où le thermomètre ne marquait plus que 15° au-dessus de zéro, la température des mêmes individus s'abaissa de 1°, 20.

Des observations faites par Eydoux et Souleyets (3) à bord de la

(1) *Chisholm's Essay on the malignant pestilential fever of the West Indies*, vol. II, p. 468.

(2) *Physiological Researches by J. Davy*. London.

(3) *Compte rendu de l'Académie des sciences de Paris*, t. VI, p. 456.

Bonite, ont donné un résultat à peu près semblable. La température moyenne de dix hommes observée au cap Horn, l'air étant à zéro, a donné une différence d'environ 1° avec la moyenne offerte par ces mêmes hommes dans le Gange, près de Calcutta. Ainsi une variation de 40° dans la température ambiante n'a déterminé dans celle des hommes qui s'y trouvaient soumis qu'une différence de 1°. Ces observateurs ont remarqué, en outre, que le changement était assez lent lorsque le passage avait lieu de pays chauds dans des régions froides, et qu'il était, au contraire, plus rapide lorsque des contrées froides on se dirigeait vers la zone torride.

Des expériences faites par J. Davy sur des ouvriers travaillant dans une fabrique de coton, dans une chambre où la température produite par un mélange d'air chaud et de vapeur s'élevait à 33°,30, ont prouvé que le séjour dans un air chaud donnait des résultats semblables à celui que produit le changement de climat.

D'autres expériences faites par lui montrent que l'exposition à une température élevée (40° à 44°) pendant un quart d'heure et plus fait élever la température de l'homme de °0,5 à 1°. Aux conclusions que l'auteur tire des recherches rapportées dans un autre mémoire, nous emprunterons les suivantes : entre les tropiques, il y a très-peu de différence entre la température de la surface du corps et celle des parties intérieures; la température de l'homme est plus haute de 0°,55, en moyenne, entre les tropiques que dans le climat de l'Angleterre.

Les observations nous manquent pour la mesure de la chaleur propre dans les régions très-froides; nous aurions voulu pouvoir consulter des expériences certaines faites dans ces climats; malheureusement elles sont rares et celles qui existent ne sont pas complètes. Cependant quelques faits mentionnés par J. Davy montrent que, dans ces régions, l'influence du froid est assez grande.

On peut admettre, à cause des nombreux moyens que l'homme peut employer pour résister à l'abaissement de la température auquel il ne pourrait s'exposer sans péril de la vie, que la diminution de sa chaleur propre est minime.

Parmi les moyens de résistance au froid, on peut citer les abris, les vêtements, l'exercice et surtout les aliments. On sait que les Lapons et que les Esquimaux font une grande consommation de matières grasses et même d'huile de poisson contenant de 70 à 80 °/ₒ de carbone.

En résumant les différentes observations que nous avons rapportées, on voit que la température du corps de l'homme varie avec celle du milieu ambiant; que la température des parties profondes et celle des parties superficielles varient très-peu et que la température de l'homme est un peu plus haute entre les tropiques que dans nos climats.

Influence des heures de la journée sur la chaleur propre. — Outre les variations de la température propre résultant des milieux ambiants, il en est encore d'autres indépendantes de la volonté de l'homme. Des expériences rapportées par J. Davy montrent : 1° que la température prise sous la langue est à peu près au maximum à l'instant du réveil, le matin ; 2° qu'elle persiste, à un assez haut degré, avec quelques fluctuations, jusqu'à la fin de la journée; 3° qu'elle est au minimum vers le milieu de la nuit, bien qu'alors l'air de la chambre ait été, en général, plus chaud que dans la journée.

Lichtenfels et Fröhlich (1), qui ont observé avec soin la variabilité de la température de l'homme selon les diverses heures du jour et de la nuit, ont trouvé qu'à partir du souper (8 heures du soir, environ) la température allait s'abaissant pendant 10 heures ; qu'elle s'élevait pendant la 11ᵉ heure jusqu'à la 15ᵉ heure, moment auquel elle tombait de nouveau ; qu'à partir de ce moment, elle s'élevait jusqu'à la 19ᵉ heure, où elle avait une intensité égale à celle de la 10ᵉ heure, qu'à partir de ce moment elle baissait de nouveau. La plus grande différence était à la 11ᵉ heure (0°,80) et à la 13ᵉ heure (0°,56).

Le pouls et le nombre des respirations subissent les mêmes modifications que les degrés de la chaleur animale. Cette concordance semble bien indiquer que la diminution de chaleur pendant le sommeil, état pendant lequel l'organisme animal est tombé

(1) *Physiologie des Wasserheilverfahrens. Andreas Pleniger.* Wien, 1863.

dans le repos le plus complet, est la conséquence du ralentissement des phénomènes respiratoires. Cela est prouvé encore par ce fait qu'il suffit que l'homme soit réveillé et maintenu dans un état de veille, pour le voir se réchauffer à mesure que sa respiration s'accélère et atteindre rapidement le chiffre de la température qu'il offrait normalement à midi. Ces observations rendent raison de la plus grande impressionnabilité du corps pendant le sommeil et des précautions que cet état réclame pour éviter l'action des influences extérieures, qui sont d'autant plus à craindre qu'on leur oppose alors une moindre résistance (1).

J. Davy, profitant de son séjour entre les tropiques, a constaté le fait singulier que, contrairement à ce qu'il avait observé en Angleterre, la température du corps est à son minimum le matin au réveil, et à son maximum le soir ; d'où il semble résulter que la chaleur animale s'abaisse plus pendant le sommeil dans un climat chaud que dans un climat tempéré.

Causes diverses exerçant une influence sur la température propre. —En dehors des causes principales que nous avons énoncées et qui, dans l'état de santé, exercent une influence marquée sur la température du corps, il existe encore diverses autres causes de modifications peu importantes, il est vrai, mais que nous devons cependant signaler parce qu'elles entrent dans le cadre de notre étude. En premier lieu, nous mentionnerons l'influence du travail intellectuel sur la température de la tête. Des expériences ont été faites dans ces derniers temps par le docteur Lombart (2) à l'aide de l'appareil thermo-électrique qu'il a lui-même perfectionné. Les principaux résultats qu'il a obtenus peuvent se résumer ainsi qu'il suit :

1° Dans l'état de repos cérébral (pendant la veille) la température de la tête varie rapidement et fréquemment. Ces variations, bien que très-faibles, n'en sont pas moins dignes d'attention, parce qu'elles sont spéciales à la tête, les membres ne présentant que

(1) F. A. Longet, *loc. cit.*, p. 1118.

(2) Dr J. J. Lombart, professeur de physiologie à Haward-University (États-Unis) *Experiments on the Relation of heat to mental work*; travail analysé par le docteur Brown-Sequard, dans les *Archives de physiologie* en 1868.

des changements beaucoup moindres ou même aucune variation;

2° Les variations de température de la tête dans l'état de repos relatif du cerveau paraissent liées au degré d'activité de ce centre nerveux : ainsi, quand l'inactivité devient moins complète, la température s'élève;

3° Toute cause attirant l'attention (un bruit, la vue d'un objet ou d'une personne, etc.) produit une élévation de température;

4° Le travail intellectuel très-actif produit une élévation de température très-marquée; cependant cette élévation n'a jamais dépassé un vingtième de degré;

5° Une élévation de température a lieu aussi sous l'influence d'une émotion ou pendant qu'on lit à haute voix quelque chose d'intéressant. Dans ces circonstances, ce n'est ni au mouvement du cœur, ni aux contractions musculaires qu'est due l'élévation de température de la tête;

6° Pendant un travail intellectuel très-ardu la température des membres s'abaisse quelquefois d'un quart ou même d'un demi-degré; cet abaissement est dû, en partie, sans doute, à l'immobilité du corps;

7° C'est à la région de la protubérance occipitale que l'élévation de température a surtout été observée dans les expériences qui ont donné les résultats ci-dessus.

D'autres observations avaient déjà signalé l'influence du travail intellectuel sur la température de la tête, mais cependant aucune expérience thermométrique n'avait été faite. J. Davy, qui l'avait observée aussi, a constaté que cette augmentation de température, limitée d'abord à la tête, peut se généraliser sous l'influence de méditations prolongées et profondes. On peut observer aussi parfois un contraste frappant entre la température de la tête et celle des extrémités inférieures. Dans ces conditions, malgré la cessation de tout travail de l'esprit, elles ne se réchauffent qu'après de longues heures d'agitation et d'insomnie, ou par le moyen de procédés artificiels.

On a aussi observé que les passions, les émotions morales, élèvent ou abaissent la température du corps suivant qu'elles exercent sur le cours du sang et les mouvements respiratoires une action stimulante ou dépressive (1). Suivant Burdach (2), la chaleur augmente par l'effet de l'espérance, de la joie, de la colère et de toutes les passions excitantes; au contraire, la crainte, la frayeur, le chagrin, la diminuent. Il rapporte que Martin a vu la température monter de 2° dans un violent accès de colère, et descendre à 34° environ sous l'empire de la frayeur. Ces chiffres de variation nous paraissent exagérés; ils remontent, d'ailleurs, à une époque où l'on admettait, en physiologie, des variations de température beauconp plus considérables que celles que nous indiquent les observations récentes faites avec le plus grand soin et avec des instruments d'une grande sensibilité.

Nous avons dit plus haut, en citant les résultats des expériences du docteur Lombart, que toute cause attirant l'attention, telle qu'un bruit, la vue d'une personne ou d'un objet, produit l'élévation de température; mais il serait peut-être plus exact de rattacher cette modification à la série de celles que produit l'exercice des sens, et que Moritz Schiff (3) a si ingénieusement observées dans ses *Recherches sur l'échauffement des nerfs et des centres nerveux à la suite des irritations sensorielles et sensitives.*

Nous dirons quelques mots de ces recherches à cause de l'importance qu'elles ont pour notre travail. Elles ont été entreprises principalement dans le but de reconnaître si les excitations sensitives se transmettent directement jusque dans les hémisphères cérébraux ou bien si, venant frapper d'abord à des centres hypothétiques de la sensibilité situés à la base du cerveau, elles sont renvoyées *secondairement*, en vertu d'une action réflexe, vers les hémisphères où elles se combineraient avec les impressions sensorielles proprement dites, pour former des images intellectuelles, des idées. Mais une grande difficulté se présentait, c'était de trouver un moyen propre à faire reconnaître dans le nerf le fait de la transmission indépendante de l'action réflexe et des mouvements qui en dépendent. Or, tout le monde sait que l'état d'activité ou d'inactivité d'un nerf ou d'une partie des centres nerveux ne se

(1) F. A. Longet, *Traité de physiologie.*
(2) Burdach, *Traité de physiologie*, traduit par Jourdan.
(3) *Annales de physiologie*, 1870.

manifeste par aucun signe direct ; c'était donc indirectement qu'il fallait essayer de le reconnaître. Les changements dans l'état électrique ne pouvaient servir pour cette étude, attendu que s'ils sont reconnaissables dans les segments du système nerveux entièrement isolés du corps, il n'est pas possible de les observer sur les parties centrales non mutilées, au moment de la transmission nerveuse.

L'ingénieux observateur eut alors l'idée d'étudier la transmission nerveuse dans les phénomènes caloriques qui se produisent dans le tissu nerveux par l'effet de la transmission et indépendamment des altérations de la circulation. Il partit de cette donnée que l'activité nerveuse, grâce aux altérations moléculaires qui la constituent et l'accompagnent et grâce aux résistances qu'elle rencontre dans le système nerveux même, produisant une quantité appréciable de chaleur, la transmission dans les centres et notamment dans le cerveau doit engendrer un échauffement local indépendant de l'effet calorique de la circulation. S'il est bien établi que cet échauffement naît et disparaît avec une excitation périphérique, on aura, par ce fait, acquis la preuve que l'excitation a été réellement transmise au centre nerveux et que la transmission elle-même est liée à un mouvement moléculaire sujet aux lois générales du corps.

Nous ne suivrons pas l'observateur dans ses belles expériences qui sont venues confirmer les hypothèses qui avaient servi de point de départ et qui resteront certainement dans la science comme un des plus beaux travaux modernes.

D'après ce que nous venons d'exposer, nous voyons que la température propre varie, à l'état physiologique, suivant l'état du système musculaire et du système nerveux qui jouent, l'un et l'autre, un rôle considérable dans la production de la chaleur. C'est, en effet, une loi générale établie d'après les recherches les plus récentes et applicable, non-seulement aux muscles et aux nerfs, mais à tous les appareils organiques, que le développement de la chaleur s'exagère au moment de l'activité fonctionnelle de l'organe, qu'elle est proportionnelle, dans certaines limites, à la durée et à l'énergie des actes, comme aussi au nombre des organes appelés à les produire et qu'elle tombe à son minimum pendant le repos. Il est bien établi aussi que cette activité fonctionnelle elle-même coïncide avec l'activité circulatoire; de telle sorte que ces trois modes : *activité circulatoire*, *activité fonctionnelle*, *activité chimico-thermique*, sont simultanés et corrélatifs.

Cette loi générale, bien nettement établie, est fort importante en ce qu'elle explique la possibilité d'agir, à l'aide des modificateurs que l'hydrothérapie met à notre disposition, sur ces trois grands fonctionnements. Elle nous permet aussi d'expliquer les oscillations thermiques que nous voyons se produire sous des influences multiples, telles que l'âge, le sommeil, le milieu ambiant, le travail intellectuel, les impressions psychiques, telles que la joie, la frayeur, etc., l'exercice musculaire, source puissante de calorique si l'on examine la contraction musculaire statique, et de refroidissement lorsque cette contraction a produit un travail mécanique utile, etc.

Si maintenant nous sortons du champ de la physiologie, nous voyons que les maladies impriment à la chaleur animale des modifications considérables et qui doivent être prise. en grande considération pour le diagnostic. D'après Wünderlich (1), une élévation ou un abaissement de 0°,6 est le signe d'un état morbide, et une élévation de température bien constatée est plus décisive que l'état de bien-être du malade et la normalité du pouls.

On admettait généralement, jusque dans ces derniers temps, que les états morbides dans lesquels la chaleur animale s'abaisse au-dessous de son degré normal sont peu nombreux. Mais les travaux récents sur la calorimétrie ont démontré que l'abaissement de la température, qu'il ait pour cause une déperdition exagérée du calorique, certaines influences extérieures, des pertes de l'organisme lui-même, ou un trouble dans le fonctionnement des producteurs de la chaleur, s'observe dans un grand nombre de maladies. Nous citerons notamment le choléra, la sclérémie, la cachexie cancéreuse, l'albuminurie, la polyurie, les dyscrasies aiguës, les maladies infectieuses, la variole, certains cas d'empoisonnement.

Le professeur Brown-Sequard a révelé, à ce propos, une cause de

(1) *Archiv der Heilkünde.*

mort fréquente; il a constaté que dans tous les cas où, par suite d'une maladie, d'une blessure ou d'un empoisonnement, la température de l'homme s'abaisse d'un certain nombre de degrés, il y a danger de mort par le seul fait de cet abaissement; les malades *meurent par abaissement de température.*

On observe aussi un abaissement de température dans les grandes brûlures de la surface, et ce fait, qui peut être rapproché de celui des animaux recouverts par Balbiani d'un enduit imperméable, peut s'expliquer de diverses façons : il peut tenir au ralentissement progressif de la respiration, acte purement réflexe ayant pour point de départ non-seulement la muqueuse pulmonaire, mais encore la surface cutanée; or, si la surface cutanée n'existe plus, cet acte réflexe est supprimé et les phénomènes de combustion et d'hématose diminuent rapidement, de là refroidissement du corps. Henle l'attribue, chez les animaux privés de la transpiration, à une augmentation et à une dilution de la masse du sang résultant de la quantité surabondante d'eau dont celui-ci n'a pu se débarrasser. Enfin, selon le professeur Brown-Sequard, on pourrait attribuer les accidents qui surviennent et amènent le refroidissement, à la présence dans le sang d'une matière excrémentitielle de nature inconnue, éliminée d'ordinaire avec les produits de l'exhalation cutanée, et qui agirait comme un véritable toxique lorsqu'elle viendrait à être retenue dans les liquides de l'économie. Mais aucune recherche ni analyse chimique n'ayant amené la découverte de cette matière toxique, cette vue du savant expérimentateur reste à l'état d'hypothèse. Des recherches plus précises pourront seules en déterminer la valeur.

Nous ne ferons pas une plus longue énumération des états morbides accompagnés de diminution de la chaleur propre. Mentionnons cependant l'alcoolisme, ce qui n'étonnera pas si l'on considère que l'alcool, ce véritable immobilisateur des échanges moléculaires, a été classé par plusieurs observateurs, et notamment par Giacomini parmi les hypersthénisants rachidiens. Mentionnons encore les lésions de la moelle, la compression du cerveau (hydrocéphalie). Disons aussi que l'abaissement de la température s'observe chez les personnes qui font un usage immodéré d'une certaine classe de médicaments, tels que la digitale, le tartre stibié, etc...

Si, maintenant, nous recherchons quels sont les états morbides dans lesquels on observe une élévation de la température, nous constaterons ce fait dans un grand nombre de maladies, cela, sans aucun doute, parce que cette élévation est sous la dépendance des mouvements fébriles que la plupart peuvent offrir à une époque quelconque de leur développement. Cette élévation est quelquefois considérable; la température est ordinairement de 39° à 40°, dans la fièvre typhoïde, par exemple; elle peut même, dans les formes graves de cette maladie, atteindre 42°. Mais c'est surtout dans la pneumonie et dans le rhumatisme articulaire aigu que la chaleur présente la plus grande élévation. D'après Wünderlich, la plus haute température dans les maladies aiguës est de 41°,5. Dans quelques fièvres intermittentes elle atteint quelquefois 42°,5.

Nous rappellerons, et ceci est important pour le sujet qui nous occupe, que c'est dans les affections où les centres nerveux semblent le plus compromis que la chaleur animale subit les plus grandes variations. Le chiffre de 43°,2, le plus élevé qu'on ait observé chez l'homme, l'a été au moment de l'agonie, alors que les fonctions de l'innervation sont dans le désordre le plus complet. Il n'y a certainement dans ce fait du développement de la chaleur, au moment où l'action nerveuse et la contractilité musculaire diminuent, rien qui porte atteinte à la théorie qui nous indique la source principale de la chaleur dans les réactions chimiques s'accomplissant dans tout l'organisme. Mais nous voyons là une preuve que la chaleur propre et la combustion respiratoire sont, à un moment donné, liés beaucoup moins étroitement qu'on ne le croit généralement et qu'il existe quelque autre agent régulateur. Quel sera cet agent si ce n'est le système nerveux, puisqu'il n'y a pas de trouble de celui-ci sans qu'il y ait modification de la chaleur? Les recherches faites jusqu'à ce jour sont trop peu nombreuses encore pour qu'on en puisse tirer des conclusions absolues, mais elles semblent indiquer que cette opinion sera confirmée par les recherches ultérieures.

En résumé, nous dirons que la chaleur développée à chaque instant dans le corps est toujours rigoureusement proportionnelle, toutes choses égales d'ailleurs, au poids d'oxygène absorbé en un temps donné. C'est ainsi que le fonctionnement plus ou moins parfait des organes respiratoires peut expliquer, en partie, le degré de résistance au froid de divers individus ; mais ce qui l'explique mieux encore, c'est l'énergie avec laquelle l'organisme retient la chaleur produite et la manière dont il l'utilise.

La chaleur propre est, on le sait, régularisée, maintenue dans les limites de la santé, principalement par les fonctions de la peau (perspiration insensible et transpiration) que J. Currie, dans l'enthousiasme que lui causaient les travaux de Lavoisier, appelait la *soupape de sûreté de la machine animale;* elle peut être amoindrie par une diminution dans la production des divers facteurs de la calorification ou par une exagération des fonctions de la peau. Cependant la suppression de ces fonctions, au lieu d'amener une augmentation de température, comme on devrait s'y attendre, produit, au contraire, un refroidissement. Quelle que soit l'explication que l'on donne de ce phénomène, il est certain que le fait existe. (Balbiani, Henle, etc.)

Nous rappellerons la part du système nerveux dans les différents états de la chaleur propre; nous savons, en effet, qu'il joue un rôle considérable dans l'échange des matières et que son importance varie dans les différentes parties du corps. C'est où se rencontre la plus grande quantité de molécules nerveuses que son activité doit être la plus grande. Cependant, quelque nombreuses que soient les recherches faites par les physiologistes les plus habiles, il n'y a pas de conclusion absolue sur ce point; car les résultats sont contradictoires. Nous ne rapporterons ni les expériences faites, ni les opinions émises par Valentin, Stilling, Bidder, Haxmann, Schiff, Budge, Henle, etc., mais ce qui en ressort d'une façon bien certaine, c'est que les centres nerveux sont les dernières sources aux dépens desquelles puissent se réparer les forces nerveuses lorsqu'elles sont amoindries. Il est bien évident aussi que les parties centrales du système nerveux jouissent d'une indépendance déterminée à certains égards et peuvent exercer leurs fonctions en dehors de toute influence essentielle venant d'ailleurs.

De même que le cerveau préside aux opérations de l'esprit et exerce son influence sur tout le système nerveux, de même c'est la moelle allongée qui, en toute indépendance, règle la respiration et la circulation et exerce une influence particulière sur les nerfs vaso-moteurs. De même aussi, c'est la moelle épinière qui, dans une grande étendue, exerce une influence sur la sensibilité et le mouvement comme aussi sur les appareils organiques par ses relations avec les nerfs ganglionnaires.

De ces considérations et des recherches que nous venons d'exposer, résulte un fait bien avéré, incontestable, c'est la solidarité de la chaleur propre et du système nerveux, solidarité en vertu de laquelle il n'y a pas de modification du système nerveux qui ne soit accompagnée de modification de la température. Nous savons, en outre, ainsi que nous le démontrerons plus loin, que les modifications de la température ont une influence très-marquée sur le système nerveux. L'influence est donc réciproque ; et nous sommes fondé à croire qu'en agissant sur l'un, on agira sur l'autre, ce qui est d'une importance capitale au point de vue du traitement hydrothérapique. Il y a donc à tenir compte, dans l'emploi des agents de l'hydrothérapie, de l'action physique qui est, du reste, assez restreinte, puisqu'elle ne va pas au delà de la propriété commune à tous les corps de se mettre en équilibre de température avec les corps voisins, et de l'action physiologique presque entièrement dévolue au système nerveux dont nous avons démontré l'influence dans la distribution du calorique.

D'après ce que nous venons de dire sur la solidarité qui unit la chaleur propre et le système nerveux, la modification de la température est un des principaux modes d'action que l'hydrothérapie ait à sa disposition, soit qu'en agissant directement sur le réseau capillaire périphérique, elle se propose de propager, par voie de continuité, l'action du modificateur employé jusqu'aux parties profondes les plus éloignées en apparence de son action directe; soit qu'en agissant sur la totalité ou sur certaines parties des nerfs de la périphérie, elle ait pour but de provoquer des actions réflexes déterminées et dont la manifestation vient, comme celle du système vasculaire, s'inscrire, pour ainsi dire, à livre ouvert sur l'extérieur du sujet. Ajoutons cependant, en ce qui concerne les actions réflexes, que la science n'en a pas fait encore la topographie complète, qu'il faut bien reconnaître que de nombreux tâtonnements et une longue expérience sont nécessaires pour que le praticien puisse connaître l'action que produira l'attaque par l'eau d'une portion déterminée de la périphérie, et que cette difficulté est souvent augmentée encore par les troubles que les divers états morbides amènent dans la faculté réflexe.

Entretien de la chaleur propre. — Un des faits physiologiques les plus remarquables, est la conservation de la chaleur propre à un degré presque constant, malgré la multiplicité des causes tendant à produire son abaissement ou son élévation. La fixité de la température du corps, à l'état de santé, est plus rigoureuse qu'on ne le croit généralement. Les points extrêmes entre lesquels elle peut osciller ne se comptent pas par degrés, mais restent circonscrits dans les limites de quelques dixièmes de degrés. Cette uniformité, invariable dans le résultat final des fonctions de facteurs excessivement nombreux, suppose une régularisation extrêmement sensible de l'organisme.

Où gît ce régulateur si sensible de la chaleur propre des animaux dits à température constante? Quelles sont exactement les causes qui déterminent l'activité et la quantité du fonctionnement des divers producteurs pour arriver, avec une si inébranlable constance, à cette égalité entre les recettes et les dépenses de la chaleur animale? De nombreuses recherches n'ont pu les déterminer encore d'une façon absolue; nous allons examiner celles qui paraissent le plus propres à expliquer cette constance de la température chez un homme sain.

Nous avons déjà admis en principe que la chaleur propre de l'homme prend exclusivement sa source dans les réactions chimiques dont l'économie est le siége. Mais ces réactions ne s'accomplissent pas dans des conditions identiques à celles d'un laboratoire de chimie; elles rencontrent dans l'économie des causes de ralentissement, d'accélération ou de suspension dues, en grande partie, aux modifications que subit le système nerveux qui concourt si puissamment à la calorification par son action sur les fonctions respiratoires et circulatoires ; en un mot, elles sont soumises, en dehors des actions qui sont du ressort de la chimie propre, à d'autres actions appartenant à la physiologie que le savant professeur Cl. Bernard a si bien définie en disant qu'elle est « la physique des êtres organisés ».

Dans l'état actuel de la science, on peut admettre que le régulateur qui assure au corps, au milieu de toutes les variations des facteurs, la température moyenne de 37° environ qui est nécessaire pour la santé, n'est autre que le système nerveux, ce grand régulateur des fonctions de l'organisme.

Nous ne nous arrêterons pas, ce qui serait en dehors de notre cadre, à discuter les opinions de la nouvelle école des électro-nervistes, à la tête desquels sont Helmholtz et Dubois-Reymond (1), et qui considèrent uniquement le système nerveux comme porteur de l'état électro-moteur dit électrotonique lorsque l'électricité y est à l'état de tension ou statique, et électro-tétanique lorsqu'elle y est à l'état de mouvement ou dynamique. Des noms d'une grande autorité sont attachés à ces études, mais ces idées, trop nouvelles encore, ne sont pas sans exiger un long examen avant leur admission définitive. Pour le but que nous nous proposons ici, dans cette étude de la chaleur propre envisagée dans ses rapports avec l'hydrothérapie, il importe peu qu'avec l'école nouvelle nous admettions l'identité du fluide nerveux et du fluide électrique ou que, nous conformant aux idées reçues jusqu'à ce jour et qui ont pour elles l'appui des hommes les plus éminents, nous refusions d'admettre que l'électricité et le fluide nerveux soient un seul et même agent.

Il est indubitablement établi, et il n'est pas nécessaire de rapporter ici les expériences, que le système nerveux règle les fonctions des organes par lesquels s'opèrent la digestion, la circulation, la respiration, la transpiration et les sécrétions ; comme nous savons que ces fonctions contribuent toutes à la chaleur propre, les unes par voie de production, les autres par voie

(1) *Untersuchungen über thierische Elektricität.* Berlin.

d'élimination, nous pouvons donc dire que ces organes, dans leur ensemble, constituent le mécanisme à l'aide duquel, sous l'influence du système nerveux, la température animale est maintenue fixe et à son degré normal.

Mais des expériences nombreuses démontrent aussi qu'il se passe là ce que nous avons fréquemment l'occasion d'observer en physiologie : à savoir, que la cause devient effet et réciproquement ; de telle façon qu'il y aurait souvent une subtilité de casuiste à rechercher, lorsqu'il y a modification de chaleur, ce qui est toujours accompagné d'une modification dans l'état du système nerveux, laquelle des deux est la cause et laquelle des deux est l'effet. Cette recherche serait d'ailleurs sans utilité, puisque, nous plaçant au point de vue hydrothérapique, nous savons que nous ne pouvons exercer aucune action sur la température propre sans que cette action s'exerce en même temps sur les nerfs et réciproquement.

Lorsqu'il y a élévation de température, que cela ait lieu par augmentation dans la production du calorique ou par une chaleur étrangère plus élevée que celle du corps, ou bien encore par obstacle à l'élimination de la chaleur (trouble des fonctions de la peau, etc.), les fibres nerveuses sensitives et motrices sont excitées ; il y a augmentation de l'intensité et de la vitesse de propagation de l'action nerveuse. Helmholtz, en cherchant à mesurer la vitesse de propagation de la vibration nerveuse, a constamment vu qu'il existait une relation réelle entre cette vitesse et la température animale (1). Lorsque la chaleur normale est amoindrie, il y a diminution dans la conductibilité des impressions par suite de l'abaissement de la température des nerfs. Nous devons à cet habile expérimentateur la mesure de transmission des impressions perçues par les nerfs sensitifs. Il a reconnu qu'à une température de 36° à 38°, elle est de 72 mètres par seconde, et qu'elle est dix fois moindre à une température voisine de la congélation.

Ces expériences nous indiquent une des causes de la tolérance de

(1) E. Onimus, *Théorie dynamique de la chaleur*.

l'organisme pour le froid extérieur. A cette cause vient se joindre la suivante : par suite de l'abaissement de la température extérieure, les capillaires de la peau se contractent, l'exhalation cutanée diminue et par conséquent la déperdition du calorique s'affaiblit. La chaleur produit les phénomènes contraires : les capillaires se dilatent, la circulation s'accélère, la sécrétion de la peau augmente en même temps que l'exhalation pulmonaire, d'où il résulte une plus grande perte de calorique à la surface.

C'est, en grande partie, à ce système de compensation que le corps doit de pouvoir résister aux influences exercées sur lui par la température extérieure.

Action physiologique de la chaleur et du froid sur l'organisme.

Après avoir indiqué cette grande loi de la solidarité qui existe entre la chaleur propre et les différentes modifications qui peuvent survenir dans les fonctions de l'économie, il nous reste à examiner les effets du froid et de la chaleur sur l'organisme. Ces effets, comme nous le verrons plus loin, diffèrent sensiblement, selon qu'ils proviennent du contact de l'air, de corps solides ou de l'eau. Et d'abord, considérant l'eau comme véhicule de la température, il est important de se mettre bien d'accord sur les expressions *chaud* et *froid* qui n'ont qu'une valeur relative lorsqu'on les applique à l'économie animale, et dont l'emploi non expliqué ne pourrait que jeter un grand trouble dans notre exposition. Ajoutons, en outre, que dans un grand nombre d'états morbides il y a aberration du sens de la température, ce qui explique pourquoi nous voyons journellement des malades exprimer les idées les plus erronées sur la température des applications auxquelles ils viennent d'être soumis. Cela arrive notamment dans les cas de paralysie où la sensibilité thermique est pervertie.

Il y a donc nécessité d'adopter, pour chacune des désignations usuelles, un terme correspondant aux indications de l'échelle thermométrique, comme l'ont fait, par exemple, les météorologistes pour les climats, qu'ils ont classés en chauds, froids, tempérés. Nous nous proposons de désigner, comme nous le faisons journellement dans notre pratique :

l'eau de 8° à 12°	sous le nom de	très-froide,
» 12° à 16°	»	»	froide,
» 16° à 20°	»	»	fraîche,
» 20° à 26°	»	»	dégourdie,
» 26° à 30°	»	»	tempérée ou tiède,
» 30° à 40°	»	»	chaude,
au-dessus de 40°	»	»	très-chaude.

Il serait inutile d'indiquer des expressions répondant à des degrés plus bas ou plus élevés, car la plus haute température que l'homme supporte habituellement dans le bain de vapeur ne dépasse pas 50°. Elle varie ordinairement entre 37° et 50°. Ajoutons que le pouvoir échauffant de l'eau, par contact, est plus grand que celui de la vapeur aqueuse, et l'on reconnaîtra l'inutilité de pousser plus loin cette échelle. Les désignations ci-dessus mentionnées répondent assez bien à la sensation éprouvée par la main entière lorsqu'elle est tenue pendant quelques instants dans l'eau à ces diverses températures. Nous faisons rarement usage d'eau au-dessous de 10°. Lorsqu'un grand froid est nécessaire, ce n'est que pour des applications locales, soit pour amener un abaissement de température, soit pour provoquer certaines actions réflexes. Dans ce cas, nous employons de préférence la glace concassée, contenue dans des sacs en caoutchouc, à fermeture hermétique.

La plus haute température que puisse supporter l'homme en état de santé, sans en être incommodé, varie selon le milieu dans lequel il est placé. C'est dans l'air sec qu'il peut supporter la plus haute température. Dobson (1) séjourna vingt minutes, sans grande incommodité, dans une étuve sèche dont la température était de 98°,88 cent.; Berger supporta pendant sept minutes une chaleur sèche de 109°, 48 cent., et Blagden (2) une température de 115°,55 à 127°,67 cent., pendant huit minutes.

La vapeur d'eau communique beaucoup plus de chaleur au con-

(1) *Transact. Philos.*, ann. 1775.
(2) Blagden; *Experiments and observations in a heated room. Philos. Transact.*

tact ; son pouvoir échauffant étant plus grand que celui de l'air sec, il en résulte que le corps ne saurait résister dans un milieu de vapeur aqueuse à une aussi grande température que dans un milieu d'air sec. En outre, dans un air humide, l'évaporation cutanée qui maintient l'équilibre dans la chaleur animale, est notablement diminuée ou même supprimée. Cette moindre résistance du corps que le raisonnement seul explique, a été vérifiée par les expériences de Delaroche et Berger (1).

Delaroche ne put supporter plus de dix minutes et demie un bain de vapeur qui, d'abord à 37°,5 cent., s'éleva, dans l'espace de huit minutes, à 51°,25 cent. Berger fut obligé de sortir au bout de douze minutes et demie d'un bain de vapeur dont la température s'était élevée de 41°,25 à 53°, 75. Il était faible, vacillait sur ses jambes et avait des vertiges.

D'après ces deux observateurs, la chaleur éprouvée dans le bain de vapeur est beaucoup plus vive que dans l'air sec, et l'on éprouve un sentiment de brûlure très-pénible.

Les Finlandais, les sauvages de l'Amérique du Nord, peuvent rester impunément pendant une demi-heure et même davantage dans des bains de vapeur dont la température s'élève à 70° et 75°. Cette pratique, à laquelle les peuplades du Nord finissent par s'habituer avec peine, a pour but d'activer chez eux la circulation capillaire de la peau et contribue, par là, à faciliter la résistance au rigueurs du climat. Mais c'est une pratique dangereuse, à laquelle on n'arrive que par un long entraînement, et qui nous semble plus nuisible qu'utile. Les habitants du Nord, croyons-nous, se trouveraient aussi bien, au point de vue hygiénique, de bains d'une température de 40° à 50°.

Si le pouvoir échauffant de la vapeur d'eau est plus grand que celui de l'air, celui de l'eau l'est encore davantage. Aussi la température dans l'eau chaude ne peut-elle s'élever aussi haut que dans la vapeur et, à plus forte raison, que dans l'air sec. 50° est la température maxima que l'homme puisse supporter de la part de l'eau. Encore ne peut-il la tolérer dans un bain entier. Lemon-

(1) Delaroche, *Expériences sur les effets qu'une forte chaleur produit dans l'économie animale.* — Thèse de Paris, 1806.

nier ne put rester que huit minutes dans un bain à 45° (*Mémoires de l'Académie des sciences*, 1747, p. 259).

Quant au froid, il est, de même que la chaleur, mieux supporté quand il est sec.

Le froid humide l'est moins facilement ; cela tient à ce que, à volume égal, la capacité de l'eau pour la chaleur est 2,500 fois environ plus grande que celle de l'air, ce qui explique pourquoi elle doit enlever, par contact, une bien plus grande quantité de calorique.

A un degré voisin de la congélation, l'eau peut bien être supportée, pendant un temps court, par l'organisme, mais à condition qu'elle soit sous un volume peu important. Il y a, cependant, des exemples, consignés dans les annales de la science, d'hommes qui, les uns par habitude, les autres par fanfaronnade, se sont baignés impunément dans de l'eau à la température de la glace. Il n'y a, pour ainsi dire, pas de froid extrême que l'organisme ne puisse supporter. La tolérance dépend, avant tout, du temps pendant lequel dure l'impression du froid, et surtout de la grandeur de la surface cutanée soumise au refroidissement. Les observations sur l'homme manquent pour indiquer le degré de froid qui peut amener la mort, mais les expériences faites, à l'aide du refroidissement artificiel, sur les animaux à sang chaud dont la température normale est voisine de celle de l'homme, indiquent que la mort survient inévitablement lorsque l'animal a perdu un peu plus du tiers de sa chaleur propre. Quant à la température nécessaire pour arriver à produire ce résultat, et au temps pendant lequel il faut la laisser agir, ils varient selon les moyens que possède l'animal pour résister à la chaleur qu'il perd par le rayonnement.

C'est ainsi que les capitaines Ross, Parry, Franklin, etc., qui, dans leurs voyages au pôle nord, avaient de bons vêtements, du feu et une bonne nourriture, purent résister à des températures de 49° et 56°, tandis que nos soldats, dans la retraite de Russie, succombaient à une température de 35°, parce qu'ils étaient mal vêtus, mal nourris, mal abrités.

En résumé, nous voyons que le froid et la chaleur sont mieux supportés par le corps sain lorsqu'ils sont dépourvus d'humidité.

Nous allons maintenant examiner quelles modifications apporte dans l'organisme l'influence de ces deux agents.

L'action produite sur l'organisme est complexe, et doit se diviser en deux : une action physique et une action physiologique. La première se traduit par une augmentation ou une soustraction de calorique ; la seconde, par des modifications fonctionnelles dans les divers organes.

Le froid tend à abaisser la chaleur du corps. La chaleur tend, au contraire, à l'élever. Il doit donc y avoir, entre ces deux extrêmes, un terme moyen, un degré de température neutre, c'est-à-dire, sans influence sur le corps. En un mot, il existe une *ligne neutre* à laquelle la température extérieure est sans action sur l'organisme. Cette ligne neutre varie selon les individus et selon les circonstances. En général, on peut dire que la chaleur de la peau, qui, comme on le sait, se trouve toujours un peu inférieure à celle de la chaleur propre du corps, est celle de cette ligne neutre. En effet, un bain à la température de la peau n'a aucune influence sur celle du corps et ne communique aucune sensation. Cependant, pour être exact, nous devons dire que, pour que le bain soit sans influence sur la chaleur propre, il faut que la chaleur de celui-ci soit un peu inférieure à celle de la peau, parce que le contact sur la peau a pour effet de supprimer l'évaporation périphérique, et par conséquent d'augmenter la chaleur du corps. On comprendra facilement qu'il est impossible de fixer une température qui s'applique à toutes les particularités individuelles. Bien des observateurs se sont livrés à cette recherche, et, il faut bien le dire, leurs résultats ne concordent pas ; cependant, de toutes les expériences, il résulte que la ligne neutre peut être fixée approximativement entre 34° et 35°, mais qu'aux environs de cette température, il y a une zone de 1° à 2° dans les limites de laquelle les agents extérieurs sont sans influence sensible sur la chaleur animale. Il est inutile de rappeler que cette zone neutre suit toutes les variations que la maladie apporte dans la chaleur propre.

Après ces quelques considérations générales, nous allons nous occuper des effets produits par le chaud et le froid dans les diverses fonctions de l'économie. La solidarité qui unit plusieurs de ces fonctions, si ce n'est toutes, est tellement étroite qu'il semble difficile, si l'on ne veut tomber dans des redites nombreuses, de les étudier isolément. Néanmoins, et pour nous conformer à l'esprit de méthode, nous examinerons successivement les effets produits sur la chaleur propre, la respiration, la circulation, la contractilité musculaire et le système nerveux, quelle que soit la difficulté de se tenir exactement dans cette classification. Mais, auparavant, nous nous arrêterons quelques instants sur la peau et ses fonctions, sur la manière dont on doit l'envisager au point de vue des applications hydrothérapiques.

De la peau. — La peau est un intermédiaire obligé pour obtenir les effets que nous demandons à la médication hydrothérapique, c'est-à-dire, à l'action du froid et du calorique sur les diverses fonctions de l'économie.

La peau peut être considérée sous trois points de vue différents : comme lieu d'élection de certains échanges chimiques, et organe de sécrétion ; comme une expansion du système circulatoire pouvant se prêter, au besoin, à des accumulations sanguines détournant le liquide des organes internes ; enfin, comme un organe tactile, un lieu de terminaison des nerfs sensitifs sur lesquels viennent agir les agents extérieurs.

Comme organe d'inhalation et de sécrétion, la peau contribue, nous l'avons déjà dit, pour une très-large part, au maintien de la chaleur propre dans les limites de la santé.

La peau exhale de l'acide carbonique et absorbe de l'oxygène ; elle exhale, en outre, de la vapeur d'eau et plusieurs autres produits. C'est donc un organe de respiration. Le fait n'a plus besoin maintenant d'être démontré. Les expériences de Spallanzani et de W. Edwards, démontrant le premier point, sont assez connues, et tous les ouvrages de physiologie indiquent le moyen de s'assurer de l'absorption de l'oxygène.

Quant à l'exhalation de la vapeur d'eau, elle se fait de deux façons : par la perspiration insensible, et par la transpiration.

La perspiration insensible n'est pas due à une sécrétion, comme la sueur. C'est une simple exhalation mécanique qui se fait à la surface cutanée. C'est, comme l'a fort bien dit Weyrich (1), un simple acte d'évaporation qui n'est même pas lié à la vie, car le cadavre exhale très-énergiquement de l'eau sous la forme de vapeur.

Weyrich s'est livré à des recherches très-minutieuses sur cette propriété de la peau.

Il a publié sur ce sujet un travail considérable ; peut-être a-t-il été un peu loin dans les conséquences qu'il a tirées de ses expériences ; néanmoins, nous avons puisé dans ce travail des renseignements très-précis sur la fonction qui nous occupe, et voici, parmi ses conclusions, celles qui doivent particulièrement nous intéresser.

La perspiration insensible, dit-il, est une fonction permanente qui, en aucun temps, en aucune condition de la vie, n'est complétement suspendue ; elle est une partie constituante de l'échange des matières dans l'économie et, à ce titre, elle a l'importance d'une fonction physiologique de premier rang.

La perspiration insensible, en participant d'une façon évidente à beaucoup d'actes de la vie, est sous la domination du système nerveux qui représente un véritable modérateur de cette élimination et sous la direction duquel l'évaporation cutanée remplit, pour le corps, le rôle d'un des plus importants régulateurs de la chaleur et de l'humidité.

Toutes les excitations du système nerveux, que celles-ci soient centrales ou périphériques, primaires ou secondaires, qu'elles soient d'origine psychique ou d'origine matérielle, sont suivies d'une augmentation de perspiration. Tous les états dépressifs du système nerveux produisent le contraire. Lorsque ce système est convenablement équilibré, la perspiration est à l'état normal.

Parmi les influences internes qui, dans l'état physiologique et dans les conditions ordinaires de la vie ordinaire, agissent particulièrement en augmentant la perspiration, il faut citer : la nourriture, l'action musculaire et l'action physique. Nous tenant dans le cercle de ces trois catégories, mentionnons principalement le

(1) *Die unmerkliche Wasserverdünstung der menschlichen Haut*, Dorpat, 1862.

café, le thé et les spiritueux, qui ont une action fortement excitante sur le système nerveux ; l'échauffement du corps par l'exercice musculaire jusqu'au moment de la production de la sueur, comme la colère, la joie, etc. Quant aux causes internes qui produisent une diminution dans la perspiration, nous mentionnerons : le repos le plus absolu du corps et de l'esprit, le sommeil, l'état de fatigue sans échauffement après une action musculaire, l'arrivée de la transpiration, une disposition déprimante de l'esprit, et une longue abstinence.

Parmi les agents extérieurs qui sont en contact immédiat avec la peau,tous ceux qui peuvent produire sur les nerfs sensitifs périphériques une impression s'élevant jusqu'à la douleur ou une autre excitation du sentiment, agissent en élevant la fonction de la perspiration. Tous ceux, au contraire, qui amènent un affaiblissement de la sensation, agissen ten l'abaissant; comme exemples de la première classe il faut citer : le simple frottement doux de la peau et les épispastiques parmi lesquels on doit ranger un froid intense appliqué pendant une courte durée ; comme exemple de la seconde classe, il faut citer l'application du froid pendant une longue durée de temps.

Des trois principales éliminations aqueuses de l'organisme, c'est l'exhalation cutanée qui est soumise aux fluctuations les plus nombreuses; ces fluctuations sont même continuelles. Elle semble être la plus propre à renseigner sur les différentes modifications de l'économie, et notamment sur les oscillations incessantes de la disposition nerveuse.

La sueur et l'exhalation cutanée sont de nature identique ; mais elles diffèrent beaucoup par le degré et par la forme. La sueur représente, sous la forme liquide, le plus haut degré de l'évaporation cutanée. Il n'y a pas plus pour la sueur que pour la perspiration insensible, de raisons qui contraignent à admettre l'existence d'un appareil sécréteur particulier, distinct de la surface générale de la peau ; en conséquence, cette dernière hypothèse, aussi longtemps qu'elle ne sera pas appuyée de preuves inductives, ce qui n'a pas eu lieu jusqu'à ce jour, doit être repoussée. Cependant, on doit reconnaître que non-seulement les glandes sudoripares, mais encore toutes les glandes et appareils folliculeux situés dans la peau, prennent part à cette élimination qui n'a lieu que temporairement et sous des influences particulières. Cet épanchement à la surface a lieu par une augmentation de transsudation à travers les parois des capillaires.

Les rapports entre la chaleur propre et l'exhalation cutanée semblent être très-intimes, si l'on s'en rapporte à des observations bien authentiques faites en pathologie. Dans l'état physiologique ce rapport ne peut être vérifié qu'imparfaitement, à cause du peu d'étendue de l'oscillation qui existe, à cet état, dans la chaleur propre.

L'exhalation cutanée insensible éprouve des oscillations en rapport direct avec la fréquence du pouls, à moins que des circonstances particulières ne viennent troubler l'accord physiologique des autres conditions, ce qui peut avoir lieu, par exemple, lorsque, dans des conditions qui élevaient la fréquence du pouls, il est fait une application locale de froid produisant une contraction du tissu de la peau, et le refoulement du sang qui s'éloigne de la périphérie.

Quand l'exhalation cutanée de la vapeur d'eau n'est pas de suite évaporée et qu'elle se dépose à la surface de la peau sous la forme de gouttelettes, elle prend le nom de sueur.

Il n'y a pas en effet d'appareils distincts pour la production des liquides évaporés par la perspiration insensible et par la transpiration. Pour certains auteurs, l'exhalation cutanée de la vapeur d'eau se fait par les glandes sudoripares ; ils se basent, à l'appui de cette opinion, sur ce que l'épiderme qui recouvre la surface cutanée ne se laisse pénétrer ni de dehors en dedans, ni de dedans en dehors. Pour d'autres, au contraire, et Weyrich est de ce nombre, l'exhalation cutanée se ferait au moyen d'une transsudation interstitielle à travers les tissus de la peau, les glandes de ceux-ci n'intervenant que pour ajouter leurs produits à celui des glandes sébacées, lesquels produits se mélangeraient à la vapeur d'eau exhalée à la surface de la peau, comme le mucus se mélange aux produits liquides de l'exhalation pulmonaire.

Quoi qu'il en soit, sans entrer dans l'étude de la composition chimique des liquides exhalés, nous dirons que la quantité d'eau évaporée à la surface de la peau est, en moyenne, d'après Béclard, de un kilogramme par vingt-quatre heures et que, par conséquent, l'évaporation cutanée débarrasse l'économie d'une quantité d'eau double de celle des poumons.

Nous savons que c'est la transpiration qui sert de régulateur à la chaleur propre et qui maintient en partie l'équilibre de la température du corps. C'est là son principal usage ; on connaît les relations qui existent entre la transpiration et l'état de la santé ; on sait aussi que la suppression brusque de l'évaporation engendre la maladie et peut même causer la mort. Les expériences de Fourcault à propos de la chaleur animale sont bien connues, nous ne nous y arrêterons pas. Nous ferons simplement remarquer que la peau est un organe d'une importance essentielle à la vie et dont il faut chercher à assurer le fonctionnement régulier.

D'après les quelques considérations que nous venons d'exposer au sujet de la peau, nous pouvons voir que l'action extérieure de la chaleur ou du froid sur cet organe produira des effets sur la chaleur propre, effets dus à la fois au simple contact et à la modification apportée dans l'évaporation cutanée, des effets sur le système capillaire, et des effets sur le système nerveux périphérique. Faisons seulement, dès maintenant, observer que, quel que soit l'effet que l'on recherche, il ne pourra être obtenu sans que le système nerveux soit lui-même influencé.

En raison du nombre de filets nerveux qu'elle renferme, la peau est très-impressionnable à la chaleur. Elle l'est beaucoup plus que les autres organes, et notamment que les muqueuses, qui supportent avec assez de facilité des températures que la peau ne pourrait pas tolérer. Aussi, le froid et le chaud agissent-ils beaucoup plus violemment sur l'ensemble de l'économie, lorsqu'ils sont appliqués sur la surface cutanée.

Influence de la chaleur sur la sensibilité tactile et la peau. — L'eau paraît chaude lorsque sa température est au-dessus de celle de la partie touchée; cependant, si elle est un peu moins chaude que cette partie, la même sensation a lieu. Ce phénomène peut s'expliquer en disant que le simple contact de l'eau est un obstacle à la déperdition de chaleur par rayonnement qui se fait ordinairement à la surface cutanée, et que cette chaleur s'accumule sur la peau. Quant à la chaleur éprouvée, elle est en proportion directe de la chaleur de l'eau et de l'étendue de la surface impressionnée.

Lorsque l'on fait intervenir progressivement la chaleur, on peut arriver insensiblement à faire tolérer à la peau une température excessive, sans qu'il y ait impression pénible, tandis qu'une transition subite est insupportable. Ainsi, on peut arriver d'une façon lente et progressive à appliquer sur la peau une douche de 50°, sans malaise bien grand de la part du patient; température qu'il serait absolument impossible d'appliquer d'emblée, à cause de la douleur qu'elle produirait.

Puisque nous parlons de la sensibilité tactile à l'égard de la chaleur, nous dirons qu'il faut tenir compte des aberrations de sensibilité qui, dans quelques circonstances, font apprécier faussement la température. Dans certains cas, le froid paraît chaud et réciproquement; dans d'autres cas, au contraire, la sensation du froid et celle du chaud semblent perverties, et, quelle que soit la température de l'application, la sensation éprouvée est toujours celle d'une application tiède.

Quand la température de l'eau chaude appliquée sur la peau est à peine au-dessus de la zone neutre, la sensibilité tactile se trouve augmentée; mais si la température oscille entre 45° et 50° et que l'application de l'eau soit prolongée, la sensibilité se trouve émoussée. C'est là une propriété sur laquelle nous aurons l'occasion de revenir à propos de la douche écossaise. La chaleur et le froid appliqués sur la peau ne limitent pas leurs effets à certaines modifications dans la sensibilité tactile; ils en produisent d'autres qui ont une réelle importance; ainsi la chaleur augmente la perspiration et provoque la sueur. En outre, une chaleur élevée produit dans la peau des modifications qui peuvent rendre le tégument extérieur insensible à l'action d'une température basse. Blagden (1) cite une observation très-curieuse de ce fait : « Fordyce resta

(1) *Experiments and observations in a heated room. Philosoph. Transact.*, 1775, p. 114.

« vingt-cinq minutes dans une étuve dont la température varia de « 32°,22 à 48°,89. Quand il en sortit, le thermomètre placé sous sa « langue, dans ses mains et dans son urine marquait 37°,78. Il « prit un bain à cette dernière température, s'essuya, rentra chez « lui, et au bout de deux heures, étant sorti, il sentit à peine le « froid qui était à 1° au-dessous de 0°. »

Influence de la chaleur extérieure sur la chaleur propre. — Un fait certain et indiscutable c'est qu'une chaleur plus élevée que celle du corps tend à élever cette dernière, mais il ne faut pas s'attendre, en ce qui concerne la chaleur animale, à de grands écarts de température. En été, la chaleur propre de l'homme, d'après Wünderlich, est plus élevée qu'en hiver de 1 à 2 dixièmes de degré.

John Davy a constaté, comme nous l'avons déjà dit, que la température de 13 individus s'était élevée de 0°,93, après qu'ils eurent été exposés, pendant un mois, à la chaleur des tropiques.

Berger et Delaroche, s'étant placés dans des étuves de façon à avoir la tête à l'air libre, constatèrent les résultats suivants : Après un séjour de 17 minutes dans un bain de vapeur de 37°,5 à 48°,75 cent., la température de la bouche de Delaroche augmenta de 3°,12. Berger, dans un bain de 40° à 41°,25, constata chez lui, au bout de 15 minutes, une augmentation de 1°,87.

Quant à nous, jamais nous n'avons vu un aussi grand écart. Dans l'étuve à la lampe telle que nous la décrirons plus loin, et où la température du milieu ambiant s'élève, en moyenne, de 38° à 45°, nous n'avons jamais vu la température de la bouche du malade qui y est soumis, s'élever de plus de 1°.

Quoi qu'il en soit, il est un fait à constater, c'est que, dans un milieu dont la température est au-dessus de celle de la chaleur propre, celle-ci peut s'élever, mais elle reste toujours au-dessous de la température du milieu ambiant.

Des expériences faites à ce sujet et notamment par Letellier (1), il résulte que, par une chaleur élevée, l'activité des combustions respiratoires est amoindrie, et, chose importante pour nous,

(1) *Annales de chimie et de physique*, 3e série, t. XIII, p. 438.

Edwards (1) a démontré expérimentalement que ces modifications physiologiques persistaient un certain temps après la cessation des causes qui les ont fait paraître. Il a reconnu, au cours de ses expériences sur la modification de la chaleur propre par les agents extérieurs, et sur le temps nécessaire pour que la température des individus échauffés ou refroidis revienne au point de départ :

1° Que la répétition du refroidissement chez les mêmes individus augmente le temps nécessaire pour le rétablissement de la température initiale, et qu'ils subissent ainsi une diminution successive dans leur faculté de produire de la chaleur ;

2° Que si l'on expose à une basse température des individus préalablement échauffés, leur chaleur propre baissera d'autant moins vite qu'ils auront été exposés plus longtemps à la chaleur ;

3° Que la répétition de l'échauffement avant l'exposition au froid, accroît chez les individus la faculté de développer de la chaleur et augmente ainsi leur résistance contre le froid.

Nous avons, dans notre pratique journalière, constaté l'exactitude de ces observations fort importantes pour le sujet qui nous occupe, et nous y reviendrons en parlant de l'application des procédés.

On voit, en résumé, que si l'augmentation de la température ambiante a une faible influence sur la chaleur propre du corps, lequel tend toujours par ses ressources physiologiques à se maintenir à sa température normale, il faut aussi tenir compte de cette sorte d'entraînement que nous venons de signaler.

Influence de la chaleur sur la respiration.— Bien que la volonté puisse régler les mouvements respiratoires, les ralentir, les précipiter ou même les arrêter, elle y préside rarement. Ils ont lieu, dans le cours ordinaire de la vie, presque à notre insu, à moins qu'une gêne momentanée ne nous en avertisse. Ils suivent habituellement une marche réglée qui se maintient avec très-peu d'altération tant que les circonstances extérieures et la constitution restent les mêmes.

(1) *De l'influence des agents physiques sur la vie.*

La température extérieure exerce une grande influence sur ces mouvements ; ils se modifient dès qu'elle change elle-même. D'après Vierordt, les aspirations dans l'air chaud et sec sont plus rares que dans l'air froid. Dans un milieu d'air sec, en effet, à une haute température, le besoin de respiration ne semble pas être augmenté. C'est un phénomène assez généralement observé. Il n'en est pas de même lorsqu'il s'agit d'une chaleur humide. Dans ce cas, il y a accélération des mouvements respiratoires ; mais cette accélération ne se produit pas au même degré chez tous les individus; et il faut noter qu'il y a une certaine étendue de température moyenne dans laquelle les mouvements respiratoires conservent le même rhythme, latitude plus ou moins grande, en rapport avec la constitution et l'état de la santé. Les mouvements n'augmentent habituellement d'une manière sensible que lorsque la chaleur est assez élevée pour devenir incommode.

Mais, comme nous l'avons vu tout à l'heure, à l'accélération des mouvements respiratoires ne correspond pas une activité analogue des combustions et des phénomènes chimiques de la respiration. Il est bien reconnu que la production de l'acide carbonique, résultant des combustions, s'abaisse avec augmentation de la température, ce qui permet au corps de lutter contre l'élévation de sa chaleur propre.

La chaleur humide agit, non-seulement sur la vitesse des mouvements de la respiration, mais encore sur l'ampleur et la profondeur de ces mouvements, même lorsque la chaleur est modérée. Ceci est moins manifeste lorsque la tête est en dehors du milieu humide. Cependant, quelque explication qu'on donne du phénomène, il est certain qu'il se produit, même dans ce dernier cas, quand il s'agit d'une température élevée. Dans un bain chaud, la respiration est gênée et activée.

Influence de la chaleur sur la circulation. — La chaleur, sous quelque forme qu'elle agisse sur l'économie, accélère les battements du cœur. Certainement ce phénomène peut être la conséquence de l'action du sang échauffé sur les parois de cet organe, mais ce n'est pas, croyons-nous, la véritable explication : le chaud excite le cœur par une action réflexe, attendu que l'accélération de ses battements a lieu avant que la modification de température du sang ait le temps de se produire.

L'accélération des mouvements du cœur augmente naturellement la vitesse du pouls. Dans des étuves à 45°, 50°, 60°, on a vu le pouls monter de 75 pulsations. C'est un phénomène qui s'observe également dans l'air sec, l'air humide ou le bain chaud. Lorsqu'il ne se produit pas, c'est que la force du cœur est dominée par l'effort que fait l'organisme pour se maintenir à sa température normale, en mettant à tribut toutes ses ressources pour la régularisation de sa chaleur propre. En général, la fréquence du pouls diminue au moment où la transpiration s'établit ; elle diminue aussi lorsqu'il y a tendance à l'évanouissement et à la syncope. Dans le premier cas, cette diminution dans les battements est un acte purement physiologique. Dans le second, elle est due à une influence anormale du système nerveux.

Sur les capillaires de la peau, la chaleur, et surtout l'eau chaude, brusquement appliquée, produit tout d'abord une légère contraction, bientôt suivie d'une stagnation bien apparente du liquide sanguin dans ces vaisseaux. C'est que la contraction primitive est le résultat d'une action réflexe transmise par le système nerveux, et résultant de l'impression perçue. Le phénomène même de stagnation qui le suit est dû à l'action prolongée de la chaleur sur les vaisseaux dont elle épuise la contractilité.

La stagnation peut encore recevoir une autre explication :

En effet, on sait que la contractilité n'existe plus dans les dernières divisions du système capillaire, lorsque la tunique moyenne des artères vient à disparaître. Quand, par suite de la chaleur ou d'une cause quelconque, il se produit une contraction spasmodique des capillaires, le sang n'a plus, en arrivant dans leurs dernières ramifications, la vitesse nécessaire pour les franchir ; la circulation y est donc ralentie, et il se produit une stagnation.

C'est ce qui explique pourquoi la rougeur de la peau augmente quand on projette de l'eau froide sur les parties préalablement soumises à l'action de l'eau chaude. En effet, comme on le verra plus loin, l'eau froide produit, appliquée sur la peau, un spasme de la partie contractile des capillaires, dans leur portion veineuse aussi bien que dans leur portion artérielle ; mais l'action est plus vive sur la portion veineuse. Après l'application de l'eau chaude, il y a déjà stagnation, mais, par suite de la nouvelle excitation provoquée par l'eau froide, le sang se trouve de nouveau refoulé, par la contraction artérielle des capillaires, dans la portion de ceux-ci qui n'est plus contractile ; il y est maintenu par la contraction veineuse qui s'oppose à son passage. Il en résulte donc une plus grande accumulation de sang dans la portion non contractile, et, par suite, une rougeur de la peau plus intense.

Nous dirons enfin que l'accélération de la circulation produite par le calorique peut amener des désordres très-graves, tels que des congestions dans les organes internes, accidents d'autant plus à redouter qu'ils agissent sur les centres nerveux.

Influence de la chaleur sur le système musculaire. — En général, une chaleur modérée augmente l'irritabilité musculaire. Au contraire, une chaleur très-élevée la diminue, amoindrit la force des muscles et produit de la fatigue.

La propriété contractile des muscles n'est augmentée qu'autant que la chaleur ne dépasse pas une température voisine de 45°, au delà de laquelle ceux-ci se relâchent et perdent leur contractilité. D'après Pickford, les muscles, après avoir été exposés, pendant une minute, à une température de 45° seulement, ne reviennent que lentement à leur fonctionnement régulier. Dans une expérience faite sur la cuisse recouverte de sa peau, la faculté de mouvement a été complétement anéantie par une exposition prolongée à une température de 45°.

L'usage prolongé des bains chauds affaiblit, dit-on, la force musculaire. Cependant, il ne faut pas admettre ce fait d'une manière absolue. Lorsqu'il y a une grande excitabilité nerveuse, le bain chaud produit de bons effets ; en effet, il calme cette excitabilité qui, elle-même, est un sujet d'épuisement pour la force musculaire.

Ce qui semble prouver que l'usage prolongé de la chaleur n'épuise pas la force musculaire, c'est que tous les baigneurs d'Aix, tous les garçons de bains turcs qui sont presque continuellement exposés à une chaleur assez grande, sont bien portants et conservent toutes leurs forces. Il est vrai qu'on peut expliquer le fait en disant que le mouvement de désassimilation qui se produit lorsqu'ils sont soumis à une forte température, amène chez eux, lorsqu'ils y sont soustraits, un mouvement en sens contraire, et que cet échange forcé de substances est une condition de leur bonne constitution.

Influence de la chaleur sur le système nerveux. — Le bain de 40° à 45° amène habituellement, au bout de 5 à 15 minutes, selon les individus, la pesanteur de la tête, la somnolence, l'étourdissement, l'affaiblissement des facultés intellectuelles; il peut même survenir des accidents plus graves, tels que l'amblyopie, la congestion de la moelle épinière, la méningite et même la mort.

On admet généralement que ces troubles dans les fonctions du cerveau et du système nerveux sont produits par l'accumulation du sang dans la cavité du crâne et dans celle de la moelle épinière; que la mort, lorsqu'elle arrive par la prolongation d'une trop grande chaleur, est le résultat de l'apoplexie et que les hémorrhagies du nez et du rectum qui se présentent quelquefois sont des symptômes concomitants de l'hémorrhagie cérébrale.

Il faut reconnaître que les raisons à l'appui de cette vue ne manquent pas. On a cherché aussi à expliquer l'hyperhémie du cerveau par une augmentation du volume du sang, opinion facile à combattre. D'autre part, il ne faut pas oublier que les autopsies faites, à la suite de mort par élévation excessive de la chaleur extérieure, ont souvent montré qu'il n'y avait pas signe d'hyperhémie cérébrale.

On peut donc admettre que beaucoup des symptômes ci-dessus mentionnés n'impliquent pas nécessairement une congestion dans la cavité crânienne, mais peuvent s'expliquer par un trouble dans l'arrivée du sang, et même par l'anémie. On a fréquemment observé à Bagnols et à Chaudesaigues, chez des rhumatisants disposés à l'apoplexie par le tempérament, par l'âge, la constitution, etc., au bout de 6 à 8 jours de bains et de douches de 43° à 45°, et de bains de vapeurs à 60°, qu'au lieu de présenter des signes de congestion, ils étaient, au contraire, et, sans doute par suite de sudations répétées, devenus aussi pâles que s'il avaient été saignés plusieurs fois. Il n'y a certainement pas là une preuve que l'effet direct de la chaleur exagérée soit l'anémie du cerveau, mais il faut reconnaître que l'on est en présence d'une anémie produite et par la perte des liquides et par l'épuisement du système nerveux, lequel peut expliquer, à lui seul, les symptômes observés du côté de l'encéphale. Nous dirons donc qu'il y a, peut-être, quelquefois un afflux exagéré de sang dans le cerveau, mais qu'il n'existe pas toujours et qu'au contraire l'anémie se produit souvent, probablement accompagnée de phénomènes d'épuisement nerveux. Ce qu'il y a de certain, c'est qu'il y a anomalie dans les proportions de la circulation du sang : ou celui-ci est trop chaud, ou l'attraction capillaire est trop forte, ou l'échange chimique entre le sang et le cerveau est trop grand, ou le sang est devenu plus épais par suite des sudations, ou il n'est pas suffisamment oxygéné par suite de la respiration qui est ralentie, ou bien, par suite de l'augmentation des échanges chimiques, il est surchargé de matières excrémentielles, telles qu'acide carbonique, acide urique, etc., et il ne peut se produire l'un ou l'autre de ces troubles circulatoires sans qu'il y ait dérangement dans les fonctions du cerveau.

La chaleur diminue l'irritabilité nerveuse; mais elle ne produit cet effet que lorsqu'elle est employée à des degrés voisins de la chaleur propre normale. On sait, en effet, qu'un bain chaud, à une température voisine de la peau, calme les nerfs. A une température plus élevée, il exerce également cette action sédative, mais à la condition qu'il soit de courte durée. Il agit sans doute alors comme révulsif, en attirant le sang à la surface cutanée et en diminuant, dans les organes internes, l'activité des processus de nutrition.

Influence du froid sur la sensibilité tactile. — Le froid produit un effet très-sensible quand son application est renouvelée avec rapidité; chaque mouvement réveille la sensation du froid, en renouvelant le rayonnement et le contact.

Le capitaine Ross dit que, par un temps calme et le thermomètre marquant — 41°, les hommes de son équipage se promenaient à l'extérieur sans être incommodés par le froid, tandis qu'à — 20°, avec une brise légère, ils étaient obligés de se tenir enfermés.

Le froid vif produit, tout d'abord, une impression douloureuse qui augmente jusqu'à ce que l'anesthésie se produise. Il survient alors une insensibilité qui peut persister un certain temps après la cessation de l'action du froid, à ce point que l'on peut impunément faire des frictions violentes sur la peau au sortir d'un bain froid, frictions pouvant même aller jusqu'à enlever l'épiderme, sans qu'il y ait sensation éprouvée.

L'immersion dans l'eau froide est moins désagréable si l'on entre dans l'eau rapidement que si l'on y entre lentement et progressivement; cela tient à ce que, dans le premier cas, la sensation est plus généralisée et, par conséquent, moins distinctement perçue. Lorsque l'eau est animée d'un certain mouvement, d'une force de percussion, plus le choc est violent et moins l'eau est divisée, plus la sensation est obtuse. Il y a entre les sensations, dans ce cas, la même différence qu'entre le chatouillement et une pression forte.

La tolérance pour le froid, qui s'établit progressivement après la première impression, trouve son explication dans la diminution de la conductibilité des impressions par suite de l'abaissement de la température des nerfs. Nous avons déjà parlé, dans ce chapitre, des belles expériences de Helmholtz qui mettent ce fait hors de doute.

Nous avons dit aussi qu'en étudiant la mesure de la rapidité de transmission des impressions reçues par les nerfs sensitifs, cet habile expérimentateur a reconnu qu'à une température de 36° à 38°, elle est de 72 mètres par seconde, et qu'elle est dix fois moindre à une basse température voisine de la congélation. Ajoutons que l'amoindrissement progressif de l'écart de température entre le corps et l'agent physique extérieur, contribue aussi à diminuer la sensation du froid.

Influence du froid sur la chaleur propre. — A propos du naufrage d'un navire américain, survenu le 13 décembre 1790, sur un banc de sable, à l'embouchure de la Mersey, et dans lequel aucun des hommes qui restèrent submergés ne périt, Currie institua une série d'expériences dont la plus frappante, par suite de l'abaissement de la température, est celle que nous allons rapporter :

Il fit plonger un homme dans un bain d'eau salée à une température de 4°, 4. La température de cet homme était de 34°, 4, avant l'immersion. Au moment de l'immersion, le thermomètre descendit et ne s'arrêta que lorsqu'il eut atteint 28°,3, ce qui peut être attribué, en partie, au claquement de ses dents qui permettait l'entrée de l'air extérieur. A partir de ce moment, il monta d'une façon irrégulière et, au bout de treize minutes, il était à 33°,3. Il resta, à peu près, dans cette situation pendant dix-neuf minutes ; au bout de ce temps, il descendit rapidement, mais irrégulièrement, et, en trois minutes, il était à 29°,44. Le patient était depuis trente-cinq minutes dans l'eau, et Currie ne jugea pas prudent de l'y laisser plus longtemps. Il fut placé dans un bain chaud à 35°,5 où il frissonna beaucoup. La température du bain fut chauffée graduellement jusqu'à 42°,7, et, au bout de vingt-huit minutes, il avait retrouvé sa température propre habituelle. Placé dans un lit chaud, il transpira abondamment.

Si nous avons cité cette expérience de Currie, c'est qu'elle est frappante et démontre bien l'influence que peut exercer le froid sur la chaleur propre, lorsqu'il est appliqué sur tout l'ensemble du corps. Elle nous démontre que cette influence est considérable, et que, si l'organisme a des moyens de résister à une forte température, il est impuissant à résister à un abaissement considérable de celle-ci.

Certaines parties isolées du corps, la main par exemple, lorsqu'on les soumet, seules, à des températures très-froides, peuvent descendre à un degré bien plus bas que celui que nous avons vu être la limite pour la chaleur propre. Herpin, plongeant sa main droite dans l'Arve, a vu la température de cette main descendre de 30° à 21°, puis remonter jusqu'à 23°,7.

D'après Fleury, une immersion partielle de la main pendant une demi-heure, dans de l'eau dont la température varie de 15° à 9° cent., peut abaisser la température de cette main de 19 et même de 23 degrés. Notre expérience nous porte à croire qu'il doit y avoir exagération dans cette indication.

Brown-Séquard et Tholozan ont fait, dans cet ordre d'idées, des expériences nombreuses qui nous semblent plus conformes à la vérité. Dans un cas, il a suffi de trois minutes et demie de séjour dans une eau à 9° pour abaisser de plus de 10° la température d'une main. Dans un autre cas, en dix minutes, la température de la main, plongée avec l'avant-bras, baissa de 12°,5, dans un bain à 0°.

Mais, de toutes ces expériences, il résulte que cet abaissement de température est purement local, et sans influence appréciable sur la température du corps. Il en résulte, en outre, que la main refroidie ne revient à la température primitive, dans une atmosphère à 17° ou 18°, qu'après un temps considérable variant entre cinquante minutes et trois heures.

Lorsque, au sortir d'une très-basse température, on passe dans un milieu d'une température sensiblement moins basse, on éprouve une sensation de chaleur. Cela tient à ce que l'activité des combustions respiratoires, qui a été augmentée pour mettre le corps à même de résister à la première température, persiste un certain temps encore après la cessation de l'impression, et cette activité n'est plus en harmonie avec les conditions nouvelles du milieu ambiant.

Les abaissements de température peuvent amener la congélation de certaines parties du corps. Il se forme alors, dans ces parties, de petits glaçons dans la trame des tissus. Lorsque la congélation n'a pas duré un temps trop long, ces parties peuvent être ramenées à leur état. Mais il faut que le réchauffement soit lent et progressif. On emploie généralement, à cet effet, les frictions avec de la neige ou de l'eau froide. Lorsqu'on emploie l'eau chaude, la gangrène s'empare des parties. Il se produit alors, dit Béclard (1), dans les tissus, ce qui arrive dans les plantes lorsque les rameaux sont frappés par le soleil. Les liquides, en se congelant, ont mis en liberté, dans les tissus, les gaz qu'ils tenaient dissous. Une chaleur brusque dilate rapidement ces gaz, avant que les liquides congelés aient été reconstitués à l'état liquide, et les gaz, en se dilatant, brisent les parois délicates des vaisseaux capillaires.

L'eau froide, administrée en boisson, n'est pas non plus sans influence sur la température propre du corps.

Lichtenfels et Fröhlich, en étudiant l'influence de l'ingestion d'eau froide sur la température, ont constaté une diminution manifeste de 0°,1, six minutes après avoir avalé la valeur d'un demi-litre de liquide à la température de 18°, et de 0°,4 dans le même espace de temps si l'eau ingérée était à 16°,3. Winternitz (*Œsterr. Zeit-*

(1) Béclard, *Traité de physiologie*, p. 447.

schrift für prakt. Heilkunde, 1865, p. 130), après avoir absorbé six verres d'eau à 4°,6, pris à des intervalles de dix minutes, trouva sa température abaissée de 1°,4 après soixante-dix minutes. Dans une autre expérience, après l'ingestion de quatre verres d'eau à 6°,7, pris à des intervalles de quinze à vingt minutes, la température descendit de 0°,8, dans l'espace de cinq quarts d'heure (1).

Influence du froid sur la respiration. — L'activité des combustions respiratoires est d'autant plus grande que la température à laquelle le corps est soumis est plus basse. L'expérience l'a démontré, et, d'après W. Edwards, cette modification dans les combustions respiratoires persiste un certain temps après la cause qui l'a fait naître. Comme conséquence logique de cette augmentation de combustion, il découle naturellement que le corps fournit plus de chaleur, ce qui lui permet, par conséquent, d'en perdre davantage et de résister au froid. Mais il ne faut pas conclure que, parce qu'il y a augmentation d'activité dans les phénomènes chimiques de la respiration, il y a accélération dans les mouvements respiratoires. En effet, lorsque ceux-ci sont accélérés, la proportion d'acide carbonique diminue, tandis qu'au contraire une respiration lente favorise la sortie de ce produit de la combustion respiratoire; et nous savons que les conditions qui font varier la quantité d'acide carbonique exhalé en un temps donné, sont accompagnées de variations correspondantes dans la quantité d'oxygène absorbé.

Après ce que nous venons de dire sur l'augmentation de l'activité des phénomènes chimiques de la respiration, on ne sera pas étonné que, dans un bain froid, lorsqu'on y reste immobile, les mouvements respiratoires soient ralentis, mais que les inspirations soient plus amples et plus profondes. Quand on s'agite dans le bain, il est difficile d'apprécier ce qui appartient au froid dans les modifications observées, parce qu'alors le mouvement que l'on fait exerce toujours une influence sur la rapidité de la respiration.

Si l'eau est animée de mouvement, elle produit aussi, par actions réflexes, des modifications dans le système respiratoire ; mais, dans ce cas, outre l'influence du froid, il y a celle de la percussion. C'est

(1) Extrait de Wünderlich, *De la température dans les maladies.* — Traduction Labadie-Lagrave, Paris, 1872.

ainsi que la douche peut amener une augmentation de 5 à 6 inspirations, et la friction froide de 3 à 4.

Influence du froid sur la circulation. — Tandis que la chaleur accélère la circulation, le froid la ralentit. Le pouls, dans un bain froid, diminue de fréquence, dans des proportions qui varient avec l'abaissement de la température propre du corps. Sur le cœur, le froid agit tout d'abord en augmentant la force de ses battements. Ce phénomène d'excitation de l'organe central de la circulation a pour effet de donner à l'ondée sanguine plus de force ; il est dû, comme nous le verrons plus loin, à une action réflexe dépendant de l'impression produite à la périphérie du corps ; mais cette action nerveuse s'épuise rapidement, l'excitation cesse, et la force des battements diminue.

Bence Jones et Dickinson (1), qui se sont livrés à des expériences fort intéressantes sur l'action du froid sur la circulation, sont arrivés aux conclusions suivantes :

« 1° L'effet général d'une forte douche ou d'un bain de pluie est l'affaiblissement immédiat du pouls. Au premier contact de l'eau à 17°,78 cent., ou 20°, le pouls devient faible et irrégulier ; il peut être diminué de 50 battements par minute. Après la première impression, le pouls se remet un peu, mais il reste faible jusqu'à ce que l'effet secondaire ou le frisson survienne. Alors il est plus faible, intermittent et peut être tout à fait imperceptible. Entre la dixième et la quinzième minute, le pouls reste très-petit et faible et le frisson continue tant que dure l'expérience.

2° Quant à l'effet du bain en pluie à différentes températures : si la douche est petite et si la personne qui la prend est en bonne santé, le pouls ne subit pas une grande modification, que l'eau soit chaude (43°,61) ou tiède (23°,33). Si l'eau est très-froide (8°,33), le pouls devient plus petit, mais sa fréquence n'est pas changée.

Pour une forte douche, une différence de 11°,11 (de 21°,11 à 10°) produit une différence notable dans l'impression ; la différence dans l'effet secondaire n'est pas marquée. L'affaiblissement du pouls, quand le frisson se montre, est plus continu quand l'eau est plus froide et est plus manifeste jusqu'à la fin de l'expérience.

(1) *Journal de physiologie*, t. I, p. 78.

3° En ce qui a trait à l'effet des douches dans différentes circonstances : quand le pouls est au-dessous ou au-dessus de son type naturel, le bain en pluie ou la douche produit un effet beaucoup plus faible ou beaucoup plus grand que dans les circonstances ordinaires. »

D'après Fleury, une immersion ou une douche générale, suffisamment prolongée avec de l'eau modérément froide, diminue la fréquence du pouls de 6 à 9 pulsations par minute, et il attribue la différence de ce résultat avec celui de Bence Jones et Dickinson, à ce que ces derniers appliquaient la douche sur la tête et produisaient ainsi la sidération du système nerveux, tandis que, dans ses expériences, la tête restait hors de l'eau.

Bence Jones et Dickinson, non contents d'avoir constaté la diminution dans la fréquence du pouls, voulurent rechercher si l'action de l'eau froide sur l'avant-bras seul pouvait produire ce résultat. Ils ont démontré, par des expériences très-curieuses, que les douches et les immersions localisées aux avant-bras, avec de l'eau dont la température varie de 46°,11 à 38°,9 cent., n'exercent pas d'influence appréciable sur la fréquence du pouls, d'où, finalement, ils ont conclu que l'effet produit sur le pouls par l'application du froid sur le corps entier ne dépend pas, même partiellement, de l'action de l'eau sur la main ou l'avant-bras.

L'action que possède l'eau appliquée à l'extérieur du corps sur les mouvements du cœur, elle la possède aussi lorsqu'elle est administrée en boisson. Dans ce cas encore, il y a ralentissement du pouls qui peut baisser de 15 pulsations ; il faut quelquefois une demi-heure pour le ramener à son rhythme primitif. Du reste, quel que soit le mode d'application du froid, le pouls, lorsque cette application a cessé, met d'autant plus de temps à revenir à son état normal qu'il y a eu plus de diminution dans la chaleur propre. C'est ce que nous avons trouvé à l'aide du sphygmographe de Marey.

La pâleur de la peau qui se produit sous l'influence du froid indique qu'il y a contraction des fibres musculaires des vaisseaux capillaires. Lorsque le froid continue d'agir, la pâleur de la peau cesse et fait place à une rougeur qui indique une stagnation du sang dans les vaisseaux. Les veines sont aussi contractées par le froid. Elles le sont plus que les artères. Il s'ensuit qu'il y a difficulté pour le sang à traverser les capillaires, d'où stase sanguine dans ceux-ci jusqu'à ce que l'obstacle soit détruit par l'impulsion du cœur.

Quant à la pâleur de la peau qui se produit tout d'abord sous l'influence de l'eau froide, elle est due à une anémie locale, passagère, provoquée par la contraction des capillaires et des parties avoisinantes ; ce qui le prouve c'est que si, à ce moment, avec une aiguille, on pique la peau, il ne s'écoule pas de sang. Mais cette contraction, qui n'est due qu'à une action nerveuse réflexe, s'épuise comme toutes les actions de même genre, et la dilatation des vaisseaux peut avoir lieu.

Poiseuille, et quelques auteurs avec lui, attribuent la stase sanguine dans les vaisseaux sous l'influence du froid, à une autre cause. Le mouvement des globules sanguins serait entravé ou même arrêté dans les vaisseaux soumis à l'application du réfrigérant, soit par suite de la moindre flexibilité de ces globules, le volume des vaisseaux restant le même, soit par suite de l'épaississement de la partie liquide du sang.

Nous ne ferons que mentionner cette vue théorique, développée également par Lersch (1), mais qui n'explique pas suffisamment toutes les modifications que l'on observe dans des expériences de ce genre.

Influence du froid sur le système musculaire. — Le froid diminue la contractilité musculaire et l'anéantit lorsqu'il est exagéré. Pickford a démontré, par des expériences faites avec le froid sur les muscles volontaires de la grenouille, qu'un froid modéré diminue l'excitabilité des nerfs et des muscles et que, lorsqu'il est intense, il la supprime. Ce fait se manifeste en ce que l'excitation galvanique du nerf produit une contraction musculaire moindre qu'à l'état normal, et peut même ne produire aucun effet dans le muscle.

Valentin plongeant alternativement une grenouille dans de l'eau très-froide et dans de l'eau à 37°, a reconnu qu'un courant passant

(1) *Die physiologischen und therapeutischen Fundamente der praktischen Balneologie*, Bonn, 1868.

dans le nerf produit beaucoup plus d'effet sur la contraction musculaire lorsque l'animal est dans l'eau chaude.

Mais l'irritabilité propre des muscles et l'excitabilité nerveuse étant dans un état de connexion telle qu'il est difficile de préciser ce qui appartient à l'une et ce qui appartient à l'autre, nous ne pouvons dire si l'amoindrissement de la contractilité musculaire produite par le froid tient à l'action de cet agent sur le nerf ou sur le muscle, s'il tient à l'amoindrissement de la conductibilité du nerf ou à l'affaiblissement de la contractilité propre de la fibre musculaire, ou même à la coagulation par le froid des matières graisseuses interstitielles qui séparent les fibres.

Ce qu'il y a de certain et que Humboldt a démontré, c'est que l'excitabilité éteinte dans les muscles peut être rétablie par la chaleur, à condition qu'elle soit amenée d'une façon lente et progressive ; autrement, elle agirait comme excitant et produirait rapidement un épuisement de l'excitabilité.

L'influence du froid sur les mouvements musculaires est due, en partie, à une action immédiate sur les muscles, mais elle est due principalement à une action réflexe ; son summum d'intensité existe lorsque le froid agit par action réflexe partant de la peau. C'est dans le système musculaire volontaire que se manifestent tout d'abord les actions réflexes sous la forme de contractions, si l'action excitante persiste, il peut se produire successivement du tremblement et de la contracture amenant, dans l'ensemble de l'économie, des effets qui dépendent des muscles atteints.

Influence du froid sur le système nerveux. — Le froid agit sur le système nerveux de deux façons : par impression sur les nerfs sensitifs de la peau et par la soustraction de calorique qu'il produit dans l'économie. Lorsque le froid vient frapper, au niveau de la peau, les extrémités des nerfs sensitifs, l'impression est transmise aux centres nerveux qui la répercutent au moyen des fibres motrices, donnant lieu à ce qu'on appelle des actions réflexes ; l'intensité de l'action sera en rapport avec l'excitabilité individuelle et l'état du système nerveux au moment de l'application.

L'effet sur les nerfs sensitifs de la peau se manifeste directement dans les parties centrales comme une sensation désagréable de froid et de frisson, et, par action réflexe, sur les nerfs moteurs de la vie animale, sous la forme de chair de poule, de tremblements, de grelottements, de claquements de dents, etc..

Lorsque l'application du froid est de longue durée, la soustraction de calorique est plus grande, l'excitabilité des nerfs de la peau diminue et peut même cesser complétement. La soustraction du calorique s'étend de plus en plus aux parties internes et s'y manifeste par un nouveau sentiment de froid et de frisson qui semble être la limite de l'excitation que le système nerveux puisse supporter sans danger. A ce moment, toute soustraction de chaleur doit cesser. A cette condition, toute excitabilité nerveuse n'étant pas éteinte, les nerfs reprennent leurs fonctions et, par suite d'une augmentation dans l'activité nerveuse, l'équilibre se rétablit dans l'économie en même temps qu'il se produit une augmentation dans l'échange des matières.

Le système nerveux présidant à tous les actes de l'économie, ceux de la vie animale comme ceux de la vie végétative, on comprendra facilement qu'un ébranlement nerveux, comme celui que produit le froid, se manifeste dans les différents organes par une modification dans leur fonctionnement.

Nous avons dit que le froid agissait principalement en provoquant des actions réflexes. On comprendra donc que si l'on fait des applications locales en certains endroits particuliers de la peau, on pourra provoquer des actions réflexes déterminées en telle ou telle autre partie du corps. C'est un fait que l'expérience nous démontre chaque jour, et nous citerons quelques exemples des plus frappants.

Lorsqu'on plonge une main dans de l'eau froide, la température de l'autre main, laissée à l'air, diminue sans qu'il y ait modification sensible de la température générale.

C'est une expérience qui a été faite pour la première fois par Edwards, mais c'est Brown-Séquard et Tholozan qui en ont donné la véritable interprétation ; c'est-à-dire que, par suite de l'excitation vive des nerfs sensitifs d'une main, la moelle épinière réagit et produit la contraction des vaisseaux des deux mains. « C'est à cette cause, pensent-ils, qu'il faut attribuer le refroidissement de la main non immergée. En effet, cette extrémité ne changeant pas de milieu, ne peut éprouver d'abaissement de température que de deux manières : ou parce que le sang qui lui arrive est moins chaud, c'était là l'opinion d'Edwards, laquelle n'était pas fondée, ou parce qu'il lui arrive moins de sang. Or, il ne peut lui arriver moins de sang, en un temps donné, que de trois manières : 1° parce que la quantité générale du sang est diminuée, ce qui n'est pas ; 2° parce que la circulation a moins de vitesse ; 3° parce que le calibre des vaisseaux sanguins a diminué. De ces deux dernières causes de diminution dans la quantité du sang, c'est la dernière qui doit être adoptée, car la vitesse de la circulation augmente ou ne diminue qu'à peine. »

Brown-Séquard a, en outre, constaté que plus la douleur ressentie par la main plongée était intense, plus les vaisseaux se contractaient dans la main laissée à l'air, et plus celle-ci se refroidissait. Il a, de plus, démontré que, dans cette expérience, la température des pieds varie à peine. Il s'ensuit que l'irritation des nerfs sensitifs d'une main par le froid n'occasionne de contraction des vaisseaux sanguins, par action réflexe, que dans l'autre main. Si, au lieu d'une main, on plonge un pied dans l'eau, c'est dans le pied opposé que se produit l'action réflexe. Il en résulte donc que, pour cette extrémité comme pour la main, l'action réflexe sur les vaisseaux sanguins n'a lieu qu'entre parties homologues.

En projetant, à diverses reprises, de l'eau à 10° cent. sur une personne entièrement déshabillée, et placée dans une atmosphère de 22° cent., voici ce que nous avons observé :

Quand l'eau est projetée sur le côté droit de la poitrine, des aspérités dues à la contraction des bulbes pileux se manifestent aussitôt du côté mouillé ; après un certain temps qui varie entre cinq et quinze secondes, le même phénomène se montre du côté gauche que l'eau n'a point touché. Quelquefois, mais très-rarement, les parties de la peau qui séparent les deux côtés ne présentent pas ce phénomène de contraction ou le présentent très-affaibli.

Quand l'eau est projetée sur les pieds, le phénomène est plus instantané et se généralise plus rapidement.

Quand l'eau est projetée à la partie antérieure du corps, le phénomène est très-apparent à la partie postérieure.

Quand on analyse ces faits que tout le monde peut répéter, on trouve : d'abord, une impression naissant au point d'application de l'eau froide, puis une contraction consécutive appréciable dans presque toutes les parties de la peau, et spécialement dans celles qui correspondent avec le point de départ de l'impression. Évidemment, ce phénomène ne se produit pas par voie de continuité ou d'anastomose, puisqu'il peut, sous l'influence de la même cause, se manifester dans deux régions opposées sans apparaître dans les régions intermédiaires. Il ne peut donc être que le résultat d'une action réflexe succédant à une impression périphérique transmise par les nerfs excito-moteurs (sensitifs ou non) aux centres nerveux, lesquels réfléchissent cette impression aux nerfs moteurs des bulbes pileux et déterminent ainsi ce phénomène de contraction de la peau connu sous le nom de *chair de poule*. Cette influence réflexe se montre aussi dans le frisson et le claquement de dents.

Si l'on se plonge dans une piscine d'eau à 10° cent., en prenant toutes les précautions nécessaires pour préserver la partie supérieure du corps du contact de l'eau, on ne tarde pas à éprouver du frisson accompagné de claquement de dents. Ce phénomène de contraction des muscles de la mâchoire est donc le résultat d'une impression périphérique qui, passant par les centres nerveux, s'est transformée en mouvement dans une région où l'eau froide n'a pas été appliquée.

Lorsqu'on jette de l'eau froide sur un testicule, on voit immédiatement une contraction du côté du scrotum mouillé, et, environ cinq secondes après, on en voit une semblable du côté opposé, alors même qu'il est parfaitement sec.

Nous entrons lentement dans une piscine dont l'eau est à 12° cent., la température ambiante étant à 20° et celle du corps à 35° : entre autres phénomènes, nous éprouvons un sentiment de suffocation qui se produit à deux reprises différentes, d'abord quand nous mettons les pieds dans l'eau, et, en second lieu, quand la partie supérieure du thorax commence à être mouillée. Dans cette expérience, il est hors de doute que l'impression périphérique de l'eau froide a déterminé, par action réflexe, la contraction des muscles respiratoires et, par suite, la suffocation.

Quant à l'action du froid sur les battements du cœur et la circulation, qu'ont bien mise en évidence les expériences de B. Jones et Dickinson, elle est due à une action réflexe produite par l'intermédiaire du nerf pneumogastrique. La physiologie a, en effet, démontré que l'irritation galvanique du nerf vague ralentit les mouvements du cœur, et peut même les arrêter quand elle est intense. Elle nous a démontré aussi que ce nerf émet des filets dans différentes parties superficielles, filets sensitifs dont l'impression se réfléchit sur la partie motrice du nerf. C'est par impression sur ces filets que le froid agit sur le cœur, et son action excitante sur le pneumogastrique produit rapidement chez celui-ci un épuisement nerveux auquel est dû le ralentissement des battements du cœur, épuisement qui succède à une excitation première, de courte durée, et qui a pour effet d'augmenter la force des battements, ce qu'on observe, en effet, comme nous l'avons relaté plus haut.

Nous préférons expliquer le ralentissement et l'arrêt des mouvements du cœur produits par l'excitation du nerf vague en disant qu'ils se produisent par suite d'épuisement de l'excitabilité de ce nerf, doctrine émise par Schiff, Moleschott et Hufschmid, et vérifiée expérimentalement, dans ces derniers temps, par MM. Arloing et Tripier (1). Une autre théorie, proposée par des hommes très-remarquables, tels que Bezold, Kühne, Rosenthal et récemment le docteur Musoin (2), veut que le pneumogastrique soit un nerf d'arrêt dont l'excitation a pour effet, quel qu'en soit le degré, de suspendre le mouvement du cœur. Assurément des faits bien frappants militent en faveur de l'une ou l'autre de ces doctrines, et il faut avouer que l'état actuel de la science ne permet pas de se prononcer d'une façon bien affirmative. Si nous préférons la première théorie, c'est qu'elle nous semble plus en rapport avec les résultats observés dans l'application de l'eau froide qui, ainsi que nous l'avons vu, a pour effet d'exciter tout d'abord la force contractile du cœur, action qui ne tarde pas à s'épuiser, d'autant plus que les nerfs sensitifs du pneumogastrique sont doués d'une sensibilité

(1) *Arch. de physiologie*, juillet 1872.

(2) *Bull. de l'Acad. royale de Belgique*, t. VI, 3e série, n° 4.

telle qu'une excitation légère prend vis-à-vis d'eux le caractère d'une excitation violente.

Du reste, il nous semble difficile d'admettre que le pneumogastrique soit un nerf d'arrêt pour le cœur et en arrête les contractions en diastole, tandis que nous le voyons, sous l'influence de la même excitation, produire des contractions dans le pharynx et l'œsophage, effet que l'on observe quand, par exemple, on avale de l'eau froide.

Nous ne nous arrêterons pas davantage sur ce point, pour arriver à l'étude des phénomènes qui se passent dans la sphère d'action du nerf grand sympathique. Nous prendrons nos exemples dans une série de désordres morbides sur lesquels les applications de l'hydrothérapie ont une influence incontestable.

Tout le monde sait que, dans des cas de constipation par suite d'atonie intestinale, les lavements froids réussissent très-bien. Leur effet salutaire est dû à une action réflexe qui provoque des contractions dans les fibres musculaires de l'intestin. C'est une action du même genre qui détermine des évacuations alvines chez certains animaux qui traversent un cours d'eau. Dans certains cas d'atonie vésicale, alors que le malade éprouve des envies fréquentes d'uriner qui sont dues à ce que la vessie ne peut se vider qu'incomplétement, il n'est pas rare de voir disparaître tous les accidents en engageant le patient à mettre, au moment d'uriner, les pieds dans l'eau froide ou sur du marbre. Il se produit alors une impression ressentie à la plante des pieds, impression qui, par action réflexe, détermine des contractions de la vessie. Des compresses froides appliquées sur le ventre, une douche hypogastrique très-légère provoquent aussi le même effet ; l'action du bain de pieds froid sur la contractilité de la matrice est souvent mise à contribution dans la clinique hydrothérapique. Les exemples de suspension et d'arrêt brusque de ménorrhagies, par action réflexe produite de cette manière, ne manquent pas. Nous en citerons un certain nombre dans la partie clinique de ce livre.

L'effet réflexe s'exerce aussi par l'influence du froid sur d'autres organes de la vie végétative. Il ne se limite pas à la circulation et à la respiration, aux mouvements péristaltiques du tube digestif et au réveil des contractions dans les voies génito-urinaires.

Son action est plus étendue ; par lui les phénomènes d'absorption et de sécrétion sont modifiés, la nutrition devient plus active et l'échange de matières plus accentué. En même temps, la chaleur animale acquiert une modification importante qui permet à l'organisme de lutter avec avantage contre le froid et d'utiliser les effets de cette modification dans certains cas.

Maintenant que nous avons examiné les effets du froid sur l'organisme, nous allons retracer rapidement les effets produits par l'eau froide dans les conditions où nous l'administrons en hydrothérapie.

Bien qu'une partie de l'action produite par l'eau soit due à la pression ou au choc à la surface du corps, nous ne nous occuperons, en ce moment, que de son action principale, celle qu'elle exerce comme véhicule de la température ; nous ne nous arrêterons pas non plus aux effets qu'elle produit en supprimant ou diminuant à la surface du corps l'absorption de l'oxygène, ainsi que l'élimination de l'acide carbonique et des produits de la transpiration. Quant aux ébranlements qui accompagnent certains procédés opératoires tels que la douche, etc., en détruisant l'état d'agrégation des tissus, ils facilitent dans ceux-ci la transformation des substances ; il en sera question lorsque ces procédés seront décrits.

Il est inutile de rappeler que les différents degrés de température exercent une action différente et qu'en général, plus la température de l'eau s'éloigne de celle du corps, plus son action est puissante. Nous prendrons, comme exemple, un homme à l'état de santé, soumis à une application d'eau à une température de 8° à 12° centigrades.

Que l'application du froid ait lieu sous la forme de bain, de douche ou d'affusion, la surprise produite par la première impression sur les nerfs sensitifs de la périphérie arrache souvent un cri, amène une sensation désagréable de froid et d'horripilation accompagnée, dans la plupart des cas, d'un frisson général comparable à celui de la fièvre, et, par action réflexe sur les nerfs moteurs, produit du tremblement et du claquement de dents. La peau se décolore rapidement, et l'on ne tarde pas à voir se produire presque toujours une activité instinctive des muscles volontaires qui a pour objet, en contribuant à la production de la chaleur, d'affaiblir la sensation du froid. La face, presque toujours soustraite à l'application du froid, est habituellement colorée, les lèvres sont violacées ; les parties contractiles de la peau se contractent et produisent la chair de poule. Les mamelons se dressent, le pénis se recourbe pendant que le prépuce forme des cercles rapprochés. Les testicules sont tirés vers le haut. Il se produit dans le thorax et à l'épigastre un sentiment de constriction pénible. La respiration devient courte et entrecoupée, le pouls dur et petit ; les battements du cœur, tout en conservant leur rhythme normal, acquièrent quelquefois plus de force et d'énergie ; et le patient éprouve un sentiment de refoulement du liquide sanguin de la périphérie vers le centre.

Enfin, il se produit fréquemment des contractions qui activent les sécrétions de certaines glandes et favorisent l'évacuation des cavités naturelles.

Au bout de quelques minutes, le calme renaît dans tout l'organisme, la respiration s'agrandit, le frisson cesse. L'augmentation de la force des battements du cœur surmonte l'obstacle que présentait au cours du sang le resserrement des capillaires qui se remplissent de sang, faisant apparaître, sur toute la peau, une vive rougeur accompagnée d'une sensation agréable de chaleur.

Si l'application continue, le refroidissement augmente, l'activité du cœur diminue, la circulation cesse dans les vaisseaux superficiels, l'excitabilité des nerfs de la peau s'affaiblit de plus en plus ; cet affaiblissement peut aller jusqu'à l'insensibilité. Il survient un nouveau sentiment de froid et de frissonnement général désigné habituellement sous le nom de *second frisson*. C'est le signe de la plus haute excitation que puisse supporter sans danger le système nerveux. Lorsqu'il se produit, toute soustraction de calorique doit cesser ; quant au temps nécessaire pour qu'il apparaisse, il varie avec les individus.

Si l'on suspend à ce moment l'application, l'excitabilité nerveuse n'est pas encore tellement épuisée que le retour à la chaleur normale ne puisse se faire, mais il sera difficile, et il faudra l'aider par des moyens artificiels tels que frictions, exercice, etc.

Lorsque l'action réfrigérante n'a pas été poussée jusqu'à ce point, on peut observer les diverses phases du retour naturel à la chaleur ;

habituellement désigné sous le nom de *réaction*. La réaction n'est autre chose que la mise en action involontaire de tous les moyens que l'organisme a à sa disposition pour neutraliser les effets du froid.

On admet généralement que la réaction débute au moment où un commencement de chaleur apparaît dans les membres, bien qu'en réalité, à partir de l'application du froid, tout acte de l'organisme vivant concoure à le défendre contre l'action de cet agent. Cette sensation générale de chaleur qui, souvent, commence avant la fin de l'application du froid, s'accompagne d'une plus grande facilité de la respiration et d'une plus grande liberté des muscles. La coloration de la face disparaît; une vive rougeur se manifeste à la peau, et le sujet ressent plus de facilité, de souplesse et d'énergie dans tous les organes qu'avant l'application de l'eau froide; les téguments sont moins impressionnés par les agents extérieurs. Le pouls s'élève souvent de 4 ou 5 pulsations au-dessus du chiffre constaté avant l'application. Le thermomètre indique, dans un grand nombre de cas, pour la chaleur propre, une température supérieure à celle qui avait été observée avant l'opération, mais qui ne tarde pas à revenir à son état primitif; on pourrait comparer la chaleur propre à une lame de métal fixée par une de ses extrémités et qui, après avoir été déplacée par une force quelconque, revient à sa position première en la dépassant d'abord. Du reste, cet écart de température ne dépasse jamais quelques dixièmes de degré.

Nous devons dire que la température du corps et les battements du pouls ne remontent pas toujours immédiatement après l'opération. Au contraire, il arrive fréquemment qu'ils continuent à diminuer pendant un temps, généralement très-court, après lequel ils remontent comme nous venons de le dire. Souvent, avons-nous dit, les phénomènes de réaction apparaissent avant la fin de l'application, et se continuent si celle-ci a cessé ; quelquefois ces phénomènes disparaissent, une nouvelle concentration s'opère, et c'est alors qu'apparaît le second frisson auquel succèdent rapidement des symptômes de congestion dans les organes internes qui peuvent se compliquer des accidents les plus graves.

La réaction peut être facilitée par des moyens adjuvants tels que l'exercice, les frictions et surtout la marche qui est certainement, à ce point de vue, l'adjuvant le plus favorable. Elle se fera d'autant mieux que la température de la salle où se trouve le sujet après l'opération sera plus élevée.

Les conditions de l'application de l'eau froide ont aussi une influence marquée sur la réaction après cette application. Plus le liquide sera agité, mieux, et plus facilement, l'organisme réagira. S'il n'est pas agité, la réaction sera facilitée par les mouvements du malade.

L'élévation de la température propre du corps avant l'application du froid, soit par un exercice musculaire préparatoire, soit par l'emploi préalable du calorique, rend l'organisme moins impressionnable au froid, et le met en état de réagir plus facilement. Mais il ne faut pas que l'exercice ait été poussé jusqu'à la fatigue; dans ce cas, il y aurait un épuisement général qui entraverait la lutte de l'organisme contre le froid. Si, analysant les accidents connus qui se sont produits à la suite d'immersion dans l'eau froide, ou à la suite d'ingestions de boissons froides, l'on recherche attentivement les conditions dans lesquelles se trouvaient les individus qui en ont été les victimes, on reconnaîtra presque toujours qu'ils étaient dans un état de fatigue succédant à un exercice musculaire violent et prolongé.

Nous croyons que Currie est le premier qui ait appelé l'attention sur cette cause d'amoindrissement de la chaleur et la mauvaise condition dans laquelle elle place l'individu qui doit être exposé à un froid subit. Nous ne rapporterons ici que pour mémoire l'examen qu'il a fait de plusieurs événements historiques fréquemment cités dans les annales de la médecine, et notamment du passage du Cydnus.

En règle générale, la réaction se fait d'autant mieux que l'eau est plus froide et plus animée de mouvement, que la température de l'air ambiant est plus haute, que la chaleur propre du corps est plus élevée et que le sujet est plus vigoureux.

Il serait peut-être, ici, utile de présenter l'action physiologique bue peut produire l'application successive et rapprochée de la chaleur et du froid. Mais cette action se rattache tellement aux effets thérapeutiques déterminés par les divers procédés hydrothérapiques employés, que nous croyons plus opportun de confondre cette étude avec l'exposé des moyens d'application de ces deux agents et les ressources thérapeutiques qu'ils nous offrent. C'est ce qui fera l'objet des chapitres suivants.

CHAPITRE III

PROCÉDÉS OPÉRATOIRES ET APPAREILS

Divers modes d'application du calorique et du froid.

SOMMAIRE

Divers modes d'application du calorique. — Maillot sec. — Maillot humide. — Demi-maillot. — Des étuves. — Étuves générales. — Étuves limitées. — Étuves humides. — Bains de vapeurs. — Bains russes. — Douches de vapeurs. — Étuves sèches. — Étuve sèche générale. — Étuve sèche partielle. — Étuve à la lampe. — Bains turcs, maures. — De l'eau chaude. — Bains. — De l'absorption cutanée dans le bain. — Douches chaudes. — Douche écossaise. — Douche alternative.

Divers modes d'application de l'eau froide. — Immersions. — Piscines. — Bains de rivière. — Bains de mer. — Bain partiel. — Demi-bain. — Bain de jambes. — Bains de siége : Bain de siége à eau courante avec douches lombaire, périnéale, vaginale et hémorrhoïdale. — Bain de siége à eau dormante. — Effets des bains de siége à eau dormante et à eau courante. — Bain de siége alternatif. — Bain de siége écossais. — Bain de siége à eau tempérée. — Bains de pieds : Bain de pieds froid à eau dormante. — Bain de pieds froid à eau courante. — Bain de pieds chaud à eau courante. — Bain de pieds écossais et alternatif. — Frictions avec le drap mouillé. — Fomentations. — Compresses mouillées. — Ceinture humide. — Irrigation continue. — Lotions. — Ablutions. — Affusions. — Col de cygne. — Douches. — Douches générales. Douche en pluie : simple, écossaise, alternative. — Douche en colonne. — Douche en lames concentriques. — Douche en nappe. — Douche en cloche. — Douche en cercles ou en poussière. — Douche mobile. — Ses diverses formes. — Douches locales. — Douche hépatique. — Douche splénique. — Douches épigastrique et hypogastrique. — Douches vaginales et utérines. — Douche périnéale. — Douche hémorrhoïdale. — Douche ascendante. — Douches oculaires et auriculaires. — De l'application de la glace. — Pulvérisation de l'eau. — Moyens accessoires de la méthode hydrothérapique. — De l'eau en boisson. — Alimentation et exercice. — Établissements spéciaux d'hydrothérapie. — Hydrothérapie à domicile.

Divers modes d'application du calorique.

Après avoir décrit les effets généraux du calorique sur l'organisme, il est nécessaire d'entrer dans quelques considérations touchant son action spéciale selon le mode d'application employé.

Contrairement à la méthode généralement usitée en Allemagne, et dont le but principal est de provoquer des sueurs abondantes, nous ne faisons pas de la sudation la base du traitement hydrothérapique ; nous ne l'employons même que dans certains cas bien déterminés. La sudation, en effet, n'est pas indispensable et il n'existe pas, jusqu'à présent au moins, des données certaines capables d'établir cette action spoliatrice qu'on invoque à chaque instant. Sans nous arrêter à l'examen de la doctrine humorale, l'expérience indique que les principaux effets de l'hydrothérapie peuvent être attribués à une action excitante exercée sur la peau. C'est ainsi qu'on peut expliquer, dans certains cas, les avantages de la sudation, celle-ci ne pouvant avoir lieu sans qu'il se manifeste dans l'enveloppe cutanée un afflux de sang plus ou moins considérable, afflux d'autant plus marqué du reste, qu'on fait suivre l'emploi du calorique d'applications froides. Quand on fait intervenir la chaleur dans la médication hydrothérapique, c'est pour amener la production de certains effets physiologiques parfaitement déterminés ; et on ne l'emploie jamais à une température trop élevée, afin d'éviter la vésication de la peau ou la mortification des tissus.

Entre 45° et 50° centigrades, on peut la considérer comme un rubéfiant énergique modifiant profondément la circulation centrale ainsi que la circulation capillaire et activant les fonctions respiratoires. C'est sur cette action de la chaleur supérieure à 40° qu'est basée la pratique de certains bains chauds médicamenteux ou simples, des fumigations, des bains et des douches de vapeur.

Le calorique est souvent employé à une température moindre, c'est-à-dire, entre 30° et 40°, comme agent sudorifique ; dans ces conditions, son application peut être continuée pendant de longues heures, sans que le malade en soit incommodé. Cependant, depuis longtemps déjà, on a reconnu la nécessité de faire suivre l'emploi du calorique extérieur, d'arrosements ou d'affusions froides, afin de produire des effets plus complexes et plus soutenus. Nous reviendrons en temps et lieu sur l'action thérapeutique développée dans l'organisme par la combinaison du calorique et du froid.

Nous rappellerons ici une ingénieuse application du calorique :

en 1837, le docteur J. Guyot fut conduit par ses études physiologiques à considérer la température extérieure comme un des plus puissants modificateurs de l'organisation saine, et à attribuer à la température ambiante une influence des plus énergiques et des plus salutaires sur l'organisation malade. Ces vues, jusque-là purement théoriques, le conduisirent à rechercher une conclusion pratique. Il fit construire des appareils susceptibles de maintenir exactement les tissus de l'organisme à une température supérieure à 30° et inférieure à 70°. Les expériences entreprises sur de nombreux animaux démontrèrent que toutes les plaies soumises à cette température atmosphérique de plus de 30° guérissaient plus vite, même sans pansement, que dans la température ambiante avec les soins habituels. Ce système de l'incubation des plaies dont l'application est si favorable en chirurgie ne peut être facilement utilisé en hydrothérapie ; toutefois il explique les effets et les avantages du calorique, et laisse entrevoir à quel titre il peut intervenir dans notre médication.

En résumé, ce que l'on veut obtenir en hydrothérapie par l'usage du calorique, c'est, dans la plupart des cas, l'élévation de la chaleur propre. Cette élévation artificielle est nécessaire à certains malades qui sont dans l'impossibilité de faire aucun exercice, ou chez lesquels il y a un abaissement marqué de température ; la chaleur extérieure, en amenant le sang à la périphérie, leur permet de supporter plus facilement la première impression du froid, et, en éveillant l'activité nerveuse, les dispose à la réaction. Nous avons déjà d'ailleurs établi que l'application répétée du calorique extérieur active les fonctions vitales et développe ainsi chez l'individu la faculté de créer lui-même de la chaleur. Dans d'autres circonstances, l'application du calorique est poussée jusqu'à la production de cette excitation de la peau qui amène la sueur. Dans quelques cas, au contraire, on cherche par ce moyen à obtenir une sorte d'anesthésie de la surface cutanée, dans le but d'atténuer l'action stimulante de l'eau froide. Cet effet est surtout recherché lorsque le malade se trouve dans un état d'irritabilité qui peut rendre les applications froides dangereuses, ou tout au moins pénibles à supporter.

Chacun de ces résultats peut être obtenu par des procédés bien distincts et que nous allons étudier dans ce chapitre. Ces procédés sont : l'*emmaillottement sec*, l'*emmaillottement humide*, le *bain de vapeur*, le *bain d'air chaud*, le *bain d'eau chaude* et la *douche chaude*. Ils peuvent, à des degrés divers, produire la surélévation de la température animale, la sudation ou l'anesthésie relative de la surface cutanée, c'est-à-dire les trois effets que l'on recherche par l'emploi du calorique. En étudiant chacun de ces procédés, nous développerons les raisons qui doivent nous déterminer dans le choix du modificateur le plus sûr et le plus efficace. Car, le but qu'on se propose d'atteindre étant nettement tracé, il importe de bien connaître quel est le mode d'application qui répond le mieux aux indications à suivre.

Sans aucun doute l'expérience personnelle est le meilleur guide ; mais il existe cependant des données générales qu'il est nécessaire d'indiquer. Bien que ces données n'aient pas une précision absolue, il est indispensable qu'elles soient toujours présentes à l'esprit, si l'on veut retirer des divers modificateurs toutes les ressources qu'ils présentent.

Nous décrirons, dans ce chapitre, les divers modificateurs qui dépendent de la méthode hydrothérapique, en indiquant les règles qui président à leur application ; à cette description des procédés opératoires, succédera l'étude des effets physiologiques et thérapeutiques qu'ils produisent. Après avoir apprécié les moyens d'apport direct de la chaleur extérieure, nous consacrerons quelques lignes à l'examen de l'échauffement que le malade peut produire lui-même, lorsque son état le permet, par l'exercice, la gymnastique, etc., etc., et de celui qu'on peut obtenir par des frictions sèches ou humides, soit avec la main, soit avec des brosses de caoutchouc, de crin ou de flanelle.

Maillot sec.

Le maillot sec, très-usité en Allemagne, est un agent puissant de sudation. La durée de son application est fort longue ; elle varie ordinairement d'une demi-heure à plusieurs heures. C'est ordinairement le matin au sortir du lit qu'on en fait usage. Le malade est couché et enveloppé tout nu dans une couverture de laine qui a pour but d'empêcher la déperdition du calorique. La tête reste à l'air libre, pendant que le corps est enfoui sous des couvertures ouatées ou un lit de plumes.

Au moyen de cette application, le rayonnement et la soustraction de la chaleur par l'air sont presque supprimés; il s'ensuit que l'évaporation est presque nulle ou tout au moins très-limitée. La chaleur du corps, s'accumulant à la surface de la peau, réagit à son tour sur le foyer dont elle émane et provoque, en même temps que l'exhalation pulmonaire, la transpiration cutanée; celle-ci apparaît dès que la chaleur animale est arrivée à son degré maximum de température, qui ne dépasse jamais à la surface cutanée, d'après les nombreuses observations faites, deux degrés centigrades au-dessus de la chaleur normale. Dans les autres régions de l'organisme, l'élévation de température accusée par le thermomètre varie à peine de 0°,5 à 1°.

Lorsque la sueur commence à couler, elle est généralement absorbée par les couvertures de laine, et il y a par ce fait, suivant Lersch, augmentation de chaleur, car on sait que l'absorption capillaire met du calorique en liberté.

Suivant le même auteur, lorsque l'emmaillotement dure un certain temps, l'acide carbonique éliminé s'accumule petit à petit sur la peau et devient un nouvel excitant. On en peut dire autant des parties excrémentitielles qui se trouvent dans les produits de la transpiration. En outre, comme l'air enfermé entre les couvertures se sature de vapeur d'eau, l'évaporation diminue de plus en plus, finit par disparaître, et donne lieu ainsi à une nouvelle source de chaleur.

L'excitation par la chaleur amène un fonctionnement plus grand des nerfs sécréteurs de la peau. Il est vrai que l'excitabilité de ces nerfs s'épuise au bout d'un certain temps, mais avec cet épuisement coïncide une paralysie des vaso-moteurs qui, en facilitant l'afflux du sang dans les capillaires, entretient la secrétion.

Le maillot sec est très-avantageusement employé chez les personnes qui sont obligées de garder la position horizontale ou qui doivent recevoir dans leur chambre une application froide. Le moment où a lieu la transpiration est très-variable suivant les tempéraments et même suivant les conditions particulières dans lesquelles se trouve le malade, et il dépend surtout de la température extérieure. Ainsi un malade qui, en été, transpire au bout de trois quarts d'heure ou d'une heure, ne transpirera, en hiver, dans bien des cas, qu'au bout de deux, trois et quatre heures.

En général, le maillot sec est utilisé dans les affections douloureuses où l'éréthisme nerveux n'est pas trop prononcé, dans les affections paralytiques, chez les personnes qui n'ont pas besoin d'être tonifiées ou trop fortement stimulées. Si l'hystérie, dans ses formes douloureuses, et quelquefois dans le cas où elle s'accompagne de paralysie, est avantageusement modifiée par les applications de maillot sec, il faut se garder de recourir à cet agent dans les formes spasmodiques, surtout quand le spasme siége dans les organes respiratoires. Il est rare que l'épuisement nerveux, l'excitation des nerfs, la chlorose, l'anémie et la chorée puissent être amendés par l'emploi de ce modificateur qui convient principalement dans les affections de nature sthénique. D'une part, l'excitation du système nerveux; d'autre part, l'appauvrissement du sang sont, d'une manière générale, des contre-indications à l'usage du maillot sec.

Le malade éprouve souvent, pendant la durée de son application, un bien-être et un calme parfaits. Pourtant, il ressent parfois une sorte d'irritation intérieure; dans ce cas, il est nécessaire de lui donner des boissons rafraîchissantes et de renouveler souvent l'air de l'appartement.

La quantité de sueur perdue par un homme adulte, dans les conditions normales, est évaluée journellement à deux kilogrammes environ. La sudation, par le maillot sec, peut faire perdre en quelques heures une quantité de liquide à peu près analogue, qui varie naturellement avec chaque individu. En général, on prolonge l'opération de façon à faire perdre au malade de 500 à 1000 grammes de son poids; cependant il n'y a rien d'absolu à cet égard. On comprend toutefois quelles modifications doivent résulter pour l'économie de pareilles déperditions, surtout si elles sont souvent répétées.

Au début de l'application, le malade soumis à l'enveloppement sec éprouve une sensation agréable de chaleur, mais, à la longue, celle-ci devient insurpportable et s'accompagne de pesanteur de tête, de turgescence du visage, en même temps que surviennent des vertiges, des bruissements d'oreilles, des nausées, de la soif et un sentiment de fatigue extrême. Le pouls, qui diminue au début de l'application, augmente bientôt de force et de fréquence et peut dépasser de 10, 12, 20 et même 30 battements le nombre initial. Lorsque l'application se prolonge, il peut se produire de petites hémorrhagies dans les organes les plus vasculaires.

Dès que le malade sort du maillot, on le place sous la douche ou on le fait descendre dans la piscine. Si ces applications sont difficiles à faire, ou si le malade est très-irritable, on le soumet à des affusions, à des lotions froides, ou bien à de simples frictions avec le drap mouillé. Ce passage subit du chaud au froid a pour effet d'accélérer la circulation et pour but, non-seulement de modifier l'excitabilité de la peau, mais encore de déplacer le calorique et de le régulariser à la surface cutanée.

Employé seul, le maillot sec ne produirait que des résultats incertains ou négatifs ; et il faut ajouter que, si l'on était obligé d'en faire un long usage, il deviendrait impossible au malade de le supporter. Associé à l'eau froide, sans l'intervention de laquelle il ne peut agir, il devient d'une utilité incontestable. On l'emploie quand on veut réchauffer la peau, élever la chaleur animale et provoquer la sueur; mais comme son action est lente et qu'il est nécessaire d'attendre quelquefois 4 et 5 heures pour obtenir la sudation, on ne doit naturellement l'employer qu'avec beaucoup de réserve et le proscrire même au début de certaines affections qui réclament des soins énergiques. Dans d'autres circonstances, et elles sont nombreuses, le maillot sec détermine une grande irritabilité de la peau et une excitation générale du système nerveux qui peuvent être préjudiciables. Comme nous l'avons dit, il est indiqué toutes les fois que le malade ne peut rester ni debout ni assis, et que l'application de tout autre procédé opératoire est impossible; mais s'il est vrai que, dans la plupart des cas, la respiration est calme et le pouls régulier chez les malades soumis à l'enveloppement dans la couverture de laine, il arrive souvent qu'au lieu d'un surcroît d'activité fonctionnelle de la part du poumon, il y a diminution et gêne de la respiration pulmonaire, en même temps qu'il y a une accélération notable des battements cardiaques. Il est donc absolument indiqué de ne jamais appliquer le maillot sec aux personnes dont la respiration est habituellement gênée ou dont le cœur est sujet aux palpitations.

De plus, lorsqu'on a observé chez le malade une tendance aux congestions de la tête, aux moyens que nous avons indiqués précédemment, c'est-à-dire, aux boissons froides à l'intérieur et à l'aération de l'appartement, il est indispensable d'ajouter les compresses froides souvent renouvelées sur la tête et sur le front.

Maillot humide.

C'est un enveloppement dans un drap mouillé recouvert par une couverture de laine.

Sur un lit de sangle ordinairement garni d'un matelas, on étend une couverture de laine sur laquelle on déploie un drap trempé dans l'eau froide et plus ou moins tordu. On couche sur ce lit le malade dont la tête est relevée par un oreiller de crin et dont les bras sont allongés sur les hanches. On l'enveloppe d'abord dans le drap mouillé dont les bouts, croisés sur la poitrine, vont se rejoindre derrière le dos, puis la couverture de laine est enroulée de la même façon autour du corps. L'excédant, par le bas, du drap et de la couverture est rabattu sur les pieds. Le tout est recouvert d'un lit de plume qu'on borde soigneusement aux pieds et sur les côtés.

Le drap mouillé s'échauffe au contact de la peau et cela d'autant plus vite qu'il contient moins d'eau. Moins il est mouillé, moins il apporte de froid et plus il excite la peau et l'échauffe. Il se produit donc une excitation de la peau et une attraction du liquide sanguin dans les capillaires de celle-ci. Chez les personnes nerveuses, pour lesquelles l'emmaillottement complet, pénible par lui-même, devient insupportable, il est quelquefois nécessaire de laisser les bras libres en dehors du maillot. Si, du reste, on veut soustraire quelques parties isolées de la peau au contact immédiat du drap mouillé, on enveloppe ces parties de compresses sèches. Ce mode d'enveloppement ne produit de refroidissement important que lorsque le drap a été très-mouillé avec de l'eau très-froide. Si l'on redoute ce refroidissement, on tordra le drap un peu fortement, ou bien l'on emploiera de l'eau à une température moins basse.

Les premiers symptômes accusés par le malade sont : un froid très-vif, de légers frissons et parfois un tremblement plus ou moins marqué, avec gêne de la respiration, pâleur de la face et ralentissement du pouls. Ces phénomènes font bientôt place à une sensation agréable de fraîcheur et de calme, puis tous ces signes disparaissent devant une réaction franche.

Le drap mouillé prend en effet promptement la température de la peau. Dès lors, en supprimant le rayonnement et en s'opposant à l'évaporation, il devient un agent d'échauffement; si, au moment où la réaction apparaît, on enlève l'appareil, celle-ci continue. Mais, comme il y a toujours des points de la surface cutanée qui sont plus échauffés que d'autres, il est toujours bon, pour régulariser ou généraliser les effets, de recourir à une application générale d'eau froide, laquelle devra être courte puisqu'on fait appel à une nouvelle réaction.

Au début de l'emmaillottement il y a un stade de dépression, pendant lequel l'excitabilité et la sensibilité sont émoussées, en même temps que les sensations douloureuses sont diminuées, sinon supprimées. Aussi longtemps que le drap reste froid, il y a abattement et désir de sommeil, phénomène que l'on demande souvent au maillot humide dans certains cas d'insomnie.

Si l'on prolonge l'application du maillot pendant un temps qui varie de 2 à 4 heures, suivant les susceptibilités individuelles, la chaleur s'accumule sous les couvertures et l'on voit apparaître une période d'excitation comme dans l'emmaillottement sec. Cette excitation s'accompagne de turgescence de la face, de démangeaisons à la peau qui se couvre de sueur, avec réapparition des sensations douloureuses qui s'étaient apaisées pendant le premier stade.

Lorsqu'on demande au maillot humide des effets sédatifs, on doit éviter l'apparition de la seconde période, et si l'action sédative doit être poussée un peu loin, on aura recours à un deuxième, à un troisième, ou même à un quatrième emmaillottement, de manière à éteindre la réaction dès qu'elle se présente, jusqu'à ce qu'enfin celle-ci ne se produise que d'une façon très-faible et insignifiante au point de vue de l'excitation produite.

Le maillot humide a donc cet avantage qu'il permet de régler à volonté la réaction, de l'arrêter dès qu'elle commence ou d'empêcher qu'elle ne se montre. Si on veut la produire, le drap est fortement tordu et on enveloppe le malade dans les couvertures de laine jusqu'à ce que la réaction apparaisse. Si on veut produire une action sédative, on mouille le drap davantage. Dès qu'on s'aperçoit que la réaction va commencer, on fait une nouvelle application ; mais, cette fois, il est bon de tordre le drap un peu plus fortement, car on peut être sûr que la seconde réaction sera d'autant moins franche qu'on la provoquera à une époque plus rapprochée de la première. A mesure que ces applications successives se répètent, les réactions s'affaiblissent et deviennent de plus en plus lentes. Si l'on se borne à ces seules applications sans recourir à d'autres moyens, le malade arrive à une espèce de calme qui est, en fin de compte, le résultat de l'épuisement du système nerveux. La sensibilité s'émousse et la contractilité diminue.

Si l'on ne veut pas obtenir une sédation complète, on pourra terminer ces emmaillottements successifs par une application plus excitante que les autres qui permettra encore à la réaction d'avoir lieu, sans que, pour cela, on se prive du bénéfice que l'on veut retirer de l'épuisement du système nerveux ; car, en définitive, c'est cet épuisement que l'on cherche à obtenir, et, pour ne l'avoir pas complet, absolu, on ne le possède pas moins à un degré relatif et suffisant pour remplir l'indication thérapeutique.

Pour que ces applications nécessaires et souvent répétées produisent des effets salutaires, on doit éviter les excès de cette méthode. Car, en agissant d'une manière inconsidérée, on pourrait affaiblir ou épuiser le système nerveux, et l'on serait forcé, pour rétablir la vitalité éteinte, de recourir à des excitants que la maladie contre-indique le plus souvent.

En résumé, le maillot humide agit au début, c'est-à-dire pendant une demi-heure environ, comme calmant, son action sédative est manifeste, c'est pourquoi on l'utilise pour combattre l'excitation nerveuse. Quand on le renouvelle plusieurs fois, la réfrigération est plus grande, et partant l'effet sédatif est augmenté ; d'où il ressort que ses applications successives peuvent servir efficacement à combattre certaines inflammations.

Dès qu'on prolonge le séjour du malade dans le maillot humide au delà des limites habituelles, la sudation ne tarde pas à s'opérer; elle se montre ordinairement au bout d'une demi-heure, quoiqu'il ne soit pas rare qu'il faille attendre deux, trois et même quelquefois quatre heures. Une fois que la sueur se déclare, l'effet sédatif est dépassé ; on se trouve tout à coup en présence de phénomènes initiaux d'excitation générale.

Très-bon quand on ne veut obtenir qu'une simple effet sédatif, le maillot humide présente de sérieux inconvénients, lorsqu'on veut l'employer comme agent d'excitation. Le malade ne se réchauffe pas toujours facilement, la sudation est moins facile à obtenir que par le maillot sec, et, en outre, l'emmaillottement humide favorise une action congestive vers la tête plus prononcée que l'emmaillottement sec.

Nous préférons donc l'emploi du maillot sec à l'emploi du maillot humide pour obtenir des effets de sudation, parce que ce dernier n'échauffe pas mieux, parcequ'il produit plus difficilement la transpiration et que nous avons pu nous convaincre que ses effets curatifs sont moins puissants. Mais nous l'employons toutes les fois que nous avons pour but de rechercher une action calmante, et qu'il y a lieu d'utiliser la position horizontale du malade. Il a notamment pleinement réussi dans certains cas de contraction rebelle.

Quoi qu'on en ait dit, l'usage du maillot humide provoque des éruptions et, pour s'en convaincre, il ne s'agit d'examiner que ce qui a lieu chez les enfants dont le maillot a été mouillé par l'urine. Tout le monde n'est pas d'accord sur la valeur de ces éruptions, et on leur donne des significations bien différentes. Quelques médecins hydropathes ont voulu voir en elles de véritables phénomènes critiques, annonçant la terminaison heureuse de la maladie ; d'autres, au contraire, les ont considérées comme les signes précurseurs d'un nouvel état morbide. Nous reviendrons sur ce sujet intéressant quand nous parlerons des effets thérapeutiques de l'hydrothérapie.

Nous avons dit que le maillot humide était contre-indiqué dans les maladies ou chez les individus ayant des tendances aux congestions cérébrales ou aux congestions internes. Dans ce cas, on le remplace par le maillot sec. Généralement, d'ailleurs, le maillot sec peut être substitué au maillot humide toutes les fois que les effets de celui-ci sont incertains ou inefficaces. Ainsi, on l'emploie très-avantageusement, non-seulement dans les contractions essentielles qu'il arrive souvent à faire disparaître, mais encore dans certaines formes de contraction qui sont liées à un état organique bien avéré.

Demi-maillot.

Le demi-maillot s'applique comme le précédent ; seulement, il ne remonte jamais au-dessus des aisselles et ne descend pas au-dessous des genoux. Cette réduction du maillot a l'avantage de laisser le mouvement des membres parfaitement libre et de permettre de faire de longues applications sans exposer le malade à un grand refroidissement. Bien que l'action de ce procédé soit moins énergique que celle du maillot entier, on l'utilise souvent surtout quand, l'emmaillottement étant jugé nécessaire, on a affaire à des personnes dont les pieds sont constamment froids. Son application détermine quelquefois une légère excitation des centres nerveux sans jamais provoquer les moindres phénomènes de congestion. Il peut être employé dans certains cas d'insomnie rebelle ou d'excitation cérébrale provenant d'une perturbation des appareils qui se trouvent dans la région abdominale. La durée de l'application du demi-maillot n'est pas facile à fixer ; elle peut être souvent fort longue, mais la plupart du temps elle est de deux ou trois heures.

Employé contre l'insomnie, il peut sans inconvénient rester en place pendant toute la nuit, alors même que le malade sommeille. Il est bon seulement, quand on l'enlève, de pratiquer une friction ou une lotion froide. Employé contre certaines affections de l'appareil digestif, il peut être appliqué pendant des heures entières ; on peut même renouveler le drap aussi souvent que l'exigera la persistance des phénomènes que l'on veut attaquer.

Dans un certain nombre de maladies, le demi-maillot est tout aussi utile que le maillot complet; il ne refroidit pas les pieds comme ce dernier; son application est beaucoup plus facile et mieux supportée par les malades, il n'est pas, en outre, soumis aux contre-indications du maillot général, et, dans beaucoup de circonstances, il est d'une efficacité incontestable.

Il est inutile de dire que les effets qu'il produit sont à la fois généraux et locaux, et que ces effets varient suivant qu'on laisse le drap mouillé longtemps en place ou qu'on le renouvelle souvent. Généralement, quand on a recours au demi-maillot, on le laisse en place assez longtemps. Il détermine sur la peau qui est en contact avec le drap mouillé, une sensation de froid qui impressionne, par action réflexe, les centres nerveux correspondants. A cette première impression succède une autre sensation due à l'action du calorique qu'on observe avant la sueur, et qui agit également sur les centres nerveux déjà sollicités. Quand la sueur se produit, la suractivité des centres nerveux semble diminuer, et l'on peut constater alors un apaisement pendant lequel le patient a une propension marquée vers le sommeil. Voilà donc deux effets généraux sur le système nerveux qui peuvent être utilisés pour combattre certaines maladies.

A côté de ces effets éloignés doivent être placés les effets locaux qui se traduisent matériellement par une plus grande congestion de la surface cutanée dans la région couverte par le demi-maillot. Nous verrons, dans la partie clinique de ce livre, le parti qu'on pourra tirer de cette action révulsive.

Lorsque, dans le demi-maillot, on recherche une action rafraîchissante locale, on renouvelle le drap mouillé; on peut, sans inconvénient, pratiquer ce renouvellement aussi souvent qu'on le voudra. Nous dirons seulement que cette méthode est moins souvent employée que la première, surtout dans les maladies chroniques.

Des étuves.

On doit entendre par *étuves* des salles dans lesquelles les malades sont soumis au contact de vapeurs humides ou sèches, simples ou imprégnées de principes médicamenteux.

Quelquefois, au lieu de placer le malade tout entier dans cette atmosphère chaude, on l'encaisse de telle façon que la tête reste libre pendant que tout le corps est soumis à l'action de la vapeur. Cette pratique constitue ce que l'on appelle l'*étuve limitée*. D'une manière générale, les étuves limitées circonscrites sont peut-être préférables aux étuves générales, parce qu'elles permettent, dans bien des cas, au praticien de localiser et de doser les effets qu'il veut produire.

Étuve humide. — Bains de vapeur.

Les bains de vapeur sont des agents puissants de sudation qu'on administre à des températures variables.

Le malade est introduit dans une chambre où l'on fait pénétrer des courants de vapeur d'eau dont la température varie de 36° à 75°. La température habituelle est de 45°. La première impression qu'on éprouve, en entrant dans cette atmosphère saturée, est celle d'une chaleur difficile à supporter ; mais peu à peu cette impression s'efface, et, au bout de quelques minutes, tout sentiment de douleur ou de malaise a disparu, la respiration devient libre et régulière ; la tête, congestionnée au début, se dégage, et la sueur qui commence à perler sur la poitrine, se généralise peu à peu, recouvre les membres et finit par ruisseler sur tout le corps. Il est des malades qui, dans l'espace de quelques instants, perdent des quantités considérables de ce liquide. La sueur arrive la plupart du temps insensiblement et d'une manière si facile que certaines personnes s'en aperçoivent à peine ; son abondance, d'ailleurs, n'est point du tout en rapport avec le degré de température. On a remarqué, et les malades eux-mêmes remarquent, qu'à 60° et au-dessus, la déperdition est sensiblement moindre qu'entre 40° et 50°, par exemple.

L'air échauffé à 50° peut contenir une fois plus de vapeur d'eau que lorsqu'il est à 35°. Lorsque donc le corps sera renfermé dans une atmosphère humide à 50°, il se déposera à sa surface, par le refroidissement, une grande partie d'eau sous forme de gouttelettes qui couleront avec les produits de la sueur. Le même phénomène, qui est purement physique, se produit nécessairement dans les organes de la respiration, où la vapeur d'eau se condense, et par conséquent produit une gêne dans le fonctionnement de ces organes.

Il y a donc une différence entre les bains de vapeur selon que les organes de la respiration sont compris ou non dans le milieu humide, différence assez importante, car, dans le second cas, il reste au corps une voie de refroidissement qui est d'autant plus grande qu'on respire plus fréquemment.

Si, au contraire, les organes de la respiration sont compris dans l'espace saturé de vapeurs et que cet espace soit plus chaud que les poumons, ceux-ci s'échauffent au lieu de se rafraîchir. En outre, si l'air est saturé, l'exhalation aqueuse ne se fait plus par le poumon, et, par conséquent, la perte de chaleur est diminuée d'une façon assez notable.

Le bain de vapeur amène la transpiration ; c'est un fait bien établi, et le corps perd de son poids. La perte peut être assez considérable et atteindre jusqu'à 400, 600 et 800 grammes.

Le bain de vapeur est un agent d'une si puissante énergie et si facile à supporter, qu'il n'y a pas, pour ainsi dire, de personnes qui lui soient réfractaires. L'action de la vapeur, dit Bouchacourt (1), doit être étudiée à divers degrés de température, car ces variations, la durée du contact, etc., tantôt donnent lieu à un effet émollient, sédatif, relâchant, tantôt déterminent une vive excitation. Nous pouvons, cependant, établir d'une manière générale que les bains et les douches de vapeur constituent un médicament essentiellement tonique et excitant. Toutefois, le bain de vapeur a une action limitée par cette raison que, si efficace qu'il soit pour combattre un accident, on ne peut pas souvent en renouveler les applications sans exposer l'organisme à des causes d'épuisement : d'où la nécessité de joindre au bain de vapeur l'action de l'eau froide qui, projetée sous forme de douche ou appliquée en affusions ou en lotions, combat efficacement l'excès de débilité qui résulte de la première

(1) Bouchacourt, *Observations pratiques sur les bains et les douches de vapeur dans les diverses maladies.*

application. Est-il absolument nécessaire que l'eau, ainsi employée pour mettre l'organisme à même de réagir contre l'état d'épuisement déterminé par le bain de vapeur, soit froide ou simplement tiède? Il est impossible de poser des règles absolues à cet égard, puisque tout dépend, en réalité, du résultat que l'on veut obtenir. Si l'on recherche un effet excitant, il est nécessaire d'employer l'eau froide; si l'on désire simplement un effet calmant ou sédatif, l'eau tiède suffit. Si même, lorsqu'on emploie l'eau froide, les applications de celle-ci ne sont pas de longue durée, le corps n'a pas le temps de se refroidir, dès lors l'action excitante est peu prononcée et par suite la réaction très-modérée.

Dès que le malade quitte donc l'étuve où il est resté pendant un temps que l'on ne peut préciser, eu égard aux circonstances variables dans lesquelles se trouve l'organisme, mais dont la durée oscille entre quelques minutes et une demi-heure ou trois quarts d'heure au plus, on lui pratique sur tout le corps des arrosements plus ou moins froids selon les indications, ou on le soumet à l'action de la douche, ou bien encore il se plonge dans la piscine. Ce moyen thérapeutique dont on peut retirer de très-grands effets et que Lambert préconisa dans un travail publié en 1842, n'est autre chose ou tout au moins qu'une pratique analogue à celle qu'on appelle le *bain russe*.

Deux méthodes opératoires se trouvent en présence. Dans l'une, le bain de vapeur est administré dans une étuve, tout le corps se trouve plongé dans la même température et l'air chaud est introduit dans les poumons. Dans l'autre méthode, dite par *encaissement*, le torse et les membres seuls sont soumis à l'action de la vapeur d'eau, tandis que la tête est libre et que le malade peut respirer un air froid. Ce dernier procédé, qui offre d'incontestables avantages, présente néanmoins certains inconvénients qui le font souvent repousser de la pratique, et qui ont décidé beaucoup de praticiens à lui substituer l'emploi de la douche chaude dont l'action thérapeutique est tout aussi puissante. Les étuves par encaissement de tout le corps, tandis que la tête reste à l'air libre, bien que plus commodes à diriger que les étuves générales, ne sont pas toujours d'une application facile. En outre, comme on cherche souvent des effets localisés, il faut, pour les déterminer, faire des modifications qui ne sont pas toujours faciles à réaliser. L'opinion de Lambert qui a, le premier, préconisé l'encaissement, n'est point favorable à ce procédé. D'après lui, « la transpiration pulmonaire provoquée « par l'action du calorique, se trouve tout à fait supprimée, et les « organes de la respiration saisis, irrités par l'air froid qui y est « introduit, sont affectés de toux, de rhumes, etc., » idée qui est évidemment empreinte d'exagération et qui ne se trouve point confirmée par l'observation clinique. D'un autre côté, si le procédé qu'il adopte dans sa pratique habituelle lui a fourni des résultats plus avantageux, comme celui d'une transpiration abondante et toujours facile, il n'est pas moins vrai que le bain de vapeur complet est susceptible parfois de présenter des dangers sérieux, vu l'accélération notable des battements du cœur qui en est presque toujours la conséquence.

Bains russes.

Les bains russes, tels qu'ils sont compris aujourd'hui dans la plupart des établissements de bains, consistent en une étuve humide auprès de laquelle se trouvent deux salles : l'une dans laquelle on peut faire des applications plus ou moins froides, l'autre sert de lieu de repos où les malades restent quelque temps avant d'aller à l'air libre.

Dans l'étuve humide, sont disposés des gradins de telle façon que l'on puisse se trouver, à volonté, au contact de plus ou moins de vapeur, ou de vapeur plus ou moins chaude, suivant le degré sur lequel on se place. Sur ces gradins se trouvent des lits où l'on peut s'étendre. Le malade entre directement dans l'étuve et va se placer sur les gradins ; quelques-uns se font frictionner pendant qu'ils sont allongés sur un lit de repos.

En sortant de l'étuve, on passe dans la salle destinée aux applications froides ou tempérées, lesquelles consistent, le plus souvent, en une douche en pluie ou une piscine alimentée par un double réservoir d'eau chaude et d'eau froide. Une fois l'application faite, on va dans la chambre de repos où l'on est séché et frictionné, où l'on passe un temps plus ou moins long, soit habillé, soit déshabillé, et où quelques malades se livrent au sommeil. Ces pratiques sont certainement excellentes. Mais qui règle le temps de séjour dans l'étuve, sa température, et le mode de l'application qui doit terminer la séance? Le malade est seul juge ; il n'a pour conseil qu'un garçon de bains, qui ne pense qu'à le contenter, afin d'en être mieux rémunéré. Un tel état de choses n'est-il pas regrettable? D'après ce que nous avons dit des bains de vapeur en général, on peut comprendre, en effet, que si, dans quelques cas, on retire des avantages de cette médication énergique, même appliquée aveuglément, il n'en est pas moins vrai qu'elle peut produire des accidents graves. Il est donc très-fâcheux que, la plupart du temps, les malades, lorsqu'ils vont prendre un bain de vapeur, ne consultent qu'eux-mêmes, et se considèrent comme les seuls juges de l'opportunité et de la durée de son application.

Douches de vapeur.

Les douches de vapeur sont généralement employées à titre d'agent excitant ou tonique. Aussi les conseillons-nous dans les maladies asthéniques et dans les engorgements chroniques des articulations. On les voit réussir également dans certaines affections rhumatismales et goutteuses. Elles s'administrent au moyen d'un tuyau flexible de caoutchouc qui part d'un réservoir où l'eau est en ébullition. Un thermomètre, placé dans le réservoir, indique la température de l'eau et permet de calculer exactement les effets qu'on veut obtenir.

L'eau renfermée dans le réservoir est tantôt pure, tantôt chargée de principes médicamenteux. Dans ce dernier cas, la douche est dite *fumigatoire*. La méthode la plus simple, pour administrer les fumigations, est de laisser les vapeurs se répandre librement et envahir un endroit clos où se trouve renfermé le malade qui est, de cette façon, soumis à l'action des principes médicamenteux qui pénètrent dans son économie, à travers les voies respiratoires. Mais il n'est pas toujours nécessaire de les introduire par l'aspiration dans les voies aériennes ; et, lorsqu'on veut les diriger sur une partie déterminée du corps, on se sert simplement de l'appareil usité pour l'administration de la douche de vapeur.

Étuves sèches.

On distingue deux sortes d'étuves sèches : l'étuve sèche générale et l'étuve sèche partielle.

Étuve sèche générale. — C'est une vaste salle assez hermétiquement fermée et chauffée au moyen de calorifères appropriés ou de tuyaux d'eau chaude courant le long des cloisons. Si, par ce moyen, on se propose d'élever la température du corps, il faut que l'air soit fortement échauffé et que l'on y séjourne longtemps. Du reste, le séjour dans cette étuve n'est pas pénible et l'on peut y rester plusieurs heures sans éprouver aucune incommodité. L'étuve, ainsi organisée, provoque la transpiration, active le pouls, échauffe la peau, mais n'agit pas d'une façon notable sur la respiration.

Étuve sèche partielle.— Elle peut être obtenue, comme le bain de vapeur, au moyen de l'encaissement, mais le procédé le plus commode est celui de l'étuve sèche à la lampe.

Étuve à la lampe.— C'est le moyen de sudation le plus usité aujourd'hui. Il est, du reste, employé depuis longtemps et semble avoir été fort en vogue au dix-septième siècle. Neucrantz en parle dans un passage de son livre intitulé : *De purpura* et qu'il publia en 1648. Il en donne même la description. L'appareil était très-simple : on plaçait le malade dans une caisse où se trouvaient deux capsules contenant chacune de 4 à 5 cuillerées d'esprit-de-vin que l'on allumait et que l'on renouvelait aussi souvent qu'il en était besoin.

Glauber, en 1652, et F. Plater, en 1656, décrivent des boîtes à sudation du même genre. Badder employait aussi l'étuve à la lampe. Son appareil se rapproche davantage de celui qui est maintenant usité. C'était une chaise ronde entourée de couvertures et sous laquelle brûlait une lampe à alcool.

Boerhave (1) décrit un appareil à peu près semblable. Hem-

(1) Boerhave, *De morb. vener.*, 1751.

pel(1), qui a publié un mémoire sur ce sujet, décrit l'appareil qu'il emploie et qui n'est autre absolument que celui dont nous nous servons et dont nous donnerons, tout à l'heure, la description.

Dzondi, et dans ces derniers temps Hoppe, ont tous deux préconisé l'emploi de l'étuve à la lampe, et leur procédé ne diffère pas davantage de celui que nous connaissons.

Voici l'appareil aujourd'hui généralement usité : c'est une chaise en bois dont le siége est percé de 15 à 20 trous de un centimètre de diamètre et sur lequel le patient prend place. Entre les pieds de devant se trouve une planche verticale également percée de trous plus ou moins nombreux, et, élevé de quelques centimètres au-dessus du sol, est un escabeau adhérent, horizontal, sur lequel doivent reposer les pieds des malades. L'appareil est garni extérieurement de grands arcs en bois qui sont destinés à maintenir les couvertures écartées du tronc et des membres. Une lampe à alcool, munie de quatre becs, est placée sur le sol, au milieu de l'espace circonscrit par les pieds de la chaise.

Le malade, complétement nu, est assis sur la chaise ; on entoure celle-ci, d'arrière en avant, d'une large couverture de laine dont l'extrémité supérieure est fixée solidement autour du cou du patient, et dont les deux bouts inférieurs sont ramenés en avant et attachés de la même façon. On dispose de la même manière, mais inversement d'avant en arrière, une seconde couverture par-dessus laquelle un large manteau imperméable est étendu.

Le malade se trouve donc dans une atmosphère entièrement close, dont la température est augmentée ou diminuée à volonté, soit par le nombre des lampes, soit au moyen des mèches que l'on peut élever ou abaisser facilement. Dès qu'on a obtenu le résultat que l'on cherche, le malade se lève, revêtu de sa première couverture, et aussitôt il se dirige vers la piscine ou la douche, ou se soumet immédiatement à une application froide quelconque.

La température de l'étuve sèche est portée rapidement à 50° et 55° quand on veut obtenir un effet excitant ou fortement révulsif; mais son action alors ne peut être prolongée, dans la plupart

(1) Hempel, *Weingeist Dampfbad*, 1832.

des cas, au delà de 30 ou 40 minutes au plus. Si l'on recherche simplement l'effet sudorifique, la température ne doit pas être élevée au-dessus de 40° ou de 50° au maximum. Dans ce cas, le malade peut rester sur la chaise à sudation un temps assez long, sans qu'il en soit incommodé sensiblement. Une sueur abondante ne tarde pas à se déclarer, et, aussitôt qu'elle apparaît, on ouvre une issue à l'air extérieur qui pénètre ainsi dans l'appartement, en même temps qu'on fait boire au patient des doses abondantes d'eau froide. C'est le système de l'*étuve aérée.*

Loin d'éprouver, comme dans le premier procédé de l'étuve sèche, une chaleur vive de la peau, une grande pesanteur de la tête, un malaise difficile à supporter, des nausées, des bruissements d'oreille et une accélération du pouls qui peut monter à 130 et même à 150 pulsations, le malade ressent, au contraire, un bien-être et un calme parfaits : l'eau froide ingérée active les sueurs, et, contrairement à l'opinion de Lambert, l'air frais qui est absorbé par les poumons maintient le jeu régulier de la respiration et de la circulation.

Par le procédé de l'étuve sèche, le corps est vite échauffé, la sueur est facilement obtenue et il s'opère, du côté des téguments, une forte révulsion. On conçoit quels avantages on peut retirer d'une telle méthode en raison de sa rapidité d'action, de son énergie et de cette triade d'effets qui sont, après tout, les seuls que l'on demande au calorique : l'*échauffement*, la *sueur*, et *une forte révulsion*. Mais, en raison même de sa puissance, ce procédé présente des inconvénients qu'il importe de signaler. Employé négligemment ou par des mains inexpérimentées, il n'est pas exempt de dangers.

L'étuve sèche a une influence fâcheuse sur les personnes dont le système nerveux est très-impressionnable ; elle produit une excitation générale trop forte. C'est sans doute à cause de cette excitation particulière et trop énergique que nous avons vu quelquefois des douleurs, disparues depuis longtemps, revenir à la suite de son application. En outre, elle favorise, à un certain degré, les congestions de l'utérus et provoque même des hémorrhagies de cet organe. Elle peut occasionner aussi une certaine excitation cérébrale qui se traduit par des vertiges ou une syncope. En tenant compte de l'excitation générale déterminée par le procédé de l'étuve à la lampe, il ne faut pas oublier qu'à cet effet peut s'ajouter celui d'une excitation légère produite par la présence de l'acide carbonique accumulé dans le milieu où se trouve le corps, et qui résulte de la combustion des lampes à alcool. Se mettre en garde, se prémunir contre les accidents, c'est le plus souvent les éviter. Ces accidents, qui peuvent se présenter dans l'emploi de l'étuve aérée et de l'étuve à la lampe, sont moins à craindre quand on fait usage de la première, et c'est pour ce motif que nous la préférons. Toutefois, ni l'une ni l'autre ne peuvent être utilisées, quand la station debout ou la position assise sont impossibles.

Employée seule, c'est-à-dire sans application froide consécutive, l'étuve sèche ne pourrait être supportée sans inconvénient ; elle affaiblirait l'organisme ou serait susceptible de déterminer une excitation maladive de la peau. Les applications froides sont donc, de toute nécessité, indiquées au moment où le malade sort de l'étuve.

Deux effets peuvent être, dans ce cas, cherchés et obtenus par le moyen de l'eau froide :

Le premier consiste, en abaissant tout à coup la température du corps, à provoquer ainsi un mouvement de réaction ; mais il est à remarquer que celui-ci n'a jamais l'intensité qu'il aurait si l'application froide, au lieu de s'adresser à un sujet dont la chaleur a été élevée artificiellement, s'adressait à un individu qui recevrait d'emblée ce mode de traitement.

On sait, en effet, que le calorique, administré préalablement, atténue l'action de l'eau froide, et il n'est pas rare qu'on recherche dans la pratique hydrothérapique cet effet qui résulte de la combinaison d'agents opposés.

Le second effet recherché a pour but d'éteindre la sensation de chaleur produite par le calorique, sensation de chaleur quelquefois très-pénible, douloureuse même. Non-seulement le froid, en modérant ou en faisant disparaître cette chaleur incommode, établit le calme dans l'organisme, mais encore il habitue le corps à des alternatives de chaud et de froid qui le mettent à même de supporter les variations de la température.

Bains turcs, maures, etc.

Nous n'avons pas l'intention de donner ici une description complète de ces sortes de bains usités en Orient et dans certains pays de l'Europe occidentale. Nous dirons seulement qu'ils consistent en une série graduée d'étuves sèches à côté desquelles se trouvent placés des appareils destinés à faire des applications d'eau chaude et d'eau froide. Comme les bains russes, les bains turcs renferment des salles dans lesquelles on pratique des frictions spéciales ou un massage prolongé. Les étuves sont contiguës et presque toujours au nombre de trois ou quatre. Leur température varie généralement de 40° à 80° centigrades. On fait entrer d'abord le malade dans l'étuve la moins chaude ; après un séjour plus ou moins prolongé, on le fait pénétrer dans l'étuve dont la température est immédiatement plus élevée, et on lui fait parcourir graduellement les étuves supérieures jusqu'à ce que la transpiration soit très-abondante. On lui administre alors une pluie tempérée après laquelle on pratique des lavages à l'eau de savon, des frictions ou un massage. Quand cette opération est finie, le malade reste en repos dans une salle modérément chauffée, ou bien il subit une application d'eau froide après laquelle il peut sortir à l'air libre.

Dans quelques établissements de bains turcs, l'opération est moins compliquée et le malade n'est pas obligé de consacrer toute une matinée à ce traitement. Toutefois, le bain turc exige toujours un certain temps ; il n'est donc pas extraordinaire qu'on ait essayé de le remplacer en France par des pratiques plus rapides et tout aussi efficaces. En définitive, que veut-on obtenir par le bain turc ? Élever la température animale, provoquer la transpiration et exagérer les fonctions cutanées. Or, la thérapeutique possède des moyens tout aussi puissants que le bain turc et, dans tous les cas, plus commodes, plus sûrs et moins dangereux. Nous préférons donc aux bains turcs, jusqu'à présent du moins, les étuves sèches partielles ou l'emploi de l'eau chaude.

Nous ferons aux bains turcs les mêmes reproches qu'aux bains russes ; ils ne peuvent être surveillés, et, jusqu'à présent, si nous en exceptons la goutte et certaines formes de rhumatismes, ils sont inefficaces contre la plupart des maladies. Au surplus, il est impossible de soumettre les malades à des applications quotidiennes sans les exposer à des fatigues excessives ou à d'autres accidents. Leur intervention est donc, dans l'état actuel de nos connaissances, limitée à des séances isolées dont l'effet ne peut être durable. Il est possible que ce genre de balnéation puisse rendre de grands services; mais, pour le faire entrer dans la thérapeutique usuelle, il faut des preuves plus concluantes que celles qui ont été produites jusqu'ici. Nous pensons donc que de nouvelles études sont nécessaires et nous souhaitons qu'elles soient faites.

De l'eau chaude.

La méthode hydrothérapique va s'éloignant de plus en plus des errements qui avaient prévalu à son origine. Il est surtout remarquable que l'usage des sudations se restreint davantage de jour en jour. Les malades justiciables de l'hydrothérapie se trouvent, en effet, généralement dans des conditions pathologiques qui repoussent l'emploi de ces pratiques débilitantes et, en même temps, surexcitantes. Aussi, soit à cause de l'affaiblissement de l'organisme, soit à cause de l'aggravation de l'éréthisme nerveux, il est rarement possible de poursuivre au delà d'un mois ou six semaines un traitement qui, dans l'immense majorité des cas, doit être suivi pendant un temps plus long. On perd donc ainsi les plus sérieux bénéfices de l'hydrothérapie et l'on compromet gravement l'avenir de cette médication.

M. Fleury, justement frappé de ces inconvénients, avait renoncé aux sudations forcées produites au moyen de l'enveloppement prolongé, et leur avait substitué les sudations provoquées à l'aide de la chaleur artificielle (lampe à alcool), n'en usant encore qu'avec une extrême sobriété. Il a dû ses succès moins aux sudations qu'à l'emploi méthodique des effets toniques de l'hydrothérapie.

Toutefois, il est incontestable que les sudations ont rendu et rendent encore de véritables services; mais, en présence de leurs inconvénients, il paraît raisonnable de chercher à leur substituer des moyens plus compatibles avec les dispositions morbides de la plupart des sujets qui y sont soumis. La sudation à la lampe, telle que la pratiquait M. Fleury, était déjà un progrès, d'autant mieux que, fort souvent, ce praticien n'allait pas au delà d'un simple chauffage destiné à préparer la réaction ou à atténuer les impressions de l'eau froide.

Dans un grand nombre de cas, en effet, telle est la véritable utilité de la chaleur, de quelque manière qu'elle soit provoquée. Certains auteurs l'ont considérée comme un moyen puissant de rétablir les fonctions de la peau ou de provoquer une révulsion cutanée; la physiologie moderne ne peut se contenter d'explications aussi vagues; elle demande une étude plus minutieuse et surtout une analyse plus exacte des phénomènes nombreux qu'on observe. C'est en s'engageant dans cette voie que quelques auteurs ont pu se convaincre que les effets de l'hydrothérapie se produisent par l'intermédiaire du système nerveux, et par une véritable réflexion des impressions sensitives sur les nerfs moteurs, vaso-moteurs, nutritifs, sécréteurs, etc.

Les circonstances où la méthode spoliatrice est nécessaire sont relativement restreintes ; par conséquent, les sudations ne peuvent constituer la base du traitement hydrothérapique ; elles sont utiles dans un certain nombre de maladies ; mais souvent elles ne constituent q'une pratique préparatoire presque toujours temporaire.

Or, ainsi considérées, elles peuvent être remplacées, *à priori*, par tout moyen quelconque de calorification.

Le plus simple et le plus naturel est un exercice un peu forcé, la marche, la gymnastique, avant l'application de l'eau froide ; l'élévation de la température atmosphérique les rend quelquefois inutiles. Cependant, il ne faut pas oublier que l'exercice est interdit à un certain nombre de malades, tels que les paralytiques, etc.

Si donc de tels sujets réagissent mal ou présentent une trop grande impressionnabilité à l'action du froid, il devient nécessaire de les aider par un artifice.

Nous plaçant à ces divers points de vue, nous utilisons l'eau chaude comme moyen de calorification très-rapide, n'ayant pas les inconvénients de l'enveloppement, des bains de vapeur, de l'étuve sèche et du chauffage à la lampe, et, vu les résultats que nous obtenons tous les jours par l'usage de ce procédé, nous allons insister sur ce point.

L'application de l'eau chaude est tantôt générale, tantôt locale. Les applications générales se font sous forme de douche en pluie ou de douche mobile avec un jet ou une pomme d'arrosoir. Nous nous servons généralement de la douche mobile en arrosoir qui peut servir, tout à la fois, à donner une douche mobile généralisée ou une douche localisée. Toutefois, cette dernière application se fait souvent au moyen d'appareils spéciaux, tels que les bains de siége ou les bains de pieds à eau courante, la douche périnéale, la douche vaginale, la douche ascendante, la douche hémorrhoïdale, etc., etc.

Les opérations les plus ordinaires dans lesquelles entre l'eau chaude comprennent deux parties :

1° L'application de l'eau chaude ;

2° L'application de l'eau froide.

Il est bien entendu que l'eau chaude doit être appliquée la première et, autant que possible, il ne faut laisser aucun intervalle entre son application et celle de l'eau froide.

La température que doit avoir l'eau chaude est extrêmement variable, suivant la tolérance du malade ; nous prendrons donc les termes moyens.

L'impression du froid et du chaud est notablement plus faible lorsque l'eau est administrée en douche que lorsqu'elle est administrée sous forme d'immersions. Ainsi la sensation produite par une douche en pluie à + 26° ou + 30° est presque une sensation de froid et il faut arriver à + 33° et + 35° pour que les malades accusent une sensation appréciable de chaleur. Dans le cours de l'opération, on peut élever progressivement cette température jusqu'à + 40° et 45° et même davantage chez quelques sujets. Mais il importe de commencer toujours par de faibles températures comme + 30° par exemple, en ayant soin de n'augmenter que progressivement et avec précaution.

La tolérance des malades pour l'eau chaude varie, comme nous l'avons déjà dit, suivant une foule de circonstances. Ainsi, dans certains cas d'éréthisme nerveux, chez les malades qui présentent de l'hypéresthésie, il est difficile de faire supporter plus de 32 à 35 degrés de chaleur sans provoquer un malaise extrême ou même des accidents nerveux. Chez d'autres malades, on rencontre une tolérance excessive contre laquelle il est bon de se tenir en garde, et à laquelle il faut éviter d'obéir. Ces différences expliquent suffisamment la nécessité de débuter avec précaution et à n'élever la température de l'eau que par des transitions insensibles.

La durée des applications chaudes générales n'est pas moins variable ; elle comporte des différences individuelles difficiles à indiquer d'avance, mais, en revanche, dévoilées rapidement par la pratique. Les applications locales présentent moins ces inconvénients. Toutefois, il faut en excepter les applications pelviennes et vaginales qui, chaudes ou froides, exigent la plus grande surveillance. Ce que nous pouvons dire, c'est que la moyenne des applications, qu'elles soient générales ou locales, varie, quant à la durée, entre trois et cinq minutes.

Ce court espace de temps suffit pour placer le corps entier, ou les parties soumises à l'action de l'eau chaude, dans un état de calorification aussi prononcé qu'un chauffage à la lampe de vingt-cinq minutes ou un enveloppement de plusieurs heures.

Le passage de l'eau chaude à l'eau froide doit être instantané et, sauf certains cas, sans transition. Mais son mode d'administration et sa durée présentent, selon les indications à remplir, des différences que l'on ne peut généraliser et que nous essayerons de faire saisir plus loin.

Les effets immédiats de cette double application sont des plus remarquables : l'eau chaude, en général, ne rougit la peau que sous l'influence d'une température excessive et, chez beaucoup de personnes, la surface cutanée conserve sa teinte normale. Mais, au moment même où l'eau froide vient à frapper les parties sur lesquelles a porté la chaleur, il se produit une rubéfaction intense. Cette rubéfaction est un résultat de la double action de l'eau chaude et de l'eau froide, animées, l'une et l'autre, d'une certaine force de percussion. Ni l'une ni l'autre en particulier, si ce n'est dans des conditions de température extrême, n'est apte à la produire. Mais leur combinaison y donne lieu d'une manière instantanée et puissante. Assurément, s'il est un cas où l'idée de révulsion puisse se présenter à l'esprit, c'est en présence de semblables effets dont le caractère frappant est au-dessus de toutes les rubéfactions artificiellement produites par l'eau salée, la moutarde, etc., en un laps de temps toujours beaucoup plus long.

On se représente, en général, ce passage subit d'une température élevée à une température très-basse comme pénible et difficile à supporter. Quelques personnes accusent un tel effet, plutôt, selon nous, par opinion préconçue que par sensation réelle ; mais la grande majorité, et notre expérience personnelle concorde, déclare que la sensation de froid, à ce moment, est, au contraire, considérablement atténuée. Il y a, d'ailleurs, dans la différence des effets produits, une preuve convaincante de ces dernières assertions et, s'il est vrai que la perception soit vive, il est aussi très-positif que les effets réfléchis sont considérablement affaiblis, ce qui démontre une modification dans l'impressionnabilité de la périphérie nerveuse. Ainsi nous avons donné des soins à une dame atteinte de névralgies multiples se localisant souvent dans les parois thoraciques et le membre supérieur gauche. Pendant plusieurs mois il nous fut impossible d'administrer l'eau froide seule sans provoquer de violents accès de dyspnée. Nous employâmes l'eau chaude avant la douche froide et nous obtînmes, dès la première séance, une remarquable tolérance. Chez une autre dame, l'eau froide provoquait de violents accès hystériques. Nous pûmes éviter ces accidents par l'emploi préalable de l'eau chaude. Pour démontrer ce fait, les exemples sont nombreux. Nous nous croyons donc autorisé à dire que l'eau chaude atténue l'impressionnabilité de la périphérie nerveuse et, par conséquent, la force réflexe centrale. Elle possède donc une sorte d'action sédative générale qu'on doit utiliser dans le traitement hydrothérapique pour combattre certains états morbides.

Tel est le premier effet de l'eau chaude quand on l'emploie sous forme de douche générale, cette douche ayant une durée de 3 à 5 minutes et suivie immédiatement d'une application froide de courte durée.

Quand cette dernière application est terminée, il se produit promptement une calorification très-marquée et des plus agréables, sans être précédée de cette sensation profonde et interne de froid qui, chez un certain nombre de personnes, précède la réaction après des douches ou des immersions exclusivement froides. Le retour de la chaleur est un phénomène constant et spontané qui n'a besoin ni d'être préparé avant la douche, ni d'être provoqué ensuite par l'exercice de la part des malades, et qui se produit chez les personnes les moins susceptibles de réaction spontanée. On peut donc, à l'aide de ce procédé si simple, faire réagir les personnes qui ne peuvent pas marcher.

Il a les principaux avantages de la sudation ou du chauffage à la lampe, sans la spoliation débilitante, sans les pratiques longues, pénibles et quelquefois fatigantes de la méthode spoliatrice. En outre, la chaleur produite par la réaction se maintient après la douche beaucoup plus longtemps que celles que provoquent les douches seulement froides, après lesquelles on observe quelquefois une seconde réfrigération au bout d'une demi-heure, si les malades ne soutiennent pas, par l'exercice, la première réaction. Au reste, il faut se rappeler que la puissance de calorification varie suivant les dispositions individuelles et le mode d'application.

A ce dernier point de vue, la calorification et la rubéfaction sont proportionnelles : 1° au contraste qui existe entre les deux températures ; 2° à la durée de l'application de l'eau chaude et de l'eau froide et à leur degré de percussion.

Ces deux effets sont faibles si entre l'eau chaude et l'eau froide la différence de température est peu marquée et, au contraire, considérables, si après une application très-chaude on administre de l'eau froide, surtout si l'eau chaude a été appliquée pendant un temps assez long.

Ces effets sont également faibles si l'on emploie les immersions ou les affusions ; ils sont très-marqués quand on emploie des douches, l'eau étant divisée et animée d'une percussion assez forte.

Les effets de tolérance et de réaction que l'on cherche à obtenir par ces applications combinées sont, le plus souvent, très-rapides. Les malades voient renaître leur pouvoir de calorification, une tolérance pour l'eau froide s'établit, et, dès lors, les applications chaudes deviennent inutiles.

Il faut bien se rappeler que c'est à l'eau chaude et non à l'eau tiède qu'il faut recourir quand on veut obtenir cette sorte d'effets. L'application de cette dernière est toujours suivie d'un refroidissement qui peut-être utilisé, il est vrai, dans certains cas, mais qui n'est nullement propre à développer la tolérance des malades pour l'eau froide et à réveiller le pouvoir de calorification ; toutes choses égales d'ailleurs, elle sert plutôt à le diminuer.

Tels sont les effets immédiats qu'on peut appeler des effets physiologiques. Il en est d'autres qui sont essentiellement thérapeutiques et que l'on détermine suivant le procédé opératoire qu'on adopte. Ainsi l'eau tiède employée en immersion, en affusion, en douche, amène souvent le calme chez les personnes dont le système nerveux est très-surexcité. Ce procédé convient d'autant mieux que le malade est robuste, résistant et atteint d'une suractivité fonctionnelle trop prononcée. Enfin, l'hydrothérapie a souvent à lutter contre des états qu'il importe de modifier promptement et contre lesquels l'eau froide reste quelquefois impuissante ou nuisible. Dans ce cas, en employant l'eau chaude, de la façon que nous indiquerons en parlant de la douche écossaise, on parvient, dans un temps très-court, à se rendre maître d'affections douloureuses telles que le lombago, le torticolis, les névralgies, etc.

Bains.

Les bains chauds, soit généraux, soit partiels, sont bien moins employés en hydrothérapie qu'en chirurgie et en médecine, par la raison bien simple que les effets si marqués de l'eau chaude ne sont surtout appréciables que quand on fait intervenir la percussion. Néanmoins les bains offrent des ressources qu'il importe de ne pas négliger, et nous devons en dire quelques mots.

Nous ne parlerons pas ici des bains froids, c'est-à-dire de ceux qui diminuent la chaleur propre du corps, nous aurons l'occasion d'y revenir lorsque nous parlerons de l'immersion. Nous ne nous arrêterons qu'aux bains dont la température est au-dessus de 30°. Ceux-ci peuvent et doivent se diviser en deux catégories : ceux qui n'ont aucune action sur la température animale et ceux qui la modifient.

Le bain de 34° à 35°, c'est-à-dire celui dont la température est celle que nous avons indiquée pour la zone neutre, quand il s'applique à un sujet en état de santé, est sans effet sur la chaleur propre; il ne diminue ni n'augmente les battements du pouls. Il n'agit que sur la peau qu'il baigne, dont il relâche les fibres contractiles et ouvre les pores.

Dans l'état de maladie, le bain neutre trouve des applications. Il modère la fièvre et apaise quelquefois les convulsions. Il convient à certaines personnes nerveuses dont le pouls est vif et dont l'excitation est grande. Il possède une action sédative très-marquée. Quand on veut administrer un bain prolongé, c'est à cette température que doit être l'eau. Dans ce cas, outre son action sédative, il a encore le pouvoir d'amollir la peau et d'empêcher le contact de l'air. C'est à ce titre qu'il a été recommandé par Hebra dans certaines maladies de la peau, c'est-à-dire pour produire une macération prolongée de celle-ci, l'élimination des produits pathologiques, et faciliter la production d'un nouvel épiderme.

Dans le bain chaud dont la température est élevée au-dessus de celle du sang, non-seulement la partie du corps qui est au-dessus de l'eau transpire, mais, d'après toute probabilité, il doit en être de même pour la partie immergée, attendu que la chaleur humide provoque habituellement la sueur, et que la pression de l'eau est insuffisante pour en empêcher la sortie de la paroi cutanée.

Ici se place une question longtemps débattue, longtemps controversée, et que nous ne pouvons pas passer sous silence, c'est celle de l'*absorption* dans le bain.

De l'absorption cutanée dans le bain. — Le pouvoir absorbant de la peau s'exerce-t-il dans les conditions de l'économie vivante tel qu'il a été démontré sur la nature morte? Depuis Haller, qui a remarqué que la surface cutanée absorbait l'eau contenue dans l'air humide, la question a été agitée sous toutes ses faces et soumise au contrôle de l'expérimentation. Ce n'est pas le lieu de passer en revue les belles recherches de W. Edwards sur l'aptitude d'absorption de la peau chez les animaux à sang froid, ni celles de Magendie sur le rôle de l'épiderme par rapport à l'imbibition, sans parler des nombreux observateurs dont les efforts ont tendu à préciser la faculté endosmotique du tégument externe. Le sujet des divergences et des incertitudes régnant encore aujourd'hui consiste surtout dans l'appréciation des modes du phénomène, et, en particulier, pour ce qui se passe dans le bain d'eau à l'état liquide, soit relativement pure, soit chargée de principes médicamenteux. Nous nous en tiendrons, en ce qui nous concerne, à l'immersion plus ou moins prolongée du corps dans le bain au point de vue médical.

Il y a, dans les expériences très-diverses et contradictoires qui ont eu pour objet l'absorption cutanée, à séparer celles où la pénétration de l'eau et des substances solubles de la peau est favorisée par des pratiques ou des manœuvres spéciales (frictions, dénudations, dessiccations, applications toniques), d'avec celles où il s'agit uniquement de la pénétration des parties immergées chez l'homme.

Les études de Maret, qui avait constaté l'augmentation du poids du corps à la suite de bains de rivière (1), de Madden, assurant qu'un bain à 34° centigrades d'une demi-heure de durée produisait une légère augmentation du poids du corps, tandis qu'un bain à 36° ou 37° le diminuait notablement (2), de Kœthler sur des données analogues (3), ont précédé les travaux de Séguin, publiés en collaboration avec Lavoisier dans les Annales de chimie (4). Dans trente-trois expériences faites sur le changement que le corps humain éprouve après un bain de trois à quatre heures, Séguin disait avoir constaté une diminution de poids. La perte, en moyenne, était comme il suit :

Température.	Dans le bain.	A l'air libre.	Proportion.
10 degrés R.	809 grammes	2255 grammes	: : 1 : 2,75
18 «	1525 «	3171 «	: : 1 : 2,07
28 «	1005 «	3088 «	: : 1 : 1,307

Séguin, au lieu de déduire de ces faits que l'absorption d'eau dans le bain avait compensé en partie la déperdition due à la double

(1) Maret, *Mémoire sur la manière d'agir des bains d'eau douce et de mer*. 1771.

(2) Madden, *An exper. inquiry into the physiology of cutaneous absorption*.

(3) Kœthler, *Ueber die zweckmässige Anwendung der Homes and Kluges Bäder*. Vien, 1823.

(4) Tome XC, page 5.

exhalation pulmonaire et cutanée, imagina que la transpiration à la surface de la peau était diminuée et même arrêtée, notamment dans le bain froid, par l'influence du milieu humide. L'expérience a redressé cette interprétation en utilisant l'observation très-intéressante et bien conduite qui semblait la motiver. On sait aujourd'hui, ainsi que l'a démontré M. Kuhn (de Niederbronn), que la température est le grand modificateur de l'action des bains. Le bain sollicite le mouvement des liquides de l'extérieur vers l'intérieur, lorsqu'il est frais ; il provoque l'exhalation lorsqu'il est chaud (1). Il y a des degrés intermédiaires et, d'après cet expérimentateur, « la « température indifférente constitue la limite où l'absorption cesse « et où l'exhalation commence ». C'est généralement entre 32° et 34° centigrades que se constate le point où le corps immergé n'accuse aucune sensation de froid, du moins chez les sujets en pleine santé. Il est évident que le tempérament, l'idiosyncrasie des individus, les conditions morbides, la température du milieu ambiant, l'heure de la journée, etc., feront varier ce que M. Kuhn a entendu par *degré isotherme*, ou température normale du bain, ce que nous avons appelé *ligne neutre*. M. Henry fils a même proposé la substitution de ce zéro isotherme, dans la pratique balnéaire, à celui de l'échelle thermométrique, lequel est trop absolu pour correspondre aux exigences des susceptibilités organiques et individuelles (2).

M. Duriau, dans un mémoire qu'il a développé ultérieurement (3), a confirmé, par un nombre considérable d'expériences comparatives, les conclusions de M. Kuhn. Toutefois, il fait remarquer que la source de chaleur inhérente au corps de l'homme déverse sans cesse une quantité nouvelle de calorique que contre-balance une déperdition égale à cette somme. D'après cela, le degré d'indifférence doit correspondre précisément au point où le bain soustrait au corps immergé une quantité de calorique égale à celle qui se produit physiologiquement. Partant de cette division en bains pris à la limite thermique, ou au-dessous, ou au-dessus, M. Duriau a vérifié par lui-

(1) Kuhn, *Les Eaux de Niederbronn*. Introduction, XXIX, 1855. *Revue d'hydrologie*, 1861, n. 11.

(2) Henry fils, *Annales de la Soc. d'hydrol.* Tome II, page 2900 et suiv.

(3) Duriau, *Annales de la Soc. d'hydrol.* Tome II. *Archives générales de médecine*, février 1856.

même, en vertu d'une moyenne faite après plusieurs expériences, l'augmentation de 16 grammes après un quart d'heure de séjour dans l'eau, de 35 grammes après trois-quarts d'heure, et de 45 grammes après une heure et quart. Toutes les précautions voulues avaient été prises pour éviter les erreurs dans le procédé expérimental. C'est d'ailleurs ce qu'avaient avancé Collard de Martigny et Barthold. Ce dernier avait vu également le poids du corps, plongé dans le bain, s'accroître de 12 grammes après une immersion d'un quart d'heure, la température de l'eau étant à 35° cent. et celle de l'air à 18° (1). Un médecin anglais, Dill, cité par M. Milne-Edwards, a tiré d'expériences analogues ces démonstrations de la faculté absorbante de la peau (2). Il y aurait donc, si cet ordre de faits recevait sanction définitive, à reconnaître une solidarité entre l'imbibition et la réaction du tégument externe dans le bain.

M. le docteur Willemin a publié, dans les *Archives générales de médecine*, en 1863 et 1864, deux très-remarquables mémoires sur l'absorption cutanée dans le bain. Un habile chimiste, M. Hepp, lui prêtait un concours précieux, et ses expériences multipliées à l'aide de collaborateurs intelligents, basées, pour les pesées, les unes sur la balance romaine, les autres sur l'usage de l'hydrostat du professeur Kœppelin, d'une exactitude rigoureusement éprouvée, apportent un élément capital dans la controverse de l'absorption de l'eau par la peau. Sans entrer dans le détail de cette savante expérimentation, parmi les conclusions du double travail dont il s'agit, il importe de relever les suivantes :

Pour M. Willemin, « l'absorption de l'eau, dans les bains simples « ou diversement minéralisés, est mise hors de doute par des pe- « sées exactes faites avant et après le bain ».

« Ces pesées ont montré qu'à la sortie d'un bain tiède de 30 à « 45 minutes de durée, le poids du corps reste le plus souvent station- « naire; dans le tiers environ des cas, il subit une faible diminu- « tion qui est généralement très-inférieure au poids que le sujet « perd dans un même temps à l'air libre. L'augmentation absolue « de poids, à la suite d'un bain, est plus rare et faible aussi. »

(1) Barthold, *Annali univers. di medicina*, décembre 1839, p. 640.

(2) Milne-Edwards, *Leçons sur la physiologie comparée*. Tome V, 1re partie.

« L'analyse chimique démontre que, dans un bain tiède, l'exha-
« lation cutanée continue à se faire. »

« L'absorption de l'eau ne semble influencée ni par la compo-
« sition, ni par la densité du liquide employé; elle varie surtout
« avec les conditions physiologiques (1). »

Comment concilier pareils résultats appuyés sur les expériences les plus exactes avec les dissidences imposantes que soulève l'absorption de l'eau par le tégument externe ? Le professeur Lœschner, de Prague, entre autres, a nié l'absorption cutanée, et assigné le rôle thérapeutique, dans l'emploi des bains minéralisés, à l'inhalation pulmonaire. A deux reprises, la Société d'hydrologie a entendu les rapports d'une commission chargée de résoudre, par la critique et l'expérimentation, le problème qui nous occupe; des recherches de M. Laurès, poursuivies avec soin, ont été invoquées par cette commission et tendent à la négative (2). La question est restée pendante avec d'autant plus de motifs qu'un fait, bien autrement contradictoire, vient démontrer combien les phénomènes de cette nature sont compliqués. M. Homolle avait signalé l'alcalisation et la diminution de la densité des urines au sortir du bain simple (3). C'était également la conclusion de M. Sergent, auteur d'une thèse inaugurale soutenue devant la Faculté de médecine de Paris, en 1862. Or, une thèse également présentée à la même faculté par M. Hébert, en 1861, a fourni des conclusions diamétralement opposées.

Nous croyons, avec M. le professeur Béclard, que ces divergences ne prouvent nullement contre le pouvoir absorbant de la peau, mais que l'élément de température d'une part, et, de l'autre, celui des variations qui peuvent survenir dans l'évaporation pulmonaire, pendant la durée du bain, méritent, non-seulement d'être pris en considération, mais doivent prédominer dans les recherches entreprises de nouveau pour éclairer ce point de physiologie (4).

Enfin, M. Jamin a récemment communiqué à l'Académie des sciences une note sur des recherches poursuivies à Néris, à l'aide des

(1) Willemin, 2e mémoire (*Archives générales de médecine*, 1864).
(2) *Annales de la Société d'hydrol.* Tome XVI, page 422.
(3) Homolle, *Archives générales de médecine*, 1856.
(4) Béclard, *Dictionn. encyclopéd. des sciences médicales.* Art. ABSORPTION.

pesées, et dont les résultats varient, non-seulement en raison des quantités d'eau absorbées ou perdues, mais relativement aussi aux différences d'exhalation de certains gaz, notamment du gaz acide carbonique, déterminées par les conditions mêmes de l'expérience. La question n'est donc pas encore dégagée de toutes ses inconnues (1).

Pour expliquer les effets produits par les bains chauds, il n'y a qu'à rappeler les modifications que la chaleur fait subir aux fonctions physiologiques. Elle élève la chaleur propre, elle agit comme excitant sur les nerfs du sentiment comme sur ceux du mouvement, ainsi que sur les nerfs vaso-moteurs, excitation qui se fait surtout sentir sur le cœur et les vaisseaux capillaires.

Nous ferons remarquer qu'il est rare que l'on recherche, au moyen du bain chaud, à élever la chaleur propre du corps dans certaines maladies où elle est abaissée ; c'est là, croyons-nous, une fausse manœuvre ; ce n'est pas la chaleur du corps qu'il faut élever dans ce cas, mais c'est le refroidissement qu'il faut empêcher, en cherchant à en détruire la cause.

Les bains chauds sont quelquefois employés comme révulsifs, en produisant une dilatation des capillaires de la peau, comme dérivatifs, dans certains cas d'inflammations internes. On les emploie aussi pour favoriser l'éruption de certains exanthèmes aigus, pour provoquer la sueur, en un mot, toutes les fois qu'il y a indication à produire une excitation à la périphérie aux dépens des organes internes.

Douches chaudes.

La douche chaude produit des effets excitants immédiats dont les résultats varient suivant le mode opératoire. Cette action ne saurait être mise en doute, action limitée, ou d'une énergie secondaire à la vérité, mais à laquelle les applications consécutives d'eau froide impriment une remarquable intensité.

Par elle-même, l'eau chaude détermine, à la surface cutanée, un afflux plus ou moins considérable de sang, une rubéfaction. Si l'eau froide vient ensuite à être appliquée, la rougeur augmente

(1) *Union médicale*, 1872, n. 86.

aussitôt et elle persiste bien plus longtemps que si l'on s'était borné à l'emploi pur et simple de l'eau chaude, phénomène dont nous avons donné l'explication dans la partie physiologique de ce livre.

L'eau chaude, nous l'avons dit, sert de préparation aux effets que l'on cherche par le moyen de l'eau froide, et, au risque de tomber dans des redites, nous le répéterons, accentue ou rend plus franche la réaction; dans quelques cas, même, elle la produit artificiellement, ce qui est un immense avantage dans certaines maladies et chez certaines personnes, notamment chez les paralytiques.

Quand le malade est dans des conditions morbides qui rendent la réaction physiologique, la vraie réaction spontanée, difficile, l'eau chaude commence par réveiller la circulation et prépare cette réaction; mais elle serait impuissante à produire d'une manière complète et surtout durable les effets que l'on recherche, si l'eau froide n'intervenait pas en dernier lieu.

Sous l'influence de l'eau chaude, la contraction vasculaire est paralysée, les vaisseaux se dilatent, le sang s'accumule vers la surface extérieure. Au moment où la peau subit le contact de l'eau froide, il y a excitation momentanée, resserrement des vaisseaux, reflux de sang vers les parties profondes ; mais à cette excitation succède immédiatement une paralysie plus intense, et la congestion s'accroît. Il se produit alors une sédation et même une sorte d'anesthésie qui est fort utile à connaître.

Ces effets ne se produisent que lorsque la douche chaude est prolongée. Au début de son application, elle ne paralyse pas les vaisseaux, elle les excite simplement. Si donc on administre une douche de courte durée, on ne déterminera que des phénomènes d'excitation, et la douche froide ne venant qu'après, au lieu de paralyser les vaisseaux, ne fera que les exciter davantage. On peut donc produire des effets sédatifs et des effets excitants, en associant ensemble la douche chaude et la douche froide. C'est de ce principe que dérivent la douche écossaise et la douche alternative.

Douche écossaise.

La douche écossaise consiste dans l'application d'une douche chaude dont la température, progressivement et lentement élevée, commencée à 30° environ, est portée jusqu'à 40°, 45°, 50° et même 52°, et est suivie immédiatement d'une application courte d'eau absolument froide.

L'eau chaude fait rougir la peau d'une façon très-notable, mais la rubéfaction augmente encore assez fortement dès que l'eau froide vient frapper la surface des téguments.

Cette douche produit des effets révulsifs des plus remarquables auxquels ne sauraient être comparées toutes les autres pratiques révulsives, aussi l'emploie-t-on avec le plus grand succès dans les affections où ce genre de médication est indiqué. Par ce moyen, on se rend maître rapidement de certaines affections douloureuses comme le lombago, le torticolis, la sciatique, etc. Nous aurons, du reste, l'occasion de revenir sur ce sujet, quand nous parlerons de ces diverses affections.

Douche alternative.

Ce procédé consiste à faire succéder plusieurs fois de suite, et pendant un temps égal, alternativement, une douche chaude et une douche froide. Cette douche est plus excitante que la douche simplement froide ou chaude, parce que la chaleur ramène l'excitabilité que le froid a dissipée. Aussi est-elle employée souvent dans les paralysies rebelles, dans les engorgements anciens et dans certaines affections de la moelle épinière.

Pour l'application de ces deux sortes de douches, il faut deux tuyaux d'alimentation, l'un d'eau chaude, l'autre d'eau froide, se réunissant en un point où se trouve un robinet coudé à trois voies et disposé de telle façon qu'en manœuvrant le levier de ce robinet, on puisse, à volonté, modifier la température de l'eau qui doit être employée. Les appareils qui servent aux applications générales ou locales dans lesquelles l'eau chaude et l'eau froide sont employées seront décrits ultérieurement (*fig.* 7 et 15).

Divers modes d'application de l'eau froide.

« La vie ne s'accomplit que dans un milieu liquide. Ce n'est que « par des artifices de construction que les organes de l'homme,

« ainsi que ceux des autres animaux, peuvent vivre dans l'air ; mais « tous les éléments actifs de leurs fonctions vivent, sans exception, « à la façon des infusoires, dans un milieu liquide intérieur. »

Ces paroles de Claude Bernard (1) sont une épigraphe essentiellement applicable à notre sujet.

On sait que l'eau est un des éléments les plus répandus de notre organisme; qu'elle entre, pour une grande partie, dans la constitution de nos tissus et que des recherches modernes ont démontré que généralement tous les organes, et en particulier les ligaments, les tendons, les cartilages, le tissu jaune élastique, la cornée, la sclérotique, en renferment des proportions notables. C'est à l'eau qu'ils contiennent que ces organes doivent leurs propriétés physiques les plus distinctes, c'est par elle que leur aptitude fonctionnelle se développe. L'eau entretient la souplesse des organes de l'économie; elle facilite les mouvements des viscères, sert de véhicule en même temps que d'agent de dissolution aux aliments qu'elle prépare à jouer leur rôle nutritif.

En thérapeutique, les propriétés de l'eau se montrent d'une efficacité remarquable. Certains auteurs, suivant la ligne tracée par des préjugés de longue date sanctionnés par l'autorité des médecins, considèrent encore l'usage de l'eau comme défavorable à l'organisme. Ils enseignent que l'eau est le débilitant par excellence ; qu'ingérée, elle produit l'atonie du tube digestif, et engendre les diarrhées, la pléthore aqueuse, et entraîne, à la longue, l'inertie et la mollesse des organes de la locomotion (2), etc.

Combien ces idées, quoique d'une date récente, doivent paraître vieillies à ceux qui, emportés par la marche de l'esprit moderne dans le mouvement scientifique qui s'est opéré en ces dernières années, ont étudié le rôle de l'eau dans les diverses conditions morbides de l'organisme. Il en est, comme Guérard (3), qui ont pu, grâce à une conviction basée sur les faits thérapeutiques, formuler cette pensée générale que, « si l'on obéissait plus fréquemment aux

(1) *Études physiologiques sur quelques poisons américains.* Leçons faites au collége de France par M. Cl. Bernard.

(2) Lévy, *Traité d'Hygiène.*

(3) *Dictionnaire de Médecine*, en 30 volumes.

indications naturelles, l'eau pure et simple, prise à la température ordinaire, serait, de toutes les tisanes, la plus usitée. » D'autres lui ont attribué le mérite d'un agent modificateur puissant, jouant un rôle actif dans les sécrétions et les exhalations, et pouvant se substituer à la plupart des médicaments. Ces considérations générales expliquent suffisamment le rôle que peut jouer l'eau froide prise en boisson. Mais, utilisée de cette manière, elle ne constitue qu'une pratique de la méthode hydrothérapique qui repose principalement sur l'emploi de l'eau à l'extérieur.

En étudiant la part prise par Currie dans le mouvement de rénovation de la médecine hydrothérapique, nous avons fait ressortir que l'idée principale, mère de la doctrine formulée par cet auteur, était basée sur cette action spéciale de l'eau froide : soustraction du calorique ou abaissement de la chaleur animale. C'est là, en effet, le premier résultat déterminé par l'application de l'eau à l'extérieur, résultat qui entraîne avec lui le spasme, la rétraction des vaisseaux et la rigidité des tissus. Nous avons vu qu'à ces phénomènes de rétraction de la peau et des tissus, et de diminution de la température à la surface, ne tardent pas à succéder des phénomènes secondaires qui se traduisent par un afflux de sang considérable à la surface du corps, par le retour de la chaleur, par la tonicité imprimée aux muscles et par la souplesse des mouvements. Enfin, nous avons vu aussi que, si l'application du froid est prolongée, les phénomènes réactionnels cessent, les forces actives s'épuisent et l'économie ne tarde pas à subir le retour graduel des phénomènes, tels que le frisson, le froid, la rigidité des mouvements, etc.

Tels sont les principes généraux qui doivent nous servir de guide dans l'application extérieure de l'eau froide.

L'eau froide est la base de l'hydrothérapie. On l'emploie à l'état liquide, à l'état solide et à l'état gazeux, ou réduite en poussière. Les effets qui en résultent varient considérablement suivant le degré de température, le mode d'application et la durée de cette application. L'eau, à l'état liquide, produit des effets différents suivant sa température. A température égale, l'eau qui est simplement appliquée sur le corps et qui le mouille sans percussion ne produit pas les mêmes phénomènes que l'eau qui est animée d'une force de projection. Les résultats de l'application sont aussi modifiés suivant le degré de la force de projection et suivant la durée de l'opération. Aussi importe-t-il de connaître tous les procédés à l'aide desquels on peut appliquer l'eau froide à l'extérieur.

La température de l'eau, son mode d'application, la durée de l'application, tels sont donc les éléments qui doivent entrer en ligne de compte, si l'on veut parfaitement connaître les effets variés de l'eau froide sur l'organisme.

Pour produire une réaction vive, c'est-à-dire déterminer une action franchement excitante, on emploiera de l'eau froide, la projection devra être forte, et la durée de l'application courte.

Si l'on recherche une action moins vive, ce qui est souvent nécessaire chez les personnes facilement excitables, on peut atteindre ce résultat en employant de l'eau moins froide, en diminuant la force de projection et en prolongeant l'application. On peut aussi, pour arriver au même but, faire précéder l'emploi de l'eau froide d'une application prolongée d'eau chaude qui a pour effet d'atténuer l'excitabilité que l'eau froide est susceptible de développer.

Lorsqu'on n'a pas besoin de réaction, et qu'au contraire on veut obtenir des effets sédatifs, ou une action antiphlogistique, deux moyens peuvent être utilisés : l'un consiste à employer de l'eau froide, appliquée pendant longtemps sans percussion ; l'autre à faire une application suffisamment longue d'eau tempérée.

La propriété sédative ou antiphlogistique de l'eau froide ne saurait être utilisée dans tous les cas impunément, et nous recommandons expressément de ne recourir aux applications générales prolongées qu'avec mesure et précaution. En agissant autrement, on s'exposerait à produire une véritable sidération du système nerveux et à provoquer des accidents plus sérieux que ceux qu'on veut combattre. Toutefois, si ces applications générales d'eau froide sont imposées par la situation, il faut surveiller attentivement le malade et procéder avec la plus grande attention.

L'application localisée ne présente pas le même péril; elle est presque toujours inoffensive. Les moyens les plus connus qui, dans ce cas, sont employés pour produire l'action calmante, sédative et antiphlogistique, sont les compresses froides étendues sur le partie malade et souvent renouvelées, l'irrigation continue, les sacs à glace, qui, par la durée de leur application, s'opposent à toute espèce de réaction.

Il est des cas ou l'excitation, où, si l'on veut, l'irritabilité de certains sujets, est due à un état de faiblesse générale. Dans ce cas, on n'obtiendra d'effet sédatif que lorsque l'on aura fait cesser cette faiblesse générale. Or, pour la faire cesser, il faudra avoir recours aux moyens qui provoquent la réaction, c'est-à-dire aux moyens excitants. L'état général étant amélioré, l'irritabilité nerveuse cessera, car elle en est la conséquence. La sédation obtenue dans ce cas est donc différente de celle qu'on provoque par les applications exclusivement et directement calmantes. C'est ce qu'on peut appeler une sédation indirecte.

Lorsque l'excitation est franche, et que la faiblesse n'est pas très-prononcée, il vaut mieux faire des applications souvent répétées, simples et peu fatigantes pour le malade, que de recourir à l'emploi de moyens trop énergiques susceptibles de jeter une perturbation trop vive dans l'organisme. Ces deux méthodes produisent également une sédation résultant de l'épuisement nerveux qui succède très-facilement, chez les personnes impressionnables, à l'excitation que provoquent certaines applications froides. Mais il convient de ne pas soumettre ces personnes à l'influence d'agents perturbateurs trop violents, et c'est pour cette raison que nous préférons, dans ce cas, à la douche les frictions faites avec un drap mouillé et non tordu. Nous avons vu des malades supporter, dans une seule journée, dix applications successives de ce procédé, que nous décrirons plus loin. A mesure qu'on multiplie les applications, le mouvement de réaction diminue de plus en plus; il finit même par devenir à peu près nul, et, à la longue, l'action sédative est obtenue par le fait d'une sorte d'engourdissement du système nerveux. Il semble que ces mouvements de concentration répétés épuisent ce système; sous leur influence la sensibilité s'émousse, les impressions deviennent moins vives, les actions réflexes moins accusées et l'innervation, en un mot, paraît annihilée. Dans ces conditions, la sédation semble se produire par une sorte d'action physique résultant de la soustraction de chaleur. Du reste, les irrigations continues, la glace, n'agissent pas d'une autre façon. C'est en paralysant la sensibilité de la peau, et en éteignant les impressions périphériques, qu'elles stupéfient à la longue le système nerveux. A partir de ce moment, il n'y a plus lieu à considérer l'organisme ou les tissus que comme un corps chaud soumis à l'action prolongée d'un corps froid.

Nous avons dit que l'eau très-froide n'avait pas seule le privilége de produire une action sédative ; cette action peut être provoquée directement par l'emploi judicieux de l'eau tempérée. C'est ainsi que, pour atteindre ce but, la piscine tiède, les bains tièdes ou tempérés, nous offrent parfois de grandes ressources. Mais, ainsi que nous l'avons dit en parlant de l'eau chaude, il faut savoir que la température de l'eau ne doit jamais être trop élevée, car alors on provoquerait un effet opposé à celui que l'on recherche.

Il ne faut pas croire que le manuel opératoire réside simplement dans la recherche d'actions excitantes ou sédatives générales qui, répétées successivement, entraînent, par la suite, des actions plus complètes. Le traitement hydrothérapique produit d'autres effets et se compose d'autres procédés. Il existe notamment des applications localisées dont le sens sera déterminé plus tard, et qui répondent à des indications thérapeutiques bien définies. Ces applications tout à fait spéciales, qui constituent un des éléments les plus importants de l'hydrothérapie et dont les effets sont les plus variés, comprennent les différentes espèces de douches, telles que les douches hépatique, splénique, périnéale, etc., et quelques bains localisés, tels que les bains de siége, les bains de pieds, etc., etc.

En décrivant ces procédés, nous signalerons les effets qu'ils peuvent produire, nous ferons connaître leurs avantages et leurs inconvénients, et nous tâcherons d'indiquer les cas dans lesquels ils doivent être employés.

En résumé, une réaction franche, une réaction faible, ou même une réaction nulle, tels sont les trois résultats qu'on peut obtenir par l'application de l'eau froide sur toute la surface du corps. Ces résultats dépendent, d'une part, de la température de l'eau, et, de l'autre, de son mode d'application.

La détermination de la température de l'agent, du procédé à employer, de la durée de l'application, a des règles à peu près fixes, qui ne varient que dans une certaine limite et qu'il importe de connaître exactement.

En général, pour instituer un traitement hydrothérapique raisonné, il est nécessaire d'essayer la susceptibilité du malade et de rechercher la température de l'eau qu'il convient d'employer. Mais, avant de procéder à ces essais préparatoires, et pour bien déterminer le choix du procédé qu'on se propose d'adopter, il faut tenir le plus grand compte de la nature du mal et savoir, d'une façon exacte, l'effet qu'on veut produire. Bien entendu, ces considérations ne se rattachent qu'à l'emploi des applications générales; car elles seraient tout à fait insuffisantes; s'il s'agissait de régler certaines applications localisées. Nous traiterons plus tard dans tous ses détails cette question si intéressante de pratique hydrothérapique.

Relativement au mode d'application de l'eau froide, deux moyens principaux sont utilisés. L'eau est projetée sur le corps avec plus ou moins de force; ou bien elle est simplement mise en contact avec les téguments, sans qu'il y ait percussion.

Le type des applications sans percussion est l'*immersion*, le type des applications avec percussion est la *douche*.

Étudions ces deux modes d'application.

Immersions.

Piscines. — Il est inutile de définir l'immersion. Tout le monde s'entend sur la valeur de ce mot et chacun connaît le bain de rivière et le bain de mer qui sont les types de l'immersion.

Ces deux sortes d'immersion ne se ressemblent nullement; elles diffèrent entre elles suffisamment, au point de vue des effets physiologiques qu'elles produisent, pour qu'on ait cherché à les utiliser l'une et l'autre séparément. Malheureusement, elles ne peuvent pas être soumises à une règlementation sérieuse, et l'organisation balnéaire, telle qu'elle existe aujourd'hui, n'offre pas toutes les facilités désirables pour régler convenablement la température de l'eau employée et la durée de l'application.

Les piscines installées dans les établissements spéciaux répondent beaucoup mieux à tous les usages thérapeutiques; car il est toujours facile, non-seulement de rendre l'eau courante, comme dans le bain de rivière, mais encore de faire arriver dans la cuve un flot qui percute le malade de manière à produire les effets de la vague.

La piscine est une simple cuve, entièrement remplie d'eau froide. On y plonge le malade quand on veut, à la fois, engourdir la sensibilité et l'irritabilité musculaire et déterminer un effet excitant modéré.

Cet engourdissement primordial qui survient chez le sujet ainsi soumis à cette application générale d'eau froide, et le sommeil qui succède souvent à cet engourdissement, ont fait considérer la piscine comme un agent sédatif. Cette appréciation est fausse, selon nous, et il y a là une erreur d'interprétation qu'il est facile de démontrer.

La réaction ne fait point absolument défaut, comme on pourrait le croire; elle se produit, même dans la piscine, à moins que le malade n'y séjourne longtemps et ne reste dans une immobilité absolue. Dans ce cas, alors, on observe une espèce de sidération du système nerveux qui n'est pas sans danger et à laquelle il serait téméraire d'exposer le malade.

Les effets primitifs d'engourdissement produits par la piscine ont pour conséquence de s'opposer au retour trop prompt de l'activité fonctionnelle qui se manifeste si rapidement et avec tant d'intensité après une douche courte et froide. Cette lenteur dans l'arrivée de la réaction est recherchée par le médecin qui veut, à la fois, calmer des phénomènes d'excitation entretenus par une faiblesse constitutionnelle et relever, dans une certaine limite, les forces de l'organisme. L'action tonique produite par l'immersion froide est manifeste; seulement le mouvement vital de réaction est très-ralenti.

Action tonique et ralentissement de la réaction, action sédative indirecte, tels sont donc les effets que produit la piscine à eau froide. Ces effets sont maintes fois utilisés dans un grand nombre d'affections du système nerveux, et notamment pour combattre certaines chorées greffées sur une constitution anémiée.

Nous avons dit que, si le sujet reste immobile dans la piscine, l'engourdissement peut être nuisible et provoquer parfois des congestions internes. Pour mettre le malade à l'abri de pareils accidents, il faut lui recommander de s'agiter de façon à développer de la chaleur par le mouvement. Il est souvent nécessaire de faire ces recommandations, car la piscine est, sans contredit, le modificateur hydrothérapique qui soustrait le plus de calorique à l'économie et qui, par conséquent, l'expose le plus au refroidissement.

Quand le malade ne peut pas faire de mouvements, et qu'il est nécessaire de calmer la sensibilité ou l'excitabilité musculaire sans provoquer une trop grande soustraction de calorique, on fait plonger à plusieurs reprises le patient dans la piscine au moyen d'appareils spéciaux, et l'on fait arriver dans le bassin des courants d'eau qui agitent la masse liquide en tout sens.

L'eau courante, il est vrai, refroidit plus que l'eau dormante, mais elle facilite le mouvement de réaction, et rend, par cela même, l'engourdissement ou le mouvement de concentration moins prononcé, chose qu'il faut éviter, surtout quand le malade est dans l'impossibilité de marcher ou de remuer.

Les effets physiologiques des piscines à eau froide varient suivant que la durée de l'immersion est courte ou prolongée, que le malade s'agite ou reste immobile, et que l'eau est courante ou dormante.

L'eau de ces bassins artificiels est généralement d'une température qui oscille entre 8° et 15° centigrades, et le malade y reste plongé pendant un temps qui varie de 30 secondes environ à 4 minutes. Ces variations de température et de durée reposent d'ailleurs entièrement sur la puissance de réaction de l'individu et sur les manifestations morbides que l'on veut combattre.

Bien qu'il n'y ait pas de règles absolument fixes, voici comment on procède habituellement.

Supposons le cas d'un malade ayant une constitution moyenne et se présentant avec des accidents convulsifs hystériques ou choréiques compliqués d'un état anémique ; que devons-nous faire ?

Faut-il, dès le premier jour, soumettre notre malade à l'action de la piscine? Non; à moins qu'il ne faille, à tout prix, engourdir une excitabilité trop prononcée. S'il n'y a pas lieu de recourir absolument, et d'emblée, à l'emploi de la piscine, qui est pourtant indiquée par la maladie, mieux vaut tâter la susceptibilité du sujet à l'aide d'une douche froide et courte, mais très-légère. On examine attentivement les effets immédiats produits par la projection de l'eau froide, l'état de la circulation et celui de la respiration. On voit si la réaction est proportionnelle à l'action de la douche; on se renseigne exactement sur les effets consécutifs et on note la durée de ces effets. En procédant ainsi, on recueille autant d'éléments qui permettent d'apprécier le degré de réceptivité du malade. Si l'on constate que ce degré de réceptivité est au-dessous de la moyenne, on temporise encore, tout en continuant l'emploi de moyens propres à mettre l'organisme dans des conditions favorables pour qu'il ressente les heureux effets d'une méthode plus énergique que son état particulier réclame. Si la réceptivité ou, si l'on veut, la puissance de réaction de l'individu est au-dessus de la moyenne, on peut alors, sans inconvénient, employer la piscine.

La piscine une fois indiquée, il faut que le malade y entre résolûment, sans hésitation, et, après s'être plongé dans l'eau, il doit s'agiter, afin d'éviter un engourdissement trop prononcé. Après une minute de durée, on arrête l'immersion.

Si l'on voulait renouveler plusieurs fois la sensation de froid, on ferait courir de l'eau dans le bassin à l'aide de robinets disposés dans ce but.

Après cette première immersion, on examine attentivement le malade. Si la réaction a été rapide, on a soin, à la séance suivante, de prolonger l'immersion de 15 à 20 secondes, et ainsi de suite, jusqu'à ce qu'on ait observé que la réaction se produit lentement, sans amener pourtant une trop grande concentration du sang.

Administrée de cette façon, la piscine excite moins que la douche; elle tonifie et finit par régulariser les fonctions du système nerveux. C'est pourquoi certaines névroses excitantes, développées dans un organisme affaibli, sont très-heureusement combattues par ce moyen. En dehors de ces applications spéciales, on utilise la piscine après une sudation, afin d'abaisser la température du corps artificiellement élevée; elle est aussi très-salutaire pour combattre la fatigue et l'insomnie.

La piscine est contre-indiquée chez les hystériques qui crachent le sang ou qui ont de violents accès de suffocation, chez certains vertigineux, chez les personnes atteintes d'affections cardiaques ou pulmonaires, ainsi qu'au début du ramollissement cérébral et dans les maladies congestives de la moelle.

Nous voyons donc que la piscine est spécialement indiquée dans les névroses excitantes qui ont pour base ou pour principe un état anémique.

Lorsque ces névroses excitantes ne sont point engendrées par l'anémie, ou que l'excitabilité est tellement prononcée que le malade ne peut supporter le contact de l'eau froide, sans éprouver une aggravation de son mal, il faut, de toute nécessité, procéder par d'autres moyens. Dans ce cas, il importe d'obtenir une véritable sédation du système nerveux, et, pour arriver à ce résultat, il conviendra d'employer l'eau à une température plus élevée.

Les expériences entreprises dans ces dernières années ont prouvé que le corps plongé dans l'eau à une température inférieure à celle de l'organisme se refroidissait et réagissait en même temps. On a remarqué, en outre, qu'un bain entre 25° et 30° avait une action calmante bien manifeste, surtout s'il était prolongé.

Cela étant, il s'agit d'avoir une piscine dont l'eau puisse être réchauffée ou refroidie à volonté, si l'on veut utiliser toutes les ressources qui sont à notre disposition. Que de gens, atteints de névroses, ont dû leur guérison à la natation dans des piscines tempérées! Que d'exemples à citer parmi des hystériques qui, incapables de tolérer l'eau froide au début de leur traitement, l'ont admirablement supportée après avoir été soumis, un temps plus ou moins long, aux immersions dans des piscines tièdes! Combien ont été ainsi promptement guéris; car nous avons fait, bien des fois, la remarque que, dès que l'hystérique arrivait à supporter l'eau froide, la guérison ne se faisait pas longtemps attendre.

Nous savons parfaitement que, lorsque l'excitabilité est due à une maladie quelconque bien caractérisée, et notamment à une névralgie ou à une dyspepsie, on n'a pas besoin de recourir à la piscine. Elle cède à l'influence des modificateurs thérapeutiques qui conviennent à cette maladie, mais nous savons aussi que, lorsqu'il existe une excitation du cerveau, de la moelle ou du système nerveux en général, il est utile d'avoir à sa disposition des piscines alimentées par une eau dont la température puisse être modifiée à volonté. Les effets sédatifs directs que l'on peut produire à l'aide de ce procédé balnéaire nous ont rendu de grands services; nous croyons utile de le signaler aux médecins.

Bains de rivière. — Bains de mer. — Ces deux sortes de bains rentrent dans la classe des immersions générales. Ce sont des agents hydrothérapiques animés d'une certaine force de percussion et qui ne diffèrent pas sensiblement de la piscine à eau courante. Comme nous l'avons dit, il est difficile, ailleurs que dans un établissement hydrothérapique, de réglementer l'immersion au point de vue thérapeutique de façon à la rendre profitable au malade. Cependant, après un traitement suivi dans un établissement de ce genre, et lorsque la guérison est sinon complète, du moins en bonne voie, le médecin pourra, dans certains cas, conseiller les bains de mer ou les bains de rivière. Le traitement maritime est un traitement spécial assez complexe qui répond parfaitement à certaines indications thérapeutiques. Quant au bain de mer, il ne diffère pas beaucoup, au point de vue de son action physiologique et thérapeutique, d'un bain d'eau salée pris dans une piscine à eau courante alimentée par des flots soumis à une certaine pression.

Ce dernier a même l'avantage d'offrir au médecin l'occasion de recueillir les impressions produites par le contact de l'eau, de suivre les progrès de l'action thérapeutique, d'en modérer ou d'en régulariser les effets, en un mot, d'obéir à toutes les indications et les contre-indications qui se présentent. Nous savons parfaitement qu'il est quelquefois nécessaire de transporter le malade dans un milieu spécial, de le faire vivre d'une autre vie, de lui procurer de la distraction et de le placer enfin dans des conditions hygiéniques particulières; dans ces cas, alors surtout que le système nerveux n'est pas surexcité, on doit conseiller le traitement maritime qui convient spécialement toutes les fois qu'il est nécessaire de produire des effets toniques et excitants.

Bains partiels.

Les bains que l'on désigne sous ce nom sont des immersions localisées à telle ou telle partie du corps. L'action générale produite par ces bains est proportionnelle à l'étendue de la partie immergée, et à l'importance de cette partie au point de vue du réseau nerveux. On les emploie à toutes les températures, comme excitants locaux, comme dérivatifs et comme révulsifs.

D'une manière générale, on peut dire du bain partiel, avant d'entrer dans l'étude de quelques-unes de ses applications spéciales, que son action est bornée à la région de l'organisme qui est en contact avec l'eau, et que son action indirecte se manifeste dans les régions non immergées qui ont avec la première d'étroites sympathies. Nous savons, par l'étude des effets physiologiques du froid, que la congestion d'une partie ne s'obtient qu'aux dépens de l'anémie et de la perte de chaleur d'une autre partie. Si donc le bain partiel est appliqué sur un point quelconque de l'économie, sur les membres inférieurs par exemple, en même temps qu'il y aura, dans ce point, déperdition de chaleur animale, contraction spasmodique des vaisseaux et diminution de la sensibilité, il se produira, dans la partie supérieure du corps, de la dilation des vaisseaux, une augmentation de chaleur, de la congestion, en un mot, des phénomènes opposés aux premiers. Si l'application cesse en temps opportun, ces effets immédiats disparaissent et sont remplacés par des effets inverses; le sang abandonne promptement la région supérieure et reflue vers les extrémités inférieures qui deviennent le siége d'une grande activité circulatoire, d'une augmentation de température et par conséquent de tous les phénomènes qui accompagnent la réaction. Afin de bien connaître et de bien utiliser ces effets variés, nous allons passer en revue les bains partiels les plus usités.

Demi-bain. — Cette forme de bain est employée principalement dans les établissements d'Allemagne; en France, son usage est très-restreint. Le malade est placé dans une baignoire ordinaire dans laquelle on verse de l'eau froide jusqu'à une hauteur de 30 à 40 centimètres. Pendant la durée du bain, les parties non immergées, telles que la tête et la poitrine, sont lavées avec de l'eau froide afin que la partie supérieure du corps participe à la soustraction du calorique. Les membres inférieurs sont, en même temps, vigoureusement frictionnés dans l'eau. Après la sortie du bain, qui dure quelques minutes, on accélère l'arrivée de la réaction en recommandant le mouvement et l'exercice, ou bien en plaçant le malade dans un lit préalablement chauffé.

Le demi-bain très-froid ne peut-être de longue durée. Il peut remplacer le bain entier quand le malade est dans un état qui ne lui permet pas de supporter facilement la pression exercée par l'eau sur le thorax. Il peut remplacer aussi le bain de siége, lorsque les personnes qui ont besoin de ce dernier ne peuvent pas facilement plier les jambes, ou se trouvent dans l'impossibilité de se placer convenablement dans les baignores spéciales qui servent à son administration.

Lorsqu'on veut augmenter l'effet excitant produit par ce mode de balnéation, on chauffe préalablement le malade au moyen des procédés que nous avons indiqués en parlant du calorique, et parmi lesquels nous mentionnerons la douche chaude dirigée sur la partie inférieure du corps.

Ce procédé, avons-nous dit, est fort peu employé en France, non pas parce qu'il est incertain ou d'une efficacité peu appréciable, mais parce qu'il peut, presque toujours, être remplacé avantageusement par la douche, qui est un modificateur plus commode, plus sûr et tout aussi efficace. Toutefois on ne saurait le négliger, même au profit de la douche, dans quelques cas particuliers tels que celui d'hypéresthésie et d'engourdissement des membres inférieurs, symptomatiques d'une paralysie commençante. Aussi bien que la douche, il sera capable de réveiller la tonicité musculaire et l'excitabilité du système nerveux, et il aura sur elle l'avantage de ne pas provoquer une grande perturbation dans l'organisme.

Bain de jambes. — Le bain de jambes est un diminutif du demi-bain. Comme lui, il possède une action dérivative puissante, pouvant servir à la fois à décongestionner les organes supérieurs et ceux qui sont contenus dans l'abdomen ou le bassin, tels que les reins, l'utérus, la vessie, etc. En outre, administré d'une certaine façon, il peut être utilisé comme sédatif et même comme agent antiphlogistique. On l'a vu réussir dans certaines formes de goutte et de rhumatisme siégeant aux extrémités; et, quoique nous n'ayons pas eu l'occasion de l'expérimenter dans ce cas, nous pouvons dire qu'il est hors de doute que quelques guérisons peuvent lui être attribuées.

Il va sans dire que, lorsque le bain de jambes est employé comme agent antiphlogistique ou pour obtenir la sédation, il faut s'abstenir de toute espèce de frictions ; l'eau doit être modérément froide, à une température qui varie entre 15° et 20° centigrades et le malade doit y séjourner un temps assez long afin d'éteindre tout mouvement de réaction. On comprend, en effet, que les phénomènes réactionnels se développeraient et amèneraient un résultat opposé à celui qu'on recherche, si l'eau employée avait une basse température et si l'application était de courte durée.

Depuis Priessnitz, le bain de jambe est souvent utilisé en thérapeutique, et il rend tous les jours de très-grands services dans un certain nombre d'affections médicales et chirurgicales.

Bains de siége.

Les bains de siége sont administrés dans des baignoires circulaires en zinc ou en cuivre, munies d'un dossier servant d'appui au malade, ou dans de simples baquets en bois de même forme, renfermant une quantité d'eau suffisante pour que le niveau s'élève à peu près jusqu'au milieu de l'abdomen.

Le bain de siége peut être à *eau courante*, ou à *eau dormante*.

L'appareil pour bain de siége à eau courante est un vase à double fond en zinc ou en cuivre, percé, sur son enveloppe interne, d'une ou de plusieurs rangées de trous dont les axes convergent tous vers le centre du bassin (*fig.* 1). L'eau s'échappe par autant de jets qui frappent le malade perpendiculairement dès qu'on ouvre le robinet général d'alimentation, tandis que des trous, percés à la partie inférieure de l'appareil, servent à faire écouler le liquide qui se renouvelle incessamment.

Douche hémorrhoïdale. — Le bassin est muni, à son centre, d'un orifice spécial qui sert, au moyen d'un ajutage placé perpendicu-

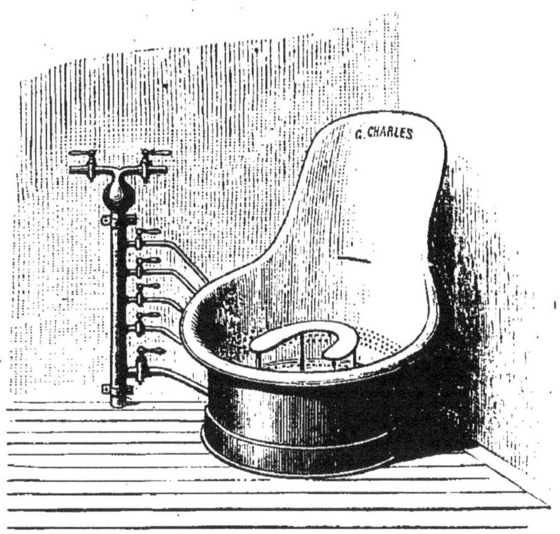

Fig. 1. — Appareil de bain de siége à eau courante avec tous les robinets à eau chaude et à eau froide (1).

lairement, à donner les douches hémorrhoïdales. Pour recevoir cette douche, le malade se place sur un petit banc haut de quelques

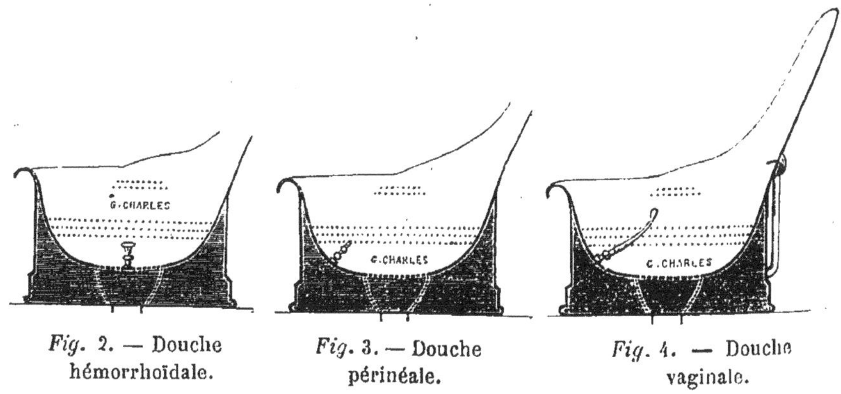

Fig. 2. — Douche hémorrhoïdale.

Fig. 3. — Douche périnéale.

Fig. 4. — Douche vaginale.

centimètres et percé d'un large trou correspondant à l'ouverture centrale du bassin (*fig.* 2).

(1) Ces appareils ont été construits par M. Charles, d'après nos indications.

Douche lombaire. — Le bain de siége est muni, à son dossier, d'une douche en lame qui vient frapper le malade dans la région lombaire (*fig.* 1).

Douche périnéale. — Il présente aussi, à sa face antérieure, au point de jonction du quart inférieur et des trois quarts supérieurs, une ouverture où se trouve fixé un conduit qui est destiné à diriger l'eau sur la région du périnée (*fig.* 3).

Douche vaginale. — A peu près au niveau de cette ouverture, il s'en trouve une autre sur laquelle on adapte un conduit mobile auquel on ajoute une canule, et qui sert à administrer des douches dans le vagin et sur l'utérus, la femme étant placée sur un petit escabeau situé dans l'intérieur du bain de siége (*fig.* 4).

Le bain de siége à eau dormante peut-être administré à l'aide de l'appareil ci-dessus ; il faut pour cela avoir le soin de boucher les trous d'écoulement qui sont au centre, pour que l'eau séjourne dans la baignoire ; cependant, pour ces sortes de bains, on se sert généralement d'appareils spéciaux que tout le monde connaît et que nous n'avons pas besoin de décrire.

Effets des bains de siége à eau dormante. — Les effets locaux qui résultent de leur application sont entièrement semblables à ceux produits par l'immersion générale, dans les mêmes conditions de température et de durée ; à une application courte et froide correspond une excitation des organes soumis au contact de l'eau froide ; à une application longue et tempérée correspond un apaisement de ces mêmes organes. Il est bon d'ajouter que l'action de ces bains ne se limite pas toujours au lieu de l'application ; elle peut s'étendre plus loin et produire des effets sympathiques ou dérivatifs qui rendent de grands services.

Quelquefois les malades supportent difficilement l'impression que donne le bain de siége froid à eau dormante ; dans ce cas, l'application est toujours courte et ne peut déterminer forcément qu'un effet excitant. Mais, le plus souvent, les malades tolèrent l'impression qu'il fait naître et ne ressentent aucune sensation désagréable, l'eau s'échauffe peu à peu au contact du corps, et, comme on peut prolonger l'opération, il est facile de déterminer des effets d'un autre ordre, notamment des effets sédatifs qui s'adressent aux excitations dont les organes génito-urinaires peuvent être le siége et des effets résolutifs applicables à certains engorgements chroniques de ces organes.

Ces différences d'action mettent en relief les avantages que l'on peut tirer du bain de siége à eau dormante ; et nous sommes persuadé qu'en hydrothérapie il rendrait de bien plus grands services si l'on avait toujours soin de varier méthodiquement et la température de l'eau et la durée de son application. Du reste, cet abandon relatif s'explique aisément, puisqu'on trouve dans l'emploi du bain de siége à eau courante des ressources plus grandes et plus variées.

Effets du bain de siége à eau courante. — Pour que les effets de ce bain soient complets, il ne suffit pas qu'on ait la possibilité de faire arriver une grande quantité d'eau par les ouvertures pratiquées dans l'appareil, il faut encore que l'on puisse doser la température de cette eau suivant les besoins. A la seule condition de posséder de l'eau à toutes les températures, c'est-à-dire, depuis la plus chaude jusqu'à la plus froide, on pourra tirer de ce procédé toutes les ressources qu'il est capable de fournir.

Si l'eau est froide et si l'application est courte, on réveille l'énergie des organes, on les excite en activant la circulation. Pour ne citer qu'un exemple, nous dirons que, dans l'aménorrhée, le bain de siége est d'une efficacité incontestable.

Si la durée du bain est prolongée, on obtiendra une action révulsive à la peau qu'on pourra utiliser contre les engorgements et notamment contre ceux qui siégent dans la prostate. On ne peut guère produire, à l'aide du bain de siége à eau courante froide, que des effets excitants révulsifs ou résolutifs ; mais, grâce à la faculté que l'on a de faire arriver dans l'appareil une eau à toutes les températures, les effets se multiplient ou augmentent d'intensité.

A. *Bain de siége alternatif.* — Il consiste dans un emploi alternatif d'eau chaude et d'eau froide appliquées toutes les deux pendant un temps égal et relativement très-court. Il a une action excitante et révulsive très-marquée. Il peut remplacer avantageusement le bain de siége froid à eau courante, quand celui-ci ne peut être supporté.

B. *Bain de siége écossais.* — Il consiste dans l'application prolongée d'un courant d'eau chaude suivi d'une courte application d'un courant d'eau froide. Il a une action analgésique très-prononcée, et il est très-utile pour vaincre certaines douleurs rebelles, lorsque toutefois il n'y a, chez le malade soumis à ces sortes de douches, aucune tendance aux hémorrhagies, auquel cas l'emploi de ce procédé serait contre-indiqué.

C. *Bain de siége à eau tempérée.* — Ce bain agit localement à la façon du bain entier à la même température. Il produit une action sédative que l'on peut mettre à profit dans certaines excitations des organes du bassin. Il a, en outre, l'avantage de ne pas fatiguer le malade et peut être administré plusieurs fois par jour.

Il est inutile d'ajouter que les douches périnéales, hémorrhoïdales, vaginales et ascendantes peuvent voir leurs effets se multiplier par l'association de l'eau chaude et de l'eau froide dans leur administration.

Comme, au point de vue de son action excitante, le bain de siége entretient ou réveille la tonicité et l'énergie des organes génito-urinaires, qu'il rappelle la circulation sanguine dans le bas-ventre, il est indiqué contre les affections anciennes et atoniques des organes contenus dans le bassin. Précisément à cause de la fertilité de ses ressources, il ne faut pas compromettre son action par des applications intempestives. C'est ainsi qu'il ne convient pas d'en user, quand les phénomènes d'excitation dominent ou lorsque les malades sont atteints de maladies cardiaques ou pulmonaires.

Dans le domaine de son action résolutive et dérivative, le bain de siége peut être avantageusement employé contre des engorgements anciens des organes du bassin et de l'abdomen, et contre les congestions qui se produisent vers la tête et vers la gorge ; par ses effets analgésiques, il peut être utilisé contre les phénomènes douloureux qui siégent dans la région où il est appliqué. Enfin, comme antiphlogistique, le bain de siége, prolongé plusieurs heures durant, ne saurait être trop apprécié dans le traitement des maladies de l'urèthre, et dans les inflammations aiguës de la vessie.

Bains de pieds.

Ce sont des immersions locales limitées aux pieds, à une température variable, et d'une durée ordinaire de 2, 5 et 10 minutes, administrées dans de simples baquets en bois ou en zinc où le liquide s'élève à 10 ou 15 centimètres.

On distingue des bains de pieds à eau dormante, et des bains de pieds à eau courante.

A. *Bain de pieds froid à eau dormante.* — Nous retrouvons encore ici deux effets principaux : l'un est simplement excitant, si l'application est froide et de courte durée ; cet effet excitant peut devenir dérivatif si on favorise le mouvement de réaction par des frictions énergiques sur les pieds durant leur immersion ; l'autre est sédatif, si l'eau dont on se sert est modérément froide et si l'immersion est prolongée ; cet effet sédatif peut en outre se transformer en un effet antiphlogistique utile contre les inflammations et les brûlures qui siégent aux extrémités inférieures.

B. *Bain de pieds froid à eau courante.* — On se sert d'un appareil dont la disposition est semblable à celle que nous avons décrite pour le bain de siége. A une très-courte application correspond une excitation vive. Une application un peu plus prolongée produit une action dérivative. De plus, il faut noter une action spéciale à laquelle il est difficile d'appliquer une dénomination exacte, que l'on peut toutefois interpréter dans le sens des actions réflexes, et qui s'exerce manifestement lorsque l'eau est dirigée, au moyen d'une lame ou d'un robinet adaptés au fond du vase, sur la plante des pieds. On retire des avantages considérables de ce dernier procédé dans la ménorrhagie et l'hématurie, dans l'atonie vésicale et dans l'atonie du gros intestin.

C. *Bain de pieds chaud à eau courante.* — *Bain de pieds écossais.* — Tout ce qui a été dit à propos de l'eau froide explique suffisamment le peu de valeur des pédiluves chauds tels qu'ils sont employés chaque jour. Sans doute, le bain de pieds chaud appelle le sang aux extrémités et détermine une certaine excitation dans les parties inférieures, mais ces effets s'effacent promptement, et il n'est pas rare d'observer, après son administration, surtout quand l'eau est à une température élevée, des phénomènes d'excitation du côté de la tête. Au surplus, on voit souvent ordonner les bains de pieds chauds après une application froide dans le but d'appeler le sang dans les parties inférieures pour les réchauffer. Cette pratique est peu logique ; elle trouble la spontanéité de la réaction et n'atteint presque jamais le résultat qu'on veut obtenir. Mieux vaut, dans ce cas, donner le bain de pieds chaud avant l'application froide. De cette manière, le sang séjourne plus longtemps dans les extrémités inférieures, et s'oppose, par sa présence ainsi que par la surélévation de sa chaleur propre, à leur refroidissement. Dans tous les cas, les effets du pédiluve chaud sont, sinon incertains, du moins très-passagers. Pour les rendre plus efficaces, il faut faire succéder au courant d'eau chaude un courant d'eau froide. Le bain de pieds écossais est basé sur ce principe et consiste en un courant prolongé d'eau chaude, immédiatement suivi d'un courant rapide d'eau froide. Dans cette application, le sang afflue d'abord aux extrémités inférieures et abandonne les parties les plus élevées, mais il arrive un moment où la dérivation cesse et si, quand le sang reflue vers les organes supérieurs, on fait arriver un courant d'eau froide de courte durée, il se produit une réfrigération momentanée des pieds soumis à l'immersion, et la réaction qui s'opère détermine une nouvelle dérivation plus forte et plus permanente.

Ainsi ordonné, le pédiluve chaud suivi d'une application froide combat avantageusement les tendances congestives des organes situés dans la partie supérieure du corps. Donné avant la douche, il peut rendre des services aux personnes qui ont la circulation cérébrale et pulmonaire active, aux femmes atteintes d'aménorrhée et de dysménorrhée, en provoquant et en accentuant la réaction dans les extrémités inférieures. Nous l'avons, en outre, employé avec succès pour combattre des douleurs rebelles, et notamment celles qui accompagnent la névralgie plantaire. Seulement, dans ce cas, nous n'avons obtenu de résultats complets qu'en commençant avec de l'eau à 30° pour arriver graduellement à 50°. C'est une précaution nécessaire à prendre quand on veut produire des effets analgésiques.

D. *Bain de pieds alternatif.* — Comme dans le bain de siége alternatif, ce sont des courants d'eau chaude et d'eau froide qui passent pendant une période égale et d'une courte durée. Dirigés sur les pieds, ces courants alternatifs développent une certaine excitation dans les extrémités inférieures et exercent sur la sensibilité une influence qu'on utilise notamment dans certains cas d'anesthésie plantaire et contre certaines manifestations morbides que nous étudierons plus tard.

Frictions avec le drap mouillé.

Toutes les fois qu'il est nécessaire de recourir aux frictions avec le drap mouillé, il faut avoir présente à l'esprit cette règle invariable :

Pour produire une action excitante, le drap doit être fortement tordu sur lui-même ;

Pour obtenir une action moins excitante, ou même sédative, le drap doit être très-mouillé.

Ce principe posé, en quoi consiste le procédé opératoire et dans quel cas peut-il être employé? c'est ce que nous allons examiner.

Commençons d'abord par décrire la friction faite avec le drap mouillé fortement tordu. Pour pratiquer cette friction, on se sert d'un drap très-dur et suffisamment long qu'on trempe dans l'eau froide et qu'on tord fortement, de manière à chasser le liquide contenu dans les mailles du tissu. Quand le drap est ainsi préparé, on le déploie et on le jette rapidement sur les épaules et sur le dos du malade, de manière à faire passer les extrémités en avant sur la poitrine, sur l'abdomen et sur les membres. Quelquefois on mouille la tête en la recouvrant avec la partie supérieure du drap. Ces manœuvres doivent être exécutées rapidement, et, pendant que le malade se frictionne sur la partie antérieure du corps, un garçon de bain pratique de fortes frictions sur la partie postérieure et sur les extrémités.

La première sensation éprouvée par le malade est celle d'un froid difficile à supporter ; mais cette sensation pénible ne dure pas longtemps. La chaleur ne tarde pas à revenir, surtout si le mouvement de réaction est vivement sollicité par des frictions énergiques et méthodiques que réclame une application bien entendue. Quand, sous l'influence de la soustraction du calorique, de la réaction et des frictions, le drap mouillé s'est échauffé au contact du corps, et cela arrive deux ou trois minutes après le début de l'opé ration, on jette ce drap et on le remplace par un peignoir sec en toile ou en molleton, à l'aide duquel on essuie ou on frictionne le malade. L'application étant terminée, on lui recommande de faire de l'exercice et surtout une promenade en plein air. Si le patient ne peut pas marcher, on lui fait exécuter des mouvements passifs, on pratique le massage ou bien on conseille le repos au lit pendant quelques heures. Il n'est pas rare de voir se produire, dans ces conditions, une transpiration abondante qui peut être utile dans certains cas, et qui fait naître chez le malade une grande sensation de bien-être.

Le drap mouillé est souvent employé au début de la cure hydrothérapique, lorsqu'il convient de ne pas soumettre de prime abord les malades à un traitement trop énergique. C'est une sorte de procédé mixte qui tient le milieu entre la piscine et la douche. On sait que la douche agit profondément sur l'organisme et amène souvent une excitation fort vive; d'un autre côté, on n'ignore pas que l'immersion dans la piscine peut produire un engourdissement général pénible à supporter. A l'aide des frictions avec le drap mouillé on peut éviter ces inconvénients; l'excitation développée par ce moyen, quoique assez énergique, se borne aux téguments, sans jamais provoquer une grande perturbation de l'économie, et sans occasioner les malaises qui accompagnent quelquefois une immersion générale trop prolongée. Ce procédé est donc fort précieux; et il a, de plus, cet immense avantage de pouvoir être employé à domicile chez les personnes qui ne peuvent se transporter dans un établissement.

Le mouvement de réaction qui se produit après l'enveloppement avec le drap mouillé ne fatigue jamais les malades; aussi peut-on le provoquer plusieurs fois par jour. Il ne pourrait en être de même avec les autres procédés. Ces applications successives procurent le bénéfice de la sédation générale, sédation qui semble provenir d'une sorte d'épuisement, résultat lui-même de ces réactions répétées qui, usant à la longue la sensibilité, diminuent l'impressionnabilité. Jamais, dans ces conditions, on ne fait courir le moindre risque, le plus petit danger au malade; bien plus, on lui épargne toujours cette fatigue considérable que l'on ne peut malheureusement pas quelquefois éviter, avec la douche par exemple, et avec les autres moyens violents. Ainsi, on a établi, par des expériences comparatives, que la douche ne pouvait pas être employée plus de quatre fois dans les 24 heures, sans provoquer une lassitude maladive ; tandis que le drap mouillé peut être, sans inconvénient sérieux, appliqué dix fois dans la même journée. Rien que dans ce fait, on doit trouver une source d'indications et de renseignements précieux.

Les procédés hydrothérapiques capables de produire une action sédative directe sans complications consécutives sont peu nombreux. Toutefois, pour atteindre ce but, nous pouvons recommander un moyen qui nous a assez souvent réussi, et qui consiste en une série d'applications de drap mouillé faites plusieurs fois dans la même journée. Les premières séances sont suivies d'une réaction assez prononcée, mais, dans les dernières, les sujets répondent à peine à cette attaque par le froid. On peut bien constater l'abaissement de la température du corps, mais là se bornent les effets de la dernière application; car, bien que le malade n'éprouve pas la moindre fatigue, son système nerveux est frappé d'épuisement et, dès lors, ne provoque aucun phénomène de suractivité fonctionnelle. En renouvelant plusieurs fois l'application de ce moyen, nous sommes arrivé à reconnaître qu'à l'aide de ce procédé on pouvait obtenir une sédation par le froid, c'est-à-dire, un apaisement du système nerveux et une soustraction de calorique. Ce résultat est assez intéressant et digne à tous égards d'être signalé aux praticiens. Nous ajouterons qu'on l'obtient aussi, dans une certaine limite, en pratiquant cette application avec un drap très-mouillé et non tordu, sans avoir besoin de recommencer l'opération aussi souvent qu'avec un drap fortement tordu.

Les frictions avec un drap mouillé non tordu se pratiquent de la façon suivante : le drap doit être long, large, très-mouillé et non tordu ; l'opérateur déploie ce drap et, au lieu de le jeter sur le dos du malade, il l'applique rapidement sur la partie antérieure, en ayant soin d'entourer le corps, les membres compris, de manière à le soustraire à l'influence de l'air extérieur. Au lieu de pratiquer des frictions énergiques, on exécute sur toutes les régions une espèce de clapotement avec les mains qui peut durer sans inconvénient quelques minutes. Quand le premier frisson a cessé, le malade éprouve une sensation de fraîcheur très-agréable qui se prolonge pendant un certain temps. On l'essuie, sans provoquer d'excitation à la peau, on l'engage ensuite à boire quelques verres d'eau fraîche et à faire un léger exercice en plein air. Bien que ce moyen soit quelquefois suivi d'une petite réaction, il exerce sur l'organisme une action calmante et rafraîchissante qui est très-utile contre les névroses à forme excitante et qui peut être fort avantageuse dans certaines pyrexies. Cette application antipyrétique n'est pas entrée dans la pratique usuelle, et bien des médecins sont encore opposés à son usage. Nous ne doutons pas pourtant que cette méthode ne se généralise parce qu'elle est réellement efficace, du moins dans quelques cas. Que veut-on obtenir, par exemple, dans les fièvres continues en général? Apaiser l'excitabilité nerveuse et surtout opérer une soustraction du calorique. Or, après l'immersion, cet enveloppement dans le drap mouillé est le procédé qui nous semble mériter la préférence; il peut même être appliqué alors que l'immersion est difficile à mettre en usage. Cette question de thérapeutique a déjà été abordée et résolue favorablement en Allemagne, en Angleterre, en Italie, etc. Nous pensons qu'en France, à la faveur d'expériences bien conduites, elle rencontrera la même faveur.

Fomentations. — Compresses mouillées. — Ceinture humide.

Bien que les fomentations ne constituent que des moyens accessoires dans le traitement hydrothérapique, on aurait bien tort de les négliger, car elles peuvent, dans bien des circonstances, rendre de réels services. Elles sont pratiquées avec des compresses mouillées ou avec la ceinture humide.

Selon le mode d'application adopté, ces compresses peuvent avoir un effet sédatif, rafraîchissant, antiphlogistique, ou un effet excitant révulsif et même résolutif. Il importe donc de bien connaître le mode opératoire si l'on veut déterminer avec précision l'effet thérapeutique indiqué.

Compresses sédatives. — Priessnitz se servait beaucoup de compresses mouillées et il les appliquait indifféremment sur toutes les parties du corps. Il dit en avoir retiré d'excellents résultats ; nous le croyons sans peine, car elles peuvent être utilisées dans un grand nombre d'affections localisées. Quand on veut produire une action sédative, rafraîchissante ou antiphlogistique, on se sert de compresses très-mouillées qu'on place sur la région malade, et dont on renouvelle l'application jusqu'à ce que le phénomène morbide ait disparu. Ce renouvellement a lieu à peu près toutes les cinq minutes, et il a pour conséquence d'éteindre toute tentative de réaction dans la partie malade, en opérant une soustraction constante de calorique. On fait ce renouvellement en trempant dans l'eau froide la compresse déjà appliquée, en remplaçant cette compresse par une autre récemment mouillée ou en arrosant, par le système de l'*irrigation continue*, la partie intéressée.

Il arrive parfois que le malade ne peut supporter sans douleur le contact prolongé du froid ; il faut alors employer de l'eau à une température plus élevée. Dans d'autres circonstances, sous l'influence de ces applications prolongées, la vitalité des tissus semble s'éteindre ; il est nécessaire alors de mettre un certain intervalle entre ces applications, et de laisser se manifester quelques phénomènes de réaction qu'il est ensuite facile d'apaiser. Le nom de ces compresses indique dans quel cas il faut les employer.

Compresses excitantes. — Ce sont des compresses peu mouillées qu'on recouvre d'un linge sec ou d'un molleton, de manière à soustraire la partie malade à l'influence de l'air extérieur, et qu'on laisse en place des heures entières. Sous leur influence, l'évaporation cutanée est supprimée et le calorique, s'accumulant sur la partie intéressée, y détermine une vive excitation qui active la circulation et amène des effets révulsifs et résolutifs des plus marqués. Quelquefois, pour exagérer l'action thérapeutique, on renouvelle la compresse, et ce changement a pour résultat de refroidir de nouveau la peau ; mais, comme ce refroidissement passager est immédiatement remplacé par une réaction nouvelle, on accroît, de cette façon, l'action que l'on voulait produire. Gully a vu quelquefois une transpiration graisseuse succéder à cette seconde application ; nous n'avons pu voir ce phénomène, mais nous avons observé souvent, consécutivement, une augmentation sensible d'évaporation cutanée, une séparation de l'épithélium et des éruptions de toutes sortes. D'après ces effets thérapeutiques, il est facile d'entrevoir les ressources que ces compresses peuvent offrir au praticien.

Ceinture humide. — La ceinture humide qui n'est, en définitive, qu'un maillot local, consiste en une compresse mouillée placée sur la région épigastrique, abdominale et hypogastrique, maintenue par une compresse sèche ou une ceinture de molleton. Cette ceinture qui n'est, en somme, qu'une compresse excitante, peut rester appliquée pendant longtemps; quelques malades la gardent pendant le repas, à la promenade, et il en est même qui la conservent toute la nuit. Pour en rendre l'application plus commode et moins gênante, il est bon que la ceinture remplisse certaines conditions. Celle que nous employons ordinairement se compose d'une bande de toile assez large pour couvrir l'épigastre et le bas-ventre et assez longue pour faire trois ou quatre fois le tour du corps. A l'une des extrémités sont attachés deux ou trois rubans qui servent à la fixer. Pour l'appliquer, on mouille l'extrémité qui n'a pas de rubans, on exprime l'eau qu'elle contient, et on place la partie humide sur la région abdominale en ayant soin d'éviter qu'elle forme des plis; on recouvre, avec soin, cette portion de ceinture avec ce qui reste de la bande de toile, de manière à empêcher l'air de pénétrer. Le malade s'habille, puis se promène ou se repose, suivant les circonstances, et conserve la ceinture environ deux ou trois heures. Cette application, qu'on peut, du reste, renouveler plusieurs fois dans la même journée, détermine une excitation dont l'influence est incontestable sur les engorgements chroniques et sur l'atonie des différents organes qui sont contenus dans l'abdomen, sur le météorisme, sur la constipation et sur cet état morbide qu'on désigne sous le nom de pléthore abdominale.

Irrigation continue. — L'irrigation continue est un procédé dont l'effet est sédatif ou antiphlogistique et qui est surtout employé en chirurgie. Quoique utilisée depuis les temps anciens, l'eau n'a été appliquée, d'une façon méthodique, que dans ces derniers temps et c'est à A. Bérard que revient en partie l'honneur d'avoir vulgarisé l'emploi de cet agent dans quelques maladies chirurgicales. Voici, du reste, le procédé qu'avait adopté cet éminent chirurgien :

« Un seau rempli d'eau froide est suspendu au-dessus de la partie « à refroidir. A l'aide d'un ou de plusieurs siphons de verre d'un « très-petit diamètre, on fait tomber l'eau sur la partie malade qui « est recouverte d'une compresse ou de quelques tours de bande. « Une simple couche de linge dissémine l'eau sur toute la surface, et « le liquide qui pénètre le tissu se vaporise et soustrait plus facile- « ment le calorique aux parties sous-jacentes. Enfin, un morceau « de taffetas ciré, placé sous le membre, sert à préserver le lit d'une « inondation complète, et à conduire, dans un vase placé à côté, la « portion d'eau qui ne s'est pas évaporée (1). »

Tous les autres appareils, quelque compliqués qu'ils soient, ne sont que des dérivés de celui-là. Rien de plus facile d'ailleurs que d'en fabriquer un, si l'on n'en a pas à sa disposition. Le plus simple consiste en un seau ou un réservoir quelconque en bois auquel on pratique, dans le fond, une ouverture par laquelle passe une bande de toile qui descend sur la partie malade. L'eau s'infiltre peu à peu dans le tissu de la bande et s'écoule goutte à goutte par l'extrémité qui repose sur la région qu'il faut mouiller.

L'irrigation continue produit sur les parties enflammées des effets antiphlogistiques très-caractérisés. Elle apaise la douleur, abaisse la température de la peau et fait disparaître progressivement la rougeur et la tuméfaction.

Pendant toute la durée de l'application, la température de la région mouillée reste à peu près en équilibre avec le liquide qui sert à l'irrigation. La surface cutanée se décolore la plupart du temps; quelquefois, sans doute, à la faveur du ralentissement de la circulation dans les vaisseaux capillaires, elle prend une teinte rouge terne, l'épiderme imbibé de liquide se soulève, s'épaissit et forme une couche irrégulière ou uniforme d'un blanc mat, qui fait croire souvent à une tuméfaction de la partie malade.

La présence de l'eau froide, au lieu d'arrêter le travail nécessaire

(1) A. Bérard, *Mémoire sur l'emploi de l'eau froide comme antiphlogistique dans le traitement des maladies chirurgicales*. Paris, 1835.

à la séparation du tissu, favorise l'inflammation adhésive, exerce une heureuse influence sur la formation et sur la constitution du pus et, finalement, aide au développement des bourgeons charnus. Quant aux accidents de gangrène, qu'on attribuait autrefois à l'eau froide, il est bien prouvé aujourd'hui qu'elle n'en est pas la cause, car les statistiques démontrent qu'ils sont moins fréquents quand on emploie ce procédé.

Toutefois, quelques chirurgiens préfèrent les irrigations intermittentes aux irrigations continues dans les plaies par armes à feu et par écrasement, dans les grandes blessures et dans les fractures compliquées.

Lotions. — Ablutions.

Lotions. — C'est un procédé hydrothérapique d'une importance secondaire, mais qu'il ne faut pas toutefois négliger, car il rend de très-grands services aux enfants scrofuleux et aux personnes débiles qui ne peuvent être facilement acclimatées à l'impression du froid. C'est, en outre, un moyen hygiénique dont l'application peut être facilement faite à domicile.

Il consiste dans des frictions pratiquées sur tout le corps avec une ou deux éponges trempées dans l'eau, ou avec des serviettes largement mouillées : un aide frotte le dos et les membres, tandis que le malade frictionne la partie antérieure du corps. Priessnitz faisait des lotions l'usage le plus fréquent ; il s'en servait surtout pour tâter la susceptibilité du malade. Nous les employons aussi dans le même but au commencement d'un traitement hydrothérapique difficile à instituer; elles nous servent également à combattre certains accidents spasmodiques. En déterminant une excitation superficielle de la peau, elles activent légèrement ses fonctions, et, dans cette voie, leurs effets peuvent être augmentés si l'on a le soin de faire savonner préalablement tout le corps afin de le débarrasser de l'enduit sébacé qui le recouvre.

Ablutions. — Nous n'avons guère à parler des ablutions, ou lotions partielles, qui ne sont que des simples moyens de propreté ou des précautions hygiéniques constituant, chez quelques peuplades d'Orient, des pratiques religieuses. Pourtant, lorsqu'elles sont suivies de frictions sèches, elles peuvent être utilisées chez les malades qui ont une susceptibilité nerveuse trop grande pour être en état de supporter l'emploi d'autres agents plus énergiques. Répétées tous les matins, elles peuvent rendre de grands services, en excitant les sens engourdis, en stimulant la peau et en activant la circulation capillaire périphérique. Elles peuvent être assez avantageuses dans certaines formes d'aliénation mentale et dans quelques névropathies générales, exemptes de toute complication. Mais, comme on possède des moyens plus puissants pour combattre ces maladies, leur usage est assez restreint et on ne les emploie généralement que pour entretenir la propreté de diverses parties du corps.

Affusions.

Prendre un seau ou un grand vase rempli d'eau, en lancer le contenu sur le dos et sur tout le corps mis à nu, tel était le procédé primitif qu'employait Wright pour pratiquer une affusion. C'est à Currie, ce savant et honnête médecin, que nous devons l'étude la plus consciencieuse qui ait été faite sur les affusions, c'est à lui que nous devons l'appréciation la plus exacte et peut-être la généralisation de cette pratique. Dans ses recherches, il a établi, d'une façon remarquable, les heureuses modifications qui surviennent dans toutes les fièvres, surtout dans les fièvres ataxo-adynamiques et dans certaines névroses soumises à ce traitement. C'est bien certainement dans son excellent livre qu'ont été puisées les données qui ont inspiré les recherches ultérieures de Guersant et de Récamier, complétées par M. Tartivel dans son intéressant article sur les affusions (1).

Currie avait remarqué que les affusions froides et courtes produisaient un effet excitant assez prononcé et que la chaleur animale, après avoir été abaissée sous l'influence du froid, dépassait bientôt le degré de température constaté avant l'opération. Il eut ensuite l'idée de prolonger l'opération, sans modifier la température de l'eau,

(1) *Dict. encycl. des sciences médicales*. art. AFFUSIONS.

et il reconnut que la soustraction de calorique était beaucoup plus considérable. Il remarqua toutefois que la chaleur animale parvenait, quoique plus lentement que dans le premier cas, à dépasser son chiffre normal. En présence de ces résultats, il comprit qu'un agent qui était capable d'abaisser la température du corps, d'agir d'une manière si active sur le système nerveux et d'exercer, en même temps, une action tonique sur tout l'organisme, devait rendre de grands services dans les maladies caractérisées par une augmentation de température, une perturbation du système nerveux et un affaiblissement des forces. Il démontre, par la relation de faits bien observés, l'efficacité des affusions froides dans les fièvres continues et dans les fièvres intermittentes, dans certaines névroses et surtout dans celles qui ont une forme convulsive ; il établit que leur action principale est due à la soustraction du calorique, et qu'elle se traduit par des effets fortement excitants ou par des effets modérément excitants, suivant que l'affusion est courte ou prolongée. Il sut appliquer ces données aux diverses formes que peuvent prendre les névroses ; mais il fut frappé de ce fait que l'affusion froide, courte ou prolongée, avait toujours une action excitante qui ne pouvait convenir à tous les désordres du système nerveux. Il se trouva souvent en présence de malades dont l'état réclamait une action sédative directe. Il essaya de répondre à ces indications en introduisant toute espèce de modification dans l'application de l'affusion, et il n'y parvint qu'en élevant la température de l'eau employée. Il faut lire, dans son excellent livre, l'exposé de ses recherches ; on verra qu'on n'a rien écrit depuis de plus exact, de plus utile et de plus vrai.

On reconnaît en effet, aujourd'hui, que l'affusion peut avoir une action excitante, une action sédative, et une action à la fois excitante et sédative. Pour déterminer la première, l'eau employée doit être froide et l'application courte ; pour obtenir la seconde, on élève la température de l'eau ; pour produire la troisième, qui est fort utile chez les malades qu'il faut, à la fois, calmer et tonifier, on emploie de l'eau modérément froide et on prolonge l'application ou on la renouvelle fréquemment.

L'eau dont on se sert pour pratiquer une affusion est donc à une température qui varie suivant les effets que l'on veut produire. On place le malade, complétement nu, dans une baignoire vide. Le seau étant maintenu à quelques centimètres au-dessus de la tête, on verse le liquide de façon à ce qu'il tombe en larges nappes sur le corps du patient. La percussion n'est point douloureuse, car la force de projection est peu considérable ; il y a plutôt une gêne de la respiration qu'une véritable suffocation ; dans tous les cas, la sensation n'est pas très-pénible.

L'effet immédiat de l'affusion consiste en une horripilation générale, une angoisse plus ou moins forte et un refroidissement très-marqué ; mais le calme se rétablit bien vite ; la chaleur revient graduellement, le pouls, ralenti tout d'abord, s'accélère, les inspirations se régularisent et la peau s'humecte quelquefois de sueur. Toutes les fonctions semblent reprendre un surcroît d'énergie, et le malade, après avoir éprouvé un sentiment général de bien-être, de fraîcheur et de souplesse dans les membres, se sent porté vers le sommeil.

En raison de ces effets si variés, l'affusion a été utilisée dans un grand nombre de maladies.

Dans les pays chauds, elle est employée pour maintenir l'équilibre des fonctions cutanées et pour combattre certaines fièvres continues ou intermittentes.

En Allemagne, son intervention se généralise de plus en plus, et on l'essaye contre presque tous les états pathologiques aigus. Tout en faisant des réserves sur cette application si étendue, nous pouvons affirmer qu'elle est utile dans les fièvres graves et notamment dans la fièvre typhoïde, quand on redoute une complication du côté des méninges, complication dont l'adynamie profonde, la fièvre intense, la peau sèche, les soubresauts et le délire sont les signes précurseurs.

Entre les mains de Trousseau et d'autres praticiens, l'affusion a rendu d'éminents services dans certaines fièvres éruptives. Elle apaise les accidents nerveux, si fréquents dans ces maladies, abaisse la température du corps, abat momentanément la fièvre et facilite l'éruption quand celle-ci est lente à se manifester. Dans le chapitre des maladies aiguës, nous dirons comment il convient de procéder

Les affusions froides répétées coup sur coup sont employées chez les aliénés. Elles constituent même, dans quelques asiles, à tort ou à raison, des moyens efficaces de répression sans lesquels certains malades se laisseraient mourir de faim, ou se livreraient aux écarts les plus dangereux. Sous l'empire de la terreur que fait naître l'idée d'une affusion, l'aliéné indocile se soumet aux prescriptions des médecins, et il arrive parfois que ces sortes de douches disciplinaires, en apparence si inhumaines, sont très-salutaires au malade.

Les affusions conviennent dans la mélancolie avec stupeur et, en général, dans les névroses. Suivant la forme qu'on leur donne, suivant la température de l'eau employée, suivant le mode d'application, on peut les utiliser dans presque tous les désordres de l'innervation ; seulement, quand il existe chez les malades une certaine tendance aux congestions internes ou qu'on redoute des complications du côté des poumons et du cœur, il faut les remplacer par d'autres moyens hydrothérapiques mieux appropriés.

Col de cygne. — Le col de cygne est un dérivé de l'affusion dans lequel il est facile de régler, avec exactitude, la température, la quantité et la force de projection de l'eau employée.

Pour administrer le col de cygne, il faut que le malade tourne le dos à l'appareil, qui est constitué par un tube de gros calibre dont le nom rappelle la forme et qui est en communication avec les réservoirs. On fait tomber le flot sur la colonne vertébrale en recommandant au patient de faire des mouvements de flexion et d'extension du tronc, pour que toutes les portions cervicales, dorsales et lombaires soient successivement atteintes. La durée de l'opération est proportionnelle à la réceptivité individuelle et varie, en général, de une à trois minutes. Ordinairement on termine cette opération par une douche générale, en ayant soin toutefois, d'épargner la région qui a été frappée par le col de cygne.

On voit, d'après cette description, que le col de cygne est destiné à projeter une grande masse d'eau sur la colonne vertébrale, de manière à déterminer un refroidissement qui peut atteindre toute la région spinale ou qui peut, à volonté, être localisé sur une section de cette région. Il agit à peu près de la même façon que les sacs à glace de Chapman dont nous parlerons plus loin.

Sans entrer ici dans l'analyse physiologique des effets produits, nous dirons qu'appliqué sur toute la longueur de la colonne vertébrale, ce procédé apaise l'excitabilité médullaire et l'hyperesthésie spinale ; c'est pour cela qu'il rend de grands services dans l'ataxie locomotrice et dans d'autres affections du système nerveux. Nous verrons, en étudiant les fièvres intermittentes, quel parti on peut tirer de son action sur le nerf grand sympathique. Localisé sur la région cervicale, il a une influence incontestable sur la circulation et l'innervation des parties supérieures, et nous l'avons souvent utilisé dans l'anémie du cerveau. Localisé sur la région dorsale, il agit sur les organes abdominaux, mais on ne peut l'employer si le malade présente des accidents du côté du cœur et des poumons. Localisé sur la région lombaire, il exerce une action bien marquée sur les organes du petit bassin, spécialement sur la vessie et sur l'utérus. Nous avons eu à nous louer de son emploi dans la dysménorrhée, dans l'aménorrhée, dans l'atonie vésicale.

D'après ce qui précède, nous voyons que le col de cygne ne sert qu'à faire des applications localisées ; et, bien que son usage soit restreint, nous pouvons affirmer que, manié avec méthode et discernement, il peut rendre de très-grands services.

Des douches (1).

Nous avons établi que les effets de l'eau sur l'organisme dépendent à la fois de la température de l'eau, du mode opératoire mis en usage et de la durée de l'application. Les divers procédés qu'on emploie en hydrothérapie peuvent, lorsqu'ils sont utilisés avec discernement, produire la plupart de ces effets. Il en est, cependant, qui ont une action plus marquée, plus puissante et plus compliquée; à la tête de ceux-ci, il faut placer les douches. Toutes choses égales d'ailleurs, elles impriment aux fonctions de l'économie une activité plus grande. Ce surcroît de stimulation est dû à la force de percussion avec laquelle l'eau frappe les tissus, et à la facilité avec laquelle on peut agir sur une région quelconque de

(1) Le mot français *douche* vient du mot italien *doccia* (tuyau), usité depuis 1430 pour désigner la projection de l'eau sur le corps.

l'organisme. Au surplus, comme il est possible d'employer de l'eau à toutes les températures, et de modérer comme on veut la force de projection, il est aisé de comprendre que les douches peuvent être utilisées dans un grand nombre de circonstances, puisque, en définitive, elles peuvent déterminer la plupart des effets thérapeutiques que l'on demande à la méthode hydrothérapique. Elles joignent, en outre, à leur action générale, une action spéciale qui rend d'éminents services dans certaines maladies localisées.

Nous ne croyons pas que les douches puissent répondre à toutes les indications, et il peut même arriver parfois que leur intervention soit nuisible, ainsi que nous le démontrerons plus tard ; mais nous pouvons dire qu'elles constituent un des moyens hydrothérapiques les plus puissants contre la plupart des maladies chroniques.

Pour que leur application soit réellement effective, il faut que les appareils soient alimentés par une eau dont la température et la force de projection puissent varier à volonté. Cette disposition est absolument nécessaire dans un établissement hydrothérapique bien organisé, si l'on veut répondre à toutes les indications que présentent les maladies chroniques.

Les douches sont *générales* ou *locales*. Ces deux grandes catégories embrassent chacune un grand nombre de procédés que nous allons passer en revue.

Douches générales.

Les douches générales sont :

La douche en pluie ;

La douche à colonne ;

La douche à lames concentriques ;

La douche en nappe ;

La douche en cercles ou en poussière ;

La douche en jet mobile.

Douche en pluie. — L'appareil qui sert à administrer la douche en pluie verticale se compose d'une pomme d'arrosoir munie d'un robinet vissé au tuyau d'alimentation, et situé à trois mètres environ au-dessus du sol sur lequel repose le patient. Un bras de levier, traversé par un poids et manœuvré par un cordon, sert à ouvrir et à fermer le robinet. La surface de l'arrosoir est percée de trous d'un diamètre de 1 à 2 millimètres et dont le nombre varie de 200 à 300. Elle doit être non-seulement plane, mais assez rigide pour que la pression de la colonne d'eau ne puisse la faire fléchir (*fig.* 5). Il faut, en outre, que l'écoulement du liquide s'arrête immédiatement après la fermeture du robinet pour éviter au patient la sensation désagréable de gouttes d'eau tombant isolément sur la tête avant ou après la douche. On obviera à cet inconvénient en rendant le plus court possible l'espace compris entre la surface de la pomme et le ro-

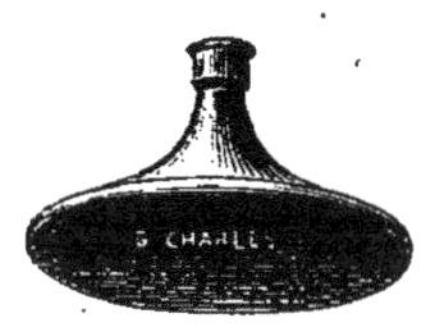

Fig. 5. — Pomme d'arrosoir servant à la douche en pluie.

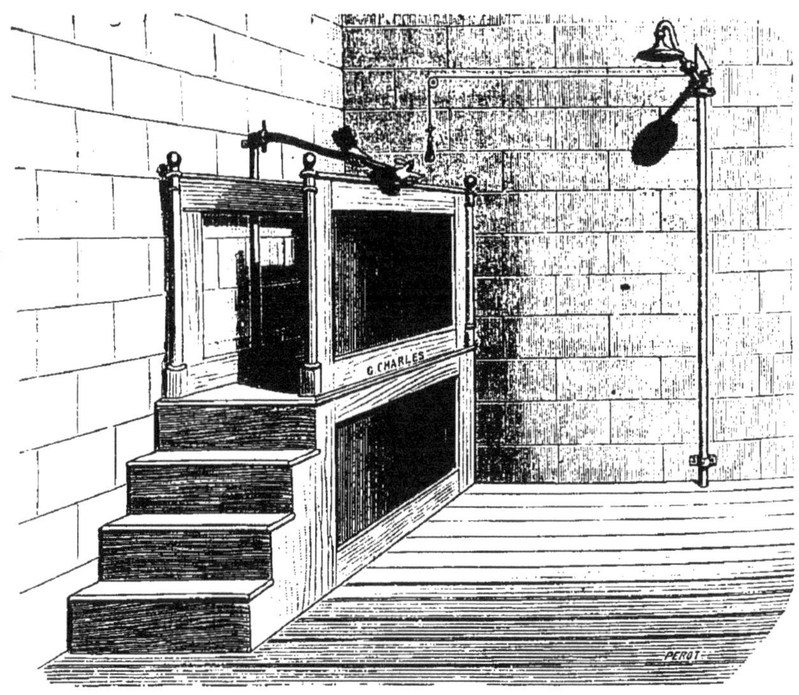

Fig. 6. — Douche en pluie verticale. — Tribune pour l'administration de la douche en pluie et de la douche en jet mobile.

binet. L'extrémité inférieure du cordon qui sert à faire manœuvrer le robinet ne doit pas être libre, il faut qu'elle puisse rester fixée à un crochet spécial ou qu'elle corresponde à une pédale mise en mouvement par le pied de l'opérateur, de telle façon que les mains de ce dernier soient libres pour diriger la douche en jet, s'il y a lieu de faire en même temps deux applications déterminées (*fig.* 6).

Le malade étant convenablement placé et le doucheur étant à son poste d'observation, le pied sur la pédale, on ouvre le robinet : l'eau tombe aussitôt comme une forte pluie et enveloppe complétement le patient. Il n'est pas toujours nécessaire que la tête soit douchée : il n'y a même qu'un cadre assez restreint d'affections où il soit spécialement indiqué de la soumettre à la douche en pluie ; on peut alors, soit recouvrir la tête avec un bonnet en caoutchouc ou en toile cirée qui amortit le choc, soit recommander au patient d'exécuter avec sa tête des mouvements de latéralité qui la dégagent de la masse liquide, au moins pendant une partie de la durée de l'application.

Avec la douche en pluie, on produit une stimulation générale très-manifeste, et on augmente considérablement la puissance des actions réflexes. Le choc perturbateur est énorme, à cause de la force de la pesanteur qui s'ajoute à celle de la projection. Aussi faut-il avoir à sa disposition des pluies à pression légère, par lesquelles il est bon de débuter et qui, dans bien des cas, suffisent pour remplir l'indication thérapeutique. Les fortes pluies ne doivent être employées que lorsqu'on veut produire une très-forte excitation sur les parties supérieures du corps, soit pour arrêter une hémorrhagie utérine, soit pour lutter contre certains épuisements du cerveau, contre l'anémie cérébrale en particulier.

A cause de l'ébranlement général produit par le choc, bien des malades ne peuvent supporter la douche en pluie, quelquefois même les moyens préparatoires appliqués avec une gradation rigoureuse ne suffisent pas pour acclimater l'organisme et le mettre dans des conditions qui lui permettent de résister à l'impulsion de cet agent. Il convient alors de s'abstenir et de donner la préférence à des procédés plus doux, car il ne faut pas oublier qu'utile dans un grand nombre de cas, la douche en pluie, si légère qu'elle soit, est capable de jeter une grande perturbation dans les grandes fonctions de l'économie. Certaines personnes ne la tolèrent pas, et son administration n'est pas toujours exempte de danger. Aussi, au début du traitement, devons-nous agir avec une grande réserve, ne faire que des applications d'une très-courte durée, tâter longtemps la susceptibilité du malade et ne pas nous laisser aveugler par les renseignements de ceux qui, remplis de confiance dans un mode de traitement qu'ils ont vu réussir chez d'autres, voudraient être soumis d'emblée à des applications très-énergiques. Il faut se méfier d'exagérations qui peuvent devenir très-préjudiciables.

Comme, en définitive, c'est toujours la réaction que l'on cherche, ou, tout au moins, une certaine stimulation, il est nécessaire de placer le malade dans les conditions qui favorisent la production des effets cherchés, et de tenir compte de plusieurs circonstances qui doivent servir au malade avant, pendant et après la douche.

Avant la douche. — Le malade doit se préparer à la douche par un exercice modéré qui mette en jeu les fonctions de son organisme et le dispose à l'action favorable que l'on veut obtenir. Autant il est bon, dans ce but, de stimuler la peau et les principaux organes, de régulariser le jeu du cœur et des poumons, autant il serait préjudiciable de déterminer une excitation trop forte qui aurait pour couséquence d'amener une trop grande fatigue, une transpiration cutanée exagérée et une suractivité anormale des fonctions pulmonaires et cardiaques.

Pendant la douche. — Que le malade se place sous l'appareil, avant que l'opérateur ait donné issue à l'écoulement du liquide, ou qu'il préfère entrer sous la douche quand la pluie tombe déjà, cela importe peu ; mais ce qui est indispensable, c'est que la température de la salle soit convenablement élevée, ni trop chaude ni trop froide ; qu'elle corresponde à 15° ou 18° centigrades environ, afin que le malade, qui sort nu de sa cabine, ne ressente pas, avant d'arriver sous la douche, l'impression du froid.

On doit rechercher, autant que possible, la résolution musculaire, et comme on ne peut l'avoir complète, puisque le patient doit se tenir debout, il faut lui recommander de s'appuyer doucement sur un support disposé *ad hoc* de façon à diminuer, autant que faire se peut, les contractions involontaires. Ainsi appuyé et soumis à l'action de la douche, le malade, souvent pour éviter une suffocation très-pénible, exerce avec sa tête des mouvements de latéralité qui lui permettent, en dégageant le visage, de respirer largement. Quelquefois on facilite le relâchement des muscles respiratoires, en conseillant aux malades de pousser quelques cris. Il faut, en outre, les engager à pratiquer, sur le tronc et sur les membres, des frictions énergiques parce qu'elles ont souvent pour effet de préparer à une bonne réaction. Quant aux autres préceptes qui doivent guider l'application de la douche, ils ne concernent que l'opérateur.

Il est imprudent de prolonger la douche au delà de 12 à 15 secondes, dès le début du traitement, à moins qu'il ne faille répondre à des indications tout à fait spéciales ; et, même alors, il est plus sage de ne pas s'écarter des limites que nous venons d'indiquer. Presque toujours, afin d'éviter que le premier mouvement de réaction ne soit trop prononcé du côté de la tête, la pluie qui tombe sur les parties supérieures du corps est accompagnée d'un jet mobile que l'on promène régulièrement et rapidement sur toute la surface cutanée, en commençant par le tronc et les membres thoraciques, l'abdomen et le dos, et en finissant par les membres inférieurs et les pieds.

Quelles que soient les précautions prises par l'opérateur et les règles suivies par le malade, il n'est pas toujours possible d'éviter de véritables accès de suffocation survenant soit pendant la douche, soit immédiatement après l'application. Il peut aussi se produire une douleur aiguë, siégeant à la nuque et qui est le résultat d'une sorte d'ébranlement cérébral provoqué par la percussion, ébranlement qui n'est pas rare chez les personnes dont le cerveau est anémié. Ce phénomène, qui ne présente d'ailleurs aucun danger, ne tarde pas à disparaître quelques instants après la douche. Pour obvier toutefois à cet inconvénient, qui ne laisse pas que de tourmenter beaucoup le malade, il faut, ou bien, la percussion étant la même, élever la température de la douche, ou bien, la température ne changeant pas, employer une percussion plus légère ; et si l'un ou l'autre de ces moyens ne réussit pas, conseiller l'usage d'un bain de pieds chaud avant la pluie, ou substituer à celle-ci une douche mobile qui n'atteigne que graduellement les parties supérieures. Quant à la suffocation, elle sera très-efficacement combattue, soit par l'emploi de l'eau à une température plus élevée, soit par un bain de pieds chaud préalable.

Quelques malades éprouvent, après l'application des premières douches, une légère courbature ; si l'on considère qu'elle survient la plupart du temps chez les personnes dont le système nerveux est très-excitable, on peut la prévenir ou l'atténuer, en administrant des douches légères et modérément froides dès le début. Si ces précautions ne suffisent pas, on ne devra recourir à la douche qu'après avoir acclimaté le malade à l'aide de procédés moins énergiques tels que les lotions ou les frictions avec le drap mouillé. La douche en pluie, quand elle est animée d'une certaine percussion, peut produire une stimulation trop énergique du cerveau et, quand elle est trop prolongée, elle peut amener une véritable sidération de l'encéphale. Ces accidents pourront être évités si l'on se conforme exactement aux préceptes que nous venons d'exposer.

La douche en pluie est, de toutes les applications hydrothérapiques, la plus communément employée; toutefois nous devons ajouter que son intervention n'est pas toujours bien légitimée. Ainsi elle est, la plupart du temps, contre-indiquée quand il existe une suractivité maladive de la circulation dans les parties supérieures du corps. Si on l'emploie dans ces circonstances, on peut, malgré toutes les précautions prises, déterminer un afflux plus considérable de sang dans le cerveau et favoriser, par conséquent, la production d'une congestion cérébrale chez un malade prédisposé à cette maladie. Nous verrons, plus tard, comment on peut combattre avec sûreté cet état spécial du cerveau. Nous nous contenterons de dire ici que, pour lutter contre cet état morbide, il ne faut jamais recourir à l'emploi des procédés violents.

La douche en pluie étant un des éléments principaux de l'action excitante produite par l'hydrothérapie, il importe, lorsque son emploi est bien indiqué, de savoir comment il faut se conduire pour atteindre le résultat désiré.

Toutes choses égales d'ailleurs, il faut savoir que, pour provoquer une forte stimulation et favoriser, par conséquent, le développement des phénomènes de réaction, la douche doit être forte, courte froide. Voilà un des grands préceptes qui doivent guider le médecin. Mais tout n'est pas là.

Il est évident qu'il y a des degrés dans la réaction, que celle-ci sera plus ou moins forte suivant l'état particulier de chaque individu, et que les variations dépendront le plus souvent de la façon dont se comporte le malade après la douche.

Après la douche. — Notre attention doit se porter d'abord sur l'état de la circulation, pour savoir si le pouls n'est point affaissé, dépressible, et s'il se relève facilement; il faut examiner les fonctions des poumons, se rendre compte de la promptitude avec laquelle s'apaisent les spasmes et les saccades respiratoires, s'enquérir avec le plus grand soin des variations de la température animale et de l'intégrité des fonctions de calorification, surtout de la rapidité avec laquelle elles se relèvent. Lorsque la réaction s'est établie, il faut savoir exactement la durée de ce surcroît d'activité fonctionnelle. On doit aussi se renseigner auprès du malade pour savoir s'il n'a point éprouvé de courbature au sortir de la douche, ou s'il n'a pas ressenti trop de fatigue à la suite de sa promenade.

Il est de toute nécessité que le malade qui reçoit la douche en pluie ne reste pas au repos après l'opération. Il faut, au contraire, qu'il se mette aussitôt en mouvement par la marche ou par la gymnastique, en un mot, qu'il fasse fonctionner ses membres par un moyen quelconque. Si l'exercice volontaire est impossible ou trop fatigant, on pratique des frictions générales prolongées, ou des manipulations, et l'on conseille au malade de rester pendant quelques heures dans son lit. Quelquefois on se trouvera bien, pour préparer l'action stimulante de la douche en pluie, de faire préalablement une application de calorique et notamment d'administrer une douche chaude de courte durée; mais il faut se rappeler que, dans l'espèce, comme on veut, à tout prix, une réaction vive et que cette réaction est difficile à provoquer ou plutôt à maintenir, il faut que l'application froide soit extrêmement courte.

Quelquefois, ainsi que nous l'avons déjà dit, la douche est mal supportée. Si le défaut de tolérance tient à la basse température de l'eau, il sera facile de remédier à cet inconvénient à l'aide d'un système de pluie organisé de façon à permettre l'arrivée de l'eau chaude dans une boule où le mélange de l'eau chaude et de l'eau froide pourra s'effectuer facilement (*fig.* 7). Avec cette combinaison, il sera facile d'administrer des pluies écossaises, des pluies alternatives et des pluies tempérées. Si le défaut de tolérance dépend de ce que l'eau est projetée trop vivement ou est soumise à une pression trop forte, on pourra triompher de cette difficulté de plusieurs manières. La meilleure consiste à avoir des douches en pluie alimentées par des réservoirs situés plus bas que le réservoir principal, ou bien à adapter à ce dernier et aux conduits qui correspondent un système de robinets spéciaux capables de contre-balancer la pression ordinaire. Si cette double combinaison ne peut avoir lieu, on remplacera la douche en pluie ordinaire par la douche en lames concentriques, que nous allons décrire tout à l'heure, et dont les effets se rapprochent un peu de ceux de la douche en pluie ordinaire.

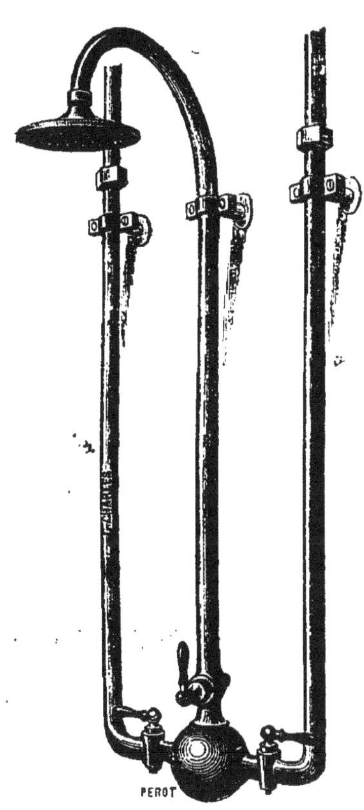

Fig. 7. — Douche en pluie à eau chaude et à eau froide.

B. *Douche en colonne.* — C'est une douche en jet vertical tombant perpendiculairement et sans division du liquide sur la tête ou sur toute autre partie du corps. Pour l'installer, on substitue généralement à la pomme d'arrosoir de la douche en pluie, à l'aide de raccords, une simple lance dont le diamètre est de 2 à 3 et même 5 centimètres; quelquefois cet appareil est isolé, et alors on adapte un raccord au tuyau d'alimentation (*fig.* 8).

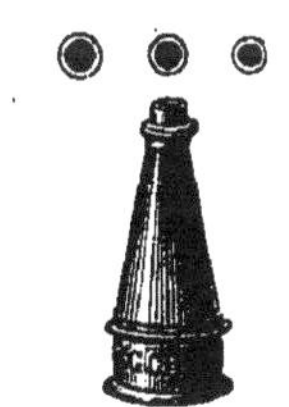

Fig. 8. — Embout pour la douche à colonne.

L'action de cette douche est des plus puissantes sur toute l'étendue de l'économie, elle n'est usitée que dans les cas où l'on a besoin d'une forte percussion. Non-seulement la peau est vivement excitée dès le début de l'opération, mais tous les organes, même les plus profonds, participent à la stimulation. Il est prudent de ne pas exposer la tête ou la poitrine à la secousse produite par cette colonne d'eau, à cause de l'ébranlement qui pourrait en résulter pour les viscères contenus dans ces cavités. Rarement la durée de l'application doit dépasser quatre ou cinq secondes, au début, et une ou deux minutes quand le malade est acclimaté. Au surplus, ce n'est qu'après avoir donné des douches moins énergiques et graduellement fortes qu'on peut songer à employer celle dont nous parlons. Quoique la réaction soit très-vive et se produise rapidement, il est néanmoins recommandé au malade de se livrer aussitôt après à l'exercice.

C. *Douche en lames concentriques.* — C'est une douche verticale dans laquelle la pomme d'arrosoir présente, à la surface, des fissures circulaires concentriques au lieu de présenter des trous (*fig.* 9). Généralement, elle est à une hauteur moins élevée que la douche en pluie, et l'eau s'échappe par des lames concentriques dont la percussion est assez légère. On l'emploie quand la pluie ordinaire provoque une trop grande excitation.

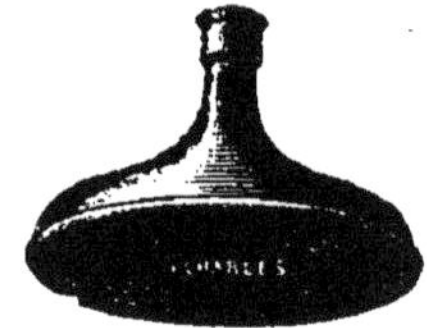

Fig. 9. — Douche en lames concentriques.

Les trois douches générales que nous venons de mentionner : *douche en pluie*, *douche à colonne*, *douche en lames concentriques*, sont les trois types principaux d'où dérivent plusieurs autres variétés de douches, telles que la douche en pluie alternative et la douche en pluie écossaise, sur les effets desquelles nous ne reviendrons pas, ayant traité ce sujet d'une façon générale lorsque nous avons parlé de l'eau chaude.

L'appareil pour administrer ces douches ne diffère en rien de celui que nous avons décrit pour la douche en pluie simple. La seule modification qu'il comporte est la présence de deux tuyaux d'alimentation, correspondant chacun à un réservoir spécial, qui viennent aboucher leurs extrémités à un même point, de telle sorte que l'on puisse facilement visser à ce niveau une pomme d'arrosoir. Les précautions à prendre, de la part du malade, avant, pendant ou après la douche, le manuel opératoire, les préceptes généraux qui doivent guider le praticien, sont exactement les mêmes que dans le premier cas.

D. *Douche en nappe. — Douche en cloche.* — La *douche en nappe* consiste en une sorte d'affusion perpendiculaire dans laquelle la chute d'eau est plus élevée que dans l'affusion ordinaire. Pour l'installer, il s'agit simplement d'adapter au tuyau d'alimentation un ajutage qui se termine par une espèce de gouttière sur laquelle le liquide s'écoule dès qu'on a ouvert le robinet spécial. Cette dernière douche diffère surtout du col de cygne en ce que son ouverture d'échappement est plus élevée.

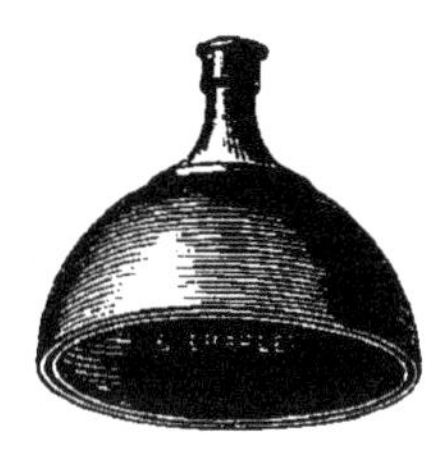

Fig. 10. — Douche en cloche.

La *douche en cloche* diffère de la douche en lames concentriques en ce que la pomme d'arrosoir ne présente qu'une fissure circulaire située dans le circuit de la plus grande circonférence. Ces deux dernières douches sont très-peu usitées (*fig.* 10).

Nous avons décrit les principales formes de douches générales qui percutent le malade verticalement. Il est inutile de décrire les nombreuses modifications qui ont été imaginées pour rendre l'application des douches verticales d'un usage plus facile. Ces modifications, de peu d'importance d'ailleurs, ne présentent aucun intérêt sérieux au point de vue pratique, puisque les types que nous avons étudiés répondent suffisamment à toutes les indications.

Il nous reste à parler maintenant des douches générales qui percutent le sujet horizontalement ou obliquement. Dans cette catégorie se trouvent la douche en cercles ou en poussière et la douche mobile, en jet ou à la lance.

Douche en cercles ou en poussière. — La douche en cercles ou en poussière a une action analogue à celle de la douche en pluie. Elle est très-excitante, mais le mouvement de réaction qu'elle provoque est plus facile à régulariser, et se manifeste de préférence dans les régions du corps situées au-dessous de la tête.

Généralement elle est constituée par un tube vertical en cuivre, en communication avec le grand tuyau d'alimentation et muni, de chaque côté, de tubes circulaires horizontaux percés d'un très-grand nombre de trous capillaires qui laissent échapper l'eau en poussière extrêmement fine. A la partie supérieure de l'appareil se trouve une pomme d'arrosoir percée de trous très-fins, destinée à mouiller légèrement la tête du malade et gouvernée par un robinet qui permet de suspendre l'écoulement à volonté. Cette disposition est nécessaire, car, dans la plupart des cas, on n'a besoin de mouiller la tête que dans les premiers temps de l'opération (*fig.* 11).

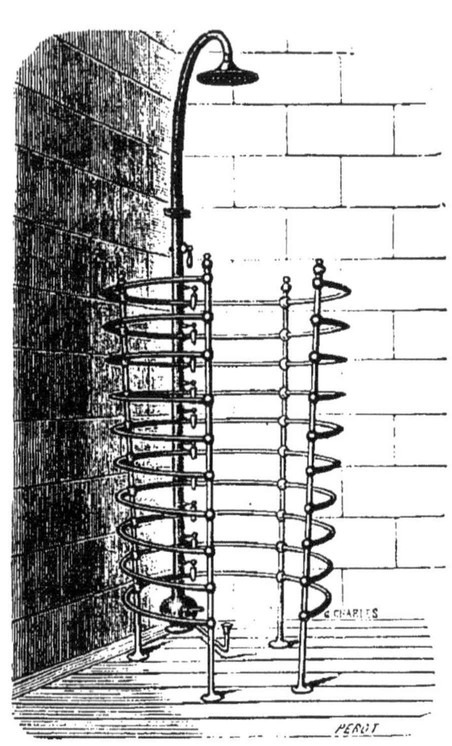

Fig. 11. — Douche en cercles.

Les cerceaux qui composent cet appareil sont ordinairement au nombre de huit ou dix. Il faut que la distance qui les sépare soit petite, afin que toutes les régions soient mouillées ou percutées; et il est indispensable que le diamètre de ces cercles diminue progressivement à mesure qu'ils se rapprochent du sol où repose le patient, afin que les parties inférieures soient plus vivement percutées que les autres et deviennent, par conséquent, le siége d'une réaction plus accusée. La face interne des cerceaux est légèrement plane et percée, dans toute son étendue, de trous mesurant environ 1 millimètre de diamètre. Chaque cerceau est muni d'un robinet placé au point de communication avec le tube vertical par où l'eau doit arriver. Cette disposition rend tous les cerceaux indépendants de l'appareil en général et leur permet de fonctionner isolément, ce qui est parfois utile dans certaines maladies locales. Quelques appareils présentent, à la partie du tube vertical qui fait face à l'opérateur, des fissures longitudinales extrêmement étroites par où l'eau s'échappe en lames percutantes réglées par des robinets spéciaux, et destinées généralement à frapper toute l'étendue de la colonne vertébrale.

Les cerceaux ne décrivent pas ordinairement un cercle complet; ils laissent entre eux un espace libre qui permet au malade de pénétrer dans l'intérieur de l'espace vide qu'ils forment par leur superposition. Cependant, dans quelques appareils, les cercles sont complets; seulement, en un point quelconque de leurs circonférences, ils offrent une articulation qui permet d'ouvrir le cercle pour laisser pénétrer le malade. Cette disposition, faite pour que le corps soit mouillé dans toute son étendue, n'est pas absolument nécessaire, car, en recommandant au malade de tourner sur lui-même pendant que les robinets sont ouverts, toute la surface cutanée peut être atteinte. Certains bains de cercles présentent, sur les côtés, des tubes de cuivre où sont adaptées des pommes d'arrosoir destinées à donner des douches locales sur certaines régions et notamment sur les régions hépatique et splénique.

Cette modification n'est utile que dans les appareils destinés à faire de l'hydrothérapie à domicile, car, dans les établissements spéciaux, la douche mobile répond plus exactement au but qu'on se propose d'atteindre.

Le bain de cercles doit être agencé de telle sorte qu'on puisse avoir à volonté de l'eau chaude et de l'eau froide, ce qui s'obtient facilement au moyen d'un système double de réservoirs, de tuyaux et de robinets. L'appareil est entouré d'une cloison en bois ou en verre; il est fermé par une porte vitrée, afin que le médecin puisse surveiller le malade, et il repose sur des planches à claire-voie, qui permettent l'écoulement rapide des eaux.

Quand on veut administrer la douche en cercles ou en poussière, on fait placer le malade, debout et complétement nu, au centre de l'appareil, on ferme la porte vitrée et l'on ouvre un nombre de robinets correspondant à la taille du sujet; en même temps, on laisse couler sur la tête une légère pluie de quelques secondes de durée, et l'on recommande au malade de tourner doucement sur lui-même afin que toutes les parties du corps soient également mouillées et percutées. En général, le bain de cercles est de courte durée s'il est administré avec de l'eau froide, et doit être immédiatement suivi des exercices qui favorisent la réaction. Certains malades ne peuvent le supporter que pendant quelques secondes; il faut tenir compte de ces susceptibilités et se garder d'employer ce modificateur au début du traitement. Quelquefois, à l'aide du système de robinets adaptés à chaque cerceau, ou des pommes d'arrosoir latérales, on peut localiser l'action de l'appareil; dans ce cas, l'application peut être plus longue. Mais quand on recherche une action générale et qu'on emploie exclusivement l'eau froide, il faut toujours manœuvrer avec la plus grande réserve.

L'impression que produit le bain de cercles est généralement très-vive, et le refroidissement qu'il détermine est toujours très-accentué; il exerce, par conséquent, une excitation très-marquée sur l'économie. Aussi, en hydrothérapie, est-il utilisé contre le lymphatisme, l'engourdissement général des fonctions organiques et, en général, contre la plupart des maladies chroniques qui présentent les caractères de l'asthénie. Pour produire d'heureux résultats avec ce modificateur, il faut que l'économie puisse réagir facilement contre le froid, ou que le médecin place son malade dans les conditions les plus favorables au développement de la réaction. La douche en poussière est, sans contredit, un des agents les plus importants de la médication révulsive. Quand il s'agit de développer de profondes modifications, de déterminer une stimulation énergique des téguments dans le but de combattre des maladies d'organes éloignés, comme, par exemple, certaines affections gastro-intestinales, on ne saurait faire choix d'un procédé doué d'une plus salutaire énergie.

Douche mobile. — Parmi tous les procédés que la méthode hydrothérapique met à la disposition des médecins, la *douche mobile* mérite certainement la première place. Elle peut être maniée et réglée avec précision et facilité; elle peut, à l'aide de divers raccords placés à l'extrémité libre, prendre les formes les plus variées, et répondre à la plupart des indications thérapeutiques.

Pour installer la douche mobile, on adapte au grand tuyau d'alimentation un robinet coudé dont le levier est à la portée de l'opérateur. A l'extrémité libre de ce robinet est attaché, à l'aide d'un raccord spécial, un tube en caoutchouc vulcanisé dont les parois sont tapissées d'une toile épaisse destinée à soutenir la résistance contre la pression de l'eau. Ce tube, qui doit être d'une

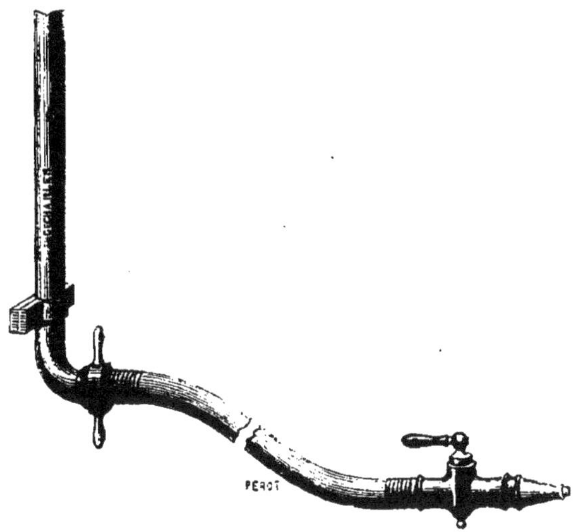

Fig. 12. — Douche en jet.

grande flexibilité, mesure environ 1 mètre de longueur; son diamètre doit être à peu près le même que celui du robinet coudé, c'est-à-dire d'environ 3 centimètres. L'extrémité inférieure du tube est munie d'un robinet qui se termine par un embout qu'on

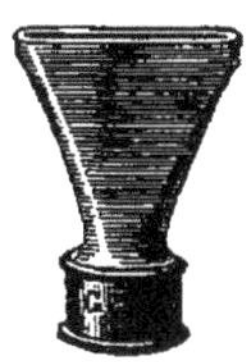

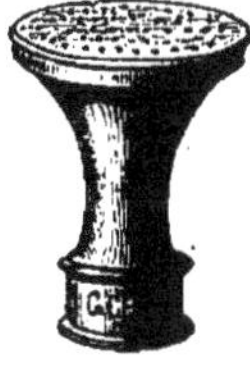

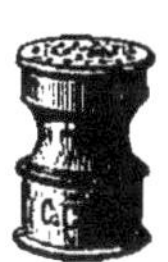

Fig. 13. — Ajutages pour la douche mobile.

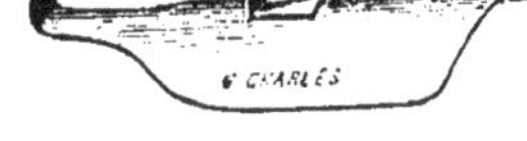

Fig. 14. — Plaque destinée à épanouir le jet de la douche mobile.

peut changer à volonté, et dont l'agencement permet de donner à la douche mobile les formes de lance, d'arrosoir, de colonne, d'éventail, etc. La forme la plus usitée est la douche mobile en jet horizontal dont l'ouverture doit mesurer un diamètre de 15 à 18 millimètres. Avec cet appareil, on n'a pas besoin de nouveaux ajutages pour modifier la forme du jet, il suffit de faire obstacle à l'écoulement du liquide avec le doigt ou avec une plaque spéciale que l'on place à l'embouchure du tube et sur laquelle on fait frapper le jet. De cette façon, le jet, au lieu d'être en colonne, peut prendre la forme d'un éventail ou d'une grosse pluie seulement (*fig.* 12, 13, 14).

Cependant, pour répondre à toutes les indications thérapeutiques, une seule douche mobile ne suffit pas. Il faut absolument un autre appareil qui permette d'employer de l'eau à toutes les températures et dans lequel la force de projection soit différente.

Pour avoir une douche mobile à température variable, il faut deux réservoirs, l'un destiné à l'eau chaude et l'autre à l'eau froide ; à chaque réservoir est adapté un tuyau de conduite aboutissant

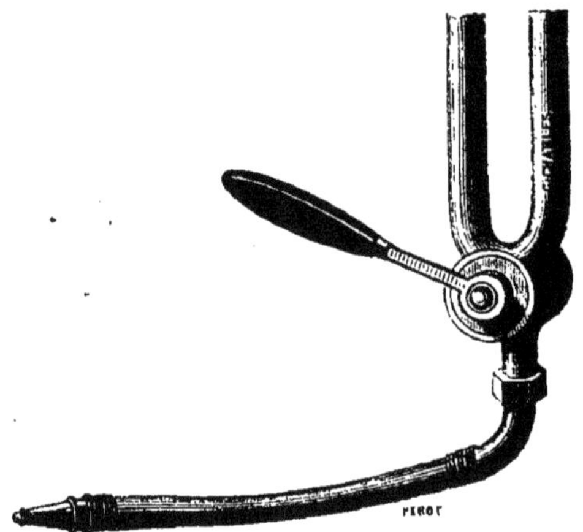

Fig. 15. — Douche en jet mobile à eau chaude et à eau froide.

à un robinet à trois voies auquel on ajuste un tube en caoutchouc se terminant par un embout auquel on peut donner toutes les formes usitées.

Pour avoir une douche mobile à percussion variable, il suffit d'avoir, à l'extrémité du tube en caoutchouc, un robinet qui atténue la force de projection du liquide. Si ce moyen est insuffisant, on fait installer un réservoir sur un plan inférieur à celui du réservoir principal.

Ces conditions d'installation étant connues, il nous reste à décrire le mode d'application de la douche mobile ordinaire.

Mode d'application. — Avant de se soumettre à la douche mobile, il faut que le malade se trouve préparé comme avant de prendre la douche en pluie. Il doit avoir chaud et ne pas être fatigué. Si, pour élever la chaleur animale, le malade se livre à des exercices, il doit attendre, avant de se présenter sous la douche, que les fonctions cardiaques et pulmonaires soient rentrées dans l'ordre normal. Si la température du corps est surélevée artificiellement par un moyen qui amène la sudation, il ne faut pas que la transpiration soit trop prolongée, afin que le malade ne se trouve pas fatigué au moment de prendre la douche. Nous savons que beaucoup de personnes prennent une douche mobile après avoir fait un exercice violent et avoir provoqué une transpiration abondante. Cette manœuvre, qu'on pratique dans tous les gymnases et qui est inoffensive pour les gens bien portants doit être surveillée et souvent évitée chez les malades. Ces derniers doivent réserver toutes leurs forces pour résister à l'attaque du froid qui n'agit efficacement, dans certains cas, que lorsque l'organisme est en état d'utiliser l'activité vitale qu'il fait naître. Lorsque le malade est fatigué par la sueur ou par l'exercice, il arrive parfois que, sous l'influence de la douche mobile, les phénomènes réactionnels ne peuvent se développer et le malade est exposé à des accidents. S'ils se manifestent, le malade est brisé par cette suractivité factice qui occasionne souvent une grande fatigue, des frissons intermittents pendant vingt-quatre heures et quelquefois l'exagération de son mal.

Il est donc nécessaire que le malade ne soit pas surmené quand il vient se soumettre à l'action de la douche mobile.

Pour prendre cette douche, le malade vient se placer à deux mètres environ de l'opérateur. Quand l'application ne débute pas par la pluie, il faut, de préférence, commencer par arroser très-rapidement la partie postérieure du thorax en ayant soin de briser le jet avec le doigt ou avec un appareil spécial de manière à amortir la percussion. Cette région est choisie de préférence à toutes les autres, parce que c'est ordinairement la plus impressionnable à l'eau froide; aussi, lorsque la première sensation est passée, le malade est en quelque sorte aguerri contre les nouvelles impressions que développe la douche sur les autres parties du corps. Par conséquent, sauf dans quelques cas exceptionnels, on mouillera le dos très-rapidement, en épanouissant le jet avec le doigt et en évitant de percuter vivement la colonne vertébrale, puis on continuera l'opération en dirigeant la colonne d'eau dans les membres; quand toute la surface postérieure aura été mouillée convenablement, le malade se retournera et l'on arrosera la partie antérieure, en atténuant la percussion, sur la partie thoracique et abdominale; le jet sera ensuite promené sur tous les membres et l'on terminera l'opération en percutant très-vivement les pieds.

Cette application, dont la durée moyenne est d'une minute, subit des modifications suivant la nature de la maladie et suivant l'impressionnabilité du malade. Tantôt elle doit être assez longue, tantôt très-courte; dans certains cas, il faut respecter la partie postérieure du thorax; dans d'autres, il faut éviter la localisation sur les pieds. En un mot, il faut adapter l'application de la douche mobile aux indications thérapeutiques et à la susceptibilité du malade.

La première douche produit souvent une grande suffocation, des palpitations, une douleur occipitale parfois très-vive et même du vertige. Dans certains cas, elle exagère les phénomènes morbides déjà existants et peut en faire paraître de nouveaux. Il ne faut pas considérer ces accidents comme une contre-indication du traitement; seulement, il faut essayer de les rendre moins forts ou les éviter si cela est possible. On a conseillé beaucoup de moyens pour s'opposer à l'apparition de ces effets consécutifs de la douche; le meilleur consiste, selon nous, à élever la température de l'eau et à n'administrer que des douches progressives. En agissant ainsi, on évitera tous les accidents dont nous avons parlé; sans compromettre l'action thérapeutique de l'hydrothérapie. Le traitement sera peut-être plus long, mais ses effets seront tout aussi certains.

Quoi qu'il en soit, l adouche mobile froide es temployée quand il est nécessaire de provoquer une stimulation assez forte; elle joint à l'impression du froid qu'elle développe une percussion qu'on peut considérer comme une sorte de massage. Nous n'insisterons pas ici sur les effets physiologiques de cet agent, puisqu'ils ont été exposés déjà dans le chapitre précédent.

Il est inutile d'ajouter que la douche en jet peut être modifiée comme la douche en pluie et être rendue moins excitante, soit en diminuant la température de l'eau, soit en atténuant la percussion et en prolongeant l'application. Nous verrons dans quelles circonstances il importe de faire subir à la douche mobile toutes les modifications dont nous avons parlé. Disons ici que, pour produire l'effet excitant que l'on recherche, il faut qu'elle soit froide, courte et vivement appliquée.

Son impression sur les nerfs de la peau est assez violente et les actions réflexes qu'elle provoque sont très-accusées. Aussi est-elle utilisée dans tous les cas de maladies qui réclament un effet thérapeutique excitant. Il serait trop long de faire ici l'énumération des affections dans lesquelles elle est utile et bienfaisante. Disons seulement que, lorsque l'installation de la douche mobile est complète et que son application est faite avec prudence et discernement, ce procédé hydrothérapique constitue un agent thérapeutique de premier ordre.

L'impression violente produite par le froid et le choc de l'eau sur les nerfs sensitifs et consécutivement sur les phénomènes nerveux réflexes, fait de la douche en jet un moyen souvent essayé, toujours incertain et même dangereux, dans le traitement des maladies mentales. Quant à l'emploi de ce procédé comme moyen de répression, il est inutile, car les aliénés s'y habituent très-rapidement.

Douches locales.

Il n'est pas besoin de recourir à de nombreux appareils pour faire des applications localisées. La douche mobile peut être dirigée sur presque toutes les parties du corps et suffit à remplir, à peu près, les indications que fournissent les affections locales. Pourtant, lorsqu'il s'agit d'obtenir une action spéciale du côté de certains organes et notamment du côté des organes génito-urinaires, la douche mobile ne suffit pas, il faut recourir à des appareils qui permettent de frapper directement les parties intéressées. Lorsqu'on a besoin de projeter une grande masse d'eau, la douche mobile est encore insuffisante et on lui substitue le col de cygne dont les effets sont plus prononcés.

Lorsqu'on fait des applications locales avec la douche mobile, on se propose d'exciter le fonctionnement de certains organes ou d'apaiser leur irritabilité. Il est donc nécessaire, avant de déterminer le mode opératoire, de savoir très-exactement l'effet que l'on veut produire. Si c'est une action excitante que l'on recherche, il faudra employer une douche locale, froide, courte et à percussion méthodique. Nous disons à percussion méthodique, parce que les douches locales administrées d'emblée à plein jet ou brutalement, sont souvent dangereuses; elles peuvent contusionner l'organe qu'elles frappent, produire des résultats opposés à ceux qu'on attend et déterminer même des hémorrhagies. Il faut donc procéder avec prudence et délicatesse, et avoir à sa disposition un appareil convenablement organisé. Quelques-unes de ces douches locales sont directement appliquées sur les organes malades : telles sont les douches utérines dont nous parlerons tout à l'heure. D'autres sont dirigées sur la peau et n'agissent sur les organes qu'en provoquant, sur la région cutanée, une impression qui vient agir sur eux par action réflexe. C'est par ce mécanisme qu'elles déterminent une certaine excitation et qu'elles parviennent à réduire les congestions localisées. Il est donc nécessaire de bien choisir le lieu d'élection de la douche locale, et il faut connaître, quand on veut exercer une influence sur certains organes, quelle est la partie de la peau qui, au point de vue de l'action excito-motrice, a avec ces organes les plus complètes relations. On comprend donc aisément que, lorsqu'on veut obtenir un effet purement excitant, il faut que l'application soit courte. Si on la prolongeait outre mesure, à l'excitation salutaire succéderait de l'épuisement; les nerfs vaso-moteurs notamment, trop longtemps excités, se paralyseraient et favoriseraient l'augmentation des congestions qu'on veut combattre. De ces considérations il résulte que les douches locales courtes excitent le fonctionnement des organes et que les douches longues arrêtent ou modèrent ce fonctionnement.

Nous ne pouvons, pour le moment, que laisser entrevoir les résultats pratiques qui découlent de ces notions. Nous verrons, dans la partie clinique de ce livre, comment il faut les utiliser. Cependant, nous pouvons dire ici qu'il est des cas dans lesquels la douche locale peut être forte et prolongée, notamment quand on a à opérer la résolution de certains engorgements persistants siégeant dans des régions accessibles et pouvant supporter le choc de l'eau sans inconvénient. C'est en vertu de ces principes que, pour décongestionner le cerveau, le foie, la rate, etc., il faudra se contenter d'une légère application excitante, tandis que, pour combattre l'empâtement ou l'engorgement non inflammatoire de certaines articulations, il faudra donner à l'eau une force de projection plus considérable. Lorsqu'il suffit de mouiller la tête sans percussion, au lieu d'employer la douche en pluie, qui est trop violente, on peut se contenter de simples arrosements. Cependant, on ne doit pas ignorer que la douche mobile à percussion faible et maniée avec délicatesse est très-propre à remplir ce but. Dans ces conditions, elle peut être appliquée dans toutes les régions, sur l'abdomen, sur le cœur, la poitrine, et sur tous les organes, même les plus sensibles. Nous verrons combien elle est utile dans les maladies des articulations réputées, à juste titre, si rebelles.

D'après ce qui précède, il est facile de voir que c'est sur le jeu des actions réflexes que reposent la plupart des effets physiologiques d'une douche localisée. C'est dans cette voie que l'on trouvera le guide le plus efficace des applications locales. Nous croyons avoir démontré qu'une douche froide, dirigée sur la plante des pieds, avait une action incontestable sur la vessie, sur la matrice, sur le rectum, en un mot, sur tous les organes du petit bassin qui ont des sympathies nerveuses très-marquées avec la surface cutanée qui recouvre la plante des pieds. Nous savons qu'une douche dirigée sur les régions hépatique et splénique agit, par action réflexe, sur le foie et sur la rate ; qu'une application froide, faite à la partie inférieure du sternum, détermine une excitation dans les reins et active le fonctionnement de ces organes ; qu'une forte douche, dirigée sur la partie antérieure des cuisses, exerce une influence sur les troubles des organes respiratoires. Nous avons déjà signalé quelques-uns des effets physiologiques du col de cygne localisé sur les diverses sections de la colonne vertébrale ; nous compléterons cette étude en parlant des sacs à glace de Chapmann, et surtout en examinant les désordres pathologiques qui réclament leur intervention.

Malgré l'efficacité réelle de ces applications locales, il faut reconnaître qu'elle seraient souvent incertaines dans leur action thérapeutique, si elles n'étaient pas associées à des applications générales. C'est un fait que le docteur Fleury a parfaitement mis en lumière et qu'il ne faut jamais perdre de vue dans le maniement du traitement hydrothérapique. Il est, en effet, souvent nécessaire, quand on recherche une action excitante locale, décongestive ou résolutive, de préparer le système tégumentaire tout entier par des applications générales qui permettent de provoquer à l'extérieur, aux dépens des organes internes, une suractivité fonctionnelle très-prononcée. Il ne faut donc espérer de résultat sérieux, après l'application d'une douche locale, que lorsque la peau est convenablement préparée, soit par des applications générales d'eau froide, soit par l'emploi du calorique. Il importe donc, à moins de se trouver en présence de cas exceptionnels, de ne pas commencer le traitement par une douche locale froide. Cette réserve ne s'applique pas à la douche écossaise ou à la douche alternative localisée, on peut employer ces deux douches sans inconvénient et avec sûreté au début du traitement. Nous développerons, du reste, ces détails pratiques quand il sera question des maladies qu'il convient de traiter ainsi. Mais, avant d'aller plus loin, il est nécessaire de décrire quelques-unes des douches locales les plus employées.

Les douches locales usuelles sont :

a. *La douche hépatique ;*

b. *La douche splénique ;*

c. *Les douches épigastrique et hypogastrique ;*

d. *Les douches vaginale et utérine ;*

e. *La douche périnéale ;*

f. *La douche hémorrhoïdale ;*

g. *La douche ascendante ;*

h. *La douche oculaire ;*

k. *La douche auriculaire.*

a. *Douche hépatique.* — Le volume du foie ayant été préalablement déterminé par la percussion, si l'on juge opportun de faire une application froide, voici, en quelques mots, les préceptes à suivre. Le malade se place en face de l'opérateur, le corps légèrement incliné sur la gauche, le pied droit en avant, et la cuisse un peu fléchie, pendant que le bras droit est relevé sur la tête, et que la main gauche embrasse une barre de bois ou de fer qui sert d'appui au reste du corps. L'opérateur dirige la douche sur la région hépatique, en ayant soin de ne pas dépasser en haut le mamelon droit qui sert de limites au rebord supérieur du foie, et en descendant jusqu'à l'extrémité inférieure de l'organe dans l'hypochondre droit, ou même dans la fosse iliaque, lorsque le foie est hypertrophié.

Dans quelques cas, on applique sur la région hépatique des douches de vapeur ou des douches alternatives d'eau chaude et d'eau froide ; le lieu d'élection est le même que celui que nous venons de décrire. Nous ne croyons pas utile de faire connaître, soit à propos de la douche hépatique, soit à propos des autres douches locales, comment il faut répondre à toutes les indications qui se présentent; cette étude sera faite quand nous examinerons les maladies qui réclament l'intervention de ces divers procédés. D'une manière générale, la douche hépatique froide est excitante et résolutive et elle convient dans la plupart des engorgements chroniques du foie. Cependant, malgré ses heureux résultats, il est nécessaire, avant d'agir, de consulter le tempérament et la susceptibilité maladive du sujet. On évitera, de cette façon, les accidents qui surviennent parfois chez les personnes débilitées et affaiblies par une maladie de longue durée. Il arrive quelquefois que la région hépatique est sensible au toucher et même douloureuse, il est nécessaire alors d'employer une douche à percussion légère ou une douche écossaise localisée.

b. *Douche splénique.* —Les mêmes préceptes doivent nous guider dans l'application de cette douche locale. Seulement le malade, au lieu d'être incliné à gauche, comme dans le premier cas, présente, au contraire, le flanc gauche à l'opérateur et relève son bras de façon à dégager entièrement la région splénique. Comme la rate hypertrophiée n'a de limites fixes ni en haut ni en bas, on établit, à l'aide d'une percussion préalable, une ligne de démarcation qui circonscrit l'organe dans toute son étendue, et on administre la douche sur la surface circonscrite.

c. *Douches épigastrique et hypogastrique.* — En général, ce sont des douches à percussion faible. S'il faut diriger le jet sur l'épigastre, le malade se présente en face de l'opérateur; si l'on fait des applications localisées à l'hypogastre, il est mieux que le malade soit assis; sans cette précaution, le jet ne frappe plus perpendiculairement les parties intéressées et, en rencontrant une surface oblique, la colonne liquide s'éparpille, ou étend son action aux organes voisins qu'il faut souvent éviter. Ces douches, dont la percussion doit être très-légère, peuvent être exclusivement froides, alternatives ou écossaises. On emploie les deux premières pour produire des effets excitants ou résolutifs, et la troisième pour déterminer une action sédative ou analgésique.

d. *Douches vaginale et utérine.* — Nous ne parlerons pas ici des applications qui ont une action spéciale sur les organes contenus dans le petit bassin; elles ont été signalées dans la description des bains de siége et des bains de pieds. Nous ne nous occuperons que des douches qui sont appliquées directement sur la muqueuse vaginale et sur le col utérin.

Elles peuvent être administrées de plusieurs manières, ou plutôt avec des appareils très-différents. Il n'entre pas dans notre plan d'énumérer ici les divers instruments dont on se sert ordinairement pour pratiquer des injections vaginales, nous ne parlerons que de deux procédés qui sont usités pour administrer une douche mobile ou une douche fixe.

Pour donner une douche mobile sur la matrice, on fait coucher la femme sur un lit, en ayant soin de placer le siége sur le bord. On introduit un spéculum à l'aide duquel on met le col en lumière, et on fait pénétrer dans le vagin une canule percée de plusieurs trous à son extrémité libre et communiquant, par l'autre extrémité, avec un tube qui est adapté à un réservoir d'eau et qui est muni d'un robinet qui règle l'écoulement et la percussion du liquide. Quand on veut administrer la douche, on ouvre le robinet et l'on dirige le jet d'eau sur le col de l'utérus, en ayant soin de régler graduellement la percussion. Si l'eau est froide, la durée de l'application ne doit pas dépasser une ou deux minutes. On procède ainsi toutes les fois qu'on veut produire un effet excitant, comme c'est le cas dans l'aménorrhée, et dans l'atonie de la matrice. Si l'on veut déterminer un effet analgésique, il faut faire intervenir l'eau chaude et donner une douche utérine écossaise.

La douche utérine mobile provoque quelquefois des douleurs et peut déterminer des poussées congestives dans la matrice. Il faut alors en suspendre l'emploi et la remplacer par une douche utérine fixe. Pour administrer cette douche, on se sert d'une baignoire à bain de siége, à la partie antérieure et inférieure de laquelle se trouve un tube en cuivre mobile auquel on adapte une canule. La femme se place comme pour prendre un bain de siége, assise sur un petit escabeau, les jambes écartées. Elle introduit la canule elle-même dans le vagin, pendant que la baigneuse ouvre le robinet qui fait arriver l'eau dans le petit tube en cuivre. Presque toujours on fait prendre, en même temps, un bain de siége à eau courante, afin d'exercer une action plus puissante sur la circulation du bassin, et l'on fait durer cette double opération pendant environ une minute. Cette application est moins excitante que la première, et ne détermine pas d'accidents si elle est administrée avec soin (Voir la figure 4).

Les douches vaginales peuvent être administrées de la même façon que les douches utérines. Comme ces dernières, elles peuvent, suivant la température de l'eau, devenir excitantes ou sédatives à volonté, et, par conséquent, être utilisées dans presque tous les désordres auxquels l'appareil génital de la femme est exposé.

Quel que soit le procédé qu'on adopte dans l'administration de ces douches, c'est en agissant directement, ou par action réflexe, sur la circulation et sur l'innervation utéro-vaginale, qu'on parvient à combattre les phénomènes morbides qui siégent dans les organes de la génération. Nous verrons, en étudiant ces phénomènes, comment il convient de procéder cliniquement.

e. *Douche périnéale.* — En décrivant le bain de siége, nous avons parlé de la douche périnéale, et nous avons dit que, pour l'installer, il fallait pratiquer à la partie antérieure de la baignoire qui sert pour le bain de siége, au point de jonction du quart inférieur avec les trois quarts supérieurs, une ouverture destinée à recevoir un tube en métal. Ce tube, qui communique avec le tuyau d'alimentation, et qui est réglé par un robinet spécial, mesure une longueur de 3 centimètres et présente une ouverture d'un demi centimètre de diamètre, par où s'échappe le jet d'eau.

Pour prendre la douche périnéale, le malade se place sur un petit banc situé au fond de la baignoire, et écarte ses jambes de telle sorte que la région périnéale soit exposée à l'ouverture du jet. A l'aide du robinet, on lance le jet sur la partie, en observant pourtant une certaine gradation, et on fait durer l'opération pendant une minute environ. Assez souvent le malade prend, en même temps, un bain de siége à eau courante (Voir la figure 3).

La douche périnéale est utilisée spécialement à cause de ses effets excitants ou résolutifs. Nous verrons, en étudiant les maladies des voies urinaires chez l'homme, dans quels cas et comment il faut l'employer.

f. *Douche hémorrhoïdale.* — Pour installer une douche hémorrhoïdale, on pratique, au centre même du bain de siége, une ouverture sur laquelle on visse un tube en métal qui communique par sa partie inférieure avec le tuyau d'alimentation, et dont la partie supérieure présente une petite pomme d'arrosoir percée de trous par où passent de petits jets d'eau à direction perpendiculaire. Pour prendre cette douche, le malade se place sur un siége cylindrique ouvert en haut et en bas de manière à laisser arriver le jet d'eau sur la région anale (Voir la figure 2).

Si l'on veut produire un effet excitant, on donnera au jet une certaine force de projection et on fera une application courte. Si l'on veut, au contraire, déterminer une sédation, la force du jet sera atténuée et on prolongera l'opération jusqu'à ce que l'effet qu'on cherche soit produit.

g. *Douche ascendante.* — Cette douche n'est, en définitive, qu'un lavement à forte pression. En général, pour l'installer, on fait arriver au centre d'une cuvette de lieux d'aisance, un tube en métal en communication avec les réservoirs. A l'extrémité libre de ce tube on adapte une canule destinée à pénétrer dans le rectum. On fait fonctionner l'appareil à l'aide de robinets spéciaux qui permettent de faire arriver dans l'intestin de l'eau à toutes les températures et à des pressions variables.

On emploie généralement ce procédé lorsqu'il s'agit de combattre l'atonie et la contracture fonctionnelle des intestins. Son action est très-énergique, par conséquent il faut toujours procéder, surtout au début, avec méthode et précaution. A moins de circonstances exceptionnelles, il n'est jamais prudent de commencer avec de l'eau froide à toute pression : mieux vaut agir par gradation et recommencer même plusieurs fois l'application, quand on est en présence d'un malade très-impressionnable. Ce dernier s'habitue assez facilement à la pression de l'eau et à sa température, et il ne tarde pas à éprouver une heureuse modification dans son état.

h. *Douches oculaires.* — Chassaignac a le premier expérimenté les douches à faible courant dans l'ophthalmie purulente, dans le but surtout de déterger les paupières et les conjonctives des concrétions purulentes qui les recouvrent, de faciliter ainsi l'absorption des liquides astringents et d'ouvrir une voie à l'action modificatrice de ces derniers. Ce n'est pas là le résultat unique que l'on peut obtenir à l'aide de la douche froide ; et, à notre avis, l'ophthalmie purulente n'est pas la seule affection oculaire qui soit susceptible d'être heureusement modifiée par des applications d'eau froide. Nous savons que, depuis longtemps, on emploie, dans les affections chroniques de l'œil et de ses annexes, contre certaines granulations palpébrales et les ulcères asthéniques de la cornée, soit des compresses d'eau chaude, soit des courants de vapeur, au moyen desquels on cherche à augmenter la réaction vitale des tissus et à déterminer un travail réparateur.

Mais combien on s'expose, de la sorte, à produire des effets opposés à une action thérapeutique bienfaisante. Ce que l'on cherche, c'est une augmentation de calorique destinée à favoriser l'excitation de la partie malade, une stimulation des tissus débilités par une cause quelconque. Ne sait-on pas que la chaleur ainsi développée est une chaleur purement factice, de peu de durée, jamais permanente, et à laquelle ne tarde pas à succéder, quand la cause excitante a disparu, une réfrigération plus ou moins intense, tout à fait contraire au but que l'on veut remplir? Si l'on tient à une excitation de quelque durée, à la persistance de la chaleur, l'agent calorifique doit être longtemps continué, et il faut se résoudre à fatiguer et à faire souffrir le malade. Lorsqu'en définitive on veut ranimer les tissus par une augmentation de la réaction vitale, ne conviendrait-il pas de substituer, et aux compresses d'eau chaude et aux courants de vapeur chaude imaginés par le docteur Laurenço (de Bahia), des douches froides que l'on dirigerait sur le globe de l'œil avec une percussion plus ou moins forte? Malgré sa sensibilité exquise, l'organe de la vision est très-capable de supporter une application froide faite dans ces conditions. Dans l'emploi de l'eau pour le traitement des affections oculaires, on a eu jusqu'ici pour but principal de déterger par des lavages répétés les portions de la conjonctive ou de la cornée qui, recouvertes de concrétions de différentes natures, se soustrayaient ainsi, plus ou moins, à l'action des médicaments, ou de produire la sédation de douleurs vives, ou enfin de remédier à une inflammation, par la mise en activité des propriétés résolutives de l'eau à une température plus ou moins basse; mais nous croyons qu'on n'a pas assez insisté sur l'action particulièrement tonique des applications froides, rapides et énergiques. Et il serait bon d'expérimenter celle-ci sur une large échelle ; nous ne doutons pas qu'on arriverait à des résultats sérieux, si tout ce que nous enseignent les données de l'hydrothérapie physiologique n'est pas dénué de fondement ; car y a-t-il un moyen plus propre à rappeler la chaleur sur une partie de l'organisme, à mettre en jeu les fonctions vitales, que la douche froide, ou, si l'on veut, la douche alternative? N'est-ce pas là le meilleur moyen d'obtenir des effets permanents, de longue durée?

Quoi qu'il en soit, l'appareil le plus usuel, celui que Chassaignac employait pour l'administration des douches, se compose d'un réservoir d'une capacité de 20 à 30 litres fixé à une hauteur de 2 ou de plusieurs mètres, suivant la force de projection qu'on veut avoir. Deux tubes en caoutchouc d'un petit diamètre partent du fond du réservoir, et se rendent aux yeux du malade qui les maintient dans chacune de ses mains. Leur extrémité est percée de 15 ou 20 orifices de quelques millimètres qui laissent échapper l'eau, dès qu'on a ouvert le robinet. Une toile gommée ou un taffetas ciré, maintenu entre les dents du patient, empêche le liquide d'inonder ses vêtements. Il est nécessaire d'avoir un aide qui entr'ouvre les paupières, si le médecin s'est chargé lui-même de l'administration de la douche. Quand on a affaire à un enfant, l'opération est bien plus délicate ; il faut une troisième personne pour maintenir le petit malade.

Le malade peut, à la rigueur, s'administrer parfaitement des douches oculaires, sans l'intervention d'un aide. Il suffit, pour cela, d'avoir au-dessus d'une table, à quelques pieds de hauteur, un réservoir d'une capacité de quelques litres, auquel communiquent un ou deux tubes. Le malade, assis devant la table, saisit un tube dans chacune de ses mains et dirige le jet sur ses yeux.

Depuis quelque temps, on se sert d'appareils fort ingénieux qui remplacent avantageusement tous ceux que nous venons de décrire. Ils consistent dans des tubes spéciaux ouverts à leurs deux extrémités, dont l'une plonge dans un vase rempli d'eau, et dont l'autre est dirigée sur l'œil du malade. L'eau entre dans le tube et elle est en même temps poussée à l'extérieur, en serrant et relâchant alternativement un renflement en caoutchouc situé sur le trajet du tube.

k. *Douches auriculaires.* — Ce n'est que pour mémoire que nous citerons les douches appliquées au traitement des maladies des oreilles. La plupart des affections de l'oreille interne sont au-dessus des ressources de l'art. Tout au plus peut-on espérer de remédier à quelques états morbides de l'oreille moyenne dans des cas d'écoulement purulent ou d'épaississement inflammatoire de la membrane du tympan. Itard, qui a obtenu quelques avantages dans ces maladies, avait pensé que la douche froide et excitante pourrait être fort utile dans les paralysies du nerf auditif; il a constamment échoué. A titre de lavages, les applications d'eau dirigées dans le conduit auditif externe ou vers la membrane du tympan peuvent rendre de grands services en détergeant les surfaces malades des produits pathologiques qui, à eux seuls, entretiennent quelquefois indéfiniment l'état morbide.

Nous mentionnerons, sans essayer de les décrire, les douches encéphaliques et les douches articulaires ; elles sont administrées avec la douche en pluie ou avec la douche mobile, et leur application ne peut être réglée que par la nature du mal. Il en sera question au moment où nous parlerons des affections contre lesquelles ces douches peuvent être employées.

De l'application de la glace.

La glace est le réfrigérant le plus actif que nous ayons à notre disposition. On l'emploie, soit pour obtenir des effets sédatifs, antiphlogistiques directs, soit pour provoquer des actions réflexes dans des parties plus ou moins éloignées du lieu d'application. Plusieurs moyens tels que les vessies, les cataplasmes faits avec des linges dans lesquels on enferme des morceaux de glace, et d'autres encore sont journellement employés comme réfrigérants ou antiphlogistiques directs. Mais ces moyens, qui sont du reste connus de tous, présentent des inconvénients, sont presque toujours désagréables pour le malade, et ne produisent parfois qu'une action thérapeutique amoindrie ou incomplète. Parmi les diverses substances propres à contenir la glace, nous préférons de beaucoup le caoutchouc, et nous ne connaissons aucune disposition qui soit d'un emploi plus commode que le sac à glace du docteur Chapman, de Londres.

Nous ne pouvons pas nous dispenser de faire connaître les idées théoriques qui ont conduit le docteur Chapman à l'invention des sacs que nous allons décrire dans un instant. Il fut, comme tout le monde savant, extrêmement frappé des expériences de Cl. Bernard, Brown-Séquard, Aug. Waller et Schiff sur le nerf grand sympathique. L'on sait que ces expériences révélèrent les relations de ce nerf avec la circulation et, par conséquent, démontrèrent son influence sur toutes les fonctions organiques. Sans entrer dans de longs détails, qu'il nous suffise de dégager, de toutes ces expériences et de toutes ces découvertes, deux faits qui servent, pour ainsi dire, de base à la thérapeutique. Lorsque le nerf grand sympathique est paralysé, les vaisseaux se dilatent et se gorgent de sang ; lorsqu'il est surexcité, les vaisseaux se resserrent et par conséquent ne contiennent plus de sang. Il est bien entendu que ces phénomènes ne se produisent que dans des régions limitées.

Ces données, ajoutées aux travaux de Brown-Séquard sur le rôle des troubles circulatoires dans les maladies du système nerveux, ont suggéré au docteur Chapman l'idée de traiter certaines affections en agissant directement sur le nerf grand sympathique, qu'il appelle, avec juste raison, le grand contrôleur des fonctions organiques.

Ce praticien chercha d'abord à démontrer qu'on pouvait, au moyen du froid et du calorique, appliqués sur toute l'étendue ou sur une partie de l'épine dorsale, modifier la circulation du sang dans le cerveau, dans la moelle épinière et dans les ganglions du système sympathique, et, par l'intermédiaire de ces centres nerveux, dans tous les appareils organiques de l'économie.

Il prouva que l'excitabilité réflexe, le pouvoir excito-moteur et la contractilité artérielle pouvaient être augmentés par une application d'eau chaude ou par une application alternative d'eau chaude et de glace, ou bien encore par de courtes applications d'eau très-froide faites à de longs intervalles.

Il établit ensuite qu'on pouvait diminuer le pouvoir excito-moteur par des applications prolongées du froid ; et il fit remarquer que la glace, longtemps appliquée sur les ganglions du sympathique, avait pour effet de paralyser les nerfs vaso-moteurs qui en émergent, et, par conséquent, d'augmenter la circulation dans les régions qu'ils parcourent.

Ces applications furent faites sur toute l'étendue et sur les côtés de la colonne vertébrale. Chapman remarqua que, lorsque l'agent était appliqué sur la région cervicale, son influence se manifestait dans le cerveau. La circulation était augmentée si la glace restait longtemps en place ; elle était diminuée dans le cas contraire, ou lorsqu'on employait l'eau chaude alternativement avec la glace. Appliqué sur la région dorsale, l'agent exerçait son influence sur l'estomac, le foie, la rate, les membres supérieurs. Appliqué sur la région lombaire, son influence se faisait sentir sur les organes contenus dans le bassin et sur les membres inférieurs.

Après avoir parlé de ses tâtonnements et de ses recherches, Chapman déclare que l'application de la glace doit être soumise à certaines règles, et que l'appareil employé pour faire cette application doit répondre à des indications bien déterminées.

1° La glace doit être maintenue en contact parfait avec chaque région de l'épine dorsale ; il faut qu'on puisse agir à volonté sur toute l'étendue de la colonne vertébrale ou bien sur une seule section.

2° L'application ne doit pas s'étendre beaucoup de chaque côté de l'épine afin d'éviter au malade un refroidissement qui rendrait l'application trop courte ou qui troublerait les effets qu'on veut produire.

3° L'ouverture du sac contenant la glace doit être fermée de telle sorte que l'eau provenant de la fusion de la glace ne puisse s'échapper.

4° L'ouverture du sac doit être aussi large que le sac lui-même, pour rendre plus facile l'introduction et le placement des morceaux de glace.

5° Il faut que l'air qui s'accumule dans le sac pendant la fusion de la glace puisse s'échapper facilement.

C'est pour répondre à toutes ces indications que Chapman a imaginé le sac qui porte son nom et que nous allons décrire.

Ce sac est en caoutchouc et se compose d'un ou plusieurs compartiments. Le plus usité est celui qui présente trois compartiments placés à la suite l'un de l'autre, ayant leur ouverture sur le même plan, séparés l'un de l'autre, soit par des compresseurs en métal appliqués extérieurement, soit par des cloisons en caoutchouc de longueur différente. Dans tous les cas, l'ouverture du sac est fermée par un compresseur dont un côté est assez mince pour que, appliqué sur le dos, il ne puisse incommoder le patient. Des brides, attachées au côté extérieur, servent à soutenir le sac et à le maintenir à sa place.

Pour préparer le sac à glace à trois compartiments séparés par une cloison intérieure, on introduit des morceaux de glace, gros comme une noisette, dans le premier sac qu'on remplit jusqu'à ce qu'on atteigne le fond du second compartiment ; on remplit ensuite celui du milieu jusqu'à ce qu'on atteigne le fond du troisième. On remplit ensuite ce troisième jusqu'à l'ouverture. Après avoir chassé l'air et l'eau contenus dans le sac, on le ferme à l'aide du compresseur et on le place, ainsi préparé, sur la colonne vertébrale.

Des cordons fixés à la partie extérieure le soutiennent et le maintiennent dans la position voulue. Le malade peut le conserver une, deux et même trois heures consécutives sans inconvénient ; mais la durée de l'application doit être généralement basée sur la persistance de l'accident morbide qu'il faut combattre et sur la susceptibilité du malade. Si l'accident est aigu, il convient de faire de longues applications ; s'il est chronique, des applications moins longues et plus souvent renouvelées conviennent mieux.

C'est en procédant ainsi que Chapman est arrivé à produire des résultats thérapeutiques extrêmement curieux. Dans ses premières publications, il attribue ces résultats à une sorte d'action *suspensive*, *dépolarisante*, exercée par la glace sur le cordon spinal et sur tous les centres nerveux qui président aux vaisseaux sanguins. Cette explication ne nous semble pas exacte et il nous paraît plus certain que les effets obtenus sont dus, au moins en grande partie, aux actions réflexes qui sont mises en jeu. L'application de la glace donne lieu tout d'abord à une excitation du système nerveux influencé ; si l'application continue, les nerfs vaso-moteurs qui émergent des ganglions ou des centres influencés perdent peu à peu leur contractilité et s'épuisent. Dès lors, la dilatation des vaisseaux se manifeste et le sang arrive en plus grande abondance.

Il n'y a donc ici rien qui s'éloigne des principes que nous avons exposés dans le cours de cet ouvrage. Déjà, depuis longtemps, nous avons reconnu à la glace la faculté de déterminer des actions réflexes puissantes, et nous avons utilisé cette influence dans certaines affections de la matrice, dans la ménorrhagie notamment. A cet effet, nous avons fait construire un petit sac à glace ayant la forme d'un petit spéculum fermant à l'aide d'un compresseur recourbé à l'une de ses extrémités pour faciliter la manœuvre de l'instrument, et se terminant par un embout olivaire destiné à pénétrer dans le vagin. On emploie ce sac à glace vaginal dans le cas de ménorrhagie. Il suffit quelquefois de trois ou quatre applications dans une journée pour arrêter une véritable hémorrhagie de la matrice. Pour produire les résultats que l'on attend, il suffit d'introduire le sac dans l'ouverture vulvaire, sans le faire pénétrer profondément, de le laisser en place pendant dix minutes ou un quart d'heure et de renouveler l'opération toutes les deux heures.

Nous n'avons peut-être pas encore assez expérimenté les sacs à glace de Chapman pour savoir s'ils produisent tous les résultats thérapeutiques annoncés par l'auteur. Cependant, nous les avons employés assez souvent pour savoir que leur action est très-énergique, et nous ajouterons même que leur application n'est pas toujours exempte de danger. Ainsi nous pouvons dire qu'il faut s'abstenir de laisser longtemps le sac appliqué sur la région cervicale quand il existe des poussées congestives vers le cerveau. Notre expérience personnelle nous autorise à affirmer, ainsi que nous le prouverons plus tard, qu'ils conviennent dans l'anémie cérébrale, dans certains troubles digestifs et notamment dans le vomissement, et enfin dans quelques désordres fonctionnels de l'appareil génito-urinaire.

Pulvérisation de l'eau.

La pulvérisation de l'eau a reçu, dans ces dernières années, de nombreuses applications pratiques; c'est au docteur Sales-Girons qu'appartient l'idée thérapeutique de la pénétration des liquides dans les voies aériennes sous forme de poussière ou de fumée. Il a imaginé, à cet effet, un appareil qui se compose, en substance, d'un tube communiquant avec un réservoir d'eau, d'un petit corps de pompe aspirant le liquide et le poussant dans un autre tube, d'où il sort par un jet très-fin qui, en passant à travers un grillage d'une ténuité extrême, est réduit en poudre ou en fumée. Cette poussière liquide est dirigée dans la bouche du malade et pénètre dans les bronches. On a reproché à l'appareil primitif d'envoyer une poussière froide dans les voies aériennes et, par ce fait, d'occasionner des accidents. Pour remédier à cet inconvénient, on a placé dans l'appareil une lampe à alcool qui permet de maintenir la poussière d'eau à une température douce et très-supportable.

Dans ces derniers temps, M. Collin vient de construire un appareil qui répond aux desiderata formulés jusqu'à ce jour. L'eau est pulvérisée au moyen d'une pompe aspirante et foulante comme dans tous les pulvérisateurs à poussière fine. Pour pratiquer le chauffage, il faut dévisser l'écrou D, remplir d'eau jusqu'à moitié le réservoir B, puis allumer la lampe L. La vapeur d'eau s'échappe par l'extrémité du tube C, et se mêle à la poussière d'eau dont elle élève la température (*fig.* 16).

Le liquide pulvérisé qui pénètre dans les poumons est évidemment absorbé, du moins en partie, à la condition toutefois que l'eau soit réduite en une vapeur extrêmement légère. Car l'eau qui n'a pas atteint ce degré complet de pulvérisation n'est pas entraînée par le courant d'air allant de l'extérieur aux poumons ; elle s'arrête, par son propre poids, aux limites du pharynx et ne pénètre pas. Il est donc nécessaire, si l'on veut faciliter l'absorption des liquides médicamenteux, d'avoir des instruments très-délicats. Nous ne pouvons point faire ici la description de tous les appareils destinés à la pulvérisation et à l'inhalation des liquides. Ces appareils, qui reposent tous sur le même principe, sont différents au point de vue de la fabrication, suivant qu'ils sont destinés à agir sur les yeux, les oreilles, le pharynx ou les bronches. Dans tous les cas, ils servent à faire absorber des liquides médicamenteux, et à provoquer des effets topiques localisés au point d'application en donnant lieu à des actions assez étendues.

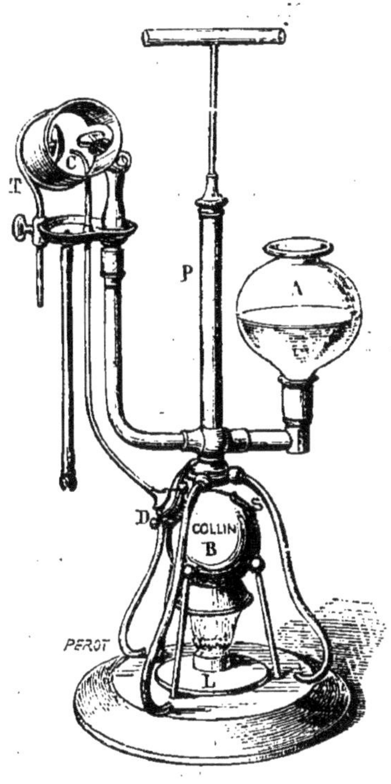

Fig. 16.

Nous mentionnerons, cependant, le pulvérisateur à levier et à pression immédiate, construit par Mathieu et destiné à administrer des *douches filiformes*. La pression agit directement sur le liquide et le transforme en un véritable brouillard. La force de projection est tellement puissante que le jet perce la peau et provoque une révulsion des plus violentes. Cette *aquapuncture* est souvent utilisée dans les névralgies et dans certaines formes de paralysie. Sur les indications du docteur de Laurès, cet appareil a été modifié ; on a installé une double pompe à levier d'une plus grande longueur. Grâce à ces additions, on a pu augmenter la force de projection du liquide et utiliser l'instrument dans un plus grand nombre de maladies (*fig.* 17).

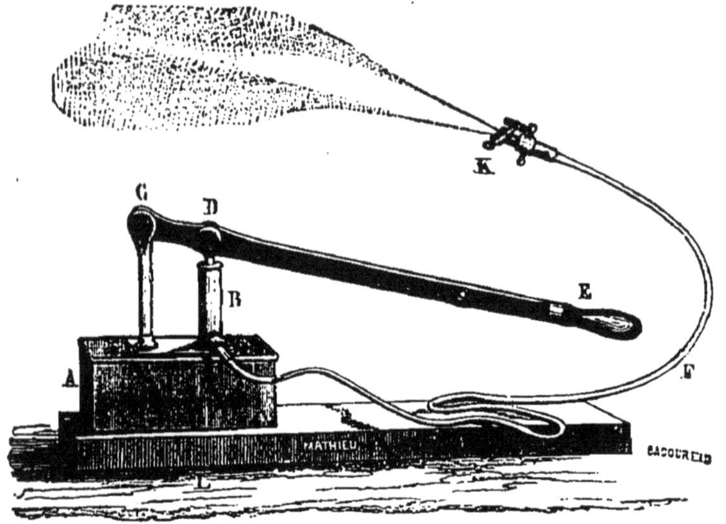

Fig. 17.

On a même construit des appareils qui permettent de frapper la surface tégumentaire tout entière et de provoquer une révulsion générale très-prononcée.

Le plus commode est celui qui consiste en une colonne creuse en bronze portant une série de 10 ou 12 tuyaux placés transversalement. Ces tuyaux, en communication avec la colonne, portent chacun des petits ajutages d'où s'échappent des jets filiformes, la colonne de bronze est reliée par un tube E à un double corps de pompe B dont les pistons sont mus par un levier D qui sert à projeter, dans toutes les parties de l'appareil, l'eau prise dans le réservoir F. On comprend que le malade peut, en tournant sur lui même, présenter toutes les parties du corps à l'action de l'eau pulvérisée. Cependant on peut éviter ces mouvements au malade, en donnant une forme concentrique aux parties d'où s'échappe le liquide. C'est en essayant cette modification, que le docteur Sales-Girons a imaginé le bain de cercles pulvérisateurs.

M. Mathieu, qui a construit l'appareil que nous venons de décrire, y a introduit une modification qui permet de combiner, s'il en est besoin, l'agent électrique avec la projection liquide en fai-

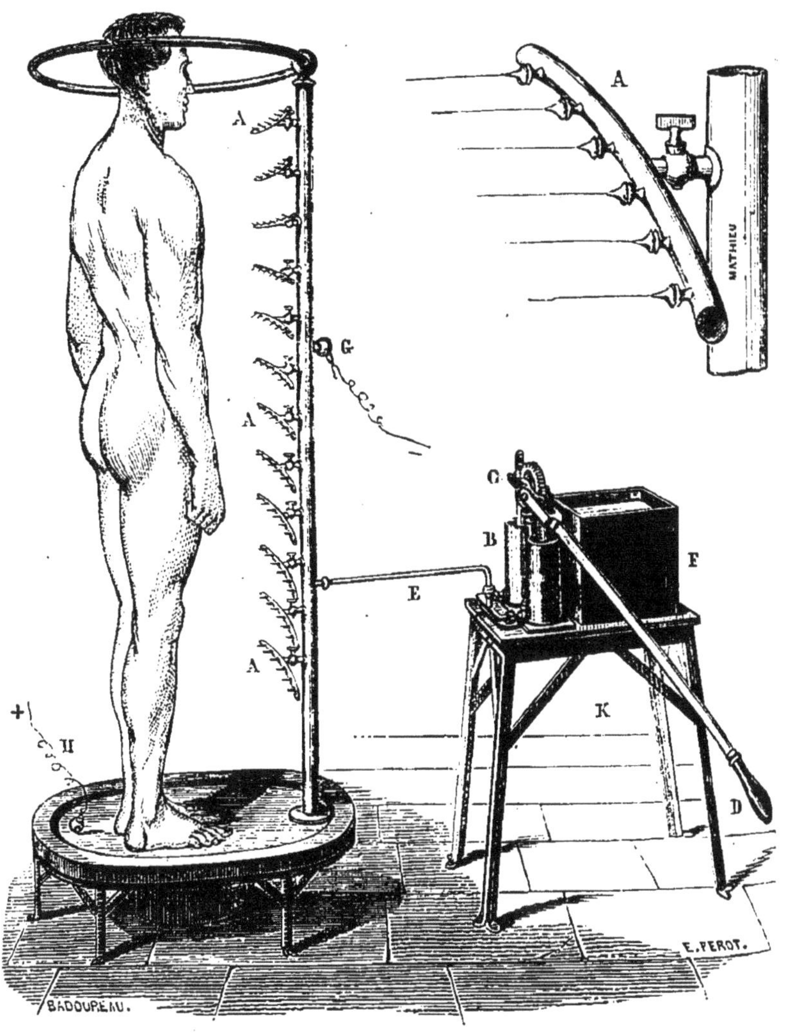

Fig. 18.

sant communiquer la colonne avec le pôle d'une pile en G, et la base de l'appareil recouvert d'une feuille de zinc est mise en communication avec le deuxième pôle de la pile en H.

Ces divers appareils peuvent rendre de grands services et l'on doit les utiliser dans un établissement hydrothérapique. Malheureusement leur installation n'est pas toujours commode et leur entretien est très-difficile ; et, comme leur action thérapeutique n'est pas supérieure à celle des autres agents hydrothérapiques, on comprend aisément que leur rôle soit limité.

Nous ne pouvons pas terminer cette description d'appareils sans parler de l'hydrofère imaginé par Mathieu (de la Drôme) en 1859. Cet appareil qui, avec trois ou quatre litres de liquide permet d'entretenir, pendant une heure, une couche de liquide incessamment renouvelée à la surface des corps, peut remplacer, dans certains cas, les bains simples et surtout les bains médicamenteux. Il a, sur eux, l'avantage de pouvoir être appliqué d'une façon plus méthodique, sur la tête et sur le cuir chevelu. Il convient donc de le recommander aux praticiens.

Moyens accessoires de la méthode hydrothérapique.

De l'eau en boisson. — La vie, avons-nous dit dans le cours de ce chapitre, ne peut s'accomplir que dans un milieu intérieur liquide. L'eau, en effet, entre pour une grande partie dans la constitution de nos tissus et donne à nos organes des propriétés spéciales qui en facilitent le fonctionnement.

L'eau froide, introduite dans l'économie, produit d'abord une soustraction de calorique qui a pour conséquence de déterminer une excitation du système nerveux périphérique répandu dans la muqueuse digestive. Cette excitation peut s'étendre à toutes les branches nerveuses qui ont avec lui des relations. Elle exerce une influence incontestable sur les fonctions du foie, des intestins, de la rate, des reins et des organes situés dans l'abdomen. Elle modifie la composition du sang, active le mouvement des éléments organiques, agit directement sur les sécrétions, et entraîne au dehors avec elle les liquides et les solides qui ne doivent plus séjourner dans l'organisme, elle active ce qu'on appelle aujourd'hui l'échange de matières et contribue à développer en nous le besoin de remplacer les parties éliminées par l'introduction de nouvelles substances.

La variété de ces effets physiologiques permet d'utiliser l'eau prise en boisson chez les malades soumis au traitement hydrothérapique qui exerce, comme on le sait, une influence incontestable sur les fonctions rénales et sur les fonctions de la peau.

Si l'on fait boire de l'eau d'une façon immodérée pendant le travail de la digestion ou pendant que le malade est en repos, on peut provoquer des accidents et notamment de la diarrhée ou des vomissements; mais si l'on recommande l'eau en boisson pendant que le malade se promène, surtout pendant qu'il se livre à l'exercice recommandé après la douche, tous les effets salutaires de l'eau en boisson se manifestent et le malade ne tarde pas à en bénéficier.

Cependant, on ne doit pas soumettre indistinctement tous les malades à l'usage immodéré de l'eau à l'intérieur. Ainsi les personnes anémiques ne peuvent pas toujours supporter cette boisson à hautes doses, et il vaut mieux les engager à se tenir dans des limites restreintes. Prise d'une façon modérée, elle stimule d'une manière inoffensive toutes les fonctions engourdies et contribue à la restauration de l'organisme, sans provoquer ces désordres que détermine souvent l'ingestion des liquides excitants. Chez les goutteux, chez les graveleux, chez tous ceux enfin qui ont un sang riche et plastique, l'eau peut être prise à haute dose impunément. Il importe seulement que son introduction dans l'organisme soit suivie d'un exercice qui facilite ses effets dans tous les appareils de l'économie.

D'après ce qui précède, il est aisé de voir que nous attribuons à l'eau prise en boisson un certain rôle dans le traitement hydrothérapique. Tout en blâmant les exagérations de Priessnitz et de Pomme, nous pensons que l'eau, prise à l'intérieur, est très-utile dans certaines maladies du tube digestif et de ses annexes, dans certaines affections diathésiques contre lesquelles les dissolvants et les dépuratifs sont indiqués, et dans tous les états morbides qui sont caractérisés par des troubles de sécrétions.

Alimentation et exercice. — Tandis que l'exercice a pour effet, en favorisant les mouvements de désassimilation, d'éliminer les éléments organiques inutiles, l'alimentation, en faisant pénétrer dans le corps des éléments nouveaux, a pour but de réparer les pertes que le fonctionnement des organes fait subir à l'économie. L'alimentation et l'exercice sont donc les facteurs principaux d'une nutrition normale et bien équilibrée. Ils doivent nécessairement jouer un rôle important dans la médication hydrothérapique dont le but final est de rétablir l'harmonie entre les fonctions d'assimilation et de désassimilation.

Du régime alimentaire. — Sous l'influence du traitement hydrothérapique, toutes les fonctions de l'organisme sont stimulées; l'appétit et la soif sont développés; l'absorption est plus rapide et les mouvements de nutrition plus accélérés. Celui qui est soumis à cette méthode de traitement transpire davantage, exhale une grande quantité d'acide cabonique et expulse de l'urée et d'autres matières excrémentitielles en plus grande abondance. Il faut donc, pour maintenir l'équilibre organique, que cette perte soit réparée, et que la décomposition qui s'opère à chaque instant dans les tissus et dans le sang soit remplacée par l'ingestion de substances nouvelles qui, en passant par des transformations successives, viennent constituer des éléments nouveaux.

Nous ne pouvons pas, dans ce livre, disserter plus longuement sur cet échange de la matière que quelques auteurs appellent la circulation de la vie. Disons seulement que la source de cet échange se trouve dans l'air que nous respirons et dans la nourriture que nous prenons. Il peut arriver que les fonctions de sanguification et de désassimilation soient lentes; alors la réparation n'a pas lieu et, comme la dépense continue, les tissus et le sang subissent bientôt une altération. C'est dans ce cas que le traitement hydrothérapique est éminemment utile; mais il faut ajouter qu'il resterait complétement inefficace, s'il n'était pas aidé par un régime alimentaire substantiel.

Quelques médecins, fidèles à l'ancienne pratique de Priessnitz, pensent que les malades, soumis au traitement hydrothérapique doivent s'imposer une grande frugalité. Que cette prescription sévère soit faite aux personnes dont la maladie résulte d'une trop grande richesse du sang, nous le comprenons. Mais nous ne pouvons admettre que des malades qui viennent demander à l'hydrohérapie une action reconstituante, soient condamnés indistinctement à une alimentation qui ne peut pas servir à la restauration de l'organisme. Il faut donc que la nourriture soit variée et substantielle. Sans doute, il faudra surveiller le régime des goutteux et des personnes qui offrent une altération quelconque des voies digestives ; il faudra même se garder de donner satisfaction à ces malades dont l'appétit vorace peut occasionner des accidents ; mais, généralement, les personnes qui suivent un traitement hydrothérapique doivent avoir une bonne alimentation dans laquelle les viandes rôties ou grillées tiennent la première place. Nous ne pouvons ici énumérer tous les aliments qui conviennent aux nombreux malades traités par la méthode hydrothérapique; nous dirons seulement qu'ils doivent être très-nourrissants et d'une digestion facile. Le lecteur comprendra combien il est difficile de poser des règles absolues relativement au régime alimentaire. Le meilleur est celui qui convient à la fois à la constitution du malade et à la nature de la maladie. Cependant, il est des règles qu'il faut observer si l'on ne veut pas compromettre la guérison par une alimentation mal comprise. L'hydrothérapie produit, on le sait, une stimulation dans le fonctionnement des organes et augmente, le plus souvent, leur activité. Si, à cette excitation fonctionnelle qu'il est facile de maîtriser, et qu'on diminue, en effet, suivant les circonstances, on vient ajouter l'excitation que peut produire une alimentation trop épicée ou l'ingestion de spiritueux, on court le risque de tout compromettre. Le malade n'est plus tonifié, il est surexcité; les combustions organiques deviennent irrégulières, la nutrition s'altère, et, au lieu de reprendre des forces et de l'énergie, le malade tombe dans l'excitabilité et l'épuisement. Il faut donc que les aliments soient préparés sans trop d'artifices et sans trop de condiments ; il faut, en outre, que les malades, surtout ceux dont le système nerveux est troublé, se privent de liqueurs, de café, de thé et de vin pur. Le vin n'est pas défendu, mais il ne doit être toléré qu'à une dose modérée. S'il convient dans certaines cachexies, dans les convalescences des maladies graves, dans quelques affections de nature asthénique, on doit l'interdire dans la plupart des désordres du tube digestif, et dans presque toutes les affections du système nerveux. Quoi qu'en disent les gourmets, le vin n'est pas un tonique, c'est un excitant; nous en dirons autant du café, du thé, et de certaines liqueurs. Ces boissons peuvent convenir aux vieillards, elles sont nuisibles à l'adolescent et surtout à la femme, qui se distingue de l'homme par un moins vif échange de substances et par une excitabilité fonctionnelle qu'il faut toujours chercher à apaiser. Du reste, à cet égard, la nature particulière de chaque personne mérite d'être étudiée avec le plus grand soin par le médecin qui est appelé à régler son genre de vie et son régime. Il est bon, toutefois, de rappeler que l'alimentation la plus réparatrice se compose de pain, de viande, de légumes et d'eau.

Exercice musculaire. — Un exercice opportun et convenable facilite les métamorphoses nutritives et contribue à maintenir en équilibre les transmutations qui s'opèrent dans le système musculaire. Il active la combustion du carbone, augmente les oxydations et développe du calorique.

L'exercice exagéré amène toujours la fatigue et peut être très-nuisible à la santé. Les fonctions de l'innervation et de la circulation en ressentent longtemps la funeste influence; et, bien que le système musculaire ait la propriété de se réparer assez rapidement, l'organisme éprouve une déperdition qui l'expose à un grand nombre de maladies. D'un autre côté, le défaut d'exercice a sur la nutrition, sur les sécrétions, sur le système musculaire, sur toutes les fonctions en général, une influence non moins marquée et non moins funeste. Il est donc nécessaire de lutter à la fois contre l'excès et le défaut d'exercice, cette nécessité est encore plus grande chez les personnes qui suivent le traitement hydrothérapique, seulement il existe, à cet égard, des préceptes qu'il est bon de bien connaître.

Nous avons dit déjà que, pour favoriser les effets excitants de la méthode hydrothérapique, le malade devait se préparer à l'action de l'eau froide par un exercice convenable, et notamment par la marche. Si cet exercice est très-prolongé, le sujet arrive à la douche épuisé de fatigue et ne peut supporter facilement une application excitante; la réaction est, en effet, la plupart du temps incomplète, et le malade est, par ce fait, exposé à de nombreux accidents.

Au surplus, pour prolonger et généraliser l'excitation que l'on recherche, il est indispensable qu'il exécute des mouvements après l'application froide. Ce dernier exercice est préférable au premier et comme il est, en outre, plus utile, le malade doit réserver ses forces pour l'exécuter dans de bonnes conditions.

Si l'on peut généralement modérer l'exagération de l'exercice corporel, il n'est pas toujours facile de lutter contre l'apathie et l'indolence de certaines personnes, et de vaincre leur répugnance pour le mouvement. Le médecin ne doit pas se décourager; il faut qu'il impose l'exercice aux malades qui sont soumis aux applications excitantes ou toniques de la méthode hydrothérapique, en ayant soin de l'approprier à l'âge, au sexe, au tempérament du malade et à la nature de la maladie. Non-seulement l'exercice a pour but d'activer le fonctionnement de l'organisme, et d'assurer, dans certains cas, les heureux effets de la médication hydrothérapique, mais il a encore l'avantage de distraire les malades de leur préoccupation, et de ramener souvent le calme et la tranquillité dans leur esprit. C'est un avantage précieux qu'il faut savoir utiliser dans certaines affections du système nerveux.

La marche est, de tous les exercices, celui qui est le plus utilisé après une application hydrothérapique. Les membres inférieurs en éprouvent surtout une heureuse influence; lorsqu'on désire que les effets soient plus généralisés, on recommande aux malades d'exécuter en même temps des mouvements avec les membres supérieurs.

La course, le saut, la danse, l'escrime, le jeu de paume, certaines pratiques de gymnastique sont des exercices violents dont on ne peut mesurer les effets avec exactitude, surtout chez les personnes d'un certain âge. Tous ces mouvements, qui sont très-utiles à la jeunesse, ne conviennent pas indistinctement à tout le monde; ils doivent, dans tous les cas, être exécutés méthodiquement. Nous mentionnerons aussi, parmi les exercices salutaires, la chasse et le billard, qui peuvent rendre les plus grands services et que nous recommandons en toute confiance.

Tous les malades ne peuvent pas se livrer aux jeux et aux exercices dont nous venons de parler. Ainsi les personnes atteintes de paralysie, de rhumatisme douloureux, d'engorgements articulaires, de déplacements de certains organes, sont incapables d'exécuter les mouvements actifs qui secondent si bien l'action de l'hydrothérapie. Il faut absolument lutter contre ce défaut d'exercice qui peut rendre ce traitement inefficace et quelquefois nuisible. Il est vrai que, dans ce but, on peut recourir à des procédés balnéaires qui permettent de retirer des applications d'eau froide les avantages qu'on recherche. Toutefois il est bon d'ajouter, à ces pratiques spéciales, des frictions générales, le massage, l'exécution raisonnée de certains mouvements passifs, en un mot, tous les moyens propres à remplacer les effets produits par l'exercice musculaire.

A côté de l'action exercée par le régime et l'exercice sur les malades soumis au traitement hydrothérapique, il faut placer d'autres adjuvants qui, pour être d'une importance secondaire, ne laissent pas que de concourir sérieusement au but thérapeutique qu'on poursuit. Ainsi, un air pur, un milieu convenable dans lequel certains malades peuvent trouver des consolations ou l'oubli de leurs maux; des lectures choisies, des distractions calmes et surtout des soins assidus et affectueux peuvent, dans une certaine limite, favoriser la guérison des malades qui fréquentent les établissements hydrothérapiques. En dehors de ces conditions hygiéniques, ces sortes d'établissements exigent une installation spéciale qu'il est nécessaire de bien connaître.

Établissements spéciaux d'hydrothérapie.

Nous n'avons pas à plaider la cause des établissements hydrothérapiques. Leur importance s'impose d'elle-même, et trouve sa légitimité dans les grands services rendus aux malades qui doivent être traités par l'eau froide. Ils ont l'avantage d'offrir un changement de milieu où viennent disparaître les préoccupations et l'excitation de ceux qui ne peuvent plus supporter les relations du monde. La vie en commun, des habitudes régulières, des distractions calmes et variées, une direction médicale toujours présente, rendent ces établissements d'une utilité incontestable. Nous n'insisterons pas davantage sur le côté hygiénique et moral.

Un établissement de ce genre doit être situé dans une contrée saine et bien aérée, à proximité des bois, dans un pays où les malades puissent faire des promenades ou des excursions agréables, autant que possible en dehors des grandes villes, mais assez rapproché d'elles cependant pour que l'alimentation des malades puisse répondre à toutes les exigences. En dehors de ces conditions hygiéniques importantes, le médecin doit, avant toute chose, se préoccuper de la nature de l'eau et organiser une installation balnéaire convenable. Il est donc nécessaire que nous insistions sur ce point.

L'eau n'est pas rare dans la nature ; on la trouve dans les mers, les fleuves, les lacs et les rivières. Elle jaillit de terre en certains points qui portent le nom de sources, et on peut au besoin la collectionner artificiellement dans les puits, les citernes, etc.

Abstraction faite de sa composition chimique, l'eau, puisée à ces divers endroits, peut servir aux usages hydrothérapiques si elle est limpide, froide, potable, abondante et surtout d'une température constante.

Mais il n'y a lieu de l'employer qu'autant qu'elle réunit ces diverses qualités, lesquelles ne sont pas toutes cependant indispensables au même titre.

Ainsi, la limpidité n'est pas d'une nécessité absolue au point de vue des effets thérapeutiques que l'on demande à l'eau appliquée à l'extérieur. Cependant, c'est une qualité impérieusement exigée pour la délicatesse et les instincts de propreté de beaucoup de malades auxquels répugne déjà beaucoup l'idée seule de l'application de l'eau froide à la surface du corps. D'un autre côté, la limpidité de l'eau contribue à la conservation des appareils et à la précision de leur jeu, que compromettent les sédiments et les incrustations déposées par les eaux troubles. De plus, si l'eau doit être prise en boisson, il faut nécessairement qu'elle soit potable et limpide.

La température froide de l'eau est une qualité plus essentielle, car, bien qu'en pratique l'eau soit quelquefois employée à une température assez élevée, il est indispensable que celle dont dispose l'opérateur soit absolument froide. Nous verrons plus loin ce qu'il faut entendre par cette qualification.

Nous n'avons pas besoin d'insister sur la nécessité d'avoir de l'eau en abondance. Cette condition est indispensable pour la marche régulière d'un établissement fréquenté. Quant à la constance de la température de l'eau, elle est aussi d'une utilité incontestable, car, pour opérer avec sûreté, il est essentiel d'être exactement renseigné sur le degré minimum de l'eau dont on veut faire usage.

On peut voir, par ces considérations générales sur les qualités que doit avoir l'eau pour faire de l'hydrothérapie dans de bonnes conditions, que bien des sources mentionnées plus haut doivent être rejetées. Les unes, en effet, présentent de telles variations de température qu'il n'est possible de les utiliser que si l'on parvient à corriger artificiellement ces irrégularités; dans cette catégorie se placent les eaux de la mer, de beaucoup de lacs, des rivières en général, des ruisseaux, des citernes ou des puits peu profonds. Les autres conservent, il est vrai, toute l'année une température constamment très-basse; mais, ou elles sont trop froides pour être facilement tolérées, comme celles, par exemple, qui proviennent de la fonte des neiges et des glaces; ou bien elles se trouvent à des altitudes à peine accessibles chaque année pendant quelques semaines. Toutes d'ailleurs s'échauffent rapidement dans la belle saison dès qu'elles atteignent des régions moins élevées et, dès lors, elles rentrent dans la précédente catégorie.

Les eaux de sources proprement dites sont les seules qui, rigoureusement parlant, peuvent être employées pour faire de l'hydrothérapie. Et encore, nous allons voir que toutes les sources ne conviennent pas également. Avant d'aller plus avant dans cette question, essayons de donner quelques notions sur les sources.

On entend par sources, en général, un jet d'eau qui jaillit naturellement d'un point quelconque du sol. En admettant cette définition, on est obligé de reconnaître que toutes les sources ne remplissent pas les conditions désirées et que, par conséquent, il est nécessaire de faire un choix.

Les sources d'eau chaude seront, bien entendu, éliminées, et, en établissant plus loin quelle doit être la température moyenne nécessaire, nous donnerons la raison de cette élimination.

On doit aussi mettre de côté une autre espèce de sources qu'on désigne sous le nom de *sources illégitimes* ou *fausses*. Ces dernières ne sont, en effet, que le rejet des eaux pluviales absorbées par le sol qui les a gardées trop peu de temps ou à une trop faible profondeur pour les soustraire à l'influence de la température extérieure. Les eaux provenant de ces sources seront donc délaissées à cause de la variation de leur température.

Les eaux des *sources légitimes froides*, au contraire, réunissent les qualités demandées pour la pratique hydrothérapique. Elles sont généralement potables, à l'exception pourtant de certaines eaux calcaires dont l'usage est assez restreint ; elles sont limpides et elles possèdent une température basse et uniforme dans toutes les saisons. Pourtant ces qualités ne sont constantes qu'au point d'émergence ; même à de très-petites distances de ce point elles sont bien moins appréciables, surtout si l'eau coule en plein air. Cet inconvénient pouvant être facilement évité, les eaux de source doivent être choisies de préférence à celles des autres provenances et conviennent parfaitement aux usages hydrothérapiques.

Jusqu'à ce jour ce choix n'a provoqué aucune opposition sérieuse, mais il a donné naissance à une opinion dont l'acceptation aurait pour résultat de transformer l'hydrothérapie en une sorte de méthode privilégiée, exclusivement praticable dans certaines contrées. On a prétendu, en effet, et ce préjugé s'est accrédité, que les contrées montagneuses sont seules en possession de fournir des eaux de source d'une température convenable pour les usages hydrothérapiques. Or cette opinion est entachée d'erreur ; elle a été propagée systématiquement par des personnes qui ne craignent pas de compromettre dans l'avenir le rôle considérable que l'observation quotidienne assigne à l'hydrothérapie. C'est ce que nous allons essayer de démontrer.

Nous examinerons d'abord quelle est la température moyenne des eaux des sources froides situées aux diverses altitudes, et nous tâcherons d'indiquer ensuite quelle est la température la plus favorable aux pratiques ordinaires de l'hydrothérapie.

Il est bien entendu qu'il ne s'agit pas ici des eaux minérales qu'on a divisées en *thermales* ou *chaudes* et en *athermales* ou *froides*. En thérapeutique hydrique les eaux douées de propriétés médicales sont dites froides, lorsque leur température ne dépasse pas + 18° cent. Mais quand on sort du domaine de ces eaux pour arriver dans celui des eaux communes, on reconnaît que cette température de + 18° est excessive, et que ces dernières ne l'atteignent que dans les saisons chaudes, quand elles subissent l'influence atmosphérique et solaire. L'épithète *froide* ne peut donc pas avoir la même signification pour les eaux minérales ou les eaux communes. Comparées aux premières, celles-ci sont toutes froides, à quelques exceptions près.

Sans faire de classifications des eaux communes au point de vue de leur température, nous dirons que la température de ces eaux ne dépasse que rarement + 20° cent. En effet, si l'on prend pour exemple un de nos grands fleuves, la Seine entre autres, on reconnaît qu'en été l'eau puisée, ainsi que nous l'avons fait, à une certaine distance du rivage et à une certaine profondeur, possède une température qui se maintient entre + 18° et + 20° du 1er juin au 1er octobre. Elle ne descend jamais au-dessous de + 18° pendant cette période ; elle s'élève parfois dans les grandes chaleurs prolongées au delà de trois jours consécutifs, jusqu'à 22° et même 24°, mais ce sont là des chiffres exceptionnels. Contentons-nous de dire que, quand les eaux de la Seine ont atteint cette température, elles paraissent chaudes à tout le monde.

Il serait difficile d'établir à quel degré une eau est froide, car nous devons, pour le faire, nous en tenir à l'impression produite sur la surface cutanée ; et, comme cette impression est tout à fait individuelle, on comprend facilement qu'il faille tenir compte des diverses causes de variations inhérentes aux habitudes, au tempérament et à la susceptibilité nerveuse de chaque personne.

L'on ne peut donc indiquer qu'une moyenne, et c'est d'après cette moyenne qu'il est permis de juger si une eau donnée est propre ou non aux usages hydrothérapiques. Pour établir cette moyenne, nous nous baserons sur l'expérience, ainsi qu'on le verra à la fin de ce chapitre.

Dès à présent nous pouvons dire qu'il n'y a pas d'eau de sources vraies dont la température soit inférieure à + 5°5. Seules, les eaux provenant de la fonte des neiges peuvent atteindre une limite plus basse. Mais il faut que l'on sache que, pour tout homme et dans quelque condition que se trouve le corps, sauf l'anesthésie, l'impression éprouvée par le contact de l'eau à cette température, surtout en immersion, est celle d'un froid vif, intense, et très-rapidement insupportable, car il ne peut être toléré sans souffrance ni inconvénient au delà de quelques minutes. Du reste, on ne rencontre des eaux de cette température qu'à une altitude très-élevée, dans une zone comprise entre 1600 mètres au-dessus du niveau de la mer et 2800 mètres, limite inférieure des glaces éternelles.

De nos recherches sur les températures moyennes des eaux de sources aux différentes altitudes, il résulte que la température de ces eaux décroît, à part quelques exceptions rares, proportionnellement à l'altitude, et est à peu près invariable pour une même zone géographique ; qu'au niveau de la mer, elle est de 11°,5 à 12° centigrades, et qu'à une altitude de 1600 mètres, c'est-à-dire à la limite des terres habitées en Europe, elle est de 8°.

Peu d'hommes demeurent dans des régions si élevées, et l'immense majorité n'habite pas au-dessus de 500 mètres d'altitude.

Nous avons fait maintes recherches sur la température des eaux de sources aux différentes altitudes, et nous allons en donner sommairement le résultat :

Au-dessus de 1500 mètres d'altitude, limite extrême pour la culture des céréales, la température des eaux de sources varie de + 5°,5 à 8°,3. Or, cette zone offre de grandes difficultés d'installation quand il est nécessaire de suivre un traitement hydrothérapique un peu long.

Entre 1500 mètres et 500 mètres, limite supérieure pour la culture de la vigne et du froment, la température varie entre + 7° (source ferrugineuse de Morgins, dans le Valais) et + 11° centigrades. Ce maximum se rencontre déjà fréquemment entre 600 et 500 mètres.

C'est dans les terres basses, c'est-à-dire situées à une altitude inférieure à 500 mètres, qu'il est le plus intéressant pour nous de rechercher la température de l'eau des diverses sources; car c'est dans cette zone que se trouvent tous les établissements consacrés actuellement à l'application de l'hydrothérapie et l'immense majorité des stations balnéaires connues. Aussi est-ce dans ces contrées que nous avons poussé le plus loin possible nos investigations. De ces recherches, il résulte que la température des eaux de sources légitimes varie entre + 10°,5 et + 13°. C'est, on le voit, relativement aux zones précédentes et à leur étendue, un écart considérable; mais, à part quelques sources dont les situations exceptionnelles peuvent expliquer ces températures extrêmes, la moyenne de température des sources de cette région est de + 11° à + 11°,5.

En possession de ces données, nous pouvons maintenant résoudre l'importante question posée au commencement de ce chapitre, c'est-à-dire déterminer à quelle température l'eau froide produit sur l'économie les effets thérapeuthiques qui ont donné naissance à l'hydrothérapie et qui ont accrédité cette médication.

De toute évidence, les premiers effets obtenus l'ont été au moyen de l'eau à une température que la nature fournit habituellement. Du reste, sauf pour quelques applications partielles, il est, jusqu'à présent du moins, tout à fait impossible d'obtenir artificiellement une température inférieure; on ne peut pas, en effet, abaisser, par un procédé praticable, la température d'une grande masse d'eau. Partout donc l'hydrothérapie a dû être pratiquée avec les ressources offertes par la nature, et nous savons maintenant en quoi elles consistent pour chaque altitude.

De tous les établissements hydrothérapiques connus, aucun n'est situé au-dessus de la limite supérieure de la dernière zone dont nous avons parlé. Il est donc présumable que, sauf quelques rares exceptions, aucun de ces établissements ne possède des eaux d'une température inférieure à + 10°,5 que nous savons être celle des sources les plus froides de cette zone.

Ces divers établissements ont servi à propager l'hydrothérapie; et les résultats heureux qui ont été obtenus peuvent être attribués à des eaux dont la température est comprise entre 11° et 13°.

Il serait curieux de pouvoir déterminer si des eaux plus froides sont susceptibles de donner des résultats plus satisfaisants. Nous n'avons pas tous les éléments nécessaires pour résoudre cette importante question; cependant, nous savons que les succès les plus éclatants ont été obtenus par l'usage d'eau dont la température était supérieure à 10° centigrades. Nous devons ajouter que c'est à ces succès, obtenus en grande partie par M. Fleury, que l'hydrothérapie doit sa vulgarisation en France.

La température de 11° à 12° est donc une température suffisamment froide. Les cas dans lesquels on peut avoir besoin d'eau à une température inférieure sont très-rares, et, si on l'emploie, il est important de procéder avec une grande prudence, car les applications trop froides peuvent être très-nuisibles à certains malades. Dans ces circonstances, il est préférable, pour déterminer les effets que l'on recherche, de recourir à une modification dans le procédé opératoire.

De cet exposé, il nous est facile de conclure que, dans notre zone géographique, on peut toujours trouver de l'eau à une température suffisamment basse pour faire de l'hydrothérapie dans de bonnes conditions.

Néanmoins, il est quelques précautions à prendre. Non-seulement l'eau devra être potable et la source d'un débit suffisant, mais il faudra veiller à ce que la température, au lieu d'émergence, ne varie pas jusqu'au moment de son application, ou, du moins, ne varie que dans de faibles proportions.

Faute d'avoir cherché à se rendre compte des circonstances que nous allons indiquer, on s'est trop souvent trompé et on se trompe encore sur la véritable température à laquelle se font le plus grand nombre des applications hydrothérapiques. On semble ne pas prendre assez garde à la rapidité avec laquelle l'eau en colonne peu volumineuse, comme dans les tuyaux et conduits au moyen desquels elle circule, se met en équilibre de température avec l'atmosphère ou les corps ambiants avec lesquels elle est en contact. Quelques exemples démontreront combien promptement s'opère ce changement de température de l'eau.

A Morgins (Valais), à 1,400 mètres au-dessus du niveau de la mer, se trouve une source dont l'eau, au point d'émergence, est de + 7° cent. Une partie de cette eau est conduite à l'hôtel de la station au moyen de canaux en bois de sapin d'une longueur totale d'un kilomètre environ. Ces canaux, enclavés dans une tranchée, sont presque partout recouverts d'une couche épaisse de terre et, en outre, sont en grande partie abrités par les ombrages d'une forêt de sapins. Or, à leur arrivée à l'hôtel, la température de l'eau qu'ils contiennent est toujours augmentée. Ainsi, dans une journée nuageuse, la température extérieure étant à + 17° centigrades, celle de l'eau marquait + 13° centigrades et accusait, par conséquent, une différence de 6 degrés avec celle du point d'origine, malgré la rapidité de la pente sur laquelle elle coulait.

Dans la même localité, une source d'eau simple, d'un petit volume, coulant en plein air, marquait + 8°,5 à son point d'émergence, et + 11°,5 à *quatre mètres* de là, par une belle journée d'août, à 10 heures du matin, la chaleur extérieure étant de 16°.

Une troisième source donnait de l'eau marquant + 11° à son point d'émergence et 25° à cent mètres de là, cette eau coulant sur un sol qui présente une pente d'au moins 15 degrés.

Il est inutile de multiplier des citations pour prouver avec quelle facilité la température de l'eau s'élève sous l'influence du milieu ambiant. Nous nous bornerons à ajouter que l'influence du froid en hiver s'exerce avec la même rapidité que celle de la chaleur en été, et cela d'autant plus activement que les eaux se trouvent plus immédiatement en contact avec l'atmosphère.

Cette action est, à la vérité, moins prononcée sur de grandes masses d'eau; mais elle est manifeste et très-appréciable quand l'eau est recueillie dans des réservoirs spéciaux. En effet, dans ces réservoirs, l'eau arrive rarement par grande quantité; elle s'étale en gerbe, entre facilement en contact avec l'atmosphère et subit très-rapidement une modification de température proportionnelle à celle du milieu ambiant. C'est ainsi que, dans un réservoir bien abrité, d'une contenance de 10 mètres cubes, nous avons presque toujours constaté, pendant les jours d'été, une augmentation de température d'un degré par heure.

Ainsi donc, si l'on accumule dans de vastes réservoirs l'eau qui est destinée aux usages hydrothérapiques, et si l'on fait cette opération longtemps avant l'heure du traitement, sans se préoccuper des inconvénients dont nous venons de parler, on s'expose à de réelles déceptions. C'est ainsi que des eaux assurément très-froides peuvent atteindre 15° ou 16° et même 18° centigrades au moment où elles vont être utilisées. Les précautions que nous conseillons doivent être prises contre la chaleur et contre le froid.

On ne pourra se méprendre sur le sentiment qui nous a dicté ce qui précède. Nous avons dû entrer dans des détails circonstanciés eu égard aux conditions de température dans lesquelles l'eau froide doit être employée; et cela pour deux raisons : 1° parce que, jusqu'à ce jour, ces conditions n'avaient pas été exposées d'une façon suffisamment scientifique; 2° parce que c'est un préjugé trop répandu dans le public de croire que, plus la température de l'eau est basse, plus les effets produits sont énergiques et certains. Quant aux difficultés d'installation à vaincre, les idées déjà émises et celles que nous aurons encore à exposer suffiront aux médecins qui veulent pratiquer l'hydrothérapie.

Les réservoirs et les appareils seront situés à la plus grande proximité possible de la source. Ils auront une capacité variant entre 6 et 10 mètres cubes environ. Cette disposition permettra de renouveler l'eau très-fréquemment et très-rapidement.

Ils seront placés, autant que possible, à l'abri des influences atmosphériques et de l'action solaire. Avant de faire arriver l'eau, il sera bon de les vider très-exactement et ils ne seront remplis qu'au moment même où l'eau devra être employée. Le vide produit par la dépense qu'exigent les applications hydrothérapiques devra être comblé au fur et à mesure par un nouvel apport d'eau.

Quant au débit de la source utilisée ou captée, il doit être évidemment proportionnel à la quantité d'eau employée. Cette quantité, on le comprendra, varie pour chaque malade soumis au traitement, et il est, par conséquent, difficile de la déterminer avec précision. Toutefois, en tenant compte de ces variations, on peut dire que chaque douche occasionne, à peu près, une dépense moyennede 300 litres. Ce chiffre est, assurément, très-approximatif; mais sil'on réfléchit que certains malades prennent des douches très-courtes, on peut le considérer comme suffisant.

A côté des réservoirs d'eau froide, il faut placer un réservoir d'eau chaude destiné à l'alimentation de la douche écossaise et de la douche alternative ; il sert, en outre, à donner au médecin la facilité d'élever la température de l'eau quand celle-ci est trop basse. La hauteur maxima de l'eau au-dessus du niveau des appareils destinés aux applications ordinaires de l'hydrothérapie doit être de 8 mètres environ ; il faut donc installer un réservoir qui réponde à ces conditions. La pression qui en résulte est souvent trop forte ; pour l'atténuer, nous conseillons d'avoir un ou deux autres réservoirs situés à un niveau inférieur ; cette adjonction permet de modifier facilement la pression de l'eau à la sortie des appareils. Nous savons qu'on peut, à ce point de vue spécial, obtenir le même résultat à l'aide de certaines pompes à air ; mais en dehors des difficultés qu'elles présentent pour leur entretien, elles n'offrent pas, surtout dans les grands établissements, les avantages des réservoirs installés à des hauteurs différentes.

De ces réservoirs partent des tubes d'alimentation qui pénètrent dans la salle de douches où ils sont ajustés, à l'aide de tuyaux spéciaux, aux différents appareils que nous avons décrits.

La salle de douches doit être aérée, ni basse ni humide ; elle doit être convenablement chauffée, de façon qu'elle soit constamment maintenue à une température de 18° à 20°, exposée au midi, autant que possible, bien aérée et surtout bien ventilée ; son plancher doit être en bois, percé de trous et légèrement en contre-bas de la salle ; il doit être disposé de telle façon que l'eau s'écoule rapidement sans jamais y séjourner. Aucune règle spéciale ne préside à l'arrangement des appareils ; on les dispose généralement de manière à ce que les douches verticales soient d'un côté et les douches horizontales de l'autre, et que tous les robinets soient à portée de l'opérateur. Celui-ci doit être sur un plan supérieur à celui du plancher, de façon que le jet frappe le patient de haut en bas. A cet effet, il se place dans une tribune à laquelle on monte par trois ou quatre marches. Cette tribune doit être située de manière que, de sa place, l'opérateur puisse manœuvrer tous les appareils. A côté de l'emplacement réservé à ces douches, se trouvent des piscines organisées de façon à recevoir de l'eau froide et de l'eau chaude à volonté. L'une d'elles ne devra pas être très-grande pour qu'il soit possible de la remplir très-rapidement et de la renouveler souvent (*fig.* 19).

Les salles destinées aux sudations doivent être séparées de l salle de douches; cependant il faut qu'elles soient disposées de fa çon que le trajet à faire par le malade, pour aller se soumettr aux applications froides, soit le plus court possible. Cette recommandation est surtout relative aux chambres dans lesquelles o applique les maillots et à celles où se trouve l'étuve à la lampe

Quant aux étuves humides ou sèches, nous sommes d'avis qu'o doit, à cause de leur température, les éloigner de la salle de douches, et nous pensons qu'il est préférable d'installer dans ces salle les appareils à eau froide ou tempérée qui doivent servir à compléter les applications spéciales du calorique.

On doit arriver aux salles d'opération par un large corridor de deux côtés duquel sont situées les cabines réservées aux malade pour se déshabiller, cabines qui, comme la salle de douches, doivent être chauffées à une température convenable.

En dehors de l'emplacement réservé aux cabines et aux salles d'opération, doit se trouver un grand promenoir couvert dans lequ seront placés des appareils de gymnastique. Ce promenoir est destiné, en cas de pluie ou de mauvais temps, à abriter les malade qui, après la douche, doivent, pour faciliter la réaction, se livrer l'exercice. Il sera, en outre, muni d'une fontaine à laquelle o pourra venir boire de l'eau fraîche, lorsqu'il y aura nécessité d'use de l'eau en boisson.

Hydrothérapie à domicile.

Au double point de vue de l'hygiène et de la thérapeutique, les applications d'eau froide peuvent être faites au domicile du malade Cependant, il importe qu'un agent aussi puissant que l'eau froid soit manié avec discernement. Ceux-là même qui sont le plus familiarisés avec l'emploi de ce moyen, éprouvent parfois une certain hésitation au début du traitement; il n'est donc pas extraordinair que ceux dont l'éducation n'est pas dirigée dans ce sens, commettent, surtout quand il s'agit de choisir le procédé à mettre en usage

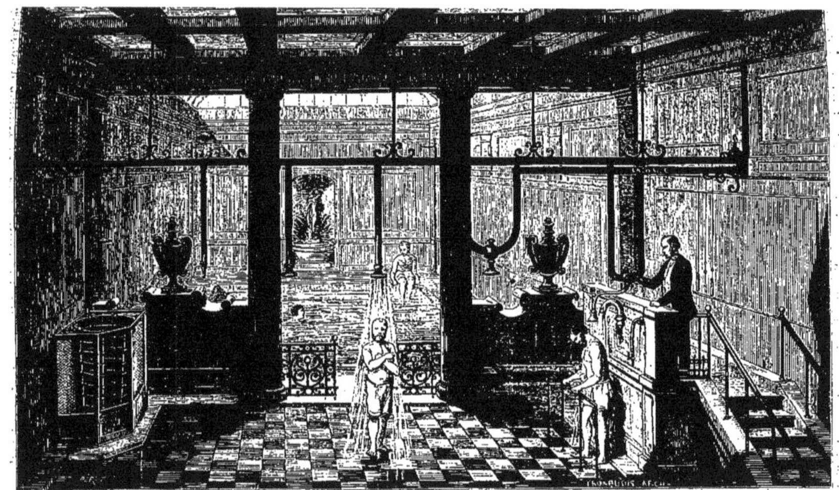

Fig. 10.

des erreurs dont les conséquences peuvent être sérieuses. Nous pensons donc que les malades doivent commencer le traitement hydrothérapique sous la direction d'un médecin avec lequel ils puissent apprendre le maniement des procédés qui leur conviennent. Après cet apprentissage nécessaire, ils peuvent continuer chez eux un traitement qui, nous le répétons, a besoin d'être surveillé.

Les uns ne sont pas transportables, les autres sont retenus par des devoirs professionnels ou par les exigences des relations sociales. Dans ces cas, plus nombreux qu'on ne pense, si l'hydrothérapie doit être utilisée, il faut essayer d'en faciliter l'application au domicile même de la personne intéressée. Sans doute, le médecin qui acceptera la responsabilité d'un traitement hydrothérapique à domicile, se trouvera dans des conditions déplorables ; mais, s'il est convaincu du bien qu'il peut faire, l'hésitation n'est pas permise.

Ces réserves faites, voyons comment on peut appliquer la méthode hydrothérapique à domicile.

Et d'abord, il est facile de pratiquer partout des ablutions ou des lotions avec des éponges, d'appliquer des compresses ou des ceintures humides, de faire de l'irrigation continue, d'utiliser la glace quand l'emploi en est indiqué. Il est également facile de faire des affusions; on a même construit, à cet effet, des baquets et des seaux en caoutchouc qui sont extrêmement commodes et que les malades peuvent emporter en voyage. Les frictions avec le drap mouillé peuvent être pratiquées en tout lieu ; à cause de leurs effets variés, elles sont très-fréquemment employées à domicile. Nous les conseillons souvent aux malades qui sont forcés d'interrompre un traitement commencé dans un établissement. Ils peuvent, de cette façon, perpétuer, dans une certaine limite, l'action de l'hydrothérapie. Les immersions dans une grande baignoire sont susceptibles de produire quelques-uns des effets des immersions dans une piscine. On peut toujours administrer, à domicile, un demi-bain, un bain de siége, et un bain de pieds à eau dormante.

Quant aux procédés qui servent à l'application du calorique, il en est qui ne peuvent être employés que dans les établissements spéciaux; mais il en est d'autres qui sont applicables à domicile.

De ce nombre, sont les maillots secs et humides, l'étuve à la lampe, le bain de vapeurs, etc.

D'après cette énumération, il est facile de voir que presque tous les modificateurs hydrothérapiques peuvent être utilisés au domicile du malade. Cependant, il en est dont l'installation offre des difficultés; nous voulons parler de ceux dans lesquels l'eau doit être animée d'une certaine force de projection. Ainsi les douches, les bains de cercles, les bains de siége à eau courante sont très-difficiles à organiser dans les maisons particulières. Cependant, quand les eaux municipales ont une pression suffisante, ou quand on peut installer un réservoir à une certaine hauteur, il est facile d'organiser des appareils convenables. On peut dans ces conditions installer très-facilement des bains de cercles, des douches en jet et en pluie, et des bains de siége complets pouvant répondre à presque toutes les indications thérapeutiques.

On a enfin construit des appareils qui réunissent dans un petit espace la plupart des indications qui peuvent se présenter. L'appareil représenté ci-contre, et qui a été construit par M. Charles, se compose d'un soubassement carré à chaque angle duquel s'élève une colonne creuse qui, se recourbant à 2^{m},80 de hauteur, va se réunir, au centre de la figure, à celle des autres angles: une pomme d'arrosoir est vissée au point de jonction : sur chaque colonne montante se trouvent trois robinets articulés qui portent des pommes, des gerbes ou tout autre ajutage. Tous les tuyaux de distribution se trouvent dans le soubassement; la tête des robinets, suffisamment prolongée, fait saillie en dehors sur un des côtés et en facilite ainsi la manœuvre. Pour donner la douche en cercles, on fait placer le malade au centre du plancher à claire-voie qui couvre le soubassement, on ouvre un ou deux robinets, selon que l'eau doit être froide ou mitigée; aussitôt les jets convergents des douze gerbes qui garnissent les colonnes viennent frapper à la fois toute la périphérie du corps. Veut-on localiser l'action sur le foie, la rate, le dos, etc., on supprime les ajutages inutiles en tournant les robinets articulés. S'agit-il d'un bain de siége à eau courante, il suffit d'enlever un des panneaux du plancher et d'installer un siége en métal pouvant se fixer à la hauteur voulue. L'appareil ainsi disposé sert aussi à donner la douche rectale ; enfin un petit tuyau en caoutchouc, muni d'un robinet qui supporte différents ajutages, sert à donner les douches vaginales. Enfin une douche mobile est adaptée au récipient, qui réunit alors tous les appareils hydrothérapiques le plus ordinairement en usage.

Cet appareil se complète par deux réservoirs, un à eau froide,

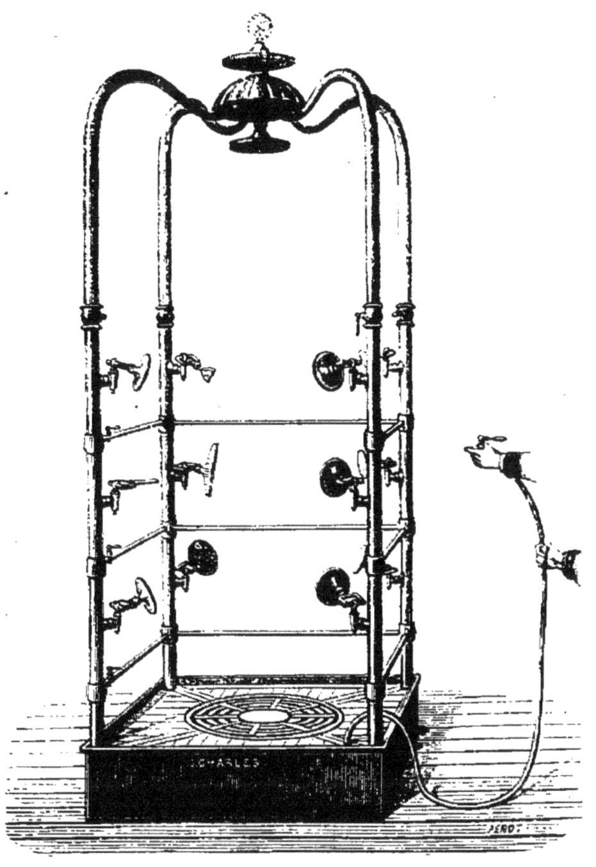

Fig. 20.

un à eau chaude, d'une capacité de deux mètres cubes, installés à 6 ou 7 mètres de hauteur et communiquant chacun avec l'appareil par un seul tuyau.

Lorsqu'on ne peut pas installer de réservoir, il faut recourir aux appareils qui ont été imaginés dans ces derniers temps et dans lesquels on utilise les pompes à air pour exercer une pression sur l'eau.

CHAPITRE IV

EFFETS THÉRAPEUTIQUES PRODUITS PAR L'HYDROTHÉRAPIE.

SOMMAIRE

Effets primitifs ou directs de la méthode hydrothérapique. — Effets antiphlogistiques. — Inflammation traumatique. — Inflammation d'origine interne. — Fièvre. — Effets sédatifs. — Sédation directe. — Sédation indirecte. — Effets excitants. — Effets excitants spéciaux : effets excito-moteurs, effets révulsifs, effets sudorifiques. — Effets consécutifs ou indirects de la méthode hydrothérapique. — Effets toniques et reconstituants. — Effets spoliateurs et dépuratifs. — Effets résolutifs et altérants. — Doctrine hydrothérapique. — Principes sur lesquels repose l'hydrothérapie. — Effets hygiéniques. — Effets prophylactiques ou préservatifs.

Après avoir étudié les effets physiologiques que produit l'application des agents hydrothérapiques sur l'homme sain ; après avoir décrit les principaux procédés et après avoir exposé le mécanisme de chaque appareil, il nous reste à faire connaître les effets thérapeutiques qui résultent de l'intervention isolée ou simultanée des divers modificateurs qui composent la méthode hydrothérapique.

Cette étude, qui nous permettra d'examiner l'action de l'hydrothérapie sur l'homme malade, d'apprécier avec rigueur les indications et les contre-indications de cette méthode et de régler son mode d'utilisation, sera, pour ainsi dire, le prélude de la partie clinique de ce livre.

L'hydrothérapie, considérée sous un point de vue spécial, peut passer à juste titre pour un agent hygiénique susceptible de maintenir dans une harmonie parfaite les principales fonctions de l'organisme et capable, par conséquent, de protéger l'homme contre les influences morbides qui l'entourent. Elle possède donc une action hygiénique et prophylactique incontestable ; mais nous devons ajouter que la puissance curative n'est pas moindre. Avant de fixer les limites dans lesquelles elle doit se renfermer pour remplir son rôle hygiénique et préservateur, rôle que nous étudierons ultérieurement dans le cours de ce chapitre, voyons jusqu'où s'étendent ses prérogatives sur le terrain de la pathologie et étudions ses effets contre les maladies qu'elle est appelée à combattre.

Dans quelques circonstances, une seule application de tel ou tel procédé suffit pour produire une action thérapeutique définitive; ainsi nous citerons, comme exemple, le fait de ces névralgies erratiques qui disparaissent quelquefois après une simple douche écossaise. Dans d'autres circonstances un résultat sérieux ne peut être obtenu que par la combinaison de plusieurs procédés, et le plus souvent l'effet curatif n'apparaît qu'à la longue, après une série non interrompue d'applications régulières. C'est ce qui arrive quand il s'agit de combattre les engorgements chroniques de certains organes ou lorsqu'il faut produire une véritable reconstitution du liquide sanguin comme chez les personnes anémiques et affaiblies. De ce qui précède il est facile de déduire que l'hydrothérapie peut produire tout à la fois des effets thérapeutiques localisés et exercer une action curative générale.

Les indications auxquelles cette méthode répond sont nombreuses et très-variées et son intervention peut, suivant le procédé mis en usage, déterminer une sédation manifeste ou provoquer une excitation très-caractérisée. Nous ne voulons pas anticiper sur l'exposition de ces résultats thérapeutiques qui méritent une description spéciale; nous dirons seulement que tous les praticiens reconnaissent aujourd'hui à l'hydrothérapie une puissance curative extrêmement précieuse dans la plupart des maladies chroniques.

Nous allons dès maintenant passer en revue chacun des effets thérapeutiques de cette méthode, faire connaître les circonstances qui réclament leur intervention et indiquer les procédés à l'aide desquels on peut les produire.

Les effets thérapeutiques de l'hydrothérapie peuvent être divisés en deux grandes catégories : effets *primitifs* ou *directs*; effets *consécutifs* ou *indirects*.

Les effets primitifs ou directs sont :

1° Des effets *antiphlogistiques ;*

2° Des effets *sédatifs ;*

3° Des effets *excitants.*

Les effets excitants peuvent se décomposer à leur tour en :

a. Effets *excito-moteurs ;*

b. Effets *révulsifs ;*

c. Effets *sudorifiques.*

Les effets consécutifs ou indirects sont :

1° Des effets *toniques* et *reconstituants ;*

2° Des effets *spoliateurs* et *dépuratifs ;*

3° Des effets *résolutifs* et *altérants.*

Tel est le tableau qui peut nous servir de guide dans l'exposé que nous allons faire. Nous devons dire cependant que cette division n'a rien qui nous enchaîne, et nous reconnaissons volontiers qu'elle n'est pas définitive ; car, dans la période de transformation que traverse la science médicale, il est impossible d'affirmer quel est l'avenir réservé à la révulsion, à la dépuration ou à tout autre effet curatif dont nous allons parler. Nous acceptons donc la division précédente, en la considérant comme une classification parfaitement perfectible, nous permettant, pour le moment, d'utiliser les idées nouvelles et les données de la science moderne.

EFFETS PRIMITIFS

Effets antiphologistiques.

La médication antiphlogistique est constituée par un ensemble de moyens ou d'agents propres à combattre l'élément inflammatoire; que cet élément soit le résultat direct d'une cause extérieure ou qu'il soit la manifestation d'une pyrexie. Dans les deux cas, l'hydrothérapie peut être fort utile et nous croyons que si les pratiques dont elle se compose ne sont pas universellement répandues, c'est qu'il existe des préjugés enracinés de longue date qui rendent les médecins timorés et qui les empêchent d'employer l'eau froide dans les maladies inflammatoires avec fièvre. Il nous semble digne d'intérêt de rechercher avec soin la cause de cette répugnance, et nous espérons la trouver en étudiant dans quelles circonstances on a employé les effets antiphlogistiques de l'hydrothérapie et en examinant le procédé opératoire dont on s'est servi. Mais, avant d'aller plus loin, il importe, pour donner à notre exposition plus de clarté, de nous entendre sur le mot inflammation.

Que l'inflammation puise sa source dans un état morbide général ou local de l'organisme, ou qu'elle résulte simplement d'une cause quelconque venant du dehors, elle est essentiellement caractérisée par un trouble de nutrition dont le premier terme est une congestion et le résultat final une transformation des tissus intéressés, dans les cas du moins où la résolution ne s'effectue pas. Elle peut exister sans avoir un retentissement appréciable sur l'organisme ; dans ce cas, elle se manifeste par de la rougeur et une élévation de température dans la partie où elle siége, par de la tuméfaction des tissus et de la douleur. Quand elle donne lieu à des symptômes de réaction générale, aux signes principaux dont nous venons de parler vient s'ajouter un élément nouveau : la fièvre.

Cette division établie, il importe de savoir si l'hydrothérapie est applicable et efficace dans tous les cas. Toutefois, avant d'examiner ce point, il est nécessaire de vider une question préjudicielle.

Lorsque l'inflammation est établie, c'est-à-dire quand elle a dépassé la limite de la simple congestion, est-il possible d'en arrêter la marche ? Nous ne le pensons pas, et nous croyons, au contraire, qu'il faut que la transformation des tissus affectés s'opère. Dans cette période, la thérapeutique ne doit plus viser qu'un seul but : favoriser la résolution, prévenir ou enrayer la tendance à une terminaison fâcheuse, et éviter, si c'est possible, la suppuration, l'hypertrophie ou la néoplasie.

S'il est impossible d'arrêter l'inflammation quand l'évolution du processus morbide est commencée, nous pensons, en revanche, qu'il faut essayer d'en empêcher le développement lorsque le malade se trouve encore dans cette situation où le médecin ignore si l'état inflammatoire va se manifester. C'est ainsi qu'une application incessante et immédiate de compresses froides sur des régions contusionnées ou blessées peut arrêter le développement des accidents qu'occasionne souvent le traumatisme. C'est ainsi, également, qu'une application convenable du calorique, une sudation suivie de frictions froides très-énergiques et très-courtes peut faire avorter une inflammation qui semble vouloir se localiser sur le larynx, sur les bronches ou ailleurs. Pour réussir dans ces cas, il ne faut pas attendre que les symptômes primordiaux aient paru. Il faut agir, en quelque sorte, d'une manière préventive.

Si les observations ne confirment pas d'une façon absolue les résultats de la méthode qu'on peut appeler abortive, c'est que l'expérience clinique est précisément en défaut sur un point, et nous devons ajouter qu'il en sera toujours ainsi. Comment, en effet, peut-on constater, *de visu*, qu'on a eu affaire à une véritable inflammation et que les pratiques hydrothérapiques n'ont pas fait disparaître plus tôt une simple congestion? Sous ce rapport, nous avouons qu'il y a une lacune qui ne peut s'effacer complétement. Toutefois, si les phénomènes observés et la connaissance des causes morbides permettent de supposer un état inflammatoire imminent, il y a avantage à recourir à un traitement abortif, pourvu qu'on agisse sans hésitation et rapidement.

Si, en raison de l'incertitude du diagnostic, on peut contester à l'hydrothérapie son action abortive, il est impossible de ne pas admettre son influence sur la marche des accidents inflammatoires et de nier, par conséquent, sa vertu antiphlogistique. Cette action curative est surtout mise en évidence dans les inflammations causées par le traumatisme, une blessure, une entorse, une fracture, etc... Pour démontrer ce fait, on n'a pas besoin de recourir à des hypothèses, il suffit d'observer.

Telle blessure est suivie d'une réaction à peine sensible, de phénomènes inflammatoires insignifiants ; telle autre, au contraire, s'accompagne d'accidents d'une gravité intense, d'une tuméfaction énorme des tissus, de douleurs vives et de symptômes généraux qui annoncent une suppuration prochaine. En intervenant à temps, il n'est pas rare qu'on apaise cet ensemble de manifestations et qu'on favorise la terminaison la plus heureuse, c'est-à-dire la résolution.

Il importe donc de savoir en quoi consiste cette action antiphlogistique et de quelle manière on peut la produire. Pour faciliter l'exposition de cette question, nous examinerons successivement l'action de l'hydrothérapie sur les inflammations qui n'occasionnent pas de réaction dans l'organisme et sur les inflammations avec fièvre. Dans le premier cas, il faut distinguer les phlegmasies d'origine interne et les phlegmasies qui ne reconnaissent d'autres causes que le traumatisme.

Effets antiphlogistiques de l'hydrothérapie dans les inflammations traumatiques. — Presque toutes les inflammations qui résultent d'un traumatisme sont modifiées avantageusement dans le sens d'une résolution favorable, soit par les compresses froides, soit par l'irrigation continue ou les sacs à glace. Le choix de l'un de ces procédés n'est certes pas indifférent, il varie suivant la susceptibilité du malade, suivant le siége de la lésion traumatique et suivant certaines conditions qu'il faut connaître pour éviter toutes les chances d'erreur préjudiciables.

En règle générale, quand l'inflammation siége sur l'un des membres thoraciques ou abdominaux, on aura de préférence recours aux appareils d'irrigation continue comme étant d'une application très-facile et dépourvue de tout inconvénient. Ce que nous avons dit déjà nous dispense d'insister sur l'application du procédé. Nous nous bornerons à dire qu'il ne faut pas pousser la réfrigération au point d'empêcher le sang de se renouveler et de soustraire par conséquent à la partie malade les éléments de réparation qu'apporte le liquide nourricier. On conçoit combien l'application du même procédé serait entourée de difficultés s'il s'agissait de combattre une inflammation de la tête ou du cuir chevelu. Aussi, est-ce en raison de cette circonstance, et peut-être aussi dans la crainte de complications cérébrales, qu'on préfère les compresses froides qui conviennent d'ailleurs à la plupart des cas dans lesquels les lésions sont peu étendues et sans gravité.

En décrivant ces compresses, nous avons dit qu'elles devaient être modérément tordues, nous insistons de nouveau sur ce point important, car si on les presse avec trop de force, l'eau qui reste dans les mailles du linge n'est plus en quantité suffisante pour produire l'effet recherché. Nous avons dit aussi que les compresses appliquées sur la région malade devaient être renouvelées assez fréquemment et notamment toutes les fois que les téguments commencent à s'échauffer. Dans cette application, il faut suivre la même règle que pour l'irrigation continue, c'est-à-dire produire une réfrigération convenable, empêcher toute réaction et respecter la vitalité des tissus.

Lorsqu'il faut produire les effets thérapeutiques du côté de l'estomac, de l'abdomen et du rachis, il est préférable de remplacer ces compresses ou les appareils à irrigation continue par des sacs spéciaux dans lesquels on peut, suivant les circonstances, enfermer de l'eau très-froide ou de la glace.

En somme, le froid dans le traumatisme a un rôle complexe. Il détermine l'apaisement général de tous les symptômes. Il diminue la sensibilité et la douleur et va même jusqu'à produire l'anesthésie. En provoquant la réfrigération, non-seulement il abaisse notablement le degré de la température des parties malades, mais encore il enlève la sensation de chaleur qui accompagne la plupart des blessures et qui est souvent très-pénible à supporter ; en même temps la rougeur s'efface ou disparaît, car il y a rétrécissement ou spasme des vaisseaux capillaires et rétropulsion du sang dans les parties profondes, phénomène qui concourt à la suppression de l'hémorrhagie quand elle existe, et à la déplétion des tissus. Il diminue la sensibilité des fibres nerveuses, et, en produisant l'émoussement des nerfs sensitifs, il apaise les phénomènes douloureux ; par ce même effet, il atténue les actions réflexes qui partent du point enflammé et empêche de cette façon les réactions qui peuvent avoir lieu dans l'organisme et notamment dans le système circulatoire. Il amoindrit la contractilité des fibres musculaires et produit par conséquent une diminution dans la tension des parties enflammées. Il diminue enfin l'échange de matières et la formation de cellules à pus, action importante à coup sûr, car ce ralentissement permet à l'organisme de chercher de nouvelles forces pendant que les processus inflammatoires s'apaisent. Toutes ces modifications sont dues au froid.

C'est en produisant une triple action simultanée, action anesthésique, action réfrigérante et action hémostatique, que l'eau froide ou la glace arrive finalement à être antiphlogistique. A son emploi il n'y a d'autre contre-indication que celle qui résulte ou d'une sensibilité excessive que l'on ne peut vaincre, ou d'un défaut de vitalité assez prononcé pour faire craindre des accidents de gangrène. Encore est-il possible de remédier la plupart du temps à ces deux obstacles. Dans le premier cas, en élevant la température de l'eau, on pourra se rendre maître de cette susceptibilité maladive et atténuer en grande partie la sensation ; dans le deuxième cas, un temps d'arrêt plus ou moins long entre chaque application permettra que le sang vienne en quantité suffisante pour réparer les tissus ou en empêcher l'annihilation complète. Il faut cesser les applications réfrigérantes quand la chaleur de la partie malade est notablement diminuée. S'il existe des dépôts ou des exsudations, c'est aux applications hydrothérapiques excitantes et résolutives qu'il faut recourir.

Effets antiphlogistiques de l'hydrothérapie dans les inflammations d'origine interne. — Dans les inflammations de cause interne, il faut distinguer celles qui se manifestent extérieurement, comme le rhumatisme ou l'érysipèle, et celles qui ne s'accusent par aucun signe inflammatoire extérieur, comme la pneumonie par exemple. Dans l'un et l'autre cas, il faut le plus souvent tenir compte d'un élément nouveau ; nous voulons parler de la fièvre.

Quand la réaction fébrile n'est pas très-caractérisée, les divers moyens hydrothérapiques dont nous venons de parler sont applicables. Ainsi, ils peuvent être utilisés dans l'érysipèle et dans le rhumatisme ; mais, dans ces cas, il faut toujours employer une eau dont la température ne soit pas trop froide. Dans l'érysipèle, l'action antiphlogistique est moins efficace que dans le rhumatisme, et l'on peut sans danger recourir aux compresses trempées dans de l'eau modérément froide. Cependant il faut agir avec une grande prudence quand on est en présence d'un rhumatisme qui affecte une grande mobilité et qui a une certaine tendance à se manifester du côté du cœur. Les compresses réfrigérantes ou antiphlogistiques défluxionnent les parties malades, mais elles ont l'inconvénient de provoquer la congestion vers le point qui paraît le plus faible ou qui a la plus grande propension à être gagné par l'état inflammatoire. Aussi, ce n'est pas sans beaucoup de ménagements, et sans avoir étudié avec le plus grand soin les fonctions du centre circulatoire ou des centres nerveux, que l'on doit recourir à ce moyen antiphlogistique. Nous verrons que, pour rendre l'hydrothérapie efficace dans ces cas difficiles, il faut recourir de préférence à des modificateurs généraux tels que les maillots humides appliqués souvent et renouvelés surtout au moment où la chaleur un instant diminuée se montre de nouveau.

La pneumonie, la péritonite et la plupart des inflammations viscérales ont été traitées, soit par les compresses froides, soit par le maillot humide et la glace, et, bien que le bénéfice de cette médication n'ait pas été absolument vain, nous pensons qu'on n'est autorisé à recourir à de telles applications qu'au début de la maladie pour chercher à provoquer un effet abortif, ou quand il n'existe d'autre indication que la soustraction de la chaleur.

Effets antiphlogistiques de l'hydrothérapie dans les maladies avec fièvre. — La propriété qu'ont certaines applications froides de soustraire de la chaleur et d'amener un ralentissement du pouls a été utilisée pour combattre certaines fièvres continues, notamment quelques maladies éruptives et l'affection typhoïde. Quoique ces effets fébrifuges ou antipyrétiques ne puissent être assimilés à la médication antiphlogistique, ils s'en rapprochent assez néanmoins pour qu'il soit permis de les mentionner dans ce chapitre.

L'hydrothérapie employée contre les fièvres éruptives, par exemple, a pour effet d'abattre le pouls, d'apaiser la chaleur et de diminuer ce sentiment de cuisson ou de démangeaison insupportable de la peau, cuisson et chaleur qui exercent manifestement une action sympathique sur les viscères et sur le cerveau en particulier. Cette méthode a été, en outre, essayée dans le but de rappeler les phénomènes d'éruption supprimés tout à coup ou de les forcer à paraître quand ils sont lents à se manifester.

Pour enrayer la marche des symptômes fébriles et couper court à la démangeaison de la peau, on emploie des frictions légères avec le drap mouillé légèrement tordu ou bien des affusions, des lotions faites rapidement sur tout le corps, ou bien encore des immersions courtes dans un bain dont la température de l'eau peut varier entre 20 et 25 degrés centigrades. Le maillot humide est utilisé dans le même but ; seulement il faut avoir soin d'éviter la sueur et d'empêcher par conséquent la réaction, ce qui s'obtient en renouvelant plusieurs fois l'application du drap mouillé dans lequel est enfermé le malade.

Nous voudrions pouvoir donner, touchant la possibilité de ramener une éruption *rentrée*, des indications précises et catégoriques. Malheureusement notre expérience n'est pas suffisamment établie sur ce point ; nous craindrions d'être trop affirmatif en disant que l'hydrothérapie est toujours capable de régulariser une affection qui ne suit pas ses phases habituelles d'évolution. La crainte d'accidents plus redoutables que ceux qui peuvent résulter de la suppression des phénomènes éruptifs paralyse presque constamment nos efforts. Toutefois, puisque des essais ont été faits dans les formes bénignes et que des résultats non discutables ont été fournis à l'observation, il n'est pas hors de propos de les consigner en indiquant la voie dans laquelle les expériences peuvent être dirigées avec fruit.

Quand on veut rappeler une éruption, le meilleur moyen est l'application du maillot humide prolongée jusqu'à la sudation, ou bien l'application simple du maillot sec qui agit toujours à titre d'agent sudorifique. L'une ou l'autre de ces applications doit être suivie d'une friction froide, rapide et énergique.

Si l'expérience clinique est en défaut sur ce point et ne nous permet d'invoquer que le bénéfice d'observations peu nombreuses et, par ce fait, peu concluantes, il n'en est pas de même en ce qui concerne la fièvre typhoïde. Sur ce terrain, nous pouvons nous avancer avec une certaine hardiesse, puisqu'il est possible de raisonner sur des faits irrécusables. La fièvre typhoïde, en effet, est, de toutes les fièvres continues graves, celle que l'hydrothérapie modifie de la manière la plus avantageuse. Les résultats de cette modification salutaire imprimée à la maladie sont d'ordinaire si probants qu'il serait à désirer que le traitement des applications froides fût, pour ainsi dire, mis à l'ordre du jour.

Étudions donc quels sont les moyens pratiques généralement utilisés. . . . .

Lorsqu'il y a une élévation considérable de la température et une grande fréquence du pouls, l'immersion courte dans une baignoire remplie d'eau à 20 ou 24 degrés centigrades est éminemment propre à l'apaisement de ces symptômes. Le malade est plongé, à plusieurs reprises, dans le bain, deux ou trois fois en général, remis au lit après l'opération et aussitôt après frictionné sur tout le corps. L'immersion pratiquée deux fois par jour est sans inconvénient; mais il convient de s'en abstenir, lorsqu'on a à craindre des complications pulmonaires et surtout lorsque des signes de congestion du côté du poumon se sont manifestés. A l'immersion, dans ce cas, on substitue l'usage de la friction avec le drap mouillé, employée deux ou trois fois dans les vingt-quatre heures.

L'effet de ces moyens est double. Ils opèrent, en premier lieu, une soustraction de calorique, un apaisement de la sensibilité générale et un ralentissement de l'activité circulatoire ; en second lieu, par l'impression vive et énergique produite à la surface, ils amènent une action dérivative favorable à la muqueuse intestinale et aux organes profonds.

Particulièrement dans le cas où la fièvre typhoïde se caractérise par des accidents ataxo-dynamiques accompagnés de forte fièvre, le maillot humide maintenu toujours froid, par conséquent, sans cesse renouvelé, est propre à déterminer une grande réfrigération, l'apaisement général de toutes les fonctions et la sédation du système nerveux. Pour obtenir ce résultat, il faut, lorsque le malade commence à être échauffé, enlever le maillot, procéder immédiatement à une nouvelle application que l'on renouvelle jusqu'à ce que l'élément fébrile ait fait place à un apaisement général. Cependant, il serait téméraire de recourir à ce procédé si avantageux dans le cas où le malade ne peut se tenir debout, ou bien quand le délire est d'une violence extrême. Il vaut mieux, dans cette circonstance, employer les affusions pratiquées avec un seau ou avec un arrosoir. C'est à celles-ci que Wright et Currie ont dû leurs plus belles cures. Si le délire est poussé à ses dernières limites, ni le maillot ni les grandes applications ne doivent être employées; il vaut mieux recourir aux compresses froides appliquées sur la tête et fréquemment renouvelées et pratiquer en même temps des frictions sur tout le corps avec des linges mouillés et tordus. En un mot, il convient d'employer tous les moyens capables de décongestionner la tête par une réaction franche sur les téguments, sans s'exposer à produire une perturbation générale trop violente. Si les phénomènes d'ataxie et de faiblesse ne sont pas assez prononcés pour empêcher le malade de se tenir debout, nous préférons les affusions tempérées ou froides, selon les circonstances, parce qu'elles constituent un moyen facile à employer, rapide dans son action et peu fatigant pour le malade. Au surplus, nous devons ajouter que c'est celui qui, jusqu'à présent, a donné les plus beaux résultats.

Nous pourrions multiplier ces exemples de maladies fébriles traitées et guéries par l'hydrothérapie; nous aimons mieux reprendre cette question dans un chapitre spécial et faire marcher de front l'étude des phénomènes morbides et le choix de l'agent qu'il convient d'employer. C'est en procédant ainsi que l'on pourra véritablement saisir la portée des indications curatives et des contre-indications à l'emploi de l'hydrothérapie. Nous limiterons donc ces considérations au simple aperçu des propriétés antiphlogistiques de cette méthode thérapeutique se manifestant essentiellement par une soustraction du calorique, un apaisement de la sensibilité morbide et un ralentissement de l'activité circulatoire. En nous renfermant dans ces données, nous pouvons dire que, toutes les fois que, dans un état morbide, il est nécessaire de produire ces effets thérapeutiques, on pourra utiliser les propriétés antiphlogistiques de l'eau froide. Nous verrons plus tard quels sont les cas dans lesquels il convient de s'abstenir.

Effets sédatifs.

« Le froid, disait Trousseau, est le type des sédatifs. » Cette assertion émise par l'éminent professeur n'est vraie qu'en partie. Quand le froid est appliqué sur une région quelconque du corps de manière à produire une grande réfrigération, on détermine une sédation des plus manifestes. Mais si l'application est de courte durée, le froid devient un agent excitant au premier chef. On pourrait donc dire qu'il est aussi le type des excitants.

Sédation et excitation, tels sont les deux résultats directement produits par le froid ou plutôt par les divers modes d'application du froid.

Cette double action sédative et excitante développée par le froid et par son mode d'application étant indiquée, nous allons rechercher comment il faut procéder pour qu'elle devienne entre nos mains une ressource thérapeutique.

Nous nous occuperons tout d'abord de l'action sédative.

Les effets sédatifs sont de deux ordres, directs et indirects. Pour bien faire comprendre l'importance de cette division, nous allons, par des exemples, expliquer ce qu'on doit entendre par ces deux termes.

Supposons que dans un point quelconque de l'économie il existe une sensibilité maladive exagérée, qu'on fasse une application d'eau froide et qu'on la prolonge jusqu'à ce que l'anesthésie s'ensuive, ou, du moins, jusqu'à ce que cette sensibilité disparaisse totalement, on provoque une sédation *directe*. Si, au contraire, un malade présente des phénomènes d'excitabilité dépendant, par exemple, d'un état anémique et qu'on s'attaque, non plus à l'expression morbide du système nerveux, mais à l'affection générale qui l'a produite, on détermine une sédation *indirecte*.

Nous n'avons pas à nous occuper ici de cette question si importante des effets indirects qui seront étudiés plus tard, nous devons rechercher comment et à l'aide de quels procédés on peut obtenir l'action directement sédative.

Ne recourir à l'action directement sédative dans la plupart des maladies nerveuses que lorsqu'il y a des phénomènes d'exacerbation ou des phénomènes de paroxysmes, telle est la règle qui a été posée par Currie et soutenue par Schedel. A part quelques exceptions, elle est encore vraie, qu'il s'agisse d'une application générale ou d'une application locale.

Pour produire la sédation, l'application d'eau froide doit être longue et exempte de percussion, c'est là un fait que nous avons précédemment établi et sur lequel nous n'avons pas besoin d'insister. En général, une application faite dans de pareilles conditions est bien supportée et ne tarde pas à amener d'heureux résultats. Cependant, il n'en est pas toujours ainsi et il faut savoir que les procédés sédatifs peuvent, si leur usage est prolongé, amener non plus une sédation, mais une véritable sidération du système nerveux.

Il résulte de ce fait que l'eau froide n'est pas un agent absolument inoffensif pouvant être employé impunément et sans règles. Le procédé le plus habituellement mis en usage pour obtenir la sédation, c'est l'immersion. Si elle est trop courte, la réaction se produit et l'on a un effet excitant; si elle est trop longue, le système nerveux se trouve dans un état de sidération qui n'est pas sans danger ; il faut donc que l'immersion soit surveillée avec le plus grand soin et que sa durée soit surtout réglée par la susceptibilité nerveuse du malade et par son degré de résistance au froid.

Si l'immersion ne peut pas être supportée et que la sensation de froid soit trop pénible, il faut élever la température de l'eau d'un ou de plusieurs degréspour arriver jusqu'à 20, même quelquefois à 25 degrés. On peut, avec cette précaution, et sans le moindre inconvénient, laisser les malades longtemps plongés dans la piscine. Cette immersion tempérée et prolongée opère une légère soustraction de chaleur, s'oppose à tout mouvement réactionnel violent et finalement amène l'apaisement de la sensibilité nerveuse.

Toutefois les immersions prolongées, malgré leur effet éminemment sédatif, ne sont pas indifféremment supportées par tout le monde, et il est des malades qui ne peuvent s'y soumettre sans éprouver des souffrances ou tout au moins de la fatigue. Il faut, dès lors, recourir à d'autres moyens que le malade puisse supporter et qui soient capables de le calmer. On emploiera, à cet effet, les procédés qui, tout en donnant l'impression du froid, ne provoquent pas une grande perturbation dans l'organisme et n'amènent, pour ainsi dire, qu'une réaction insensible. De ce nombre sont les affusions, les lotions, les ablutions, les immersions, les frictions faites avec un drap très-mouillé et non tordu, les maillots humides, etc. Ces pratiques, lorsqu'elles sont exécutées avec de l'eau froide, produisent, il est vrai, une certaine réaction; mais les phénomènes qui caractérisent cette dernière sont si peu prononcés que l'organisme n'en est nullement troublé et bénéficie du calme que développe une application froide faite dans ces conditions. Ces moyens sont utilisés et très-efficaces dans les affections nerveuses de nature anémique. Mais ils peuvent échouer par le seul fait de l'intolérance des malades pour l'eau froide. Il faut alors élever la température de l'eau et l'employer sous forme de douches légères d'affusion ou d'immersion. Quelquefois, malgré toutes ces modifications, l'effet sédatif est difficile à produire. On doit, dès lors, surtout si l'influence du froid est nécessaire, trouver un procédé qui permette de trancher cette difficulté pratique.

C'est quand on est en présence d'une telle situation que l'on peut reconnaître l'erreur de ceux qui pensent que le froid est le type des sédatifs. On acquiert bien vite la conviction que, de tous les effets thérapeutiques du froid, c'est l'effet sédatif qui est le plus difficile à produire.

A cet égard, qu'il nous soit permis de faire une petite digression qui n'est pas étrangère à la question qui nous occupe. Lorsque les applications froides furent préconisées en Angleterre comme un moyen capable de provoquer une excitation de l'organisme, les médecins anglais protestèrent avec fureur et refusèrent d'admettre que l'eau froide appliquée à l'extérieur pût exercer un effet excitant sur les diverses fonctions de l'économie. La chaleur, disait-on, étant le stimulus universel, et le froid n'étant que la suppression de la chaleur, le froid doit nécessairement produire une action sédative. Puisque le froid, disait-on encore, est la privation de la chaleur, il ne peut pas plus exciter le système général de l'économie que l'obscurité, qui est la privation de la lumière, ne peut agir sur l'organe destiné à recevoir les impressions lumineuses. Ce raisonnement est, du reste, une conséquence du dogme favori de Brown qui se refusait catégoriquement d'accorder au froid des propriétés excitantes.

On sait que, pour ce célèbre médecin, toutes les maladies se résumaient nettement en deux classes, la première comprenant celles qui provenaient d'un défaut d'excitation, la seconde embrassant celles que l'on devait regarder comme le résultat d'un excès d'excitabilité ; deux catégories de maladies auxquelles devaient correspondre nécessairement deux séries de moyens thérapeutiques. Il avait adopté et publié que l'eau froide ne pouvait avoir une action autre qu'une action sédative, et, fidèle à cette doctrine ou plutôt à cette erreur, il repoussa les preuves les plus convaincantes apportées contre de pareilles idées. Les médecins qui adoptèrent ces idées furent nombreux et, bien que les observations les plus complètes et les plus judicieuses aient battu en brèche ce système exclusif, on trouve dans quelques écrits modernes des traces de cette erreur. Si l'on consulte les ouvrages publiés en France et en Allemagne, on peut facilement se convaincre que le froid est considéré comme un sédatif par excellence, mais tout le monde s'accorde à le reconnaître comme un agent d'excitation de premier ordre.

Cette croyance est bien légitime, car les plus beaux résultats de l'hydrothérapie sont dus à l'action excitante de l'eau froide. Et, si l'on arrive à calmer l'excitabilité de certains malades, c'est que, le plus souvent, cette excitabilité résulte de l'état de faiblesse et que, pour être calmés, ces malades ont besoin d'être tonifiés. L'effet sédatif n'est que la conséquence de la disparition de l'état morbide qui a causé l'excitabilité. Il ne se produit que lentement et peut être considéré comme le résultat d'une transformation générale de l'économie développée par un traitement hydrothérapique longuement et judicieusement conduit. C'est une sédation indirecte déterminée par l'emploi de procédés excitants.

Il est des cas où la sédation indirecte est difficile à produire, à cause du temps qu'elle réclame. Si, d'autre part, nous nous trouvons en présence des difficultés pratiques que nous avons signalées avant d'entreprendre la digression que nous venons de faire, on conviendra qu'il est réellement difficile d'obtenir un effet sédatif quand cet effet est promptement et impérieusement exigé. Nous avons vu, en effet, que les piscines froides, les immersions tempérées et prolongées, que les lotions, les affusions à toutes les températures, les douches les plus légères et les mieux graduées sont quelquefois des moyens impuissants. Doit-on renoncer à produire la sédation ? Tel n'est pas notre avis ; et nous croyons pouvoir signaler deux moyens qui, dans ces cas difficiles, peuvent rendre de grands services. Nous citerons d'abord le maillot humide ou le demi-maillot. Seulement, pour obtenir l'effet sédatif, il faut avoir le soin de renouveler le drap mouillé quand les signes de réaction apparaissent. On peut faire ainsi quatre ou cinq applications successives après lesquelles on laisse reposer le malade pendant une heure ou deux ; et l'on recommence la même manœuvre si les phénomènes d'excitabilité ne sont pas apaisés. Il est nécessaire, surtout au début de ces applications, de s'opposer au développement de la chaleur qui est presque toujours accompagnée d'une excitation générale. Cependant, quand on a fait plusieurs renouvellements de drap mouillé, on peut laisser la sudation se produire ; elle amène presque toujours une détente et un apaisement.

Le demi-maillot agit comme le maillot, seulement son action est moins prononcée et son application n'exige pas un renouvellement de drap aussi fréquent.

Si ces moyens sont insuffisants ou inapplicables, nous conseillons l'emploi d'un procédé qui se compose d'une série d'applications froides très-rapprochées et souvent renouvelées. A mesure que ces applications successives se multiplient, les phénomènes de réaction deviennent de plus en plus faibles, et, après une série plus ou moins variable, la réaction est à peu près insensible, et le plus souvent la sédation apparaît avec tous ses avantages.

Pour obtenir ce résultat thérapeutique, nous employons indistinctement l'affusion, la friction avec un drap très-mouillé ou la douche mobile à percussion insensible. Après une première application légère de l'un de ces modificateurs, il se produit une réaction proportionnelle à l'action. Quand les phénomènes qu'elle fait naître ont disparu, que la chaleur a regagné le degré qu'elle avait au début de l'opération, que le pouls a repris son état primitif, ce qui a lieu au bout d'une demi-heure ou d'une heure environ, nous renouvelons la même application : la réaction apparaît de nouveau, seulement elle est moins forte et déjà le patient éprouve un certain apaisement. Après la cessation des phénomènes de réaction, nous recommençons la même opération que nous renouvelons jusqu'à ce que la réaction soit à peu près insensible et que tout phénomène d'excitation ait à peu près disparu. Il faut, pour que ce résultat soit obtenu, faire environ cinq ou six applications. Cette pratique n'est certainement pas infaillible, mais elle offre des garanties de sécurité et de succès qui nous autorisent à en conseiller l'emploi dans les cas où il est absolument nécessaire de produire une sédation générale rapide.

Comment expliquer cette sédation générale de l'organisme? L'effet obtenu est-il le résultat de l'épuisement des nerfs sensitifs, ou faut-il admettre le défaut d'impression des centres nerveux ? Ce qu'il y a de plus probable, c'est que la sensibilité des nerfs qui se rendent aux téguments est émoussée à la longue par ces applications successives et que l'impression du froid ne se faisant plus sentir à la peau, cesse, par suite, d'être transmise aux centres nerveux. Cependant, il peut se faire que ces centres soient épuisés par les impressions répétées qu'ils reçoivent de l'excitant et qu'ils cessent de répondre en dernier lieu à cet excitant. Ces deux interprétations sont possibles ; mais que l'on invoque l'action directe portée sur les nerfs tégumentaires ou une influence particulière sur les centres nerveux, il se manifeste, dans les deux cas, une sorte d'épuisement qui soustrait le système nerveux à la stimulation exercée par l'eau froide. Dès lors l'application froide semble n'agir que mécaniquement ou physiquement, ne développe plus d'actions réflexes et détermine cette espèce d'engourdissement que produit la soustraction du calorique quand elle n'est pas accompagnée de réaction.

De telles applications, toutefois, si elles peuvent être faites sans danger, ne doivent être pratiquées que lorsqu'on a eu recours préalablement et sans résultat favorable, à d'autres moyens moins fatigants pour le malade.

Nous venons d'examiner les procédés qui peuvent déterminer des effets sédatifs généraux directs ou indirects. Les développements dans lesquels nous sommes entré pour essayer de rendre cette description complète nous dispensent d'énumérer toutes les affections qui peuvent bénéficier de ces effets. Au surplus, cette question, qui relève essentiellement de la pathologie, sera examinée, comme il convient, dans la partie clinique. Nous pouvons donc terminer cette étude en disant quelques mots des effets sédatifs que peut produire la méthode hydrothérapique.

Si, pour obtenir la sédation générale, les difficultés sont grandes et presque incontestables dans quelques cas, il n'en est pas de même quand il s'agit simplement de procurer le calme à un organe ou à une fonction et de provoquer une sédation locale. Dans cette alternative, la plupart des moyens dont relèvent les effets antiphlogistiques eux-mêmes trouvent leur indication et réussissent convenablement. Ainsi la glace, les compresses froides fréquemment renouvelées, l'irrigation continue employée d'après les règles précitées sont assurément les agents les plus favorables. Nous ne nous arrêterons pas à décrire ces effets que tout le monde connaît. Quand on applique l'eau froide ou la glace sur un point douloureux, non-seulement on combat la tuméfaction, la chaleur et la rougeur exagérée des tissus, mais on parvient à calmer la plupart des phénomènes douloureux. Le résultat anesthésique des applications froides est d'ailleurs chaque jour utilisé et mis en relief dans la thérapeutique chirurgicale. A ces applications froides locales nous devons ajouter, pour être complet, la douche écossaise dont l'action analgésique est incontestable et dont les effets sédatifs sont très-caractérisés.

Effets excitants.

Nous avons démontré que certains procédés hydrothérapiques produisent sur l'homme sain une stimulation générale qui se manifeste dans tous les appareils de l'économie. Cette stimulation peut être provoquée également sur l'homme malade ; elle se traduit alors par une augmentation de vitalité organique et par un surcroît d'énergie fonctionnelle. Les effets physiologiques et les effets thérapeutiques ont pour point de départ une impression produite dans le réseau sensitif qui se distribue à la surface cutanée ; cette impression gagne les centres nerveux et, par une action réflexe, est renvoyée, à l'aide du système moteur, dans toutes les parties du corps qui renferment des fibres contractiles. Cette action réflexe produite par certaines applications hydrothérapiques commence par une sensation et finit par un mouvement.

La succession de tous ces phénomènes est le résultat d'une excitation qui se manifeste d'abord dans le système nerveux, dans le système circulatoire et finalement dans tous les appareils de l'organisme. Cette excitation offre aux praticiens des ressources considérables et la méthode hydrothérapique lui doit ses plus beaux résultats. Sous son influence, toutes les fonctions peuvent être heureusement modifiées, les mouvements d'assimilation et de désassimilation se régularisent, les échanges augmentent, les fonctions d'innervation et de circulation se rétablissent et finalement le malade retrouve des forces et la santé. Que d'affections chroniques invétérées sont heureusement modifiées par cette excitation thérapeutique !

Ces effets excitants de l'hydrothérapie ne conviennent pas à tous les malades, et nous verrons même que, dans certains cas, il faut les éviter avec le plus grand soin. Toutefois, nous pouvons dire ici que les affections asthéniques ou anémiques sont justiciables des applications excitantes de l'hydrothérapie. Et comme ces états morbides, qui ont pour point de départ un défaut de nutrition du sang, ou un affaiblissement de l'organisme, ou un épuisement de la force nerveuse, sont très-nombreux, on comprend aisément que les effets excitants de l'hydrothérapie jouent un rôle thérapeutique important.

Nous ne pouvons encore expliquer en quoi consistent et comment se caractérisent ces effets excitants; cette étude sera faite dans un instant; contentons-nous, quant à présent, de distinguer des effets généraux qui se produisent dans tout l'organisme et des effets locaux qui se manifestent seulement dans une région. Les premiers résultent d'applications générales et les seconds d'applications localisées.

Avant d'aller plus loin, il importe d'indiquer quels sont les procédés hydrothérapiques qu'il faut employer pour déterminer ces effets de stimulation. On choisit de préférence ceux qui sont capables de produire les phénomènes qui constituent la réaction, et que nous avons déjà décrits. Dans cet ordre d'idées, on doit signaler toutes les applications de courte durée faites avec de l'eau froide animée d'une force de projection plus ou moins grande. Il est inutile de dire que toutes ces applications ne produisent pas des effets excitants identiques ; les uns ont une action superficielle et légère, les autres une action énergique et profonde ; et, loin de nous plaindre de cette différence, il faut nous en louer, car elle peut rendre, dans la pratique, d'immenses services.

L'eau chaude et l'eau froide peuvent produire, l'une et l'autre, des effets excitants : seulement l'emploi du froid est plus efficace et moins dangereux que l'emploi du calorique, c'est pour cela qu'on donne la préférence au premier. Cependant, dans certains cas, on les associe pour rendre l'action excitante plus marquée ou plus effective, et nous avons dit déjà, en parlant de la douche alternative, quelles ressources pouvait offrir au praticien une judicieuse combinaison de ces deux agents. Nous signalerons donc la douche alternative comme un procédé capable de produire un effet excitant. Nous verrons dans un instant les autres effets que peuvent produire le calorique et le froid convenablement associés.

Les lotions, les affusions, les immersions froides et de courte durée produisent toujours une excitation dont l'intensité est proportionnelle au degré de température de l'eau. En général, il ne faut pas employer de l'eau au-dessous de 10° centigrades. En le faisant, on s'expose à jeter dans l'organisme malade une perturbation qui n'est pas sans danger. Aussi convient-il, avant de soumettre le patient à une impression aussi forte, de tâter sa susceptibilité, sa force de résistance avec une eau moins froide. Le traitement sera plus long, mais il offrira plus de sécurité.

Après ces applications on peut citer les frictions faites avec un drap mouillé fortement tordu ; elles ont une action excitante plus prononcée que l'affusion ou l'immersion, mais inférieure à celle que produit la douche, qui est le véritable agent excitant de l'hydrothérapie. La douche en pluie, la douche mobile, la douche en cercles, etc., produisent, en effet, grâce à la température de l'eau et à la force de projection qu'elles possèdent, une excitation qui peut, pour ainsi dire, s'étendre dans toutes les parties de l'organisme. Tout en reconnaissant leurs avantages, certains auteurs reprochent aux douches de déterminer des effets trop excitants. Ce reproche n'est pas fondé et ne repose sur aucune donnée sérieuse. Nous reconnaissons volontiers qu'elles sont susceptibles de produire parfois une stimulation trop vive ; mais si l'on emploie une douche mobile qui permette d'avoir de l'eau à toutes les températures et dont on puisse régler à volonté la force de percussion, on évitera facilement cet inconvénient. L'objection, dès lors, n'intéresse plus le modificateur ; elle ne concerne que le mode opératoire.

De toutes les douches usitées dans les établissements hydrothérapiques, c'est la douche mobile que nous préférons. Elle peut servir à produire une réaction générale profonde, détermine une simple excitation superficielle et donne à l'opérateur la facilité de localiser la stimulation dans une région quelconque de l'organisme. Il suffit qu'elle soit organisée, nous le répétons, de manière à avoir de l'eau à toutes les températures et une force de percussion qui puisse être réglée à volonté. Dans ces conditions, elle peut être utilisée dans toutes les affections qui réclament une médication excitante. Nous devons ajouter cependant qu'il est des cas dans lesquels son intervention est contre-indiquée. Nous chercherons à reconnaître avec soin quels sont ces cas.

C'est avec intention que dans l'exposé des effets excitants de l'hydrothérapie nous sommes restés dans les termes d'une description générale, sans rechercher de quelle manière ces effets se manifestent dans les divers systèmes de l'économie. Il est essentiel que nous pénétrions plus avant dans cette question intéressante, en étudiant les modifications spéciales que les procédés excitants de l'hydrothérapie produisent dans les fonctions de l'innervation et de la circulation et dans les fonctions cutanées. En nous plaçant à ce point de vue, nous aurons à examiner les *effets excito-moteurs*, les *effets révulsifs* et les *effets sudorifiques*.

Effets excitants spéciaux. — Effets excito-moteurs.

Les effets excitants spéciaux ont leur point de départ dans l'impression que les applications hydrothérapiques déterminent à la surface cutanée et ils se traduisent par une augmentation de fonction de fibres contractiles qui se distribuent dans toutes les parties du corps. Ils parcourent, dans leur évolution, un arc appelé excito-moteur, mettent en jeu toutes les propriétés du système nerveux et finalement se manifestent dans les fonctions du mouvement et dans le système circulatoire.

Lorsqu'il s'agit de réveiller les fonctions d'un organisme affaibli, les applications générales dont nous avons déjà parlé peuvent suffire. Pour réussir, il faut que l'excitation thérapeutique soit proportionnelle au degré de résistance du malade; mais pour ramener un organe à son fonctionnement régulier, à l'excitation générale de l'économie il faut ajouter l'action excito-motrice spéciale, produite par une application localisée sur une région choisie d'avance. C'est en procédant ainsi qu'on peut agir sur le cerveau, sur la moelle épinière et les nerfs, sur le cœur et sur les circulations locales, sur l'appareil digestif et sur ses annexes, sur les organes génito-urinaires et enfin sur les fonctions de la peau. Pour que ces effets thérapeutiques soient produits, il faut que les applications hydrothérapiques soient faites sur les régions cutanées qui ont les correspondances les plus complètes avec l'organe dont la fonction est troublée. Le lieu d'élection du modificateur est souvent difficile à trouver, et cette question essentiellement pratique, ne sera véritablement résolue que lorsque nous connaîtrons exactement les lois qui régissent les actions réflexes. Cependant l'expérience et les données de la physiologie moderne peuvent déjà servir de guide dans l'emploi des applications hydrothérapiques, et nous devons constater que, sur ce point, il existe un véritable progrès.

En examinant quelques-uns des effets excito-moteurs que cette méthode utilise, nous pourrons reconnaître, en essayant de les interpréter, la part qui revient aux découvertes récentes.

L'effet excito-moteur est employé quand les centres nerveux et les nerfs ont perdu leur activité fonctionnelle. Ainsi, dans l'épuisement cérébral ou médullaire, il produit, à l'aide des actions réflexes qu'il met en mouvement, un réveil de la fonction en provoquant une modification dans la circulation, ou une augmentation d'échange de matières dans les centres nerveux intéressés.

Dans les anesthésies et dans les paralysies du mouvement, l'action excito-motrice rend d'éminents services. C'est un point que nous démontrerons plus tard et que nous mentionnerons dès ce moment sans commentaire, pour ne pas nuire à la clarté de notre exposition. Pour expliquer l'effet curatif de l'action excito-motrice dans les anesthésies, il faut tenir compte de l'impression produite à la peau et du massage qui peut être, pour ainsi dire, pratiqué par le modificateur hydrothérapique. Ce modificateur est généralement la douche mobile froide ou alternative; sous l'influence de l'impression qu'elle fait naître, il se produit d'abord une contraction des vaisseaux dans le point d'application. Si la manœuvre est relativement longue et énergique, la contractilité des vaisseaux s'épuise, les tubes capillaires se dilatent et le sang arrive en plus grande abondance dans la région. Cet afflux sanguin a pour effet d'augmenter les échanges, d'exalter jusqu'à un certain degré les propriétés vitales et de rétablir, par conséquent, la sensibilité dans les parties où elle était éteinte.

Dans les paralysies du mouvement, les mêmes phénomènes se développent ; sous la double influence de l'impression et du choc, la fibre contractile se réveille, les muscles absorbent une plus grande quantité d'oxygène et la fonction locomotrice s'améliore ou se rétablit.

Pour produire cette stimulation dans le domaine du système nerveux cérébro-spinal, on emploie les modificateurs excitants que l'on connaît déjà et surtout la douche mobile froide ou alternative. Quant au lieu d'élection, il est naturellement déterminé par le siége du mal, et nous verrons plus tard comment il convient de procéder.

Lorsqu'il s'agit de produire des effets excito-moteurs dans la sphère du système nerveux ganglionnaire et dans les viscères, le choix du lieu d'application est plus difficile à faire et la manœuvre opératoire est plus délicate. En ce qui concerne le mode d'application, il faut savoir que c'est avec la plus grande prudence qu'on doit procéder ; on donnera d'abord une douche légère dont on n'augmentera la percussion que lorsque la partie malade aura acquis une certaine tolérance. Quant au point d'application, on le trouvera dans la partie de la peau qui possède avec l'organe malade les correspondances sympathiques les mieux établies. C'est ainsi que, pour favoriser la résolution de certains engorgements du foie et de la rate, on dirige la douche sur les régions hépatique et splénique. Et pourtant, nous devons ajouter que ces régions tégumentaires ne sont pas les seules qui aient avec le foie ou la rate des sympathies marquées; nous avons remarqué que ces organes étaient modifiés par des applications localisées sur la région dorsale de la colonne vertébrale.

L'expérience nous a appris qu'une douche localisée sur la région cervicale avait une action incontestable sur les yeux, sur les oreilles, sur la circulation cérébrale, sur la respiration et sur le cœur. Nous savons aussi que ce dernier organe peut être influencé par une douche localisée sur la partie antérieure et latérale gauche du cou et de la poitrine. On peut aussi se convaincre qu'une douche dirigée sur la partie inférieure du sternum exerce une action manifeste sur les reins et peut devenir un diurétique puissant. La douche épigastrique et la douche hypogastrique ont des propriétés excito-motrices qui exercent une influence incontestable sur les viscères contenus dans l'abdomen et dans le bassin. A cet égard, il faut ajouter que les applications froides faites sur la région dorsale en ce qui concerne l'estomac, et sur le centre génito-spinal en ce qui concerne les organes du bas-ventre, ont des propriétés identiques à celles des douches localisées sur la partie antérieure de la région. Enfin, nous mentionnerons l'effet excito-moteur produit sur l'utérus, sur le rectum et sur la vessie par l'emploi d'une douche localisée sur la plante des pieds ou par un bain de pieds froid à eau courante. Dans cette application l'impression première et la contraction réflexe consécutive sont, pour ainsi dire, palpables et l'effet excito-moteur est manifeste. Nous en dirons autant du sac à glace vaginal dont nous nous servons quelquefois. Dans la partie clinique de ce livre, nous pourrons constater les services qu'on peut attendre de ces divers procédés dans la constipation, dans l'atonie vésicale et dans les hémorrhagies de la matrice.

De ce qui précède, il résulte que les effets excito-moteurs sont très-nombreux et qu'ils dépendent, pour la plupart, d'une série d'actions réflexes dont l'influence relative est incontestable. Quand nous connaîtrons bien les lois qui régissent les actions réflexes et quand la physiologie aura dit son dernier mot sur la transformation d'une impression sensitive en mouvement, nous aurons alors tous les éléments nécessaires pour donner au traitement hydrothérapique une base absolument scientifique. Sans nier les progrès accomplis sur ce point, reconnaissons qu'il faut encore chercher et chercher sans cesse.

Il nous reste, pour compléter cette étude, à parler des effets *révulsifs* et des effets *sudorifiques* qui rentrent, pe plein droit, dans les effets excito-moteurs ; mais, pour des raisons spéciales qu'on appréciera tout à l'heure, nous devons leur consacrer une description spéciale.

Effets révulsifs.

Les effets révulsifs se traduisent en réalité, comme les effets excito-moteurs, par une excitation provoquée dans une région déterminée ; seulement leur manifestation est accompagnée de certains phénomènes qui leur donnent un caractère particulier. Pour cette raison, nous les plaçons dans un cadre spécial sans rien préjuger de leur signification.

Ces effets révulsifs ou excito-moteurs spéciaux sont des plus variés et jouent un rôle considérable dans le traitement hydrothérapique. Ils sont le résultat d'un ensemble de phénomènes produits thérapeutiquement dans une région du corps, pour combattre, amoindrir ou annihiler un ensemble morbide situé dans une autre région. Ils font partie intégrante d'une sorte de fluxion thérapeutique créée en sens inverse de la fluxion pathologique et ils consistent presque toujours en une congestion accompagnée de douleur ou de sécrétion. Cette congestion artificielle peut être produite par divers agents de la matière médicale, et, au nombre de ces derniers, il convient de placer l'hydrothérapie.

S'il s'agit, par exemple, de provoquer une révulsion à la peau, de fluxionner les téguments au détriment des viscères, l'hydrothérapie peut, très-facilement, par un mécanisme connu, attirer le sang dans les vaisseaux capillaires cutanés et l'y maintenir suffisamment pour laisser le temps à la congestion thérapeutique d'agir contre la congestion pathologique.

Pour combattre, par exemple, une irritation de poitrine à son début, l'hydrothérapie, en utilisant la sudation suivie d'une application froide, peut, à l'aide de la congestion de la peau et de la sécrétion de la sueur, combattre l'irritation bronchique et même la faire avorter. On opère de la sorte une substitution qui est le résultat d'une action révulsive très-caractérisée.

Quand on traite certaines angines par des compresses excitantes placées sur le cou ; quand, pour combattre une névralgie, on emploie l'étuve sèche suivie de l'eau froide et la douche écossaise ; quand on applique des douches froides sur la partie supérieure du corps pour supprimer une hémorrhagie utérine, ou inversement quand on douche les extrémités inférieures pour dégager le cerveau ou la tête, on fait de la révulsion. C'est-à-dire que, dans la plupart de ces cas, on détermine à la peau,—et cela, dans le but de modifier une irritation localisée dans un point quelconque de l'organisme,—une excitation thérapeutique qui peut être accompagnée de congestion, d'hypersécrétion ou de douleur. Tout le monde comprend, à la vérité, ce qui se passe, et il n'est pas besoin de recourir à de longues explications pour montrer quel sens on doit attacher au mot révulsion. Ainsi, une partie est enflammée, irritée ou simplement congestionnée ; pour modifier cet état morbide, on provoque, dans une région déterminée, une irritation, une congestion ou bien une inflammation dont l'évolution est limitée, artificielle et dirigée par le médecin. Dans cette substitution curative qui a pour but le dégagement de l'organe malade on utilise le pouvoir excito-moteur de certains agents.

Pour être complet, nous devrions analyser avec soin les effets de ce pouvoir excito-moteur et notamment mettre en relief les liens qui l'unissent à l'acte de la révulsion. Malheureusement dans l'état actuel de la science il est difficile de traiter cette question sans courir le risque de s'égarer dans des théories incertaines; et la crainte de commettre quelques erreurs nous impose une grande réserve. Cependant, tout en manifestant notre goût pour les études pratiques, il nous paraît impossible de ne pas indiquer ici les principales idées accréditées dans la science à propos de la révulsion.

Dans l'esprit de quelques médecins fidèles aux traditions galéniques, la révulsion ne doit être interprétée que dans le sens d'une soustraction plus ou moins complète d'un principe morbide renfermé dans le sang. Cette théorie découle de la doctrine humorale et comporte une distinction à faire entre deux expressions qui ont joué un grand rôle en thérapeutique; nous voulons parler de la révulsion et de la dérivation. D'après la doctrine de Galien, et cette doctrine médicale compte encore des partisans, la dérivation consisterait en un détournement du sang de la région malade vers une autre région voisine de la première. La révulsion, au contraire, serait, non point le détournement, mais l'attraction du liquide sanguin vers les points éloignés les uns des autres et absolument opposés. Ainsi, dans une inflammation du cerveau, si on provoque une hémorrhagie rectale, on révulse.

Entre la révulsion et la dérivation, il y a d'autres différences. Quelques médecins pensent qu'en provoquant une dérivation, on attire dehors les principes morbides qui sont contenus dans l'organisme, et qu'en provoquant une révulsion, on ne fait qu'opérer un déplacement de ces mêmes principes. Quoi qu'il en soit, la plupart des médecins confondent aujourd'hui ces deux expressions et refusent d'admettre qu'un flux *dérivatif* ou une congestion *révulsive* soit capable de déplacer ou d'expulser ce qu'autrefois on appelait l'humeur peccante.

A côté de cette théorie humorale, se place naturellement la théorie vitaliste dont Barthez a été le grand promoteur. Dans cet ordre d'idées, la révulsion est essentiellement caractérisée par une stimulation destinée à favoriser la résistance de l'organisme contre l'envahissement du principe morbide et à rendre à la *force vitale* la direction et l'énergie qu'elle a perdues. Cette doctrine, qui repose essentiellement sur le mouvement *fluxionnaire* du sang et des humeurs, conserve la distinction établie déjà entre la dérivation et la révulsion et donne à peu près la même signification à ces deux termes. Seulement elle établit, comme précepte, que tous les moyens révulsifs ou dérivatifs ne sont doués d'une efficacité véritable que lorsque leur application est faite dans une région qui a des relations sympathiques nettes et tranchées avec l'organe qu'on veut dériver ou révulser. Dans ce système, l'effet dérivatif ou révulsif doit avoir pour résultat de stimuler la force vitale dans le point où elle se trouve affaiblie, de donner à la nature médicatrice une direction régulière et de rétablir ainsi l'équilibre dans toutes les fonctions de l'organisme.

Mais ces préceptes, quelle que soit leur importance, sont beaucoup trop généraux et se prêtent peu par conséquent à l'explication des phénomènes qui se produisent pendant l'acte révulsif.

Dans l'énumération des divers systèmes qui ont fait jouer un rôle à la révulsion dans le traitement des maladies, nous devons citer le *mécanicisme*, qui ne tend rien moins qu'à ressusciter la conception humorale de Galien. Nous ne le citerons que pour mémoire afin d'arriver immédiatement à l'examen de la théorie des *solidistes*.

Dans cette théorie, les pyrexies et les différentes inflammations sont dues à un spasme des vaisseaux profonds. Ce spasme qui est une conséquence d'une stimulation des tubes capillaires peut disparaître sous l'influence d'une irritation artificielle provoquée à la surface cutanée. Cette stimulation de la peau constitue dans le système qui nous occupe une véritable révulsion.

Cette interprétation, jointe à l'idée de localiser dans le système nerveux les sympathies qui relient les organes entre eux, contribue à placer la question dans une voie scientifique. Lorsque Haller eut publié ses remarquables travaux sur l'irritabilité de la fibre vivante, tous les savants crurent être en mesure de pénétrer plus avant dans l'étude des phénomènes cachés de l'organisme.

Dès ce moment, la révulsion et la dérivation furent confondues ensemble, et Hunter déclara que les révulsifs et les dérivatifs agissaient de la même manière et ne faisaient cesser l'irritation d'une partie qu'en développant une irritation dans une autre partie de l'organisme.

Malgré la réserve de Pinel qui ne voyait dans la révulsion qu'une soustraction ou un apaisement de l'exaltation de certaines propriétés vitales; malgré l'exclusivisme de Brown qui ne considérait la révulsion que comme un excitant des forces organiques, les succès de Hunter sont restés debout et rallient, encore aujourd'hui, un grand nombre de partisans.

Toutes les doctrines que nous venons de résumer brièvement renferment certaines vérités dont on doit tenir compte; mais il faut reconnaître qu'elles ne donnent pas l'explication des phénomènes de la révulsion ou que, du moins, elles ne fournissent pas les notions que réclame l'analyse de l'acte révulsif en lui-même. Elles ont donc besoin de l'appui des découvertes récentes et des données scientifiques modernes pour se dégager de l'obscurité qui les enveloppe et pour passer de l'état d'hypothèse invraisemblable à l'état de doctrine plausible. Ce n'est pas en étudiant la congestion elle-même, mais en examinant avec soin tous les phénomènes qui composent l'acte révulsif, qu'on arrivera à sortir de toutes les théories nuageuses pour entrer dans le domaine des appréciations exactes et véritablement scientifiques.

Pour le moment, quelques auteurs ont de la tendance à considérer l'effet révulsif comme un effet excito-moteur complexe dans lequel tous les appareils jouent un certain rôle, le rôle du système nerveux étant prépondérant.

Sans répéter ici ce que nous avons dit sur les actions réflexes et sur leur importance thérapeutique, nous croyons que c'est à cette opinion qu'on doit se rattacher, si l'on veut parvenir à découvrir l'enchaînement de tous les phénomènes produits. Certainement il serait absurde d'affirmer que l'acte de la révulsion est connu dans tous les détails qui la caractérisent; mais on peut dire, sans courir le risque d'être contredit, que, lorsque les études sur l'innervation seront complétées, il nous sera possible d'établir la pathogénie de cette irritation thérapeutique qui constitue la révulsion.

Nous trouverons, notamment, dans l'étude du système nerveux un secours précieux pour arriver à la connaissance exacte des phénomènes qui se développent à la surface de la peau et de ceux qui se produisent dans les organes. Aussi tant au point de vue de la révulsion en elle-même que par rapport aux correspondances sympathiques qui relient entre eux les organes, est-il indispensable de rechercher avec un soin tout particulier le lieu d'élection de certaines applications cutanées. Cette recherche est surtout nécessaire quand il s'agit de l'eau froide, car c'est le seul moyen d'arriver à un résultat thérapeutique indiscutable et efficace. Quand on voudra provoquer une révulsion à l'aide de la méthode hydrothérapique, il faudra, après avoir fixé le choix de l'agent, rechercher si l'action médicatrice devra être générale ou locale et, dans ce dernier cas, déterminer la région de la peau qui a le plus de sympathie avec l'organe malade. C'est en marchant résolûment dans cette voie qui est toute d'observation et de pratique, et non pas en s'arrêtant à de vieilles idées théoriques qui conduisent fréquemment à l'empirisme, qu'on arrivera à faire de l'hydrothérapie véritablement rationnelle et scientifique.

Effets sudorifiques.

Nous avons déjà établi par des preuves nombreuses que l'hydrothérapie est un des plus puissants sudorifiques que possède la thérapeutique. Nous pouvons ajouter que les procédés qu'elle met à la disposition des médecins permettent d'obtenir tous les effets du calorique, depuis le simple échauffement des tissus jusqu'à la transpiration la plus abondante. On sait de plus que les applications froides qui, dans la méthode hydrothérapique, accompagnent l'emploi du calorique, enlèvent aux effets sudorifiques leur influence affaiblissante. Cette combinaison de la chaleur et du froid transforme, dans l'espèce, l'hydrothérapie en un excitant spécial des nerfs, des vaisseaux et des glandes de la peau.

Les moyens destinés à provoquer cette excitation qui, lorsqu'elle est suffisamment prolongée, amène la transpiration, sont nombreux. La sudation a été souvent mise à contribution et est très-employée. Quelques médecins paraissent disposés à la considérer comme un des éléments essentiels de tout traitement hydrothérapique convenablement institué. Il y a là une exagération contre laquelle il faut se tenir en garde dans la pratique ; car, s'il existe des cas où la sudation est nécessaire, il en existe d'autres, et ils sont nombreux, où son intervention est complétement inutile. Sans doute à l'époque où l'on croyait encore à l'élimination par les sueurs des principes morbides enfermés dans l'économie, nous comprenons qu'on pût déclarer l'hydrothérapie impossible sans les sueurs; mais aujourd'hui il ne saurait en être ainsi, et nous ne voulons d'autres preuves à l'appui de notre thèse que les nombreuses guérisons obtenues sans sudation. Au surplus, l'application d'un moyen thérapeutique, si salutaire qu'il soit, peut devenir dangereuse quand elle est faite indistinctement à tous les sujets et à toutes les maladies. L'on sait, en effet, que bien des maladies ne supportent pas les sueurs forcées qui peuvent, dans certains cas, devenir le point de départ d'inconvénients sérieux.

En hydrothérapie, l'intervention du calorique n'a pas toujours pour but de provoquer la transpiration et d'élever la chaleur animale afin de rendre les applications froides plus efficaces; elle se limite souvent à une simple excitation spéciale des nerfs et des vaisseaux qui se distribuent dans la membrane cutanée. Ainsi donc: échauffement des tissus, élévation artificielle de la chaleur animale, transpiration, excitation des vaisseaux et des nerfs de la peau et par suite du système nerveux en général, tels sont les divers effets que peut provoquer le calorique employé comme agent thérapeutique. Tous ces effets peuvent êtres produits chez le même malade et dans une même séance, mais le plus souvent on ne recherche que quelques-uns d'entre eux, et il importe d'en savoir le rôle.

Ainsi, les sueurs nous paraissent en général inutiles dans les maladies à fond anémique ou asthénique; nous les trouvons préjudiciables dans la plupart des affections où domine l'épuisement du système nerveux. Bien au contraire, nous en avons tiré de bons effets quand nous les avons employées chez les personnes robustes et bien constituées ou contre les dyscrasiques. Dans les dyscrasies en particulier, les pertes provoquées artificiellement par les sueurs appellent des réparations; il en résulte un mouvement de désassimilation et d'assimilation qui, lorsqu'il se combine avec une alimentation hygiénique bien entendue et une médication appropriée à l'état général du malade, agit sur celui-ci de la manière la plus favorable.

Le rhumatisme, la goutte, l'herpétisme, les scrofules, la syphilis, certaines intoxications, l'obésité, le diabète, l'albuminurie, etc., voilà autant d'états morbides constitutionnels ou acquis, dans lesquels les avantages thérapeutiques de la sudation ressortent avec évidence et d'autant mieux que, dans la plupart de ces cas, la peau est sèche et rugueuse et a besoin elle-même d'être modifiée.

Pour faciliter l'action des applications froides contre certains états spasmodiques caractérisés par des contractures par exemple, on provoque quelquefois une forte transpiration; mais, pour que cette sudation ait toute son efficacité, il faut qu'elle soit prolongée, et dès lors elle ne saurait convenir si le sujet est déjà affaibli.

L'effet sudorifique est encore employé contre certains engorgements chroniques. Il favorise l'absorption ou amène une sorte de résorption interstitielle des éléments de nouvelle formation. Bien des fois, par exemple, les sueurs locales suivies d'applications froides nous ont été très-utiles pour faire disparaître des engorgements articulaires.

Nous ne pouvons pas entrer dans les détails que comporte l'étude des indications et des contre-indications des effets thérapeutiques du calorique et notamment de l'effet sudorifique; ce travail sera fait plus tard. Pour le moment, nous n'avons qu'à rappeler les procédés de sudation employés dans la méthode hydrothérapique. Les plus usités sont les étuves humides générales ou locales; les étuves sèches et particulièrement l'étuve chauffée avec une lampe à alcool, les douches de vapeur, etc. Nous avons la plus grande confiance dans l'étuve à la lampe parce qu'elle est commode dans son emploi et rapide dans ses effets. Nous pouvons donc la recommander aux médecins en leur rappelant pourtant ce que nous avons dit sur ses inconvénients et même ses dangers dans certaines maladies. Nous devons mentionner aussi le maillot sec et le maillot humide dont l'application est toujours facile même chez les malades les plus impotents, et dont les effets thérapeutiques constituent une véritable ressource dans certains cas déterminés. Nous avons, en décrivant chacun des procédés destinés à l'application du calorique, établi comment et dans quelles circonstances il faut les utiliser; nous ne reviendrons pas sur ce point. Nous dirons seulement que chaque modificateur a, dans la méthode hydrothérapique, son rôle spécial.

EFFETS THÉRAPEUTIQUES CONSÉCUTIFS OU INDIRECTS

Les effets que l'on peut appeler effets indirects ou consécutifs de la médication hydrothérapique ne se manifestent qu'après un temps qui est généralement assez long et résultent de l'application successive d'un ou de plusieurs procédés. De ce nombre sont les effets *toniques* et *reconstituants*, les effets *spoliateurs* et *dépuratifs*, les effets *altérants* et *résolutifs*, etc.

Effets toniques et reconstituants.

Quand nous nous sommes occupé des effets excitants, nous avons laissé entrevoir l'action reconstituante de l'hydrothérapie. Cette action intervient avec succès toutes les fois que l'organisme se trouve dans un état pathologique causé par l'insuffisance des éléments réparateurs que le sang est chargé de distribuer à tous les tissus. L'hydrothérapie, pas plus que le fer ou le quinquina, ne peut opérer un changement matériel dans les élements constitutifs du liquide nourricier. Comme ces médicaments, et plus sûrement qu'eux dans beaucoup de circonstances, elle aide l'économie à utiliser convenablement les véritables éléments de réparation que l'homme trouve dans l'air qu'il respire et dans la nourriture qu'il absorbe. Sous son influence, toutes les fonctions se réveillent; la circulation et l'innervation se régularisent, les mouvements d'assimilation et de désassimilation sont plus prononcés, l'échange de matières est plus actif et finalement l'organisme éprouve une véritable régénération. Ces effets reconstituants sont incontestables; ils offrent une ressource précieuse contre les maladies de nature anémique ou asthénique en favorisant l'absorption des éléments réparateurs et contre les maladies dyscrasiques en aidant tout à la fois l'organisme à se débarrasser des éléments nuisibles et à compenser les pertes qu'il a éprouvées. C'est à l'action excitante de l'hydrothérapie que tous ces résultats peuvent être attribués. Ce que nous avons dit en nous occupant des effets excitants peut s'appliquer aux effets reconstituants et toniques. Nous ajouterons seulement qu'il faut du temps et beaucoup de patience pour atteindre le but que l'on se propose, c'est-à-dire la reconstitution de l'organisme.

Effets spoliateurs et dépuratifs.

Il est facile de démontrer l'influence de l'hydrothérapie sur toutes les fonctions de l'économie ; nous ne nous appesantirons pas sur ce fait. Seulement, si nous voulons bien apprécier ses effets spoliateurs et dépuratifs, il importe d'étudier son action sur les fonctions éliminatrices.

Nous verrons, par exemple, que, sous l'influence de l'hydrothérapie, la respiration est non-seulement plus large, plus développée, mais surtout plus effective, en ce sens que, d'une part, l'exhalation de l'acide carbonique est plus considérable et que, de l'autre, la proportion de l'oxygène absorbé augmente. Cet échange a pour conséquence immédiate d'activer les combustions internes, d'accroître la puissance de calorification et surtout de régulariser le jeu des phénomènes qui s'accomplissent dans les organes pulmonaires.

Si nous examinons ce qui se passe du côté des reins, il est remarquable combien l'hydrothérapie active leur fonction sécrétoire. Dès les premières applications, la quantité et la qualité de l'urine sont changées : la miction devient plus abondante, et le liquide expulsé ne tarde pas à se débarrasser des principes qu'il contient en excès, pour reprendre son aspect normal et ses qualités physiologiques. Du reste, toutes les fonctions d'élimination acquièrent un surcroît d'activité ; mais celle qui est le plus vivement sollicitée par les applications hydrothérapiques, c'est la fonction de transpiration.

La transpiration, telle qu'elle est utilisée dans la méthode hydrothérapique, offre de grandes ressources aux médecins. C'est par elle qu'on guérit un certain nombre de maladies et qu'on arrive à atténuer quelques diathèses.

A l'époque où s'édifiaient les premières théories hydrothérapiques, l'opinion générale était que les principales méthodes mises en usage n'agissaient qu'en favorisant, grâce à l'exhalation pulmonaire, à la sécrétion de l'urine et de la sueur, l'expulsion d'un principe morbide contenu dans l'organisme. Mais l'analyse minutieuse des gaz expirés, de l'urine et de la sueur, n'a rien fait découvrir qui pût confirmer, de près ou de loin, ces idées; elle a constaté simplement, dans les exhalations pulmonaires ou aqueuses, la présence de gaz, de produits liquides, de matières solides contenus à l'état normal dans le sang et rien de plus. Cette théorie de la dépuration péchait donc par sa base, puisque ni les sécrétions, ni les exhalations ne renfermaient pas la moindre trace du principe morbide.

Ceux qui supposent encore aujourd'hui que l'élément morbide de l'organisme est entraîné avec les humeurs et rejeté au dehors ne peuvent plus admettre que la dépuration ait lieu par voie d'élimination directe, et ils reconnaissent qu'elle est due à l'activité spéciale imprimée à la peau et aux fonctions organiques. Cette activité a pour effet de favoriser le mouvement de désassimilation et d'assimilation sur lequel repose le renouvellement des tissus.

Des pertes produites et activées par les sueurs découle la nécessité d'une réparation, et de cette réparation qui se fait par l'absorption des gaz et des liquides nutritifs, résulte la régénération du sang, quand ce liquide est altéré dans sa composition ou a perdu de ses qualités plastiques.

Pour ceux qui admettent que l'hydrothérapie combine son action avec celle de la nature dans son mouvement d'expulsion des *humeurs peccantes* renfermées dans le corps, celles-ci ne débarrassent définitivement l'économie qu'en vertu d'un acte le plus souvent salutaire qu'on désigne sous le nom de *crise*. C'est ainsi que certaines éruptions, les hémorrhoïdes, la diarrhée, un catarrhe, l'exagération de certains flux, sont considérés comme des phénomènes critiques apparaissant pour débarrasser l'organisme de la maladie dont il est atteint. Avant d'aller plus loin, il importe de s'entendre sur cette question dont il est impossible de nier l'importance dans l'étude des maladies chroniques traitées par l'hydrothérapie.

Personne ne peut contester que bien des malades traités par l'hydrothérapie guérissent sans aucune espèce de phénomènes ressemblant à une crise, sans éruption à la peau, sans rappel de flux pathologiques ou autres. Il est établi, d'autre part, que certains malades soignés par la même méthode ne guérissent jamais, bien que des phénomènes critiques apparaissent, se manisfestent même avec intensité et durent parfois fort longtemps.

Ces deux propositions étant indiscutables, il en résulte que, dans un bon nombre de cas, on doit considérer, bon gré mal gré, l'apparition de la crise comme un épiphénomène secondaire. Cela étant admis, quelle idée doit-on se faire de l'existence de ces crises que l'on ne saurait mettre en doute et que tout médecin a été à même de constater *de visu*. Comment les expliquer? Pour répondre à cette question, qu'il nous soit permis de nous servir de nos observations personnelles. Fréquemment, nous avons vu, à la suite du traitement hydrothérapique, des malades présenter de nombreuses éruptions à la peau, la plupart du temps à forme suppurante, avoir des sécrétions muqueuses exagérées, des sueurs abondantes, ou bien être pris, pour la première fois, d'hémorrhoïdes.

D'un autre côté, nous avons eu affaire à des personnes chez lesquelles nous n'avons rencontré comme maladie qu'une tendance perpétuelle aux furoncles, aux hémorrhoïdes, à des sécrétions ou des sueurs copieuses, et nous sommes arrivé à les guérir. Par une coïncidence assez étrange, ces différents états morbides n'ont disparu qu'après des attaques de névralgie ou des accès de fièvre qui se sont effacés à leur tour.

Donc, d'une part, le traitement hydrothérapique dirigé contre diverses maladies a amené des manifestations morbides du côté de la peau et des muqueuses. D'autre part, les éruptions primitives ou le flux des muqueuses, quand ils ont été combattus par l'hydrothérapie, ont été remplacés avant leur guérison définitive par des accès fébriles ou névralgiques.

Faut-il admettre que cette succession des mêmes phénomènes soit le résultat d'une coïncidence fortuite ? Evidemment non. Nous, avons trop souvent observé des faits de ce genre pour leur attribuer cette origine et accepter cette interprétation.

Et d'abord, pour bien préciser cette question et la placer sur son véritable terrain, nous devons faire remarquer que tous les malades soumis à notre observation qui ont présenté ces substitutions étaient des rhumatisants, des goutteux ou des herpétiques et se trouvaient, par conséquent, sous l'influence d'une diathèse. En dehors de ces cas, nous n'avons jamais vu apparaître les moindres phénomènes de crise.

Ainsi, chez un rhumatisant soumis au traitement hydrothérapique institué, par exemple, pour combattre les douleurs, il peut arriver que, sous l'influence des applications froides, la peau soit surexcitée et s'enflamme; si cette inflammation ne guérit pas par résolution, la suppuration se produit.

Chez quelques personnes atteintes d'une névrose rhumatismale, l'apparition de furoncles précède quelquefois le déclin de la maladie. Les éruptions, par le fait qu'elles expriment ou annoncent la cessation de l'état morbide, peuvent bien passer, à juste titre, pour des manifestations critiques. Nous ne rejetons donc pas la *crise;* nous l'admettons au contraire; mais, ce que nous n'admettons pas, c'est le sens absolu qu'on a cherché à lui attribuer. Beaucoup d'auteurs considèrent la crise comme amenant la guérison définitive; cela n'est pas toujours exact.

Pour ce qui est des sécrétions abondantes, rien d'étonnant à ce qu'elles s'établissent et restent, dans certains cas, presque la seule expression de la diathèse, puisque ces sécrétions, et particulièrement celles qui affectent la muqueuse des bronches, s'observent fréquemment chez les rhumatisants et en dehors de toute espèce de crise.

Les sueurs, les hémorrhoïdes s'observent souvent chez les malades atteints de diathèse arthritique et peuvent se présenter même comme les symptômes dominants de l'affection. Il n'est point extraordinaire que l'état morbide se traduise par de telles manifestations; seulement, lorsqu'elles correspondent à la période de terminaison de la maladie, que cette terminaison s'effectue par les seuls efforts de la nature ou qu'elle soit le résultat d'un traitement approprié, ces phénomènes peuvent être considérés comme *critiques* dans le sens que nous attribuons à ce mot.

Nous avons vu, et nous le répétons, des névralgies, longtemps rebelles, supprimées tout à coup et remplacées par un flux diarrhéique, et, d'autre part, des diarrhées prolongées qui se sont arrêtées aux premiers symptômes d'accès névralgiques. Comment expliquer ces faits sans invoquer l'existence des substitutions morbides ou sans admettre que, la maladie ayant subi par elle-même une sorte d'épuisement, de nouvelles manifestations en changent le cours ou l'apaisent, du moins momentanément? Cette supposition nous semble d'autant plus légitime que nous avons observé que certaines affections en voie de guérison présentent souvent, au moment de disparaître, la succession rapide des phénomènes pathologiques qui ont signalé les différentes phases de leur évolution. C'est là une hypothèse, sans doute. Mais, dans l'état actuel de la science, peut-on faire autre chose que des hypothèses, même quand il s'agit de faits que l'expérience clinique démontre.

Ainsi donc, nous croyons aux phénomènes critiques et, tout en les admettant, nous les interprétons autrement que nos devanciers. Pour nous, la véritable dépuration obtenue par l'hydrothérapie consiste bien moins dans une spoliation qui se ferait par la peau ou dans une révulsion vers la surface tégumentaire que dans l'activité imprimée aux mouvements d'assimilation et de désassimilation. A moins qu'on ne parvienne à découvrir ce qu'on spolie ou ce qu'on révulse, le mot dépuration ne doit pas être interprété d'une autre façon.

Abandonnant le terrain d'hypothèses plus ou moins probables pour celui de la pratique, voyons comment on développe l'acte de la dépuration, c'est-à-dire, comment on augmente la puissance des phénomènes d'assimilation.

Tous les moyens utilisés en hydrothérapie peuvent rendre de grands services et chacun d'eux répond à des indications précises. Ce sont d'abord les applications froides sous l'influence desquelles il semble que la nature ait de la tendance à se débarrasser des produits inutiles ou usés accumulés dans l'organisme, et à récupérer une nouvelle force par la transformation rapide des éléments de nutrition. Puis, c'est le calorique associé à l'eau froide qui trouve de nombreuses applications. Dans d'autres circonstances, ce sont les sueurs forcées qui sont capables de développer la plus grande somme d'activité fonctionnelle.

Quand on se trouve en présence de malades dont le sang possède une richesse maladive, comme dans la goutte; quand on a à traiter des rhumatisants chez lesquels il n'existe pas le moindre signe d'atonie, dans certaines diathèses, comme la diathèse herpétique, dans quelques intoxications, dans l'obésité, enfin, toutes les fois, en un mot, que le malade est assez fort pour supporter, sans épuisement, des pertes considérables, la sudation est très-efficace. Toutefois, quand on emploie les procédés qui la provoquent, il est bon de se rappeler que ces moyens favorisent les congestions vers la tête et qu'il est bon de s'en abstenir lorsque la tendance à ces congestions existe chez les malades, quelle que soit la forme de leur affection.

Nous avons déjà parlé du mode opératoire qu'il convient d'adopter, nous parlerons, dans un instant, des contre-indications qui peuvent se présenter.

Effets résolutifs et altérants.

Les effets résolutifs et altérants appartiennent au groupe des effets consécutifs produits par le traitement hydrothérapique. Comme les effets reconstituants, ils ne se manifestent qu'après un certain temps, lorsque l'économie a été profondément modifiée par une série d'applications successives d'un ou de plusieurs modificateurs appropriés. Ce qui les différencie, à juste titre, des effets reconstituants, c'est que ceux-ci ont besoin pour se produire, ou plutôt pour atteindre leur but, qu'un élément nouveau soit, pour ainsi dire, introduit dans l'organisme, tandis que ceux-là peuvent se développer sans le secours d'éléments nouveaux. A ce point de vue, ces derniers se rapprochent sensiblement des effets dépuratifs; ils ont, en effet, avec eux, une grande affinité, et bien que cette supposition puisse paraître entachée d'humorisme, nous la conservons parce qu'elle fait comprendre d'une façon saisissante le mode d'action des effets résolutifs ou altérants.

Si l'on veut, par exemple, produire ces deux effets dans le but de faciliter la résolution d'un engorgement, on agit directement sur le point malade et, en même temps, on utilise les procédés capables d'activer la circulation et le renouvellement du sang. De cette façon, soit par l'alimentation, soit par le régime, soit par une médication appropriée, la reconstitution du liquide sanguin s'effectue particulièrement dans le milieu où réside le plasma, les dispositions morbides finissent par s'altérer et notamment la tendance à la formation d'engorgements dans une partie quelconque de l'économie disparaît devant ces nouvelles transformations.

L'hydrothérapie, dans quelques cas, peut suffire pour opérer ce résultat; dans d'autres circonstances elle n'est qu'un moyen destiné à relever l'organisme pour le mettre à même de supporter certaines médications qui ne sont capables de produire un effet salutaire qu'après un usage très-prolongé.

Nous savons tous, par exemple, qu'on peut tirer de l'emploi des alcalins de très-grands avantages, surtout dans certaines diathèses; mais nous n'ignorons pas que, dans certaines conditions, l'organisme débilité ou appauvri n'a pas la force de résister longtemps à de pareils médicaments ou du moins ne peut pas toujours les supporter impunément. Alors l'hydrothérapie intervient comme un adjuvant utile. En tonifiant l'organisme, elle le dispose à supporter et à subir sans inconvénient l'influence prolongée d'une médication reconnue nécessaire.

L'étude des maladies chroniques nous apprendra que les altérants comme l'iode, le mercure ou les alcalins, entraînent fréquemment des accidents et peuvent quelquefois exposer les malades à de véritables dangers. On sait, en outre, que les inconvénients qui se rattachent à l'emploi de ces médicaments sont la plupart du temps évités ou considérablement amoindris par l'usage des reconstituants et notamment par l'hydrothérapie. Si l'on était bien pénétré de ce fait, on associerait plus souvent l'hydrothérapie à l'usage des médications altérantes, et l'on verrait ainsi les malades bénéficier des avantages de ces médicaments sans rien perdre de leur puissance organique.

Le calorique et le froid peuvent, l'un et l'autre, être employés pour produire des effets altérants ou résolutifs. Tous les procédés qui servent à l'application de ces deux agents peuvent être utilisés ; cependant, c'est à l'eau froide qu'on a recours le plus souvent.

L'hydrothérapie, avons-nous dit, possède des effets antiphlogistiques reconnus, et c'est grâce à la puissance de ces effets qu'elle parvient à amener la résolution d'un état inflammatoire, pourvu toutefois qu'elle soit employée d'après la formule que nous avons indiquée et sur laquelle nous ne croyons pas utile de revenir. De plus, par ses effets excito-moteurs et révulsifs, elle est capable de résoudre ou des engorgements ou des épanchements, soit séreux, soit sanguinolents, ou des infiltrations de quelque nature qu'elles soient, ou enfin des tuméfactions articulaires. Pour atteindre ce résultat, les modificateurs ne sont pas les mêmes que lorsqu'il s'agit de produire des effets antiphlogistiques. Que l'on utilise l'eau froide isolément ou qu'on lui associe le calorique sous diverses formes, l'effet que l'on détermine primitivement est toujours excitant ou révulsif ; l'action résolutive ou altérante ne se développe qu'à la longue après une série non interrompue d'applications excitantes ou révulsives. Dans la partie clinique de ce livre, nous verrons dans quelles circonstances il convient d'utiliser les effets révulsifs ou altérants, quel usage il faut en faire et quelles ressources on en peut tirer. Qu'il nous soit permis de citer un fait qui met bien en évidence la puissance de cette action thérapeutique : Un malade présentait trente-deux lipômes disséminés sur tout le corps ; nous l'avons soumis pendant deux mois à l'usage des douches froides excitantes. Pendant ce traitement, les tumeurs ont disparu complétement. Il semble que, dans ce cas, les douches aient agi à la façon des altérants et notamment de l'iode.

Nous croyons qu'il n'est pas nécessaire de faire de grands efforts pour démontrer que l'hydrothérapie peut agir en altérant le sang, c'est-à-dire, en modifiant avantageusement ses propriétés nutritives. Employée seule dans quelques circonstances, elle paraît capable de faire perdre au sang ses qualités vicieuses. Cependant il est des cas où elle a besoin de l'intervention de médicaments spécifiques tels que le mercure, l'iode, les alcalins ; et, dans ce rôle secondaire, non-seulement elle a sa part dans les effets thérapeutiques produits, mais encore elle permet à l'organisme, en augmentant sa puissance de réaction, de supporter plus longtemps des remèdes dont l'emploi prolongé pourrait devenir une cause sérieuse d'épuisement.

Ce mode d'action rapporté aux agents altérants, ressemble à celui qu'on a l'habitude d'assigner aux dépuratifs. Dans les deux cas, en effet, soit pour purifier le sang, soit pour le rendre moins apte à déterminer des maladies, il semble, à première vue, qu'il faille débarrasser le liquide sanguin des matériaux qui le gênent ou qui le vicient. On arrive à ce résultat en activant les fonctions d'élimination, fonctions qui ne sont elles-mêmes excitées que si la circulation a augmenté de puissance et que si l'inervation est devenue plus régulière, plus harmonique. On n'a pas besoin, ainsi que nous l'avons déjà dit, le plus souvent, de solliciter des sécrétions abondantes et de recourir, par exemple, aux sueurs forcées pour provoquer cet effet altérant au lieu de surmener l'organisme inutilement, mieux vaut le soutenir dans sa lutte contre la maladie, surveiller attentivement ses fonctions et les rétablir si elles sont troublées. Nous sommes loin, en vérité, de prescrire les sueurs forcées; mais, persuadés que, dans bien des cas, elles ne sont pas indispensables, que dans quelques-uns elles deviennent parfois une cause de débilitation, nous voudrions qu'on ne les employât que dans les circonstances où leur indication est nettement déterminée.

D'après cet exposé, il est facile de conclure que les effets résolutifs et altérants n'étant que le résultat ou la continuation d'autres effets, dits *primitifs*, tels que les excitants ou les révulsifs, ressortissent de même que ces derniers à l'emploi de tous les procédés hydrothérapiques que nous avons énumérés. Nous nous abstiendrons de toute espèce d'indication à cet égard, le lecteur étant suffisamment édifié déjà sur le choix des procédés et les règles de leur emploi.

Avant de terminer ces considérations, il nous paraît convenable de traiter, ne fût-ce qu'en quelques mots, cette question que certains auteurs ont désigné sous le nom de doctrine hydrothérapique. Et d'abord, nous dirons que cette appellation est prétentieuse et fausse. Il n'y a pas de doctrine hydrothérapique, et les tentatives synthétiques qui ont été faites, même dès l'origine de cette méthode, n'ont abouti qu'à des théories erronées ou incomplètes. Cette méthode thérapeutique est constituée par un ensemble de modificateurs qui exercent sur l'organisme des effets physiologiques et des effets curatifs dont le médecin tire un grand parti et que nous avons essayé d'exposer aussi complétement que possible. C'est dans l'étude et l'analyse de ces effets qu'on trouvera les principes sur lesquels doit reposer toute la pratique hydrothérapique ; et nous n'aurons le droit d'édifier une théorie que lorsque l'observation clinique et l'expérimentation physiologique réunies nous auront livré tous les secrets qui entourent encore l'action physiologique et curative de cette méthode de traitement.

EFFETS HYGIÉNIQUES

Une médication dont les effets thérapeutiques sont capables de rendre à l'organisme malade un fonctionnement régulier, doit certainement exercer une influence conservatrice sur l'intégrité de ce fonctionnement et peut être, en conséquence, considérée comme un agent hygiénique de premier ordre. En se plaçant à ce point de vue, il est permis de croire que l'hydrothérapie possède la faculté de maintenir l'homme dans l'état de santé et de le défendre contre les maladies épidémiques ou sporadiques qui peuvent l'atteindre. Elle est donc, par ce fait, essentiellement *préservatrice* et *prophylactique*.

Toutefois, il ne faudrait pas interpréter cette proposition dans un sens trop large et considérer l'hydrothérapie, du moins au point de vue hygiénique, autrement qu'un adjuvant de la nature destiné à régulariser les fonctions de l'organisme et à accroître sa force de résistance contre les influences internes ou externes qui peuvent favoriser ou provoquer l'éclosion de certaines maladies.

Administrée sous forme d'immersion, d'ablution ou de douche, l'eau froide donne généralement, pourvu que son application soit de courte durée, une activité plus grande aux phénomènes vitaux, entretient la souplesse et augmente leur force; elle régularise l'action du système nerveux et exerce, en dernière analyse, une influence des plus salutaires sur le moral lui-même.

Appliquée durant l'été, l'eau froide tonifie l'organisme et lui permet de supporter sans faiblir les déperditions occasionnées par la chaleur. Prise pendant l'hiver, elle augmente la puissance de la nature, active surtout les combustions internes, maintient la calorification en équilibre et rend l'organisme capable de résister aux rigueurs de la température.

L'eau froide est un agent hygiénique de grande valeur; et presque tous les procédés hydrothérapiques qui servent à son application peuvent rendre de grands services. Cependant, il est bon de savoir que leur emploi est soumis à certaines règles qu'il faut absolument observer.

Le procédé le plus usité en hygiène est l'immersion qui peut être pratiquée dans une baignoire, une piscine ou dans un bassin de natation. Nous n'avons pas besoin d'insister sur ces immersions quotidiennes dont l'action éminemment salutaire est connue de tous. Nous dirons seulement que, pour répondre à tous les besoins, il devrait exister des piscines contenant de l'eau à toutes les températures. Ces immersions ont une influence incontestable sur la santé, et nous ne doutons pas que de nouvelles installations balnéaires n'en permettent l'usage aux personnes de tout rang et de tout âge.

Nous avons dit que tous les procédés hydrothérapiques pouvaient être utilisés par l'hygiène; cependant nous ferons nos réserves pour les étuves sèches ou humides qui ne conviennent guère qu'aux personnes dont les fonctions cutanées sont ordinairement languissantes et qui sont obligées de supporter un froid rigoureux. En dehors de ces conditions, l'emploi de ces procédés est plutôt du ressort de la thérapeutique que de l'hygiène.

Quant à l'eau ingérée, d'une manière générale on peut la considérer comme la meilleure de toutes les boissons, si elle est pure et si elle renferme les qualités d'une eau parfaitement potable. Nous ne croyons pas utile de développer cette thèse qui a toujours été victorieusement soutenue par tous les auteurs qui ont écrit sur le rôle hygiénique de l'eau en boisson.

Si presque tous les modificateurs hydrothérapiques peuvent être avec raison considérés comme des agents hygiéniques sérieux, il ne faut pas croire que leur application doive être livrée au hasard. Pour être efficace, il faut qu'elle soit soumise à certains préceptes fixes et à certaines règles qui varient suivant l'âge, le tempérament, le sexe de la personne intéressée.

Nous connaissons déjà tous les préceptes généraux dont il faut tenir compte pour bénéficier des avantages que procure l'application de l'agent modificateur. Toutefois, qu'il nous soit permis, au risque de nous répéter, de les signaler de nouveau. Ainsi, nous pouvons dire qu'avant de faire une application hydrothérapique quelconque, il est préférable que l'estomac soit en état de vacuité. Cependant on peut, sans inconvénient, prendre un léger potage ou toute autre substance de digestion facile, à la condition que la quantité d'aliments ne soit pas considérable. Si on néglige cette précaution, on s'expose à des congestions viscérales et notamment à des congestions encéphaliques.

Quand on va se soumettre à une application froide, il n'est pas bon, ainsi que nous le voyons faire souvent, d'attendre que l'évaporation à la surface de la peau ait refroidi les téguments, ou, en d'autres termes, d'attendre qu'on n'ait plus chaud pour recevoir de l'eau froide sur le corps, car le refroidissement produit par la douche ou l'immersion vient s'ajouter à celui qui résulte de l'évaporation cutanée, et, sous l'influence de cette double cause, il s'opère une concentration très-vive qui peut rendre le résultat de l'application sinon dangereux, au moins tout à fait négatif.

Il faut se plonger, sans hésitation, d'un seul coup, dans le bain froid, ou bien, si l'on prend une douche, se faire arroser rapidement sur toutes les parties du corps.

Dans tous les cas, l'application doit être de courte durée, et généralement suivie de frictions ou d'exercices, tels que la promenade en plein air. Autant que possible, on choisira, pour se livrer à ces pratiques hydrothérapiques, l'heure du lever; c'est, sans contredit, l'heure la plus favorable. Avant de se soumettre à l'influence d'une application froide, il vaut mieux que la température animale soit préalablement élevée qu'abaissée, et c'est une erreur de croire que l'immersion froide est dangereuse quand le corps est en sueur.

Bien que la pratique des bains russes puisse servir à démontrer le contraire et à établir la parfaite innocuité des applications froides chez les sujets qui transpirent ou qui suent, nous pouvons prouver, pratiquement et théoriquement à la fois, qu'il n'y a aucun danger à substituer au réchauffement du corps l'action de l'eau froide. En restant dans le domaine de la pratique, nous possédons un grand nombre de faits qui justifient non-seulement de l'innocuité mais encore de la souveraineté de cette pratique. Les résultats sont tellement connus en thérapeutique et en hygiène, qu'il est inutile d'en essayer la démonstration. Cependant, théoriquement parlant, on peut dire que l'impression du froid est atténuée par l'accumulation du calorique à la peau ; la réfrigération est, en effet, moins vive, la concentration du liquide sanguin dans les organes profonds est moins prononcée et l'activité organique du système tégumentaire est plus développée.

Tout en admettant, néanmoins, que cette pratique même est exempte de dangers, nous tenons à établir qu'elle doit être soumise à des règles dont l'oubli peut entraîner, sinon des accidents sérieux, du moins des troubles fâcheux.

Pour que le corps en sueur puisse être plongé immédiatement dans l'eau froide, il faut que le patient se trouve dans certaines conditions. Il ne doit pas avoir une excitation cérébrale trop prononcée. Il ne faut pas qu'il ait, en un mot, la moindre disposition à un état congestif du cerveau, du cœur ou des poumons. De plus, quand le corps est en mouvement depuis très-longtemps, ou que la transpiration résulte d'une fatigue ou d'un exercice très-violent, l'application froide doit être faite avec mesure. Pour notre part, nous n'hésitons pas à blâmer l'administration de douches prolongées et fortes à la suite d'exercices fatigants, comme cela est en usage dans quelques établissements de gymnastique. Une simple lotion, dans ce cas, convient bien mieux, et encore il n'est pas nécessaire que l'eau soit bien froide. Il faut se rappeler qu'une application froide, énergique, provoque une réaction générale qui augmente la fatigue occasionnée par les exercices violents. Nous avons plusieurs fois vu des personnes éprouvant des désordres nerveux très-intenses qu'on ne pouvait attribuer qu'à des exercices violents suivis d'une application hydrothérapique immodérée. Il y a donc des écarts à éviter et des règles importantes à suivre.

Relativement aux exercices gymnastiques, nous voudrions qu'ils fussent exécutés sans efforts et suivis de lotions ou de frictions légèrement froides. La douche ne peut pas être généralisée au point de vue hygiénique ; elle constitue un procédé excitant dont il faut savoir régler l'emploi et qui, dans certains cas, peut amener une réaction trop vive.

Si la douche est bien installée et bien appliquée, elle peut certainement rendre de grands services en hygiène ; dans le cas contraire, il vaut mieux recourir aux lotions, aux affusions et surtout aux immersions.

Nous avons dit que les pratiques hydrothérapiques ne pouvaient pas être appliquées indistinctement à tout le monde, et nous avons laissé entrevoir qu'elles variaient suivant l'âge, le sexe, le tempérament, etc., de chaque individu. Examinons maintenant quelles modifications entraînent ces nouvelles considérations.

Nous naissons tous avec des aptitudes physiques et intellectuelles qui nous appartiennent en propre ou qui nous sont léguées héréditairement. Ces aptitudes sont bonnes ou mauvaises. Dans le premier cas, nous devons les maintenir ; dans le second, il faut les corriger. Leur maintien ou leur redressement constitue l'éducation physique et intellectuelle.

D'après cela, l'éducation physique a pour but de conserver l'équilibre des appareils organiques et de combattre les aptitudes qui peuvent engendrer la maladie. Pour atteindre ce double résultat, malades et médecins n'auront qu'à se louer de l'hydrothérapie. Seulement, il convient de savoir comment il faut l'appliquer aux différents âges de la vie.

Jusqu'à l'âge de 5, 6 ou 7 ans, les lotions ou les immersions *très-froides* sont généralement mauvaises, bien que nous ayons vu certains enfants les bien supporter ; il vaut mieux employer une eau modérément froide, à 18 ou 20 degrés par exemple. Nous ne croyons pas que chez les enfants en nourrice on doive jamais, de prime abord, faire usage de l'eau froide. Nous conseillerons d'employer des lotions faites d'abord avec de l'eau tiède, dont on abaissera graduellement la température jusqu'à ce qu'on ait atteint celle qui paraît le mieux convenir.

A l'âge où l'enfant se transforme intellectuellement et où son organisme commence à se développer, c'est-à-dire vers la septième année, il est bon de le soumettre à des ablutions, à des affusions, et même à des immersions froides. Il faut que ces applications soient courtes, suivies de frictions, d'exercices ou de promenades en plein air. Ces diverses pratiques constituent le moyen le plus efficace d'aguerrir les enfants contre le froid, de faire fonctionner convenablement leur peau, de les débarrasser d'engelures, de développer leur système musculaire et de s'opposer à l'établissement d'un tempérament lymphatique. Il est rare de trouver les enfants absolument réfractaires à ces applications qui, faites régulièrement, peuvent couper court à certains malaises, notamment à ces incontinences d'urine qu'on observe si fréquemment dans le jeune âge et qui sont trop souvent le prélude d'une névrose à venir. Combien de maladies nerveuses on pourrait éviter en agissant ainsi !

Dans la période comprise entre 12 et 18 ans, au moment où le corps atteint son développement physique et intellectuel, l'hydrothérapie peut rendre de très-grands services. Elle est bien assurément capable de favoriser chez les jeunes sujets le développement des qualités viriles, en augmentant la puissance de l'organisme, en développant la force musculaire, en équilibrant le système nerveux et surtout en modifiant certains penchants funestes qui peuvent devenir la source de maladies sérieuses.

Lorsque les tempéraments sont bien accusés, quand l'homme a cessé de croître, les pratiques hydrothérapiques doivent être subordonnées à chaque constitution.

Si le tempérament sanguin est très-accentué et si la constitution est forte et vigoureuse, les douches nous semblent inutiles. Toutefois, si l'on veut soumettre l'organisme à une hygiène hydrothérapique, il faut utiliser de préférence les bains ou les piscines avec natation, afin d'atténuer, autant que possible, l'excitabilité que peut développer une circulation trop active.

Les sujets ainsi organisés se trouveront bien de l'usage de quelques sudations prises à des intervalles plus ou moins éloignés. Ils se trouveront bien également de se soumettre à l'emploi exclusif de l'eau en boisson. A part cette circonstance d'une constitution trop puissamment développée, l'homme fait se trouvera bien des pratiques hydrothérapiques. A mesure qu'il avancera en âge, leur intervention deviendra plus utile pour prévenir les infirmités. Il n'est pas d'époque de la vie où l'on ait à redouter des inconvénients de l'usage bien entendu des applications froides, et nous connaissons des vieillards très-avancés en âge qui ne doivent qu'à ce moyen l'intégrité de leur santé.

Lorsqu'on se trouve en présence d'une constitution lymphatique, il n'est pas permis de s'abstenir ou de temporiser ; il faut agir avec énergie et l'on peut stimuler l'organisme sans crainte. Nul doute que des douches franchement excitantes, c'est-à-dire froides, courtes et bien percutantes, soient le meilleur moyen d'éviter les conséquences du lymphatisme, surtout chez les personnes qui habitent les contrées froides et humides.

Les douches, et en particulier la douche en pluie forte et froide, nous ont paru, dans plusieurs cas, exercer une influence défavorable sur les tempéraments nerveux. Elles peuvent être tout aussi nuisibles que les bains de mer, qui ont l'inconvénient de produire une excitation maladive chez les personnes dont le système nerveux est irritable. Sans doute, l'eau froide apaise à la longue l'impressionnabilité et la susceptibilité nerveuse ; mais si elle est administrée sous forme de douches à forte percussion, elle peut transformer la sensibilité des nerfs en une irritabilité maladive.

Les affusions et les immersions, les bains de rivière et surtout les piscines tempérées conviennent mieux que les bains de mer et que les douches froides énergiques.

Les applications hydrothérapiques ne conviennent pas seulement aux personnes dont le tempérament est nettement dessiné, elles sont encore extrêmement utiles à celles qui ont à la fois les caractères des divers tempéraments. Seulement, pour les rendre bienfaisantes, il convient d'en user en tenant compte des caractères qui dominent dans la constitution du sujet.

En dehors de ces questions de tempéraments, il faut, au point de vue des applications hygiéniques, tenir compte aussi des dispositions individuelles ainsi que des tendances ou des aptitudes organiques. Le plus souvent, dans ces circonstances, l'hydrothérapie est appelée à jouer un rôle important. Ainsi, les personnes qui ont des dispositions au rhumatisme, à la goutte et à d'autres affections générales diathésiques, doivent s'habituer de bonne heure à l'eau froide en ayant soin de prendre quelquefois des sudations. Les personnes faibles, délicates, éprouvées par les variations de température, les gens à musculature peu développée et enclins aux enrouements ou aux bronchites ; les individus que leur profession condamne à l'immobilité ou à des fatigues excessives se trouveront bien de douches toniques quotidiennes. Ceux qui ont un travail fatigant ou qui sont forcés de surmener outre mesure l'activité musculaire, retireront plus de bienfaits de l'immersion que de la douche, tandis que les individus à profession sédentaire ou ceux qui vivent par état dans un milieu malsain et dans une atmosphère peu oxygénée, seront mieux soutenus par l'usage de la douche.

Les pratiques usitées depuis bon nombre de siècles chez les peuples de l'Orient et auxquelles il faut faire remonter, sans doute, l'usage de l'hydrothérapie, témoignent suffisamment de l'innocuité des applications froides comme moyens hygiéniques ; dans les pays chauds, c'est, à la fois, une double question de propreté et de santé ; nous croyons même que, si l'on était plus sévère pour les personnes qui font des pèlerinages ou qui vivent dans des foyers pestilentiels, on ferait de la prophylaxie effective contre l'invasion de certaines épidémies. Dans les pays froids, au contraire, les pratiques hydrothérapiques n'ont pas la même importance. Cependant on peut recourir à l'usage des douches, en ayant soin de prendre quelques sudations suivies d'applications froides. A côté de ces considérations générales sur les tempéraments, il faut examiner le rôle de l'hydrothérapie chez la femme et signaler les modifications qu'elle réclame par sa nature dans l'application des procédés.

En général, les femmes sont douées d'une plus grande impressionnabilité que les hommes et, si elles résistent plus facilement à certaines sensations physiques, telles que le froid extérieur, par exemple, elles cèdent plus volontiers à la fatigue qu'elles ne peuvent supporter sans faiblir. Elles ont, en outre, une fonction spéciale qui a un retentissement des plus marqués sur l'organisme depuis la puberté jusqu'à la ménopause. Chez la femme, le rôle du système nerveux est prépondérant et les manifestations morbides prennent parfois un caractère tout spécial. Ainsi, dans une famille arthritique, tandis que l'homme est plus souvent atteint de la goutte aux pieds, la femme a de préférence une névrose de l'estomac ou de la matrice; il est utile d'être renseigné sur ce point. Au surplus, dans le genre de vie inhérent à notre civilisation et à nos mœurs, la femme trouve un grand nombre de causes qui concourent à l'accroissement de sa susceptibilité nerveuse : ce sont les émotions, les habitudes de plaisir, les lectures frivoles, les passions vives, l'amour avec ses joies et ses mécomptes qui embrassent pour ainsi dire toute son existence, et qui sont autant de causes capables d'épuiser et d'énerver son organisme.

Elle doit forcément lutter contre ces influences nocives et, dans cette lutte, l'hydrothérapie sera d'un très-grand secours.

Eu égard à son tempérament, la même ligne que nous avons suivie chez l'homme doit nous guider chez la femme : dans le lymphatisme, la douche froide tonique, et les soins qu'elle comporte; aux femmes sanguines ou sujettes à des maladies diathésiques dans lesquelles le sang a conservé toute sa richesse, les piscines tièdes avec natation, les exercices répétés, les promenades et l'eau en boisson; aux femmes nerveuses, des applications froides à la fois sédatives et toniques, des piscines tempérées, etc. Ainsi que nous l'avons dit, il faudra tenir compte des professions, des influences climatériques, et modifier toujours les procédés suivant les aptitudes individuelles.

Pour compléter ce qui concerne la femme, il nous reste à examiner les modifications que peuvent apporter la menstruation, la grossesse et la lactation dans l'application des modificateurs hydrothérapiques que l'hygiène utilise.

Parlons d'abord de la menstruation.

L'hydrothérapie a une influence incontestable sur l'explosion des règles et elle constitue un moyen thérapeutique très-précieux pour les jeunes filles qui sont tourmentées par le travail de la puberté. Bien des jeunes personnes, à l'époque de la puberté, éprouvent dans tout leur être des modifications qui, sans être une véritable maladie, deviennent la source de vives perturbations fonctionnelles dont l'apaisement ne s'effectue que lorsque les règles se déclarent. Dans ce cas, la douche mobile, promenée sur tout le corps, est éminemment efficace. Sous son influence, absolument exempte de dangers et d'inconvénients, les règles s'établissent sans difficulté et sont parfois dégagées de ces douleurs qui altèrent, à la longue, la santé des jeunes filles. Ce fait étant parfaitement établi, il reste à savoir si l'usage des applications froides doit être continué pendant la période menstruelle. Cette question est complexe et mérite d'être examinée scrupuleusement.

Hygiéniquement parlant, les applications froides pendant l'écoulement des règles n'exposent la femme à aucun danger et ne peuvent même pas occasionner le moindre inconvénient. Toutefois, il convient de ne pas commencer l'hydrothérapie pendant la période menstruelle; mais si la femme est bien réglée, si elle est surtout bien acclimatée à l'eau froide et s'il n'y a pas du côté des organes sexuels une perturbation maladive, l'usage de l'eau froide est, nous le répétons, tout à fait inoffensif. Nous avons vu un grand nombre de femmes suivre leur traitement pendant les règles et jamais nous n'avons constaté d'accidents. Seulement nous devons ajouter que, de tous les procédés hydrothérapiques, celui qui s'adapte le mieux aux circonstances est la douche mobile généralisée.

Lorsque la fonction menstruelle est troublée, que les règles sont douloureuses ou difficiles, que le sang est supprimé ou coule avec grande abondance, l'hydrothérapie peut être fort utile. Elle n'est plus alors un simple agent de l'hygiène, mais un modificateur thérapeutique puissant dont nous étudierons les effets dans la partie clinique de ce livre. En nous occupant des maladies utérines, nous indiquerons les moyens que nous employons soit contre une menstruation trop abondante, soit contre une menstruation difficile à s'établir et peu abondante. Nous ferons ressortir, à propos de ces deux cas, les indications et les contre-indications qui doivent inspirer la pratique du médecin.

A l'âge de la ménopause, on devra conseiller certaines pratiques hydrothérapiques et, en particulier, la douche générale, dans le but de donner à la peau une suractivité fonctionnelle susceptible de remplacer, dans de certaines limites, la grande fonction qui va disparaître. Nous avons observé beaucoup de femmes qui ont traversé cette époque difficile de leur existence sans éprouver le moindre trouble, et chez lesquelles nous croyons que cette immunité a été due en partie à l'usage régulier et méthodique des applications froides auxquelles elles étaient soumises. C'est encore à la douche mobile que nous conseillons de recourir dans ce cas, et nous croyons qu'il est indispensable de la généraliser sur toute l'étendue des téguments en se privant, autant que possible, de recourir aux applications localisée

Cela dit, passons à un autre ordre d'idées et examinons si une femme grosse peut être soumise aux applications froides. Au point de vue hygiénique, nous n'hésitons pas à répondre qu'il est préférable de s'abstenir. Cependant, il est des cas où l'on facilite le développement de la grossesse par l'usage des piscines tempérées ou de certaines applications froides. Parmi ces dernières, il est nécessaire de choisir celles qui ont une force de percussion légère et qui, par conséquent, ne provoquent pas de violents mouvements de réaction.

Nous savons que la grossesse est susceptible d'engendrer de nombreux états pathologiques; elle s'accompagne souvent de dyspepsie, provoque quelquefois des vomissements incoercibles, engendre certains états nerveux qui sont fréquemment le début de névroses interminables et se présente même dès l'origine avec des phénomènes non équivoque de chloro-anémie. Tous ces accidents cèdent parfois assez facilement à l'usage méthodique des affusions ou des lotions froides. Il est bien entendu que les procédés doivent être choisis avec le plus grand soin et maniés avec une excessive prudence. En suivant cette ligne de conduite, on permettra à un grand nombre de femmes d'arriver sans accident au terme de leur grossesse.

La lactation n'est pas non plus une contre-indication aux applications froides hygiéniques. Celles-ci sont même souvent conseillées aux personnes faibles ou épuisées qui veulent continuer de nourrir. Elles ont pour effet d'augmenter la sécrétion laiteuse et de tonifier l'organisme. Pour éviter un trop prompt retour des règles, il faudra éviter de diriger la douche sur les reins, manœuvrer avec légèreté sur les parties inférieures du corps et agir de préférence sur la partie supérieure en employant des douches à percussion légère, des affusions ou de simples lotions. Sous l'influence de ces pratiques, les femmes affaiblies par la grossesse et l'allaitement reprennent vite leurs forces, la sécrétion du lait augmente et l'organisme entier se reconstitue.

L'hygiène hydrothérapique n'est pas seulement applicable à chaque individu séparément, et elle peut être utilisée dans les colléges, au régiment, en campagne ou en garnison, sur les navires, et partout où il se trouve une agglomération d'individus.

Des notions que nous venons d'exposer se dégagent suffisamment les préceptes hygiéniques à suivre. Les applications froides devront être employées sur une large échelle ; elles peuvent rendre les hommes qui se trouvent réunis en grandes masses capables de résister à toutes les conditions d'insalubrité qui sont le point de départ de tant de maladies épidémiques ou infectieuses; en stimulant leur activité organique, elles peuvent développer leur force physique et, par suite, soutenir leur énergie morale.

CHAPITRE V

CONDITIONS D'UN BON TRAITEMENT HYDROTHÉRAPIQUE. INDICATIONS. — CONTRE-INDICATIONS.

SOMMAIRE

De l'hydrothérapie dans les maladies aiguës. — De l'hydrothérapie dans les maladies chroniques. — Indications. — Contre-indications. — Maladies dans lesquelles l'hydrothérapie est inutile ou peut être nuisible. — Maladies qui sont justiciables de l'hydrothérapie : maladies dont elle modifie certains symptômes sans avoir de prise sur l'essence même du mal ; maladies atténuées par l'hydrothérapie ; maladies guéries par l'hydrothérapie. — Début du traitement. — Choix du procédé. — Où, quand et comment faut-il faire le traitement ? — Hydrothérapie à domicile. — Établissements hydrothérapiques. — Leur organisation. — Durée du traitement hydrothérapique. — Effets curatifs survenant après la cessation du traitement. — Conditions d'un bon traitement. — Traitement continu. — Traitement fractionné. — Causes de discrédit qui menacent l'hydrothérapie. — Moyens de les combattre.

Dans les chapitres qui précèdent nous avons étudié la nature des agents hydrothérapiques et leurs effets physiologiques sur l'organisme ; nous avons indiqué aussi les différents modes d'application de ces agents et leurs effets thérapeutiques. Il nous reste à pénétrer plus avant dans cette importante étude de pratique hydrothérapique. Nous devons maintenant faire connaître les maladies contre lesquelles l'hydrothérapie doit être employée, signaler celles qui sont rebelles à cette méthode de traitement ou qui peuvent être aggravées par elle, examiner, en un mot, cette question importante des indications et des contre-indications. Cette étude qui va nous servir de transition entre la partie technique de ce livre et la partie clinique, a pour but d'indiquer dans quelles conditions un traitement hydrothérapique doit être conseillé, institué et dirigé.

Avant toute chose, est-il besoin de dire que tout médecin qui veut diriger un traitement hydrothérapique contre les maladies chroniques et spécialement contre les maladies nerveuses doit avoir sur cette nature d'affections des connaissances sérieuses et étendues. Nous n'avons pas besoin de nous appesantir sur cette vérité vulgaire. Dans les divers chapitres qui seront consacrés à l'étude de ces maladies, nous dirons comment il convient, selon nous, de les envisager et de les traiter. Ne pouvant en tracer, ici, un tableau symptomatologique complet, nous supposerons acquises les notions concernant ces affections, et nous commencerons l'étude des questions qui, dans l'espèce, peuvent être adressées à tout praticien.

Et d'abord, en supposant que le malade qui vient demander un conseil est atteint d'une affection susceptible de guérison ou tout au moins d'amélioration, il importe, avant toute chose, de décider si l'hydrothérapie sera nécessaire, inutile ou nuisible. Si l'on décide que le malade doit être soumis à cette méthode de traitement, quels sont les procédés qu'il faudra employer, et quelle est la saison qu'il faudra choisir pour commencer? comment conviendra-t-il de débuter et quelles seront les pratiques auxquelles le malade pourra être soumis? Quelle sera la durée du traitement? Sera-t-il suivi sans interruption ou sera-t-il entrecoupé par des intervalles de repos? L'hydrothérapie suffira-t-elle pour obtenir la guérison ou faudra-t-il lui associer d'autres médications? Enfin, dans quelles conditions physiques et morales faudra-t-il placer le malade pour favoriser l'action du traitement?

Toutes ces questions sont, comme on le voit, d'une importance capitale, il faut donc les résoudre complétement. Jusqu'à ce jour, on ne les a pas étudiées avec assez de précision. A ce propos, un des médecins les plus distingués des hôpitaux de Paris exprimait devant nous le regret qu'il n'y eût pas un livre sérieux dans lequel les principales règles de l'hydrothérapie, et en particulier les règles des indications et des contre-indications fussent nettement tracées. Ce regret est, en partie, légitime, bien que certaines publications aient soulevé et même élucidé quelques-unes de ces questions. Malheureusement les livres ou les mémoires écrits sur ce sujet renferment des discussions incomplètes ou des polémiques inutiles. Souvent les auteurs se sont montrés trop enclins à vanter leurs succès personnels en cherchant à mettre dans l'ombre les échecs qu'ils ont éprouvés ; ce procédé extra-scientifique n'est pas assez exempt de partialité et ne peut en conséquence, servir à éclairer ce difficile problème des indications et des contre-indications de l'hydrothérapie. Nous croyons donc qu'il est nécessaire de traiter de nouveau cette question afin d'être utile à ceux de nos confrères qui n'ont pas eu le temps ou l'occasion de l'examiner. Nous donnerons à cette étude la forme dogmatique, nous réservant de faire une démonstration complète lorsqu'il sera question du traitement de chaque maladie en particulier. Nous prions donc le lecteur de croire que les données énoncées à cette place sont le résultat d'expériences consciencieuses et d'une pratique suffisamment longue.

Nous ne limiterons pas notre appréciation à l'examen des indications et des contre-indications ; il est nécessaire de parler de l'institution, de la direction, de la forme et de la durée du traitement. Il importe, en effet, que malades et médecins soient éclairés sur ce point afin qu'ils n'attribuent pas à l'impuissance de la médication, des insuccès dont la cause est tout autre.

Pour procéder avec méthode, nous dirons que les indications et les contre-indications peuvent être relatives ou absolues. Occupons-nous tout d'abord des premières. Il peut se faire que le traitement hydrothérapique, en général, soit nécessaire ou nuisible ; mais il peut arriver qu'il ne soit indiqué ou repoussé que dans quelques-unes de ses pratiques. Cette distinction a de l'importance et mérite d'être convenablement mise en relief.

Il existe, en effet, des états pathologiques qui sont justiciables de l'hydrothérapie en général, et contre lesquels certaines pratiques échouent. Ainsi on peut, en toute conscience, conseiller l'hydrothérapie à une personne atteinte de chloro-anémie ; mais si cette personne est sujette en même temps à des hémorrhagies utérines, il fau , tout en maintenant l'usage des applications générales d'eau froide, proscrire l'emploi de certains procédés. Dans ce cas particulier, l'hydrothérapie est parfaitement indiquée, bien que quelques-unes de ses pratiques ne puissent convenir. Ainsi, il faut éviter les douches localisées sur le bassin et sur les membres inférieurs, les bains de siége prolongés, les bains de pieds chauds, les sacs à glace lombaires, tandis qu'on peut donner, en toute sécurité, des douches sur la partie supérieure du corps, des bains de pieds froids à eau courante dirigée sur la plante des pieds, le sac à glace vaginal, etc.

Est-il besoin d'un autre exemple? L'hystérie est certainement une maladie dans laquelle l'hydrothérapie rend d'éminents services, il ne faudrait pas croire cependant qu'elle dût être traitée dans tous les cas par des applications froides identiques; il est, au contraire, indispensable de varier les procédés si l'on veut répondre aux nombreuses et changeantes indications que présente cette névrose. En ne considérant que la question de forme, il est permis d'avancer que l'hystérie peut être dominée tantôt par des phénomènes d'excitation du système nerveux, tantôt par des phénomènes d'épuisement. L'hydrothérapie convient fort bien dans les deux cas; mais, tandis qu'il faudra combattre le premier type par des applications sédatives, c'est par des applications excitantes qu'on modifiera le second.

Pour fixer encore mieux les idées sur cette question, supposons un cas de névralgie sciatique. Tout le monde sait quels heureux résultats on peut tirer de l'hydrothérapie contre les douleurs et contre la névralgie sciatique en particulier. L'ordonner dans ces circonstances, c'est donner à son malade un excellent conseil. Est-ce à dire cependant qu'on puisse, contre la sciatique, par exemple, employer indifféremment tous les procédés qui sont à notre disposition? Évidemment non, car on pourrait, en agissant ainsi, exposer le patient à de nombreux accidents. Nous connaissons, il est vrai, quelques faits de guérison qui peuvent certainement jeter de la confusion dans les préceptes que nous défendons et faire paraître nos réserves exagérées. Mais personne n'ignore que les guérisons qui surviennent dans de pareilles conditions, peuvent être considérées comme des guérisons fortuites qu'il faut attribuer le plus souvent aux avantages d'une bonne constitution. Il importe donc, quand il s'agit de combattre une pareille névralgie, de procéder en connaissance de cause. Quand la sciatique n'est pas très-aiguë, qu'elle se trouve liée à un état anémique, ou qu'elle est compliquée d'un défaut de fonctionnement des muscles de la région, on peut employer exclusivement les douches ou les frictions froides et obtenir de bons résultats. On serait certainement moins heureux et l'on pourrait même augmenter le mal, si l'on faisait usage d'immersions prolongées ou d'autres pratiques dans lesquelles une grande masse d'eau resterait longtemps en contact avec le malade.

Lorsque la névralgie sciatique est vive, bien qu'elle se rattache à une diathèse rhumatismale ou goutteuse, les applications froides doivent absolument être précédées de l'emploi du calorique. et nous ajouterons que les procédés destinés à utiliser le calorique ne doivent pas être choisis aveuglément. Ainsi les étuves humides et sèches, par exemple, ne peuvent être employées chez les personnes pour qui la station assise ou debout est impossible. Dans ces circonstances, c'est aux maillots qu'on a recours de préférence.

Le maillot sec ne peut convenir aux personnes dont l'excitation est très-grande. Le maillot humide ne sera pas employé quand on redoutera des congestions du cerveau, ou dans le cas d'un réchauffement difficile à obtenir. Chez une femme atteinte de congestion utérine et prédisposée aux hémorrhagies, ou bien encore chez un sujet impressionnable et surexcité, il ne faudra point recourir à l'étuve à la lampe.

Il est inutile de signaler un plus grand nombre de faits pour démontrer qu'il ne faut pas repousser le traitement hydrothérapique en général, alors que quelques-unes de ses pratiques sont contre-indiquées. Ce que nous venons de dire suffira pour bien établir cette distinction dont l'importance ne doit échapper à personne.

Quand nous étudierons les diverses maladies qui sont justiciables de cette méthode de traitement, nous indiquerons comment il faut se conduire dans chaque cas spécial, et nous insisterons sur le choix des moyens à employer. Obligé de nous renfermer dans des considérations générales, nous nous contenterons d'indiquer ici quels sont les états morbides qui peuvent être traités par l'hydrothérapie et quels sont ceux qui repoussent son intervention.

De l'hydrothérapie dans les maladies aiguës.

En envisageant la pathologie au point de vue de ses plus vastes divisions, on peut dire, d'une manière générale, que l'hydrothérapie est la médication des *maladies chroniques* et qu'elle ne convient qu'exceptionnellement aux *maladies aiguës*. Toutefois, quelques-unes de ces dernières sont justiciables de l'hydrothérapie. Ce que nous avons dit en nous occupant des effets antiphlogistiques ou sédatifs, et ce que nous dirons au chapitre des maladies aiguës nous permet d'être bref sur ce point.

On peut, en thèse générale, considérer l'état aigu comme un motif d'abstention, du moins dans l'état actuel de la science. Mais si, comme médication d'ensemble, les affections aiguës repoussent l'hydrothérapie, on croit, en revanche, que quelques applications heureuses peuvent être faites contre certains symptômes. Dans les maladies chirurgicales aiguës telles que les plaies, les fractures, les contusions, les brûlures, etc., on peut, comme chacun le sait, faire avorter l'inflammation primitive ou du moins favoriser sa résolution au moyen de lotions, de compresses froides souvent renouvelées, ou par un système d'irrigation continue que nous avons précédemment décrit.

Les maladies internes proprement dites, certaines affections inflammatoires en particulier, la pneumonie, la métro-péritonite, l'angine, la méningite, le rhumatisme, la goutte, etc., ont été traités par l'hydrothérapie, et le succès a couronné quelquefois la tentative. Nous ne nions pas le fait, mais comme on n'a pas publié les insuccès, il nous est impossible, en l'absence de preuves contradictoires, de nous prononcer catégoriquement sur cette question. Toutefois, on peut dire, *à priori*, qu'il est imprudent de traiter par l'hydrothérapie des maladies qui ne réclament pas impérieusement son intervention, surtout quand on a à sa disposition des moyens plus efficaces et moins dangereux. Pourquoi traiter par l'hydrothérapie une pneumonie par exemple? Certes, nous avons une grande foi dans l'efficacité de cette méthode de traitement, mais nos prédilections ne nous aveuglent pas au point de demander qu'on substitue cette médication à la matière médicale tout entière. Certaines applications locales peuvent être utilisées dans cette affection, mais, quant à présent, il nous semble qu'on doit s'arrêter là.

Dans les fièvres éruptives, l'hydrothérapie a été essayée et on lui doit de véritables succès. Sa seule intervention a pu calmer la fièvre, abaisser la chaleur animale, diminuer l'ardeur de la peau, apaiser les désordres nerveux, et même ramener à la peau une éruption disparue. Mais de ce que l'hydrothérapie a été très-heureusement employée dans quelques circonstances, devons-nous en conclure que cette médication est indiquée dans toutes les fièvres éruptives ? Nous ne le pensons pas. Nous ne comprenons l'intervention d'un pareil traitement que lorsque les moyens employés n'ont pu abaisser la chaleur extraordinaire du corps et dominer les désordres nerveux qui accompagnent ces affections. L'imminence du danger doit seule inspirer la conduite du praticien. Si le malade n'est pas menacé, il vaut mieux laisser agir la nature en surveillant attentivement l'évolution de la maladie. Mais lorsque la vie est compromise sérieusement, le médecin doit marcher avec hardiesse, et s'adresser sans hésiter aux dernières chances qui lui restent de sauver son malade. Le salut est parfois dans une de ces heureuses inspirations.

Dans le typhus et la fièvre typhoïde, la méthode hydrothérapique a été essayée plus largement encore et, nous devons le dire, avec plus de succès que dans les autres maladies aiguës. La fièvre typhoïde a paru cependant être moins heureusement influencée que le typhus. Contre cette dernière affection nous pouvons sans crainte conseiller l'hydrothérapie, et cela d'autant mieux que la thérapeutique ordinaire est sur ce point bien désarmée. Mais nous sommes obligé de faire nos réserves au sujet de la fièvre typhoïde. Assurément, il existe des observations qui prouvent l'efficacité du traitement et nous pourrions, à cet égard, parler d'après notre propre expérience, mais il faut bien choisir les cas qui sont justiciables de cette méthode si l'on ne veut pas faire fausse route.

En résumé, nous ne nions pas l'heureuse influence que peuvent avoir certaines applications froides dans l'évolution des états morbides à forme aiguë ; mais, nous le répétons, le succès de ces applications n'implique en aucune façon leur indication générale. Les essais faits jusqu'ici ne sont pas suffisamment sanctionnés par l'expérience et l'observation, pour pouvoir faire de l'hydrothérapie une méthode générale applicable au traitement des maladies aiguës.

Si, dans l'état actuel de la science, l'hydrothérapie ne peut être qu'une méthode exceptionnelle dans les maladies aiguës, nous pouvons affirmer, en revanche, qu'elle doit être considérée comme une méthode de traitement destinée aux maladies chroniques.

De l'hydrothérapie dans les maladies chroniques. Indications. — Contre-indications.

L'hydrothérapie est le traitement par excellence des maladies chroniques. Dans cet immense groupe nosologique, les unes sont guéries, d'autres ne sont pas modifiées, d'autres enfin peuvent être aggravées. Cette différence d'action dépend de l'agent curatif et surtout de la façon dont il est employé. Nous avons déjà vu et nous verrons encore à quels dangers on expose les malades, en ne faisant pas un choix judicieux du procédé qui convient à chaque état morbide.

Pour entrer dans tous les détails que comporte un pareil sujet, il serait peut-être nécessaire d'indiquer immédiatement les nombreuses maladies chroniques auxquelles la médication est applicable, de faire connaître les périodes du mal où il convient d'agir, de motiver le choix du procédé à employer et d'insister sur la description du manuel opératoire. Tel n'est pas le programme que nous croyons devoir suivre.

Réservant l'étude approfondie de ces divers points qui seront mieux traités dans la partie clinique de ce livre, nous devons nous limiter ici à des considérations générales que nous tâcherons de rendre aussi complètes que possible.

Nous ferons connaître successivement les maladies qui ne doivent pas être traitées par l'hydrothérapie, et celles qui sont justiciables de cette méthode de traitement. En ce qui concerne ces dernières, nous insisterons d'une manière spéciale sur le choix des procédés qui doivent être mis en usage. C'est là, suivant nous, la voie rationnelle qu'il faut suivre pour arriver à la solution de cette importante question de médecine pratique.

Pour procéder avec méthode, nous diviserons le sujet de notre étude en :

I. Maladies dans lesquelles l'hydrothérapie est inutile ou peut être nuisible ;

II. Maladies qui sont du ressort de l'hydrothérapie et parmi celles-ci :

a. Celles qu'elle guérit ;

b. Celles qu'elle atténue ;

c. Celles dont elle modifie quelques symptômes sans avoir d'action sur l'essence même du mal.

I. Maladies dans lesquelles l'hydrothérapie est inutile ou peut être nuisible.

En principe comme en fait, les affections anatomiquement constituées par le développement de produits hétéromorphes dans le parenchyme des tissus ont, jusqu'à ce jour, paru résister à la médication hydrothérapique.

Inutile la plupart du temps, elle peut devenir nuisible dans certains cas, notamment quand les productions morbides se trouvent dans les organes importants comme le cerveau ou les poumons, et que ces organes sont le siége de congestions, d'hémorrhagies ou même d'inflammation.

L'hydrothérapie n'a sur ces accidents aucune action réelle; elle n'entrave, en aucune façon, l'évolution de l'affection organique. Souvent même elle peut présenter quelque danger, lorsqu'elle est appliquée sans mesure et sans direction médicale. Tout le monde sait, par exemple, que des compresses froides souvent renouvelées, des applications de glace, etc., peuvent rendre de grands services dans l'encéphalite, la méningite, la myélite et même dans certaines hémorrhagies des centres nerveux. Mais le bien qu'on peut retirer de ces applications restreintes autorise-t-il le médecin à conseiller l'hydrothérapie, d'une façon générale, pour combattre ces maladies ? Non, assurément. Pour agir avec plus d'efficacité, il faut attendre que la poussée soit éteinte et que le cycle inflammatoire soit parcouru.

Lorsqu'il n'existe pas de produits hétéromorphes, l'hydrothérapie peut offrir de grandes ressources ; obligé de nous restreindre, nous donnerons un plus grand développement à cette idée, lorsqu'il sera question des maladies organiques du système nerveux. Toutefois, nous devons reconnaître ici que l'hydrothérapie, quand il est possible de l'employer, peut être mise à contribution pour faire disparaître quelques uns des symptômes que font naître les maladies organiques à produits hétéromorphes.

Ainsi, pour ne citer qu'un exemple, nous avons vu assez souvent le vomissement qui accompagne le cancer de l'estomac cesser sous l'influence de la médication. On ne conseillerait pas évidemment l'hydrothérapie contre le cancer. Mais elle peut, comme nous venons de le voir, remédier à un des phénomènes les plus graves de l'affection. En permettant au malade de prendre de la nourriture, elle soutient ses forces et l'aide à supporter son mal.

Parmi les affections caractérisées par des modifications dans l'état normal des tissus, sans qu'il y ait pour cela production hétéromorphe, il en est qui échappent à l'influence de l'hydrothérapie ; d'autres, au contraire, relèvent de ce traitement, du moins dans une certaine mesure. L'effet thérapeutique est d'autant plus appréciable que les tissus modifiés s'éloignent moins de l'état normal, c'est-à-dire, ont moins perdu leurs caractères histologiques.

Dans l'ordre de curabilité, nous devons les classer de la manière suivante : phlegmasies, hypertrophies, atrophies, dégénérescence graisseuse. Toutes conditions étant identiques, les phlegmasies dans lesquelles les tissus ne sont qu'infiltrés de produits plastiques sont parfaitement modifiables par l'hydrothérapie, alors que l'atrophie, surtout quand elle est compliquée de sclérose et de dégénérescence, ne cède au traitement que rarement ou parfois même lui résiste complétement. Sans faire une étude approfondie de ces lésions, on peut dire que l'hydrothérapie est d'autant plus puissante que les organes sont plus immédiatement atteints par ses applications.

L'hypertrophie, qui est une augmentation de volume des éléments histologiques, et l'hyperplasie, qui est une augmentation du nombre de ces éléments, sont, dans certaines circonstances, assez souvent modifiées par le traitement.

Dans la gangrène, l'hydrothérapie ne peut fournir d'applications que d'une façon bien limitée. Il ne peut être question, assurément, de ces gangrènes qui résultent de l'oblitération d'un vaisseau par athérome, thrombose ou embolie, ni même de celles qui proviennent d'une profonde désorganisation des tissus. Dans ces cas, qui sont certainement les plus nombreux, l'hydrothérapie ne peut rien. On l'emploiera, au contraire, avec succès, dans ces gangrènes que présentent certains individus dont la nutrition est fortement compromise, et chez lesquels le défaut de vitalité est une cause qui favorise le développement de l'affection. Dans ce dernier groupe se trouvent les alcoolisés, les diabétiques, et, en général, toutes les personnes dont le sang est altéré dans sa qualité. On peut encore utiliser l'hydrothérapie quand, à ce trouble de nutrition, se joint un certain degré de paresse du cœur. Toutefois, si les artères sont athéromateuses, il convient de s'abstenir.

Les lésions dont nous venons de parler sont le plus souvent la conséquence d'un travail inflammatoire qui n'a pu se terminer par résolution; pourtant, il n'en est pas ainsi dans tous les cas, ainsi que nous le verrons en étudiant l'influence de l'hydrothérapie sur les transformations que peuvent subir les tissus des organes. Mais, avant d'aborder cette question, il nous semble bon de dire un mot des hydropisies.

L'hydropisie est, comme on le sait, l'accumulation d'un liquide analogue à la sérosité du sang dans une cavité naturelle ou dans les mailles du tissu cellulaire. Dans ce dernier cas, l'hydropisie prend le nom d'œdème quand l'épanchement est limité, d'anasarque quand il est généralisé.

L'hydropisie peut être occasionnée par un obstacle au retour du sang veineux vers le cœur; si cet obstacle est une lésion, l'hydrothérapie est inutile. Quand, au contraire, l'épanchement est le résultat d'une cachexie, l'hydrothérapie reprend ses droits et peut être utilisée ; elle réussit contre l'œdème des extrémités que l'on voit survenir dans les anémies; il est bien entendu que nous voulons parler de ces hydropisies qui dépendent de la chlorose ou qui surviennent à la suite de pertes organiques accidentelles, et nullement de celles qui sont liées à une cachexie occasionnée par une lésion organique comme le tubercule, le cancer, etc. Dans ce dernier cas, il est infiniment préférable de s'abstenir.

Quelques médecins prétendent avoir fait disparaître des œdèmes ou des hydropisies liée à des maladies organiques. Certes, nous devons reconnaître la possibilité de ce fait, puisque nous avons eu l'occasion de l'observer quelquefois, mais nous ajouterons que les résultats ne nous paraissent pas assez évidents pour affirmer qu'on peut essayer l'hydrothérapie avec chance de succès.

Des œdèmes liés à des altérations organiques, à des maladies du cœur et surtout à des affections du foie, ont été momentanément modifiés par le traitement hydrothérapique. Le fait est avancé et nous ne voulons pas le contester. Mais nous devons ajouter, pour rendre hommage à la vérité, qu'il ne nous a été donné d'observer des modifications sérieuses et durables que dans les cas d'œdème dû à des lésions pouvant être améliorées ou arrêtées dans leur développement. La même appréciation s'applique à ces hydropisies qui succèdent à l'appauvrissement du sang, et à ces épanchements synoviaux que nous trouvons dans le rhumatisme et dans certaines affections diathésiques.

Nous avons fait pressentir déjà que l'hydrothérapie pouvait rendre de grands services dans l'hémorrhagie en général et qu'elle possédait un effet hémostatique bien marqué. Il ne faudrait pas croire cependant que cette méthode convînt indistinctement à toutes les hémorrhagies.

Les hémorrhagies traumatiques, surtout quand les vaisseaux lésés peuvent être atteints directement par l'eau froide, les hémorrhagies passives favorisées par la stase veineuse qui est si fréquente chez les gens affaiblis, les hémorrhagies se rattachant à un trouble de l'innervation et particulièrement aux perturbations des vaso-moteurs, telles sont les pertes sanguines qui peuvent bénéficier du traitement hydrothérapique.

Il convient de s'abstenir, au contraire, dans les hémorrhagies que l'on observe à la suite d'un travail de désorganisation, dans les hémorrhagies actives, surtout celles qui sont liées à un travail inflammatoire violent, dans les hémorrhagies qui dépendent d'une lésion organique du cœur et des vaisseaux, des poumons et des principaux centres nerveux de l'encéphale ou de la moelle allongée.

Nous venons de passer en revue les maladies qui peuvent se généraliser dans tous les tissus et qui, de près ou de loin, sont liées à des troubles sérieux de nutrition ou à de véritables lésions organiques. Il nous reste à étudier leurs manifestations dans les divers appareils de l'organisme, et à rechercher si la localisation du mal peut être une source d'indications ou de contre-indications. On nous reprochera peut-être de revenir souvent sur les contre-indications du traitement hydrothérapique. A cela nous répondrons qu'en agissant ainsi, nous avons la conviction de rendre aux médecins et aux malades plus de services que les auteurs qui considèrent l'hydrothérapie comme une méthode thérapeutique applicable à toutes les maladies.

Dans l'énumération qui va suivre, nous ne traiterons que des lésions qui peuvent atteindre les viscères, et nous commencerons par l'examen de celles qui siégent dans le cerveau et dans la moelle épinière.

Maladies organiques du cerveau et de la moelle. — Les diverses lésions organiques du cerveau et de la moelle se manifestent par des phénomènes spéciaux que nous ne pouvons pas analyser dans ce chapitre. Elles donnent lieu, en outre, à des troubles communs qui se localisent dans la sphère d'action de la sensibilité et de la motilité et sur lesquels l'hydrothérapie n'est pas sans influence.

Quand on est en présence de semblables lésions, on ne doit pas songer à les guérir, le rôle du médecin se borne à soutenir ou à ramener à l'état normal les fonctions qui ont été troublées par les mêmes lésions. Pour atteindre ce but, l'hydrothérapie est certainement utile. Personne n'ignore que, par son action excito-motrice, elle est salutaire dans les troubles qui peuvent atteindre la motilité, la sensibilité et les diverses fonctions organiques, alors même que ces troubles proviennent d'une altération histologique. Impuissante contre cette altération, elle peut être très-efficace pour amender les symptômes qui en dépendent. Seulement, nous devons ajouter que, si l'on veut obtenir des résultats heureux, il ne faut recourir à ce traitement qu'au moment où la lésion est à l'abri des poussées congestives ; c'est là une indication importante qu'il est nécessaire d'observer scrupuleusement. Obligé de nous limiter à ces données générales, nous tâcherons de tracer avec plus de précision la ligne de conduite à suivre, quand nous nous occuperons des lésions organiques du système nerveux et de l'aliénation mentale. Cependant, relativement à cette dernière maladie, nous pouvons dire déjà, que la guérison n'est possible que lorsque la folie est le résultat d'un accident ou d'une altération du sang parfaitement curable, comme l'anémie par exemple.

Les centres nerveux et les nerfs peuvent être le siége de produits hétéromorphes et de lésions très-variées. Dans cette dernière catégorie, nous citerons les tumeurs de tissu homologue, les atrophies, les dégénérescences et les scléroses. L'évolution de ces produits morbides peut être arrêtée dans sa marche et suspendue momentanément dans son action désorganisatrice ; mais c'est là un résultat exceptionnel qui ne s'observe que chez les malades dont la résistance vitale est naturellement ou artificiellement très-développée, ou chez ceux qui sont à l'abri de poussées congestives fréquentes vers les centres importants du système nerveux. C'est seulement alors qu'on peut employer avec fruit le traitement hydrothérapique qui, pour être efficace, doit être dirigé avec beaucoup de tact et suivi avec une grande régularité. En dehors de ces conditions favorables, les chances de guérison sont très-restreintes et les indications de l'eau froide extrêmement réduites. Si l'on veut être utile, il ne faut pas rester inactif quand l'occasion est propice, car, plus tard, l'intervention médicale devient complétement inutile.

Maladies organiques de l'estomac et des voies génito-urinaires. — La méthode hydrothérapique a été essayée dans la plupart des dies organiques de l'appareil digestif et de l'appareil génito-urinaire. Même dans les cas les plus difficiles, et notamment dans les altérations graves de l'estomac, elle a soulagé un grand nombre de malades sans les exposer au moindre danger. Nous avons vu le même fait dans les affections graves des voies génito-urinaires. Dans les affections de cet appareil organique, l'hydrothérapie peut donc être employée sans inconvénient. Il n'en est pas de même lorsqu'il s'agit de certaines maladies des poumons et du cœur. Dans ces derniers cas, il faut procéder avec plus de réserve si on ne veut pas exposer les malades à des dangers sérieux.

Maladies de poitrine. — De toutes les maladies organiques de la poitrine, c'est la phthisie pulmonaire qui a prêté le plus à la controverse au point de vue de son traitement par l'hydrothérapie. Certains médecins craignent que les malades atteints de cette maladie ne réagissent pas sous l'influence de l'eau froide et soient, par conséquent, exposés à des congestions pulmonaires ou à des hémoptysies. Ces accidents ont dû se produire puisqu'ils sont signalés par la plupart des médecins; cependant, il est fort difficile de savoir jusqu'où va la responsabilité de l'hydrothérapie considérée en elle-même dans le développement de ces phénomènes morbides, car les auteurs ont oublié de signaler les conditions dans lesquelles se trouvaient les malades soumis au traitement et d'indiquer les procédés mis en usage. La question n'est donc pas résolue et nous déclarons, pour notre part, avoir traité un certain nombre de phthisiques ou de prétendus phthisiques sans qu'il se soit manifesté le moindre accident.

Nous n'avons pas assurément la prétention d'avoir guéri la phthisie; mais nous pouvons assurer avoir vu des malade soupçonnés d'être atteints de cette cruelle affection, bénéficier d'une façon remarquable d'un traitement hydrothérapique convenablement institué. Sous son influence, l'appétit se développait, la nutrition devenait plus active, et les forces générales augmentaient sensiblement. Concurremment, la toux était calmée, les sueurs devenaient moins abondantes et le sommeil plus réparateur. En présence de ces bienfaits, il ne faudrait pas conclure que l'hydrothérapie doive faire partie de la thérapeutique ordinaire des phthisiques. Elle ne convient, selon nous, que dans ces cas douteux où il est très-difficile d'établir, d'une manière précise, la nature de la lésion. Par conséquent, la guérison ou les améliorations obtenues ne peuvent pas logiquement s'appliquer à la maladie communément désignée sous le nom de phthisie pulmonaire. D'après nous, les malades guéris n'étaient pas phthisiques, tout au plus étaient-ils menacés de le devenir. Quoi qu'il en soit, les personnes qui se trouvent dans ces conditions difficiles à définir, peuvent bénéficier du traitement hydrothérapique, si ce traitement est conduit avec prudence et discernement. Cependant, s'il existe de la fièvre, si les poussées congestives ou inflammatoires sont fréquentes, il faut s'abstenir parce que les désordres augmenteraient sous l'effet du traitement, malgré toutes les précautions prises par le médecin.

Maladies du cœur. — La question de l'intervention de la méthode hydrothérapique dans les maladies du cœur peut être posée dans les mêmes termes que celle qui concerne les affections pulmonaires.

Les affections organiques du cœur sont, comme chacun sait, incurables ; mais il est possible cependant d'apaiser certains troubles fonctionnels, et l'on cite des cas dans lesquels l'hydrothérapie, maniée avec prudence et habileté, a produit d'heureux résultats. Cependant, nous ne devons pas cacher que son intervention est presque toujours dangereuse ; et, bien que nous ayons vu les applications froides amener un certain amendement dans les phénomènes morbides, nous n'osons pas conseiller un traitement dont les résultats ne peuvent jamais compenser les dangers qu'il fait courir aux malades.

Il faut bien se garder de l'employer quand il existe une dilatation prononcée du cœur avec amincissement des parois et surtout lorsque les tissus vasculaires dégénèrent et deviennent athéromateux.

Nous avons essayé l'hydrothérapie dans ces circonstances et nous n'avons jamais eu la satisfaction de soulager nos malades ; les résultats ont été, la plupart du temps, incertains, et presque toujours incapables de compenser la grande responsabilité que fait naître un traitement dont l'application est entourée d'écueils.

La médication nous a paru réussir bien mieux dans les hypertrophies, et dans quelques-unes de ces affections cardiaques mal déterminées qui ne compromettent pas la vie des malades et qui peuvent éprouver dans leur marche un temps d'arrêt assez prolongé.

La pathologie du cœur est bien difficile à connaître et il faut une grande habitude pour établir un diagnostic précis. Aussi n'est-il par extraordinaire de voir chaque jour des médecins très-expérimentés confondre des troubles fonctionnels de nature essentielle, avec des désordres produits par une altération histologique de l'organe. Nous avons donné des soins à une malade qui, au dire de son médecin, était atteinte d'une lésion de la valvule mitrale. Après deux mois de traitement, le médecin examine attentivement la malade et ne trouve aucune trace de lésion dans le cœur dont les fonctions étaient, en tout point, parfaitement normales. Il est inutile d'ajouter que nous n'avions eu à combattre que de simples troubles fonctionnels. Le goître exophthalmique expose souvent le médecin à de semblables méprises et peut être traité avec succès par l'hydrothérapie.

En résumé, l'hydrothérapie peut être, à la rigueur, employée dans presque toutes les maladies du cœur, seulement, il ne convient pas de l'appliquer dans toutes les périodes. Elle soulage qnelquefois, et peut atténuer l'acuité de certains symptômes, mais elle ne guérit jamais et expose souvent les malades à de sérieux accidents. Il faut donc être très-réservé quand il s'agit d'appliquer l'hydrothérapie contre les affections organiques du cœur, choisir de préférence la douche mobile à tout autre procédé, commencer avec une eau modérément froide et n'opérer, dans les premiers jours, que sur la partie inférieure du corps. A ces conditions, on met les malades à l'abri de tout accident et on les fait bénéficier d'un traitement qui s'adresse plutôt aux névroses cardiaques qu'aux affections organiques du cœur.

Maladies de la peau. — Les maladies cutanées se partagent, comme tout le monde sait, en deux groupes distincts. A l'un se rattachent les affections qui sont l'expression d'un état morbide constitutionnel ; à l'autre peuvent être ramenées toutes les affections cutanées d'origine locale. Les maladies cutanées diathésiques ont le triste privilége de résister longtemps à toutes les thérapeutiques, et, contre elles, l'hydrothérapie, du moins dans ses applications froides, s'est presque toujours montrée impuissante. Par ce fait, on peut donc considérer cette médication comme inutile. Il s'agit de savoir si elle est nuisible, et si elle peut, comme on l'a cru, exposer le malade à un danger de répercussion. En toute sécurité, nous pouvons répondre que cette crainte est chimérique et ne supporte pas la moindre discussion, car les réactions que les applications froides développent, produisant une excitation à la peau, y entretiennent une activité qui peut prolonger indéfiniment la durée de ces maladies, ou les faire apparaître lorsqu'elles doivent se montrer. De plus, quand l'éruptiona disparu, l'hydrothérapie peut avantageusement fluxionner la peau et provoquer une action compensatrice qui lui permet de jouer le rôle d'un agent prophylactique de premier ordre. Ainsi donc, dans les affections cutanées d'origine diathésique, l'hydrothérapie ne joue qu'un rôle hygiénique ; elle n'est pas nuisible, mais elle est à peu près inutile.

Nous verrons quelle est son influence sur l'état diathésique et sur l'altération du sang qui donne lieu aux maladies de la peau.

A côté de ces affections cutanées qui dépendent d'une viciation du liquide sanguin, il en est quelques-unes qui tiennent à la présence d'un parasite et contre lesquelles l'hydrothérapie est inutile ; mais il en est d'autres qui sont dues à des troubles fonctionnels du système nerveux comme le zona, par exemple, ou à des modifications spéciales du tissu cutané et de ses annexes comme les furoncles. Contre ce dernier groupe, l'hydrothérapie peut être conseillée en toute sécurité, car ses effets curatifs sont souvent très-remarquables, ainsi que nous le verrons en étudiant le rôle de l'hydrothérapie dans quelques affections cutanées.

Troubles fonctionnels divers. — Bien que l'hydrothérapie soit le traitement par excellence des désordres fonctionnels, il faut reconnaître que quelques-uns paraissent lui résister complétement. Dans la catégorie des troubles du système nerveux, on peut citer certains tics, certains tremblements et plusieurs formes de l'aliénation mentale. Le lecteur trouvera au chapitre des affections convulsives et à celui des lésions organiques, tous les éléments nécessaires pour reconnaître les cas où l'hydrothérapie peut être avantageusement appliquée et ceux qui commandent l'abstention. Pour le moment, il est inutile d'insister sur ce point.

Nous croyons nous être suffisamment étendu sur les contre-indications du traitement, et nous l'avons fait avec d'autant plus de soin que l'hydrothérapie est souvent conseillée sans le moindre discernement. On confond généralement toutes les pratiques, alors qu'il faudrait s'évertuer à rechercher quel est le procédé qui doit être employé. Ce dernier reproche est capital, car le choix du procédé et la manière de débuter dans la cure sont les principaux éléments de succès de cette médication. Si on les néglige, on s'expose la plupart du temps à un échec.

Nous comprenons très-bien que dans une anémie pure et simple, ne présentant d'autre indication que celle de tonifier le malade, on puisse, à la rigueur, se contenter de lui conseiller des applications froides, courtes et énergiques, et lui abandonner en quelque sorte la direction du traitement. Mais lorsque le fait n'est pas aussi simple et lorsqu'il faut répondre à des indications multiples, nous ne comprenons pas qu'on puisse laisser au premier baigneur venu le soin de déterminer les exigences du traitement. C'est en pareils cas que sont survenus les accidents qu'on a mis à tort sur le compte de l'hydrothérapie et qui doivent, le plus souvent, être imputés à l'opérateur.

Nous ne chercherons pas à voiler ces accidents ou à les atténuer ; nous les croyons possibles ; mais nous avons le droit de demander comment ils peuvent se produire. Dans tous les cas, ils prouvent que l'hydrothérapie est une médication énergique et puissante qu'on ne doit pas conseiller sans raison et manier sans discernement. Est-ce à dire qu'il faille renoncer à ce précieux agent thérapeutique, parce qu'il a pu, entre des mains inexpérimentées, provoquer de véritables accidents ? Évidemment non ; on ne rejette pas de la matière médicale certaines substances parce qu'elles peuvent, comme l'opium, le chloroforme, etc., déterminer un empoisonnement quand elles sont mal administrées, et on ne proscrit pas toutes les opérations chirurgicales, parce que l'une d'elles aura été funeste ou inhabilement faite. Il en est de l'hydrothérapie comme de la médecine et de la chirurgie ; il faut qu'elle soit administrée dans certaines conditions parfaitement déterminées, et le seul moyen d'éviter les accidents ou les effets nuisibles dont on l'accuse, c'est de la bien connaître et d'apprendre à mieux l'appliquer.

2. Maladies qui sont justiciables de l'hydrothérapie.

1° *Maladies dont elle modifie certains symptômes sans avoir de prise sur l'essence même du mal.* — Nous venons de parcourir la série des maladies contre lesquelles l'hydrothérapie est impuissante, en signalant cependant les cas où elle peut être utilisée pour combattre quelques-uns des symptômes. C'est ainsi que nous avons vu le traitement donner de l'appétit, et apaiser les vomissements dans le cancer de l'estomac, calmer la dyspepsie et la toux dans certaines affections de poitrine, favoriser la disparition de l'œdème et des palpitations dans quelques maladies du cœur, arrêter ou diminuer les hémorrhagies utérines produites par une tumeur de la matrice, et modifier les phénomènes paralytiques et ataxiques liés à des lésions cérébro-spinales. Tous ces symptômes que nous venons d'énumérer peuvent donc être modifiés par l'hydrothérapie, sans que le traitement ait la moindre action curative sur la maladie qui les fait naître. Nous n'insisterons pas davantage sur ces indications.

2° *Maladies atténuées par l'hydrothérapie.* — Nous devons ranger dans cette classe les maladies caractérisées par une altération spéciale du sang et des tissus, telle qu'on la rencontre dans le rhumatisme, la goutte, l'herpétisme, la scrofule, l'albuminurie et le diabète, dans quelques intoxications et dans les quelques lésions organiques qui n'amènent pas une grande modification dans les éléments histologiques.

3° *Maladies guéries par l'hydrothérapie.* — Sont curables par l'hydrothérapie, toutes les affections sans lésions organiques qui procèdent de changements non spécifiques des éléments organiques.

Dans ce groupe se rencontrent l'anémie, la chlorose, les maladies chroniques à forme asthénique, et la plupart des affections qui sont caractérisées par une perturbation dans le fonctionnement des divers appareils ou des divers systèmes de l'économie. De ce nombre sont les affections fonctionnelles des viscères, ceux du système sanguin, du système locomoteur et du système nerveux. Mais nous pouvons dire que c'est surtout contre les névroses que l'hydrothérapie remporte ses plus beaux et ses plus légitimes succès. Dans la plupart des dyscrasies, et dans certaines intoxications chroniques, l'hydrothérapie est un agent curatif précieux, surtout quand il est nécessaire de favoriser les combustions organiques et de provoquer une sorte d'entraînement de l'économie tout entière. C'est dans cet ordre d'idées que le concours de l'eau froide est efficace contre la fièvre intermittente, la dyssenterie chronique, l'infection paludéenne, et, en général, contre les empoisonnements miasmatiques.

Les désordres qu'entraînent après elles certaines maladies aiguës, comme la fièvre typhoïde, la dipthérie, et les nombreuses affections qui agissent à la fois sur le système nerveux et sur le sang, sont aussi puissamment combattus par un traitement hydrothérapique bien dirigé.

Nous savons, en outre, qu'en dehors de ces indications générales, l'hydrothérapie peut, par ses effets antiphlogistiques, arrêter le développement des inflammations qui succèdent au traumatisme. Par ses effets hémostatiques et excito-moteurs spéciaux, elle est capable d'entraver, par action directe ou réflexe, certaines hémorrhagies. Par ses effets anesthésiques, analgésiques et sédatifs, elle peut calmer toute sensibilité maladive et apaiser toute excitation anormale. Par son action excitante sur la peau, elle peut, dans certains cas, être un des facteurs les plus puissants de la méthode résolutive, en favorisant la résorption de certains engorgements, de quelques phlegmasies chroniques et de certaines productions non hétéromorphes qui se développent parfois dans les tissus. Par ses effets sudorifiques et spoliateurs, elle peut faciliter la sortie des éléments liquides du sang, et préparer, en favorisant l'échange de matière, une sorte de dépuration. Par ses effets révulsifs, enfin, elle est susceptible de déterminer sur la peau une irritation capable de contre-balancer ou de détruire un état interne beaucoup plus redoutable.

Tous ces effets peuvent être obtenus par l'emploi judicieux des procédés que la méthode hydrothérapique met à la disposition du médecin. Seulement, il importe de savoir dans quelles circonstances il est bon d'intervenir et dans quels cas il est utile ou prudent de s'abstenir. Ces notions pratiques, que nous avons déjà exposées, seront encore plus complétement développées dans la partie clinique de ce livre. Toutefois, nous croyons que les détails dans lesquels nous venons d'entrer sont suffisants pour indiquer au praticien comment il convient de diriger et d'appliquer l'hydrothérapie.

Au point où nous sommes arrivé, tout médecin doit être édifié sur les divers appareils hydrothérapiques et sur le manuel opératoire qui les concerne ; il doit savoir choisir les procédés qui conviennent à chaque malade et à chaque maladie; il connaît, en outre, les états morbides qui repoussent ou réclament son intervention. Toutes ces notions, indispensables à connaître, ne sont pas pourtant suffisantes pour répondre à toutes les exigences d'un bon traitement hydrothérapique ; il faut qu'elles soient complétées par l'étude des conditions qui peuvent le mieux favoriser l'action curative de l'hydrothérapie. Il est nécessaire notamment de savoir où, quand et comment, il faut suivre cette méthode de traitement. Dans cet ordre d'idées il est indispensable, après avoir fait le choix du procédé, de savoir de quelle manière il convient de débuter. Il n'est pas moins utile de décider si l'hydrothérapie doit être faite à domicile ou dans un établissement spécial, et s'il convient de commencer dans une saison plutôt que dans une autre. Nous laissons de côté beaucoup d'autres questions qui sont à résoudre, et sur lesquelles nous reviendrons en temps et lieu ; qu'il nous suffise de traiter pour le moment celles que nous venons de soulever.

Début du traitement. — Choix du procédé.

Cette question délicate réclame, pour être résolue, un certain développement. Avant tout, il importe de savoir si l'on doit toujours débuter de la même manière et soumettre indistinctement tous les malades à des applications destinées à tâter leur susceptibilité, leur force de réaction ou leur degré de résistance au froid. Ce procédé uniforme est utile dans certains cas, mais il ne peut convenir à toutes les maladies et notamment à celles qui offrent des indications spéciales. En ce qui concerne ces dernières, il faut, de toute nécessité, régler le début du traitement sur l'effet thérapeutique que l'on doit produire, à moins qu'il n'existe des contre-indications bien manifestes. Si l'on veut, par exemple, faire avörter une inflammation traumatique, il faut, tout d'abord, produire l'effet antiphlogistique à l'aide des divers procedés que nous avons décrits. Le choix du modificateur n'est pas difficile, et, dans ce cas, le début du traitement est tout indiqué.

Nous avons pris un exemple des plus simples, dans lequel l'individualité de l'organisme n'entre pas, pour ainsi dire, en ligne de compte, et ne modifie que bien faiblement l'application du procédé curatif initial.

On peut se trouver dans des circonstances où le malade, atteint d'excitation générale, a besoin d'être rapidement calmé. Dans ce cas, on aura recours immédiatement aux effets sédatifs que l'on pourra produire à l'aide des procédés connus, comme les lotions, les affusions et les piscines tempérées ou modérément froides. Quelquefois les applications froides sont nécessaires dès le début du traitement, il faut alors savoir choisir celles qui ne provoquent pas une perturbation profonde de l'organisme, dût-on recommencer l'opération plusieurs fois dans la même journée, jusqu'à ce que l'on ait obtenu une sorte de détente du système nerveux. Nous n'avons pas besoin de désigner les moyens dont il faut se servir, puisqu'ils ont été déjà suffisamment indiqués. Nous parlerons seulement de la piscine froide dont l'intervention doit être, selon nous, convenablement réglée. Ce procédé est certainement fort utile pour calmer une excitation générale des fonctions nerveuses. Mais il faut se garder de l'employer au début du traitement, parce que l'immersion froide produit souvent une concentration sanguine que tous les malades ne supportent pas facilement et contre laquelle ils ne peuvent pas toujours réagir. Il sera donc prudent, avant de recourir à ce moyen puissant, de tâter la susceptibilité du malade et d'essayer son degré de résistance par des procédés moins violents. Sauf cette réserve, lorsqu'on se trouvera en présence d'un malade qu'il faudra calmer à tout prix, on pourra commencer le traitement par des applications directement sédatives.

Dans les exemples choisis, les difficultés ne sont pas considérables; elles sont plus sérieuses lorsqu'il faut obtenir un effet excitant et provoquer une réaction dans l'organisme. Dans ce cas, l'application doit convenir, tout à la fois, à la maladie et au malade. Si la maladie réclame un effet thérapeutique déterminé, le malade exige souvent que le procédé employé soit adapté à sa force de résistance et au degré d'excitabilité que le froid est capable de déterminer dans son organisme. Cette dernière exigence est difficile à satisfaire, *à priori;* on ne peut intervenir judicieusement qu'*à posteriori*, c'est-à-dire après avoir interrogé l'économie. Cet essai a pour but de savoir si la réaction est rapide, courte, ou de longue durée; si elle est accompagnée de bien-être ou de malaise, si elle est suivie d'excitation ou d'apaisement, si la respiration est modifiée, si la circulation est bien ou mal influencée, si l'appétit est plus développé et la digestion plus facile, si les sécrétions sont augmentées ou diminuées et quelle est l'impression produite sur la peau et sur le système nerveux. Ces renseignements sont nécessaires à recueillir pour rendre les applications hydrothérapiques méthodiques, pour fixer la durée et la forme de l'opération et pour régler la température de l'eau.

Nous avons déjà signalé la nécessité de fixer avec exactitude le degré de la température de l'eau, surtout au début du traitement. Quand on ne prend pas cette précaution, on est exposé, si l'eau est trop froide, à provoquer des perturbations organiques dont on ne peut apprécier e tmesurer l'étendue,. et, si elle ne l'est pas assez, à faire une application insuffisante. De ces inconvénients, le plus préjudiciable est celui qui résulte d'une application trop froide faite au début du traitement hydrothérapique. Il est facile de reconnaître ce fait et de comprendre surtout nos recommandations quand il s'agit de traiter la plupart des affections qui siégent dans le système nerveux. Contre ces maladies, il est indispensable de procéder avec un grand ménagement, et il importe de manœuvrer avec une progression intelligente si l'on veut obtenir une modification sérieuse des phénomènes morbides. On obtiendra des résultats plus complets en débutant avec prudence, qu'en provoquant tout d'abord une perturbation dont on ne pourra limiter l'effet. Que de personnes nerveuses on éloigne de l'hydrothérapie en commençant par une douche en pluie trop froide et trop énergique ! Nous le regrettons d'autant plus, que cette méthode thérapeutique exerce une action extrêmement puissante sur presque tous les désordres fonctionnels du système nerveux. Quand nous parlerons de ces affections spéciales, que nous avons étudiées avec une sorte de prédilection, nous indiquerons quels sont les divers moyens que l'hydrothérapie nous offre pour les combattre.

Le choix du procédé et les soins du manuel opératoire présentent moins de difficultés, du moins au début du traitement, lorsque le système nerveux ne joue aucun rôle direct dans les maladies. Ainsi dans la chloro-anémie pure et simple, alors qu'il ne s'agit que de produire des effets toniques bien déterminés, on peut, sans inconvénient, commencer le traitement par une douche froide, mais courte. Ce modificateur sera la plupart du temps parfaitement toléré et donnera à l'organisme l'excitation qui lui manque et dont il a besoin. Convenablement employé, il donnera une juste idée de la résistance du malade et, en se basant sur les phénomènes consécutifs sur lesquels nous nous sommes déjà suffisamment expliqué, on pourra, dans les séances suivantes, modifier la durée, la force de projection et la température de la douche. En agissant ainsi, on arrivera facilement à reconnaître quelle est l'application hydrothérapique qui convient à la fois au malade et à la maladie. Nous n'avons point à parler ici des effets complexes appelés révulsifs, résolutifs, etc., qui sont des effets consécutifs et qui ne sont pas généralement recherchés au début du traitement hydrothérapique. Cependant, il est des circonstances où le médecin doit y avoir recours d'emblée comme dans quelques névralgies, dans certaines hémorrhagies, dans la fièvre intermittente, etc. Il importe donc d'être renseigné sur ce point.

Supposons l'indication pressante et prenons une névralgie violente comme exemple. Comment faudra-t-il débuter ? Nous avons déjà signalé les résultats heureux qu'on peut obtenir, dans ce cas, en associant le calorique au froid ; au début du traitement, il est nécessaire de bien savoir dans quelle mesure cette association doit être faite. Sans doute, tous les procédés destinés à l'application du calorique peuvent être mis en usage dès les premières séances. Mais nous pensons, toutes choses égales d'ailleurs, que les étuves et les maillots seront moins utiles et plus difficilement supportés que la douche écossaise dont on peut régler la température et la durée, qu'on peut localiser ou généraliser à volonté, et qui a, sur les autres procédés, l'avantage de permettre au médecin d'apprécier, sans inconvénient, la tolérance du malade pour le calorique. Au surplus, comme son action analgésique est au moins égale sinon supérieure à celle que déterminent les étuves et les maillots, nous croyons que, lorsqu'on est appelé à combattre une névralgie, il est préférable de commencer le traitement par une douche écossaise, à moins que la maladie ou le malade présente des contre-indications à son application. Nous avons déjà dit comment on pourrait agir dans ces circonstances exceptionnelles. Nous ne reviendrons pas sur ce point.

Il est encore des cas dans lesquels le début du traitement doit être surveillé avec le plus grand soin ; nous voulons parler de ces cas de ménorrhagies interminables qui rendent la femme impotente pendant vingt-cinq jours sur trente. Il importe, en effet, de savoir s'il faut, dès la première séance, soumettre la malade à la pluie, à la douche localisée sur la partie supérieure du corps, aux bains de pieds froids à eau courante, au sac à glace vaginal, en un mot, aux applications spéciales qui possèdent un effet hémostatique prévu. Si la ménorrhagie n'est pas considérable et si l'état général de la malade n'est pas sensiblement altéré, on peut débuter par de légères applications générales destinées à faciliter la tolérance pour l'eau froide. On arrivera ainsi, sans secousse, à l'emploi des modificateurs spéciaux que nous venons d'énumérer. Mais il ne faudra pas hésiter à recourir à l'usage de ces derniers, même dans la première séance, si la ménorrhagie est grave et si la santé générale est compromise. On devra même, dans ce cas, administrer le traitement pendant que la femme a ses règles. Aucun accident n'est à craindre si la manœuvre est habilement conduite, et, dans un grand nombre de cas, on aura la satisfaction de produire des améliorations rapides et durables. Avant de passer à un autre ordre d'idées, qu'il nous soit permis de revenir sur une question qui a déjà été traitée et qui le sera certainement de nouveau dans le courant de ce livre. Peut-on commencer un traitement hydrothérapique à l'époque des règles ?

La chose est possible, assurément ; nous l'avons déjà dit à propos des effets hygiéniques de l'hydrothérapie ; mais nous devons ajouter qu'il y aurait quelque danger pour une personne nerveuse et impressionnable à commencer une cure hydrothérapique dans un pareil moment. Il faut donc, en général, ne pas débuter pendant la période menstruelle, à moins que la gravité de la situation ne commande d'intervenir. La même réserve n'est pas aussi impérieuse quand il s'agit d'une femme déjà acclimatée et, le plus souvent, on n'a pas besoin de suspendre l'hydrothérapie pendant les règles. Nous verrons même plus tard que, dans quelques circonstances, il est nécessaire d'intervenir pendant la période cataméniale.

Continuant notre étude concernant le début du traitement, nous dirons qu'il est encore des cas qui permettent de commencer par l'eau froide ; nous citerons, entre autres, ceux dans lesquels le malade se présente avec tous les signes d'un empoisonnement paludéen, tels que la fièvre intermittente et les divers phénomènes d'intoxication que nous connaissons. A quelques exceptions près, on peut, dans ces cas, commencer le traitement hydrothérapique par une douche en pluie et en jet, des douches localisées sur les organes engorgés, ou des affusions froides sur la colonne vertébrale.

Pour traiter complétement cette question relative au choix du procédé qui doit être employé au début du traitement hydrothérapique, il faudrait passer en revue toutes les maladies qui sont justiciables de cette méthode thérapeutique et indiquer ce qui convient pour chacune d'elles. Cette étude sera faite dans les divers chapitres qui vont suivre. Dans celui-ci, nous ne devons pas abandonner le terrain des généralités et nous dirons que le choix des procédés initiaux dépend à la fois du degré de résistance ou d'excitabilité du malade et de la nature de la maladie. Pour compléter notre pensée, nous ajouterons que, dans beaucoup de cas, on ne peut employer les modificateurs qui conviennent à la nature de l'affection qu'après avoir acclimaté convenablement les malades et avoir, par conséquent, employé des moyens préparatoires. En résumé, s'il est nécessaire de recourir immédiatement aux effets antiphlogistiques, sédatifs, analgésiques, hémostatiques ou perturbateurs, on peut, s'il n'y a pas contre-indication, commencer le traitement par les applications hydrothérapiques qui sont capables de produire ces divers effets thérapeutiques. Quand les circonstances exigent le développement d'une action excitante, on peut employer, dès les premiers jours, les procédés stimulants, si les troubles fonctionnels ne sont pas de nature à être aggravés par la stimulation que développent les premières applications d'eau froide. Dans le cas contraire, notamment quand il existe des désordres du côté de l'innervation, il est préférable de commencer le traitement avec précaution, de le continuer en agissant avec une sage progression et finalement de régler la forme d'application sur le degré d'excitabilité et de résistance de l'organisme. Ce précepte indiqué, nous allons passer à l'examen d'une nouvelle question.

Quand faut-il faire le traitement ? — La cure hydrothérapique peut être faite à toutes les époques de l'année. Cependant, il est des cas où il est nécessaire de savoir choisir la saison qui convient le mieux à la maladie et au malade.

Certainement, en principe comme en fait, nous pouvons affirmer que, si le traitement est administré dans une salle bien installée au point de vue de l'aération et du chauffage, on a peu à se préoccuper de la saison. Cependant, il convient de dire qu'en général, un temps modérément froid et sec est préférable à un temps chaud et humide, et nous ne devrions pas nous éloigner de ces préceptes, si des indications spéciales ne faisaient pas naître des exceptions. Ainsi les personnes impotentes qui ne peuvent se livrer à aucun exercice et qui ont besoin de vivre au grand air, devront choisir de préférence l'été. On peut remplacer, il est vrai, par des manœuvres artificielles les conditions exigées, mais le résultat final n'est plus le même. Nous en dirons autant pour les malades très-délicats ou présentant une certaine susceptibilité des poumons et des bronches. Sans doute, si ces malades ont commencé le traitement hydrothérapique avant les saisons rigoureuses et s'ils sont convenablement acclimatés, il n'y a pas d'inconvénient à le continuer pendant l'hiver; mais il est généralement préférable de les faire débuter dans une autre saison. Dans tous les cas, le médecin doit surveiller le malade avec le plus grand soin et ne pas hésiter à modifier ou à suspendre le traitement s'il survient des accidents du côté de la poitrine; il faut aussi qu'il n'oublie pas que, pour produire un bénéfice réel, les applications froides doivent être suivies d'une réaction franche et complète.

La saison chaude convient, ainsi que nous l'avons déjà dit, aux personnes qui se réchauffent difficilement, qui réagissent mal contre le froid, ou qui sont paralysées. Ces indications étant connues, il faut savoir, en outre, que, pendant la chaleur élevée, on doit éviter des réactions trop rapides ou trop violentes qui pourraient déterminer une irritabilité considérable. On obviera, du reste, à cet inconvénient, en rendant l'eau moins froide ou en faisant des applications plus longues et moins excitantes.

On conseillera l'hydrothérapie pendant la saison froide toutes les fois qu'on voudra provoquer un entraînement physique, modifier profondément la circulation et reconstituer l'organisme. Sous la double influence du froid extérieur et des applications excitantes de l'hydrothérapie, les dépenses corporelles seront rendues plus actives, les mouvements fonctionnels plus accentués et la réparation des tissus plus complète. On donnera le même conseil aux personnes présentant les signes de ce qu'on appelle la *faiblesse irritable*, qui réclame la double intervention des procédés excitants et des procédés sédatifs de l'hydrothérapie.

Telles sont les quelques indications générales dont il faut tenir compte pour être en mesure de bien choisir la saison convenable. Ces indications sont toutes relatives à l'état du malade et à la nature du mal. Il en est d'autres qui sont plus spéciales et qui se rattachent exclusivement à l'évolution et surtout à l'explosion de l'affection. On en trouve de nombreux exemples dans les maladies du système nerveux. La plupart de ces maladies ont des exacerbations qui se montrent de préférence en automne et au printemps. Ces bouleversements morbides correspondent aux modifications atmosphériques de ces saisons au commencement desquelles se développent presque tous ces désordres de l'innervation. C'est donc à ce moment qu'il faut essayer de lutter contre leur invasion. Si l'on ne peut, dans certains cas, en arrêter l'évolution, on atténue sensiblement les perturbations qu'ils occasionnent. Il faut donc, quand on est en présence d'une affection nerveuse, savoir exactement le moment de son apparition ou de ses récidives s'il en existe, et étudier avec soin l'évolution des phénomènes qui la caractérisent pour être en mesure de bien déterminer l'époque où il faut la traiter par l'hydrothérapie. Si l'affection se montre de préférence en automne ou au printemps, ce qui a lieu le plus souvent, il conviendra de soumettre les malades au traitement hydrothérapique environ un mois avant l'époque présumée de la crise morbide.

L'hydrothérapie étant jugée opportune, les modificateurs à employer étant fixés et la saison étant choisie, il nous reste à indiquer où il convient de suivre le traitement.

Où et comment le traitement doit-il être suivi? — Le succès de la cure est-il plus assuré quand le traitement est suivi dans un établissement spécial que lorsqu'il est fait à domicile? Poser la question de cette manière, c'est en faciliter la solution, car il n'est personne qui admette que l'hydrothérapie faite à domicile ait la même puissance de moyens d'action que lorsqu'elle est faite dans un établissement exclusivement consacré à ce genre de traitement. Mais comme il est des circonstances où le malade ne peut quitter son habitation, il faut savoir alors ce que l'on peut faire, quels sont les procédés les meilleurs à employer et dans quelles limites enfin le médecin peut compter sur la cure. L'hydrothérapie à domicile peut rendre, en effet, de réels services, mais ce n'est qu'à la condition que ses applications soient faites sous la direction d'un médecin habitué à cette pratique. Les insuccès peuvent être nombreux en des mains inhabiles et, quels que soient les soins donnés au traitement, il est des cas dans lesquels le médecin est obligé de reconnaître l'insuffisance des moyens qui sont à sa disposition ; nous allons essayer d'entrer dans quelques détails sur ce point.

Voyons d'abord quels sont les procédés qui peuvent être utilisés à domicile. Les lotions, les ablutions, les immersions dans une baignoire, les frictions avec le drap mouillé, les sudations de toutes sortes peuvent évidemment être pratiquées en dehors de nos établissements. Les douches froides et chaudes, à la condition d'être organisées d'une façon convenable au point de vue de la pression et de la manipulation, peuvent certainement aussi être installées. Mais ce n'est qu'avec de grands frais qu'on peut obtenir une installation aussi complète. Des appareils portatifs ont été inventés à cet effet ; mais les uns sont encore trop coûteux pour en vulgariser l'emploi, les autres ne peuvent remplir les conditions désirables. Quoi qu'il en soit, il importe que les applications, surtout celles qui exigent une certaine délicatesse, soient surveillées et dirigées par un médecin. Nous ajouterons que, pour rendre le traitement plus efficace, le malade doit, autant que possible, être placé dans certaines conditions analogues à celles qu'on trouve réunies dans les établissements hydrothérapiques.

Ces établissements, dont le nombre augmente de jour en jour, ne sont pas convenablement connus par un certain nombre de médecins ; cette lacune, regrettable assurément, doit être imputée à ceux qui, trop préoccupés de publier leurs succès, négligent d'initier leurs confrères à tous les détails de la pratique. Il nous paraît donc intéressant et utile de faire connaître au public médical ce qu'est un établissement hydrothérapique et quel est le rôle des médecins qui y sont attachés.

Pour remplir cette tâche sans nous appuyer uniquement sur notre expérience personnelle, nous avons dû visiter un certain nombre d'établissements français et étrangers, prendre de nombreux renseignements auprès des malades et auprès des médecins, lire avec soin tous les ouvrages et opuscules écrits sur la matière. Notre attention s'est portée sur tous les minutieux détails de la vie intime dans ces établissements, et c'est grâce à ces moyens que nous pouvons facilement faire connaître aux médecins à quoi servent ces établissements.

Leur existence peut paraître inutile à ceux qui se bornent à examiner superficiellement. A leur point de vue, des sudations, des affusions froides, etc., sont, en effet, praticables partout ; les piscines peuvent être remplacées par de grandes baignoires ; une douche en pluie ou en jet produit des effets qu'on peut obtenir à l'aide d'un arrosoir muni de sa pomme ; le drap mouillé, le maillot, les frictions humides peuvent être administrés en tout lieu. Cela est vrai dans une certaine limite ; mais, de ce raisonnement est née une hydrothérapie de chambre pratiquée par le malade ou par son entourage, quelquefois en l'absence de toute direction médicale, ayant l'inconvénient d'être souvent inefficace et parfois même dangereuse.

Les appareils dont on se sert à domicile peuvent certainement rendre des services ; mais, la plupart du temps, ils sont mal manœuvrés et ne présentent pas les mêmes avantages qu'offrent ceux qui se trouvent dans les établissements bien organisés. Qu'on examine, en effet, avec soin les réservoirs, les divers appareils qui servent à les remplir, les robinets, les conduits, etc., et l'on sera frappé alors des détails nombreux qui échappent au premier coup d'œil. Mécanisme précis de tous les appareils, nombre considérable de conduits, réservoirs de plusieurs grandeurs, captage des sources, ascension des eaux, chaudières, machines employées, moyens de refroidir ou réchauffer l'eau ; tout cela forme un ensemble dont l'exécution doit être irréprochable si l'on veut faire des applications hydrothérapiques efficaces.

On peut, si l'on n'est pas arrêté par des considérations pécuniaires, posséder toute cette installation dans un hôtel ou dans son château, mais on nous accordera sans doute que cette installation n'est pas suffisante et que, pour faire de l'hydrothérapie méthodique, il est nécessaire d'être guidé par un médecin.

Pourquoi l'hydrothérapie, avec ses engins si compliqués, ferait-elle exception aux autres branches de la science ? Tout le monde peut acheter un télescope, mais l'astronome seul sait s'en servir ; et l'instrument de chirurgie le plus parfait ne rendra aucun service s'il n'est dans les mains d'un chirurgien habile. Comment savoir, en effet, le procédé qu'il faut employer, la température et la percussion qu'il est nécessaire de donner à l'eau, la durée de l'application, l'instant où il faut suspendre le traitement, si, dans toutes ces appréciations, on n'est pas guidé par un homme expérimenté ? Si intelligent qu'il soit, l'homme du monde ne peut suppléer à l'habitude que possède le médecin qui étudie spécialement ce mode de traitement.

Que de fois, cependant, l'on voit les gens du monde, tout à fait inhabiles à juger de l'opportunité d'une médication hydrothérapique, conseiller une cure d'après telle ou telle méthode, suivant les analogies qu'ils croient reconnaître ! L'hydrothérapie est une médication puissante dont les effets sont parfaitement définis, et, pour l'employer avec fruit, il est nécessaire, avant tout, de consulter un médecin expérimenté ayant qualité pour conseiller et appliquer ce genre de traitement.

En agissant ainsi, on évitera toute espèce d'accidents et de mécomptes. Ce que nous demandons ici, chaque médecin le réclame pour sa part ; le praticien ordinaire protestera toujours, et à bon droit, contre l'immixtion des ignorants dans la pratique de la médecine. Pourquoi donc ne pas admettre que la méthode hydrothérapique exige l'intervention d'un médecin qui soit au courant de toutes les difficultés de l'application pratique ?

Envisagé à ce point de vue, le problème s'offre à nous encore compliqué de grandes difficultés ; car, en dehors de la manipulation des appareils qu'il a à sa disposition, le médecin doit, en plus, être parfaitement renseigné sur l'état physique et moral de son malade, afin de pouvoir lui donner des conseils utiles.

Parmi les prescriptions hygiéniques auxquelles il est nécessaire de soumettre les malades, il en est qui semblent, à première vue, pouvoir être parfaitement suivies dans la famille. Mais est-on bien sûr de trouver toujours dans ce milieu le calme et le repos désirés ? Est-on sûr aussi de trouver, dans l'entourage du malade, la volonté qui saura le conduire vers le but indiqué, qui le soutiendra en se rendant compte du mal qu'il éprouve, qui l'aidera, en un mot, affectueusement, mais sans faiblesse ? Nous le demandons aux dyspeptiques, aux hypochondriaques, aux mélancoliques, aux femmes hystériques, à toutes les personnes nerveuses que les sceptiques et les ignorants traitent parfois de malades imaginaires, sans se douter des erreurs qu'ils commettent et du mal qu'ils font, quand ils disent que ces malades peuvent guérir complétement en vivant là où le mal s'est développé, au sein des affaires, ou au milieu des plaisirs du monde et de l'entraînement des passions.

On peut, par de bons conseils, éviter au malade les mécomptes et les déceptions qui l'attendent. Malgré les douceurs au sein desquelles il vit, qu'il n'hésite pas, si sa santé est troublée ou chancelante, si son système nerveux s'excite ou s'épuise facilement, à fuir le milieu dans lequel il a contracté le mal; qu'il craigne la faiblesse des êtres affectionnés qui sont auprès de lui et qui, tremblant de combattre ses répugnances, l'abandonnent, pour ainsi dire, sans défense ; qu'il redoute aussi son propre découragement qui peut le conduire à la plus sombre mélancolie.

Dans beaucoup de cas, et peut-être le plus grand nombre, selon notre conviction, l'hydrothérapie ne peut être fructueusement faite que dans un établissement spécial. Nous avons la conscience d'avoir acquis le droit d'exprimer notre opinion sur un sujet aussi délicat, et nous pensons avoir fourni à nos confrères la preuve non équivoque de notre sincérité ; il peut donc nous appartenir d'aborder une pareille question.

Presque toutes les affections traitées par l'hydrothérapie sont des affections chroniques. Beaucoup d'entre elles naissent au milieu des fatigues et du souci des affaires, du bruit et des émotions du monde, des chagrins, des souffrances, des incompatibilités domestiques, etc.

Comment admettre que l'homme continuant à vivre dans les conditions même où il a contracté son mal, qui peut-être en ont été la cause, puisse, s'il reste dans un pareil milieu, se débarrasser de ses souffrances? Les agents thérapeutiques de la matière médicale ne peuvent en aucune façon suppléer à la régularité du régime, au calme de la vie, etc. Il faut briser alors avec ses occupations, ses habitudes, et chercher ailleurs un lieu où les ambitions pourront s'apaiser, où se calmera l'excitation de l'intelligence et des passions, où enfin une sorte d'entraînement physique pourra opérer, au profit du malade, une puissante diversion. Pour atteindre ce but, et surtout pour combattre les affections nerveuses si fréquentes dans ces temps tourmentés, quelques moyens sont à la disposition du médecin; nous n'en connaissons pas beaucoup dont les ressources soient aussi grandes que celles offertes par un établissement hydrothérapique bien installé et bien dirigé. Nous ne saurions trop insister sur ce point.

La famille, quand elle n'est pas elle-même la cause du mal, est souvent impuissante à réagir: trop tolérante pour les souffrances dont elle a le spectacle, elle ne s'aperçoit pas de certains désordres psychiques qu'il faut surveiller et qu'il importe aussi de déraciner. Le malade, autorisé par ses souffrances à n'avoir que des esclaves autour de lui, s'habitue à cet entourage où il peut trouver quelquefois des mécontents ou des railleurs. Dans ces conditions, quand l'intelligence reste intacte, ses facultés affectives se troublent; il cesse d'aimer ce qu'il aimait et son caractère devient mauvais, indécis ou capricieux à l'excès. Il finit par n'être plus seul malade; ceux qui l'entourent et qui n'ont pas la force de lui résister succombent à leur tâche; ils deviennent difficiles à leur tour, sinon malades eux-mêmes, et c'est ainsi qu'on voit des familles où régnait l'harmonie, tomber dans la désunion et dans une profonde tristesse.

Il ne serait pas juste de croire, d'après ce tableau, que nous repoussions systématiquement l'influence de la famille qui peut, dans certains cas, être fort utile et faciliter l'œuvre du médecin. Cette influence peut être, selon les circonstances, bonne ou mauvaise: quelquefois elle est indifférente. Elle est mauvaise dans certaines névroses dont les symptômes ont une apparence de gravité qui effraye les parents du malade; les craintes de la famille peuvent entraver le médecin dans l'accomplissement de sa tâche et communiquer au malade lui-même des appréhensions à l'abri desquelles il doit être placé. Elle est mauvaise quand il faut que le malade rassemble tout ce qu'il a d'énergie pour lutter contre son mal; il ne doit, en effet, être distrait de cette lutte par aucune influence et trop souvent les doléances le placent dans une disposition d'esprit capable d'entraver toute réaction. On rencontre, il est vrai, des parents qui peuvent être d'utiles auxiliaires, mais ce sont là de rares exceptions. L'influence de la famille est encore mauvaise chez les malades qui recherchent le triste plaisir d'alarmer tous ceux qui les entourent ; si, dans ces circonstances, les parents ne résistent pas à cet ascendant fâcheux, ils laissent se développer une maladie que le changement de milieu aurait pu étouffer dans son germe. Elle est enfin mauvaise pour les malades qui ont un penchant vers l'exagération ou la simulation. Une surveillance affectueuse est sans doute nécessaire, mais il faut qu'elle soit, en même temps, habile et énergique, et la famille ne remplit que difficilement une pareille mission.

On constate, en revanche, l'utilité de la famille chez des malades qui ne présentent pas de désordres sérieux du système nerveux, ou chez ceux qui sont atteints de maladies qu'une affection et qu'un dévouement bien entendus peuvent contribuer à détruire. Quand la maladie est le résultat de causes extérieures et passagères, on n'a qu'à se louer de l'intervention de la famille.

Nous passons sous silence les innombrables conseils donnés au malade avec la plus complète ignorance de son état. C'est là, pourrait-on dire, une conséquence du milieu, conséquence qui, lorsqu'elle n'est pas nuisible à l'intéressé, lui est, du moins, indifférente.

Lorsqu'on juge mauvaise l'influence de la famille, les voyages sont souvent conseillés ; ils peuvent fournir un temps d'arrêt et souvent même donner la guérison, mais il faut savoir voyager ou le pouvoir ; tout le monde n'a pas ce mérite ou cette facilité.

La littérature, le théâtre, les arts, les distractions ne fournissent pas toujours des moyens efficaces et leurs effets nous ont le plus souvent paru incertains.

Le travail, quand il est possible, peut produire d'excellents résultats, mais, dans une pareille tentative, il faut une grande volonté personnelle ou de puissants soutiens autour de soi. Combien succombent dans ce véritable combat par défaillance ou par absence de points d'appui. Cependant, il existe des succès dus exclusivement au travail, succès bien glorieux assurément ; et, lorsque le malade les obtient, il sort de cette lutte doué d'une énergie capable de supporter sans faiblesse les plus dures épreuves.

Les moyens que nous venons de passer en revue sont, comme on le voit, loin d'offrir toutes les garanties désirables ; ils ne remédient que dans une certaine mesure aux désordres de la maladie. Ne s'adressant trop souvent qu'au moral, ils n'ont qu'une action indirecte et pas toujours efficace sur le physique. Cependant, notre tâche, dans bien des cas, est d'agir puissamment sur l'organisme ; nous devons savoir et pouvoir combiner le traitement matériel avec le traitement moral.

Toutes les conditions nécessaires pour atteindre ce but se trouvent réunies dans un établissement hydrothérapique. D'un côté, l'action des méthodes variées de l'hydrothérapie ; de l'autre, l'influence du médecin qui voit le malade tous les jours, et surtout dans ces moments de crise où l'homme de science peut souvent apporter un soulagement immédiat aux souffrances qu'il observe. A ces avantages viennent se joindre le changement d'habitudes, l'influence du milieu que le médecin doit surveiller, l'observation scrupuleuse de l'hygiène et d'un régime approprié, le calme, les encouragements et surtout les espérances que fait naître dans l'esprit du malade et de ceux qui l'entourent un traitement bien digne assurément d'inspirer une grande confiance. Telles sont les ressources que doivent offrir ces établissements hydrothérapiques.

Sans négliger les questions administratives, le médecin ne doit jamais oublier le mandat qui lui est confié. Son autorité est et doit rester prépondérante, alors surtout qu'elle n'a d'autre mobile que le soulagement du malade et d'autre point d'appui que la conscience du bien qu'il peut faire. Qu'importent les déboires et les ingratitudes ? Rien ne doit le décourager dans le but qu'il poursuit. Il faut qu'il marche en ne suivant d'autres maximes que celles qu'inspirent l'humanité et le devoir.

Nous insistons avec énergie sur ce point, car l'une des causes qui menacent le plus sérieusement l'hydrothérapie, c'est son exploitation purement industrielle, c'est-à-dire la création d'établissements qui ne peuvent avoir qu'un caractère mercantile.

Nous désirons vivement, pour notre compte, la vulgarisation de cette médication et son extension à toutes les classes ; mais, tout en cherchant à entrer largement dans cette voie, nous souhaitons vivement que cette médication précieuse soit dirigée méthodiquement et non livrée, comme nous le voyons trop souvent, à l'empirisme et au hasard.

Que voit-on, en effet, dans ces exploitations dont nous parlons? Les appareils sont disposés, la plupart du temps, sans aucune donnée positive sur le but à atteindre et souvent avec des défectuosités de toutes sortes. La manipulation est confiée à de simples domestiques qui n'ont même pas reçu les notions du manuel opératoire le plus élémentaire. C'est à ce traitement déplorable que quelques médecins livrent leürs malades et c'est sur les résultats obtenus dans ces conditions qu'ils croient se faire une juste idée de la valeur de l'hydrothérapie. L'erreur est grande, selon nous. Si les médecins veulént faire de l'hydrothérapie sérieuse, il est nécessaire qu'ils étudient d'abord, dans un établissement bien dirigé, toutes les pratiques minutieuses et bien détaillées du manuel opératoire. Ces données acquises, ils devront, chaque jour, examiner attentivement le patient et apprécier exactement le résultat de chaque application afin de pouvoir donner au traitement une direction méthodique. Si, empêchés par leurs occupations quotidiennes, ils ne peuvent suivre leur malade avec l'exactitude nécessaire, ils feront bien de le confier à un médecin habitué à appliquer ce traitement, en ayant soin, au préalable, de l'éclairer sur ses antécédents et sur ses aptitudes morbides, de s'entendre avec lui sur le diagnostic de l'affection et sur les indications à suivre. Ils pourront apprécier ensemble s'il y a lieu de continuer, de modifier ou de suspendre le traitement et rechercher s'il est nécessaire d'instituer une médication concomitante. C'est ainsi que nous comprenons la vulgarisation de la méhode hydrothérapique. De cette façon, le malade retire un bénéfice réel de ces soins simultanés qui satisfont à toutes les exigences d'un traitement rationnel. Si nous tenons ce langage qui peut paraître dicté par une prudence exagérée, c'est que l'hydrothérapie, nous ne craignons pas de l'avouer, laisse encore un vaste champ ouvert à l'étude. Il faut donc que tous les médecins concourent à l'édification de cette méthode thérapeutique. La plupart des données sur lesquelles elle s'appuie sont solides, d'autres sont encore incertaines. Aussi comprend-on, jusqu'à un certain point, que quelques médecins ne voient là qu'une série de moyens empiriques, plutôt qu'une médication basée sur des principes bien établis. Tout en reconnaissant qu'elle a besoin d'être complétée en certains points, telle qu'elle est, elle demande autant de hardiesse que de réserve, et, avant tout, un tact médical très-développé. Le médecin doit savoir que les divers moyens d'action dont elle dispose ont des effets parfaitement déterminés qui ne sont efficaces que lorsque le modificateur choisi correspond à l'état morbide qu'il s'agit de combattre. Il ne faut donc pas que les applications hydrothérapiques soient confiées à des mains inexpérimentées; cette règle doit être absolue dans un établissement bien dirigé.

Ainsi, hygiène, régime, genre de vie, traitement, tout doit dépendre du médecin qui, en échange de la responsabilité qu'il accepte, doit rencontrer chez le malade une confiance absolue dans les prescriptions qu'il lui trace.

Les établissements reçoivent deux sortes de malades : les pensionnaires qui résident dans l'établissement et les externes qui, logeant en dehors, viennent aux heures du traitement.

Dans un certain nombre de cas, il n'y a aucun inconvénient à ce que la cure soit faite dans ces dernières conditions; mais, dans d'autres cas, les impossibilités sont telles qu'il vaudrait mieux ne pas l'entreprendre. Il en est ainsi, par exemple, pour les malades à qui la fatigue et la marche sont interdites, ou pour lesquels le diagnostic incertain nécessite une observation suivie et constante, pour ceux qui, peu dociles ou faibles contre eux-mêmes, ont besoin de rencontrer à côté d'eux un soutien qui les aide ou une volonté qui remplace la leur, pour ceux enfin chez qui l'hygiène alimentaire réclame les soins les plus vifs et la sollicitude la plus assidue.

Dans ces situations diverses, l'externat peut être une cause d'insuccès; ils devient même une condition très-fâcheuse si les malades habitent trop loin. Pendant les premiers jours, tout marche à merveille; mais bientôt, sous l'influence d'une fatigue qui devient un prétexte chez les personnes ayant peu de goût pour l'hydrothérapie, le traitement est suivi irrégulièrement. On commence par faire des absences qui se multiplient et qui aboutissent à l'abandon de la cure. Pour éviter tous ces inconvénients, le médecin doit donc recommander aux malades externes une grande exactitude au début du traitement surtout, pendant la période d'acclimatation.

Si le malade, après avoir éprouvé une certaine amélioration, est forcé d'interrompre le traitement commencé dans un établissement spécial, il faut essayer de compléter la cure en lui conseillant de faire certaines applications à domicile. Seulement, l'expérience révèle que cette manière de procéder est souvent défavorable aux malades ; et il est utile que les personnes qui, par convenance ou par nécessité, sont condamnées à rester chez elles ou du moins à en sortir le moins possible, sachent qu'un traitement entrepris dans ces conditions est souvent infructueux.

Est-ce à dire qu'il faille renoncer à l'hydrothérapie parce qu'elle ne peut être faite suivant toutes les règles? Nous ne le pensons pas ; obligé d'accepter une situation qu'il n'a pas faite, le médecin doit s'efforcer de suppléer, autant que possible, aux conditions qui font défaut afin de produire tous les effets thérapeutiques qui sont en son pouvoir. En cela, il imite le chirurgien qui traite une affection des articulations du membre inférieur chez un malade qui veut marcher, ou une affection du larynx chez un malade qui veut chanter. L'analogie est surtout frappante quand on se trouve en présence de personnes qui sont obligées de vivre dans le milieu où le mal a trouvé son origine et son développement. Chez ces malades, une séance par jour suffit quelquefois, mais il est préférable de faire deux opérations quotidiennes, absolument comme cela a lieu dans la plupart des établissements.

Dans quelques établissements hydrothérapiques, il y a des règles fixes et presque tous les malades sont invariablement soumis aux mêmes procédés le matin, à midi et le soir. Il faut croire que cette méthode a parfois produit d'heureux résultats, puisque quelques médecins persistent encore dans ces errements; mais nous ne pouvons comprendre une pareille uniformité quand il s'agit de lutter contre des maladies qui présentent tant de différences. Nous n'avons rien à dire contre cette méthode peu variée lorsqu'il faut provoquer une grande perturbation dans les fonctions de l'économie, ou lorsqu'il faut soumettre l'organisme à un entraînement capable de modifier le sang et les tissus, comme cela a lieu dans le rhumatisme ou la goutte. Mais dans la plupart des maladies chroniques, surtout dans les affections du système nerveux, il ne saurait en être ainsi, et nous croyons qu'un grand progrès sera accompli lorsqu'on aura trouvé l'élément hydrothérapique qui doit correspondre à l'élément morbide.

Les malades ne peuvent pas tous supporter des manœuvres multipliées et, pour la plupart, deux séances par jour suffisent; quelquefois même il est nécessaire de ne faire qu'une seule application quotidienne. Il ne peut donc exister, sur ce point, des règles fixes, et nous croyons qu'il est préférable de baser le nombre des opérations sur la nature du mal et sur la constitution du malade.

Les considérations qui précèdent peuvent, pensons-nous, démontrer *où*, *quand* et *comment* il faut entreprendre le traitement hydrothérapique. Avant d'aller plus avant et pour compléter les renseignements nécessaires, nous devons examiner si l'on peut fixer d'avance la durée de ce traitement. C'est une question qui sera faite par tous les malades; il faut que le médecin puisse y répondre.

Durée du traitement hydrothérapique. — La médication hydrothérapique ne saurait porter ses fruits, avons-nous dit, qu'à la faveur d'une grande régularité et d'une grande persistance. Malades et médecins doivent bien se pénétrer de cet axiome qui repose sur une connaissance approfondie de la nature et de la marche des maladies chroniques.

Pour bien apprécier la constitution interne de ces maladies, il importe de séparer bien nettement la manifestation, ou symptôme révélateur, de ces modifications spéciales de l'organisme qui constituent la maladie tout entière. Tant s'en faut que l'une et l'autre de ces modalités soient synchrones. Le symptôme peut se manifester à la première période, mais ce fait ne peut être considéré comme constant, et, entre le moment où l'organisme commence à se modifier, et celui où la modification devient appréciable, il s'écoule une période plus ou moins considérable désignée dans les maladies aiguës sous le nom d'incubation, de même qu'on appelle période prodromique celle où, les symptômes n'étant pas bien caractérisés, la santé cesse d'être régulière.

L'incubation et les prodromes se retrouvent dans les maladies chroniques comme dans les maladies aiguës, mais toujours, ou presque toujours, leur durée est considérable. Pour choisir des exemples, prenons cette grande catégorie des maladies chloro-anémiques ou leurs analogues. Personne ne conteste aujourd'hui qu'un très-grand nombre de névropathies soient de simples manifestations d'une de ces modifications organiques connues sous le nom de chlorose ou de chloro-anémie. Or, combien de temps s'écoule-t-il pour que, sous l'influence de causes parfaitement appréciables, les changements intenses survenus dans l'organisme arrivent à se traduire au dehors par un état morbide perceptible pour le malade ou pour le médecin? Combien d'individus même, manifestement chloro-anémiques, conservent les apparences de la santé! Combien n'éprouveront pas d'accidents nerveux, si cette affection ne dépasse pas certaines limites, ou si les causes qui agissent d'ordinaire sur le système nerveux ne viennent pas donner l'impulsion aux phénomènes névropathiques! On peut donc dire que certaines maladies nerveuses existent véritablement à l'état latent. Il peut se faire que ces névropathies correspondent à des états pathologiques développés avant elle et ne soient que des effets de ces états morbides sur le système nerveux.

La médication hydrothérapique ne saurait donc rationnellement s'adresser aux manifestations qui constituent la forme appréciable du mal. C'est à l'état organique primitif, c'est-à-dire à la chloro-anémie, que doivent s'adresser les applications; quelques indications spéciales peuvent seules faire exception à cette règle et le succès obtenu est là pour nous affirmer que cette voie est la bonne.

Suivant cet ordre d'idées, et dirigeant le traitement dans ce sens, on voit souvent les troubles fonctionnels augmenter et se multiplier, surtout au début; parfois même les anciennes manisfestations sont remplacées par des phénomènes nouveaux. Ces perturbations peuvent inquiéter le malade, mais elles ne doivent, en aucune façon, préoccuper le médecin; leur durée est généralement courte et elles sont remplacées par un bien-être que troublent quelquefois des rechutes légères et qui aboutit finalement à la guérison. Il est bon d'éclairer le malade sur ces alternatives qui peuvent avoir lieu pendant le traitement ; car il pourrait, par ignorance, abandonner la cure au moment où il est urgent de la continuer. Ainsi donc, la fatigue, l'excitation du début, l'exaspération de certains symptômes ne sont point des motifs suffisants pour interrompre le traitement. Il faut se rappeler que l'hydrothérapie est, dans ce cas, bien moins dirigée contre les symptômes que contre les causes du mal ; on ne doutera plus alors des résultats définitifs. Est-on bien sûr, du reste, en dépit des symptômes observés, qu'il ne s'opère pas dans l'organisme des changements latents qui préparent la guérison? Ainsi, dans le type morbide choisi par nous, l'appétit était nul, il s'est développé ; de longues insomnies transformaient toutes les nuits en supplice et le sommeil est revenu ; le teint se colore, les forces reviennent, et parce que certaines douleurs n'auront pas disparu, ou même parce qu'elles auront augmenté, on se hâterait de suspendre le traitement ! attendons, patientons, laissons à l'organisme le temps de recouvrir son premier équilibre et nous verrons disparaître ces troubles variés, symptomatiques d'une affection générale. Ces développements étaient nécessaires pour mettre en relief tous les éléments qui peuvent servir à déterminer la durée du traitement. Avant donc de fixer approximativement cette durée, il faut se rappeler que, dans la plupart des maladies, l'hydrothérapie a pour but de modifier l'économie et non pas de combattre le symptôme. C'est à ce point de vue qu'il faut se placer en examinant le malade, si on veut faire une appréciation judicieuse.

Les effets thérapeutiques se manifestent souvent pendant la cure hydrothérapique ; quelquefois pourtant ils sont consécutifs. Les faits sont nombreux à cet égard et semblent démontrer que les modifications heureuses se produisent, dans quelques circonstances, dans la dernière période du traitement. Nous nous rappelons une malade atteinte d'une paralysie incomplète, d'origine anémique, et d'une affection douloureuse de l'utérus extrêmement pénible. Deux médecins des plus distingués conseillèrent un traitement hydrothérapique de deux mois ; après ce temps, la paraplégie ainsi que la névralgie utérine subsistaient encore et ne présentaient même aucune modification. Une consultation eut lieu, et nous demandâmes la continuation de l'hydrothérapie ; notre opinion prévalut et un mois plus tard la malade marchait, et ne souffrait plus de la matrice. Ces améliorations tardives s'observent assez souvent. Il importe de savoir qu'elles sont possibles pour bien faire comprendre aux malades leur situation. On pourra, par conséquent, insister en toute conscience sur la prolongation du traitement, surtout si les accidents à combattre dépendent d'une affection généralisée. Lorsqu'on a devant soi un phénomène morbide localisé dans une région quelconque de l'organisme et que ce phénomène n'est pas l'expression d'une maladie générale, la durée du traitement sera naturellement plus courte, puisqu'en définitive il ne s'agit que de combattre un accident. Lorsque les troubles morbides sont liés à une affection générale, il peut se faire que la disparition de ces désordres se fasse d'une façon subite et surprenante; des perturbations d'un autre ordre viennent alors le plus souvent prendre leur place. Ainsi, les symptômes de douleurs, de spasme et de paralysie se succèdent souvent. Dans ce cas, il est toujours bon de rechercher, quand le malade est débarrassé de ses souffrances, s'il n'est pas sous l'influence d'une affection générale qui va se révéler à nous sous une autre forme. Aussi ne doit-on pas suspendre l'hydrothérapie avant que la situation du malade ne soit nettement établie. Est-ce à dire qu'il faille continuer indéfiniment le traitement? Assurément non. Nous verrons même des cas où il est préférable de scinder, de fractionner, pour ainsi dire, le traitement hydrothérapique.

De tout ce qui précède, il résulte que les éléments les plus précieux pour apprécier la durée du traitement sont : l'étude approfondie de la maladie, et la connaissance parfaite des effets que l'on veut produire. Mais tous les éléments qui peuvent servir à élucider cette question ne sont pas encore connus et nous devons insister sur une cause qui peut induire en erreur les médecins appelés à fixer la durée approximative de la cure qu'ils ont ordonnée.

Il est généralement accrédité dans l'opinion que les effets de la médication hydrothérapique sont toujours rapides et parfois d'une promptitude miraculeuse. Nous savons qu'il a été publié bon nombre d'observations capables d'autoriser de telles appréciations, et, certes, il serait facile d'en ajouter de nouvelles. Mais, outre que ces faits sont excessivement rares, on peut affirmer qu'ils sont relatifs à des états morbides sans gravité et sans modification ancienne ou profonde de l'organisme; ils sont quelquefois, ce que nous avons observé, du reste, sans en être la dupe, de simples exemples de simulation; dans quelques circonstances enfin, la guérison ne s'est pas maintenue, et on a considéré, comme résultats définitifs, les effets passagers de la perturbation qu'on observe dans les premières périodes du traitement. Quand bien même quelques faits pourraient atténuer la portée absolue de cette affirmation, notre assertion devrait être maintenue dans ce qu'elle a de plus général, car l'immense majorité des cas confirme ce que nous avons avancé. Tout ce que nous avons pu voir et observer nous a fait classer la médication hydrothérapique dans les traitements à longue échéance. Les succès les plus beaux demandent une cure de deux, quatre et même six mois, que cette cure soit faite sans interruption ou qu'elle soit scindée par des intervalles de repos.

Cet énoncé, décourageant pour beaucoup d'esprits, paraîtra bien naturel et bien justifié pour peu qu'on réfléchisse à la nature des maladies qui relèvent de l'hydrothérapie, car nous n'entendons parler ici que des maladies qui lui sont soumises le plus souvent. Ne sait-on pas, en effet, qu'un grand nombre de malades n'ont recours à l'hydrothérapie qu'après avoir essayé, sans succès, un grand nombre de médications? Si les médecins se décidaient à adopter d'autres idées et à faire de cette médication l'usage qui convient le mieux, en l'appliquant à des catégories d'affections moins rebelles que nous indiquerons plus loin, les chiffres alors changeraient et dans une proportion très-forte. Oui, dans ce cas, la médication hydrothérapique donnera, et c'est notre espérance dans l'avenir, des résultats dont la rapidité dépassera celle de toute autre médication connue. Du reste, les résultats qu'elle obtient sur les maladies qu'on lui abandonne actuellement, sont relativement rapides, si on songe que ces résultats sont produits alors que toutes les autres médications ont été épuisées. La question de temps, en pareille occurrence, devrait être mise de côté puisque, avec les ressources ordinaires de la matière médicale, l'effet obtenu est bien inférieur à ce que peut donner l'hydrothérapie. Cependant, si certains esprits inquiets veulent mettre en discussion la durée relative du traitement, l'hydrothérapie peut facilement accepter le débat, certaine qu'elle est de pouvoir le soutenir avec tout avantage. Il n'y a qu'à examiner la durée de la maladie abandonnée aux seules ressources curatives de la nature, comparer ensuite les diverses médications au point de vue de la cure et rapprocher le tout des résultats fournis par l'hydrothérapie. Toutes ces maladies rebelles qui ont résisté le plus souvent à plusieurs traitements remontent à une époque éloignée, à plusieurs mois, parfois à plusieurs années. Comment admettre la curabilité, en quelques semaines, d'affections passées, pour ainsi dire, à l'état d'habitude et qui, presque toutes, supposent des perturbations organiques profondes? Qu'elles soient primitives ou consécutives, l'état morbide s'éternise au milieu de pareilles complications, et cela par un mécanisme complexe, variable avec chaque individu et toujours difficile à distinguer. Aussi ne saurions-nous exprimer tout ce qu'il y a de pénible à désillusionner des malheureux qui viennent chercher, non-seulement un prompt soulagement, mais encore une guérison rapide promise dans un laps de temps incroyablement court. Que de malades nous arrivent avec l'espoir d'être débarrassés en quinze jours d'une maladie qui date quelquefois de dix ans. On voit même quelques malades s'imaginer que, pendant ces quinze jours, il suffit de trois séances par semaine, soit une application tous les deux jours! Nous ne parlerons même pas des précautions exigées pour les personnes timorées qui réclament beaucoup de douceur au début, ce qui occasionne toujours une perte de temps.

La durée du traitement dépend, en dernière analyse, de la nature de la maladie et de l'énergie du malade. Si l'affection est récente et peu enracinée, si le malade est fort et disposé à lutter, le traitement sera court. Si, au contraire, la maladie est ancienne, si elle se complique de plusieurs états morbides, si le malade, enfin, présente peu de ressources vitales, la cure sera longue. On devra, toutefois, tenir compte des effets consécutifs du traitement pour savoir s'il est possible d'abréger la durée des soins à donner.

Parmi les faits remarquables que révèle la pratique hydrothérapique, un des plus curieux assurément est la continuation de l'accroissement des effets obtenus quand la médication a produit une certaine amélioration de l'état morbide. La plupart des thermographes ont indiqué des exemples analogues à la suite des cures thermales, et la valeur des hommes qui ont énoncé ces faits est trop respectable pour qu'on puisse émettre le moindre doute. Personnellement, nous ne pouvons nous engager à soutenir cette opinion en ce qui concerne la médication thermale; on trouvera dans les annales d'hydrologie tous les documents nécessaires pour bien juger cette question, mais nous pouvons dire, au point de vue de l'hydrothérapie, qu'après la cessation d'un traitement régulièrement suivi, les résultats consécutifs heureux se sont présentés en assez grand nombre pour qu'il soit permis d'insister. Nous croyons que tous les médecins hydropathes sont d'accord sur ce point. Pour notre compte, nos observations sont si certaines, si multipliées, que nous pouvons présenter l'effet curatif que nous venons d'indiquer comme une des données les moins contestables de l'hydrothérapie et comme une des plus fertiles en déductions pratiques et utiles.

L'action de l'hydrothérapie se complète et s'accentue souvent après la cessation de tout traitement. L'amélioration réelle ne se produit même, dans certains cas, qu'après la suspension des applications hydrothérapiques, et c'est parce que nous sommes bien convaincu de ce fait que chez les gens nerveux, par exemple, nous faisons, à un instant donné, interrompre l'application de tout moyen curatif.

Les effets consécutifs peuvent être appréciés chez des malades qu'une cause quelconque empêche de continuer le traitement, alors même que ce traitemennt a été incomplet.

Nous pourrions citer de nombreux exemples confirmant notre thèse; qu'il nous soit permis de n'en rapporter qu'un seul qui a été considéré par certaines personnes comme un insuccès de l'hydrothérapie et que nous jugeons au contraire utile à la thèse que nous soutenons.

Nous fûmes, il y a quelques années, appelé en consultation auprès d'une dame réduite au dernier degré de l'anémie, par suite de métrorrhagies rebelles existant depuis un grand nombre d'années et devenant de plus en plus graves. Une investigation sérieuse ne fit découvrir aucune trace de lésion organique; mais les forces étaient épuisées et les désordres nerveux très-inquiétants. Il s'agissait de savoir si l'hydrothérapie pouvait être appliquée dans ces circonstances graves et difficiles, et si, en agissant avec beaucoup de ménagements, on ne pourrait pas soulager cette malade. Nous fîmes remarquer à nos confrères, ou plutôt à nos maîtres, que la situation était périlleuse; le pouls était faible, les syncopes fréquentes, et, les hémorrhagies continuant, la vie de la malade pouvait être sérieusement compromise. Une terminaison funeste étant à redouter, nous déclarâmes qu'il était urgent, avant tout, d'agir énergiquement contre cette métrorrhagie menaçante qu'aucune médication n'avait pû arrêter. La malade nous fut confiée.

Après trois séances hydrothérapiques dans lesquelles nous eûmes recours aux bains de pieds froids à eau courante, dirigés sur la plante des pieds, suivis d'une friction faite sur la partie supérieure du corps avec le drap mouillé, et après quatre applications du sac à glace vaginal, la métrorrhagie fut supprimée. Il n'existait plus qu'un écoulement leucorrhéique de temps en temps teinté de sang.

Malgré ce résultat remarquable, la malade, excellente personne du reste, mais aigrie par tant de souffrances, se plaignit bientôt de la lenteur des effets obtenus et demanda avec instance d'être débarrassée au plus vite de sa faiblesse et des accidents nerveux, accidents bien plus redoutables à ses yeux que ses pertes de sang. Après la première semaine de traitement, le sang n'avait pas reparu, les forces revenaient tous les jours et l'appétit se développait de plus en plus; mais la malade fut prise alors d'un découragement tel, qu'elle éprouva une grande répugnance pour un traitement qui, supprimant certains accidents, faisait naître, disait-elle, des désordres plus dangereux. Elle ne tenait aucun compte de l'hémorrhagie antérieure qui avait été la cause de ses souffrances et qui avait failli l'emporter. Ce qu'elle redoutait surtout, c'étaient des spasmes, des douleurs qui, ne présentant aucune gravité, devaient forcément disparaître après la reconstitution du sang.

Cette dame, découragée du reste par des amis, suspendit le traitement au bout de trois semaines, malgré nos instances et celles de son médecin ordinaire qu'elle abandonna pour s'adresser à un autre confrère. Celui-ci n'ordonna pas autre chose qu'une alimentation très-variée. A ce moment déjà, grâce à l'hydrothérapie, la malade pouvait se nourrir convenablement et ce commencement de nourriture bien supportée avait augmenté ses forces d'une manière remarquable.

Un mois à peine s'était écoulé depuis le départ de cette malade, et les tribulations qu'elle nous avait causées étaient oubliées, quand nous vîmes entrer dans notre cabinet madame X..., rose, fraîche et souriante. Nous nous levâmes avec précipitation, lui adressant toutes nos félicitations sur sa santé et croyant bien sincèrement qu'elle venait nous remercier des soins que nous lui avions donnés. Nous étions loin de compte ! Oh ! docteur, vous voyez que j'ai bien fait de vous quitter; si j'avais continué, je serais morte. — Sans aucun doute, avons-nous répondu ; si vous aviez continué à perdre du sang, vous n'auriez pu résister. — Non, ajouta-t-elle, si j'avais continué le traitement. — Pourrai-je vous demander, madame, quel traitement vous avez suivi? — Aucun, j'ai continué de manger.

Nous n'avions pas recommandé autre chose auprès de la famille et des derniers médecins consultants. Ce fait passe pour un insuccès hydrothérapique. Eh bien, nous le demandons de bonne foi, l'hémorrhagie, qu'aucun traitement n'avait arrêté, n'a-t-elle pas cédé à l'hydrothérapie? Sous l'influence de cette médication, l'appétit était revenu et les forces avaient augmenté. N'était-il pas suffisant d'avoir, d'une part, détruit la cause du mal et, d'autre part, d'avoir mis l'organisme sur une telle voie de réparation qu'il était facile de prévoir l'instant où les règles seules d'une bonne hygiène triompheraient complétement de la maladie? On ne pouvait exiger une guérison complète en trois semaines. C'est là pourtant ce qu'on reprocha au traitement que nous avions institué. Nous apprîmes plus tard que la malade avait cédé, dans ces circonstances, à certaines considérations extra-scientifiques, habilement exploitées par une amie sur cette pauvre malade, dont le système nerveux était alors trop accessible à certains raisonnements ou à certaines craintes.

Ce fait porte avec lui bien des enseignements ; pour le moment, nous ne nous en servirons que pour bien établir qu'après la cessation du traitement, les effets curatifs peuvent se maintenir et se développer.

Parmi les malades améliorés par la médication hydrothérapique, les uns portent en eux le germe d'incurables affections ; il n'est donc pas extraordinaire que les effets curatifs s'épuisent rapidement ; privés du secours de l'hydrothérapie, ils reviennent bientôt à leurs anciennes souffrances et poursuivent leur destinée ; les autres, satisfaits d'un résultat approximatif, ou pressés par le temps, abandonnent le traitement avant qu'il ait agi sérieusement sur l'économie, aussi la récidive survient-elle aussitôt qu'ils sont abandonnés à eux-mêmes.

Il est d'autres malades, assez nombreux du reste, qui, sans accorder à la médication le temps rigoureusement nécessaire à la guérison, obtiennent cependant des résultats sérieux. Les uns reviennent chez eux avec une santé parfaite, les autres sont dans la voie qui mène à la guérison. Or si, soucieux de l'avenir, ils savent faire à leur santé d'intelligents sacrifices, s'ils veulent s'astreindre aux règles hygiéniques, aux prescriptions médicales qui doivent assurer les effets du traitement, ils voient chaque jour des résultats nouveaux se joindre aux résultats acquis ; il semble même que l'élan imprimé aux forces médicatrices se continue et s'accroisse. Sous l'influence de cette impulsion heureuse, la santé se rétablit complétement chez quelques-uns ; chez d'autres, l'impulsion contraire reprend le dessus au bout d'un certain temps et une seconde cure est nécessaire.

Cette continuation des effets hydrothérapiques est un des faits qui militent le plus sérieusement en faveur d'un traitement fractionné ; il est certain que le jour où les médecins seront bien convaincus de l'exactitude de ces résultats, cette méthode qui, dans certains cas, a d'incontestables avantages sur la méthode du traitement continu, sera plus fréquemment suivie.

Quand les malade sont besoin d'être entraînés pour lutter contre une affection constitutionnelle, quand il importe de favoriser et de rendre rapides les mouvements d'assimilation et de désassimilation, il est bon de faire un traitement non interrompu, car, dans ce cas, c'est par la continuité d'action que le traitement agit. Il est des malades, cependant, qu'une longue cure fatigue ou excite, surtout quand elle consiste en pluie et en douche mobile à *température constante*. Le système nerveux est surmené, et, si l'on ne tient pas compte de cette disposition, que de maladies nerveuses on peut aggraver ! Le médecin qui veut réellement être utile comprendra que, lorsque d'heureux résultats sont obtenus, il faut savoir laisser aux forces de la nature le soin de rétablir la santé. Si ces forces deviennent chancelantes, nul doute qu'il faille recommencer un traitement qui, presque toujours, produit alors de plus sérieux résultats que s'il n'avait pas été interrompu.

Certains traitements, et nous avons déjà appuyé sur ce fait, sont plus efficaces au printemps et à l'automne. Nous devons tirer parti de cette indication qui se présente souvent dans les affections du système nerveux.

Jusqu'à présent, dans l'énumération des conditions d'un bon traitement, nous n'avons pas tenu compte des effets reconstituants ou toniques de l'hydrothérapie qui sont, en réalité, les plus frappants et les plus faciles à obtenir. Il en est d'autres, dont nous avons déjà parlé, qu'on obtient plus difficilement et qui exigent, de la part du médecin, des notions plus étendues et plus précises. Il faut donc, quand il est nécessaire de les produire, attacher une rigueur plus grande encore aux conditions dans lesquelles doit être placé le malade soumis au traitement hydrothérapique.

Dans tous les cas, lorsque ce traitement est bien indiqué et bien conduit, il est peu de malades qui n'en retirent de réels avantages. Les moins heureux ressentent même une amélioration passagère, une augmentation de forces, un retour d'énergie morale et d'espérance qui constituent comme un répit et leur permettent de prendre haleine.

Beaucoup d'entre eux, atteints de maladies d'un pronostic grave, retrouvent l'appétit, le sommeil, la régularité des principales fonctions et comme une provision de forces nouvelles ; quelques symptômes, même les plus sérieux, subissent une modification heureuse qui prolonge la vie et laisse aux forces médicatrices le temps de se manifester. C'est ainsi que sont supprimées parfois certaines sécrétions épuisantes et que disparaissent souvent des métrorrhagies occasionnées par des productions anormales incurables.

Nous avons vu une tumeur de l'hypochondre gauche, présentant un aspect assez inquiétant, diminuer à mesure que l'anémie et la dyspepsie concomitantes s'amendaient. Nous avons vu égalemen certaines tumeurs osseuses ou périostales se résorber après la disparition de troubles fonctionnels qui épuisaient les malades et les mettaient dans l'impossibilité de réagir contre l'affection principale.

Nous avons observé aussi que des malades gravement atteints, incapables de supporter une médication quelconque, pouvaient, sous l'influence de l'hydrothérapie, bénéficier d'un traitement qui n'avait eu aucun résultat heureux avant l'intervention de l'eau froide. Notamment, il nous a souvent été donné de voir le mercure, l'iodure de potassium, le fer, le quinquina, les alcalins et tous les nervins ne produire d'effet réel qu'après l'emploi de l'hydrothérapie.

Cette médication présente, comme on le voit, des ressources énormes, et nous pouvons affirmer que les médecins et les chirurgiens peuvent en retirer un grand profit dans la plupart des maladies chroniques.

Bien que l'hydrothérapie soit sortie triomphante des luttes qu'elle a eu à soutenir, il est urgent, pour la maintenir dans la situation qu'elle a conquise, de la défendre contre les attaques injustes dont elle est encore l'objet.

Nous avons essayé d'énumérer précédemment les causes de discrédit qui menacent cette méthode de traitement. Il est certain que nous ne pouvons les mentionner toutes. Quelques-unes nous échappent, et il en est d'autres que nous ne pouvons signaler ici parce qu'elles sont étrangères à la médecine. Quant à celles qui tiennent à l'ignorance, et ce sont les plus importantes, il n'y a, pour les paralyser, d'autre moyen que de vulgariser cette précieuse médication, de manière à bien indiquer dans quel cas il convient de la conseiller et comment il faut l'appliquer.

Au nombre des influences fâcheuses qui peuvent entraver l'intervention méthodique de l'hydrothérapie, il faut placer l'opinion de ceux qui croient que l'hydrothérapie doit toujours produire des résultats merveilleux, susceptibles de grands désastres ou de grands succès, sans intermédiaire possible.

Et comme si ce n'était pas assez déjà pour discréditer l'hydrothérapie, beaucoup de personnes en décrivent les pratiques sous un aspect effrayant ; elles imaginent des moyens de torture bien propres à frapper les imaginations crédules et timorées. L'eau n'est pas seulement froide, disent-elles, elle est glacée ; le malade qui va recevoir cette douche glacée ne doit pas seulement avoir chaud, il faut que son corps soit ruisselant de sueur. Peu s'en faut qu'elles n'affirment que la douche doive être prise en plein air, même pendant l'hiver ou qu'il ne faille se rouler dans la neige. Le régime, au lieu d'être substantiel et varié, doit être sévère et uniforme ; l'exercice, au lieu d'être modéré et adapté aux forces du sujet, se change en des actions violentes et désordonnées ; on ne marche plus, on court ; on fait du trapèze à haute volée, on couche dans des chambres froides, il faut toujours respirer un air froid ! Pour un entraînement destiné à former des lutteurs, on comprendrait toutes ces pratiques violentes ; mais nous ne pouvons imaginer comment s'entretiennent toutes ces idées fausses qui expliquent, jusqu'à un certain point, aussi bien l'hésitation du médecin que les inquiétudes de la famille et la terreur du malade. Heureusement pour ce dernier il en est autrement, et l'hydrothérapie actuelle, telle que l'ont faite les progrès accomplis depuis un certain nombre d'années, est une des méthodes les plus douces de la thérapeutique. Elle ne fait violence à aucune individualité et se plie à toutes. Si les premiers essais émeuvent et surprennent, l'impression est rapide et suivie d'un bien-être immédiat qui rassure et attire. Elle ne fait naître aucun de ces dégoûts que provoquent certains produits pharmaceutiques, et ne compromet jamais les fonctions digestives. Elle est moins pénible, certainement, pour le malade, que la saignée, les vomitifs, les exutoires, les cautères, les sétons, les vésicatoires et tous les moyens énergiques que les médecins emploient tous les jours.

Son principal agent est l'eau ; mais, au lieu d'être, comme on le croit généralement, à une température voisine de zéro, elle est employée à 10, 12, et même quelquefois 14 degrés centigrades. L'impression produite est, sans aucun doute, vive, mais elle est si rapide que le bien-être qui survient immédiatement la fait facilement oublier.

Il y a, assurément, dans le traitement, des règles générales, mais elles sont assez flexibles pour permettre de ménager certaines susceptibilités. On peut et l'on doit, dans un grand nombre de cas, modérer, par exemple, le mode de percussion trop stimulant de certains appareils; la température de l'eau peut être adaptée à tous les malades et à toutes les maladies. Les applications se font en des lieux parfaitement clos, maintenus à une température de 17° à 20° et dans lesquels tout est disposé avec soin pour éviter les courants d'air, en conservant une aération suffisante.

L'hydrothérapie réclame le calme moral et les distractions douces; elle proscrit les exercices immodérés, et n'a besoin que de ceux qui relèvent les forces de l'organisme sans les troubler. Elle s'adresse tout à la fois au moral et au physique de celui qui souffre et elle peut, dans beaucoup de circonstances, l'aider à supporter les fatigues de l'esprit et les agitations fiévreuses de la vie. C'est à ses bienfaits qu'il faut attribuer l'engouement de ces adeptes qui, dans la crainte de perdre le bien-être obtenu, n'osent abandonner leur traitement.

Il n'y a donc rien de terrifiant dans les pratiques hydrothérapiques. Quant aux accidents et aux dangers qu'elle fait naître, ils n'existent guère que dans l'imagination de ceux qui les craignent. Du reste, parce qu'il y aura eu des abus ou des imprudences, est-il juste d'en accuser la méthode? N'est-ce pas à celui qui l'a appliqué qu'incombe la responsabilité? Et encore, est-on bien sûr d'être dans le vrai quand on accuse l'hydrothérapie d'avoir produit tel ou tel accident? Doit-on proscrire une médication parce que la main qui la manie aura été inhabile? A-t-on jamais songé à bannir le laudanum de la matière médicale, parce que le laudanum pris à haute dose donne la mort? Ces accidents mêmes ne font que prouver ce que nous avons dit déjà : que l'hydrothérapie est une médication puissante qui n'est réellement efficace qu'à la condition d'être bien appliquée.

Pendant près de douze ans d'une pratique considérable, nous n'avons pas constaté un seul accident produit par l'hydrothérapie, et ceux que notre mémoire nous rappelle procédaient tous d'une mauvaise pratique. On a accusé l'hydrothérapie de produire des maladies du cœur, mais elle est, au contraire, souvent salutaire dans ces maladies. On l'a même rendue responsable de certaines affections cérébrales, parce qu'elle n'a pas pu en arrêter le développement ou parce qu'une application imprudente a fait faire explosion à des accidents prêts à se développer. Des bronchites ou des pneumonies ont été mises à son compte sans qu'on se soit douté seulement que des courants d'air ou l'humidité aient pu jouer un certain rôle. Évidemment, ces reproches ne peuvent être sérieux et nous affirmons que, lorsque l'hydrothérapie est bien indiquée, sagement appliquée et que le malade est dans toutes les conditions requises pour un bon traitement, il n'y a pas d'accident à redouter.

Nous venons d'exposer la méthode hydrothérapique. Après avoir consacré quelques lignes à l'historique et fait connaître les hommes et les œuvres qui ont rendu de réels services à cette branche de la thérapeutique, nous avons étudié les agents principaux et les agents accessoires de cette méthode de traitement. Aidé de la physique, de la chimie et de la physiologie, nous avons essayé d'expliquer le mode d'action de ces agents, et c'est en nous basant, à la fois, sur l'expérimentation et sur l'observation clinique que nous avons établi les principes de l'hydrothérapie. Pénétrant ensuite dans la description de tous les procédés usités, et assignant à chacun le rôle qu'il doit jouer, nous avons expliqué le manuel opératoire, en indiquant les cas dans lesquels il est bon de faire telle ou telle application.

Nous avons examiné ensuite les effets thérapeutiques divers que l'on peut produire à l'aide de ces procédés employés seuls ou combinés entre eux. Les indications et les contre-indications ont été signalées. La manière de suivre le traitement hydrothérapique, le rôle du médecin qui dirige ce traitement, les services que peuvent rendre les établissements spéciaux, les conditions enfin dans lesquelles doivent être placés les malades, tout cela forme autant de points que nous avons développés avec une certaine insistance.

Pour être clair et précis, nous avons dû sacrifier l'étude des faits particuliers. Cette étude, nous allons l'entreprendre maintenant, c'est un complément nécessaire et indispensable pour la démonstration de nos idées ; c'est la partie clinique de ce livre.

En terminant l'exposé de la partie technique, qu'il nous soit permis d'insister encore sur des idées trop peu répandues. Elles concernent surtout les malades.

L'hydrothérapie rend ce qu'on lui donne et rien au delà : c'est-à-dire, que ses effets sont proportionnés à l'assiduité, à la persistance, à la docilité des malades, autant dans les pratiques à suivre que dans les règles à observer. Ceux qui ne savent ou qui ne peuvent faire au traitement et aux exigences de leur santé que le sacrifice temporaire de quelques intérêts ou de leurs plaisirs, ceux qui composent avec les nécessités de leur position de malade, qui assignent le succès à terme fixe et lui refusent tout délai, ceux qui ne se soumettent pas aux règles principales ou accessoires de la médication, qui se complaisent aux changements, tous ceux, en un mot, qui ne se placent pas dans les conditions d'un bon traitement, compromettent, à coup sûr, le résultat thérapeutique. Ils agiraient plus sagement en s'abstenant.

CLINIQUE HYDROTHÉRAPIQUE

CHAPITRE VI

MALADIES DIATHÉSIQUES.

SOMMAIRE

Considérations générales sur les maladies chroniques. — Du rôle de l'hydrothérapie dans ces maladies. — Diathèses. — Diathèse urique : arthritis; goutte; gravelle. — Albuminurie. — Diabète. — Obésité. — Polysarcie. — Rhumatisme. — Lymphatisme. — Scrofules. — Rachitisme. — Herpétisme.— Maladies de la peau. — Anémie. — Chlorose. — Chloro-anémie. — Leucocythémie. — Purpura. — Scorbut. — De l'hydrothérapie dans chacune de ces maladies.

L'étude et le traitement des maladies chroniques remontent aux plus anciennes traditions médicales. On n'ignore pas qu'à côté des temples d'Esculape, se trouvaient, chez les Grecs, des gymnases où les personnes atteintes de maladies chroniques allaient recouvrer leurs forces par les exercices de la gymnastique et par l'usage des bains et des onctions (1). Pythagore réclamait l'intervention de la médecine dans certaines affections chroniques occasionnées par des passions perturbatrices; et nous tenons de Celse la prescription des frictions, de l'exercice et des bains dans des circonstances analogues (2). Il ne serait donc pas juste de rejeter les contributions du passé à l'une des parties les plus intéressantes de la pathologie. Seulement, comme l'a fait remarquer un éminent écrivain, la définition de la *maladie* suit les variations de la science (3), et il devait en être de même eu égard aux *maladies chroniques*.

Chercher dans un exposé rétrospectif quelles significations ont

(1) Sprengel, *Hist. de la médecine*, t. I, p. 162.
(2) Celsius, *De re medica*, lib. II, cap. XIX.
(3) Littré, art. *Maladies*, Dictionnaire en 30 volumes. 1838.

été attachées tour à tour à ces états morbides, sous la prédominance de tel ou tel système, ce serait remonter le cours de l'histoire de la médecine jusqu'à Hippocrate et dépasser le but que nous nous proposons. Cependant nous ne pouvons oublier de citer quelques-uns de ces auteurs, qui, en avance sur leurs contemporains, ont répandu de vives lumières sur des questions si difficiles et si obscures. Pour nous en tenir à des citations caractéristiques, nous mentionnerons Georges Cheyme, iatro-mathématicien anglais, éclectique dans l'acception la plus étendue du mot, cherchant à atténuer ou à guérir par le mouvement, le quinquina et les ferrugineux, la plupart des affections chroniques, qu'il considérait comme le résultat de la perte du ton des solides (1). Un médecin de Ratisbonne, Schœffer, dans ses Essais de médecine théorique (1782), enseignait, à propos des maladies chroniques, qu'il faut avoir bien plus égard à la différence des nerfs affectés qu'aux âcretés problématiques des humeurs. Dans l'école de Pise, au même dix-huitième siècle, Vacca Berlinghieri professa l'importance des remèdes qui agissent sur la constitution entière dans le traitement des maladies chroniques. Enfin, il serait impardonnable de passer sous silence les *recherches* de Bordeu, œuvre remarquable qui émane, à la fois, de la doctrine expérimentale de Haller et des vues métaphysiques de l'ancienne école de Montpellier. On doit à cet esprit supérieur la démonstration d'une doctrine à laquelle on en appelle encore de nos jours. C'est celle qui, née à Cos et soutenue par des médecins de tous les siècles, considère la maladie comme un principe devant être, avant tout, expulsé du corps et passant, dans ce but, par les trois périodes de crudité, de coction et de crise. Selon Bordeu et ses disciples, la connaissance parfaite des maladies chroniques doit reposer sur la détermination exacte des conditions de transformation de toute affection aiguë en affection chronique et réciproquement. Comme conséquence de ce principe, le traitement doit nécessairement dépendre de la direction imprimée au travail des crises, que celles-ci résultent des efforts de la nature ou qu'elles soient provoquées par une activité spéciale des actes organiques.

(1) Sprengel, *loc. cit.*, t. V, p. 237.

Une lacune semble s'être produite depuis que Bordeu a fait connaître ses appréciations sur l'évolution et sur l'essence même des maladies chroniques et sur la manière dont il entendait les traiter aux eaux des Pyrénées: Lorsqu'on puise dans les livres de médecine d'une époque plus récente, on ne tarde pas à se convaincre que tout un cadre d'affections semble avoir été sinon oublié, du moins fort négligé. Les maladies chroniques y sont à peine mentionnées; quand on s'en occupe, ce n'est que d'une façon incidente, et très-rarement un chapitre spécial leur est consacré. Pourtant, de toutes les maladies qui affligent l'espèce humaine, ce sont les plus difficiles à connaître et les plus rebelles à la thérapeutique. Sans doute, des prodromes qui, la plupart du temps, sont inaperçus par le médecin et quelquefois même par le malade, une période initiale difficile à caractériser par des signes précis, des troubles fonctionnels insignifiants en apparence, des lésions même affectant une marche insensible sont des conditions qui, à la vérité, n'ont guère le privilége d'éveiller l'attention du praticien. Mais cela ne suffit pas pour expliquer l'espèce de contradiction qui existe entre la richesse des matériaux offerts à l'observation et la pauvreté des ressources scientifiques à cet égard. Faut-il l'attribuer au petit nombre de ressources qu'on rencontre dans les établissements hospitaliers, à la pénurie ou au mauvais emploi des agents thérapeutiques, à l'insuffisance des moyens d'investigation, ou bien encore à la lassitude qui s'empare même des meilleurs esprits en présence des difficultés de toute sorte que soulève l'étude des maladies chroniques?

Nous croyons que toutes ces raisons peuvent être invoquées parce qu'elles ont contribué, en s'unissant, à laisser dans l'ombre un des tableaux les plus importants de la pathologie. Toutefois, nous ne pouvons nous dispenser de reconnaître les tentatives remarquables faites par nos devanciers pour élucider ces questions obscures, et nous ne devons pas oublier les travaux de quelques médecins qui, à la fin du dernier siècle et au commencement du nôtre, ont essayé de vulgariser ce genre d'études. Mais que reste-t-il de ces travaux et quelles lumières apportent-ils dans la solution de ces problèmes qu'on ne peut pas toujours résoudre, même à l'aide des innombrables découvertes de la science moderne? Si nous trouvons des faits bien observés et des interprétations suffisantes, celles-ci ne répondent plus aux exigences actuelles. Grâce aux nombreux moyens d'investigation et à une étude plus attentive de la physiologie, l'observation est devenue plus exacte, les faits cliniques ont été mieux compris, une méthode d'analyse a été, pour ainsi dire, créée de toutes pièces pour arriver à une interprétation logique des phénomènes morbides qui s'accomplissent devant nous.

La littérature médicale de notre époque est féconde en travaux et en ouvrages qui ont contribué à élucider ces questions difficiles. Grâce au perfectionnement des méthodes et des procédés d'investigation, on cherche, plus que jamais aujourd'hui, à pénétrer les rapports de lésion, de symptôme et de cause, et à remplacer l'empirisme par une thérapeutique raisonnée. Nous aurons à invoquer souvent ces précieux renseignements, et nous leur donnerons la place qu'ils méritent dans l'étude des maladies chroniques.

Ce chapitre est essentiellement consacré au rôle de l'hydrothérapie dans les maladies chroniques. Toutefois, avant d'aborder le côté véritablement pratique de cette étude, il est nécessaire de mettre en relief quelques notions de pathologie générale qui nous seront d'une grande utilité.

Tout le monde sait que la santé est le résultat de l'harmonie, de l'intégrité et de la régularité des actions physiques, chimiques et dynamiques qui s'accomplissent dans l'organisme. Cette harmonie est détruite, lorsqu'il existe une perturbation quelconque dans les activités organiques dont le système nerveux est le régulateur. Ces perturbations sont toujours en rapport avec l'état des organes. Dans ces derniers temps, on a placé l'origine de toutes les maladies dans les modifications éprouvées par les cellules douées d'une vie propre et que, pour cette raison, on a désignées sous le nom de cellules autonomes. Nous ne pouvons accepter une opinion si exclusive et nous pensons que les perturbations du système nerveux et du système sanguin ont une influence très-grande dans l'apparition des maladies.

Tous les tissus vivants sont doués d'une propriété spéciale qui leur permet de réagir sous l'influence d'une excitation : cette propriété, c'est l'irritabilité.

On distingue deux espèces d'irritabilité : l'*irritabilité fonctionnelle*, l'*irritabilité nutritive*.

L'irritabilité fonctionnelle, dit Cl. Bernard, est la propriété de réaction particulière, spéciale au tissu qui la présente. Ainsi la fibre musculaire réagit contre l'excitation en se contractant, la fibre nerveuse en conduisant l'ébranlement qu'elle a reçu, la cellule glandulaire en élaborant un produit spécial de sécrétion, le cil vibratile en s'infléchissant et en se redressant alternativement. Tout élément qui vit possède une irritabilité fonctionnelle en rapport avec le rôle qu'il doit remplir.

L'irritabilité nutritive serait, au contraire, l'aptitude générale d'attirer des principes du dehors, de les incorporer pour un temps, puis de les rejeter (1).

Ce mouvement d'assimilation et de désassimilation, ce perpétuel mouvement d'entrée et de sortie, en d'autres termes, l'absorption de nouvelles matières et l'élimination de celles qui sont usées, constitue ce qu'on appelle l'*échange de matières*.

La vie animale qui n'est, en définitive, qu'une succession de mouvements, repose sur cette opération d'échange.

La maladie, peut résulter d'une perturbation quelconque dans l'irritabilité fonctionnelle ou dans l'irritabilité nutritive, et être caractérisée par des troubles fonctionnels ou des troubles nutritifs.

En nous plaçant à ce point de vue général, on peut, tout de suite, saisir l'importance du traitement hydrothérapique dans les maladies chroniques. N'a-t-il pas une influence incontestable sur tous les mouvements vitaux qui viennent concourir à la nutrition des tissus? L'action excitante ou déprimante qu'il exerce sur le système nerveux n'est-elle pas de nature à modifier les activités organiques? On ne peut le nier, car l'eau froide *intus* et *extra* doit, entre les mains d'un praticien expérimenté, exercer sur la plupart des troubles morbides, une influence qui n'est limitée que par le défaut de résistance du sujet ou par l'altération trop profonde de l'organisme. C'est avec raison qu'on a considéré l'hydrothérapie comme un

(1) Cl. Bernard, *Cours de physiologie générale fait au muséum d'histoire naturelle*. Revue des cours scientifiques. Août 1872.

grand régulateur des mouvements organiques; par ces mouvements, la quantité de la matière est toujours modifiée et le résultat final de cette suractivité se traduit par une amélioration de sa qualité.

Si, abandonnant ce terrain qui n'est pas encore suffisamment exploré, nous nous plaçons en face d'une maladie bien déclarée, nous allons rencontrer des difficultés qu'il faut connaître, si l'on veut instituer un bon traitement.

Deux cas bien distincts peuvent se présenter, bien que, dans l'un comme dans l'autre, la maladie s'accuse par des signes à peu près semblables, et parfois même identiques. Dans un cas, il peut arriver que le malade guérisse rapidement; dans l'autre, l'organisme résiste davantage à l'action de la nature médicatrice ou de la thérapeutique; et ce n'est que par des efforts incessants et considérables qu'on parvient à rétablir l'harmonie des fonctions. Pourquoi cette différence, alors que les lésions ou les troubles morbides sont identiques et que le traitement est le même? C'est que, dans un cas, les phénomènes morbides existent dans toute leur simplicité, sans aucune complication, tandis que, dans l'autre, ils sont sous la dépendance d'un état constitutionnel, d'une aptitude spéciale de l'individu, d'une idiosyncrasie, d'une diathèse, en un mot, d'un état particulier de l'organisme que l'on rencontre très-fréquemment dans les maladies chroniques et qu'il faut savoir découvrir, si on veut diriger le traitement hydrothérapique d'une manière effective.

Il existe certainement des maladies qui se localisent dans un appareil organique et dont les phénomènes ne dépassent pas les limites anatomiques de ces appareils. On rencontre parfois des troubles sympathiques en dehors de l'organe affecté; néanmoins, il n'en est pas toujours ainsi, et l'ensemble des désordres dont nous venons de parler, constitue une affection locale. Dans d'autres circonstances, qui sont du reste plus nombreuses qu'on ne croit, ces désordres ne sont que l'expression locale d'une affection généralisée, et ils ne disparaissent qu'avec cette dernière. Pour fixer les idées, prenons quelques exemples.

On sait que la dyspepsie est le plus souvent considérée comme une maladie locale de l'estomac. Elle peut, à la vérité, entraîner à sa suite des désordres généraux et des altérations graves de l'organisme, mais, dans certaines circonstances, c'est bien une affection locale dans toute l'acception du mot, et, si l'on emploie des moyens appropriés, on obtient facilement la guérison. Dans d'autres circonstances, cette dyspepsie peut être la manifestation d'une affection générale, de la chloro-anémie ou de la goutte, par exemple, et on ne pourra la faire disparaître qu'après avoir traité convenablement la diathèse goutteuse ou la chloro-anémie.

Autre exemple : l'atonie vésicale peut être le symptôme d'une affection locale caractérisée par la difficulté qu'éprouve la vessie à se débarrasser du liquide qu'elle contient. A l'aide d'une application locale des agents stimulateurs, on parvient à rendre à l'organe son fonctionnement régulier. Mais le résultat ne sera pas aussi prompt et sera plus difficile à obtenir, si l'atonie vésicale, au lieu d'être une affection locale, puise son origine dans une maladie générale ou une altération organique éloignée, capable de paralyser l'action de la vessie.

Dernier exemple : la spermatorrhée peut se présenter à nous avec le cachet d'une maladie limitée à l'organe qui en est le siége, ayant des caractères spéciaux et nettement dessinés. Mais elle peut aussi se montrer sous le couvert de symptômes, dont l'expression vague et indéterminée révèle l'existence d'une maladie générale et notamment d'une névrose. Dans les deux cas, le traitement hydrothérapique ne doit pas être le même.

Nous pourrions multiplier les exemples pour démontrer qu'un certain nombre de ces affections prétendues locales ne sont que des manifestations d'une maladie générale. Mais nous n'avons pas besoin d'insister davantage sur des vérités mises tant de fois en lumière et dont personne ne peut chercher à contester l'importance. Sans nous engager ici dans l'étude des diathèses, de la spécificité et des influences héréditaires, nous pouvons, en nous basant sur les considérations qui précèdent, établir deux catégories distinctes de maladies chroniques, les unes générales et les autres locales. Les premières résident dans tout l'organisme et peuvent se manifester localement; les secondes sont d'abord limitées, elles peuvent s'étendre peu à peu et devenir générales.

Les causes de ces maladies sont tellement nombreuses et les

phénomènes morbides par lesquels elles se traduisent, sont tellement variés, qu'envisager leur mode de développement ou esquisser leur tableau séméiologique, serait un travail qui dépasserait bien vite les limites dans lesquelles nous devons nous renfermer. Ces différents points d'ailleurs trouveront une mention spéciale dans le cours de cet ouvrage. Au point de vue qui nous occupe, il nous semble utile de dire quelques mots de la marche de ces maladies, dont la connaissance est indispensable pour bien apprécier les services que peut rendre l'hydrothérapie dans les affections chroniques.

Ces sortes de maladies sont de véritables troubles de nutrition, à marche lente et insidieuse pouvant donner lieu à des accidents aigus et susceptibles de guérir soit par les simples efforts de la nature, soit par l'intervention de la thérapeutique. Leur évolution est intimement liée à l'état des fonctions digestives qui contribuent essentiellement à la nutrition de l'organisme. C'est un fait reconnu par tous, que ces affections incurables ou réputées comme telles, une fois constituées, ne s'aggravent pas tant que persiste l'intégrité de l'appareil digestif et tant que les phénomènes de nutrition s'exécutent. Ne sommes-nous pas à même de voir chaque jour des cancéreux ou des phthisiques se soutenir tout le temps que la nutrition s'opère et marcher rapidement vers une terminaison funeste, en passant par tous les degrés de l'anémie, du marasme et de la fièvre hectique, dès que l'assimilation cesse de s'accomplir régulièrement?

Que se passe-t-il, en effet? Lorsque les fonctions digestives subissent une perturbation, les malades commencent à éprouver de l'inappétence, du dégoût pour les aliments; les digestions deviennent laborieuses et il en résulte un défaut de nutrition, de l'amaigrissement, une réparation insuffisante de l'organisme, la diminution ou la perte des forces. A mesure que ces troubles de l'appareil digestif s'accroissent, la dénutrition du sang augmente, l'anémie fait des progrès rapides et l'innervation ne tarde pas à être atteinte à son tour.

Dès lors, commence une série de phénomènes qui surgissent tout à la fois dans le système nerveux et dans le système circulatoire et dont la conséquence est de provoquer de graves altérations dans l'organisme. C'est ainsi que la cachexie se produit et, avec elle, tout un cortége de symptômes alarmants, précurseurs d'une fin prochaine. Que doit-on espérer et tenter dans ces conditions? Les efforts de la thérapeutique usuelle sont la plupart du temps inefficaces. Si, même dans les cas les plus graves, on emploie l'hydrothérapie, il arrive parfois qu'on exerce une influence salutaire sur les fonctions digestives et, par suite, sur les phénomènes de nutrition. On peut, de la sorte, enrayer momentanément les progrès du mal et reculer le terme fatal. Dans cet ordre d'idée snous avons vu l'hydrothérapie, dont l'action stimulante est bien connue, rendre d'immenses services dans les maladies les plus graves et les plus invétérées.

En dehors de ces faits où l'hydrothérapie n'agit qu'à titre d'agent palliatif, il est des circonstances où son influence est autrement efficace. Nous voulons parler de ces affections caractérisées par de simples troubles fonctionnels et de celles dont il est difficile de bien préciser la nature, parce que l'esprit flotte incertain entre l'idée d'une lésion histologique, d'une altération de nutrition localisée ou d'un simple trouble dynamique.

Dans ces diverses manifestations morbides contre lesquelles les efforts les plus patients et les plus éclairés s'acharnent en vain, dans ces cas, malheureusement plus fréquents qu'on ne pense, et qui font le désespoir du praticien, nous ne craignons pas d'affirmer que l'hydrothérapie rendra d'éminents services. Loin de nous la pensée de faire de cette médication une panacée universelle ! Ce que nous voulons établir, c'est que l'hydrothérapie et ses nombreuses pratiques offrent des ressources considérables contre les maladies chroniques.

Au surplus, nous ne prétendons pas qu'il faille employer cette méthode de traitement à l'exclusion de toute autre. S'il est vrai que, dans quelques cas, on puisse la faire intervenir seule et en toute sécurité, nous devons dire que, dans d'autres circonstances, elle n'intervient qu'à titre d'adjuvant pour les autres médications. Mais il faut ajouter que cette intervention, que l'on est disposé à reléguer au second plan, a souvent une importance capitale.

Cette manière de voir n'est pas acceptée par tous les médecins qui font autorité en hydrothérapie. Manby-Gully (1) particulièrement la récuse, et n'hésite pas à qualifier de contradiction ridicule l'emploi simultané de l'eau et des médicaments dans les maladies chroniques ; il considère même cette pratique comme un compromis intéressé. Mais c'est là le fait d'une excentricité médicale, qu'on nous pardonne le mot, qui est heureusement rachetée par de très-judicieux avis du même auteur. C'est ainsi qu'il prescrit avec insistance le repos d'esprit, l'abstention de toute occupation et de soins fatigants pendant la durée du traitement. Recommandation qui n'a rien de banal, et, à ce propos, Gully emploie une comparaison ingénieuse qu'il semble opportun de reproduire en substance. Il a maintes fois, dit-il, répondu à des patients qui le consultaient : « Vous guérirez en vous retirant dans une ferme « et en vous astreignant à une hygiène régulière, telle que de « se lever de bonne heure, faire un exercice convenable, respirer « un air pur, etc... et cela exigerait d'être continué pendant dix-« huit mois à deux ans. Ce que le traitement par l'eau peut vous « offrir d'avantage, c'est de diminuer cette période de moitié ou « des deux tiers. » Gully énonce avec raison que cette formule convient aux cas de moyenne gravité où il s'agit surtout de réveiller les fonctions nutritives et en même temps d'activer la circulation à la périphérie du corps. C'est ce que les applications méthodiques de l'hydrothérapie réalisent avec plus d'énergie et plus rapidement que ne peut le faire le séjour à la campagne, même avec le bénéfice de la vie calme et d'un régime bien entendu. L'idée de Gully, et il est logique de la partager, consiste principalement à calquer les effets de l'emploi médical de l'eau sur le procédé de restauration que la nature met à la disposition des santés affaiblies. Dans des degrés plus graves de maladies chroniques, il avoue qu'il n'en est pas tout à fait de même et, selon son expression originale, plus est faible la puissance de l'organisme, plus devra être grande la stimulation nécessaire pour la mettre en jeu.

(1) J. Manby-Gully, *The water cure in chronic Disease*. London, 1853.

Ce serait ici le lieu de passer en revue les cas qui réclament l'emploi du traitement hydrothérapique et ceux dans lesquels il faut s'en abstenir. Mais nous avons déjà parlé des indications et des contre-indications dans le chapitre précédent ; nous en reparlerons encore en étudiant chacune des maladies qui peuvent être traitées par l'hydrothérapie. Il est donc inutile d'entrer ici dans des considérations générales sur ce sujet ; elles seraient absolument sans profit pour les praticiens.

Cependant, nous n'abandonnerons pas cette question sans répondre à quelques objections trop souvent reproduites et qu'il est nécessaire de réfuter.

Nous ne parlerons pas des craintes que fait naître l'application de l'hydrothérapie dans les maladies du cœur et dans les maladies de poitrine, parce que cette question exige un long développement. Il est des cas, en effet, où ces craintes sont parfaitement légitimes ; mais il en est d'autres où elles sont tout à fait chimériques. Pour bien apprécier cette différence et, par conséquent, pour conseiller avec fruit le traitement hydrothérapique dans ces maladies difficiles à soigner, il faut s'entourer de tous les éléments capables de bien préciser les indications et les contre-indications de ce traitement. Nous les ferons connaître quand il sera question des maladies cardiaques et des maladies pulmonaires.

Mais nous devons insister sur quelques appréciations erronées faites par un certain nombre de médecins, en ce qui concerne l'emploi de l'hydrothérapie dans les maladies nerveuses.

Les confrères auxquels nous faisons allusion pensent que l'hydrothérapie exagère quelques maladies nerveuses et, notamment, l'hystérie. Si l'on considère l'hydrothérapie comme une méthode de traitement n'ayant à sa disposition que de l'eau froide, et surtout très-froide, nous souscrivons à ce reproche. Mais si l'on veut bien admettre qu'en hydrothérapie on doit employer de l'eau à toutes les températures, ce reproche n'est plus fondé. On peut donc se demander, avant de condamner cette méthode, si l'insuccès ne doit pas être attribué au mauvais choix des procédés employés. Mais, sans recourir à cette fin de non-recevoir qui pourrait être considérée comme une défaite, nous tenons à établir que le blâme adressé à l'hydrothérapie repose sur une interprétation inexacte des faits.

Dans presque toutes les maladies nerveuses, et notamment dans l'hystérie, les phénomènes morbides apparaissent et disparaissent souvent avec une telle rapidité qu'il suffit d'une cause extrêmement légère pour en faciliter l'explosion. Il n'est donc pas extraordinaire que les premières séances d'un traitement hydrothérapique amènent une certaine exacerbation dans les symptômes de la maladie. Doit-on se hâter, pour cela, de suspendre le traitement? Évidemment non; tout au plus convient-il de choisir un autre procédé ou de modifier celui qu'on a déjà mis en pratique.

Nous avons été témoin d'un assez grand nombre de faits pour être autorisé à affirmer en toute conscience que, si les applications sont faites avec prudence et discernement, le malade bénéficiera toujours de ce traitement, et nous pouvons ajouter que les résultats seront d'autant plus sérieux que le patient aura été plus persévérant.

Du reste, il n'est pas étonnant que cette croyance erronée relativement à l'inefficacité de l'hydrothérapie dans quelques maladies nerveuses se soit propagée parmi un certain nombre de médecins. Il arrive, en effet, que quelques malades ne ressentent aucune action salutaire pendant la durée du traitement; les mêmes symptômes persistent avec une déplorable ténacité; quelquefois même, il en surgit de nouveaux qui ne sont pas les moins alarmants pour les malades. Il ne faut pas être troublé par cette évolution des phénomènes morbides; la maladie, malgré tous ces désordres apparents, suit sa marche décroissante; et, si par principe ou par hasard on interrompt la cure, l'affection s'amende peu à peu et finit par disparaître complétement. Déjà, nous avons signalé les effets consécutifs qui se produisent après la cessation du traitement hydrothérapique, et nous avons indiqué l'utilité des traitements fractionnés; nous aurons l'occasion de prouver par des faits incontestables que l'hydrothérapie, même en exagérant certains désordres de l'innervation, est bien capable de guérir les maladies qui la provoquent. Par conséquent, les craintes auxquelles nous faisons allusion ne sont pas fondées. D'après cela, il ne faut pas croire que, pour obtenir la guérison, il soit nécessaire d'exaspérer toujours la maladie. Le plus souvent, à l'aide de modifications apportées dans l'application des procédés hydrothérapiques, on peut éviter cet accroissement des troubles morbides et obtenir l'amélioration sans secousse pour les malades. Pourtant il est parfois difficile d'éviter ces ébranlements qui sont la conséquence de l'excitation produite par l'hydrothérapie sur l'organisme. Cette stimulation thérapeutique est dans certains cas remplacée par une harmonie complète des fonctions de l'économie.

A côté de cette question sur laquelle il nous paraît inutile d'insister davantage, vient s'en placer une autre qui a son importance ; elle repose sur la nécessité de faire intervenir l'hydrothérapie dans le but de favoriser ou de faire supporter l'action de certains médicaments. Nous avons vu un grand nombre de malades ne pas pouvoir tolérer certains médicaments, tels que la morphine, l'atropine, le mercure, etc., ou bien en éprouver de fâcheux effets, et acquérir, sous l'influence de l'hydrothérapie, une aptitude merveilleuse pour un grand nombre de médications qui jusqu'alors avaient été inefficaces.

L'opinion que nous venons de formuler indique que nous croyons utile de combiner ensemble plusieurs médications. Ce n'est, en effet, qu'en faisant appel à toutes les ressources thérapeutiques, en recherchant avec soin leur mode de succession dans le traitement institué et surtout leur opportunité qu'on obtiendra d'heureux résultats dans la cure des maladies chroniques.

Qu'on ne se le dissimule pas néanmoins, le succès est loin d'être la règle constante dans les efforts tentés pour combattre ces affections. Il est nécessaire de se tenir en garde contre les mécomptes à venir. Ceux qui, au début de leur carrière, se trouvent aux prises avec ces maladies rebelles, les attaquent avec la fougue et l'espoir d'un néophyte. Quelquefois les symptômes prédominants disparaissent sous l'influence de cette thérapeutique variée qu'on adopte avec tant de confiance ; mais, hélas, la déception arrive bien vite et l'on s'aperçoit que le succès dont on s'était applaudi n'était qu'éphémère. La maladie se présente de nouveau avec un cortège de symptômes analogues à ceux du début, parfois plus accentués et, dans d'autres circonstances, avec des désordres d'une nouvelle espèce. Quand le médecin aura assisté souvent à une pareille lutte, il reconnaîtra facilement l'insuffisance et parfois le danger de certains médicaments. Il reculera, notamment, devant l'emploi irréfléchi de la morphine, de l'atropine et de tant d'autres substances dont l'abus détermine des accidents et des maladies plus graves que celles qu'il est chargé de combattre. Il acquerra, dès lors, la conviction que, pour attaquer et détruire ces affections, il faut lutter avec patience et sagacité, ne pas se laisser décourager par les échecs et combattre avec des moyens capables d'agir efficacement sur toutes les fonctions de l'organisme. C'est pour atteindre ce but que nous conseillons l'hydrothérapie. Les praticiens trouveront dans cette puissante médication tous les éléments capables de modifier avantageusement le plus grand nombre des maladies chroniques.

Diathèses.

M. Durand-Fardel, dans son *Traité des maladies chroniques*, a défini la *diathèse :* « une anomalie de l'organisme, sous l'influence de « laquelle se produisent des actes pathologiques d'un caractère déter- « miné (1). » Il tire cette notion, abstraction faite de toute théorie, du groupement et de l'uniformité des symptômes, se reproduisant sous une forme identique, et constituant une espèce morbide particulière en nosologie.

Ces anomalies de nutrition, ou de crase, comme les appelle Niemeyer (2), sous l'influence desquelles on constate un produit constant de désassimilation en excès, prennent une place importante dans le cadre des diathèses, ou affections constitutionnelles. Nous n'avons à envisager, quant à présent, que celles où le processus morbide est caractérisé par le trouble de l'assimilation des principes immédiats, acide urique, glycose et principe gras. Durand-Fardel en a dressé un tableau qui nous semble répondre, aussi parfaitement que le permettent les difficultés d'une pathogénie encore obscure, au classement des maladies chroniques provenant d'une anomalie générale de l'organisme.

(1) Durand-Fardel, *Traité des maladies chroniques*. Paris, 1868, t. I, p. 15 et suiv.
(2) Niemeyer, *Traité de pathologie interne*. Traduction française, 1869, t. II, p. 601.

Ainsi, quelle que soit l'importance de la perturbation nutritive en vertu de laquelle l'acide urique se forme en excès dans le sang, on doit reconnaître que l'anomalie particulière de l'assimilation des principes alimentaires protéiques et azotés se rapporte presque exclusivement à la *diathèse urique*, dans laquelle sont comprises la *goutte* et la *gravelle urique*.

Dans le *diabète*, c'est l'assimilation incomplète du sucre contenu dans le sang, soit accidentelle, soit durable, qui représente l'anomalie et prédomine les altérations pathologiques variées dépendant de la glycosurie.

Le développement excessif du tissu adipeux constitue l'*obésité* et la *polysarcie* qui n'est elle-même qu'un degré exagéré de l'obésité.

Goutte.

Dans la production de la goutte, on s'accorde à admettre deux éléments étiologiques qui, d'une manière générale, impriment un cachet spécial à la maladie. Ces éléments sont : la *prédisposition héréditaire*, d'une part, et, de l'autre, la disproportion entre la quantité de *substance nutritive ingérée* et l'*usure organique* (Niemeyer). L'expression dyscrasique ressort de l'excès de l'acide urique dans le sang et de son dépôt dans des points d'élection déterminés, comme les articulations, en particulier, à l'état d'urate de soude.

La goutte procédant par des manifestations aiguës est exceptionnellement traitée dans les établissements hydrothérapiques; elle ne saurait donc appartenir à notre sujet. Nous ne la revendiquons que lorsqu'elle affecte une marche continue pouvant présenter parfois des exacerbations passagères, mais se développant progressivement et arrivant à cet état pathologique qu'on désigne généralement sous le nom de *goutte chronique*.

M. Durand-Fardel a très-clairement exposé (1) que les déterminations *régulières* ou *normales* de la goutte localisées dans les jointures ou autour d'elles, peuvent se porter également dans d'autres appareils des tissus organiques; on les regarde alors comme

(1) *Loc. cit.*, p. 26.

des manifestations *irrégulières* ou *anormales*. Enfin des actes pathologiques de tous genres, qu'il est plus ou moins difficile de rattacher à l'état diathésique lui-même, compliquent souvent la goutte et subissent l'influence de cette diathèse. Ce sont les *accidents de la goutte*, justiciables, dans des circonstances que nous aurons à déterminer ultérieurement, de la médication hydrothérapique.

Nous en disons autant de la cachexie particulière que la goutte imprime progressivement à l'économie, dans certains cas, et qu'il est intéressant d'étudier au point de vue des ressources d'une thérapeutique spéciale.

Garrod (1) regarde la distinction établie entre la goutte aiguë et la goutte chronique comme complétement arbitraire. Ce n'est point l'avis de M. Durand-Fardel, qui a donné le nom de « *goutte chroni-* « *que* aux cas où les manifestations générales ou locales de la dia- « thèse sont permanentes à un degré quelconque. » Nous partageons cette manière de voir; et nous admettons cette forme irrégulière que l'on désigne souvent sous le nom de goutte atonique ou asthénique, dans laquelle, selon l'opinion traditionnelle, l'organisme n'est pour ainsi dire plus capable de produire des attaques de goutte normale (Niemeyer). A ce propos, M. Durand-Fardel fait encore remarquer avec justesse que la goutte chronique tend, par le fait même de sa durée et de ses progrès, à revêtir une forme atonique, ce qui arrive surtout dans la goutte héréditaire. Mais, ajoute-t-il, la diathèse goutteuse a, comme toutes les autres diathèses, des degrés divers d'intensité.

Aux phénomènes fluxionnaires et douloureux qui se montrent du côté des articulations pendant la période aiguë, succède, avec la goutte devenue chronique, un état de dépression et de langueur dont on a tracé de tout temps le tableau, se résumant en un défaut de réaction et une aptitude très-prononcée pour les manifestations goutteuses anormales. M. Durand-Fardel insiste sur les conséquences de cette cessation de suractivité organique. Tandis que les jointures immobiles, ankylosées, incrustées de principes salins, impliquent un déplorable état d'impotence, toutes les fonctions

(1) Garrod, *The treatment of gout and reumatic gout*. London, 1859, p. 65.

s'atténuent et la cachexie se prononce, compatible encore avec la vie, mais livrant l'organisme affaibli à toutes sortes d'actions pathologiques secondaires (1). La tendance hydrémique caractérise principalement cette cachexie, et, quelle que soit l'origine et la nature d'une pareille altération, il faut convenir avec M. Durand-Fardel, qui l'a signalée d'une manière précise, que ce point est très-important à considérer dans les indications thérapeutiques.

Il existe une autre forme de goutte sans manifestation articulaire, et à laquelle s'appliquent plus particulièrement les qualifications de *goutte anormale, goutte larvée;* et, pour les anciens, d'*artrhitis metastatica retrogada*. Ce n'est pas le lieu de discuter ce qui constitue pathologiquement la goutte sans goutte, l'*arthritis* en un mot, dénomination sous laquelle s'abritent des théories remises à nouveau dans le courant de la médecine et qui ne sont utiles qu'à la condition d'être appréciées avec discernement. Nous aurons l'occasion de reprendre ces questions au chapitre de l'herpétisme. Nous ne saurions d'ailleurs porter une critique plus incisive sur la nosographie de l'arthritis moderne, que ne l'a fait M. Durand-Fardel (2). La migraine, le vertige, l'asthme, la dyspepsie, etc., en tant que reliés aux manifestations articulaires de la goutte, prètent à une discussion du plus haut intérêt. En dernière analyse, il reste acquis que ces états pathologiques, auxquels on pourrait en associer bien d'autres, tels que les catarrhes intestinaux, bronchiques, l'état hémorrhoïdaire, la dyscrasie veineuse, etc., ne présentent pas de caractères véritablement significatifs qui les rattachent à la diathèse goutteuse. C'est affaire de sagacité de la part du praticien d'établir cette corrélation et d'y conformer le traitement.

Sydenham a éclairé l'étiologie de la goutte en traits qu'on a souvent reproduits, et qui font de cette affection le privilége fatal des gens favorisés par la fortune et les dons de l'esprit (3). Scudamore concluant, d'après l'Hippocrate anglais, sur l'influence des habitudes diététiques dans la production de la goutte, ajoute avec raison « que tout état ou occupation qui conduit à l'inactivité et à la réplé-

(1) *Loc. cit.*, p. 52.
(2) *Loc. cit.*, p. 55 et suiv.
(3) Sydenham, *Tractatus de podagr. et hydrop.*, 1683.

« tion, ou dans lequel on ne fait qu'un exercice passif mène à la « goutte (1). » Il en est de même de la prédominance abdominale observée chez un grand nombre de goutteux. M. Durand-Fardel (2) a précisé à son tour la cause déterminante de la goutte, et il s'est étendu comme il convenait sur l'importance en pareille question des circonstances hygiéniques dans leur rapport avec l'activité des trois grands systèmes organiques : le système digestif, le système cutané, au point de vue de l'ensemble des sécrétions, et le système nerveux. Il propose, en outre, de ne point négliger l'*abus de l'innervation* dans le bilan du goutteux. On ne saurait nier que, si une alimentation riche, un grand appétit, un goût prononcé pour les liqueurs alcooliques, des habitudes sédentaires et l'insuffisance d'exercice musculaire concourent à la manifestation de la goutte, cette pathogénie subit également l'action d'une prédominance cérébrale et d'abus intellectuels ou affectifs. M. Durand-Fardel appuie d'ailleurs sur la valeur des faits constatés à cet égard et que n'infirment nullement les inconnues qui échappent à l'expérience, ou sur lesquelles on n'est pas encore en mesure de se prononcer. Telle serait la fréquence de la goutte aiguë ou chronique chez les individus à profession plombique et ayant eu des accidents d'intoxication saturnine. Cette observation de Garrod, à laquelle se sont ajoutés d'autres témoignages ou actuels ou rétrospectifs, n'a pas encore cours dans la science.

De l'interprétation même des conditions pathogéniques de la goutte découlent les indications du traitement qui lui est approprié. La goutte consistant dans une anomalie d'assimilation, c'est aux fonctions digestives, cutanées et urinaires, au maintien ou à la restauration de leur intégrité qu'il convient de s'attacher. C'est dans ce sens qu'ont été institués les traitements rationnels de la goutte. Bien entendu il ne peut s'agir ici des innombrables médications empiriques trop souvent mises à la portée des goutteux. Les règles principales qui doivent présider à la ligne de conduite du médecin, d'après M. Durand-Fardel, concernent : 1° la diathèse gout-

(1) Scudamore, *Sur la nature et le traitement de la goutte et du rhumatisme*. Trad. franç., 1820, p. 67.

(2) *Loc. cit.*, p. 53.

teuse; 2° les manifestations goutteuses régularisées; 3° les accidents de la goutte. Cette division est la plus simple, la plus naturelle, et mérite d'être adoptée à tous les titres.

« Un des premiers résultats de l'analyse pathogénique de la « diathèse goutteuse, » dit le même auteur, « est de nous apprendre « que le traitement de celle-ci ne saurait guère être qu'un trai-« tement hygiénique. En effet, l'hygiène nous fournit les moyens « d'activer les phénomènes d'assimilation qui s'accomplissent « dans le sein de nos tissus et d'en corriger les anomalies dans « une certaine mesure. »

L'hydrothérapie interviendra avec ses applications pratiques pour favoriser l'assimilation des principes nécessaires à l'entretien de l'organisme. Elle aura de plus une influence à exercer sur l'innervation dont les troubles jouent dans le développement de la goutte un rôle très-considérable.

Une remarque digne d'attention parmi celles que le traitement de la goutte fournit à M. Durand-Fardel, c'est celle qui est relative au double aspect de l'influence nerveuse dans cette maladie. « Tout « ce qui vient troubler et *particulièrement exciter* le système ner-« veux tend à réveiller les manifestations goutteuses, régulières ou « irrégulières, suivant les conditions du sujet. Mais tout ce qui « conduit à la dépression du système nerveux offre encore une bien « autre gravité et tend à précipiter la marche de la goutte vers la « chronicité et la cachexie, et à ouvrir la porte à toutes les dévia-« tions organiques de l'affection (1). » Réflexions extrêmement pratiques, et qui, si elles ont surtout le régime diététique pour objectif, trouveront une confirmation éclatante dans l'emploi de l'hydrothérapie chez les goutteux.

Traitement hydrothérapique dans la goutte. — Pour bien apprécier les services que l'hydrothérapie peut rendre contre la goutte, il est nécessaire de considérer dans cette maladie l'état aigu et l'état chronique.

Dans la goutte aiguë, on a employé et on emploie encore les immersions locales froides et de longue durée, les compresses

(1) *Loc. cit.*, p. 87.

froides souvent renouvelées et enfin les compresses froides ou fraîches, recouvertes d'un corps non conducteur de la chaleur, comme la laine par exemple, appliquées d'une façon intermittente.

Pour mettre en usage les immersions, on se sert d'un baquet rempli d'eau froide dans lequel on plonge les membres où siége le mal, l'on prolonge ce bain jusqu'à ce que les phénomènes morbides soient apaisés. Après un intervalle de repos, pendant lequel il est nécessaire de ne pas attendre que les accidents aient repris leur acuité, on recommence la même opération qu'on peut sans inconvénient renouveler quatre ou cinq fois par jour, en ayant soin de prendre chaque fois les précautions que nous avons indiquées.

L'application de compresses froides souvent renouvelées se fait suivant les mêmes principes et doit être préférée à l'immersion quand le malade ne peut exécuter aucun mouvement. Il est nécessaire de les humecter fréquemment, si l'on ne veut pas que les symptômes inflammatoires acquièrent une plus grande intensité. Nous n'avons jamais vu l'application des compresses et les immersions locales répétées produire le moindre accident ; mais, en revanche, nous avons pu constater souvent leur inefficacité, aussi leur préférons-nous les compresses excitantes appliquées de la façon suivante :

On trempe des compresses dans de l'eau modérément froide et on les place sur les parties douloureuses en ayant soin de les recouvrir très-exactement avec la laine, de manière à préserver la partie malade de toute influence extérieure. On laisse l'appareil en place pendant environ deux ou trois heures de manière à produire un petit bain de vapeur localisé ; lorsqu'on l'enlève, il faut avoir le soin d'essuyer ou de frictionner le membre malade avec une compresse trempée dans de l'eau modérément froide. Si les phénomènes douloureux ne sont pas calmés, on fait des applications successives qu'on peut renouveler jusqu'à ce qu'on ait obtenu l'apaisement des symptômes. Cette petite opération est sans danger et peut rendre de très-grands services.

Dans la goutte chronique, on emploie divers modificateurs hydrothérapiques ; mais nous devons ajouter qu'il est impossible d'en tirer profit si l'on ne sait pas d'avance celui dont il faut se servir.

Il faut se rappeler que, dans l'affection qui nous occupe, le choix du procédé doit être entièrement basé sur l'état du malade.

Quand la goutte provoque une dépression des forces, quand la peau est pâle et les muscles amoindris, quand l'innervation est frappée d'épuisement, quand enfin l'organisme est affaibli et que la cachexie est menaçante, s'il n'existe aucune complication sérieuse du côté du cerveau, des poumons ou du cœur, on peut, en toute sécurité, conseiller les douches froides générales courtes, ou une friction avec un drap mouillé fortement tordu. On produit, à l'aide de ces moyens longtemps continués, une action tonique très-salutaire.

Si la peau est sèche, et si le malade est assez fort pour supporter l'action prolongée du calorique, on emploiera l'étuve sèche ou l'étuve humide, ou bien l'étuve à la lampe jusqu'à la production de la sueur, et l'on aura soin de compléter l'action du calorique par une application froide ou fraîche. La température de l'eau sera déterminée par le degré de susceptibilité du malade.

S'il existe des douleurs erratiques ou localisées dans certaines parties du corps, sur le trajet d'un nerf ou sur un groupe musculaire, on obtiendra d'heureux résultats avec la douche écossaise.

Si les articulations sont engorgées et que des incrustations salines gênent les mouvements, on fera précéder la douche générale d'une douche froide localisée sur l'articulation malade, en ayant soin de régler progressivement la durée et la percussion de cette dernière. Quelquefois, et cela arrive plus souvent qu'on ne pense, les malades ne peuvent supporter les douches locales quand l'eau employée est très-froide. Pour obvier à cet inconvénient, comme on ne peut se servir de l'eau tempérée dont l'action est inefficace, on fait alors intervenir la douche alternative qui peut produire et produit souvent l'effet résolutif que l'on recherche.

Si l'excitabilité nerveuse est grande, et cela se rencontre chez les malades atteints de la goutte par abus des fonctions de l'innervation, le procédé qui rend les plus grands services consiste dans l'application du maillot humide ou du demi-maillot d'une heure de durée environ, et immédiatement suivie d'une immersion ou plutôt d'une friction avec un drap convenablement mouillé.

Dans cet état, que l'on désigne sous le nom de *goutte larvée*, *goutte anormarle*, qui compte les névroses au nombre de ses manifestations, l'hydrothérapie peut être utilisée et rendre d'immenses services ; mais avant de procéder à une application, il importe de bien étudier et surtout de bien analyser la nature et l'évolution des phénomènes qui dominent la scène morbide.

Nous laisserons de côté pour le moment ce qui concerne les névroses goutteuses dont l'étude sera mieux placée au chapitre des affections du système nerveux, et nous ne nous occuperons ici que des manifestations de la goutte dans certains appareils organiques.

Quand le cœur, les poumons ou le cerveau sont matériellement atteints, il faut être fort circonspect dans l'emploi de l'hydrothérapie, et ne se décider à agir que lorsque la gravité de l'état cachectique prime les désordres locaux et réclame à tout prix une intervention thérapeutique. Si l'on décide que le traitement hydrothérapique doit être suivi, c'est à la douche qu'il faut recourir, parce que, de tous les procédés, c'est le plus facile à manier et à régler par le médecin. Elle devra être courte, à percussion légère dans les parties supérieures, et fortement stimulante dans les parties inférieures ; on se trouvera bien de faire précéder son application d'un bain de pieds chaud à eau courante.

S'il existe des accidents du côté de l'estomac ou de l'intestin, des reins, de la vessie ou de l'utérus, l'intervention sera plus facile. On pourra et l'on devra joindre aux pratiques générales, l'emploi de modificateurs spéciaux qui sont utilisés contre les maladies des organes dont nous venons de parler et auxquels nous consacrerons une étude toute particulière.

Si le malade est pléthorique, les applications ne devront jamais être très-excitantes ; on n'agira sur la peau qu'avec des douches légères et modérément froides, de manière à ne pas provoquer de réactions violentes. On pourra sans inconvénient soumettre le malade à l'usage des sudations, et on lui conseillera de boire souvent de l'eau froide dans la journée.

Dans la plupart des cas, il sera utile que le malade ne boive que de l'eau, qu'il se soumette à un régime sévère, et qu'il fasse, si cela se peut, un exercice régulier.

Quelle que soit du reste la ligne de conduite que l'on suive dans le traitement de la goutte, il ne faut pas oublier que l'hydrothérapie, quand elle est bien indiquée, a pour but de favoriser les mouvements d'assimilation et de désassimilation, de faciliter les sécrétions et notamment celle de la peau et des reins, de régulariser l'innervation, de prévenir les congestions viscérales en facilitant la circulation cutanée et, en définitive, de ramener l'équilibre dans toutes les fonctions de l'organisme. C'est ainsi que cette puissante médication, quand elle est maniée avec discernement, peut rendre d'immenses services aux personnes atteintes de la diathèse goutteuse.

Gravelle.

Par la dénomination de gravelle, on qualifie l'ensemble des symptômes qui précèdent, accompagnent ou suivent la présence de concrétions ou graviers dans les urines. C'est surtout l'anomalie de nutrition qu'elle représente qui nous intéresse. Et encore s'agit-il ici des gravelles *diathésiques*, comprenant celles où l'urine est acide, urique ou oxalique, et se distinguant des gravelles *catarrhales*, lesquelles ne constituent à proprement parler qu'un phénomène symptomatique, comme M. Durand-Fardel l'a établi avec juste raison.

Des dispositions constitutionnelles favorisent le développement de la gravelle. Sans parler de l'hérédité ni des circonstances de race, de milieu et de climat qui la rendent plus commune dans telle contrée que dans telle autre, il reste bien acquis que la gravelle atteint plus particulièrement les individus habitués ou contraints à une vie sédentaire. Les particularités du régime alimentaire ont pu prêter à certaines théories qui ont parfois inspiré le traitement de la gravelle. Mais l'étiologie de cette maladie ne saurait être rapportée à une origine unique, du moins très-rarement, et il faut tenir compte des causes multiples qui la produisent ou l'entretiennent en se modifiant réciproquement. Aussi, reconnaissons-nous avec M. Durand-Fardel l'importance de l'indication curative qu'il assigne d'une manière exclusive à la gravelle, à savoir : prévenir la formation des graviers en rétablissant l'assimilation des principes albuminoïdes. L'organisme lui-même témoigne, par des exemples de guérison spontanée ou de suspension plus ou moins prolongée de la gravelle, que la thérapeutique doit intervenir avec efficacité dans certains cas analogues.

On sait aujourd'hui que les moyens empruntés à la chimie et qui avaient été devancés par l'empirisme, pour la plupart, n'ont qu'un rôle secondaire dans la cure de la gravelle. Il est clair qu'ils partagent avec le régime une appropriation dont on ne doit pas négliger l'utilité. Éviter l'introduction dans l'économie de principes qui ne s'assimileront pas d'une manière normale, albuminoïdes dans la diathèse urique, sucrés chez les glycosuriques, ou gras chez les obèses, telle est une des indications curatives. Mais on n'obtient aussi qu'une action palliative ; mais de là à une médication vraiment effective, la distance est grande, si l'on considère que la gravelle a pour caractère essentiel de se reproduire indéfiniment. En admettant que l'on possède le moyen de s'opposer à l'agglomération des éléments salins qui constitue la gravelle ou de les dissoudre en temps opportun, il faut surtout être à même d'en prévenir la formation.

Déjà Marcet (1) avait fait remarquer que l'emploi des alcalins contre les affections calculeuses ne doit pas se rapporter seulement à leur action chimique, et que ces médicaments ont une autre propriété, lorsqu'ils sont pris à petites doses, celle de faciliter la sécrétion des urines en diminuant l'irritation des voies urinaires. M. Durand-Fardel conteste la propriété dissolvante attribuée aux préparations alcalines, aux eaux de Vichy en particulier, par rapport à la gravelle urique. Il s'appuie encore sur l'observation pour affirmer que, dans les anomalies de l'assimilation caractérisant la diathèse urique (goutte, gravelle), comme dans le diabète et l'obésité, le meilleur traitement a pour but de ramener l'assimilation à sa condition normale. Pour cela, il s'agit d'élever au plus haut degré d'activité physiologique l'ensemble des fonctions organiques qui

(1) Marcet, *Essay on the chemical history and medical treatment of calculone disorder*. London, 1817.

se relient aux phénomènes chimiques présidant à l'accomplissement des métamorphoses. C'est dire que l'hématose pulmonaire, l'hématose cutanée, la circulation sanguine, les sécrétions qui en dépendent et l'impulsion nerveuse à laquelle elles obéissent, doivent être stimulés par des agents énergiques combinés avec le régime, un exercice suffisant et des conditions hygiéniques salutaires.

Traitement hydrothérapique dans la gravelle. — Nous venons de dire que le traitement qu'on emploie avec le plus de succès contre la gravelle diathésique est le traitement par les alcalins ; seulement, tandis que certains auteurs attribuent les résultats heureux de cette médication à une sorte d'action dissolvante, M. Durand-Fardel, dont personne n'ignore la compétence en cette matière, lui conteste cette propriété et pense qu'elle agit en régularisant ou en suractivant les principales fonctions de l'organisme. Nous partageons entièrement l'opinion de l'éminent praticien de Vichy, et c'est pour cela que nous conseillons l'emploi de l'hydrothérapie qui a une action puissante sur le fonctionnement de l'organisme et qui a l'avantage sur la médication alcaline de pouvoir être utilisée plus longtemps.

Nous n'avons pas la prétention de substituer l'eau froide aux eaux minérales employées généralement dans la maladie qui nous occupe ; mais les succès que nous avons obtenus par l'hydrothérapie nous engagent à dire à nos confrères que, dans la plupart des cas, ils peuvent compter sur l'hydrothérapie.

Pour stimuler les fonctions de l'organisme, on pourra se servir de la douche froide généralisée, en tenant compte, dans son application, de l'état des forces du malade et des complications qui peuvent se présenter. Tout ce que nous avons dit à l'occasion de la goutte doit être ici pris en considération ; toutefois nous pouvons affirmer que les contre-indications seront moins nombreuses dans la gravelle que dans la diathèse goutteuse.

Pour activer les fonctions de la peau, on pourra combiner l'action du calorique et de l'eau froide ; et, pour augmenter les fonctions rénales, on soumettra les malades à l'usage de l'eau à hautes doses, à moins que l'organisme ne puisse supporter des boissons trop abondantes.

Si, pendant le traitement hydrothérapique, des coliques néphrétiques se déclarent, il faudra suspendre toute application extérieure et la remplacer par des immersions tièdes plus ou moins prolongées.

Pour compléter ces indications thérapeutiques, nous mentionnerons un cas de gravelle diathésique dans lequel l'hydrothérapie a rendu des services qu'on avait demandés en vain à d'autres médications. Il s'agit d'une jeune fille dont le père est atteint de gravelle et dont le grand-père était goutteux. Dès son jeune âge, cette personne a éprouvé des troubles gastro-intestinaux sur la nature desquels nous n'avons pu être édifié. Ces désordres digestifs furent remplacés par des phénomènes douloureux auxquels succédèrent une grande faiblesse et une excitation excessive du système nerveux. Quelque temps après, on constata tous les signes d'une gravelle urique. On conseilla les toniques de toutes sortes ; les forces revinrent, mais la gravelle augmenta ; on eut recours alors aux alcalins, et le contraire se produisit ; la gravelle diminua, mais la malade tomba dans un abattement profond. Pour éviter ces alternatives pénibles, on conseilla à la jeune malade de suivre un traitement hydrothérapique. Elle le suivit très-régulièrement, prenant une douche tonique matin et soir, et buvant de l'eau à hautes doses dans la journée. Après deux mois de traitement, la jeune fille fut débarrassée de tous les accidents dont nous avons parlé et sa santé devint très-satisfaisante. Nous avons cité ce fait, qui est déjà ancien, pour indiquer les ressources que peut fournir l'hydrothérapie dans les cas où les médications usuelles ne peuvent être tolérées par les malades. Cette situation se présente souvent dans les maladies chroniques et surtout dans la série des diathèses ; il est bon que les médecins soient prévenus.

Diabète. — Albuminurie.

Il y a entre le diabète et l'albuminurie une certaine analogie, surtout au point de vue des désordres que ces maladies occasionnent. Les urines sucrées ou albumineuses peuvent dépendre de modifications physiologiques et d'altérations organiques extrêmement variées; elles peuvent être considérées tantôt comme une anomalie fonctionnelle, tantôt comme un phénomène transitoire lié à des troubles morbides divers, se rattachant le plus souvent à des altérations organiques déterminées. Le traitement hydrothérapique qui convient aux diabétiques peut parfaitement convenir à certains albuminuriques. C'est pour cette raison que nous dirons un mot de l'albuminurie dans ce chapitre, nous réservant du reste de compléter cette étude quand nous nous occuperons des maladies des voies urinaires.

Albuminurie. — L'altération de l'urine connue sous le nom d'*albuminurie* se rattache à la *maladie de Bright* ou *néphrite albumineuse*, maladie organique que caractérise une lésion particulière des reins. Nous n'avons pas à nous occuper de la forme aiguë de cette maladie; mais il arrive souvent que, dès le début, elle se montre sous la forme *chronique*, n'ayant d'autre symptôme bien apparent que la présence anormale, quelquefois passagère, de l'albumine dans l'urine. Cette altération de la sécrétion urinaire peut persister pendant plusieurs mois, sans autres phénomènes appréciables qu'une diminution de forces musculaires et une moindre activité des forces digestives (1). N'est-il pas possible d'intervenir alors par une médication reconstituante pour peu, ainsi qu'il est fréquent de le constater, que les causes déterminantes de l'albuminurie se relient à des influences dépressives, vicissitudes atmosphériques, abus vénériens, alcooliques, suites de couches, professions, etc. ? Rayer ne regardait pas la guérison comme impossible en pareil cas, et il en existe des exemples dans la pratique.

Nous avons eu à soigner quelques malades qui avaient été traités par M. Jaccoud, et, dans tous ces cas, l'hydrothérapie a été fort utile. Il est vrai de dire que tous ces malades étaient en bonne voie de guérison, et que notre intervention n'avait d'autre but que de consolider les résultats obtenus par notre savant confrère. Néanmoins, dans certains cas d'albuminurie, alors que cet état morbide ne coïncidait pas avec une lésion apparente et ne résultait pas, par conséquent, d'une altération organique bien caractérisée, l'hy-

(1) Tardieu, *Manuel de patholog. et de clin. médic.*, 1848, p. 660.

drothérapie employée seule produisit de très-heureux résultats.

Nous avons vu, notamment, des albuminuriques ayant des œdèmes aux extrémités inférieures, présentant des symptômes de rétinite bien accusés, et sujets à des troubles nerveux graves, se trouver fort bien de l'emploi de l'hydrothérapie. Nous pouvons donc, en toute conscience, conseiller cette méthode de traitement qui n'est réellement contre-indiquée que lorsqu'il existe, dans les organes des lésions graves et menaçantes.

Pour faire une application utile de cette méthode, il est nécessaire, surtout au début du traitement, de recourir à l'action combinée de la chaleur et du froid. Les sudations à l'aide des diverses étuves que l'on connaît ou le simple réchauffement de la peau par une douche chaude prolongée précédant une application froide, courte et énergique, sont les moyens qu'on emploie le plus fréquemment. On peut pendant longtemps et sans inconvénient soumettre les malades aux effets du simple réchauffement; mais il ne faut pas abuser des sudations. Dans tous les cas, si l'on a été assez heureux pour apaiser les principaux phénomènes morbides, il faut, pour empêcher leur réapparition, conseiller au malade de faire usage pendant longtemps d'une douche froide quotidienne, qu'on peut à la rigueur remplacer par une friction faite avec un drap mouillé fortement tordu. On doit recommander au malade de se mouvoir si cela est possible ; dans le cas contraire, on ordonnera des frictions longues faites avec un drap sec, une couverture de laine ou un gant de crin ; on lui conseillera d'exécuter des mouvements passifs ou bien encore de se soumettre à un massage général.

Diabète, glycosurie. — La glycosurie consiste dans la présence d'une quantité anormale de sucre dans l'urine. C'est un symptôme, et non une maladie proprement dite.

Le diabète sucré est une affection constitutionnelle qui est caractérisée par une sécrétion urinaire abondante contenant du sucre, une soif considérable, un appétit exagéré et un amaigrissement progressif.

Dans le diabète, la lésion de nutrition ressort des données fournies par la chimie et la pathologie ; et c'est d'après ces lumières que l'extrême gravité attribuée jadis à la maladie cachectique caractérisée par la présence du sucre d'amidon dans les urines, s'est sensiblement atténuée. On ne peut plus prétendre aujourd'hui qu'elle soit au-dessus des ressources de l'art.

La glycosurie permanente n'est autre chose qu'un symptôme dépendant d'un trouble de certaines fonctions ou d'une altération de certains organes.

Selon Marchal (de Calvi), il y aurait des glycosuries par défaut ou insuffisance d'hématose. On a trouvé du sucre dans l'urine des phthisiques, des asthmatiques, dans la pleurésie, à un âge assez avancé de la vie. On en a trouvé chez les névrosiques dont le système nerveux est épuisé, chez les personnes atteintes d'altérations cérébrales capables de produire une parésie permanente des vaso-moteurs, chez des malades porteurs d'une affection du foie, chez des sujets dont le sang est altéré ou le fonctionnement organique troublé.

Abstraction faite des théories qui se sont produites à propos du diabète, il faut toujours en revenir à le considérer comme une anomalie des métamorphoses organiques, et, en particulier, comme le résultat d'une perturbation dans l'assimilation. En général, on est en droit de rapporter son étiologie à tout ce qui trouble vivement l'innervation, et, en s'en tenant à cette remarque qui résulte de l'observation des faits, il est possible d'en déduire un traitement rationnel du diabète.

M. Durand-Fardel a insisté avec autorité sur ce que le diabète, comme la diathèse urique, comme la diathèse graisseuse, peut se manifester par une sorte d'état indifférent entre la santé et la maladie. C'est d'ailleurs une opinion déjà émise par Bence Jones. Rien de plus exact et de plus fécond en applications thérapeutiques.

Traitement hydrothérapique dans le diabète. — Il peut se faire que, sous l'influence d'un régime bien ordonné, la glycosurie disparaisse; dans ce cas on n'a pas besoin de recourir aux médications usitées et notamment à l'hydrothérapie. Mais si le régime et les prescriptions hygiéniques ne suffisent pas, il faudra promptement recourir à une thérapeutique plus active et conseiller au malade ou Vichy ou l'hydrothérapie, ou bien l'un et l'autre. Il nous semble plus rationnel de commencer le traitement par une cure à la station de Vichy, à moins que l'on ne soit à une période de l'année où l'hydrothérapie pure et simple soit seule possible. Nous sommes d'avis qu'il faut se hâter de commencer le traitement quand on a reconnu l'existence de la maladie, car le moindre atermoiement peut conduire l'organisme à une déchéance désastreuse.

Quand le diabète est le résultat des fatigues éprouvées par les fonctions de l'économie, quand surtout la force nerveuse semble épuisée et que le glycosurique est dans cet état indéterminé qui n'est plus la santé et qui n'est pas encore la maladie, l'hydrothérapie est essentiellement indiquée. Si le malade consent à se soumettre à l'usage quotidien d'une application froide, et notamment d'une douche suivie d'une promenade en plein air, son état s'améliorera peu à peu et sa santé reprendra son intégrité. Pour atteindre ce résultat, il est nécessaire que l'application et que la douche, si celle-ci peut être usitée, soit courte, froide, que la force de projection soit suffisamment forte, et qu'en un mot le degré de réaction qu'on provoque soit proportionné au degré de résistance du sujet.

Si la peau est sèche, si la perspiration est diminuée, si la circulation du sang est peu active, il faudra combiner l'action du calorique à celle de l'eau froide. De toutes les applications qui peuvent être utilisées pour l'emploi du calorique, la douche chaude est celle qui répond le mieux à toutes les indications. Elle est d'abord fort commode à régler, et n'occasionne qu'exceptionnellement de la fatigue; elle réchauffe facilement la peau et active d'une manière suffisante les fonctions de calorification; enfin elle ne provoque pas cette transpiration considérable que déterminent souvent les autres procédés de réchauffement. Toutefois, si, pour répondre à certaines indications, il est nécessaire de produire une légère sudation et que la douche chaude prolongée soit insuffisante pour amener ce résultat, on emploiera l'étuve à la lampe. Nous préférons ce procédé aux étuves générales sèches ou humides parce que les étuves générales épuisent souvent les malades. Nous le préférons aussi aux maillots parce que ces derniers déterminent dans le système cutané des furoncles, des anthrax et quelquefois des accidents plus graves.

Si l'altération du sang est prononcée et qu'il ne soit pas encore possible de découvrir l'existence d'une lésion, il faut insister sur l'emploi de la douche reconstituante, et ne pas abuser des frictions sèches ou humides qui pourraient déterminer dans le système cutané ces accidents inflammatoires que les diabétiques ont souvent.

Si l'on découvre les traces d'une altération organique, il ne faut employer l'hydrothérapie qu'à bon escient, et on en doit régler l'application sur la nature et le siége de cette altération.

Quand il existe une lésion grave dans le cerveau, dans les poumons ou dans le cœur, la situation devient critique ; et, comme la guérison est, dans la plupart des cas, impossible à obtenir, on ne doit recourir à l'usage de l'hydrothérapie que lorsque la nécessité de relever les forces de l'organisme prime toutes les autres indications. Alors, en agissant avec prudence et ménagement, on peut arrêter momentanément la marche de la maladie et donner au pauvre patient un peu de répit. Mais quand les organes sont profondément atteints et que l'évolution de l'altération domine la scène morbide, l'hydrothérapie est inefficace, et les difficultés de l'application sont telles qu'il nous semble prudent de s'abstenir.

Quand les altérations organiques siégent dans d'autres appareils, et notamment dans les appareils urinaire ou biliaire, l'hydrothérapie est plus facile à appliquer et par suite plus efficace. Nous avons donné des soins à des diabétiques atteints de diverses affections du foie, depuis la simple hypérémie jusqu'à la dégénérescence la plus avancée ; quelques-uns n'ont éprouvé aucune modification, et d'autres, au contraire, ont sensiblement bénéficié du traitement hydrothérapique. Le procédé qui, dans l'espèce, mérite la préférence, consiste dans l'usage d'une douche générale froide, biquotidienne, précédée d'une douche localisée sur la région intéressée.

Nous conseillons, en même temps que les applications à l'extérieur, l'usage de l'eau à l'intérieur. Quand cette boisson est fraîche, de bonne qualité et prise avec mesure, elle peut rendre de grands services.

Obésité. — Polysarcie.

L'obésité pathologique, ou polysarcie, est caractérisée par l'accumulation de graisse dans une des régions du corps ou dans la plupart d'entre elles. Cette accumulation peut être assez considérable pour troubler les fonctions des organes avoisinants, pour gêner la circulation sanguine et provoquer par suite des conséquences morbides plus ou moins graves. Une véritable *cachexie graisseuse* peut succéder aux progrès de l'obésité ; il est donc nécessaire d'intervenir contre l'excès de l'embonpoint quand il constitue une maladie, quelle qu'en soit, du reste, la cause déterminante.

L'obésité peut être considérée comme le résultat d'un vice héréditaire ou comme la manifestation d'une diathèse acquise ; elle est due, dans tous les cas, à un défaut d'oxydation de substances qui, dans l'organisme, ont la propriété de se transformer en graisse. Il est incontestable que, dans la production de cette infirmité, l'alimentation joue un très-grand rôle ; mais elle n'est pas la seule cause du mal ; il en existe une autre tout aussi importante, c'est la trop grande lenteur de la circulation capillaire. Quand cette disposition organique se manifeste, les échanges chimiques entre le sang et les tissus sont incomplets, les mouvements d'assimilation et de désassimilation sont troublés dans leur mode, les actions nerveuses qui président à la nutrition sont suspendues et les fonctions de la peau, dont l'intégrité serait si utile dans de pareilles circonstances, sont souvent sérieusement altérées.

Pour obvier à ces inconvénients et aider à l'oxydation des matériaux qui, par des transformations successives, se changent en graisse, il faut activer la combustion respiratoire, donner une violente impulsion à la circulation capillaire, régler les fonctions de l'innervation, favoriser l'absorption de substances facilement assimilables, activer certaines sécrétions et augmenter enfin l'échange de matière. On atteindra ce résultat par une alimentation bien choisie, par un genre de vie réglée sur les véritables principes de l'hygiène, par une sorte d'entraînement organique dans lequel l'hydrothérapie joue un rôle très-important.

De l'hydrothérapie dans l'obésité. — L'alimentation, des exercices réguliers, les inhalations d'oxygène et les purgatifs répétés, les eaux minérales alcalines et purgatives, sont des moyens précieux pour combattre l'obésité. Le traitement diététique, caractérisé par un mode d'entraînement, convient sans nul doute et doit replacer l'individu dans l'équilibre de ses actes physiologiques. Mais il ne peut être que d'un usage temporaire, ne se prêtant guère à la continuité d'action indispensable pour diminuer la quantité du tissu adipeux et le poids du corps en même temps, sans altérer la santé. Aussi conseillons-nous aux médecins l'emploi de l'hydrothérapie qui exerce une action puissante sur la circulation capillaire, sur la transpiration cutanée, sur les sécrétions et sur la plupart des fonctions qui, dans l'obésité, sont si profondément altérées. Ce traitement peut être, nous le répétons, suivi avec plus de constance que ceux dont nous avons parlé, et nous pensons que, sous son influence, l'assimilation des principes gras se trouve activée avec bénéfice, absolument comme celle des principes azotés dans la diathèse urique et des principes sucrés dans le diabète.

Il existe en hydrothérapie deux méthodes de traitement contre l'obésité. L'une d'elles consiste dans l'usage exclusif des sueurs forcées; l'autre dans l'emploi des douches froides précédées de temps en temps d'une sudation ou d'un simple réchauffement. La première compte à son actif quelques succès ; mais elle ne peut être continuée longtemps sans jeter une grande perturbation dans l'organisme ; elle est même parfois inapplicable, et nous l'avons vue souvent échouer complétement. La seconde, dans laquelle les applications froides jouent le principal rôle, est plus facile à suivre longtemps, plus commode à appliquer et plus efficace. Nous n'hésitons donc pas à lui donner la préférence. Il nous serait facile, pour motiver ce choix, de citer un grand nombre de faits ; mais cette longue énumération serait plus fastidieuse que profitable à nos lecteurs ; nous nous contenterons d'exposer ici le résumé d'une observation qui ne manque pas d'intérêt.

Il s'agit d'une jeune femme, fille de goutteux, qui présenta quelque temps après son mariage les symptômes de l'anémie la mieux caractérisée. On lui donna du fer, du quinquina, du vin généreux, des toniques de toute sorte ; on lui conseilla d'habiter la campagne et, six mois après, la santé de la jeune femme était devenue très-florissante.

Au commencement de l'automne qui suivit cette guérison, la

malade fut atteinte d'un léger accès de goutte qui dura peu de temps et qui ne fut pas très-douloureux. On suspendit dès lors l'emploi des toniques, on modifia l'alimentation, on administra de la lithine, du benzoate de soude; à partir de ce moment, la jeune femme engraissa considérablement et présenta très-rapidement un embonpoint énorme. On n'osa plus insister sur les toniques pour ne pas réveiller la goutte menaçante, et l'hydrothérapie lui fut conseillée.

Elle suivit ce traitement pendant trois mois consécutifs; elle prenait tous les matins et tous les soirs une douche froide générale en pluie et en jet, elle marchait beaucoup, faisait des exercices corporels de tout genre, dormait peu et mangeait des aliments azotés. On put bientôt constater une diminution sensible de l'embonpoint. Pleine de confiance dans le traitement entrepris, elle voulut le continuer chez elle, ce qu'elle fit pendant deux ans avec une très-grande régularité. Son obésité a complétement disparu, et, depuis lors, il y a de cela plus de huit ans, la jeune femme n'a pas eu d'autres accidents.

Dans ce cas, la douche froide pure et simple a fait tous les frais de la guérison qui ne se serait pas probablement maintenue si la jeune femme n'avait pas eu la constance de continuer pendant environ deux ans. Cette continuité dans l'application de ce traitement est une des conditions du succès.

Dans quelques circonstances, et principalement quand la transpiration quotidienne est faible, on se trouvera bien de soumettre les malades à une application de calorique avant la douche; mais il faut éviter de condamner le patient à des transpirations exagérées. On recommandera aussi de ne pas boire une grande quantité d'eau; car, si cette boisson a la propriété d'activer les sécrétions, elle a le triste privilége de favoriser l'engraissement.

La polysarcie peut n'être que partielle, l'accumulation de graisse siégeant particulièrement dans les parois de l'abdomen, les épiploons et le mésentère. Dans ces conditions en apparence bénignes, il peut se faire que les digestions deviennent laborieuses, que la respiration soit gênée par le refoulement du diaphragme du côté de la poitrine, et qu'il se produise des troubles circulatoires par la compression des gros vaisseaux dans la cavité abdominale. Dans ces cas, on se trouvera bien de joindre à l'hydrothérapie des pratiques de massage.

Quelquefois l'obésité se complique de troubles sérieux du côté du cerveau et du cœur; il faut alors faire des applications froides de courte durée, afin de ne provoquer qu'une légère stimulation de l'organisme qui ne répondrait qu'incomplétement à l'attaque par le froid, si cette attaque était ou trop forte ou trop prolongée.

Rhumatisme.

Il suffit d'envisager les affections comprises par les anciens sous la dénomination de *vice rhumatismal*, pour leur assigner une place, non-seulement à côté de la goutte avec laquelle on est souvent tenté de les confondre, mais encore dans le rang des maladies constitutionnelles et diathésiques, avec la scrofule, la dartre, etc. L'hérédité transmet trop souvent la prédisposition au rhumatisme pour que l'on ne doive admettre dans la pathogénie de cet état morbide qu'un résultat de circonstances occasionnelles, le froid et l'humidité par-dessus toutes. Ce qui paraît plus certain, c'est le mode fluxionnaire, congestif, du rhumatisme, considéré dans ses manifestations générales et particulières (1). Ajoutons la prédilection de cette diathèse pour le tissu fibreux, prédilection tellement prononcée, que ce seul caractère a suffi pour faire du rhumatisme une espèce nosologique bien déterminée (2). Enfin, M. Durand-Fardel (3) s'est attaché à l'élément douleur, indépendant et isolé de tout autre acte morbide, à la mobilité et à la tendance aux récidives, dans la marche des affections rhumatismales, et, trouvant dans ces caractères une analogie avec les troubles du système nerveux, il n'a pas hésité à ranger, dans l'ordre nosologique, le rhumatisme à côté des névroses.

Pour nous, ce qu'il importe de retenir, au point de vue des appli-

(1) N. Guenau de Mussy, *Leç. sur la pathologie et le traitement du rhumat. articul. aigu*. Gazette des hôpitaux, 15 et 20 juin 1871.

(2) Tardieu, *loc. cit.*, page 189.

(3) Durand-Fardel, *loc. cit.*, n. 361.

cations hydrothérapiques, c'est la communauté de modalités diathésiques que l'observation traditionnelle a reconnue au rhumatisme. Bien entendu, la classe des maladies rhumatismales où la phlegmasie contre-indique, du moins dans la plupart de ses applications, l'emploi de l'eau froide, échappe à notre ressort, mais l'arthrite chronique simple, l'arthrite noueuse, le rhumatisme soit musculaire soit fibreux, névralgique ou viscéral, la névrose, sont justiciables de cette thérapeutique comme il nous appartient de le démontrer.

Nous avons exprimé, à propos de la goutte, combien, en présence du processus goutteux, dont les manifestations plus constantes, plus fixes, se relient à des dépôts uratiques, il était essentiel de le distinguer du processus rhumatismal. Ce n'est pas à dire que, chez beaucoup de malades, le rhumatisme et la goutte ne s'allient ou n'alternent par une sorte d'affinité incontestable. M. N. Gueneau de Mussy rappelle avec sympathie que Chomel, et, depuis lui, MM. Bazin et Pidoux ont rapproché, en dépit de dissemblances profondes, les formes typiques de la goutte et du rhumatisme et leur ont attribué une même racine diathésique (1). C'est l'arthritis dont nous aurons à considérer le rôle ultérieurement.

Traiter, d'une part, la diathèse elle-même, de l'autre, les manifestations du rhumatisme, tel est le problème que toute médication rationnelle aura à se poser en pareil cas, et l'hydrothérapie est un moyen de résoudre l'une et l'autre de ces difficultés.

Traitement hydrothérapique dans la diathèse rhumatismale. — Ce n'est point par des sudations immodérées et surtout longtemps prolongées, par l'emploi du calorique à une haute température, ou bien par l'usage exclusif d'une eau extrêmement froide qu'on peut exercer une modification salutaire dans l'évolution de la diathèse rhumatismale. Les sudations énergiques ne rendent de réels services que chez les malades forts et sanguins ; le calorique à très-haute température ne convient que lorsqu'il existe un véritable engourdissement de l'excitabilité nerveuse et de l'irritabilité musculaire; le froid extrême, sauf dans quelques cas exceptionnels,

(1) Gueneau de Mussy, *loc. cit.*

n'est logiquement applicable isolément qu'à la fin de la cure hydrothérapique dans le but d'aguerrir l'organisme contre les impressions extérieures.

Le véritable traitement de la diathèse rhumatismale repose sur une combinaison judicieuse du calorique et de l'eau froide à l'extérieur et à l'intérieur. En général, il est nécessaire de réchauffer le malade avant de le soumettre à l'eau froide. En agissant ainsi, on donne à la peau une plus grande activité, on évite au malade les inconvénients d'un grand refroidissement, et on facilite suffisamment les fonctions de calorification. Sans doute le froid seul, appliqué d'une façon rationnelle, peut produire, surtout à la peau, le résultat que l'on cherche, mais ce n'est qu'après avoir amené un abaissement de la température du corps et provoqué une excitabilité dont il est difficile de régler l'étendue et la puissance. Il peut se faire que, dans le cours du traitement, alors que le malade a donné la mesure de sa résistance, les applications soient bien supportées et exercent une heureuse influence sur la marche de l'état morbide ; mais, au début du traitement, nous engageons les médecins à procéder avec prudence s'ils veulent produire les résultats avantageux qu'on est en droit d'attendre de l'hydrothérapie.

Le calorique peut être utilisé de plusieurs manières. On emploie, à cet effet, les étuves sèches et humides, l'étuve à la lampe, les maillots et enfin l'eau chaude sous forme de bains et de douches.

L'étuve sèche générale est moins efficace dans le rhumatisme que dans la goutte ; son action est inférieure à celle des étuves humides qui sont assez souvent employées dans la diathèse rhumatismale. Tout en reconnaissant le mérite de ces dernières, nous devons dire qu'elles ne sont pas exemptes d'inconvénient. Elles ne donnent pas toujours à la peau la vitalité qu'on veut produire ; elles fatiguent les malades qui ne peuvent en faire usage que pendant un temps limité, ce qui est fâcheux quand il s'agit d'amener une modification constitutionnelle ; enfin elles sont parfois insuffisantes contre un état diathésique invétéré.

L'étuve à la lampe est un moyen plus facile à appliquer, plus expéditif et, dans beaucoup de cas, plus efficace que les étuves générales ; mais il faut avoir le soin que le milieu, chauffé de cette façon, ne dépasse pas une température d'environ 45° centigrades si l'on ne veut pas exposer le malade à des accidents. Ce procédé exaspère quelquefois les douleurs dont le malade est atteint; il favorise des congestions dans les organes du bassin et détermine parfois une excitabilité nerveuse excessive; enfin il est impraticable chez les personnes qui ne peuvent pas rester assises.

Les maillots humides et secs conviennent bien dans ce dernier cas; mais ils ont l'un et l'autre quelques inconvénients qu'il est utile de connaître si l'on veut faire bénéficier le malade de ce mode de traitement. Le maillot sec provoque parfois une excitabilité qu'il faut éviter à tout prix chez les personnes dont le système nerveux est surexcité. Le maillot humide réveille quelquefois les douleurs tout en exerçant une influence salutaire sur les désordres de l'innervation, et il peut produire des congestions internes chez les malades prédisposés à ces accidents.

Pour toutes ces raisons, nous préférons l'eau chaude dans l'administration du calorique. On l'emploie sous forme de bains, ou sous forme de douches. Tout en reconnaissant l'efficacité des bains, nous devons avouer qu'ils ne sont pas toujours applicables; il est en effet difficile que l'application froide soit faite immédiatement après celle du calorique; on est forcé de laisser entre elles un temps d'arrêt qui est souvent nuisible. Cet inconvénient est évité si l'on emploie le même appareil pour l'eau chaude et pour l'eau froide. Pour obtenir l'effet que l'on recherche à l'aide de cet appareil, qui sert à administrer la véritable douche écossaise, il faut avoir le soin de commencer avec de l'eau à une température d'environ 34° ou 35° centigrades. A l'aide d'un système de robinets appropriés on augmente la température d'une manière insensible et sûre, jusqu'à ce que le patient éprouve une sensation agréable de chaleur qu'on entretient pendant quelques minutes; quand on juge l'action du calorique suffisante, on fait arriver immédiatement l'eau froide dont l'application doit être générale et courte.

Quand l'opération est finie, il faut que le malade soit frictionné ou massé, à moins que le massage n'ait été pratiqué avant la douche; on l'engage à boire plusieurs verres d'eau fraîche, et on lui recommande de faire une promenade en plein air, si la marche est possible; dans le cas contraire, on lui fera exécuter des mouvements passifs appropriés.

Lorsque le malade est en voie d'amélioration, on peut commencer à diminuer la durée de l'application du calorique et augmenter celle du froid ; mais il faut procéder avec mesure et n'employer les applications exclusivement froides que lorsque le malade pourra en tirer profit. Il est nécessaire alors que le traitement soit continué si l'on veut obtenir la guérison et prévenir les rechutes. Parmi les applications froides, les plus usitées sont, par ordre de puissance, la douche, la piscine et la friction avec le drap mouillé. Quand on emploie la piscine, et c'est le cas lorsque le système nerveux est surexcité, il faut éviter que le refroidissement soit considérable ou prolongé. La friction avec le drap mouillé est certainement très-salutaire ; mais elle est bien loin d'égaler la douche, dont on peut toujours varier la force de percussion et la température, et que, pour ces motifs, il est facile de proportionner au degré de résistance du patient.

Voilà, telle que nous la comprenons et que nous l'appliquons, la méthode hydrothérapique qui convient le mieux dans la diathèse rhumatismale. Sans doute les autres procédés dont nous avons parlé comptent des succès et, dans quelques circonstances, nous n'avons eu qu'à nous louer personnellement de leur intervention ; mais nous leur préférons la méthode nous venons de décrire parce qu'elle est applicable à un plus grand nombre de cas, et parce que c'est celle qui nous a donné les meilleurs résultats. Il est bien entendu qu'il faudra la modifier toutes les fois que les manifestations locales du rhumatisme l'exigeront.

Rhumatisme articulaire chronique. — L'arthrite chronique coïncide, en général, avec un affaiblissement de la constitution dû, soit à de mauvaises conditions hygiéniques, soit à l'épuisement qu'amène la maladie elle-même. Il s'agit alors d'aider l'organisme à réagir dans le sens de la résolution de l'arthrite plus ou moins localisée. L'arthrite peut être simple ; mais il ne faut pas oublier que la scrofule intervient très-souvent dans ces évolutions arthritiques ; et, si l'on veut que le traitement soit suivi de succès, il est nécessaire d'intervenir à propos, c'est-à-dire avant que les altérations des parties molles et du tissu osseux n'aient produit une tumeur blanche.

Le traitement hydrothérapique, tel que nous l'avons indiqué, rend de très-grands services dans les arthrites rhumatismales, que ces arthrites apparaissent spontanément à l'état chronique ou qu'elles succèdent à une inflammation aiguë de l'articulation. C'est toujours la combinaison judicieuse du calorique et du froid qui réussit le mieux; seulement, de toutes les applications usitées, le maillot humide suivi d'une friction froide mérite la préférence, quand l'arthrite est polyarticulaire et surtout quand les articulations vertébrales sont fortement intéressées. Dans les cas où les articulations malades seront faciles à atteindre, on se trouvera bien des douches alternatives localisées. En même temps il sera bon de mettre, plusieurs fois dans la journée, des compresses froides sur les parties malades, en ayant soin de recouvrir ces compresses de laine ou d'un tissu imperméable, afin d'intercepter l'air et pour produire un bain de vapeur localisé ou tout au moins une forte excitation cutanée. Ces applications locales doivent toujours être précédées ou accompagnées d'une application générale dans laquelle le calorique et le froid doivent jouer le rôle que nous leur avons assigné; et tout traitement hydrothérapique doit se compléter par l'usage exclusif de l'eau froide à l'extérieur. Cette recommandation est surtout importante à observer quand la diathèse scrofuleuse fait sentir son influence sur la marche du rhumatisme. Il faut à tout prix reconstituer l'organisme, et l'on trouvera dans la douche froide un moyen bien capable d'atteindre ce but.

Rhumatisme noueux. — L'arthrite chronique noueuse, caractérisée par sa localisation plus spéciale sur les petites articulations désignées aussi sous le nom de rhumatisme goutteux, de goutte asthénique, d'arthrite sèche, de rhumatisme noueux, d'arthrite déformante, semble, pour la plupart des pathologistes, procéder de la goutte et du rhumatisme, à la manière d'un rejeton hybride de ces maladies accouplées. Ce n'est pas le lieu d'aborder une controverse encore pendante. Que le rhumatisme noueux ou goutteux provienne d'une diathèse double ou exclusive, il n'en offre pas moins des symptômes propres et acceptés d'un commun accord.

Les douleurs devenues inégales à la période d'état, parfois occupant les muscles qui s'insèrent aux articulations, et les déformations des jointures bien connues dans leur apparence et dans leur conséquence, composent les traits principaux de ce triste tableau. M. Charcot a insisté sur la part que prend la rétraction musculaire, eu égard aux déviations caractérisant le rhumastisme noueux (1). Quoique l'importance de cette action du système musculaire dans l'évolution de l'arthrite déformante ait été contestée, il faut en tenir un compte sérieux. L'observation des phénomènes du rhumatisme musculaire attesterait, au besoin, cette notion du caractère protopathique proposé par M. Charcot.

On conçoit que l'arthrite noueuse, en se généralisant, doive imprimer à l'économie une cachexie anémique aboutissant aux perturbations les plus grandes de la nutrition, et à laquelle il est urgent de remédier activement. Chacun s'accorde à regarder la maladie parvenue à ce degré comme une des plus opiniâtrément rebelles à la thérapeutique.

Toutefois, il faut se rappeler que l'hydrothérapie peut être d'un grand secours, surtout pour permettre à l'organisme de lutter contre l'envahissement de la cachexie. C'est à ses applications toniques qu'il faut recourir si l'on veut atteindre le but ; et les deux moyens les plus avantageux sont, dans l'espèce, la douche froide et la friction avec le drap mouillé. Nous insisterons encore sur la nécessité de réchauffer le malade avant de le soumettre à l'action de l'eau froide. Il est quelquefois utile de recourir aux sudations et, dans ces cas, l'étuve à la lampe peut rendre de grands services.

Quant au traitement spécial des déformations articulaires, nous devons dire tout de suite qu'il est bien incertain dans ses effets. Cependant, nous avons vu quelquefois ces déformations modifiées par la douche froide locale ; mais ces applications localisées n'ont été faites qu'après avoir préparé, pour ainsi dire, l'organisme à leur action en le soumettant à un traitement hydrothérapique reconstituant ; au surplus, cette restauration générale étant produite, nous n'avons obtenu de résultats satisfaisants qu'après avoir fait sur les

(1) Charcot, *Thèse de Paris*, 1850, n. 44.

articulations malades des applications que nous considérons comme les préliminaires du traitement par la douche froide localisée.

Voici, du reste, comment nous procédons : nous commençons par faire exécuter sur les articulations malades des frictions à l'aide de compresses trempées dans l'eau froide. Quelquefois, dans cette opération, la susceptibilité du malade exige que l'on commence avec de l'eau à 20° centigrades. Ces frictions sont faites deux fois par jour et doivent être continuées pendant deux, trois ou quatre semaines. Après ce temps, on procède à l'application des compresses excitantes, compresses mouillées qu'on recouvre d'un tissu imperméable et qu'on laisse en place environ deux ou trois heures. On a soin, en enlevant l'appareil, de pratiquer des frictions ; on renouvelle l'opération deux fois par jour pendant environ un mois. On emploie ensuite la douche de vapeur ou, de préférence, la douche alternative, et on arrive enfin à la douche froide localisée dont la force de percussion doit être graduée avec beaucoup de soin. Nous savons qu'il est difficile de rencontrer des malades qui se soumettent avec exactitude aux exigences de ce traitement ; mais nous devons dire que cette soumission est une condition indispensable pour arriver à un bon résultat.

Rhumatisme musculaire. — La douleur fixe ou mobile, souvent spontanée, sourde ou très-aiguë, paralysant les mouvements, et surtout mise en jeu par la contraction musculaire, est bien le symptôme dominant du rhumatisme musculaire. On l'a également caractérisé par l'absence de phénomènes inflammatoires ; il en est un toutefois qu'on aurait tort d'éliminer en parlant du rhumatisme des muscles, c'est l'hypérémie qui l'accompagne dans bien des cas. Ce dont il faut convenir aussi, c'est que, si de nombreux exemples semblent démontrer l'absence de lésions anatomiques, soit pendant la vie, soit après la mort, sur les muscles douloureux, il y a des réserves à garder sur ce sujet. Avec M. Durand-Fardel, nous renverrons à Niemeyer sur un point d'observation encore controversé et qui le fait incliner à regarder le rhumatisme musculaire, dans quelques cas, comme une sorte de névralgie rhumatismale des petits nerfs répandus dans le muscle (1).

(1) Niemeyer, *Éléments de pathologie interne et de thérapeutique*, 1866 t. II, p. 550.

A la vérité, non-seulement les douleurs rhumatismales musculaires sont le plus souvent apyrétiques ; mais elles accompagnent fréquemment le rhumatisme articulaire et se développent sous l'influence des mêmes causes que celui-ci. Il n'y a pas à s'étonner si les mêmes actes pathologiques ont été confondus tantôt avec le rhumatisme, tantôt avec la névralgie. Nous irons plus loin pour notre part, en affirmant que la douleur musculaire représente, à elle seule, une détermination morbide spéciale qui, chez la plupart des malades, se rattache à un état diathésique, ou à une névrose, mais, chez beaucoup d'entre eux aussi, constitue un processus plus caractérisé qu'on ne le croit généralement.

Entre la myosite, qualification improprement appliquée au rhumatisme musculaire, et la simple courbature, résultat d'une fatigue inaccoutumée, il y a place pour certaines formes qui, à des degrés différents, intéressent la contraction des muscles, leur principale fonction. Nous n'énumérerons que d'une façon sommaire le torticolis, la pleurodynie, le lumbago, affections dans lesquelles les symptômes sont en rapport avec la destination des muscles. Le deltoïde et les muscles de l'abdomen présentent aussi des manifestations analogues. Toutes ces formes et d'autres, car il n'est guère de muscles où l'on n'ait eu à signaler des douleurs du même genre, ont été décrites et rentrent encore dans l'acception du rhumatisme musculaire. Un traité a été consacré en Angleterre à l'exposition de la myalgie, sa nature, ses causes et son traitement (1). L'auteur, le docteur Inman, suppose que le muscle souffre par lui-même dans sa partie charnue et même ses parties tendineuses indépendamment de ses relations avec les centres nerveux. Nous ne le suivrons pas dans les développements d'une opinion qui l'a entraîné au delà des bornes d'une saine médecine. Mais il y a, au fond de ces exagérations, des notions utiles à relever et que les résultats de notre médication mettent en évidence.

On reconnaît qu'un exercice trop actif, aussi bien qu'une inactivité fonctionnelle prolongée, change les conditions d'action musculaire ; il en est de même des pertes de sang, de l'alimentation in-

(1) Inman, *On myalgia, its nature, cause and treatment.* London, 1860.

suffisante. En un mot, dès que la nutrition cesse d'être normale, les muscles subissent des altérations plus ou moins prononcées. Du moins en arrive-t-il ainsi pour leur pouvoir contractile. Ce n'est que dans les fièvres graves et plus spécialement à la suite des affections typhoïdes, que des dégénérescences musculaires se produisent rapidement; encore cette altération est-elle suivie d'une régénération également rapide de la structure du muscle, comme les observations de Zeuker et d'autres auteurs, contrôlées en France par M. Hayem, l'ont établi. Des théories ont cours dans la science pour expliquer comment l'*énergie essentielle*, l'*activité propre*, en un mot, la *contractilité* du muscle *se fatigue*, non pas en raison de l'usure de la fibre elle-même, mais par la simple accumulation de matériaux de décomposition dans le tissu du muscle (1). Nous nous bornerons, avec MM. Onimus et Legros, à appeler l'attention sur l'explication chimique due à Hermann en vertu de laquelle, la contraction des muscles ayant pour résultat la formation d'une substance albumineuse, la *myosine*, l'excès de cette substance provoqué par un exercice violent et le premier degré de coagulation qui s'ensuit déterminent la roideur musculaire après une grande fatigue. A ce premier degré de rigidité, le muscle peut recouvrer son état normal et, par conséquent, son excitabilité par une nouvelle circulation du sang. Le repos est efficace dans ce but. L'emploi des courants électriques entre les mains de Remak a promptement fait cesser la fatigue musculaire. Les applications méthodiques de l'eau froide y contribuent par un procédé analogue (2).

Nous pourrions citer ici un grand nombre de faits attestant l'action efficace de la douche froide dans le lumbago qui survient après une marche forcée, dans le tour de reins, dans certaines entorses, etc. Il en sera question au chapitre consacré à l'étude des affections douloureuses du système nerveux. Disons seulement que la douche froide convient à la douleur musculaire qui résulte d'un effort, et que la douche écossaise est préférable quand la douleur est due à d'autres causes.

(1) Gavarret, *Les phénomènes physiques de la vie.* 1869, p. 168.
(2) Onimus et Legros, *Traité d'électricité.*

Ce qui vient d'être dit de la fatigue des muscles s'entend au même titre du traitement de la rétraction, ou raccourcissement passif de la fibre musculaire. L'excitation permanente d'un nerf moteur ou le manque de circulation dans un muscle, d'après MM. Onimus et Legros, amène nécessairement le raccourcissement du muscle dans un cas, et, dans l'autre, le raccourcissement permanent et passif de la fibre musculaire elle-même (1). C'est à l'augmentation de la formation de la myosine non éliminée comme elle doit l'être à l'état normal qu'on rapporte ce phénomène. Quoi qu'il en soit, deux effets essentiels sont à poursuivre en présence de la contraction : accroître la circulation sans déterminer de contractions musculaires nouvelles, et parfois diminuer l'excitabilité du nerf auquel se relie la contracture.

Des faits confirmatifs de ces appréciations s'observent dans la pratique, soit qu'ils appartiennent à la diathèse rhumatismale, soit qu'ils succèdent à une lésion traumatique, ou bien encore qu'ils soient réellement protopathiques. C'est ainsi que des contractures des muscles du bassin ont pu simuler des coxalgies au début de leur évolution, et dont une cure prompte a révélé le véritable caractère.

Nous nous proposons de traiter avec détail cette question si intéressante dans le chapitre consacré à l'étude des maladies de l'appareil locomoteur et nous en ferons surtout ressortir l'importance en parlant de cette affection que nous avons provisoirement appelée *névro-myopathie péri-articulaire*. Nous tenons seulement à dire ici que, dans ce dernier état morbide, qui est caractérisé par un ensemble de phénomènes douloureux, convulsifs, paralytoïdes et même trophiques, groupés autour d'une articulation importante, le rhumatisme joue souvent un rôle prépondérant. Il est donc nécessaire que nous donnions quelques indications thérapeutiques.

En général, tous les désordres dont nous venons de parler commencent par des douleurs dont le siége est, tantôt sur le trajet des filets nerveux, tantôt sur les muscles eux-mêmes ; il peut arriver aussi qu'il existe de l'arthralgie. Après cette période douloureuse,

(1) Onimus et Legros, *loc. cit.*

certains muscles se relâchent pendant que leurs antagonistes se contractent, et le malade ne peut marcher qu'avec difficulté. Il existe dès lors un état paralytoïde qui parfois se complique d'atrophie. Sans aller plus avant dans la séméiologie de cette affection, sur laquelle nous reviendrons plus tard, nous pouvons dire que, lorsque la maladie suit cette marche, il faut, au point de vue du traitement hydrothérapique, procéder de la façon suivante :

On débutera toujours par une douche écossaise et on en fera usage matin et soir, jusqu'à ce que les phénomènes douloureux aient disparu. On la remplacera alors par une douche froide localisée à percussion forte. Dans tous les cas, il faudra faire suivre ces diverses applications d'une douche froide généralisée.

Si le malade ne peut pas se tenir debout, on emploiera les maillots suivis d'une friction avec un drap mouillé fortement tordu.

Quand, dans cette affection, les phénomènes douloureux n'auront pas un caractère dominant et que, dans leurs manifestations, ils seront contemporains des phénomènes convulsifs ou parésiques, c'est la douche froide localisée sur la région atteinte qui rendra le plus de services. Il faudra que son application soit énergiquement faite, suffisamment prolongée, et toujours accompagnée d'une douche froide générale.

L'atrophie, la sclérose même des muscles, peuvent être la conséquence du rhumatisme musculaire, comme elles le sont de lésions matérielles ou de maladies congénitales du système nerveux. Au moyen de l'hydrothérapie, on peut améliorer l'état des tissus, calmer les douleurs, faciliter et augmenter les mouvements volontaires, en définitive surmonter l'impotence de muscles réputés comme inactifs à jamais. Pour remplir ces indications, c'est aux applications les plus excitantes qu'il faut recourir.

Nous ne parlons pas ici de la paralysie et de la contracture ; elles feront l'objet de considérations particulières quand nous nous occuperons des névroses.

Nous croyons qu'il n'est pas nécessaire de distinguer du rhumatisme musculaire une variété de douleurs produites ou réveillées facilement au moindre changement atmosphérique, sous l'impression du froid et de l'humidité, ou d'un état électrique du milieu ambiant, et qui ne siégeraient, comme on le suppose, ni dans les masses musculaires, ni sur le trajet des nerfs. Le rhumatisme fibreux, ainsi désigné parce qu'on l'attribue aux aponévroses, aux tendons, aux ligaments afférents aux muscles et aux articulations, c'est-à-dire aux tissus les moins riches en nerfs de l'économie (1), ne nous paraît pas revêtir des caractères pathognomoniques suffisants pour le classer à part. Ce qui est relatif au rhumatisme musculaire s'entendra également de cet ensemble de symptômes, dont la détermination vague ne laisse, en dernière analyse, qu'une notion d'alternance fréquente entre le rhumatisme des muscles et celui des parties fibreuses des jointures. La pratique enseigne, en effet, que, parfois, chez les rhumatisants, l'affection parcourt des phases diverses, en débutant par la névralgie proprement dite pour passer ensuite à de véritables douleurs musculaires très-caractérisées et finalement aboutir à une localisation quelconque, mais fixe, sur quelque jointure importante. C'est chez les sujets empreints de la diathèse scrofuleuse et faibles de constitution que s'observe la marche de ce processus arthritique, dont les conséquences varient entre l'arthrite chronique, une phlegmasie avec suppuration, ou tout simplement une résolution favorable.

Est-il nécessaire de citer des faits pour démontrer l'utilité d'un traitement hydrothérapique dans ce cas? Nous ne le pensons pas; ceux qui ont été déjà publiés concordent avec ceux que nous avons observés nous-même; il est donc inutile de renouveler la citation. Quant à la ligne de conduite à suivre pour appliquer l'hydrothérapie, elle est toute tracée par les indications que nous venons de donner.

Le *rhumatisme névralgique*, ou mieux la *névralgie rhumatismale* représente, d'après M. Tardieu (2), un rapport d'origine existant entre les névralgies et les affections rhumatismales. Ce sont les influences atmosphériques, principalement l'action du froid humide, qui établiraient ce lien commun difficile à préciser. Nous croyons, avec quelques auteurs, que les névralgies rhumatismales

(1) Durand-Fardel, *loc. cit.*, p. 366.
(2) Tardieu, *loc. cit.*, p. 322.

n'offrent pas de caractères distinctifs dans leur manifestation. Toutefois « il arrive trop souvent, dit M. Durand-Fardel, de « rencontrer des névralgies formelles chez les rhumatisants dia« thésiques, mêlées à des déterminations musculaires ou fibreuses, « ou alternant avec elles pour qu'il soit permis de refuser au rhu« matisme une part importante dans leur production ». C'est ce que démontre l'observation de chaque jour dans le relevé des rhumatismes et des névralgies chroniques. On y constate la fréquence de la névralgie faciale et de la névralgie sciatique la plus opiniâtre et la plus exposée aux récidives ; les névralgies brachiale et cervico-dorsale viennent ensuite. M. Durand-Fardel signale les névralgies lombo-abdominale, cubitale, de la jambe, comme plus rares que les précédentes chez les rhumatisants. Cette opinion n'est pas absolument conforme aux faits. Au contraire, c'est avec justesse qu'est notifiée, pour la première fois, par le même observateur, la rareté de la névralgie intercostale d'origine rhumatismale.

Enfin, Beau a décrit la *dermalgie rhumatismale;* il a même cherché à formuler une différence de caractère entre elle et la dermalgie hystérique et cérébro-spinale (1). Cette forme de névralgie affecte souvent les rhumatisants et alterne ou coïncide alors avec les autres manifestations du rhumatisme.

L'application de l'hydrothérapie à la cure de ces affections étant la même que celle qui convient aux névralgies, nous renvoyons au chapitre consacré dans cet ouvrage aux maladies douloureuses du système nerveux.

Rhumatisme viscéral. — On entend par cette expression des troubles fonctionnels variés, quelquefois avec phénomènes inflammatoires, plus souvent encore avec tendance aux sécrétions catarrhales, qui s'ajoutent aux manifestations du rhumatisme. Avec Monneret, il est impossible de méconnaître que l'influence de la diathèse rhumatismale se prononce en imprimant à ces divers actes pathologiques un caractère particulièrement mobile et superficiel, circonstance qui avait singulièrement frappé l'attention des ob-

(1) Beau, *Archives générales de médecine*, 3e série, 1841, t. XII, p. 120.

servateurs anciens et que nous vérifions dans la pratique la plus usuelle.

Les déterminations qui se montrent le plus souvent chez les rhumatisants et sous la forme la plus concordante avec les manifestations caractéristiques du rhumatisme, appartiennent à la gastralgie et à l'entéralgie. La migraine se lie aussi bien à la diathèse rhumatismale qu'à la diathèse goutteuse ; elle affecte un mode d'alternance bien accusé par les patients qui souffrent de la sorte aux époques où le rhumatisme cesse de se maintenir d'une manière normale.

Nous en dirons autant de la névralgie utérine, laquelle est suppléée parfois par des douleurs musculaires amenant, selon la remarque de Cazeaux, dans l'état de vacuité de l'utérus, des contractions expulsives comparables à celles de l'accouchement.

Les douleurs rhumatismales du col de la vessie, fixes ou mobiles, participent à l'état diathésique, chez les malades affectés de rétrécissement de l'urèthre, d'engorgement de la prostate, de catarrhe vésical ou soumis à des opérations chirurgicales appropriées au traitement de ces états morbides.

Nous citerons, pour compléter cette étude, l'opinion de Monneret rattachant au vice rhumatismal des désordres du côté de l'appareil respiratoire chez les sujets délivrés, sans cause appréciable, d'une maladie articulaire ou musculaire. La guérison rapide du *rhumatisme des poumons* pourrait être suivie, à son tour, d'une manifestation articulaire ou d'une myalgie. M. Durand-Fardel, à propos de cette observation si justifiable, ajoute qu'elle donnerait la véritable caractéristique de beaucoup de faits analogues. A la vérité ce n'est pas un fâcheux privilége du rhumatisme; il le partage avec d'autres diathèses, la goutte et l'herpétisme entre autres.

Dans le traitement hydrothérapique du rhumatisme viscéral, il est presque toujours nécessaire de combiner le calorique à l'eau froide pour obtenir des résultats sérieux. Ce que nous avons dit en étudiant le rôle de l'hydrothérapie dans la diathèse rhumatismale peut être mis à profit dans le traitement des manifestations qui nous occupent en ce moment; seulement, il sera parfois nécessaire de modifier certaines applications ou d'en faire de nouvelles.

Si le rhumatisme est localisé dans le tube digestif et qu'il se manifeste par des phénomènes douloureux, on obtiendra l'apaisement des souffrances avec une douche écossaise localisée, une série d'applications de l'étuve à la lampe suivies d'une application froide, un demi-maillot ou bien une ceinture humide renouvelée deux ou trois fois dans le jour. Lorsque le rhumatisme se révèle par une perte ou tout au moins par un affaiblissement des fonctions digestives, ou bien encore par des vomissements avec troubles de sécrétions, on pourra joindre aux moyens précédents le bain de cercles, la douche alternative, le col de cygne, et le sac à glace de Chapman appliqué sur la région dorsale de la colonne vertébrale.

Nous ne parlons ici que pour mémoire des congestions du foie et de la rate que l'on rencontre quelquefois dans le rhumatisme, compliquées le plus souvent d'accès irréguliers de fièvre intermittente; la thérapeutique spéciale de ces états morbides sera exposée plus loin avec tous les détails qu'elle comporte.

Si les manifestations rhumatismales se localisent dans le cerveau, les poumons ou le cœur, nous engageons les praticiens à être fort réservés dans l'application de l'hydrothérapie. Il est des cas où l'on ne doit intervenir à aucun prix; il en est d'autres où l'on peut le faire; mais, dans cette dernière alternative, nous ne saurions trop recommander à ceux qui dirigeront un traitement hydrothérapique d'agir avec une prudence excessive. Si le rhumatisme se fixe sur la moelle épinière ou sur ses enveloppes; s'il donne naissance à des névroses générales; si enfin il intéresse l'appareil génital et l'appareil urinaire, l'hydrothérapie peut être fort utile. Nous indiquerons, dans le cours de cet ouvrage, les procédés auxquels il faudra recourir dans tous ces cas spéciaux, lorsque nous étudierons les maladies des appareils organiques en particulier.

Lymphatisme. — Scrofule.

Le lymphatisme tient le milieu entre le tempérament lymphatique proposé comme un type normal de la santé et la perversion morbide qui sert à caractériser la diathèse scrofuleuse. Sans chercher à localiser, ainsi qu'on l'a fait, ce mode de tempérament dans tel système distinct de l'économie, il faut retenir que la langueur des actions organiques, de l'innervation et de l'hématose d'une part, et, de l'autre, l'inertie musculaire, ou du moins la faiblesse de contractilité des muscles impriment aux lymphatiques un cachet tout spécial. Ces traits, parfaitement connus et décrits par tous les hygiénistes, composent, en général, la physionomie des premiers âges de la vie en Europe. Parfois il s'opère, en vertu d'une sorte de contradiction physiologique, une association de tempérament par la prédominance simultanée des systèmes lymphatique et nerveux; c'est ce que nous observons souvent chez les femmes, et ce dont on a à tenir compte au point de vue pathologique. Il n'est pas jusqu'à la période d'existence que traversent les sujets qui ne contribue à l'exagération du tempérament lymphatique, autrement dit un développement du lymphatisme et des états morbides qu'il peut entraîner avec lui. La puberté, particulièrement dans le sexe féminin, exerce une influence énergique sur la marche des maladies; c'est une vérité incontestable, surtout en ce qui concerne les affections chroniques du premier âge; elles acquèrent une force nouvelle, et, selon une expression heureuse de Michel Lévy, s'enfoncent alors plus profondément dans l'organisme (1).

Il importe qu'une médication méthodique intervienne dans ces conditions, soit pour chercher à prévenir l'explosion d'un état diathésique en puissance, soit dans le but de ramener les fonctions à un équilibre plus stable et plus en harmonie avec l'évolution de la santé et de la vie.

Bien qu'il soit difficile d'établir quelle part a le tempérament lymphatique dans le développement de la scrofule, on doit reconnaître néanmoins que les affections scrofuleuses, une fois développées chez les individus tenus pour lymphatiques, suivent une marche rapide et présentent chez eux plus d'intensité et de résistance que chez d'autres sujets (2).

Il en est de même de la part que l'affaiblissement de la consti-

(1) Michel Lévy, *Traité de l'hygiène*. 1845, t. I, p. 112.
(2) Milcent, *De la scrofule*. 1846, p. 297.

tution, soit originairement, soit par des excès, des privations, le manque d'air, de lumière, d'exercice, prend au développement de la scrofule. C'est ce qui justifie l'emploi des moyens diététiques et hygiéniques dans le traitement de cette maladie constitutionnelle. L'hydrothérapie est en mesure de remplir des indications analogues, toutes réserves mises sur les causes, la marche et la durée de la scrofule et aussi sur la nature des affections ou des lésions symptomatiques qui la compliquent.

Pour M. Durand-Fardel, la scrofule est constituée « par une « anomalie de l'assimilation avec tendance à la dégradation des « éléments organiques, d'où les formes communes d'engorgements « passifs, de suppurations froides et d'ulcérations, combinées fré- « quemment avec l'une des expressions les plus farouches de la « dégradation organique, le tubercule » (1). Ce point de vue, qui a au moins le mérite d'embrasser l'évolution d'une maladie extrêmement complexe, peut nous servir de guide. Il en est un autre, non moins capital, c'est que la marche de la scrofule est essentiellement chronique et qu'elle communique cette empreinte à chacune de ses affections symptomatiques.

Les manifestations extérieures, tégumentaires ou muqueuses, sous-cutanées, ganglionnaires, appartiennent principalement à notre compétence. Aux degrés extrêmes se rencontrent les maladies des os et des articulations, celles des organes viscéraux, toutes altérations qui sortent jusqu'à un certain point du cadre de la médication générale. Il y a, enfin, une cachexie scrofuleuse, formellement déterminée, qu'il est même quelquefois possible de modifier dans un sens favorable eu égard à la période terminale dont elle est la signification.

Il reste évident que, dans les applications des procédés hydrothérapiques, on tiendra compte des diverses formes comme des périodes de la scrofule. Nous ne saurions entrer dans des considérations détaillées à cet égard. Mais deux faits d'observation méritent d'être signalés à l'appui de l'emploi méthodique de l'eau froide chez les scrofuleux.

(1) *Loc. cit.*, p. 230.

Le premier a trait à l'influence des saisons sur la marche des affections scrofuleuses. Presque toutes s'aggravent pendant l'hiver et s'améliorent pendant l'été ; on cite particulièrement les ophthalmies, les coryzas, les bronchites, les écoulements muqueux, tandis que les affections cutanées dépendant de la scrofule prennent ordinairement plus d'intensité au printemps (1). Il est possible de prémunir la constitution contre ces influences à échéance déterminée. Dans le premier cas, il sera nécessaire de suivre le traitement hydrothérapique pendant l'automne et, dans le second, dans les premiers jours du printemps. Dans l'un, comme dans l'autre cas, il faudra produire des effets reconstituants ; ces effets seront obtenus par l'emploi, longtemps continué, de douches froides, courtes et excitantes. Les observations sont nombreuses pour constater l'efficacité de l'hydrothérapie contre le lymphatisme et contre certaines manifestations de la scrofule. Elle agit comme les bains de mer, et elle a sur ces derniers l'avantage de pouvoir être continuée longtemps sans inconvénient.

En second lieu, la scrofule bénigne de certains auteurs indiquée sous le nom bien choisi de *scrofule fugace* par Sauvages, se manifestant simplement sous forme d'éruption impétigineuse, ou de quelques engorgements ganglionnaires indolents, guérit tantôt d'une manière spontanée, tantôt en vertu d'une sorte de crise qu'on observe chez un certain nombre de sujets au moment de la puberté. Suivant Chomel, il peut rester alors une disposition aux affections cutanées légères, aux orgeolets, à une dyspepsie particulière, à des écoulements leucorrhéiques rebelles, à une forme d'angine herpétique ou granuleuse. En pareil cas, la scrofule n'est-elle pas alors considérée avec juste raison comme étant en puissance, ainsi qu'on l'a dit? Favoriser le processus favorable dont il s'agit, tel sera le but de notre traitement. Nous n'oublierons pas d'ailleurs que, chez les scrofuleux, la plupart des maladies empruntent à cette diathèse une forme plus sérieuse qu'à l'ordinaire ; Lugol l'avait remarqué notamment pour la syphilis (2), et tous les observateurs sont unanimes, aujourd'hui, à insister sur le danger de cette association.

(1) Milcent, *loc. cit.*, p. 194.
(2) Tardieu, *loc. cit.*, p. 559.

Traitement hydrothérapique dans le lymphatisme et la scrofule. — Contre le lymphatisme et la scrofulose du jeune âge, les bains de mer et certaines eaux minérales sont très-salutaires; mais il n'est pas toujours possible et prudent de continuer longtemps ce genre de médication; on pourra le remplacer par des bains salés et par un traitement hydrothérapique léger. Quand les malades sont d'un âge plus avancé, chez les adultes, l'hydrothérapie convient à merveille, parce qu'on peut en user sans être astreint à tous les ménagements que réclame l'enfance.

Nous avons essayé, dans le lymphatisme et la scrofule, toutes les méthodes hydrothérapiques qui ont été conseillées contre ces états morbides; et nos observations sont assez nombreuses pour nous permettre de donner notre avis sur cette question de thérapeutique. La méthode, dite des sueurs forcées, ne nous a donné que des résultats insuffisants; au surplus elle n'est pas toujours applicable. Pour ces raisons nous n'engageons pas les praticiens à l'employer. Elle consiste, comme son nom l'indique, à soumettre tous les jours les malades à des sueurs extrêmement abondantes à l'aide des divers procédés qui ont été indiqués. Son inefficacité a été souvent constatée et on l'a accusée de produire l'anémie.

Faut-il conclure, d'après ce qui précède, qu'il faille proscrire les sudations d'une façon absolue? Nous ne le pensons pas; et nous croyons, au contraire, qu'elles peuvent rendre d'immenses services; seulement il est nécessaire d'en user avec une grande modération, et il faut avoir le soin de ne pas les provoquer quotidiennement. L'eau en boisson et prise en grande quantité nous a paru très-salutaire les jours d'application de ce procédé. Pour provoquer la sueur, le maillot sec et surtout l'étuve à la lampe nous semblent mériter la préférence sur les autres moyens dont dispose l'hydrothérapie. Il est toujours bien entendu qu'une application froide devra terminer l'opération.

Nous allons maintenant donner quelques indications sur l'emploi des véritables modificateurs hydrothérapiques. Les immersions et les affusions peuvent certainement rendre des services, mais le refroidissement qu'elles provoquent est trop considérable pour des malades chez lesquels le mouvement vital est extrêmement ralenti; il ne faut donc les employer qu'avec une certaine réserve, et en entourant le malade de toutes les précautions qui peuvent produire une bonne et franche réaction.

Pour atteindre ce but, les frictions faites avec un drap mouillé fortement tordu sont quelquefois insuffisantes. C'est à la douche froide en pluie et surtout en jet qu'il faut recourir de préférence; on peut, à l'aide de ce moyen, faire des applications progressives dont l'efficacité a été parfaitement mise en lumière par un grand nombre d'observateurs et notamment par le docteur Fleury.

La douche générale froide, dont les effets reconstituants sont évidents, n'est pas le seul modificateur à employer dans la scrofulose. Il faut souvent lui adjoindre certaines applications locales dirigées contre les engorgements qu'amène cette diathèse. Le docteur Fleury conseille de diriger sur les parties malades des douches locales froides à percussion progressive. Tout en reconnaissant que les douches locales froides sont souvent fort salutaires, il est des cas où elles ne produisent pas toujours les effets qu'on en attend. Nous aimons mieux alors appliquer la douche alternative, dont l'action résolutive est incontestable.

Rachitisme.

Le rachitisme, caractérisé par une tendance générale au ramollissement du tissu osseux et par une altération de la nutrition, se présente comme l'attribut exclusif de la première enfance, de un à trois ans, souvent en rapport avec le travail de la dentition. Au lieu des lésions multiples qui appartiennent à la scrofule, il n'en comporte qu'une seule spéciale. La manière dont il se développe, sa marche et sa terminaison par déformation du squelette et gonflement consécutif du ventre, le différencient d'avec les affections scrofuleuses. Cette opinion, soutenue par Trousseau, a pris cours dans la science. On sait combien les conditions d'alimentation et d'habitation, l'exposition à l'air et au soleil, l'exercice modéré, sont à prendre en considération dans le traitement du rachitisme. On a aussi employé, avec avantage, les frictions sèches et excitantes les bains de mer. A ces titres, l'hydrothérapie doit occuper une place sérieuse dans la thérapeutique du rachitisme. Elle sera appliquée suivant le mode conseillé dans la scrofule et il faudra, si on veut produire une modification sensible dans l'état des malades, que le traitement soit suivi fort longtemps.

Ce qui vient d'être énoncé pour la cure du rachitisme peut s'appliquer à celle de l'ostéomalacie, maladie de l'âge adulte, peu fréquemment observée.

Herpétisme. — Maladies de la peau.

Des discussions nombreuses et savantes soulevées par l'importante question de l'herpétisme, il résulte que l'on peut désigner sous cette qualification un état morbide, constitutionnel, transmissible héréditairement, pouvant demeurer à l'état latent pendant plus ou moins de temps ; cet état morbide a pour expression habituelle des affections cutanées dont la tendance aux récidives est caractéristique ; il peut provoquer, du côté des membranes muqueuses, du système nerveux ou des viscères, des déterminations morbides diverses, coïncidant le plus souvent avec les manifestations extérieures; aux unes comme aux autres s'applique le même traitement.

A des différences de réduction près, cette définition a été adoptée par le rapporteur de la Société de médecine de Bordeaux, au sujet d'un mémoire de M. le docteur Cuigneau sur l'herpétisme, couronné dans un concours en 1867 (1) ; quoiqu'il puisse manquer quelques traits de diagnostic à ce tableau, il résume assez complétement les caractères propres à la diathèse herpétique pour que nous y trouvions la règle de notre pratique.

Deux théories se partagent, d'une manière générale, la pathogénie des maladies de la peau. Sans entrer dans cette discussion, il suffit de rappeler que, d'après quelques auteurs, les manifestations dartreuses sont purement locales, abstraction faite de l'inter-

(1) Cuigneau, *Rapport fait à la Soc. médicale de Bordeaux sur la question mise au concours*, p. 27.

vention d'une altération générale spéciale (1), tandis que, pour une autre école, celle de M. Bazin particulièrement, les dermatoses ne sont pas des accidents morbides greffés sur l'organisme, et se caractérisent au contraire par des phénomènes se rattachant à un état morbide constitutionnel ou à une diathèse.

M. Bazin s'est surtout attaché à rapprocher la disposition de nombreux sujets aux dermatoses de celle qui, chez d'autres, préside aux manifestations articulaires de la goutte, aux douleurs musculaires ou fibreuses du rhumatisme, aux engorgements ganglionnaires ou celluleux des scrofuleux. C'est ce que M. Gueneau de Mussy pressentait déjà en annonçant que l'observation finirait probablement par assigner aux dermatoses scrofuleuses, rhumatismales, dartreuses, des caractères distinctifs analogues à ceux à l'aide desquels on a classé les syphilides (2). M. Bazin, portant l'analyse aussi loin que possible, a cru devoir préciser les caractères qui, suivant lui, permettent de différencier nettement les herpétides des autres éruptions diathésiques, et en particulier de celles qu'il range dans le domaine de l'arthritis.

Nous sommes d'accord avec M. Durand-Fardel quand il reconnaît une valeur relative à ces caractérisations, quelque frappant que soit l'ensemble pathologique qu'elles comprennent (3). Il est bien certain que les manifestations de l'herpétisme ne sont plus faciles à saisir lorsqu'elles n'ont pas le tégument externe pour siége. On rencontre fréquemment de ces déterminations d'un ordre différent qui prédominent celles de la peau, alternent avec elles, ou les remplacent indéfiniment. C'est avec beaucoup de raison que M. Hardy a appelé l'attention sur la solidarité d'actes pathologiques différents en apparence, sur celle des herpétides cutanées et des herpétides muqueuses notamment. Enfin, comme M. Pidoux (4), comme M. Gigot-Suard (5), qui a publié, dernièrement, un très-intéressant ouvrage sur cette question spéciale de pathologie, on

(1) Rochart, *Mém. sur la pathogénie et le traitement des dartres*, 1864. Fleury, *Traité prat. et rais. d'hydrothérapie*. 1852, p. 377 et suiv.

(2) Gueneau de Mussy, *Traité de l'angine glanduleuse*. 1853, Introd., p. 25.

(3) Durand-Fardel, *loc. cit.*, p. 270 et suiv.

(4) Pidoux, *Annales de la Soc. d'hyd. méd.*, t. XII, p. 113 et suiv.

(5) Gigot-Suard, *De l'herpétisme*, 1870.

est en droit de reconnaître à l'herpétisme une large place dans l'échelle des maladies chroniques, mais à la condition d'en restreindre les attributions au même titre que celles de la scrofule, du rhumatisme et de la goutte.

Pour nous, il y a une grande série de dartreux dont la maladie est complétement indépendante d'une origine scrofuleuse, rhumatismale, syphilitique. C'est là le fond de l'herpétisme, selon l'expression de M. Cuigneau (1); mais la peau représente dans son étendue « un instrument d'hématose, un vaste réseau vasculaire, « une immense surface de sécrétion et d'absorption ». Cet aperçu de ces propriétés physiologiques si bien énoncées par M. Gueneau de Mussy (2), ouvre immédiatement des perspectives favorables à l'emploi méthodique de l'eau froide ayant pour but, comme la médication thermale elle-même en pareil cas, de modifier l'action cutanée, de la solliciter et de la régulariser.

Ce qui nous importe surtout à considérer, c'est de prémunir le tégument externe contre les causes qui troublent ses fonctions et, par suite, favorisent le développement de la diathèse herpétique. Or, M. Gueneau de Mussy relie à cette étiologie toutes les conditions capables d'affaiblir l'énergie vitale ou de troubler l'harmonie fonctionnelle, telles que la puberté, la ménopause, les fatigues du corps, de l'esprit, etc. L'hydrothérapie interviendra puissamment pour arrêter ou devancer les manifestations de l'herpétisme.

Il en sera de même pour certaines névralgies paraissant se rattacher à la diathèse herpétique, ainsi que le faisait remarquer M. le professeur Chomel dans ses leçons cliniques. En modifiant les unes, n'est-il pas possible de retarder l'évolution des autres et, finalement, d'obtenir un équilibre salutaire dans l'économie?

Nous en dirons autant des douleurs rhumatismales très-connues chez les dartreux. Si la question de l'arthritis n'est pas suffisamment résolue, il est admissible que l'arthritis se combine avec l'herpétisme et que l'expression symptomatique de ces deux diathèses

(1) *Loc. cit.*, p. 22.
(2) Gueneau de Mussy, *loc. cit.*, p. 38.

réagissant l'une sur l'autre en soit modifiée. Le traitement sera approprié à cet état morbide mixte.

M. Gueneau de Mussy applique les mêmes réflexions aux accidents dyspeptiques qu'on observe souvent chez les sujets dartreux. Il ajoute que ce n'est pas seulement l'estomac, mais le foie et les autres organes de l'appareil digestif dont les troubles fonctionnels ou les lésions peuvent coïncider avec l'herpétisme. Ce que nous dirons du traitement hydrothérapique à propos des névroses s'adapte efficacement à ces circonstances pathologiques. En définitive, c'est toujours à l'acte initial et permanent de la vie, à la *nutrition*, qu'il faut remonter pour avoir raison de ces anomalies de fonctions rattachées à un état diathésique polymorphique.

Quant à l'aptitude des herpétiques à devenir cancéreux, relation établie par M. Bazin, nous convenons, avec M. Durand-Fardel, qu'aucune démonstration n'a encore été donnée à cet égard, en conséquence de déductions cliniques.

Du traitement hydrothérapique dans l'herpétisme et dans les maladies de la peau. — En faisant des réserves sur la séméiologie de l'herpétisme, nous pouvons dire que cette diathèse peut être caractérisée de deux façons différentes : par des éruptions cutanées sèches ou humides, ou bien par des névroses ou plutôt par des affections viscérales siégeant généralement dans les muqueuses. Ces dernières manifestations ont, dans leur évolution, une allure spéciale et se montrent de préférence chez des gens dont les parents sont eux-mêmes sous l'influence de cette diathèse ; mais on n'est réellement bien fondé à les mettre sur le compte de l'herpétisme que lorsque, dans le cours de la maladie ou à sa période terminale, on voit apparaître une éruption caractéristique. Il résulte de là qu'il est difficile de résoudre cette question clinique sans le secours des éruptions qui se produisent à la peau.

Quoi qu'il en soit, quand on emploie l'hydrothérapie contre la diathèse herpétique, il faut bien se convaincre que, pour atteindre le but, il est nécessaire de provoquer une sorte de transformation de l'organisme, de régulariser l'innervation et la circulation qui sont toujours altérées, de favoriser les sécrétions, d'activer l'absorption, d'accroître l'échange des matières et par suite la nutrition. Ce que nous avons dit en nous occupant de l'hydrothérapie dans l'arthritis, peut convenir dans la thérapeutique de l'herpétisme ; nous y renvoyons le lecteur.

Nous sommes ainsi conduit à ne nous occuper ici que de l'emploi de l'hydrothérapie dans les maladies de la peau. Notre intention n'est pas de passer en revue toutes les maladies cutanées, encore moins de les classer, estimant, avec M. le professeur Hardy, qu'il vaut beaucoup mieux, pour le médecin, connaître la cause qui a fait naître telle affection de la peau, que de savoir distinguer une papule d'une vésicule.

Le prurigo, l'érythème, le psoriasis, l'eczéma, etc., peuvent se manifester en dehors de l'influence herpétique, et leur apparition ne comporte pas toujours une viciation du sang. Quand ces affections cutanées ne sont pas compliquées de sécrétions morbides abondantes, l'hydrothérapie peut rendre des services ; mais il faut avoir le soin de ne jamais employer des applications trop excitantes; dans l'espèce, les immersions prolongées, dans un bain ou dans une piscine d'eau tempérée, conviennent mieux que les autres procédés. On ne doit recourir aux applications froides excitantes que lorsque l'éruption est sur le point de disparaître, et lorsqu'on suppose que la peau a besoin d'être excitée dans ses fonctions.

Toutefois, contrairement à l'opinion de quelques médecins de l'hôpital Saint-Louis, le professeur Hébra, de Vienne, considère l'eau comme un des moyens les plus puissants contre le psoriasis et certains cas d'eczéma. Il recommande les pansements à l'eau, les bains de vapeur, la méthode hydrothérapique telle que l'employait Priessnitz, les sources chaudes non minéralisées et enfin le « bain continu », spécialement préconisé par lui.

Il assure que le simple pansement à l'eau, qui consiste dans l'application de compresses tièdes recouvertes de toile cirée, peut faire disparaître le psoriasis. Il attache une importance très-secondaire aux bains de courte durée et même aux bains de vapeur, n'estimant qne les bains prolongés à une température de 32° à 38° centigrades. Le maillot humide suivi d'une application froide lui a paru fort utile. « Ayant, dit-il, eu moi-même recours à ce genre de traite-« ment et avec un succès marqué chez bon nombre de psoriasiques,

« je puis, en conscience, en conseiller l'adoption dans tous les cas « où la maladie est étendue, et où il est possible de mener à bonne « fin une pratique qui demande tant de temps et de patience......... « La méthode recommandée par Priessnitz à une époque ulté- « rieure — celle des frictions — est bien moins efficace que le « procédé d'emmaillottement (1). »

Nous avons obtenu, à l'aide des procédés que conseille le professeur Hébra, des succès réels ; mais les insuccès ont été plus nombreux, surtout dans les cas où les éruptions cutanées étaient compliquées de sécrétions abondantes, de sorte que nous ne pouvons affirmer que les médecins trouveront dans ces moyens les éléments d'un traitement toujours efficace. Les immersions tempérées, même prolongées, le maillot et surtout les applications froides excitantes, telles que les frictions avec le drap mouillé et les douches, entretiennent à la peau une irritation qu'il est parfois difficile d'apprécier. Par contre, on peut tirer un grand parti de cette irritation artificielle quand on est en présence d'une affection catarrhale de nature herpétique, et qu'on peut espérer délivrer la membrane muqueuse en provoquant une éruption à la peau. Nous avons vu quelquefois des catarrhes utérins, des catarrhes de l'estomac et de l'intestin, guérir après un traitement hydrothérapique à la suite duquel des plaques eczémateuses se sont manifestées à la surface cutanée. Nous citerons, entre autres, le fait d'une jeune fille qui était devenue très-anémique à la suite d'une diarrhée rebelle compliquée de pertes blanches extrêmement abondantes. Cette jeune malade avait eu dans sa jeunesse de l'eczéma et son père était herpétique. Pour ces raisons, nous pensâmes qu'il fallait à la fois tonifier l'organisme affaibli et essayer de provoquer à la peau une irritation substitutive. A cet effet, nous employâmes le demi-maillot suivi d'une friction froide générale le matin, et le soir une douche froide excitante. Après trois mois de ce traitement régulièrement suivi, la diarrhée et la leucorrhée disparurent, mais des plaques eczémateuses se montrèrent à la région hypogastrique et à la partie interne de la cuisse gauche. Nous conseillâmes à la malade de prendre

(1) Hébra, *Traité des maladies de la peau*. Traduction du docteur Doyon, 1872.

deux fois par jour un bain de siége prolongé à la température de 24° centigrades, suivi d'une douche froide dirigée sur tout le corps excepté sur la région où se trouvait l'éruption. L'eczéma disparut peu à peu, et dès ce moment la jeune fille présenta tous les signes d'une excellente santé.

Il y a quelque temps nous avons vu un jeune homme de race herpétique atteint d'une diarrhée contre laquelle le docteur N. Gueneau de Mussy avait conseillé l'hydrothérapie associée au sous-nitrate de bismuth. Après un mois de traitement (ceinture humide et douche froide), le catarrhe intestinal disparut et il survint un pityriasis à la région inguinale. Cette éruption a disparu spontanément et la santé du jeune homme est devenue très-satisfaisante.

Nous pourrions citer encore un grand nombre d'observations pour démontrer l'utilité de l'hydrothérapie dans certaines formes de l'herpétisme et pour prouver combien sont chimériques les craintes de ceux qui pensent que l'hydrothérapie employée contre les maladies de la peau est capable d'occasionner des répercussions dangereuses. Nous ne pensons pas que cela soit nécessaire. En terminant cette étude, qu'il nous soit permis d'engager les médecins à utiliser l'hydrothérapie, surtout quand l'affection cutanée est à son déclin. A cette période de la maladie, elle peut, mieux que toute autre médication, régulariser les fonctions de la peau et prévenir les manifestations internes qui se produisent quelquefois après la disparition de l'éruption cutanée.

Anémie.

Le professeur Chomel, en jugeant l'expression d'*anémie* dans son acception étymologique, faisait remarquer qu'elle n'est pas rigoureusement exacte; car il ne s'agit nullement d'une absence totale de sang dans cette maladie, mais bien d'une diminution très-grande de ce liquide et le plus souvent d'une modification survenue dans sa composition (1). Est-on en droit même de considérer l'anémie autrement que comme un trouble morbide consécutif à

(1) Chomel, *Dictionn. en 30 volumes*. Art. *Anémie*.

d'autres affections? Suivant Andral et Gavarret, la moyenne normale des globules est de 127 sur 1000. Quand ce chiffre s'abaisse à 80, le vice du sang et les conséquences qu'il entraîne dans l'économie sont déjà manifestes. Si les globules tombent à 60 ou à 50, la limite est extrême, c'est celle qu'on a coutume de rencontrer dans la chlorose confirmée (1). La marche lente et désorganisatrice des maladies constitutionnelles aboutit trop souvent à un état *anémique* dont les caractères sont bien connus et qu'il est heureusement possible de modifier par la thérapeutique.

Ce qu'il importe d'envisager à notre point de vue spécial, c'est que le sang n'est jamais malade primitivement, qu'il participe exclusivement aux désordres de la nutrition et qu'il ne manifeste de même ses effets que par l'intermédiaire du système nerveux. Les applications de l'hydrothérapie aux traitements des anémiques partent toutes de ce principe et y puisent leur efficacité.

On doit à M. Sée une division très-judicieuse des anémies en trois groupes, savoir : celles où une cause de déprédation a atteint le sang dans son ensemble, comme on l'observe dans les hémorrhagies; celles dites de privations où les pertes subies par l'organisme ne sont réparées ni par l'alimentation, ni par l'oxygène respiré, ces deux conditions indispensables de l'équilibre organique; enfin, les anémies dégénératrices et toxiques dans lesquelles, sous l'influence d'une diathèse, ou par l'absorption d'un poison, d'un virus ou d'un miasme, le sang manque de ses principes constitutifs (2).

Dans son traité d'hydrothérapie, Pléniger, étudiant les troubles morbides du sang, cherche à établir les différences qui existent entre la pléthore et l'anémie; il les formule de la façon suivante :

La pléthore est causée par une exagération de nutrition ou par une trop faible dépense de l'organisme.

L'anémie est due à une faiblesse de nutrition, à une perte de sang ou à une trop grande consommation de l'organisme. Cette consommation exagérée peut être produite par certaines maladies, telles que l'albuminurie, le diabète, etc.

Ces états morbides résultent immédiatement d'une modification

(1) Littré et Robin, *Dictionn. de médecine*, 1858.
(2) Sée, *Leç. de pathologie expériment.* 1867, p. 8, Prolégomènes.

survenue dans les éléments constitutifs du sang. Ils peuvent dépendre d'une anomalie dans la quantité et la qualité des globules rouges, des corpuscules incolores, de l'albumine, de la fibrine, des sels, des alcalis, des graisses, des matières extractives et du sérum. Ils peuvent aussi être dus aux modifications que le sang subit par l'absorption ou l'introduction de matières étrangères. Mais, dans ce cas, si l'on est parfois en présence d'un état anémique, on peut aussi avoir affaire à un état dyscrasique (1).

Quoi qu'il en soit, l'altération du sang la plus commune dans l'anémie, c'est la diminution de l'élément globulaire. C'est celle qui entrave l'absorption de l'oxygène, qui gêne les transformations organiques et, par conséquent, l'échange des matières, qui atténue la formation de la chaleur animale, l'énergie du système nerveux et des muscles. C'est celle qu'a adoptée M. Sée, pour motiver la création de ses différents types d'anémie.

Si nous devions restreindre les médications du traitement hydrothérapique à cette sorte d'altération du sang, c'est-à-dire, à la diminution de l'élément globulaire, il n'y aurait pas de distinction à faire entre l'anémie et la chlorose. Toutefois l'essentialité de cette dernière est définie si nettement dans son ensemble de signes pathognomoniques qu'elle réclame une description toute spéciale.

Chlorose.

La chlorose est une affection anémique dans la majorité des cas ; mais elle a un caractère idiopathique très-formel, et ce qui la distingue encore des maladies avec lesquelles on a voulu la confondre, c'est qu'elle apparaît le plus souvent en dehors de causes occasionnelles ou extérieures appréciables. Il semble que la chlorose soit une affection d'ordre nerveux, siégeant dans le système ganglionnaire et pouvant avoir son point de départ ou son foyer principal dans le cœur, dans l'estomac ou dans la matrice. On s'est autorisé de sa fréquence chez la femme, malgré des exemples de chlorose recueillis chez l'homme, pour l'attribuer exclusivement

(1) Pleniger, *loc. cit.* Wien, 1866.

au sexe féminin ; la crise de la puberté et les difficultés de l'évolution mensuelle chez les jeunes filles forment le point de départ le plus ordinaire de cette maladie, soit que l'apparition des règles soit retardée ou embarrassée par des alternatives de présence et d'arrêt, soit qu'elles viennent avec trop ou trop peu d'abondance ou même se suppriment subitement. L'observation démontre que toutes les circonstances propres à troubler l'innervation jouent un rôle important dans la disposition à la chlorose et dans son développement. On signale surtout, parmi ces causes, les émotions tristes, les peines affectives, l'onanisme ainsi que les mauvaises conditions hygiéniques d'habitation ou d'alimentation (Bouillaud). Il faut tenir compte de la transmission héréditaire qui fait cette prédisposition commune aux enfants d'une même famille, et enfin des conditions de tempérament lymphatique ou nerveux essentiellement favorables au développement de la chlorose.

M. Mordret a représenté la chloro-anémie comme une affection asthénique (1). Nous n'admettons pas cette prédominance exclusive des causes hyposthénisantes, en reconnaissant néanmoins que tout ce qui trouble ou déprime le système nerveux est propre à favoriser la chlorose. On voit fréquemment, dit avec raison M. Durand-Fardel, la chlorose apparaître à tout âge, sous l'influence de causes morales, de diverses émotions ou de chagrins, quelquefois d'une manière soudaine et avec les caractères d'une résistance opiniâtre. Trousseau faisait remarquer la coïncidence de la chlorose à l'époque de la ménopause chez les femmes antérieurement chlorotiques. M. Durand-Fardel a rencontré de nombreux cas de ce genre à l'âge critique, mais dépourvus de pareils antécédents. Quant aux observations rassemblées à l'appui de l'existence de la chlorose chez l'homme, au même titre que les anémies névropathiques, spontanées, communes à l'un et à l'autre sexe, nous convenons qu'elles sont entachées d'une certaine confusion et que leur étiologie reste douteuse jusqu'à ce jour.

La chlorose est une maladie sérieuse. Trousseau insistait sur son caractère diathésique, gage, suivant lui, d'immunité au sujet de

(1) Mordret, *Traité pratique des affections nerveuses et chloro-anémiques*, 1861.

certaines lésions organiques, de la tuberculose en particulier. Là où il s'agit d'une anomalie aussi profonde de l'innervation et de la sanguification, on ne saurait s'étonner d'une gravité qui, d'ailleurs, peut se restreindre à des degrés passagers, de même qu'elle laisse parfois une empreinte redoutable dans l'économie et la livre à de fâcheuses imminences morbides ou tout au moins à un état valétudinaire insupportable.

Les formes de la chlorose varient selon la nature des sujets qui en sont atteints. Nous n'avons pas à entrer dans le détail des variétés symptomatiques, d'autant moins que les symptômes attribués à la chlorose ne se présentent pas toujours réunis. Mais M. le professeur Tardieu a établi une distinction capitale que nous croyons devoir rappeler, c'est que « la maladie se montre tantôt chez les « femmes brunes, sujettes à des congestions utérines ou à des hé- « morrhagies, suppléant aux règles ; tantôt chez des femmes lym- « phatiques affectées de flueurs blanches continuelles, promptement « décolorées et infiltrées ; tantôt enfin chez des jeunes filles irrita- « bles, nerveuses délicates, très-difficilement réglées. Dans ces dif- « férentes conditions, on voit prédominer, chez les différents ma- « lades, les hémorrhagies, les palpitations, les vertiges ou la « dyspepsie, la gastralgie, les œdèmes, et, chez les dernières, les « douleurs névralgiques multiples, les aberrations de la sensibilité, « les syncopes, la consomption (1). »

Les récidives fréquentes sont l'attribut des chlorotiques. On rencontre la chorée et l'hystérie parmi les complications de cette maladie, et c'est un rapport de plus avec l'état spasmodique qui la prédomine.

Toutefois si le tableau de la chlorose est sombre, si on rencontre surtout une durée longue, il est exceptionnel qu'elle se termine fatalement. Presque toujours un traitement bien dirigé en triomphe d'une manière héroïque.

Du traitement hydrothérapique dans l'anémie et dans la chlorose. — Que l'anémie succède à une hémorrhagie, qu'elle se développe sous l'influence de grands chagrins, de grandes fatigues ou d'un trouble profond du système nerveux, qu'elle résulte d'un défaut

(1) Tardieu, *Manuel de pathol. et de cliniq. méd.*, p. 509.

d'alimentation ou d'un séjour trop prolongé dans une atmosphère viciée, qu'elle soit produite par une diathèse, une intoxication ou une maladie quelconque, le traitement hydrothérapique peut être considéré comme le meilleur moyen de combattre cet état morbide. Comme la reconstitution de l'organisme est le résultat qu'il faut toujours viser, on se trouvera bien, dans l'espèce, de toutes les applications froides excitantes. Cependant nous préférons la douche à tous les procédés, parce qu'elle est beaucoup plus facile à appliquer, parce qu'elle peut être plus commodément réglée et, en définitive, parce qu'elle est plus efficace. Il est des cas cependant où il faudra en user avec un grand ménagement. On devra tenir compte de cette recommandation dans les anémies qui résultent d'une lésion organique dont l'évolution peut être accélérée par les applications excitantes de l'hydrothérapie. Toutefois nous devons ajouter que, dans ces sortes d'anémies, cette méthode de traitement peut rendre de réels services. Nous aurons à en signaler l'heureuse influence lorsque nous nous occuperons des maladies qui siégent dans les divers appareils de l'organisme.

En dehors de ces cas, qui réclament dans l'application de l'hydrothérapie une certaine habileté et une certaine prudence, nous pouvons dire que le traitement hydrothérapique qui convient à l'anémie est facile à appliquer. Il n'en est pas de même pour la chlorose. Les personnes atteintes de cette affection présentent le plus souvent des désordres nerveux ou des perturbations fonctionnelles dans certains organes, qui méritent une certaine attention et qui nécessitent des applications hydrothérapiques spéciales.

Les applications toniques de l'hydrothérapie sont celles qui conviennent le mieux dans la chlorose. Si, par suite d'une susceptibilité morbide, les malades ne peuvent pas supporter facilement les effets excitants, il faudra agir avec douceur au début du traitement, ne procéder qu'avec mesure afin que l'acclimatation vienne sans secousse, et terminer, en dernière analyse, par l'usage extérieure de l'eau froide qui est l'élément prépondérant dans la thérapeutique antichlorotique. Telle est la règle générale qui doit servir de guide dans le traitement de la chlorose; cependant on doit faire subir à cette règle des modifications afin d'être en mesure de lutter contre les diverses formes que prend cette affection. Il est, en effet, très-aisé de comprendre qu'on ne peut traiter de la même manière les chlorotiques qui ont des ménorrhagies considérables et celles dont les règles sont peu abondantes ou absentes, les chlorotiques qui ont des phénomènes convulsifs et celles qui ont des paralysies du mouvement, les chlorotiques qui ont des névralgies et celles qui ont de l'insensibilité, les chlorotiques de nature diathésique et celles qui le deviennent par accident. Chacun des éléments morbides que nous venons de signaler peut dominer la scène; il faudra donc, si l'on veut opérer une cure complète, joindre aux applications générales dont, nous le répétons, l'eau froide doit être la base, des applications spéciales adaptées aux phénomènes dominants.

On administrera la pluie, une douche localisée dans la partie supérieure du corps, ou bien encore un bain de pieds avec de l'eau courante froide, dirigée sur la plante des pieds, quand on aura à traiter un chlorotique dont les règles sont trop abondantes. Nous indiquerons, en étudiant la ménorrhagie, tous les détails de cette application spéciale.

Quand les règles seront insuffisantes, on appliquera de préférence la douche froide sur les reins, sur le bassin et sur les parties inférieures. On se trouvera bien également d'un bain de siége froid court ou d'un bain de siége prolongé à eau courante chaude immédiatement suivi de quelques jets d'eau froide, d'une douche chaude sur la partie interne des cuisses, ou d'un bain de pieds chaud à eau courante.

Si la malade est atteinte de névralgies, que la douleur siége dans les troncs, dans l'ovaire, dans l'utérus, dans l'estomac, etc., on aura recours à l'étuve à la lampe ou à la douche écossaise, en ayant soin, bien entendu, de terminer l'application par une douche froide. Si la douleur siége dans la tête, et c'est souvent le cas dans la chlorose, on peut employer la pluie froide; mais il faut que la percussion ne soit pas très-forte et que la sensation du froid n'exaspère pas la malade. Dans cette dernière hypothèse, il sera préférable de recourir à une pluie tempérée dont on pourra, selon les circonstances, modifier la température en la rendant tour à tour plus chaude ou plus froide.

Si la malade présente des phénomènes d'anesthésie ou de paralysie, il sera bon de faire précéder l'application générale d'une douche alternative ou d'une douche froide excitante dirigée sur les régions dont les propriétés vitales sont amoindries.

Si la malade est sujette aux phénomènes convulsifs; si elle a des crises de nerfs et si la chlorose confine à l'hystérie, comme cela se voit assez souvent, il faudra employer des douches à températures variées et se conduire comme nous l'indiquerons dans le chapitre des névroses.

La chlorose accidentelle et la chlorose diathésique peuvent être traitées de la même façon ; mais le traitement varie essentiellement au point de vue de la durée. On comprend, en effet, qu'une chlorose diathésique comporte une cure plus longue et plus régulière.

Une étroite affinité existe entre l'état anémique, la chlorose avancée et les cachexies résultant des maladies générales, des intoxications, des diathèses ou même comportant un cachet spécial. Quelques affections organiques du foie, de la rate, du cœur, etc. ; certains empoisonnements, la syphilis, la phthisie, le cancer, la goutte, le rhumatisme, fournissent à la pratique les degrés les plus variés de l'anémie consécutive aux maladies constitutionnelles. Quelques-unes de ces questions ont été soulevées à l'occasion des diathèses; d'autres seront abordées et traitées dans les chapitres qui vont suivre. Nous retiendrons seulement ici celles qui sont relatives à la leucocythémie, au scorbut et au purpura.

Leucocythémie, Purpura, Scorbut. — La leucocythémie, ou leucémie, constitue une sorte de cachexie spéciale. Tandis que les autres cachexies affectent tous les tissus, tous les organes, elle se caractérise par une altération du sang consistant en une augmentation considérable de globules blancs et par une sorte d'hyperplasie des organes lymphatiques. Virchow a admis deux formes de cette maladie, selon qu'elle se lie à une altération de la rate (leucémie liénale), ou à une altération des glandes lymphatiques (leucémie lymphatique). Quoi qu'il en soit de son étiologie obscure, rattachée dans un très-petit nombre de cas aux fièvres paludéennes, il est évident que le traitement s'adressera à l'anémie chez les malades de cette catégorie.

Nous appliquerons les mêmes réflexions à l'emploi de l'hydrothérapie dans l'état constitutionnel qui a trait au purpura et au scorbut. Le purpura est l'hémorrhagie interstitielle de la peau, se développant, souvent sans cause apparente, chez des enfants et des femmes; le plus ordinairement dépendant d'influences débilitantes et du défaut d'une bonne hygiène. C'est aux agents réparateurs et à une légère excitation du tégument périphérique qu'on recourt avec succès en pareil cas.

Chez les scorbutiques, les effets de la maladie, marqués par une faiblesse extrême avec infiltration, et aussi avec une sorte de sclérème du tissu cellulaire dans les membres, donnent lieu à l'intervention toute légitime de l'hydrothérapie.

Traitement hydrothérapique dans ces maladies. — Il consiste, comme dans tous les cas où l'organisme est dans une grande prostration, à employer la méthode excitante en observant la précaution de ne pas provoquer des réactions trop fortes. Dans le purpura, on insistera davantage sur l'excitation de la peau. Dans la leucocythémie, on devra de temps en temps joindre aux applications toniques la douche splénique. Il y a environ six ans, nous donnions des soins, avec notre ami le docteur Bosia, à un malade atteint de cette maladie. Sous l'influence d'une douche froide quotidienne précédée d'une douche splénique, une grande amélioration se produisit et le malade put reprendre sa vie ordinaire pendant quatre années consécutives. Malheureusement les événements de 1870-1871 altérèrent sa santé et occasionnèrent le développement d'une affection organique au cœur, à laquelle le malade a succombé.

CHAPITRE VII

DES INTOXICATIONS. — DES CACHEXIES

SOMMAIRE

Des intoxications chroniques. — De l'état cachectique. — Du rôle de l'hydrothérapie. — Prophylaxie. — Thérapeutique. — De l'empoisonnement chronique par l'alcool. — Empoisonnement par le mercure. — De l'intoxication saturnine. — Empoisonnement par l'arsenic, par le phosphore. — Iodisme. — Empoisonnement par le sulfure de carbone. — Pellagre. — Empoisonnement par le tabac. — Acrodynie. — Ergotisme. — Empoisonnement par l'opium.

De la syphilis. — De l'hydrothérapie contre les accidents, l'anémie et la cachexie syphilitiques.

Des empoisonnements telluriques. — Maladies paludéennes. — Fièvres intermittentes et rémittentes. — Cachexie. — Engorgements des viscères. — Diarrhée et dysentérie des pays chauds, etc. — Maladie d'Addison, maladie bronzée.

Des intoxications chroniques.

La caractéristique de l'intoxication, après avoir été l'attribut des empoisonnements par miasmes ou par effluves, s'étend aux accidents causés, non-seulement par les poisons lentement absorbés, mais encore par les virus. Nous n'avons pas à discuter les défauts de cette généralisation, s'il en existe ; nous la prenons telle qu'on l'adopte aujourd'hui.

Certains empoisonnements n'ont été étudiés qu'à l'état aigu, la notion de beaucoup d'autres à l'état chronique reste à peine ébauchée. Quelques-uns nous sont connus depuis peu d'années seulement. Dans les intoxications qui, il faut le dire, avaient été déjà depuis longtemps l'objet de recherches sérieuses, on ne s'était guère attaché qu'à l'observation du symptôme, abstraction faite de tout le problème pathogénique. Ce qui ressort, en effet, de la plupart de ces études, c'est la détermination de la substance délétère introduite dans l'économie, agissant directement par sa présence sur le tissu, et qu'il devient essentiel d'expulser par les agents les plus énergiques.

De cette conception de l'empoisonnement naquit la théorie thérapeutique de l'élimination. En se plaçant à ce point de vue, il fallait ou neutraliser le poison par des procédés chimiques, ou le faire disparaître promptement en sollicitant tous les émonctoires de l'économie. Il n'est pas besoin, pour confirmer cette appréciation, de rappeler ces nombreuses méthodes dépuratives sudorales, ces remèdes héroïques, tenus secrets, qui jouissaient de l'heureuse puissance d'entraver l'action délétère de la substance toxique.

La méthode éliminatrice rendit cependant, entre les mains d'hommes expérimentés, de réels services. Devons-nous, pour cela, l'accepter sans examen et déclarer que c'est à l'élimination plus ou moins rapide du poison qu'est due, dans tous les cas, la guérison? Tout en ne voulant rien préjuger sur cette question, qu'il est absolument nécessaire d'aborder dans un traité d'hydrothérapie, nous pouvons déjà affirmer que les anciens, en sollicitant les fonctions pour favoriser la sortie du poison, n'ont jamais prétendu développer une exagération des actes physiologiques.

L'imperfection des connaissances sur la nutrition, l'état du sang avec ses variations de quantité et de qualité, le mécanisme et la solidarité des diverses fonctions, expliquent cette insuffisance de la pratique. On ne pouvait voir dans l'intoxication chronique que les effets de la présence du poison capable d'altérer la santé. Et c'est ainsi que l'entendait Priessnitz quand, en pareil cas, il soumettait tous les sujets aux sueurs forcées.

Un pas en avant a été fait sans qu'il soit toutefois permis de dire que la solution d'un aussi vaste problème soit définitive. Ce n'est plus l'idée exclusive d'élimination qui nous guide en ce moment. Tout en lui conservant son importance, nous cherchons de préférence à analyser et à interpréter l'impression morbide que laisse après elle la substance toxique, et nous essayons de pénétrer les lois physiologiques qui président au développement d'états pathologiques si multiples.

« Dans l'intoxication chronique, dit un auteur qui est au premier

« rang dans ce genre d'études, nous voyons surtout que dans l'ab-« sorption lente et continue du poison à dose trop faible pour dé-« terminer des accidents aigus, une dyscrasie cachectique se pro-« duit qui a pour effet d'altérer la nutrition et la constitution « propre de chaque organe en particulier, et que cet état normal « des liquides et des solides détermine plus ou moins rapidement « des altérations profondes et des modifications multiples des « fonctions (1). »

Il y a loin cependant de cette interprétation à celle de tous les processus morbides. Nous ne faisons qu'entrevoir les lois des fonctions organiques, et nous ne sommes pas encore complètement édifiés sur le genre d'influence que le système nerveux exerce sur la nutrition des tissus. Toutefois, il est juste d'ajouter que la physiologie pathologique et expérimentale a jeté de grandes clartés dans cette question qui nous intéresse à tant de titres. Il suffit, pour s'en convaincre, et surtout pour se rendre compte du chemin parcouru, de lire attentivement les lignes suivantes que nous empruntons à l'ouvrage du professeur Longet : « Entre les nerfs sen-« sitifs et les nerfs vaso-moteurs, par l'entremise de la moelle « épinière, de la moelle allongée et peut-être des ganglions sym-« pathiques, il peut s'établir un conflit duquel résultent des ac-« tions réflexes aussi intéressantes à connaître pour le médecin « que pour le physiologiste. Ces actions se réduisent en dernière « analyse à des phénomènes de mouvement, et se manifestent « tantôt par une dilatation, tantôt par une contraction des vais-« seaux. Comme conséquence de ces deux états opposés, on observe « ou un accroissement ou une diminution de la nutrition, des « sécrétions, de la température, de la sensibilité, et de la contrac-« tibilité volontaire (2). »

Déjà nous pouvons saisir quelle part prennent ces notions physiologiques dans le sujet qui nous occupe, et on entrevoit facilement le rôle que joue la tonicité vasculaire dans la production des accidents que nous allons étudier. Or, l'action de l'hydrothérapie sur cette tonicité est manifeste et ne peut être contestée. Nous

(1) Jaccoud, *Nouveau dict. de méd. et de chir. pratique*: Art. *Albuminurie*.
(2) Longet, *Traité de physiologie*, t. XI.

pouvons donc déjà, et en nous limitant, pour le moment, aux seules données de la physiologie, dire que cette méthode thérapeuthique possède des modificateurs capables d'activer la nutrition des organes et d'en régler le fonctionnement.

Ce n'est pas qu'à la suite de découvertes empiriques, les premiers hydropathes se soient tenus sans restriction aux effets du produit toxique. Rejetant le concours de la chimie, ils surchargeaient d'eau le liquide sanguin, et sollicitaient avec force la stimulation de la peau et de tous les émonctoires. On leur doit donc la préférence de l'emploi de l'eau froide dont ils ont fait apprécier la vertu tonique, en l'utilisant contre cette altération de l'organisme. Sans s'en rendre compte, ils luttaient contre cet état général auquel nous nous adressons maintenant dans les intoxications chroniques.

Le traitement hydrothérapique a été recommandé comme un moyen des plus puissants pour lutter contre la déchéance de l'économie et pour rétablir l'équilibre de l'organisme. Il s'adresse tout d'abord à la fonction, et en rétablissant, par l'entremise de l'action vaso-motrice, la circulation normale dans l'organe atteint, il ramène l'intégrité des tissus. En agissant de cette sorte, son efficacité se généralise et, sous cette heureuse influence, les fonctions se régularisent, les liquides et les solides se modifient et l'harmonie se rétablit dans tout l'organisme. Il semble, du reste, que, pour atteindre ce but, la nature veuille nous aider; et elle atteste l'utilité de son intervention en favorisant, par tous les moyens possibles, la tendance de l'organisme à recouvrer partout son fonctionnement régulier. Cette intervention est surtout manifeste dans la sphère d'action du système nerveux.

La physiologie n'a encore délimité qu'imparfaitement la faculté vaso-motrice réflexe; et, cependant, la thérapeutique a déjà tiré un grand parti des médications qu'elle a fait naître. A défaut de lois fixes et précises, il a fallu utiliser l'expérience pratique et journalière; et, bien que tous les points ne soient pas élucidés, l'hydrothérapie met déjà en œuvre une série de méthodes certaines, déduites de cette notion, qui mènent à un but déterminé. Nous n'avons pas besoin de rappeler ici ces procédés nombreux et variés qui trouveront leur application dans les maladies que nous allons passer en revue. Nous ne pouvons pas, non plus, donner ici toutes les raisons qui doivent régler le choix des procédés à mettre en usage dans tel ou tel cas déterminé. Ces questions vont être abordées dans le courant de ce chapitre. Contentons-nous, quant à présent, de dire que, dans les intoxications chroniques, l'hydrothérapie s'adresse à un ensemble morbide caractérisé par une altération des fonctions, des congestions passives et des troubles nombreux du système nerveux. Si nous pénétrons bien le mécanisme des conditions pathogéniques de ces altérations, il est facile de voir qu'elles dérivent toutes d'une même cause dont l'effet primordial est une lésion de nutrition. Il faut donc, au point de vue thérapeutique, s'attaquer aux deux grands régulateurs des activités organiques, c'est-à-dire, à la circulation et à l'innervation. C'est en agissant sur ces deux importantes fonctions que l'hydrothérapie produira le bénéfice qu'on attend de son intervention.

Dans cette étude des intoxications, l'ordre que nous avons adopté est le suivant : nous examinerons, en première ligne, le résultat final de toute intoxication chronique, la cachexie; et nous l'étudierons dans tout ce qu'elle a de plus général. La raison qui nous fait procéder ainsi est facile à saisir. Nous avons voulu nous attaquer d'abord à l'état morbide qui offre le plus de danger et montrer combien l'hydrothérapie agit vigoureusement sur lui. Viendront ensuite les intoxications variées, considérées au point de vue de leur pathogénie et de leur symptomatologie. On s'étonnera peut-être de voir figurer au milieu de ces états bien définis dus à une cause attaquable dans de certaines limites, la cachexie syphilitique, cette phase ultime de la syphilis tertiaire. Nous pourrions, à la rigueur, soutenir que dans beaucoup de cas la syphilis provient, elle aussi, d'un virus, d'un poison extérieur, mais nous nous taisons sur ce point pour ne pas être taxé de subtilité; car ce qui nous intéresse, au point de vue de l'hydrothérapie, c'est ce qu'on entend par infection syphilitique, état morbide constitutionnel qui, en se généralisant, imprime à la constitution des altérations bien déterminées. Cette manifestation morbide, nous la rangeons à côté des cachexies de cause externe; elle représente une cachexie spécifique et analogue sur bien des points aux dernières manifestations des diathèses.

De la comparaison de ces divers états cachectiques ressortiront les différences et les analogies que peuvent présenter des désordres organiques d'origine bien distincte.

De l'état cachectique dans les intoxications.

Le sang peut être altéré dans sa quantité ou dans ses principes. S'il existe une diminution de la masse sanguine ou de l'un ou de plusieurs de ses éléments, l'appréciation clinique reste la même; on dit que le malade est anémique. Si la qualité du liquide sanguin est altérée et que les tissus eux-mêmes présentent des troubles de nutrition, on dit que le malade est cachectique. Avant d'aller plus loin, il est donc nécessaire de séparer bien nettement l'anémie et la cachexie, que l'on confond trop souvent. La cachexie peut comporter et comporte même avec elle un certain degré d'anémie; mais elle s'accuse aussi par des phénomènes particuliers autrement redoutables. Que doit-on donc entendre par cachexie? Essentiellement variable dans ses manifestations cliniques, elle échappe à toute définition basée sur des symptômes; aussi, pour la bien délimiter, il faut remonter à sa pathogénie. C'est ce qu'a parfaitement établi M. Jaccoud, dans le nouveau Dictionnaire de médecine et de chirurgie pratiques. Selon cet auteur, la cachexie est un état morbide variable produit par l'action d'un poison sur le sang, et ayant pour résultat une altération profonde de la nutrition, par suite de lésions portant, à la fois, sur la texture des principaux organes et sur la composition du sang.

Les poisons qui amènent cette altération si profonde de l'organisme sont très-variés, et n'agissent pas tous de la même façon. Il est vrai qu'ils finissent toujours par provoquer une perversion de la nutrition. Mais, avant d'arriver à ce résultat terminal, ils suivent des voies bien différentes. Ainsi l'alcool, par exemple, passant en nature dans le sang, frappera de préférence les tissus prédisposés à sa localisation; le plomb s'adressera de préférence aux muscles;

le mercure altérera les os, etc. Mais tout en ayant, en quelque sorte, un tissu d'élection pour manifester leur présence, ils possèdent tous le triste privilége de faire naître dans la circulation une condition spéciale d'où sortira la tendance générale aux congestions.

Ces congestions, dont les conséquences peuvent être fort redoutables, ne sont pas les seuls phénomènes de la cachexie. Toutes les fonctions physiologiques sont altérées plus ou moins profondément. Le travail intime de l'organisation est entravé ; la digestion est pénible ; l'assimilation se fait mal et les oxydations organiques sont toujours viciées. Quand l'économie est ainsi frappée, on voit alors apparaître des produits résultant d'un manque d'assimilation, qui plus tard tendront à envahir tous les tissus. Telle est la graisse, par exemple, chez le buveur. Emmagasinée d'abord dans les mailles du tissu cellulaire, elle est résorbée sous l'influence de la cachexie à la période d'émaciation ; tous les tissus, tous les parenchymes, les liquides, et le sang lui-même deviennent graisseux. Les sécrétions et les excrétions supportent une diminution dans leur qualité et dans leur quantité. La peau est généralement pâle, sèche, rugueuse et ne fonctionne plus. Si, par hasard, il existe de la transpiration, cette sécrétion a un caractère tout spécial. A une période plus avancée de la maladie, on voit tomber les cheveux ; les urines sont peu abondantes et le chiffre d'urée est sensiblement abaissé ; on y constate des produits moins oxydés, tels que la tyrosine et la leucine. La respiration, comme toutes les autres fonctions, est en souffrance. Le sang surchargé d'acide carbonique arrive aux poumons et ne s'oxygène pas suffisamment, ce qui détermine une dyspnée extrêmement pénible. Des œdèmes variables et mobiles apparaissent ; enfin l'émaciation survient, rendue encore plus rapide par le développement de la fièvre hectique qui termine presque toujours cette série morbide. Tout se meurt dans cet organisme ; l'équilibre est rompu et chaque molécule vivante est arrivée à la misère physiologique, partagée entre l'aptitude à vivre et la mort. Vienne une circonstance morbide accidentelle, si minime qu'elle soit, l'économie ne peut plus réagir et succombe.

Tous les cachectiques ne représentent point évidemment cet ensemble morbide, mais on pourra voir se dérouler chez eux la série des accidents dont nous venons de parler, si l'on n'y remédie promptement.

Examinons donc les moyens qui sont entre nos mains pour lutter contre un état aussi grave.

Tous les médecins ont pu constater souvent l'inefficacité relative des martiaux et des toniques. Ils n'ignorent pas que les échecs compensent largement les succès de la thérapeutique usuelle. A une période avancée de la cachexie, l'organisme semble avoir perdu toute sa force de réceptivité. Il accueille les médicaments, les tolère facilement, mais n'éprouve aucun avantage sérieux de leur emploi. Les spécifiques même, dont l'heureuse action est reconnue par tous, ne présentent plus, à un instant donné, des chances de succès. Les maîtres les plus recommandables par leur haute expérience ont consacré cette vérité : « Prescrivez l'iodure de potassium, disent-ils, dans tous les accidents secondaires et même tertiaires, mais ne comptez plus sur son efficacité quand vous aurez à lutter contre la période cachectique ; car alors le médicament n'impressionne plus suffisamment l'économie.

Si, dans cette situation désolante, on peut rendre à cette nature qui succombe une énergie suffisante ; si on peut parvenir à ranimer la circulation, à rendre au système nerveux son excitabilité perdue, à donner à la nutrition l'activité nécessaire ; si, en même temps, on peut lutter contre les obstacles locaux que produisent les congestions passives, on verra les forces de l'organisme se réveiller et favoriser par suite l'action médicatrice.

Aucun agent médicamenteux ne nous paraît réaliser ces conditions comme l'hydrothérapie. On voit, sous son influence, reparaître, une à une, les fonctions qui semblaient abolies. L'appétit renaît, la digestion redevient facile, l'assimilation se manifeste par une augmentation de poids ; la circulation se rétablit peu à peu dans toutes les parties du corps et, à mesure qu'elle se régularise, la peau perd sa teinte cachectique. L'organisme, en un mot, semble restauré. Pour atteindre ce résultat, le traitement hydrothérapique doit être puissamment excitant. Cependant, avant de l'appliquer tel que les circonstances l'exigent, on doit essayer, avec prudence, la susceptibilité du malade. Quand rien ne contre-indique l'action de l'hydrothérapie, c'est aux douches froides, courtes et généralisées qu'il faut donner la préférence, en ayant soin, bien entendu, de les faire précéder par des douches spéciales lorsqu'il existe des indications locales.

Les congestions chroniques des viscères dans les cachexies sont surtout à redouter, et l'on voit souvent le traitement général ne réussir que lorsque l'état local s'est amendé. Il ne faut donc pas négliger cette indication qui doit contribuer au succès de l'application.

Des expériences pleines de précision faites par le docteur Fleury ont montré avec quelle rapidité ces congestions peuvent diminuer sous l'action de la douche locale. En quelques jours, un foie congestionné, fonctionnant mal, revient à ses limites normales et recouvre ses propriétés de sécrétion et de nutrition.

Il faut donc relever l'organisme par des douches froides excitantes et combattre les congestions viscérales par des applications appropriées. Ainsi compris et appliqué, le traitement ne répond pas encore complétement à toutes les indications que comporte l'état cachectique. Il en existe d'autres qui sont importantes : elles sont mises en relief par la théorie de l'élimination des poisons. Nous devons donc en parler et examiner si, dans l'espèce, l'hydrothérapie peut rendre des services.

Jadis, les sudorifiques étaient largement mis à contribution ; les purgatifs étaient administrés coup sur coup et on sollicitait vivement les fonctions des téguments externes. Souvent cette stimulation avait un résultat favorable, mais parfois on dépassait le but. La peau, excitée d'abord, réagissait dans une juste mesure, puis tout retombait dans l'atonie la plus complète et la tentative restait inutile.

Sans nous engager dans une étude critique des moyens employés à cet effet, nous pouvons dire que l'hydrothérapie nous permet de remplir les mêmes indications sans présenter les désavantages de la méthode précédente. C'est par la sudation ou la douche chaude suivie de la douche froide que nous pouvons arriver à ce résultat. Sous l'influence de ces modificateurs, la peau, sollicitée vivement d'abord reprend toute sa tonicité et l'on peut renouveler souvent ou continuer longtemps ce traitement sans avoir à craindre l'épuisement de la fonction. Nous reviendrons du reste sur ce point de thérapeutique spéciale, en étudiant chacune des intoxications qui peuvent être traitées par l'hydrothérapie.

En terminant ces considérations générales, qu'il nous soit permis d'ajouter que le régime du cachectique doit être l'objet de toute notre attention. Il faut surveiller avec un soin extrême le fonctionnement de l'appareil digestif parce que, dès que l'appétit reparaît, le malade éprouve une tendance extrême à le satisfaire avec excès. Si le médecin oublie que le retour du besoin de nourriture ne coïncide pas toujours avec le rétablissement de la fonction digestive, il peut laisser commettre une imprudence capable de détruire les effets salutaires d'un bon traitement. Mettre l'alimentation en relation avec le rétablissement progressif de la nutrition, telle est la règle à suivre. Si on ne l'observe pas avec une extrême rigueur, les accidents reparaissent et la vie des malades est sérieusement compromise.

De l'empoisonnement chronique par l'alcool.

L'alcool fut longtemps considéré comme un aliment servant à la combustion et se trouvait classé parmi les nombreux contribuables de la chaleur animale. Cette théorie, dans laquelle on indiquait même ses transformations successives avant sa destruction finale, était soutenue par des savants illustres et paraissait d'une simplicité extrême. La composition chimique de cette substance, ses propriétés reconfortantes, la tolérance des races du Nord pour les spiritueux, semblaient rendre cette thèse inattaquable.. Cependant, on rencontrait tous les jours les tristes résultats de cette prétendue alimentation alcoolique ; mais, n'appréciant pas convenablement l'anéantissement physique et moral provoqué par elle, on ne louait que ses bienfaits.

Enfin, des travaux nombreux vinrent démontrer que ces théories solidement édifiées n'étaient pas toujours l'expression des faits, et l'on arriva à reconnaître que l'alcool passe en nature pour sa plus grande part dans le torrent de la circulation, ne servant, en aucune façon, à la nutrition des organes. Une réaction en sens inverse se manifesta, et cette substance, qu'on avait considérée jusqu'alors comme un aliment, devint un poison redoutable. Cette appréciation semble, *à priori*, bien admissible, car l'on ne peut accepter, ainsi que le remarquent Lallemand et Duray, qu'un aliment puisse traverser le cercle circulatoire, être soumis aux forces actives de la chimie vivante, sans rien perdre de son identité.

Dans cette nouvelle théorie, que l'alcool soit considéré comme un stimulant du système nerveux, ou comme un désoxygénant du sang, son effet est toujours le même : quand il est absorbé en grande quantité, il ne nourrit plus, il tue.

L'alcool pénètre dans l'organisme par les veines, traverse le foie, entre dans la circulation et, de là, imprègne tous nos tissus. Le foie et le cerveau semblent être ses lieux de dépôt favoris. Là, il s'accumule, s'emmagasine; et c'est de ce côté que nous voyons se manifester les premiers accidents toxiques. A chaque libation copieuse, le foie et le cerveau se congestionnent, aussi voit-on rapidement se produire, du côté du foie surtout, des phénomènes de congestion passive. Au début, l'organe, bien qu'augmenté de volume, fonctionne encore, et si on n'intervient pas dans cette première période, il se produit alors des lésions redoutables dont le but final sera l'anéantissement de la fonction. Nous voulons parler de la sclérose et de la dégénérescence graisseuse du foie.

Cet état congestif de l'organe hépatique semble avoir sous sa dépendance la dyspepsie si fréquente que l'on rencontre chez l'ivrogne émérite. A ce point que, si le foie diminue et revient à l'état normal, l'on voit aussitôt la pituite simple ou le catarrhe gastrique s'amender ou disparaître. C'est encore à cette congestion passive plus ou moins forte que semble se rattacher l'émaciation du sujet. L'alcoolisé arrive, en effet, parfois à une maigreur squelettique. Le fait n'a rien qui puisse nous surprendre quand on songe à l'immense rôle du foie dans la nutrition. Cependant on peut nous objecter peut-être que beaucoup d'alcoolisés sont gras et pléthoriques. A cela nous répondrons que ce n'est là qu'une phase transitoire qui s'observe souvent chez les buveurs de vin et surtout chez les buveurs de bière. Après un temps plus ou moins long, cette période, si brillante en apparence, fait place au marasme et à l'émaciation dont nous avons parlé. On ne saurait donc se prémunir trop tôt contre une situation aussi redoutable. Il faut intervenir à tout prix afin d'enrayer la marche des lésions qui vont atteindre le foie. La séméiologie et la pathogénie ne peuvent laisser aucun doute sur l'existence de l'affection et, puisque, l'incertitude n'est pas permise, on doit, avec promptitude, soumettre les malades à un traitement énergique.

L'hydrothérapie a été essayée dans ces cas difficiles, et il n'est pas de médecin qui n'en ait pu constater les heureux effets. Notre conviction est faite sur ce point ; il ne nous reste qu'à désigner les procédés qu'il faut employer. Mais avant d'indiquer le *modus faciendi*, il est indispensable de faire ressortir nettement les indications thérapeutiques.

Il n'est pas rare d'avoir à traiter des malades qui ne présentent que des troubles de la vie organique, au nombre desquels se trouvent presque toujours la dyspepsie catarrhale, la congestion du foie, la congestion des reins avec albuminurie, des troubles circulatoires caractérisés par des œdèmes, en un mot, des perturbations variées de la nutrition, capables d'entraîner le patient vers la cachexie. Chez ces malades, le système nerveux central paraît complétement épargné; c'est à peine si on peut constater quelques désordres du côté de la périphérie nerveuse.

Ces cas sont assurément les plus simples. Le but final qu'il faut atteindre est, d'une part, l'amélioration de la nutrition, et, d'autre part, la disparition de ces congestions passives qui commencent par de simples troubles fonctionnels et qui finissent par de véritables lésions de tissu.

Pour obtenir l'amélioration de la nutrition, on comprend fort bien qu'en enlevant le malade aux influences de la cause morbide, en le soumettant à une alimentation saine et régulière et en l'obligeant à observer les règles d'une hygiène bien entendue, on puisse arrêter les progrès d'une cachexie menaçante et mettre l'organisme en bonne voie de réparation. Mais ces moyens sont parfois insuffisants, et dès lors l'hydrothérapie peut être d'une grande utilité en répondant aux indications principales d'après lesquelles il faut diriger la thérapeutique de l'affection. Relever les forces générales, décongestionner l'organe hypérémié, tel est le résultat qu'il faut atteindre ; et il n'est personne qui ne sache que l'hydrothérapie peut aisément arriver à ce double but. De plus, dans certains cas où il est nécessaire d'agir vivement sur la peau, on peut, en associant le calorique à l'eau froide, rendre de très-grands services. Avant d'indiquer le procéder opératoire, et pour mieux en faire comprendre le maniement, qu'il nous soit permis de citer une observation qui n'est pas sans intérêt :

M. X..., âgé de 34 ans, n'a jamais eu de maladies diathésiques ; ses parents vivent encore et sont bien portants. Il a fait deux voyages en Amérique où il a contracté des accès de fièvre intermittente qui n'ont pas reparu depuis huit ans environ. Vers l'âge de trente ans, il a quitté la marine pour occuper une position sédentaire, et il s'est adonné à la boisson, abusant, à la fois, du vin, de la bière et de l'alcool. Pendant deux ans, il a été souvent en état d'ébriété. Il y a environ un an, il fut pris, un matin en se levant, de vomissements de matières glaireuses et filantes. A partir de cette époque, son appétit a diminué sensiblement et son désir de boire a augmenté. Bientôt après les vomissements se renouvelèrent fréquemment et l'appétit disparut complétement. Des douleurs dans l'épigastre et dans les hypochondres se déclarèrent, et il consulta le professeur Béhier qui, après avoir essayé diverses médications, lui conseilla l'hydrothérapie.

Quand nous vîmes le malade pour la première fois, nous fûmes frappé de son embompoint apparent. La peau qui, d'après son observation, était autrefois fraîche et rose, avait à ce moment une teinte jaunâtre. Le système nerveux ne présentait d'autres troubles qu'une certaine fatigue intellectuelle et un léger tremblement dans les mains. La respiration et le cœur étaient en bon état, mais le pouls faible et dépressible. L'appétit était perdu, la soif très-exagérée et des vomissements, accompagnés souvent de selles diarrhéiques, survenaient tous les matins. Il avait des douleurs à l'épigastre et dans les hypochondres. La rate et le foie étaient congestionnés, et ce dernier surtout présentait un volume considérable. Les urines étaient abondantes et contenaient environ 2 grammes d'albumine dans les 24 heures : quand le malade marchait pendant un certain temps, ce qu'il ne pouvait faire sans fatigue, il avait un gonflement œdémateux des chevilles.

Tel est l'ensemble des symptômes que présentait M. X..., lorsque le professeur Béhier nous l'adressa. Nous le soumîmes immédiatement à l'usage de deux douches générales, matin et soir, en ayant soin de commencer chacune des séances par des douches localisées sur le foie, la rate et l'estomac. Sous l'influence de ce traitement, la congestion spléno-hépatique diminua sensiblement, l'appétit revint, l'albumine disparut, les forces générales augmentèrent, l'intelligence se réveilla et, après trois mois de ce traitement général et local, qu'aucune contre-indication ne vint modifier, le malade recouvra une santé parfaite.

Il est inutile d'insister sur ce fait. Nous l'avons cité uniquement pour pouvoir dire que, dans des cas analogues, l'hydrothérapie, par ses vertus toniques et décongestives, peut arrêter facilement la marche de cette terrible intoxication.

Mais tous les cas ne sont pas aussi simples, et nous sommes forcé de reconnaître qu'à mesure que la cachexie fait des progrès, le nombre des guérisons diminue.

Tout dernièrement encore, nous traitions, avec M. le docteur Féréol, un malade qui, depuis longtemps, abusait des boissons alcooliques. Chez lui, le cerveau, la moelle et le système nerveux périphérique paraissaient indemnes. Les poumons et le cœur se trouvaient en bon état; mais, en revanche, les organes abdominaux étaient fortement atteints. Le foie, probablement stéatosé, avait acquis un volume énorme ; il y avait de l'ascite, de l'œdème des membres inférieurs, perte d'appétit, pituite et diarrhée intermittente. Le teint était terreux et la peau, d'une sécheresse extrême, ne fonctionnait plus.

Dans cette situation, nous pensâmes que la douche froide générale et locale n'était pas suffisante, et il nous parut nécessaire de faire intervenir le calorique dans ce traitement. Le malade, bien qu'ayant les apparences de l'embonpoint, était faible ; pour cette raison, les sudations à l'aide des étuves furent évitées et nous eûmes recours à l'emploi combiné de l'eau chaude et de l'eau froide sous forme de douche générale, en ayant soin de faire l'application froide très-courte. En même temps, nous dirigeâmes sur la région du foie des douches locales dont la percussion et la durée furent réglées avec une grande attention. Légères et courtes dès le début, elles purent, après un certain temps, être administrées avec une force de projection assez grande et être supportées pendant un temps suffisamment long. Comme le malade ne pouvait tolérer facilement l'eau froide dans cette application spéciale, nous fûmes forcé, pour l'acclimater, de donner à l'eau une température assez élevée.

Après deux mois de traitement, les résultats obtenus furent assez satisfaisants, et voici ce que nous écrivit M. Féréol qui vit le malade à cette époque.

. . . .

« L'amélioration a dépassé mes espérances ; et, cependant, nous « ne pouvons nous flatter d'avoir obtenu la guérison. Il y a encore « de l'œdème dans le tissu cellulaire. Il est évident autour des « malléoles et jusqu'à mi-jambe. Je crois qu'il y en a même jus- « qu'à la ceinture, bien que le doigt ne laisse pas son empreinte ; « je ne serais pas étonné qu'il y eût encore un peu de sérosité pé- « ritonéale. On sent le foie qui déborde les fausses côtes à un « travers de doigt. »

« Néanmoins, quand on se souvient de ce qu'était le malade il y « a deux mois, de cette énorme infiltration passive, de l'ascite « considérable, de la gêne respiratoire, etc., on ne peut mécon- « naître les progrès considérables obtenus. »

« J'insiste auprès de M. X.., pour qu'il continue, autant qu'il « lui sera possible, l'hydrothérapie qui lui a été si profitable. J'es- « père qu'avec vos bons soins nous obtiendrons encore quelque « chose de plus ; qui sait même si nous n'arriverons pas à une « complète résorption de la stéatose ? Ce serait peut être le pre- « mier cas à citer. »

. . . .

Jusqu'à présent nous n'avons parlé que des cas dans lesquels l'hydrothérapie a rendu des services ; il nous paraît nécessaire d'indiquer ceux dans lesquels nous l'avons vue échouer et de préciser les circonstances dans lesquelles elle ne doit pas être employée.

Quand les congestions atteignent la poitrine et qu'il existe de la bronchite, du catarrhe et surtout de l'hémoptysie; quand l'augmentation primitive de l'activité fonctionnelle du cœur a été remplacée par une atonie de l'organe, conséquence d'une hypertrophie graisseuse ou mieux d'une stéatose; quand les vaisseaux, suivant le cœur dans sa régression, s'infiltrent de matières grasses ou deviennent athéromateux, et que, par suite de ces modifications organiques, ils se dilatent et peuvent se rompre, l'hydrothérapie est inutile; et, si elle est maniée avec témérité ou d'une manière inconsciente, elle peut être très-préjudiciable. Nous n'ignorons pas le bien passager qu'elle peut produire, même dans ces circonstances difficiles; malgré cela, nous ne conseillons pas d'y recourir. Si, toutefois, on est contraint de l'appliquer, il faut agir avec une grande circonspection.

Quand les congestions, au lieu de se localiser dans les poumons et dans le cœur, viennent se fixer dans les reins, on peut, et l'on doit même employer l'hydrothérapie. On devra se rappeler alors que, dans ces circonstances, le calorique prépare merveilleusement à l'action de la douche froide. En outre, dans ces congestions des reins, la douche appliquée sur le bas du sternum est aussi appelée à rendre de grands services. Son premier effet est d'augmenter l'albumine, et ce fait est d'autant plus marqué que l'eau est à une température plus basse. Si le malade est préalablement réchauffé ou si la douche chaude précède la douche froide, l'albumine est en quantité moindre. Cette augmentation d'albumine ne doit pas d'ailleurs faire suspendre le traitement, car, dans les cas ordinaires, on voit bientôt, à la suite de ce premier effet perturbateur, les reins se décongestionner et les urines redevenir normales.

Jusqu'à présent, nous sommes resté dans le domaine de la vie organique; si le système nerveux est atteint, le traitement devient plus difficile à manier, et disons tout de suite qu'il ne peut s'appliquer à tous les cas.

Si l'alcoolisme ne se traduit à nous que par des troubles dans la sensibilité ou la motricité, et que ces troubles paraissent essentiels, l'hydrothérapie peut être employée sans difficulté. Mais lorsque les centres sont atteints, il est utile de distinguer et de bien choisir son terrain.

Le cerveau est particulièrement affecté dans l'alcoolisme chronique. Il peut offrir des lésions très-variées, depuis la simple hypérémie jusqu'à l'atrophie, en passant par toutes les périodes progressives de la dégradation histologique.

Les malades éprouvent des désordres fonctionnels que certains médecins ont considérés comme devant correspondre exactement à des lésions déterminées; c'est ainsi qu'on a dit que l'exaltation de l'intelligence se rattachait nécessairement à l'hypérémie et que sa dépression était le résultat forcé de l'atrophie. Sans vouloir nier cette coïncidence, surtout en ce qui concerne l'hypérémie et l'exaltation intellectuelle correspondante, il est évident que, lorsqu'on est en présence d'un malade, cette conformité de rapport n'existe pas toujours. N'a-t-on pas vu souvent la dépression intellectuelle guérir, et, dans ce cas, est-il possible d'admettre qu'elle était le résultat de l'atrophie? Nous ne le pensons pas.

En acceptant donc ce que l'anatomie pathologique peut offrir d'utile pour apprécier l'état intellectuel, nous pouvons dire qu'il existe chez les alcoolisés des troubles dynamiques et curables, liés, sans aucun doute, à un trouble de nutrition, mais dont le développement n'est pas proportionnel au développement des lésions. Du reste, l'observation démontre que le symptôme de la déchéance intellectuelle n'est pas suffisant pour apprécier avec exactitude l'état de la substance cérébrale. Nous avons vu que de simples altérations, soit dans la quantité, soit dans la qualité du liquide nourricier, pouvaient entraver et paralyser même la manifestation d'une fonction. L'organe cérébral, seul, ferait-il exception, alors que, dans l'empoisonnement chronique par l'alcool, le terrain est si merveilleusement préparé? Les hypérémies actives sont, en effet, nombreuses dans ce cas; la contractilité vasculaire s'épuise vite et favorise le développement des stases sanguines. Si, à ces dispositions organiques spéciales nous joignons les altérations qualitatives du sang, nous aurons une série de faits bien capables d'expliquer le ralentissement ou même l'anéantissement de la fonction cérébrale. Dans ces cas, alors que la dégradation organique n'est, pour ainsi dire, pas commencée, l'affection guérira parfois sous l'influence de simples soins hygiéniques. A plus forte raison disparaîtra-t-elle quand un traitement plus énergique viendra la combattre. Au contraire, les lésions qui dépendent d'une altération du tissu cérébral et qui se traduisent, du reste dans quelques cas par les mêmes symptômes, sont évidemment incurables.

Lorsque les centres nerveux cérébro-spinaux sont atteints par l'alcoolisme, ils manifestent leurs troubles par une excitation de la fonction du cerveau pouvant être suivie de perversion et se terminant toujours par un épuisement. C'est ainsi que l'on voit dans l'alcoolisme aigu l'exaltation intellectuelle, accompagnée quelquefois d'hallucination ou de délire, et remplacée par un engourdissement de l'intelligence. Ces phases diverses correspondent à des symptômes spéciaux qui nous dévoilent l'état de l'intelligence, de la sensibilité et de la motilité.

L'alcoolisme chronique n'est point aussi net dans sa marche. Il parcourt périodiquement une série d'accès comme ceux que nous venons d'indiquer. Mais chacune de ces intoxications laisse, après elle, un affaiblissement plus grand de la fonction. De même qu'un pendule qui oscille et dont le terme final est l'immobilité, la fonction cérébrale va, par oscillations de plus en plus petites, vers un but fatal, la déchéance fonctionnelle.

Parfois, la scène devient plus vive et marche avec plus de précipitation. Le processus de la dégradation chronique se trouve coupé par des accidents qui paraissent plus aigus. Ce n'est pas seulement l'exaltation pure et simple, c'est une véritable perversion fonctionnelle qui se montre. Nous voulons parler du délirium tremens et de la lypémanie alcoolique. La face s'injecte alors, l'œil devient hagard, les lèvres, la langue, les membres sont pris de tremblement. Les hallucinations se pressent et presque toutes sont de nature triste et dépressive. L'alcoolisé veut se soustraire aux ennemis qui l'entourent, aux animaux effrayants qui le menacent. La conscience cependant est conservée et le délire peut être interrompu. La mémoire est intacte et l'on peut, presque toujours, obtenir une réponse satisfaisante à une question courte et précise. L'accès a une durée variable et se termine d'ordinaire par un sommeil profond. Chez d'autres, la lypémanie alcoolique prend la place de l'accès de délire.

Après un temps donné, tout rentre dans l'ordre et l'alcoolisé continue ses habitudes vicieuses qui le mènent par étapes à une véritable dégradation morale.

Arrêtons-nous dans cette description qui nous éloignerait de notre sujet, et revenons aux perversions fonctionnelles qui nous occupaient il y a un instant. Quelques auteurs pensent que l'excitation intellectuelle correspond à l'hypérémie cérébrale et que son épuisement coïncide avec un état anémique. Sans entrer dans cette étude de physiologie pathologique qui a sa place toute tracée au chapitre des névroses, nous pouvons affirmer que ces deux états conduisent fatalement à la déchéance de la fonction cérébrale. Il doit donc exister dans la substance même de cet organe un trouble de nutrition qui augmente ou diminue selon le mode d'action de la cause qui peut le produire. C'est ainsi que, dans un certain nombre de cas, quand les malades abandonnent leurs fâcheuses habitudes et se soumettent à un traitement réparateur, on voit tous les phénomènes morbides disparaître. Nous devons retenir de ce fait que, pour obtenir la guérison, il faut employer les applications de l'hydrothérapie qui ont un effet reconstituant.

La méthode serait facile à appliquer, si, nous limitant à cette simple indication, nous n'avions pas à tenir compte des formes variées que peuvent présenter les phénomènes qui témoignent de l'existence d'une affection cérébrale.

Lorsque l'excitation intellectuelle domine tous les autres symptômes, on se trouvera bien de l'emploi d'une douche tempérée à percussion légère, dirigée sur la tête; on donnera, en même temps, une douche froide générale, en ayant le soin de diriger le jet dans les parties inférieures. Il peut se faire que ce procédé, auquel on adjoint, de temps en temps, l'usage de bains ou de piscines tièdes, réussisse à calmer l'excitation. Dans le cas contraire, on pourra abaisser graduellement la température de la douche en pluie ou faire des lotions froides sur la tête avant d'administrer la douche générale. Quand l'excitation sera apaisée, il sera bon d'employer les applications toniques afin de prévenir les rechutes.

Quand les hallucinations se montreront, et, avec elles, les conceptions délirantes, les procédés hydrothérapiques seront difficiles à appliquer. Cependant, il faudra essayer de combattre ces désordres par des affusions froides à percussion légère et souvent répétées.

Lorsque l'épuisement cérébral dominera la scène morbide, il faudra recourir à la douche en pluie toute froide ; mais, pour que cette application ait une efficacité réelle, il faut qu'elle soit faite avec le plus grand soin. Et d'abord, comme il importe de ne pas ramener les phénomènes d'excitation qui auraient comme conséquence de provoquer un épuisement cérébral plus grand que celui qu'on veut combattre, on doit employer des douches en pluie à percussion faible, surtout au début, et n'augmenter la force de projection qu'à mesure qu'on approche de la guérison. En outre, l'eau employée ne dépassera pas, dans les premières opérations, une température d'environ 20° centigrades, température qu'on abaissera graduellement jusqu'à ce qu'on soit arrivé à 12° ou à 10°. A ce moment, la durée de la pluie ne devra jamais dépasser 30 à 40 secondes, sous peine de provoquer une parésie dans la circulation cérébrale qui a besoin de toute son activité pour rendre à l'encéphale son fonctionnement. Pendant que la pluie tombera sur la tête du malade, on fera bien de diriger un jet d'eau assez puissant sur ses pieds.

C'est en suivant cette méthode de traitement que nous avons pu combattre les nombreuses perversions fonctionnelles qui accompagnent l'alcoolisme chronique et que nous avons arrêté les progrès envahissants de cette terrible intoxication.

A l'appui de cette affirmation, nous ne serions pas embarrassé d'apporter un grand nombre d'observations où l'efficacité du traitement hydrothérapique est mise en relief par l'amélioration ou la guérison des malades. Mais nous croyons que la cause est suffisamment entendue par les médecins. Toutefois, nous citerons un fait relatif à un malade qui nous fut adressé, il y a environ dix ans, par le docteur J. Guérin et qui fut guéri à l'aide du traitement que nous avons décrit. Sans entrer dans tous les détails de l'observation, nous dirons que ce malade n'avait aucun vice héréditaire ni aucun signe d'une affection diathésique. Il s'était adonné, dès l'âge de 20 ans, aux boissons alcooliques et notamment à l'absinthe. Il n'eut, au dire des médecins qui le soignèrent au début, d'autres phénomènes morbides qu'une congestion cérébrale. Seulement l'excitation intellectuelle devint si forte et si persistante, qu'il fut un instant question de le placer dans une maison d'aliénés. Cette détermination fut ajournée et, sur ces entrefaites, l'excitation disparut et fut remplacée par un épuisement cérébral des plus prononcés. M. le docteur J. Guérin, qui le vit à cette époque, lui conseilla un traitement hydrothérapique composé d'une douche en pluie, administrée comme nous l'avons dit, et d'une douche en jet dirigée sur les membres inférieurs. Après deux mois de traitement, le malade éprouva une grande amélioration ; il retourna chez lui, s'astreignit à un régime sévère et continua, pendant un certain temps, l'usage de l'hydrothérapie. Tout dernièrement, nous avons appris par le docteur J. Guérin que le malade jouissait d'une santé parfaite.

Nous ne parlerons pas, à dessein, dans ce chapitre, des troubles de sensibilité et de motilité que présentent les malades atteints d'intoxication alcoolique ; il en sera question lorsque nous étudierons les phénomènes douloureux, convulsifs et paralytiques du système nerveux. Disons cependant que c'est dans ces cas que nous avons eu à nous louer des procédés de sudation ; et, bien que nous ne soyons pas en mesure de préciser si la provocation de la sueur a joué un rôle important dans la guérison, nous ne pouvons nier qu'elle n'ait été quelquefois très-efficace. Cependant, pour être exact, nous devons ajouter que jamais la transpiration n'a été très-abondante et que souvent la guérison a été produite à l'aide d'un simple réchauffement sans sueur.

Nous serons plus affirmatif en ce qui concerne l'emploi de l'eau à l'intérieur. Sans conseiller aux malades cette boisson à hautes doses, nous les engageons à en faire usage aux repas et dans l'intervalle qui les sépare, surtout immédiatement après les séances hydrothérapiques. Quand elle est bonne, pure et fraîche, l'eau agit comme un tonique, facilite la circulation et exerce une heureuse influence sur les sécrétions de l'organisme.

Nous n'avons étudié jusqu'à présent, dans les désordres que provoque l'alcoolisme dans le système cérébro-spinal, que les phénomènes qu'on appelle dynamiques. Il nous reste à parler des phénomènes qui tiennent à une altération histologique bien caractérisée. En parlant de perversions fonctionnelles, nous nous sommes guidé, pour formuler le traitement, sur la forme que présente cette perversion. Quand il existe une lésion organique, c'est elle que nous devons examiner avant d'entreprendre le traitement hydrothérapique. C'est elle qui doit nous guider, non plus, hélas, pour rechercher les applications curatives, mais pour éviter celles qui pourraient être nuisibles. Certainement nous possédons des faits qui attestent le service que peut rendre l'hydrothérapie dans les cas où il existe des altérations graves du cerveau et de la moelle épinière. Mais nous ne saurions trop recommander la prudence quand le tissu cérébral est fortement atteint, et conseiller même l'abstention quand l'encéphale est le siége de poussées inflammatoires fréquentes. Nous reviendrons, du reste, avec plus de détails sur ces contre-indications de l'hydrothérapie dans certaines altérations organiques de l'encéphale, lorsque nous étudierons ces maladies.

De l'empoisonnement par le mercure.

L'empoisonnement par le mercure n'est point une affection absolument rare. Les vapeurs mercurielles auxquelles sont exposées certains ouvriers, les préparations hydrargyriques prises inconsidérément à l'intérieur sont le plus souvent les causes déterminantes de l'intoxication. Il est peu de poisons qui, ingérés à doses trop faibles pour créer un empoisonnement aigu, agissent aussi radicalement sur l'économie. Nous verrons dans un instant que l'hydrothérapie n'a trop souvent ici qu'une efficacité relative, et, si elle n'est pas employée au début de la cachexie, elle devient insuffisante pour lutter contre l'état général grave que développe le mercure.

La première manifestation morbide de cette intoxication est le tremblement. Ce sont d'abord de petites secousses rapides et continuelles, apparaissant surtout aux extrémités et augmentant d'intensité lorsque le malade reste longtemps dans la même position;

A un degré plus avancé, les contractions sont plus étendues; le malade ne peut plus saisir les objets, et les mains n'atteignent qu'avec difficulté les parties vers lesquelles elles veulent se diriger.

La cachexie mercurielle accompagne presque toujours cet état morbide de son triste cortége. Allanguissement des fonctions, mollesse des chairs, accidents de la bouche, nécrose, hémorrhagies, palpitations, syncopes, troubles nerveux; tels sont les témoins irrécusables de l'effet nocif du mercure sur la nutrition générale.

Nous avons traité par l'hydrothérapie un certain nombre de malades ayant tous les signes de l'empoisonnement chronique par le mercure. Chez quelques-uns, cette méthode de traitement a parfaitement réussi. Chez d'autres, elle a échoué. Dans ces derniers cas, tous les procédés hydriatiques avaient été essayés, en sorte qu'on ne pouvait en aucune façon accuser la méthode choisie; la cachexie était tellement avancée, que l'action de l'hydrothérapie a été complétement insuffisante; les malades auxquels nous faisons allusion avaient des hémorrhagies et des nécroses; la nutrition ne pouvait plus se faire chez eux que dans des limites très-restreintes.

Cependant, chez quelques-uns d'entre eux, les fonctions digestives se sont réveillées, et une notable amélioration s'est produite sous l'influence de l'hydrothérapie.

Les malades qui ont guéri étaient tous atteints du tremblement caractéristique de l'affection. Ils offraient de plus des complications du côté des voies gastro-intestinales.

Nous avons eu à traiter plusieurs malades atteints de tremblement, sans aucun signe apparent de cachexie. Chez ceux dont la peau était sèche, et dont la santé générale n'était pas sensiblement altérée, les étuves, surtout l'étuve à la lampe ou le maillot, suivies d'une application froide, ont réussi. Chez certains malades relativement faibles, nous avons dû substituer la douche chaude aux procédés de sudation. Dans d'autres circonstances, alors que les phénomènes de cachexie dominaient, les douches froides ont amené de meilleurs résultats. Nous citerons notamment le fait d'un jeune doreur, atteint d'abord de tremblement et de catarrhe gastrique, chez lequel l'amaigrissement avait fait de très-rapides progrès. Il présentait une stomatite intense et une décoloration de la peau très-prononcée. La douche froide seule est arrivée à produire une modification sérieuse. Trois mois ont suffi pour lui rendre la santé.

De l'intoxication saturnine.

Le plomb, introduit dans l'économie par les voies ordinaires d'absorption, conduit plus ou moins rapidement l'organisme à un état cachectique, dont les manifestations sont caractéristiques de l'intoxication.

La classe des saturnins est nombreuse ; l'emploi journalier du plomb dans les arts, l'industrie et la thérapeutique nous rend un compte suffisant de la fréquence de l'affection.

Tous les sujets soumis à l'empoisonnement chronique ne sont point frappés de la même manière. Les uns paraissent jouir pendant assez longtemps d'une immunité apparente, puis brusquement les manifestations morbides éclatent avec violence. On dirait que le poison n'a déployé son action qu'après avoir brisé toute résistance vitale.

Les autres, ceux surtout qui absorbent abondamment et sans relâche les poussières métalliques, sont vite et profondément atteints. En quelques semaines seulement ils peuvent arriver aux effets les plus redoutables de l'intoxication.

D'après les derniers travaux, le métal, après avoir pénétré dans la circulation, s'associerait à l'albumine du sang pour former un sel défini (albuminate de plomb), maintenu en dissolution par le chlorure de sodium.

Après cette spoliation, le poison pénétrerait dans tous nos tissus, et entraverait probablement par sa présence les échanges moléculaires dans la profondeur des organes. On a voulu même aller plus loin sur ce terrain. Certains auteurs ont cru être en mesure de préciser les lieux où s'accumule le plomb, et d'expliquer par ce fait les phénomènes morbides spéciaux que présente l'intoxication. Il est vrai de dire qu'ils ne sont pas tous du même avis; la division est dans le camp.

Quelques-uns, par exemple, veulent que le métal se fixe dans le système nerveux; d'autres soutiennent, au contraire, que le système musculaire est seul responsable, et que les accidents paralytiques sont toujours d'origine périphérique.

Quoi qu'il en puisse être de ces théories dans l'avenir, revenons simplement à l'expression des faits.

Ce qui nous frappe d'abord dans l'empoisonnement saturnin, c'est l'altération profonde de la nutrition. Toutes les fonctions sont atteintes ou susceptibles de l'être. Les principaux viscères se prennent, et nous voyons alors se développer des accidents semblables à ceux que nous avons reconnus dans l'alcoolisme (albuminurie, ascite).

La peau pâle et sèche du plombique nous offre une teinte spéciale. L'activité circulatoire diminue et sous l'influence du métal, le pouls tombe parfois à 40 ou 45 pulsations.

Mais toutes ces lésions, si variables et si variées, ne caractérisent pas à vrai dire la cachexie saturnine. C'est à certains phénomènes nerveux qu'il faut s'adresser pour reconnaître d'emblée cet empoisonnement spécial.

Parmi ces troubles d'innervation, les uns, simplement dynamiques, sont parfaitement curables, les autres, plus avancés dans l'échelle morbide, sont l'écho d'une fonction en souffrance, ou plus encore l'indice de l'abolition des propriétés du tissu.

Les perturbations dynamiques ouvrent la scène sous la forme de ce qu'on a appelé la colique de plomb et l'arthralgie saturnine.

Les lésions deviennent ensuite plus profondes ; la paralysie survient et succède parfois très-vite aux premières manifestations, précédée elle-même de phénomènes d'anesthésie, qui portent sur les membres paralysés ou sur d'autres parties de la peau. Le cerveau est atteint en dernière ligne ; aussi l'attaque est-elle profonde et grave. Nous verrons un peu plus loin sous quelles formes nous pourrons grouper les troubles encéphaliques.

La colique de plomb, avons-nous dit, est le premier accident du saturnin. C'est une douleur vive, partant de l'ombilic, s'étalant sur tout le ventre, et de là s'irradiant vers les cuisses. Elle se calme souvent sous une pression un peu forte. Il existe de l'hyperesthésie de la peau. Le ventre est rétracté, et la constipation opiniâtre. On a jadis institué contre cette affection une médication restée célèbre, sous le nom de *Traitement de la Charité*. Évacuants et sudorifiques sont administrés coup sur coup et le succès en quelques jours est complet. On a évidemment obéi à cette indication : débarrasser l'organisme du poison et réveiller les fonctions de la peau. Or la sudation, telle qu'on l'emploie dans les établissements hydrothérapiques, est un excellent adjuvant, et nous avons vu des coliques de plomb réellement soulagées par l'emploi de la sudation suivie d'une douche froide. De plus nous conseillons de soumettre les malades à l'usage de la ceinture humide excitante. Ils doivent l'appliquer environ deux fois par jour, en ayant soin de la garder environ trois heures chaque fois. Quelques-uns se trouveront bien d'une douche chaude dirigée sur la région abdominale et suivie d'une douche froide. Enfin, il sera bon d'utiliser quelquefois la douche ascendante dont on graduera avec soin la percussion et la température. Contre l'arthralgie saturnine, nous préférons la douche écossaise portée sur les parties douloureuses et suivie immédiatement d'une douche froide générale.

Constituée dans les membres par des douleurs ayant tous les caractères de la névralgie, l'arthralgie est un trouble plus avancé que la colique de plomb dans l'ordre de gravité. Les douleurs apparaissent dans les membres, accompagnées ordinairement par des crampes et des spasmes de la partie. C'est là une étape bien voisine de la paralysie ; car si l'on examine avec soin le malade, on constate qu'il y a déjà un certain affaiblissement musculaire. Les membres sont lourds, supportent mal le corps, la marche est extrêmement fatigante. La paralysie arrive insensiblement soit dans la sensibilité, soit dans la motilité. Cette dernière est le plus souvent incomplète; bornée parfois à un système de muscles, elle peut être plus circonscrite encore. La paralysie débute par les membres supérieurs et les muscles extenseurs sont les premiers atteints. Le bras est pendant le long du corps et les poignets sont fléchis; les jambes se prennent ensuite. Comme dans les membres supérieurs, le système des extenseurs reçoit la première attaque, et il n'est pas rare de voir l'atrophie du tissu suivre de très-près la paralysie. Pendant un certain temps, la musculature des fléchisseurs reste parfaite, et cette intégrité limitée offre parfois un contraste étrange avec la disposition plus ou moins complète des extenseurs. La maladie, arrivée à cette période, ne peut plus guérir. La cachexie est inexorable. Pour l'empêcher de dominer, il faut donc lutter hardiment et sans trêve. Lorsque la peau n'est pas trop profondément atteinte, les douches froides généralisées rendent de grands services. Mais le plus souvent la douche froide doit être précédée d'une douche chaude d'égale durée, et ce que nous avons appelé la douche alternative trouve ici un emploi bien justifié.

Pour être bien édifié sur la valeur de l'hydrothérapie dans toutes les manifestations de l'empoisonnement qui nous occupe, il nous reste à examiner rapidement les accidents cérébraux du saturnisme. Quand ils apparaissent, nous pouvons dire que nous sommes en présence des stades avancés de l'intoxication saturnine. La forme la plus commune et en même temps la seule qui nous fournisse quelques indications hydrothérapiques est celle que Grisolle a appelée délirante. Elle est caractérisée par un délire qui n'est souvent qu'une simple divagation. Quelquefois il survient des exacerbations très-violentes, pendant lesquelles la raison est complétement abolie. L'accès ne dure que quelques jours, mais il est sujet à récidive et peut être considéré comme l'indice d'une forme plus grave. Contre ces phénomènes redoutables, la seule application qui puisse rendre quelques services est la douche en pluie, seulement son administration réclame certaines précautions; il faut que l'eau employée soit médiocrement froide et que l'opération soit très-prolongée.

Sous l'influence de cette médication puissamment sédative, les accès ont quelquefois une durée beaucoup plus courte, et ils ont moins de tendance à se reproduire.

Dans la forme convulsive, et surtout dans la forme comateuse, l'hydrothérapie n'a qu'un rôle bien modeste. Ces manifestations indiquent des lésions profondes contre lesquelles on n'a même pas le temps d'agir. Dans la forme convulsive on peut employer la douche sédative, mais il est nécessaire de se hâter si l'on veut parvenir à calmer cette surexcitation violente qui se révèle à nous par des accès d'éclampsie se rapprochant toujours de plus en plus. Le coma profond qui existe parfois à l'exclusion de tout autre accident nous laisse encore plus désarmé, car sa terminaison est toujours funeste.

Une question sur laquelle on n'est guère d'accord et qu'il ne nous appartient pas de résoudre, a trait à ce qu'on doit entendre par coliques sèches, végétales, nerveuses. Cette maladie est généralement considérée comme une névralgie du grand sympathique, et on l'attribue à des influences de climat et de localité, voire même aux conséquences de certaines endémies telles que les fièvres palustres, la dysentérie et la fièvre jaune. Un homme qui fait autorité en pareille matière, Dutrouleau, s'est prononcé contre cette prétendue entité morbide; et il semble résulter de ses recherches, que la colique sèche est un accident qui peut être attribué à l'intoxication plombique (1). Cette opinion avait déjà été mise en relief par des médecins éminents de la marine, M. Vilette et M. Lefèvre. S'il s'agit, en effet, d'une maladie de plomb, dans cette forme de symptômes très-analogues à ceux que nous venons d'exposer, il est évident que l'hydrothérapie pourra être appliquée avec profit, et suivant le mode que nous avons admis comme étant le plus convenable.

De quelques autres intoxications chroniques.

Dans l'étude que nous allons entreprendre, il sera facile de démontrer que si chaque empoisonnement a sa physionomie spéciale, il est cependant relié aux intoxications par un trait commun qui est l'état cachectique.

Malgré toutes les indications spéciales qui peuvent apparaître, il ne faut pas oublier que la cachexie est un fait dominant qu'il faut combattre à tout prix.

Nous ne voulons point refaire ici l'histoire de cette altération profonde de la nutrition. Rappelons seulement que l'hydrothérapie peut lutter activement contre les deux facteurs les plus redoutables de toute cachexie, la congestion passive et la dépression profonde du système nerveux; c'est dans cette expression patholo-

(1) Dutrouleau, *Traité des maladies des Européens dans les pays chauds*, 2e édit., p. 647.

gique que nous trouverons les éléments du traitement qui convient aux intoxications dont nous allons parler. Il nous suffira ensuite, pour rendre la cure aussi complète que possible, de rechercher dans chacun de ces empoisonnements les indications particulières qui peuvent se rattacher au développement de certaines lésions.

Empoisonnement par l'arsenic.

L'empoisonnement chronique par l'arsenic s'observe surtout parmi la malheureuse population ouvrière des usines où se font les préparations arsenicales.

Le système nerveux semble être, dans cette affection, frappé d'emblée. A peine a-t-on observé quelques troubles d'anémie (palpitations, faiblesse), que déjà paraissent des vomissements pénibles, accompagnés de digestions laborieuses et de coliques très-vives. Le malade éprouve à la gorge une sensation d'âcreté excessive. La sensibilité est en souffrance et elle se manifeste par des douleurs de jointures. L'hyperesthésie de la peau n'est pas rare; des démangeaisons insupportables l'accompagnent parfois. On observe de la contracture des doigts, du tremblement, etc., témoins certains de l'atteinte portée à la motilité. Le malade a des vertiges, des éblouissements, et il éprouve des sensations de froid et de chaud dans les extrémités.

Les lésions prennent ensuite un caractère plus grave; il survient une rachialgie tenace, et les troubles de la motilité se transforment en paralysie.

On voit sur la peau de fréquentes poussées érysipélateuses et des ulcérations spéciales se développent aux extrémités. Il se produit alors des phénomènes analogues à ceux que l'on rencontre chez tous ceux dont le système est sérieusement atteint.

Les indications du traitement sont précises : 1° écarter la cause; 2° favoriser l'élimination (sudation, douche chaude, puis froide); 3° relever par un traitement hydrothérapique puissant le système nerveux déprimé et les fonctions allanguies.

Il faut d'abord écarter la cause du mal en enlevant la personne atteinte à l'influence de la substance toxique.

En second lieu, on favorisera l'élimination de cette substance en provoquant des transpirations abondantes à l'aide des applications du calorique, en exagérant les fonctions rénales par l'usage de l'eau à hautes doses, en un mot, en activant les sécrétions.

Enfin, on combattra les phénomènes spéciaux qui se présentent dans les divers organes spéciaux, en cherchant, dans la méthode hydrothérapique, les moyens appropriés dont nous avons parlé à l'occasion des autres intoxications. Et l'on n'oubliera pas que, pour être effective, l'hydrothérapie doit ranimer le système nerveux déprimé, régulariser la circulation troublée et relever les fonctions altérées.

Telles sont les données générales qui doivent servir de guide dans l'application de la méthode hydrothérapique. Ce que nous avons dit dans les intoxications qui précèdent est suffisant pour faciliter le choix du procédé qui convient dans un cas déterminé.

Empoisonnement par le phosphore.

Ce qui nous frappe d'abord dans l'empoisonnement par le phosphore, c'est la stéatose rapide des organes. La circulation est atteinte en première ligne; les congestions sont fréquentes et nombreuses; toutes les fonctions sont lésées et la cachexie arrive rapidement. Les troubles passent vite de la période d'excitation à un état plus avancé. On observe des fourmillements et des contractures qui sont vite remplacés par l'anesthésie et la paralysie du mouvement.

Les gangrènes sont assez fréquentes, et les nécroses, surtout celle des maxillaires, sont communes. Cette affection s'observe principalement dans les ateliers où se préparent les allumettes phosphorées.

Il faut, pour la combattre efficacement, soustraire promptement le malade à la cause du mal, et, par un traitement fortement excitant, ranimer les appareils qui succombent.

Les douches froides courtes et généralisées remplissent cette indication lorsque leur application est possible. Dans certains cas, il est bon de faire précéder la douche froide d'une douche chaude d'assez longue durée, afin de préparer convenablement l'organisme à l'action salutaire du froid.

Iodisme.

La cachexie iodique est ordinairement la conséquence de l'absorption de préparations iodiques, ou de l'application externe des mêmes médicaments. Elle relève, elle aussi, de l'hydrothérapie reconstitutive. On n'a qu'à parcourir sa symptomatologie pour se convaincre de cette vérité.

Le marasme est profond dans cet état et la susceptibilité nerveuse exagérée. Les lésions de l'iodisme semblent surtout porter sur les organes glandulaires. Les seins et les testicules s'atrophient; le visage est pâle et la peau devient sèche. Il existe presque toujours une dyspepsie intense. L'émaciation fait des progrès rapides, le marasme survient avec son triste cortége et bientôt à la tristesse et à l'insomnie succèdent la stupeur, le coma et la mort.

Cette terminaison est heureusement fort rare, mais, disent les auteurs, la convalescence est longue et difficile ; et ils recommandent la nécessité de soustraire les fonctions altérées. C'est à ce point de vue que nous recommandons l'hydrothérapie.

Empoisonnement par le sulfure de carbone.

En général, l'ouvrier soumis aux vapeurs du sulfure de carbone est promptement intoxiqué. La volatilité de la substance nous donne la raison de ce fait.

Les troubles nerveux apparaissent les premiers et ce n'est souvent qu'au bout d'un temps fort long que s'établit finalement l'état cachectique ; mais comme les premières perturbations sont facilement curables, on peut toujours enrayer l'établissement de la cachexie.

Le Dr Delpech a fait de cette intoxication une étude sérieuse. Suivant lui, la mémoire est altérée ; les mots les plus usuels échappent, le caractère est irritable et une insomnie presque continue occasionne une grande fatigue au malade. La sensibilité générale reste intacte; cependant il existe parfois de la céphalée, du vertige et des fourmillements. Les fonctions génératrices languissent et sont presque abolies. La motilité nous offre des troubles variés caractérisés d'abord par des roideurs, des contractures, des crampes vives et douloureuses. Ainsi se déroule le premier stade, à la suite duquel arrive souvent l'anéantissement progressif de la puissance musculaire, lequel débute presque toujours par les membres inférieurs. Les extenseurs et les supinateurs sont atteints de préférence; ils s'atrophient assez rapidement, sans perdre pourtant leur excitabilité électrique. A ces altérations du tissu musculaire vient se joindre de l'anorexie et dès lors l'organisme s'avance insensiblement vers l'état cachectique. Cette phase ultime de l'empoisonnement peut être évitée, parce que les perturbations diverses qui caractérisent la première période sont facilement curables. L'eau froide, sous forme de douches générales et locales, a une action incontestable qui peut être utilisée contre la dépression de l'organisme et contre les manifestations morbides que provoque cette intoxication.

Pellagre.

La pellagre est une maladie de date récente. Elle a été signalée, pour la première fois, vers le milieu du dix-huitième siècle, et son apparition est contemporaine de l'introduction de la farine de maïs dans l'alimentation. Mazzarie attribue les effets pernicieux de cette substance à l'absence de gluten. L'opinion la plus répandue ne voit dans la maladie que la conséquence de la consommation d'un maïs altéré. C'est surtout dans les années froides et humides que la pellagre se développe avec le plus d'intensité.

Le maïs altéré ne semble pas être le seul facteur de l'intoxication. Pour que cette cause produise un effet nuisible, il faut que la vitalité de l'organisme soit affaiblie. C'est du moins l'opinion des auteurs qui ont eu souvent l'occasion de traiter cette affection.

La pellagre, telle qu'on l'observe au sein des populations rurales, débute presque toujours par des spasmes, des douleurs spinales et de la dyspepsie. A ces désordres morbides viennent s'ajouter des étourdissements ou des vertiges, de la tristesse et parfois de la stupeur. Puis, surtout quand le malade s'expose d'une manière permanente à l'insolation, l'érythème pellagreux apparaît. De la sorte se complète le tableau de la première période de l'intoxication.

Si la cause continue son action nocive, on voit les phénomènes précédents s'aggraver. La faiblesse devient de la paralysie. Le vertige se transforme en attaque d'éclampsie. La folie pellagreuse se déclare et conduit le malade à la démence, à l'imbécillité. Une diarrhée persistante épuise le sujet qui, par degrés successifs, arrive aux dernières lésions de la cachexie.

Il faut, avant toute chose, agir énergiquement contre les causes et soumettre le malade à une alimentation réparatrice, et, pour seconder les bons effets du régime, on emploiera les applications toniques et reconstituantes de l'hydrothérapie.

Empoisonnement par le tabac.

Nous dirons quelques mots seulement de l'action toxique de cette plante si recherchée aujourd'hui et devenue, en quelque sorte, un besoin de nos sociétés modernes.

Le tabac donne prise à bien des récriminations. Certains médecins ont voulu trouver là l'origine d'une foule de maladies nerveuses. Nous n'avons pas l'intention d'examiner ici les empoisonnements aigus par les alcaloïdes du tabac : ce que nous voulons, c'est dresser le bilan approximatif des perturbations qui peuvent survenir chez celui qui consomme le tabac suivant les modes connus.

Le fumeur émérite est quelquefois sujet aux congestions encéphaliques ; souvent il éprouve des lourdeurs de tête ou des vertiges qui se manifestent le matin. La vue s'obscurcit légèrement, les oreilles bourdonnent, la circulation se ralentit et le cœur est atteint de palpitations. A la suite de ces perturbations, il survient un certain degré de stupeur qui se dissipe peu à peu. Tous ces phénomènes apparaissent sous la forme d'un accès qui peut ne plus revenir si le fumeur renonce à faire usage du tabac.

Si, dédaignant ces accidents, le fumeur ne peut pas rompre cette habitude, et surtout s'il fait usage de quantités considérables de cette substance, il n'est pas rare de voir se développer chez lui un état névropathique spécial se manifestant par de la tristesse, de la parésie cérébrale, des vertiges, des douleurs vagues, par une céphalée persistante, ou par un état hypocondriaque poussé au plus haut degré. C'est dans cette situation morbide que l'hydrothérapie pourra rendre de très-réels services.

Les affections nerveuses que l'abus du tabac semble produire de préférence sont l'hypocondrie et la parésie cérébrale, accompagnée de faiblesse intellectuelle, de céphalalgie, de vertiges, de dyspepsie et de palpitations. C'est du moins ce qui ressort de notre expérience personnelle. Quelquefois la suppression absolue de l'usage du tabac et le séjour à la campagne ont suffi pour guérir ces névroses accidentelles. Cependant nous avons vu des cas rebelles à l'influence de ces moyens et nous avons dû recourir à l'hydrothérapie pour en triompher. De tous les procédés qui font partie de cette méthode de traitement, la douche froide générale en pluie et en jet est le plus efficace. Son application est facile et ne comporte, pour ainsi dire, aucune contre-indication. Il s'agit seulement de débuter par des douches courtes, dont on augmente graduellement la durée à mesure que le malade s'acclimate à ce mode de traitement.

Acrodynie.

Cette affection bizarre fut observée pour la première fois, à Paris, au printemps de l'année 1828. Essentiellement contagieuse, elle frappa successivement divers quartiers, gagna la banlieue, s'éteignit peu à peu, ne reparut plus que de loin en loin, à l'état sporadique.

Son étiologie obscure a donné lieu à bien des recherches, et la question n'est pas encore éclaircie. Pour beaucoup de médecins, c'est une sorte de pellagre ou un désordre fonctionnel analogue à la convulsion des céréales. Le docteur Leroy, de Méricourt, y voit de nombreuses analogies avec la trichinose. Le docteur Costallat qui a rencontré, en Espagne, une affection présentant les mêmes caractères, l'attribue à un entophyte.

La symptomatologie de cette maladie consiste dans une sorte de perversion du système nerveux liée à des troubles digestifs d'une certaine intensité (anorexie, vomissements bilieux, diarrhée rebelle) : ces désordres nerveux n'intéressent que rarement les fonctions cérébrales; ils affectent principalement les muscles et le système sensitif. Un œdème de la face et des extrémités, des rougeurs érysipélateuses, une teinte jaune-noirâtre de la peau et d'autres phénomènes de congestion passive, complètent cet ensemble pathologique.

Ces troubles de la circulation et de l'innervation, qui tiennent en grande partie à une perturbation de l'action vaso-motrice, sont parfois extrêmement tenaces. Il faut donc se hâter de les faire disparaître par tous les moyens que la thérapeutique met à notre disposition. Et nous ne craignons pas de dire que, parmi ces moyens, l'hydrothérapie doit occuper une place au premier rang.

Ergotisme.

Il est permis de soupçonner l'ergotisme au milieu de toutes ces épidémies redoutables du moyen âge, épidémies qui s'appelaient le feu Saint-Marcel, le feu de la Sainte-Vierge, etc.

C'est dans les pays palustres et pendant les années humides qu'on rencontre de préférence cette affection. La cause de ce mal semble résider dans une production parasitaire de l'ergot de seigle.

On a remarqué que les personnes qui consomment journellement du pain ergoté éprouvent un sentiment de courbature générale, deviennent tristes, inquiètes et ne dorment plus. C'est presque toujours ainsi que la maladie commence. Bientôt après il survient des crampes douloureuses dans la plupart des muscles du corps; les vomissements et la diarrhée apparaissent ensuite; la peau devient sèche et érysipélateuse. Les malades éprouvent dans les membres un froid glacial et l'on voit se développer rapidement des gangrènes dont l'étendue et la gravité dépendent de l'intensité du poison et du défaut de résistance des individus atteints.

La marche de l'affection étant fort rapide, il faut, au plus vite, modifier l'alimentation et soutenir la résistance organique. C'est pour répondre à cette dernière indication qu'il est urgent d'utiliser les applications toniques de l'hydrothérapie.

On trouvera dans l'emploi rationnel de cette méthode un secours puissant pour entraver la marche envahissante de ce terrible empoisonnement.

L'ergotisme convulsif, rattaché par beaucoup d'auteurs aux altérations des céréales, se manifeste par des désordres nerveux extrêmement graves. Nous pensons que l'hydrothérapie peut être utilisée dans ces cas. Cependant nous devons faire des réserves sur son emploi en présence des contradictions que l'on rencontre dans les récits de ces sortes d'épidémies.

Empoisonnement par l'opium.

L'empoisonnement chronique par l'opium ou les sels de morphine est toujours occasionné par l'usage trop prolongé de ces substances.

Leur absorption souvent répétée donne lieu à des raptus congestifs qui, en se reproduisant souvent, finissent par amener de l'hébétude et de la stupeur. L'intelligence s'engourdit, la sensibilité s'émousse, la puissance musculaire s'affaiblit, des tremblements se manifestent dans toutes les régions et les malades éprouvent quelquefois une grande difficulté pour parler; la peau devient sèche, pâle et terreuse; toutes les fonctions, en un mot, semblent anéanties. Les mangeurs d'opium et les malades qui font un usage inconsidéré de la morphine portent souvent l'empreinte d'une profonde cachexie. Ils éprouvent des accidents de toute sorte et aboutissent au délire furieux ou à l'abrutissement le plus complet.

L'hydrothérapie peut intervenir contre cet état, mais elle ne réussit pas toujours à sauver les malades. Nous avons échoué dans presque tous les cas de cachexie avancée; aussi croyons-nous qu'il faut se hâter de recourir à l'hydrothérapie si l'on veut obtenir la guérison. Deux indications semblent dominer le traitement hydrothérapique : rendre à la peau son fonctionnement à l'aide de la sudation ou de la douche chaude; exciter par une douche froide courte le système nerveux dont la dépression est considérable. Si ces deux effets peuvent être produits, l'organisme se ranimera et les fonctions se rétabliront.

De la syphilis.

Il peut sembler étrange que la maladie dont nous allons nous occuper en ce moment et qui a un caractère spécifique bien accusé, puisse être traitée par la méthode hydrothérapique. Cependant rien n'est plus vrai ; et, comme il importe d'être précis sur cette question si délicate et si sérieuse, nous allons faire connaître l'opinion de ceux qui, avant nous, ont appliqué l'hydrothérapie dans la syphilis, afin que le lecteur ait devant les yeux tous les éléments indispensables à la solution de cette question.

Schedel, après avoir admis la possibilité de guérir les affections vénériennes primitives sans avoir recours au mercure, se demande si l'apparition ultérieure de la maladie n'est pas plus à craindre alors, que quand ce médicament a été administré. « Pour tout médecin éclairé, dit-il, il reste démontré qu'aucun traitement ne possède le privilége de mettre sûrement la constitution à l'abri du développement ultérieur de la syphilis, lorsque celle-ci a une fois pénétré dans l'économie. La cause qui fait que des accidents vénériens consécutifs se montrent après un laps de temps plus ou moins long chez certains individus, tandis qu'on ne les observe point chez d'autres, est un grand mystère que nous ne dévoilerons peut-être jamais. C'est à l'idiosyncrasie des individus qu'il faut attribuer ces particularités, car jusqu'ici aucune explication rationnelle n'est admissible. Quelle conséquence pratique doit-on tirer de ces faits ? Celle-ci, suivant moi : que pour guérir les affections vénériennes primitives, on doit préférer le traitement qui paraît le plus capable de chasser de l'économie la cause mystérieuse du mal, et qui offre en même temps la certitude de ne pouvoir exercer sur la constitution aucune influence fâcheuse. De tous les traitements proposés contre la syphilis, l'hydrothérapie seule présente ces garanties, et je la crois le seul moyen capable d'expulser de l'économie cet agent morbide venant du dehors. Aucun remède ne guérit plus vite, aucun ne guérit plus sûrement, aucun ne laisse comme lui l'esprit sans inquiétude pour l'avenir. D'ailleurs, l'utilité des sudorifiques était bien reconnue avant que ceux-ci fussent remplacés par le mercure. Loin de nier les effets avantageux des préparations mercurielles dans la syphilis primitive, je les reconnais hautement. Il y a même quelque chose dans son action modifiante qui tient souvent de la magie, mais l'hydrothérapie et son régime sévère guérissent aussi vite et offrent l'inappréciable avantage de ne pas introduire dans l'économie un médicament d'un effet douteux et qui ne met pas le malade à l'abri de tout accident consécutif (1). »

Examinant ensuite le rôle de l'hydrothérapie dans ce qu'on appelle les accidents consécutifs de la maladie, il conseille de l'utiliser, parce que les faits observés par lui semblent prouver que la modification avantageuse que les médicaments produisent sur l'économie, est encore plus sûrement obtenue après un traitement hydriatique.

Après avoir donné ce conseil fort judicieux du reste, Schedel déclare que la possibilité de guérir la syphilis secondaire par l'hydrothérapie n'est prouvée qu'en partie ; et il résume son opinion dans les lignes suivantes qui terminent son chapitre sur la syphilis :

« En résumé, je crois que le traitement hydrothérapique seul dans la syphilis primitive, et quelquefois réuni à l'usage extérieur de certaines préparations d'iode et de mercure appliquées sur les points affectés dans les cas de syphilis secondaire et tertiaire, suffirait dans la grande majorité des cas pour guérir cette affection. Quant à l'utilité d'avoir recours à l'hydriatrie dans le but d'expulser un virus qui n'apparaît pas, mais que l'on croit caché dans l'économie, cela me paraît plus que douteux. Les maux dont l'humanité est affligée sont déjà assez nombreux et suffisent pour attirer toute notre attention, sans nous préoccuper de vouloir guérir des maladies qui pourraient un jour se montrer, mais dont rien n'indique encore l'existence. »

Le docteur Fleury, tout en appréciant comme elles le méritent les observations judicieuses de Schedel, est entré plus avant dans la question. Admettant *a priori* que l'hydrothérapie peut rendre des services dans la syphilis, il l'a employée sous forme de sudations et de douches froides générales, dans un grand nombre de cas concurremment avec les médicaments spécifiques, et il déclare s'être toujours bien trouvé de cette association.

Ce qu'il dit sur le rôle de l'hydrothérapie mérite d'être signalé.

De même que, dans tout empoisonnement ordinaire, le praticien ne s'occupe pas seulement d'administrer un antidote, mais de

(1) Schedel, *Ouvr. cité*, p. 488 et suiv.

faire rejeter au dehors, par les évacuations, la plus grande quantité possible de la substance vénéneuse, de même, dans l'intoxication syphilitique, la préoccupation du médecin ne doit pas être uniquement de chercher à atteindre le virus au milieu de la masse du sang qu'il infecte, mais, en outre, de s'efforcer de l'expulser au dehors par les divers émonctoires de l'économie... De là, le précepte d'associer aux remèdes spécifiques les moyens et les agents qui poussent à la perspiration cutanée, c'est-à-dire les sudorifiques.

La mise en pratique de ce précepte a de grands avantages, mais elle a aussi de graves inconvénients. Le premier, d'affaiblir les malades dont l'économie est déjà soumise à deux causes d'épuisement : la maladie et les remèdes spécifiques ; un deuxième inconvénient est de fatiguer la peau en l'obligeant à un travail exagéré de sécrétion, de faire perdre au tissu de cette membrane son ressort et sa tonicité, de lui enlever, en un mot, les conditions auxquelles est lié l'exercice de ses fonctions elles-mêmes. Ainsi l'exercice exagéré de la fonction cutanée use la fonction.....

L'hydrothérapie est le moyen qui, tout en permettant de mettre à profit les avantages des transpirations prolongées, ôte à celles-ci leurs inconvénients. Au sortir du bain d'étuve, où il est resté une demi-heure à peine, le malade, ruisselant de sueur, reçoit immédiatement une douche froide, sous l'influence de laquelle la sueur est instantanément arrêtée ; la peau se resserre et reprend sa tonicité momentanément perdue par l'action du calorique. Grâce à la vertu tonique et reconstituante de l'eau froide, on peut, sans danger d'affaiblir et d'épuiser les malades, continuer pour ainsi dire indéfiniment la médication sudorifique.

Voilà donc un premier rôle éminemment utile, capital, que joue l'eau froide dans le traitement de la diathèse syphilitique : c'est de rendre possible, facile, régulière et sans danger, la médication dépurative, c'est-à-dire, l'élimination du virus vénérien hors de l'économie, par le moyen de la transpiration.

Un autre rôle non moins utile de l'hydrothérapie, c'est, en vertu de l'action tonique et reconstituante de l'eau froide, de soutenir les forces du malade, ou de les relever quand elles sont abattues (1).

(1) L. Fleury, *Traité d'hydrothérapie*, p. 449 et 450.

Telles sont, sur l'emploi de l'hydrothérapie dans la syphilis, les opinions de deux écrivains dont la compétence est généralement admise. L'un et l'autre ont contribué à la solution de cette question : le premier par une critique impartiale des faits qu'il a observés, et le second par les succès qu'il a obtenus, à l'aide du traitement dont nous venons de parler.

Tout en reconnaissant la justesse des appréciations de Schedel et la valeur réelle de la méthode hydrothérapique conseillée par le docteur Fleury, nous sommes forcé d'admettre que, dans les travaux de ces deux auteurs, l'étude des indications thérapeutiques ne tient pas une place assez importante. Il nous paraît nécessaire de combler cette lacune ; et nous ne pouvons tenter cette œuvre essentiellement pratique qu'après un examen attentif de quelques-unes des phases que traverse la maladie qui nous occupe. Nous croyons que les indications les plus importantes se dégageront tout naturellement de cette étude.

Dans la première période de la maladie, l'hydrothérapie ne peut-être employée que pour combattre l'anémie concomitante des accidents primordiaux. Le virus vénérien produit, en effet, quelquefois dès le début, une altération du sang qui consiste, ainsi que l'ont prouvé MM. Ricord et Grassi, en une diminution bien marquée des globules, avec hydrémie. Dans ce cas, on n'a pas besoin de recourir aux sudations, les applications froides reconstituantes suffisent la plupart du temps. La même indication se présente dans une phase plus avancée de la maladie, alors que l'anémie peut être à la fois le résultat de la maladie et de l'abus ou de l'action prolongée des médicaments spécifiques qui ont été employés. Si les lésions de la peau sont étendues, la fonction tégumentaire perd son activité; si la salivation est abondante, l'économie s'épuise; si les douleurs sont violentes, l'insomnie survient et l'anémie se manifeste avec tous ses symptômes caractéristiques. Il faut alors relever les forces de l'organisme par des douches froides générales et rétablir les fonctions de la peau en provoquant d'abord un réchauffement artificiel que l'on prolonge parfois jusqu'à la sudation. Si l'anémie est accompagnée d'une grande excitation du système nerveux, il ne faut employer les douches froides qu'après avoir soumis les malades à des applications tempérées qu'on refroidit à mesure que l'excitabilité diminue.

Telles sont les indications thérapeutiques qu'il faut suivre si l'on veut utiliser les ressources de l'hydrothérapie contre cette anémie toxique. Les médecins, à mon sens, n'emploient pas assez cette méthode de traitement qui peut être à juste titre considérée comme un adjuvant précieux de médicaments spécifiques.

L'intervention de l'hydrothérapie ne se borne pas à cette seule indication; elle peut et doit s'étendre aussi à cette période de la maladie qui a trait à l'évolution des productions gommeuses ou des scléroses diffuses.

Cette période, extrêmement variable dans son apparition, se traduit toujours anatomiquement par des productions conjonctives pouvant envahir tous les organes et par conséquent supprimer toutes les fonctions. Il se forme dans la trame des tissus une matière nouvelle qui, agissant soit par compression, soit par remplacement, entrave l'activité des organes atteints par sa néoformation.

Ces transformations n'ont pas toutes la même gravité et elles n'offrent de danger réel que lorsqu'elles siégent dans les viscères ou dans les centres nerveux. Dans ces derniers cas, le médecin doit être attentif et surveiller avec soin toutes les fonctions dont le moindre trouble peut être quelquefois un indice précieux pour l'observateur. La maladie affecte presque toujours une marche lente et insidieuse capable de tromper la vigilance la plus sûre. Le virus agit, pour ainsi dire, à l'insu du malade qui ne se rend pas compte de la diminution graduelle de ses forces et de l'amaigrissement progressif de son corps. S'il survient des troubles fonctionnels et notamment des troubles nerveux, comme ils sont légers et fugaces, le malade ne s'en inquiète nullement et ne se doute pas qu'ils peuvent révéler l'existence d'un état sérieux et grave. Le médecin n'est presque toujours appelé que pour constater le développement de lésions profondes. Si, par exception, le médecin est mis à même d'apprécier en temps opportun l'imminence de pareils accidents, il peut prévenir leur explosion, ou arrêter leur développement. C'est dans ces cas, alors que l'organisme est encore capable d'une certaine résistance, que l'adjonction de l'hydrothérapie aux médicaments spécifiques sera d'un grand secours. On pourra recourir aux sudations et aux douches froides générales en ayant soin, dans l'application de ces procédés, de prendre pour base la force du malade et la nature des troubles fonctionnels. Il résulte des observations faites par plusieurs de nos confrères et des nôtres, que l'évolution syphilitique a été suspendue par cette sorte de dépuration hâtive et par la reconstitution rapide des forces de l'organisme.

Si des succès authentiques ont été obtenus à l'aide de cette méthode, nous devons ajouter que trop souvent, hélas, la cachexie suit sa marche ascendante escortée toujours de ces altérations graves qui, lorsqu'elles n'entraînent pas la mort, laissent après elles des traces ineffaçables.

Le tissu scléreux est l'aboutissant de tous les processus morbides de la troisième période du mal. Il se présente à nous sous deux formes bien distinctes.

Dans la première nous avons sous les yeux une tumeur de volume variable pouvant se rencontrer partout, et constituée essentiellement par une trame conjonctive englobant des cellules de nouvelle formation. Cette tumeur, désignée sous le nom de gomme, est peu vasculaire et ne tarde pas à se ramollir à son centre, tandis que la périphérie s'organise en tissu complet.

L'évolution ultérieure est simple. Ce n'est qu'exceptionnellement qu'on voit la gomme s'enflammer et donner lieu à des abcès. Le plus souvent, la portion ramollie se résorbe et forme un nodus cicatriciel ; ou bien elle est remplacée par un liquide enkysté dans lequel on peut trouver une certaine proportion de sang par suite de la rupture des jeunes vaisseaux qui la traversent.

Cette forme, qui est du reste la plus fréquente, se développe avec plus de rapidité que la sclérose diffuse. Cette dernière, dont l'évolution est extrêmement lente, est constituée par des bandes scléreuses et rétractiles siégeant à la surface ou dans la profondeur de certains organes. Elles enserrent ou englobent peu à peu tous les éléments actifs de ces organes et finissent par compromettre sérieusement leurs fonctions.

Cette sclérose siége de préférence dans les centres nerveux, dans le foie ou dans les reins. On la voit souvent associée aux productions gommeuses.

L'encéphale, comme le rachis, peut être envahi dans son tissu propre, ainsi que dans ses enveloppes, et les nerfs crâniens eux-mêmes n'échappent pas toujours au processus morbide.

La méningopathie syphilitique peut dépendre des productions gommeuses ou diffuses qui siégent dans l'un des feuillets de la dure-mère cérébrale ou dans les deux en même temps.

Elle est caractérisée par une céphalée persistante, par des vertiges, des étourdissements et des accès d'éclampsie à forme souvent incomplète. Ces symptômes peuvent se compliquer d'une hémiplégie ou plutôt d'un affaiblissement musculaire dans une moitié du corps.

Nous avons eu à traiter un certain nombre de malades présentant tous les symptômes que nous venons de décrire ; chez quelques-uns l'intelligence semblait anéantie et les désordres de la sensibilité et du mouvement étaient considérables. Malgré cela, à l'aide d'un traitement hydrothérapique longtemps continué, nous avons pu obtenir de grandes améliorations et même quelques guérisons.

Nous avons encore présente à l'esprit l'histoire d'un malade qui mérite d'être connue. Il s'agissait d'un jeune homme qui, après la disparition des accidents vénériens qu'on rencontre dans la première période, fut atteint d'une hémiplégie incomplète. Cette hémiplégie développée graduellement était accompagnée de phénomènes nerveux produits par une irritation des centres nerveux encéphaliques. Le docteur Ricord, soupçonnant que tous ces désordres étaient de nature syphilitique, conseilla l'usage du mercure et de l'iodure de potassium. Ce traitement fut suivi avec une régularité parfaite ; certains phénomènes nerveux disparurent, mais l'hémiplégie persista. M. Ricord conseilla alors au malade de faire une cure hydrothérapique dont il nous confia la direction. A cette époque le jeune homme était anémique, avait des vertiges, de la diplopie et même un certain degré de surdité; la sensation de contact était obtuse surtout du côté gauche, et il existait une hémiplégie incomplète du même côté. En même temps le malade éprouvait de grandes difficultés pour évacuer la vessie et le rectum.

En présence de ces accidents, il fallait à tout prix relever les forces de l'organisme par des applications froides reconstituantes. C'est ce que nous fîmes. Après un mois de ce traitement général, nous employâmes des douches fortement excitantes dirigées sur le côté paralysé : sous l'influence de ce traitement les forces revinrent et les phénomènes paralytiques furent très-amendés. Nous eûmes recours alors à l'usage des sudations générales et des douches alternatives locales. Cette modification apportée dans le traitement parut accélérer les progrès de la cure, qui dura environ six mois. Lorsque le malade nous quitta, son état était satisfaisant et, un an après la cessation du traitement, la guérison était complète.

Le docteur Ricord, avec qui nous eûmes diverses consultations au sujet de ce malade, avait la conviction que tous les accidents éprouvés par le malade étaient dus à la présence d'une tumeur gommeuse située à la base du crâne, et il attribuait la guérison à la résolution de cette tumeur par le mercure, l'iodure de potassium et l'hydrothérapie. Cette conviction nous parut fondée ; cependant, tout en reconnaissant l'action résolutive qu'exerce l'hydrothérapie sur les productions de cette nature, nous ne fûmes pas éloigné de penser que dans l'espèce il fallait aussi tenir compte de l'altération profonde du sang. A notre point de vue, dans ce cas spécial, la lésion n'était pas seule responsable de la céphalée, des vertiges, des douleurs, de l'anesthésie et de l'affaiblissement musculaire ; l'altération du liquide sanguin et les troubles de nutrition qui l'accompagnent avaient aussi leur influence sur la production de tous ces phénomènes morbides. Nous ne voulons d'autres preuves à l'appui de cette manière de voir que les modifications heureuses et rapides de la maladie par l'usage des applications reconstituantes et fortement excitantes de l'hydrothérapie.

Quand la lésion est la seule cause de ces troubles de l'innervation, l'évolution du mal peut être entravée pendant un certain temps; mais bientôt, sous l'influence d'une cause insignifiante, elle reprend son cours et la désorganisation cérébrale commence. Les manifestations morbides augmentent, deviennent plus terribles et se terminent généralement par un état comateux dans lequel le malade succombe.

Dans l'encéphalopathie la sclérose peut être diffuse ; mais on rencontre plus souvent des noyaux fibreux disséminés à la périphérie du cerveau, principalement sur les lobes antérieurs et postérieurs.

Ces altérations produisent toujours une céphalée très-douloureuse, bientôt suivie de spasmes, de roideurs, de contractures et de tous les signes précurseurs d'une paralysie progressive. Après un certain temps, les phénomènes paralytiques s'accentuent de plus en plus et finissent par atteindre un complet développement ; il survient souvent de l'embarras de la parole, de l'hébétude, de l'amnésie, des mouvements giratoires, de la polyurie, du diabète et quelquefois même des hallucinations ou des conceptions délirantes.

Cette situation est grave, et l'état cachectique est très-caractérisé. Il est donc essentiel d'agir vigoureusement ; et, bien que les chances de guérison soient très-restreintes, nous croyons que, si l'hydrothérapie est bien indiquée, elle pourra peut-être rendre quelques services. Nous formulons notre pensée avec de grandes réserves, parce que, dans les cas dont nous parlons, nous n'avons pas été encore assez heureux pour obtenir une véritable guérison. Toutefois, l'hydrothérapie peut être essayée sans danger, et, alors même que ses effets sont lents à se produire, nous pensons qu'on peut la continuer ; car elle s'associe fort bien avec les médicaments spécifiques et en favorise même l'action.

La moelle épinière et ses enveloppes peuvent être altérées comme l'encéphale sous l'influence de la syphilis. Mais les lésions de ce centre nerveux sont plus rares que celles du cerveau ; et elles sont souvent occasionnées par la compression qu'exerçent sur le tissu médullaire les néoformations scléreuses développées dans le canal rachidien.

Cette altération se révèle par une rachialgie extrêmement pénible, surtout pendant la nuit. Quelquefois les malades éprouvent des douleurs fulgurantes dans le tronc et les membres ou bien une sensation de froid très-prononcée dans les reins et dans les extrémités inférieures. Bientôt la sensibilité s'émousse, les jambes deviennent faibles, les pieds s'engourdissent et il survient une paralysie dans les membres abdominaux.

La marche de cette affection est lente et, si le traitement n'est pas énergique dès le début, la désorganisation s'opère et la guérison devient impossible. Dans ces cas spéciaux, nous employons le maillot sec de préférence aux autres procédés de calorification parce qu'il est plus commode à appliquer ; nous ne prolongeons pas la durée de l'opération pour ne pas fatiguer les malades et nous terminons l'application par une friction générale avec un drap mouillé. Nous joignons à ce procédé l'emploi du col de cygne dirigé sans trop de percussion sur la colonne vertébrale.

Comme le cerveau et la moelle, la partie périphérique du système nerveux peut être le siége des processus morbides de la syphilis tertiaire. Ce sont les nerfs craniens et, parmi eux, ceux de la troisième, de la cinquième et de la septième paires qui sont le plus communément atteints. Dans ce cas, c'est par une combinaison judicieuse du calorique et du froid qu'on peut rendre des services aux malades.

Le système nerveux n'est pas le seul système frappé par la syphilis ; les yeux, les muscles, les os sont atteints et, très-souvent, les autopsies cadavériques révèlent l'existence de lésions dans des organes importants, notamment dans les reins et dans le foie.

Nous ne pouvons ici entrer dans de grands détails sur ces altérations qui peuvent atteindre la substance de tous les tissus et le fonctionnement de tous les appareils organiques. Nous en parlerons plus tard ; nous nous contenterons ici d'attirer l'attention des praticiens sur les lésions hépatiques, qui ne sont reconnues que lorsqu'elles ont produit des désordres sérieux.

Ces lésions sont constituées par de longs tractus fibreux et rétractifs qui partagent l'organe en plusieurs îlots. La surface du foie est creusée par des sillons assez profonds et il n'est pas rare que ces néoformations s'accumulent à l'intérieur. Ces altérations changent le volume du foie qui, après avoir subi une augmentation sous l'influence des congestions passives, éprouve souvent une diminution très-appréciable par le fait de la rétraction de son tissu. Nous ne sommes pas en mesure de dire si ces altérations ont leur point de départ dans les capillaires des artères hépatiques ou dans les vaisseaux du système porte. Mais, en revanche, nous pouvons affirmer que, si l'on emploie les douches hépatiques au début de la maladie, on peut parvenir à régulariser la circulation dans l'appareil biliaire et à s'opposer, par conséquent, à tout acte de destruction.

En résumé, lorsqu'on est en présence de cette série d'altérations dont nous venons d'esquisser l'histoire et dont l'apparition coïncide toujours avec un état cachectique plus ou moins prononcé, quelles sont les ressources de la thérapeutique? Elles consistent, comme on le sait, dans un régime bien entendu et dans un traitement qui met en usage le mercure ou l'iodure de potassium. Mais si ces médicaments ne peuvent être tolérés, ou si leur intervention est inefficace, que reste-t-il à faire ?

A moins d'attendre que la guérison soit produite par les seules forces de la nature, ce qui n'est pas le cas lorsqu'il existe un état cachectique, il faut chercher un agent capable de relever l'organisme et de le mettre en état de résister contre la maladie. Cet agent réparateur, on peut le trouver dans le traitement hydrothérapique tel que nous l'avons conseillé. Il peut, par ses effets toniques, donner une plus grande énergie aux activités organiques; par son action sur la peau provoquer des transpirations salutaires et déterminer une véritable dépuration, et par ses effets résolutifs favoriser la résorption des produits qui s'accumulent dans les tissus. Au surplus il a l'avantage de favoriser la tolérance des médicaments spécifiques et de faciliter leur action curative. Par conséquent il remplit de bonnes conditions pour jouer un rôle important dans le traitement de la syphilis.

Des empoisonnements telluriques.

Avant d'aborder l'étude de l'intoxication paludéenne, et avant d'indiquer le rôle que joue l'hydrothérapie dans le traitement de cette maladie, nous croyons utile d'envisager dans leur ensemble quelques-unes de ces affections qui se développent sous l'influence de conditions hydrogéologiques spéciales et qui ont avec l'impaludisme une certaine analogie. Dans ce groupe se trouvent le choléra, la fièvre jaune, la suette miliaire, certaines dysenteries, l'hépatite des pays chauds, etc. Ces affections sont essentiellement endémiques et quelques-unes sont contagieuses. Les unes et les autres sont dues à l'action des effluves miasmatiques qui se dégagent du sol ; et, bien que cette action ne soit pas matériellement démontrée dans le développement de ces diverses endémies, on ne peut nier les relations qui existent entre les foyers d'émanations et les manifestations morbides qu'on observe. Ce rapport est aussi nettement établi pour la fièvre jaune et pour le choléra que pour la fièvre palustre la plus simple.

Le choléra et la fièvre jaune ont une propriété d'évolution rapide qui les a fait placer dans le cadre des maladies pestilentielles contagieuses. En dehors de leurs attributs spéciaux, elles comptent au nombre de leurs manifestations une lésion anatomique et une altération profonde du sang absolument comme toutes les maladies infectieuses.

Si, au milieu des phénomènes morbides que fait naître une infection miasmatique nous voulons trouver les éléments d'une indication thérapeutique à laquelle l'hydrothérapie puisse répondre, il faut tenir compte de la persistance de l'intoxication, et de sa tendance à la chronicité, des lésions qui se développent dans certains organes et enfin de cette altération constitutionnelle qui conduit à la cachexie.

Avant de développer ce programme thérapeutique, qui sera étudié avec soin à l'occasion de l'affection paludéenne proprement dite, nous devons faire quelques remarques sur l'influence de l'hydrothérapie dans les épidémies.

Commençons par dire qu'elle a sa place toute trouvée dans la pratique de l'acclimatement des pays chauds et palustres sous la forme de bains froids. Elle a droit à un rôle plus marqué lorsqu'il s'agit de combattre certains états morbides ou quand on veut tenter de prévenir la plupart des maladies infectieuses.

Dutrouleau, en exposant le résultat de son expérience acquise dans les contrées intertropicales, attribue les maladies de ces climats à l'exagération des fonctions éliminatrices et à la dépression des fonctions assimilatrices. On peut ajouter que l'imperfection de la chylification produite par ces influences et l'exaltation de la sensibilité qui en dépend entrent pour beaucoup dans l'invasion de ces maladies. L'expérience a tracé des règles hygiéniques pour contre-balancer l'action dynamique des miasmes par celle de l'organisme. Nul doute que des applications hydrothérapiques bien appropriées ne contribuent à augmenter les effets que peut produire l'observance de ces règles.

Dans le cours d'une épidémie, l'hydrothérapie peut être employée, non pas à titre d'agent préventif spécial, mais comme un des moyens les plus sûrs de maintenir l'organisme dans un fonctionnement régulier. Toutefois, nous devons recommander de faire des applications légères et de ne pas surmener outre mesure les activités organiques, si on ne veut pas dépasser le but qu'il faut atteindre.

Rattachée à la cure des empoisonnements telluriques, l'hydrothérapie peut rendre d'éminents services dans les longues convalescences qui leur succèdent. Au sortir des atteintes de choléra, de fièvre jaune et des autres maladies infectieuses, l'organisme tombe dans un épuisement fonctionnel considérable. Il reste, en quelque sorte, encombré par des productions morbides élaborées aux dépens de lui-même. Les tissus et les parenchymes sont altérés dans leur nutrition et dans leur fonctionnement. Il existe une véritable cachexie de convalescence. Nous avons eu l'occasion d'employer l'hydrothérapie dans ces circonstances, et, par son intervention, nous avons pu ramener assez facilement l'économie dans un état d'intégrité parfaite.

Maladies paludéennes.

Les recherches modernes ont singulièrement élucidé la pyrétologie des pays palustres, et les nombreuses dissidences qui séparaient les auteurs sur cette intéressante question se sont évanouies devant l'évidence des faits. Certainement il existe encore quelques obscurités dans la pathogénie de certains phénomènes ; mais ce que nous savons nous permet de donner à la thérapeutique de ces maladies et notamment au traitement hydrothérapique une base sérieuse. Nous ne pouvons pas indiquer les procédés que l'hydrothérapie met à notre disposition sans étudier avec soin les causes qui produisent ces affections, les formes qu'elles adoptent et les altérations qu'elles engendrent. Alors seulement nous pourrons dire comment il convient de les traiter par la méthode que nous avons adoptée.

Il faut le reconnaître, les fièvres intermittentes et rémittentes, les fièvres continues à forme bilieuse et la cachexie paludéenne offrent entre elles de profondes différences ; mais la cause qui les produit est unique. Les cas dans lesquels nous voyons toutes les formes de la maladie se succéder les unes aux autres attestent la réalité de ce fait. Nous croyons donc juste de comprendre, sous la dénomination d'*affection paludéenne*, toutes les manifestations morbides qui reconnaissent comme cause l'empoisonnement par le miasme des marais, l'expression de marais étant employée ici dans son acception la plus générale.

« On donne le nom de *marais*, dit Rochoux, à des terrains couverts d'eaux stagnantes au milieu desquelles végètent une foule de plantes et d'animaux aquatiques, dont les débris macèrent et se putréfient dans ces eaux qui, à certaines époques, laissent ordinairement à découvert une portion des surfaces qu'elles inondent dans d'autres (1). »

Les observations plus récentes ont étendu le nombre de ces foyers miasmatiques ; et l'on admet en outre des marais souterrains, les uns permanents, les autres accidentels.

Les premiers sont toujours constitués par une terre arable, poreuse, surnageant pour ainsi dire sur une nappe d'eau ; les seconds, transitoires, peuvent être formés par une simple crue de l'eau qui met la nappe au niveau voulu pour former le marais. Les terres inondées sont souvent les causes d'épidémies violentes. Le bouleversement des terres arables et même le simple défrichement peuvent placer le sol dans des conditions palustres. Le mélange d'eau salée et d'eau douce est considéré comme une des causes les plus redoutables d'impaludation. Beaucoup de fièvres méditerranéennes ne reconnaissent pas d'autre origine.

C'est sur le bord de ces eaux empoisonnées que croît, dans les contrées chaudes, le palétuvier, arbre des Antilles se multipliant comme un avertissement et une menace.

(1) Rochoux, *Diction. en* 30 *volumes*. Art. *Marais*.

La cause infectieuse n'a pas toujours la même activité morbigène. Elle sévit avec violence quand la température est chaude, que l'atmosphère est humide et l'air chargé d'électricité.

Certaines de nos colonies réunissent, à un instant donné, ces déplorables conditions, aussi sont-elles décimées par le fléau. Dans ces régions, l'intoxication est parfois si rapide qu'on a peine à saisir une période d'incubation. Les conditions individuelles, dans ces cas foudroyants, n'interviennent que bien peu. Toutefois, la susceptibilité miasmatique n'est heureusement pas la même chez tous les individus. Les uns auront indéfiniment des accès franchement intermittents et l'action tonique finira par s'éteindre ; d'autres, au contraire, arriveront lentement, insidieusement, sans accès fébriles, aux plus funestes conséquences de la cachexie palustre ; quelques personnes enfin échapperont complétement à l'influence du miasme.

La résistance organique est grande dans le premier cas, nulle dans le second et reprend toute sa puissance dans le troisième.

Si nous insistons sur ces détails, c'est pour bien établir que l'organisme, quand il est soutenu par un fonctionnement régulier, peut lutter avec succès même contre les influences les plus pernicieuses. C'est sur ce fait que nous nous appuierons pour motiver l'intervention de l'hydrothérapie dans l'affection paludéenne, soit pour en prévenir l'explosion, soit pour la combattre quand elle est déclarée. Mais avant de nous accuper du traitement, il est nécessaire de préciser quelques-unes des questions que renferme la pathologie de la fièvre intermittente.

Occupons-nous d'abord de la topographie si vaste de la maladie palustre : cette étude, qui ne peut être ici qu'une esquisse, nous fera connaître les diverses formes de la maladie et, par suite, les méthodes thérapeutiques qui conviennent le mieux à chaque pays.

Partout où l'on rencontrera des marais et où les conditions météorologiques dont nous avons parlé, ou que nous examinerons dans un instant, se trouveront réunies, il peut se former un foyer épidémique.

En France, la Sologne, la Bresse et les Landes sont décimées par l'infection. Le bassin de la Méditerranée, avec ses marais salants, paye largement son tribut. La forme bilieuse s'observe en Corse, en Italie, en Égypte, en Espagne, etc. Le Sénégal, dont le territoire est partout couvert de flaques d'eau, subit des épidémies extrêmement violentes pendant le 3e et le 4e trimestre de l'année. Les Antilles et Mayotte, avec leurs marais à fond de terre végétale, sont ravagées par des fièvres qui prennent souvent le caractère algide ou hémorrhagique. Les marais pleins d'herbes de Cayenne fournissent une large part au fléau. Enfin, l'Hindoustan, la Chine, la Cochinchine, l'Amérique, ont aussi leurs localités empoisonnées. On ne peut éviter ce terrible poison qu'en fuyant le foyer palustre. Mais si des raisons spéciales imposent un séjour forcé et permanent dans ce milieu infecté, nous recommandons l'usage quotidien des affusions ou des frictions froides.

L'intoxication paludéenne débute toujours par une période d'incubation qui semble parfois assez longue. On a cité des cas extrêmement curieux où la fièvre intermittente n'a paru que plusieurs années après l'infection. Nous pensons qu'elle n'est alors qu'un accident aigu de cette cachexie insidieuse qui échappe complètement à l'observation du malade lui-même.

La maladie paludéenne se montre souvent à l'état sporadique et, dans ce cas, elle semble choisir son sujet. Les constitutions affaiblies par les excès, le défaut d'alimentation, les habitudes anti-hygiéniques sont des terrains propices au développement de l'affection.

D'autres fois, au contraire, elle apparaît avec une violence extraordinaire sous forme d'épidémie frappant indistinctement à toutes les portes. On trouve la raison de ces manifestations dans la constitution médicale de la saison et dans une certaine suractivité des causes endémiques.

L'affection est endémique dans les contrées tropicales; cependant il existe des périodes de croissance et de décroissance qui sont subordonnées aux variations climatériques. La chaleur humide de l'hivernage et la saison des pluies contribuent à l'abondance des miasmes et à l'explosion d'accès qui peuvent être rapidement mortels.

Dans nos contrées, c'est au printemps et à l'automne surtout que s'observe le maximum de fréquence de l'affection.

Si la topographie de la fièvre intermittente est nécessaire à connaître pour savoir s'il convient d'employer une sorte d'hydrothérapie préventive, l'étude des altérations que produit cette maladie est autrement importante. C'est dans cette étude qu'il faudra chercher les indications d'un traitement curatif.

« La plupart des poisons, dit le docteur Sée, en pénétrant dans « l'économie atteignent d'abord les glandes lymphatiques ou lym- « phoïdes; en général, leur action sur le sang n'est pas directe et « le liquide nourricier ne s'altère que par suite des modifications « de ses organes formateurs. Cette importante donnée, déjà for- « mulée par Peter dans sa thèse d'agrégation, s'applique à la plu- « part des poisons, en comprenant sous ce nom les substances « toxiques proprement dites, les virus, les miasmes, l'alimentation « viciée (1). »

Sans nier ce qu'il y a de vrai dans cette action élective des poisons sur les glandes qui président à la formation du sang, nous pensons qu'elle ne doit pas être toujours le point de départ des désordres nombreux qui accompagnent la maladie paludéenne. Nous croyons que dans cette affection le sang est primitivement atteint, que ce liquide altère les organes en les traversant, trouble leurs fonctions et finit par dégrader leurs textures, et que c'est ainsi que la cachexie s'établit.

Peut-on savoir, dans l'état actuel de la science, quelle est la nature de cette altération du sang? Consiste-t-elle, comme le veulent certains auteurs, en une sorte d'anémie aiguë développée par le miasme, anémie dans laquelle baisseraient brusquement et le nombre des globules et la masse de l'albumine ? Il ne nous est pas possible de nous prononcer sur ce point et les théories qui existent ne peuvent pas être affirmées comme des vérités scientifiques. Nous ne pouvons affirmer qu'une chose, c'est l'existence de l'altération.

Plus tard le fluide sanguin nous présentera des altérations appréciables (pigment, hydrémie), mais il conviendra alors de considérer ces lésions comme une profonde perturbation organique et comme les signes de la cachexie elle-même.

(1) Sée, *Leçons de pathologie expérimentale*. Paris, 1867, p. 192.

La rate est le premier des viscères sur lequel se fait sentir l'action du miasme. On observe d'abord une simple hypérémie de l'organe; puis, suivant l'acuité de la fièvre, les tissus spléniques dégénèrent rapidement, soit en passant par leurs phases régressives, soit en arrivant lentement à une hypertrophie souvent considérable.

La première forme appartient surtout aux fièvres chaudes. La rate est diffluente, ramollie; les trabécules interstitiels ont disparu et l'organe ressemble à une poche pleine d'un sang noir altéré et surchargé de pigment.

La deuxième forme s'observe surtout dans les fièvres ordinaires, et les hypertrophies énormes de l'organe splénique ne sont pas rares dans nos pays marécageux.

Le foie subit les mêmes atteintes que la rate. Il se congestionne au début et peut devenir le siége d'une dégénérescence graisseuse ou d'une hypertrophie, très-rarement d'une production scléreuse. Dans tous les cas, il augmente de volume.

Les reins subissent parfois la régression graisseuse. La néphrite interstitielle s'y rencontre, produisant toujours de l'albuminurie et quelquefois de l'hématurie. Quand ce dernier accident existe, il reconnaît presque toujours pour cause un dépôt de pigment dans les cellules de Malpighi.

État caractéristique du sang, la mélanémie est inconstante dans son apparition. Elle reconnaît toujours pour cause la circulation dans le liquide sanguin d'une quantité considérable de pigment enfermé dans les leucocythes qui paraissent s'être substitués aux globules. Tous les organes, tous les parenchymes sont imprégnés de cette substance. Il se fait sur certains points une sorte d'accumulation, et les hémorrhagies trouvent là une cause tout exceptionnelle de production. La peau offre une teinte bronzée qui nous révèle ce qui se passe plus profondément dans les tissus. Cet état de mélanémie appartient à toutes les formes de la fièvre. C'est toujours à la période cachectique que nous les voyons se développer et il révèle le plus souvent une des phases ultimes. Quelquefois le cœur se ramollit et devient graisseux.

A toutes ces lésions nous devons ajouter celles qui siégent dans le tube digestif. Elles commencent aussi par des congestions et finissent par la dégénérescence amyloïde des tissus. La connaissance de ces perturbations peut parfaitement servir à expliquer tous les troubles qu'on observe dans les organes de la digestion, depuis le simple catarrhe gastro-intestinal jusqu'à la dysentérie la plus rebelle.

Nous devrions, pour être complet, parler des lésions qui atteignent le système nerveux central et périphérique. Nous aimons mieux les étudier quand il va être question des formes anormales de la maladie qui nous occupe.

Le moment est venu d'aborder la symptomatologie si variée de l'affection paludéenne.

Quelquefois l'invasion est subite. Plus généralement le poison manifeste son entrée dans l'organisme par deux ordres de symptômes prodromiques. C'est, d'une part, de l'apathie jointe à un léger mouvement fébrile avec rémission vespérale, et, d'autre part, un véritable catarrhe gastrique dans lequel les vomissements qui surviennent ne tiennent jamais à l'ingestion des aliments.

Ces phénomènes peuvent durer de cinq à douze jours ; puis la maladie éclate. Le caractère le plus généralement symptomatique de l'affection est l'intermittence. La fièvre procède par accès avec des périodes de repos.

Retenons bien, cependant, que, dans certaines conditions, la fièvre peut devenir rémittente et quelquefois même prendre le type continu sans rien perdre de son identité morbide. Le fait est rare, mais il existe. On peut, dans ce cas, observer des exacerbations qui ont lieu généralement dans la matinée. Les accès sont alors assez rapprochés pour se succéder sans intervalle d'apyrexie appréciable.

La maladie paludéenne est donc susceptible de prendre des formes variées, non-seulement sur des individus différents, mais encore sur le même malade.

En général, on peut dire que le danger augmente à mesure qu'on s'éloigne de ce qu'on pourrait appeler le mode primitif, c'est-à-dire, l'accès quotidien franchement intermittent.

Parmi les formes les plus redoutables, nous plaçons en première ligne les cachexies qui se développent lentement, sans accès fébriles bien déterminés. C'est peut-être l'espèce paludéenne la plus difficile à guérir.

L'accès franchement quotidien est constitué d'une façon bien connue. Après une période prodromique variable, il survient du frisson, de la chaleur et de la sueur. Puis, tout rentre dans l'ordre jusqu'à l'accès suivant. On dirait que le poison a besoin d'accumuler ses effets pour produire une seconde attaque.

Il est toujours facile, avant le frisson, de saisir une augmentation progressive de la chaleur et une production plus abondante d'urée, ce qui prouve que le sang est bien empoisonné primitivement. Ainsi est renversée, par l'observation directe, cette théorie en vertu de laquelle le sang n'est influencé que par l'impression morbide que lui communique le système nerveux vaso-moteur primitivement atteint.

Cette théorie, dans laquelle le système nerveux est considéré comme la première victime du miasme, n'est plus acceptée. On admet aujourd'hui que la nutrition est frappée d'emblée; que le fluide sanguin est atteint le premier ; et que le frisson n'est que le cri de souffrance du système nerveux influencé par un sang doué de propriétés toxiques.

Le frisson est essentiellement constitué par une action vaso-motrice s'exerçant sur le tégument externe et ayant pour effet la contraction ischémique de tous les vaisseaux capillaires.

Partant des lombes, il s'étend jusque dans les extrémités. La face est plombée, la peau bleuâtre et les papilles du derme érigées. Le malade a froid, il claque des dents, se pelotonne sous les couvertures, pendant que le refroidissement semble régner à la surface du corps. Dans les organes internes, la chaleur est considérable. La durée du frisson peut osciller entre un quart d'heure et six heures.

La peau devient ensuite chaude et change de couleur. La face se congestionne, l'œil brille et s'anime; le pouls redevient plein et large ; la respiration s'accélère et le malade sent à la peau une chaleur brûlante qu'il est facile de bien apprécier avec le thermomètre. Le stade de chaleur est établi,et la durée oscille entre quatre et six heures.

Puis, le malade éprouve une sensation de bien-être, les désordres s'apaisent et le corps, tout entier, se couvre d'une sueur abondante. Cette période a une durée de six à huit heures et le calme revient.

Le malade entre, dès lors, dans une période de repos qu'on désigne sous le nom d'apyrexie. On observe, cependant, dans l'intervalle des accès, un peu d'embarras gastrique et une impressionnabilité excessive. Dans les fièvres anciennes,l'apyrexie est complètement calme; mais la sécurité du médecin n'en doit pas être, pour cela, plus grande, car on peut redouter alors l'état de cachexie confirmée.

La durée des accès est variable, mais on peut dire, en général, qu'elle est d'autant plus longue que la fièvre est plus ancienne.

Dans les pays chauds cette durée est toujours tellement prolongée que les accès entrent pour ainsi dire les uns dans les autres, ce qui constitue l'état rémittent.

La fièvre, en général, commence par être quotidienne ou tierce. Ce sont là les formes les plus bénignes; aussi, tout type qui tend à s'en écarter doit rendre le médecin fort circonspect. Et, remarque intéressante, la fièvre quarte, qui repose essentiellement sur un fond cachectique, tend toujours, lorsqu'elle s'amende, à revenir au type quotidien, en repassant très-souvent par tous les modes intermédiaires, double quarte, tierce, double tierce et quotidien.

On a dit que l'attaque avait toujours lieu le matin; mais on voit souvent la fièvre tierce débuter à midi. Quant à la fièvre quarte qui est plus irrégulière que la précédente, elle apparaît souvent le soir. Le fait reste donc exact seulement pour l'accès quotidien.

La fièvre intermittente peut guérir seule, mais le fait est rare cependant et ne s'observe généralement que chez les personnes qui s'éloignent des foyers endémiques. Toutefois, il ne faut pas croire que cette fuite soit une garantie suffisante. Une seule attaque peut exprimer une altération profonde et, si on ne soumet pas le malade à un traitement approprié, on voit survenir des rechutes, même longtemps après l'apparition du premier accès.

Telle est, dans sa manifestation la plus simple, la marche que suit ordinairement la fièvre intermittente.

Mais elle sort quelquefois de cette voie et peut devenir intermittente anormale. Une fièvre est vraiment dite anormale lorsque les stades de l'accès ne conservent pas leur succession ordinaire, soit qu'un stade manque, soit qu'il diminue ou se prolonge outre mesure.

Dans cette classe sont comprises les fièvres qu'on a appelées pernicieuses. Telle est la fièvre algide qu'on observe surtout à Madagascar et dans laquelle l'algidité apparaît pendant la période de chaleur. Nous citerons encore la pernicieuse cholériforme dans laquelle les sueurs sont remplacées par des selles incoërcibles avec des hémorrhagies intestinales abondantes; la pernicieuse diaphorétique caractérisée par des sueurs exagérées qui, en se prolongeant, deviennent visqueuses et froides.

Ces fièvres anormales, inconnues dans nos pays, ne se prêtent qu'à bien peu de considérations pratiques. Leur marche est le plus souvent tellement rapide qu'on n'a pas le temps d'y remédier. Toutefois, nous serions heureux si nos confrères des tropiques pouvaient essayer l'hydrothérapie dans ces circonstances difficiles.

La maladie paludéenne se montre à nous parfois avec des caractères qui méritent d'être signalés. Elle se manifeste par des fluxions vaso-motrices se portant sur tel ou tel organe et pouvant aller depuis la simple hypérémie jusqu'à l'exsudation; ces fluxions peuvent atteindre la poitrine, les reins, les centres nerveux, etc. Les accidents singuliers que nous venons de signaler s'observent surtout dans les fièvres de l'Inde; on les rencontre assez rarement dans les fièvres rémittentes du bassin méditerranéen, et, dans nos climats tempérés, on ne les voit apparaître que dans les cachexies avancées.

Pour terminer ces considérations, nous signalerons ces fièvres larvées se traduisant par un seul symptôme qui consiste le plus souvent en une névralgie périodique. La manifestation morbide atteint de préférence le trijumeau et surtout son rameau sus-orbitaire. Toutefois, on l'observe aussi dans le plexus brachial et dans les nerfs intercostaux.

Nous n'avons, jusqu'ici, envisagé que le type intermittent de la maladie paludéenne. Il est important de dire que, dans les pays chauds, la fièvre prend souvent le type rémittent, sans rien perdre de son unité morbide.

L'ictère, les vomissements, et les hémorrhagies sont les phénomènes les plus fréquents à cette forme exceptionnelle. L'apyrexie tend quelquefois à disparaître et la fièvre devient peu à peu continue.

Dans la forme légère, on constate un état bilieux des voies digestives et des vomissements fréquents; de nombreuses congestions se produisent *dans les tissus* et donnent lieu à des hémorrhagies plus ou moins abondantes. Le système nerveux est promptement atteint et le malade se plaint d'insomnies, de vertiges et de douleurs de toute sorte. Jusque-là, la fièvre peut guérir et, dans sa rétrocession, elle reprend quelquefois le type intermittent.

Lorsque les symptômes s'aggravent, l'adynamie devient profonde et il n'y a plus de rémission dans la fièvre. L'ictère augmente d'intensité, les hémorrhagies se renouvellent et l'albuminurie apparaît compliquée le plus souvent d'hématurie et de pétéchies à la peau. Un délire violent se déclare, puis le malade tombe dans un coma profond, suivi de la mort.

La maladie paludéenne, quelles qu'aient été ses manifestations aiguës, laisse toujours après elle dans l'organisme une trace profonde de son passage. La cachexie est le couronnement de l'œuvre de destruction. Pour Dutroulau elle est l'exagération de la diathèse issue de l'impaludisme (1). Il nous serait difficile de prescrire l'époque de son apparition, les résistances individuelles devant être mises en ligne de compte en présence de cette marche de la maladie. Cependant, d'une façon générale, nous pouvons dire que l'empoisonnement paludéen est bien plus redoutable à ce point de vue sous les zones tropicales que dans les contrées tempérées. Et, parmi ces fièvres chaudes, la forme rémittente, quand elle guérit, crée, pour ainsi dire, le malade cachectique d'emblée.

Toutes les fonctions sont atteintes ou du moins peuvent l'être à

(1) Dutroulau, *loc. cit.*, p. 360.

un instant donné, et la prédominance de certaines lésions dépend souvent des idiosyncrasies individuelles. Chez les uns, les organes d'hématopoïèse sont profondément touchés et alors les malades s'émacient rapidement; chez d'autres le tube digestif est surtout en souffrance, il existe parfois une véritable dégénérescence de l'intestin qui donne lieu à des diarrhées ou à des dysentéries extrêmement rebelles. Certains malades tombent dans un épuisement rapide et dans un marasme profond. Quelques-uns présentent, avant toute autre lésion, l'abolition complète des fonctions de la peau. Enfin, la mélanémie vient, dans certains cas, ajouter, en dernier lieu, son influence nocive à tant de causes de destruction.

Il faut, dans tous ces états graves, porter un secours rapide à l'organisme qui n'a plus de forces pour lutter.

L'hydrothérapie a prouvé son importance curative dans ces désordres morbides avancés, et, d'un commun accord, on commence à lui rendre cette justice. Elle est, dans ces cas souvent désespérés, le moyen le plus énergique que nous ayons entre les mains. Il est vrai que la guérison est souvent difficile à obtenir, même à l'aide de cette puissante médication; mais, s'il reste assez de force à l'organisme, l'hydrothérapie pourra intervenir efficacement.

Du traitement hydrothérapique dans les empoisonnements telluriques en général et dans la maladie paludéenne en particulier. Contre les maladies infectieuses et contagieuses qui naissent comme l'affection paludéenne dans un milieu spécial, on n'a employé l'hydrothérapie avec succès qu'à titre d'agent hygiénique destiné à prévenir le développement de l'affection et à favoriser l'acclimatement dans un pays infecté. C'est, en effet, dans ces limites que les applications hydrothérapiques pourront être utilisées avec fruit.

Les résultats obtenus par les médecins qui ont appliqué l'hydrothérapie contre ces empoisonnements et notamment contre la fièvre jaune, le choléra, etc., sont très-contradictoires et ne renferment aucun enseignement sérieux pour la pratique. Cependant, ils nous démontrent que cette méthode thérapeutique peut être appliquée sans danger et s'associer avec les médications les plus actives.

On peut donc en conseiller l'emploi du moins dans quelques-unes de ses applications. Ainsi, dans la période algide du choléra, il nous semble rationnel de faire usage du maillot sec suivi d'une friction avec un drap mouillé fortement tordu. Il n'y a pas d'inconvénient à enfermer le malade dans des couvertures de laine convenablement arrangées et à le laisser dans cet état jusqu'à ce que le calorique ait produit son effet. Pendant ce temps on peut sans inconvénient administrer des médicaments à l'intérieur. Quelques médecins recommandent l'usage des spiritueux, et d'autres préfèrent l'eau froide donnée à hautes doses, dans le but de contrebalancer les pertes qu'occasionnent les sécrétions abondantes qui accompagnent cette maladie. Si le malade sent la chaleur renaître en lui, on enlèvera le maillot et on exécutera des frictions énergiques avec un drap mouillé fortement tordu, jusqu'à ce que la réaction soit assez prononcée. On pourra répéter cette opération plusieurs fois en vingt-quatre heures, sans inconvénient pour le malade et sans entraver l'action de toutes les médications qui peuvent être jugées nécessaires en pareil cas.

En donnant ces conseils, nous n'avons pas la prétention de formuler un traitement effectif de la fièvre jaune, du choléra et d'autres maladies dont nous avons esquissé le tableau. Notre désir est plus modeste ; nous n'avons le droit de parler de l'hydrothérapie, en présence de ces fléaux redoutables, que comme d'un agent hygiénique puissant, capable de mettre l'organisme en état de lutter contre l'influence malsaine des foyers pestilentiels. A ce point de vue spécial, l'hydrothérapie peut rendre d'immenses services ; elle exerce une action puissante sur les fonctions de la peau dont l'intégrité est si nécessaire en temps d'épidémie ; elle soutient toutes les fonctions de l'économie et régularise les activités organiques.

Tous ces avantages en font un moyen dont l'usage peut être fort utile pendant l'explosion de ces affections contagieuses. Seulement, il ne faut pas, dans le but d'éviter les atteintes du mal, s'exposer à de grands refroidissements ou provoquer des réactions puissantes. En agissant ainsi, on obligerait l'organisme à des dépenses de forces inutiles. Dans ces limites, l'hydrothérapie pourra être considérée comme un agent préventif sérieux, soit pour éviter les influences épidémiques, soit pour faciliter l'acclimatement dans un pays infecté.

Nous devrions, pour rester fidèle à l'exposé pathologique que nous venons de faire, indiquer le rôle de l'hydrothérapie dans la dysentérie, et dans toutes ces maladies qui se développent surtout dans les pays chauds. Cette indication sera faite dans le courant de ce livre quand il sera question de ces affections. Ici nous tenons à restreindre notre étude au traitement spécial de la maladie paludéenne.

Pour combattre cette maladie, la thérapeutique trouve dans l'arsenic et dans le quinquina des moyens dont l'efficacité est incontestable. Mais il est des cas dans lesquels ces médicaments sont mal tolérés ou insuffisants dans leurs effets. Si nous ne possédions pas d'autres médications capables de les remplacer, nous serions forcé de reconnaître que, dans le traitement de l'affection paludéenne, il existe une lacune regrettable. Cette lacune peut être évitée ou comblée par l'hydrothérapie, qui a déjà fourni des preuves bien faites assurément pour convaincre le praticien le plus prévenu. Cette méthode de traitement est réellement très-efficace, et, bien que nous l'ayons vue échouer dans quelques circonstances, nous croyons pouvoir affirmer qu'elle constitue une des médications les plus puissantes contre l'intoxication paludéenne. Seulement, elle exige beaucoup de tact de la part du médecin et beaucoup de patience de la part du malade. Au surplus, on ne s'adresse à elle souvent qu'en désespoir de cause, sans doute parce que la certitude de la guérison n'est pas assez grande pour compenser les impressions pénibles que son usage provoque chez certains malades; il est donc bien nécessaire de connaître tous les procédés dont elle dispose, si l'on veut être en mesure de lutter contre les nombreuses manifestations de cet état morbide.

Pour procéder avec méthode dans l'exposition des modificateurs que l'hydrothérapie met à notre disposition, nous devons tenir compte des considérations pathologiques que nous venons de présenter, et nous occuper surtout des formes variées que prend cette maladie.

Dans l'intoxication paludéenne, deux indications absolues se présentent à l'esprit du médecin.

1° Lutter contre la cachexie.

2° Combattre le symptôme, que ce symptôme soit un trouble fonctionnel ou un état organique.

Examinons, sans parti pris, si l'hydrothérapie est en mesure de remplir ce programme; et commençons par rechercher quel est son rôle dans le traitement de la cachexie.

La cachexie est, de toutes les manifestations de la maladie, la plus sérieuse et la plus complète; c'est aussi la plus difficile à guérir. Malgré ces conditions défavorables, l'hydrothérapie a pu suspendre la marche de cette dégradation organique qui frappe tous les cachectiques, favoriser les mouvements d'assimilation et de désassimilation, combler les pertes de l'économie et lui donner de la force de résistance. A l'appui de ce que nous avançons, nous pourrions citer les faits de nos devanciers ou ceux qui nous sont personnels; mais cette thèse a été trop bien plaidée pour qu'il existe sur ce point le moindre doute dans l'esprit d'un observateur attentif. Nous ne croyons donc pas utile de présenter ici des observations qui ne serviraient qu'à confirmer un fait déjà suffisamment démontré. Nous les réservons pour nous servir de guide dans le choix des modificateurs à employer contre l'état cachectique. Cette manière de procéder a l'inconvénient d'être plus dogmatique que démonstrative, mais elle a l'immense avantage d'être plus utile aux praticiens. Voilà pourquoi nous l'adoptons. Tous les médecins savent que l'hydrothérapie peut guérir l'intoxication paludéenne, mais tous ne savent pas comment il faut procéder pour la guérir. Il y a certainement, dans l'application de l'hydrothérapie, des difficultés dont on ne triomphe qu'avec une certaine habitude; mais il en est d'autres qu'il suffit de signaler pour s'en rendre maître.

Contre la cachexie palustre, dégagée de toute complication, deux méthodes hydrothérapiques sont en présence. L'une d'elles consiste à faire suer les malades abondamment et à les soumettre à une dépuration quotidienne, pour laquelle on emploie les maillots ou les étuves, suivis d'une application froide. Cette méthode est née à Græffenberg et elle est encore usitée dans quelques établissements.

La seconde, patronée par le docteur Fleury, consiste dans l'emploi exclusif d'une application froide et reconstituante.

Si, pour juger une méthode thérapeutique, on ne tient compte que de la disparition de certains accidents morbides, on est exposé à commettre beaucoup d'erreurs. Si, au contraire, on examine son influence sur la maladie elle-même, ce qui réclame, il est vrai, un temps fort long, on a tous les éléments nécessaires pour bien apprécier cette méthode. C'est la voie que nous avons suivie pour juger les deux modes de traitement. Tous les deux nous ont paru répondre convenablement à certaines indications; mais nous donnons sans hésiter la préférence au second mode, c'est-à-dire à celui qui repose sur l'emploi exclusif de l'eau froide.

La première méthode, qui est née à Græffenbœrg, a l'inconvénient d'affaiblir les malades qui n'ont pas une grande résistance vitale; néanmoins, elle compte des succès. Les médecins qui l'emploient dans leur pratique en vantent beaucoup les heureux résultats. Nous devons cependant dire que ces résultats nous ont paru éphémères dans la plupart des cas. D'après notre observation, les rechutes sont nombreuses, et comme les malades quittent trop tôt les établissements où ils sont soignés, le médecin qui les a traités ignore souvent l'évolution ultérieure de la maladie. Il croit, de bonne foi, avoir obtenu une guérison radicale quand il n'a obtenu, en définitive, qu'une rémittence. Nous nous sommes prémuni contre cette source d'erreurs et notre expérience nous autorise à dire que la méthode de Græffenberg est inférieure à la méthode française patronnée par Fleury. Cette dernière, malgré ses éclatants succès, n'est pas exempte d'inconvénients. Il est incontestable qu'elle reconstitue l'organisme; mais elle détermine souvent dans le système nerveux une excitation qui n'est pas facile à maîtriser. Cette excitation factice est presque toujours remplacée par un épuisement de l'organisme qui fait perdre au malade le bénéfice du traitement antérieur. Nous pensons donc qu'il est nécessaire de se garantir contre l'exclusivisme de ces deux méthodes opposées et que la maladie sera plus facilement et plus sûrement combattue en employant une méthode mixte dans laquelle on combinera dans une juste mesure l'action du calorique et du froid.

La douche froide et courte est, comme l'a parfaitement établi le docteur Fleury, le modificateur hydrothérapique le plus efficace pour relever les forces perdues. Mais les réactions qu'elle provoque sont souvent accompagnées d'une fatigue extrême ; et, si l'on persiste dans l'emploi de ce moyen, on peut épuiser le malade. Nous pensons donc que la température de l'eau employée doit être proportionnée au degré de résistance de l'organisme, et qu'il ne faut recourir à l'eau très-froide que lorsque le malade sera suffisamment fort pour utiliser à son profit l'excitation que son application développe. Au surplus, la cachexie peut être accompagnée de désordres nerveux que la douche froide excitante exaspère et qui se trouveraient bien mieux d'une application plus légère et moins froide.

Avant de parler des modifications que peuvent introduire dans le traitement général les complications locales qui accompagnent la cachexie, nous devons signaler que dans ces états morbides la peau est sèche, rugueuse et ne fonctionne qu'imparfaitement. Il faut à tout prix rendre aux téguments leur activité ; c'est alors le cas de recourir aux sudations à l'aide des maillots ou des étuves. L'étuve à la lampe est le moyen le plus commode et le plus actif ; il permet de régler facilement la température du milieu dans lequel on place le malade, et provoque l'apparition de la sueur assez rapidement. On pourra donc l'employer, s'il n'existe pas de contre-indication, mais nous recommandons de ne jamais élever la température au-dessus de 40° ou 42° centigrades, d'éviter que la transpiration soit abondante, et de terminer l'opération par une courte application froide. L'intervention du calorique doit avoir ici pour effet, non plus de provoquer la sueur, mais d'activer les fonctions de calorification et de disposer l'organisme à utiliser à son profit l'action excitante de l'eau froide.

Quand le malade aura repris des forces et que les fonctions de la peau auront retrouvé une certaine activité, on pourra, sans inconvénient, employer exclusivement la douche froide.

On conseillera, en même temps, au malade de boire de l'eau surtout pendant la réaction, en lui recommandant de n'arriver à de hautes doses que progressivement. L'usage régulier de cette boisson a une influence incontestable sur la circulation et sur les sécrétions.

Tels sont les procédés qu'il faut employer pour remplir la première indication, c'est-à-dire pour combattre la cachexie paludéenne dégagée de toute complication sérieuse.

La seconde indication thérapeutique que fait naître la maladie palustre repose sur la prédominance des symptômes qui escortent cette maladie. Ce symptôme peut être un trouble fonctionnel ou une lésion organique. Nous allons voir si l'hydrothérapie est en mesure de répondre à cette seconde indication.

Nous avons vu que les désordres morbides qui se développent sous l'influence de l'intoxication que nous étudions sont nombreux. Quelques-uns peuvent être heureusement modifiés par l'hydrothérapie ; d'autres ne sont pas de son ressort ; il en même qui peuvent être aggravés par son intervention. Si donc l'on veut faire une application rationnelle de l'hydrothérapie, il importe de bien établir ces distinctions.

Nous avons vu que l'empoisonnement palustre peut produire des fluxions vaso-motrices qui commencent par une simple hypérémie pour finir quelquefois par une exsudation. Si ce trouble siége dans les poumons, dans certaines parties du cerveau ou dans le cœur, il est prudent de s'abstenir.

Quand la fluxion se manifeste vers les reins, et surtout quand elle détermine de l'albuminurie, il faut joindre aux applications générales appropriées des applications locales capables de diminuer la congestion rénale et de s'opposer à la dégénérescence de l'organe.

A cet effet, nous conseillons de recourir à l'emploi du col de cygne dirigé sur la région dorsale de la colonne vertébrale ou à l'emploi d'une douche localisée sur la partie inférieure du sternum. Ce dernier procédé est assez efficace, nous l'avons suffisamment expérimenté, pour nous permettre de le recommander aux praticiens. Quelquefois la peau est sèche, et peu sensible aux agents extérieurs. Dans ce cas l'impression de l'eau froide n'est pas suffisamment forte, on fait précéder alors la douche froide localisée d'une douche très-chaude et très-courte. C'est quand les congestions rénales compliquent l'état cachectique qu'on a parfois recours à de légères sudations, et à l'usage interne de l'eau à hautes doses.

Quand les altérations atteignent l'estomac ou les intestins, les applications varient suivant les troubles qui se présentent. Nous verrons tous les services que peut rendre l'hydrothérapie contre les maladies des voies digestives dans le chapitre qui leur est consacré dans ce livre.

Les organes les plus fréquemment atteints dans la cachexie paludéenne sont le foie et la rate. Nous avons étudié déjà la marche et la nature des lésions qui frappent l'appareil spléno-hépatique, nous n'y reviendrons pas. Nous dirons seulement ici que ces altérations peuvent être le plus souvent modifiées par l'hydrothérapie. Le procédé qui convient le mieux dans ces cas consiste en une douche froide dirigée sur l'organe malade. Nous insisterons comme il convient sur la manière d'appliquer et de régler cette douche lorsque nous étudierons les congestions du foie et de la rate. Dans ce chapitre, nous nous contenterons d'insister sur son efficacité. Nous ajouterons toutefois que, lorsque la circulation semble se ralentir dans les organes du bassin, il est bon, pour aider son action, de faire précéder son application d'un bain de siége froid à eau courante d'une durée de quelques minutes.

Le cerveau, la moelle épinière ou les nerfs peuvent, sous l'influence de l'intoxication paludéenne, être le siége de troubles fonctionnels ou d'altérations organiques. Ces troubles et ces altérations constituent le plus grand nombre des anomalies que nous avons décrites. Quand nous étudierons les affections du système nerveux, nous essayerons de bien indiquer comment il convient d'employer l'hydrothérapie. Toutefois qu'il nous soit permis de citer une observation qui mérite d'être signalée à tous égards.

En 1867, nous reçûmes la visite d'un médecin anglais qui revenait de l'Inde avec sa femme. Il était atteint d'une cachexie paludéenne très-prononcée, se manifestant par une congestion considérable de la rate et des accès de fièvre intermittente à type tierce. Ayant employé sans succès le sulfate de quinine et l'arsenic, il venait nous demander d'essayer le traitement hydrothérapique. Quand nous eûmes pris tous les renseignements nécessaires à l'institution du traitement, notre confrère nous dit que sa femme avait pu rester trois ans dans l'Inde sans éprouver le moindre accès de fièvre; mais il ajouta que, depuis son retour, elle avait tous les deux jours de véritables attaques d'épilepsie avec cris, mouvements convulsifs et coma. Ce récit nous intéressa vivement et, nous rappelant ce qu'avait écrit le professeur Brown-Séquard sur la transformation possible de l'épilepsie en une véritable fièvre intermittente, nous nous crûmes autorisé à penser que ces crises convulsives pouvaient n'être qu'une manifestation de l'intoxication paludéenne. Il existait en même temps une légère congestion du foie et de la rate, une certaine décoloration des muqueuses, du souffle anémique dans les artères du cou et une grande excitabilité du système nerveux. Les fonctions intellectuelles étaient intactes et, sauf quelques névralgies légères, la sensibilité générale était en parfait état. L'appétit était irrégulier et les fonctions digestives affaiblies, sans qu'il existât pourtant de diarrhée ni de constipation. La peau était légèrement jaunâtre, sans être rugueuse ni sèche, et le système musculaire était en bon état. Il n'y avait aucun trouble dans la respiration, aucune altération dans les voies génito-urinaires. La malade, âgée de 32 ans, était très-énergique.

Nous proposâmes un traitement hydrothérapique qui fut institué de la façon suivante : matin et soir une douche en jet dirigée sur toutes les parties du corps, à l'exception de la tête : cette douche était au début modérément froide, très-courte et à projection légère ; en même temps la malade buvait dans la journée et surtout pendant la réaction une grande quantité d'eau.

Pendant la première semaine aucune modification ne se manifesta ; mais, dans la seconde, la malade n'eut qu'une seule crise. Nous abaissâmes la température de l'eau et nous augmentâmes la percussion et la durée de la douche. Le seizième jour du traitement, la malade fut prise d'un véritable accès de fièvre qui dura quatorze heures ; le lendemain une attaque d'épilepsie survint, ce fut la dernière. Elle eut, dans le cours du traitement, qui dura deux mois, quelques accès de fièvre intermittente ; et, lorsqu'elle nous quitta, sa santé était parfaite.

Depuis cette époque nous n'avons pas eu de nouvelles de la malade, et nous ne savons pas si elle a eu d'autres attaques ou de nouveaux accès. Malgré cette lacune, l'observation nous a semblé digne de fixer l'attention du lecteur. Nous ne voulons pas, du moins encore, essayer de dégager de ce fait les enseignements et les singularités qu'il renferme, parce qu'il importe de ne pas trop nous éloigner du sujet qui nous occupe ; nous devons donc continuer l'exposé du traitement hydrothérapique dans la cachexie. Il nous reste, en effet, à examiner le rôle de l'hydrothérapie dans celle des manifestations les plus communes de l'intoxication palustre, nous voulons parler des accès de fièvre.

Nous ne craignons pas de dire que le traitement des accès de fièvre par l'eau froide constitue une des meilleures ressources que possède la thérapeutique contre cet état morbide. Ce traitement, d'origine toute moderne, mérite d'être exposé avec soin ; et nous devons en faire l'histoire pour que le lecteur l'apprécie dans son ensemble.

Currie et Gianini sont les premiers qui aient employé l'eau froide méthodiquement contre la fièvre intermittente. Avant eux quelques essais avaient été tentés ; mais les relations qui en ont été faites ne renferment aucun renseignement. C'est à Currie, dont nous avons déjà signalé le mérite comme praticien et comme écrivain, qu'il faut attribuer la première conception d'un traitement méthodique et rationnel.

Après de longues recherches et de nombreux essais, Currie avait donné la préférence aux affusions froides ; il les considérait comme un antipyrétique excellent, à la condition toutefois d'être administrées suivant certaines règles. C'est dans cette administration judicieuse que le célèbre praticien anglais faisait consister sa méthode. Il se servait de l'eau froide, absolument comme Sydenham, Bretonneau, etc., se servaient du quinquina, c'est-à-dire, suivant des règles bien établies.

Quand un médecin est appelé à combattre ce que dans le monde on appelle des accès de fièvre, il doit avoir un double but : prévenir l'accès ou, si on ne peut le faire avorter, tâcher d'en atténuer les effets nuisibles. C'est pour répondre à cette dualité thérapeutique que Currie avait essayé de méthodiser l'emploi de l'eau froide. Voici du reste comment il procédait :

Currie ayant reconnu, thermomètre en main, que la chaleur du corps commençait à s'élever une heure avant l'apparition du frisson initial, il faisait pratiquer à ce moment une affusion froide généralisée. L'eau employée n'était très-froide qu'exceptionnellement; sa température oscillait ordinairement entre le 15e et le 20e degré du thermomètre Réaumur. En agissant ainsi, Currie recherchait une action sédative capable de calmer les fonctions de calorification qui, dans l'accès de fièvre, présentent une excitation si grande. Il redoutait les applications trop froides auxquelles il reprochait de produire une excitation trop grande, et il ne les employait que lorsque l'adynamie était très-prononcée. C'est en agissant avec ce discernement, qui était un des caractères distinctifs de son talent, que Currie parvenait à se rendre maître des accès de fièvre; sa pratique a été considérable et ses succès très-nombreux.

Si, malgré l'application des affusions froides, l'accès apparaissait, il n'attendait pas, pour agir, que le malade fût placé sous l'imminence d'un nouvel accès; il le surveillait attentivement et, pendant la période de chaleur de l'accès, faisait pratiquer une affusion modérément froide à la suite de laquelle celui-ci disparaissait ou s'apaisait sensiblement.

Telles sont les règles posées par Currie dans le traitement des paroxysmes fébriles; nous verrons, en nous occupant des névroses, les avantages qu'on a tirés de cette pratique.

A peu près à la même époque, Gianini voulut essayer l'eau froide dans le traitement des fièvres intermittentes; mais il ne crut devoir l'utiliser que pour pour amener une prompte cessation de l'accès et non pour le prévenir. A cet effet il préconisa des immersions froides de cinq à quinze minutes pendant la période de chaleur, et conseilla, pendant la période de rémission, l'usage du quinquina qu'il considérait comme le véritable remède de l'intermittence. Ces immersions froides avaient pour but de ralentir la circulation, d'abaisser la température du corps et de prévenir la transpiration. Ainsi donc le médecin de Milan, en adoptant cette pratique, ne cherchait pas à prévenir l'accès, il se contentait d'en apaiser la violence et d'en obtenir la cessation.

Après ces deux médecins, le docteur Fleury, peu satisfait sans doute des résultats qu'il avait obtenus en suivant les errements de ses prédécesseurs, chercha et créa à son tour une méthode de traitement. S'inspirant des travaux de Currie, il se décida à employer l'eau froide avant l'invasion de la fièvre. Il remplaça l'affusion par la douche froide qu'il administra, non plus une heure avant l'apparition de la période algide, mais un quart d'heure avant le moment présumé de son invasion. Après bien des tâtonnements, il reconnut que cette douche, appliquée presque au début du frisson, n'avait une véritable action anté-périodique que si elle était *générale, en pluie et en jet, très-énergique et d'une durée de* 15 *à* 20 *secondes.*

Il semble au premier abord que les méthodes de Currie et du docteur Fleury soient à peu près semblables. Cette analogie n'est qu'apparente. Elles visent, il est vrai, le même but, c'est-à-dire l'avortement de l'accès, et sont appliquées avant son invasion ; mais là se borne leur ressemblance.

Currie, préoccupé de l'élévation de température qui se manifeste dans l'organisme avant et après le frisson, ne cherchait à obtenir dans ses applications qu'une soustraction du calorique. En pratiquant ses affusions froides une heure avant la période algide, c'est-à-dire au moment où la température animale commence à s'élever, il espérait empêcher l'accumulation de chaleur et enlever par suite à l'organisme l'élément qui, dans son esprit, devait faciliter l'arrivée de l'accès. Il faut lire dans son livre les nombreux essais qu'il dut faire avant de trouver le degré que devait avoir l'eau dont il se servait dans ses affusions. Il avait remarqué que l'eau trop froide amenait une réaction très-forte et augmentait la violence de l'accès au lieu d'empêcher son apparition. Après bien des tâtonnements, il reconnut que l'eau devait avoir environ 20° centigrades. Dans ces conditions, il put arriver à soustraire au corps le calorique en excès et à placer le système nerveux sous une influence sédative capable de s'opposer à l'envahissement de l'excitation nerveuse qui caractérise le frisson.

Dans l'esprit de Currie, un effet sédatif était seul capable de prévenir la scène nerveuse qui caractérise l'accès ; aussi recommandait-il de pratiquer l'affusion longtemps avant la production de ces spasmes qui annoncent l'arrivée de la période algide.

Le docteur Fleury, envisageant la question sous un autre point de vue, eut l'idée de faire l'application froide immédiatement avant le frisson, afin de produire un accès artificiel se substituant à l'accès véritable et capable de le prévenir. Aussi employa-t-il le procédé hydrothérapique le plus excitant, destiné dans son esprit à jeter dans l'organisme une perturbation incertaine dans ses conséquences, mais pouvant amener peut-être une rémission ou une diminution des phénomènes morbides du paroxysme fébrile.

Ainsi donc, en examinant avec soin les mobiles qui ont guidé ces deux médecins, on reconnaît facilement la différence qui existe dans leurs méthodes respectives. Toutefois, il est juste de dire que chacune d'elles compte de nombreux succès ; et, si on analyse avec soin les cas dans lesquels leur intervention n'a pas été effective, il est facile de se convaincre que ces échecs tiennent en grande partie au mauvais choix du procédé employé. Notre expérience personnelle nous permet de dire que la méthode de Currie convient mieux dans les cas où l'on rencontre une grande élévation de la chaleur animale, liée à une grande perturbation dans les fonctions nerveuses, et celle du docteur Fleury est préférable quand les phénomènes adynamiques sont plus prononcés.

En résumé, quand on veut employer l'hydrothérapie contre les accès de fièvre, il faut, avant de choisir l'agent du traitement, étudier toutes les fonctions et tous les organes de l'économie.

Si la cachexie existe, et que les organes hématopoïétiques soient altérés, si en outre le malade est faible et débilité, on aura recours à la douche froide administrée d'après la méthode du docteur Fleury. Quelquefois, cette douche ne parvient pas à détruire les phénomènes spasmodiques qui siégent dans les régions de la colonne vertébrale atteintes par le frisson ; on se trouvera bien alors de projeter sur ces parties une grande masse d'eau non divisée, à l'aide de l'appareil connu sous le nom de col de cygne. Sous l'influence de cette application, il se produit un grand refroidissement local, à la suite duquel les vaisseaux semblent moins disposés au spasme qui existe pendant le frisson.

Si le frisson est déclaré, on peut sans danger appliquer une douche froide générale ; mais les malades ne se soumettent pas facilement à cette application ; au surplus, si courte que soit la douche, il peut se faire que le refroidissement qu'elle amène soit assez prononcé; on évitera cet effet inutile en la faisant précéder d'une douche chaude qui, en réchauffant l'organisme, le mettra en mesure de lutter heureusement contre l'influence du froid.

Quand le malade, au lieu de présenter des phénomènes adynamiques très-prononcés, éprouve une agitation nerveuse considérable, et que cette agitation coïncide avec une élévation sensible de la température du corps, il faut recourir à la méthode de Currie.

L'eau peut être employée sous forme d'affusion ou sous forme de douche à percussion légère ; sa température peut varier entre 20° et 25° centigrades, et l'opération doit être suffisamment prolongée. Ce procédé a une action sédative très-efficace, et nous avons eu souvent l'occasion de l'utiliser avec grand avantage. Quelquefois on fait précéder son application d'un bain de siége frais, et, pendant que le malade est dans ce bain, on fait pratiquer des frictions sur la région abdominale; on introduit cette modification dans le traitement général quand on suppose que la circulation est très-ralentie dans les organes qui sont renfermés dans le bassin.

Si l'insuccès accompagne ces applications préventives et si l'accès n'est pas entravé dans son évolution, il faut alors surveiller attentivement le malade afin d'être en mesure d'intervenir de nouveau si les circonstances l'exigent. En général, on ne doit agir que si la température du corps est très-élevée, et si le malade présente des désordres nerveux sérieux. Dans ce cas on emploiera les applications hydrothérapiques conseillées dans la période de chaleur, et l'on choisira celles qui ont été préconisées par Gianini et par Currie, c'est-à-dire l'immersion ou l'affusion. Ce que l'on veut atteindre par ces pratiques, c'est la soustration du calorique; il faudra donc éviter avec soin de provoquer des mouvements de réaction.

Ces applications réfrigérantes conviennent très-bien quand les accès prennent un type rémittent et elles peuvent rendre de grands services si elles sont employées pendant le stade de chaleur. Souvent elles ramènent l'accès à son type normal et facilitent de cette façon l'intervention de manœuvres plus actives.

Nous n'hésitons pas à conseiller, dans la fièvre pernicieuse, l'usage des procédés dont nous venons de parler, à moins que des complications sérieuses ne fassent naître une contre-indication. Leur application ne peut gêner l'administration de la quinine si utile dans ces circonstances, et elle est susceptible de calmer quelques-uns des phénomènes graves qui accompagnent cette terrible maladie. Les résultats heureux que les immersions ont fournis à Gianini doivent engager les médecins à imiter le célèbre praticien de Milan. On pourrait mettre le malade qui frissonne dans un maillot sec et pratiquer des frictions froides sur tout le corps à la première apparition de la chaleur. Si l'on doit agir pendant le stade de chaleur et que la température du corps soit très-élevée, on emploiera des affusions fraîches ou des immersions souvent répétées.

Tels sont les procédés qui sont mis en usage par l'hydrothérapie pour combattre les accès de fièvre dans tous les types qu'ils peuvent présenter. Nous n'avons pas la prétention de détrôner le sulfate de quinine ou l'arsenic au profit de cette méthode de traitement. Ces diverses médications ne s'excluent pas; elles se complètent.

En résumé, l'hydrothérapie doit être considérée comme une méthode thérapeutique capable de lutter sérieusement contre l'intoxication paludéenne. Par ses applications reconstituantes et par une combinaison judicieuse du calorique et du froid, elle est extrêmement utile à tous les degrés de la cachexie. Par les procédés spéciaux que nous venons de décrire, elle peut lutter avec avantage contre la plupart des troubles fonctionnels et même des altérations organiques qui accompagnent la cachexie. Elle répond donc à toutes les indications soulevées par cette maladie, et constitue, par conséquent, une méthode thérapeutique sérieuse. Déjà beaucoup de médecins l'emploient et se félicitent de son intervention dans l'intoxication palustre. Nous souhaitons vivement que cette méthode se généralise; et nous serons personnellement heureux, si les considérations qui précèdent parviennent à convaincre les médecins qui hésitent encore.

Maladie d'Addison. — Maladie bronzée.

Cette affection, ainsi que l'a démontré tout dernièrement M. le professeur Béhier dans ses leçons cliniques, n'est pas définitivement classée dans le cadre nosologique. Et, comme elle se rapproche par quelques-uns de ses caractères des maladies dont nous venons de parler, nous en dirons quelques mots dans ce chapitre en reproduisant le mémoire que nous avons eu l'honneur de lire devant la Société d'hydrologie.

Il existe une affection extrêmement grave caractérisée par une grande perturbation du système nerveux, par un anéantissement profond des forces de l'organisme et par le développement graduel d'une teinte bronzée sur la surface cutanée. On la désigne sous le nom de maladie bronzée ou maladie d'Addison.

Il y a environ quinze ans, dans un mémoire très-intéressant, le docteur T. Addison raconta l'histoire de onze malades qui succombèrent à cette affection et chez lesquels l'autopsie cadavérique révéla une lésion des capsules surrénales.

Frappé d'une telle coïncidence, le praticien anglais attribua la maladie à cette lésion et réclama pour elle une place à part dans le cadre nosologique (1).

Vers la même époque, le professeur Brown-Séquard fit connaître le résultat de ses expériences et démontra qu'en pratiquant une lésion artificielle sur les capsules surrénales, on déterminait chez l'animal opéré un grand trouble de l'innervation suivi d'une fatigue excessive. Il appela aussi l'attention sur ce fait que des lapins présentant la teinte bronzée de la peau avaient les capsules surrénales altérées (2).

Ces communications, basées sur des faits pathologiques bien observés et sur des expériences physiologiques très-régulièrement faites, frappèrent l'attention de quelques médecins ; et le professeur Lasègue se chargea de les faire connaître dans un article analytique fort judicieux publié en 1856 (3).

On croyait cette question résolue et l'on admettait que la teinte bronzée de la peau était due à la lésion des capsules surrénales,

(1) *On the constitutional and local effects of disease of the suprarenal capsules*, par le docteur T. Addison. London, 1865.

(2) *Journal de la physiologie de l'homme et des animaux*, par le docteur Brown-Séquard, années 1858, 1859, 1860, 1861.

(3) *Archives générales de médecine et de chirurgie*, mars 1856.

lorsque de nouvelles observations vinrent prouver que la maladie d'Addison pouvait exister sans l'altération de ces capsules.

Le docteur Martineau, dans sa thèse inaugurale, rapporte plusieurs cas dans lesquels l'autopsie a permis de constater l'intégrité de ces organes; et, tout en considérant cette maladie comme une entité morbide bien définie, liée souvent à des lésions variées des capsules surrénales, il ne veut pas admettre que ces lésions soient le point de départ unique de la maladie bronzée (1).

Cependant, à la même époque, le docteur Duclos (de Tours) publie un mémoire très-intéressant, dans lequel il cherche à démontrer qu'elle est produite par une altération des capsules surrénales. Il pense, après M. Brown-Séquard, que ces organes ont pour fonctions de détruire la matière pigmentaire qui peut se répandre dans l'organisme. Si donc, sous l'influence d'une cause quelconque, ces fonctions sont altérées, la matière pigmentaire s'accumulera dans le sang et manifestera sa présence par des troubles nerveux de toute sorte et par la coloration bronzée de certaines parties de la peau (2). Nous apprécierons plus loin cette opinion; pour le moment nous nous contentons de poursuivre notre historique, en signalant un mémoire du docteur T. Laycock sur les altérations pigmentaires morbides de la peau et dont voici les principales conclusions :

« La coloration blême ou basanée de la peau peut être due à l'action d'irritants locaux, ou bien se manifester dans le cours de certaines maladies cutanées, ou se produire sous l'influence d'un état morbide du centre cérébro-spinal.

« Quelques affections des organes génito-urinaires, agissant probablement par l'intermédiaire du système nerveux, peuvent déterminer le lieu d'élection d'un dépôt pigmentaire, suivant les mêmes lois qui règlent la production des poils et du pigment sexuels.

« Les lésions des viscères abdominaux et du péritoine exercent aussi, par l'intermédiaire du système nerveux, une influence sur le dépôt local de pigment dans la peau.

« Dans les affections des capsules surrénales, la coloration bronzée,

(1) *De la maladie d'Addison*, par le docteur Martineau. Thèses de Paris, 1863.

(2) *De la maladie bronzée*, par le docteur Duclos (de Tours), Bulletin général de thérapeutique, 1863.

jaune ou basanée est en partie due à l'action nerveuse et à l'influence directe ou indirecte des capsules ou des reins et en partie à l'influence morbide de la dyscrasie du sang.

Qoique la pigmentation morbide de la peau puisse provenir exclusivement de causes locales ou de l'influence du système nerveux, il y a dans la majorité des cas « une altération du sang (1) ».

Au moment où toutes ces publications parurent, le professeur Trousseau fit sur la maladie d'Addison une leçon clinique qui fut reproduite par la presse médicale. Après avoir exposé magistralement la symptomatologie de cette affection, il arrive à cette désespérante conclusion : « Le pronostic est toujours fort grave, et jusqu'à présent tous les traitements ont échoué. »

Abordant la question de pathogénie, il ajoute : « Mon expérience personnelle, en un pareil sujet, est encore trop peu étendue pour que mon opinion soit absolument faite sur cette intéressante question, et je doute que d'autres soient réellement plus en mesure de se prononcer d'une façon catégorique et définitive. Cependant, ce que j'ai vu, ce que j'ai lu, me fait, quant à présent, pencher plutôt du coté de la théorie qui admet la relation entre la lésion des capsules surrénales et la maladie dont je viens de vous entretenir (2). »

Depuis cette époque, beaucoup d'observations ont été publiées en France et à l'étranger. M. Jaccoud, après les avoir presque toutes recueillies, les a analysées avec un soin tout particulier dans un article que l'on peut considérer comme la monographie la plus complète que nous ayons sur cette question si difficile (3).

C'est de ce travail que s'est inspiré le docteur Durand-Fardel pour rédiger le chapitre relatif à cette affection dans son remarquable traité des maladies chroniques (4).

Pour ces deux savants médecins, la maladie d'Addison est une mélanodermie asthénique ou une asthénie surrénale.

Tel est, en y ajoutant quelques nouvelles observations éparses dans les journaux de médecine, le bilan de nos connaissances sur

(1) *British and Foreign medico-chirurgical Review*, avril 1861.

(2) *Clinique médicale de l'Hôtel-Dieu*, par le professeur Trousseau, t. III, 1865.

(3) *Dictionnaire de médecine et de chirurgie pratiques*, par le docteur Jaccoud, art. *Maladie bronzée*, 1867.

(4) *Traité des maladies chroniques*, par le docteur Durand-Fardel, 1868.

cette matière. Tout en reconnaissant les progrès accomplis dans l'étude de la symptomatologie et de l'anatomie pathologique, il faut avouer que la question de pathogénie n'est pas suffisamment éclaircie et que la thérapeutique est toujours à la recherche d'indications plus nettes et plus sûres.

Il importe donc d'étudier avec une grande attention tous les faits qui se présentent et tous les détails qui semblent enchaînés à l'évolution et à la succession des phénomènes morbides. C'est en procédant ainsi qu'on pourra peut-être découvrir le moment d'appliquer un traitement efficace.

Ce sont ces considérations qui nous ont engagé à publier cette observation, qui, tout incomplète qu'elle est, renferme, selon nous, des renseignements utiles à connaître.

Observation. — Madame L..., âgée de 31 ans, appartient à une famille qui a payé un large tribut aux rhumatismes et aux maladies nerveuses. Sa grand'mère et son grand-père, sa mère et son père ont eu des névralgies rhumatismales. Son père, qui était aussi sous l'influence de la diathèse rhumatismale, a eu un eczéma pendant une dizaine d'années, il est devenu obèse et a finalement succombé à une néphrite albumineuse.

La jeune femme qui fait le sujet de cette observation a eu une enfance très-délicate. Pendant les quatre premières années de sa vie, le lait de chèvre a été sa seule nourriture. Quel était le motif de cette alimentation exclusive? On n'a pu nous l'indiquer; seulement nous avons appris que les entrailles étaient très-délicates, et que la diarrhée survenait sous l'influence de la cause la plus insignifiante.

A cinq ans elle a eu la rougeole, suivie d'une ophthalmie interminable, et, à neuf ans, une fièvre scarlatine à la suite de laquelle s'est déclarée une surdité que nous verrons paraître et disparaître à diverses reprises.

A ces susceptibilités intestinales, que la moindre émotion exagérait, vinrent se joindre de la gastralgie, des palpitations de cœur et de la dyspnée. Ces phénomènes se montraient souvent simultanément et formaient une espèce d'accès qui se terminait le plus souvent par une diarrhée assez abondante.

On se décida à placer notre jeune malade en pension, et elle fut installée à Saint-Denis. Le régime régulier auquel elle fut astreinte et dont on espérait retirer quelque avantage, les toniques de toute sorte, les frictions pratiquées sur la peau qui était toujours sèche, ne purent arrêter la progression des phénomènes morbides. Il survint même des douleurs de tête, des picotements dans les yeux, des bourdonnements d'oreille et quelques phénomènes utéro-ovariens. Avec toutes ces souffrances, le moindre travail était impossible et l'on dut faire rentrer la jeune malade dans sa famille.

C'est à cette époque, c'est-à-dire en 1852, que les règles apparurent, précédées d'un malaise général qui dura quelques jours et de douleurs dans le bas-ventre. Un an après, elle put revenir à Saint-Denis, où elle est restée jusqu'en 1857.

Pendant son séjour dans ce pensionnat, elle n'a jamais été débarrassée de ses souffrances ; la tête, le cœur, l'estomac, le ventre furent tour à tour le siége de douleurs qui jetèrent une profonde perturbation dans le système nerveux. Il survint à cette époque des accès de fièvre, irréguliers dans leur apparition, accompagnés d'une congestion de la rate et de crises gastralgiques extrêmement violentes.

Elle s'est mariée en 1857, n'ayant pas encore 17 ans. Pendant les premiers mois de son mariage, elle jouit d'une santé assez satisfaisante ; mais elle fut bientôt reprise de palpitations de cœur et d'étouffements ; elle eut des crises convulsives et la marche devint difficile. Tous ces accidents disparurent ; elle ne ressentit aucune souffrance ; les fonctions organiques semblaient régularisées ; elle avait même pris de l'embonpoint. Et, sans une surdité très-marquée du côté gauche et une excitabilité excessive du système nerveux, madame L... aurait eu toutes les apparences d'une bonne santé.

Cet état relativement satisfaisant dura jusqu'en 1867. A cette époque, son caractère devint sombre et irascible, son imagination très-exaltée ; les idées joyeuses et tristes se succédaient chez elle avec une rapidité inquiétante, des crises convulsives alternaient avec de véritables accès de colère pendant lesquels elle éprouvait le besoin de tout briser. Cette situation dura environ deux ans sans qu'il fût possible de l'améliorer.

En 1869, cette excitabilité du système nerveux fut remplacée par des douleurs violentes qui parcoururent toutes les régions du corps, et par des accès de fièvre qui se compliquèrent de congestion spléno-hépatique.

En 1870, elle éprouva de grands chagrins, et l'on crut un instant qu'elle allait perdre la raison. A la suite d'une discussion fort vive, madame L... abandonna son habitation et passa une partie de la nuit dans les champs; elle fut ramenée chez elle dans un état d'agitation indescriptible qui fut suivi d'un abattement profond. Elle perdit bientôt l'appétit et le sommeil ; les douleurs céphaliques et gastro-intestinales reparurent ; elle eut des vomissements et de la diarrhée, et les matières qu'elle rendait étaient entourées de membranes et de substances gélatineuses. Il existait une sensibilité exagérée dans la fosse iliaque gauche et dans l'hypochondre droit ; les règles avaient diminué et les envies d'uriner étaient fréquentes.

A ce moment, on remarque que la peau prend une teinte basanée, surtout à la figure et sur les membres.

Nous étions alors au moment de l'invasion ; la malade dut quitter son pays, elle se réfugie à Angoulème, et, à peine arrivée dans sa nouvelle installation, les accidents augmentent d'intensité; l'amaigrissement se prononce davantage, les forces semblent s'éteindre, c'est à peine si elle peut faire quelques pas; les douleurs intestinales sont assez prononcées ; il existe de la constipation.

Il survient chez la malade une leucorrhée très-abondante compliquée d'ulcération du col ; et le docteur Dufresse de Chassaigne, qui la soigne à cette époque, pratique des cautérisations utérines.

A ce moment, les douleurs de tête devinrent de plus en plus vives; il survint même une otalgie assez violente à la suite de laquelle la surdité disparut complétement. Les parois abdominales étaient d'une sensibilité exagérée ; la peau se bronzait de plus en plus, le dégoût pour les aliments était très-prononcé ; il y avait vomissements et constipation ; l'épuisement était extrême. La malade rentra chez elle dans un état épouvantable. Le lendemain de son retour, elle fut prise d'un évanouissement sans perte de connaissance. La famille effrayée se décida à venir consulter M. le docteur Moutard-Martin.

Après avoir écouté le récit que nous venons de faire, et après avoir appris du docteur Leclerc, médecin ordinaire de la malade, que tous les médicaments avaient échoué, il conseilla l'hydrothérapie.

« La jeune femme que je vous confie, me dit-il en me l'adressant, est atteinte de la maladie d'Addison, c'est vous dire que la situation est très-grave. Préparations ferrugineuses, sulfureuses, arsenicales, toniques de toute espèce, eaux alcalines sous toutes les formes, tout a été employé sans succès. Si cette maladie peut être enrayée, elle le sera par le traitement hydrothérapique. »

Nous étions à la fin de juillet 1871 ; voici dans quel état se trouvait la malade.

Elle est très-maigre, pèse 84 livres ; sa peau, uniformément bronzée sur tout le corps, présente cependant quelques plaques plus brunes sur le nez et sur les joues. Son intelligence est affaiblie ; son attention se fixe difficilement ; tout travail, même la moindre lecture, lui est impossible ; des idées tristes qui lui font désirer la solitude viennent souvent l'assaillir. Dans cet état, il semble que ses jambes ne peuvent la supporter, et elle resterait volontiers couchée jour et nuit. Puis, au milieu de cet affaissement, elle est tout à coup prise d'agitation accompagnée de crises nerveuses légères et d'accès de colère, sans idées délirantes ; elle a envie de tout briser ; elle éprouve un besoin incessant de marcher ; comme elle est fort épuisée, la fatigue arrive vite, et alors elle tombe dans un assoupissement profond.

Elle est sujette à des maux de tête intermittents et à des crises gastralgiques qui succèdent à des crises utéro-ovariennes.

Elle a des douleurs fixes sur les apophyses épineuses de la colonne vertébrale, dans la fosse iliaque gauche, sur la cuisse du même côté, à l'hypochondre et dans le flanc droit.

La douleur n'est point caractérisée par des points névralgiques ; elle n'est ni lancinante ni térébrante ; elle est plutôt contusive ; il semble à la malade que les parties dont elle souffre sont très-lourdes.

Les yeux sont organiquement sains, mais la vue est faible, et la malade ressent des picotements incessants dans les paupières qui lui paraissent pesantes.

L'ouïe est très-altérée du côté gauche, et il survient continuellement des bourdonnements insupportables.

Les sensations de contact et de température sont très-émoussées; sur les membres et à la face il existe notamment une anesthésie d'autant plus prononcée que la peau a une teinte plus brune. Nous n'avons pu découvrir nulle part de l'hypéresthésie, même quand la malade éprouve des douleurs dans la tête, douleurs qui, nous le répétons, n'ont aucun caractère névralgique.

La malade éprouve des fourmillements très-fugitifs dans les extrémités, quelques sensations de froid sur la partie antérieure de la cuisse, de l'engourdissement dans les membres inférieurs, avec une sensation de serrement et de roideur localisée dans les orteils, surtout du côté gauche. La contraction musculaire est normale et proportionnelle à la force de la malade qui est fort peu développée; la marche est lente et pénible, sans incoordination de mouvements et sans indice de paralysie. Si l'on joint à ces phénomènes, de l'insomnie, quelques légers vertiges sans chute ni perte de connaissance, on aura l'ensemble des désordres que présente le système nerveux cérébro-spinal.

Si l'on se livre à l'examen des viscères, on trouve ce qui suit :

Madame L... a des granulations au fond de la gorge, un enchifrènement assez fréquent des fosses nasales; mais les poumons examinés avec soin ne présentent ni lésions ni troubles fonctionnels; il existe toutefois des accès de dyspnée assez irréguliers et fort peu prononcés. La percussion et l'auscultation ne révèlent rien dans l'appareil respiratoire.

Le cœur ne présente aucun signe de lésion : il existe seulement un bruit de souffle anémique que l'on peut percevoir aussi dans les vaisseaux du cou et quelques palpitations qui ne durent pas longtemps. Le pouls est faible et n'est pas trop fréquent ; la circulation capillaire est lente ; les variations de la température causent à la malade une grande impression, les muqueuses sont décolorées et les pieds toujours froids.

La langue est rouge au milieu et pâle sur les bords; la soif est parfois exagérée, l'appétit est très-peu développé, et madame L... éprouve un grand dégoût pour la viande. Elle vomit très-souvent, tantôt des glaires, tantôt des matières alimentaires ; elle a de temps en temps des crises gastro-entéralgiques fort douloureuses ; elle est sujette alternativement à la diarrhée et à la constipation. Elle éprouve, comme nous l'avons déjà dit, des douleurs gravatives dans la fosse iliaque gauche, dans le flanc et l'hypochondre droits ; ces douleurs sont permanentes ; elles ne sont pas très-violentes et n'augmentent pas à la pression. La palpation et la percussion ne font découvrir aucun changement dans le volume du foie, de la rate et des reins. L'examen attentif de la région de l'estomac et du ventre ne révèle aucune tumeur.

La malade a des envies fréquentes d'uriner, accompagnées parfois de cuissons intolérables pendant la miction. Les urines ont été examinées par M. le docteur Grassi. Voici le résultat de cette analyse :

1° Elle est claire et ne présente au fond du vase qui la renferme qu'un léger dépôt nuageux ;

2° Couleur d'un jaune ambré, normale ;

3° Odeur aromatique, *sui generis*, sans indice de fétidité ;

4° Densité égale à 1,019, c'est-à-dire normale ;

5° L'examen microscopique démontre que cette urine ne contient pas de globules sanguins. On y trouve quelques rares globules muqueux et quelques débris de membrane épithéliale ; quelques rares cristaux salins, acide urique et urate ;

6° Réaction normale acide ; elle rougit franchement le papier bleu de tournesol ;

7° Elle ne se trouble ni par l'action de la chaleur, ni par celle de l'acide azotique ; par conséquent, elle ne contient pas de traces d'albumine ;

8° Soumise à l'ébullition, après addition de potasse caustique, elle ne se colore pas ; elle n'exerce aucune action réductrice sur le réactif cupro-potassique. Enfin, elle ne fait éprouver aucune déviation au plan de polarisation des rayons de lumière qui la traversent. L'urine examinée ne contient donc pas de glycose.

De tout ce qui précède, il résulte que cette urine ne diffère d'une urine normale que par la présence de quelques globules muqueux. Les fonctions menstruelles ne sont pas sensiblement troublées.

Les règles sont seulement précédées de crises douloureuses, légères et accompagnées d'une leucorrhée assez abondante qui dure environ huit jours.

Bien qu'il fût difficile de bien saisir au premier abord l'enchaînement de phénomènes si variés, notre diagnostic ne pouvait s'égarer : c'était bien la maladie d'Addison que nous avions devant nous.

Le traitement hydrothérapique a été commencé dans les premiers jours du mois d'août. Il a consisté exclusivement en douches froides, très-courtes au début, et dont la durée dans le cours du traitement n'a jamais dépassé une minute.

Les applications froides ont été d'abord supportées avec une certaine difficulté; mais la malade a été bientôt acclimatée et n'a pas tardé à en ressentir d'excellents effets.

L'appétit s'est développé; elle a pu manger avec plaisir; les fonctions digestives sont rentrées dans l'état normal, le sommeil est revenu et les forces ont augmenté.

Six semaines après le début du traitement, nous constatâmes, M. Moutard-Martin et nous, une sensible amélioration : la malade avait engraissé de 15 livres; elle mangeait et dormait bien; toutes les fonctions avaient une marche régulière, et le système nerveux lui-même, dont l'équilibre se trouvait auparavant si violemment rompu, était rentré dans l'ordre. Les muqueuses étaient moins décolorées, le pouls était plus fort, et la teinte bronzée de la peau avait très-sensiblement diminué.

Par suite de circonstances indépendantes de sa volonté, la jeune malade fut obligée de rentrer chez elle; mais les accidents nerveux reparurent, elle perdit l'appétit, l'amaigrissement recommença, et les douleurs, qui avaient été très-amendées se firent sentir de nouveau.

Elle retourna rapidement à Auteuil, où le traitement hydrothérapique fut recommencé et continué deux mois. Pendant cette nouvelle période, elle éprouva de grandes contrariétés qui jetèrent une certaine perturbation dans son organisme et troublèrent ainsi l'action de l'hydrothérapie. Toutefois d'heureux résultats ont été obtenus; car voici l'état de madame L... au moment où elle a quitté l'établissement, et tel qu'il a été constaté par M. Moutard-Martin et nous.

La peau est mate et la teinte bronzée est presque éteinte; il existe seulement une petite tache brune sur le nez.

Les douleurs ont disparu, la sensibilité est naturelle, la force musculaire est assez développée, la marche facile et le caractère toujours vif. Sans une impressionnabilité assez grande et une surdité qui, après avoir disparu complétement, est revenue depuis quelques jours, le système nerveux intellectuel, sensitif et moteur serait normal.

Le système ganglionnaire lui-même est très-heureusement modifié; l'appareil de la respiration et de la circulation est en parfait état. Les fonctions digestives sont satisfaisantes, et la malade a augmenté de 22 livres. Rien à signaler dans les voies génito-urinaires.

Cette observation est intéressante à plus d'un titre, et, malgré les longs détails dans lesquels nous sommes entré, qu'il nous soit permis de faire ressortir les enseignements qu'elle renferme. Mais avant il importe de la résumer en quelques lignes.

La malade qui fait le sujet de cette observation est née sous l'influence d'une diathèse rhumatismale et nerveuse, et il importe de signaler que cette double diathèse existait dans les deux familles dont elle est issue. Quel rôle faut-il attribuer à ces diathèses et à la maladie de Bright dont le père était atteint dans le développement de la maladie d'Addison? Nous n'osons nous prononcer à cet égard; toutefois, nous croyons qu'elles ne sont pas étrangères à la production des désordres nerveux dont la malade a été atteinte dans les premières années de sa vie.

Cette influence diathésique, compliquée de troubles gastro-intestinaux qui surviennent dans l'enfance, probablement à la suite d'une alimentation défectueuse, provoque l'explosion d'une perturbation fonctionnelle du système nerveux. Cette perturbation, localisée d'abord dans le nerf grand sympathique, finit par atteindre le système cérébro-spinal et détermine ce bouleversement de l'organisme que nous avons signalé.

A douze ans, les influences utérines se dessinent et viennent compliquer une situation déjà fort grave. Dès ce moment, la force nerveuse va à la dérive, les fonctions n'ont plus rien de normal, la nutrition elle-même s'altère, et la malade se trouve dans une de ces dispositions organiques où le germe des maladies les plus diverses peut se développer avec une effrayante rapidité. C'est la première période du mal, et, bien qu'elle soit commune à d'autres affections, il importe de la signaler et de la mettre en relief.

Bintôt surviennent des accès de fièvre compliqués de douleur et de gêne dans l'appareil spléno-hépatique. C'est à ce moment que s'opère une altération du sang et que la matière pigmentaire s'agglomère dans la rate, le foie ou les reins, et donne plus tard à la peau cette teinte bronzée qui est le caractère extérieur de la maladie d'Addison. C'est la seconde période qui se développe; les désordres ganglionnaires s'accentuent de plus en plus; les douleurs augmentent ou deviennent permanentes; l'appareil digestif est fort troublé dans son fonctionnement; les forces se perdent; l'amaigrissement survient et les désordres variés du système nerveux dénotent par leur caractère et leur gravité un empoisonnement du sang.

Nous sommes alors en présence d'une véritable dyscrasie; cette dyscrasie peut rester stationnaire; mais elle peut s'aggraver; alors la modalité de l'affection change, et aux troubles fonctionnels va succéder le développement de ces lésions diverses qui se manifestent à la fin de la maladie, et qui constituent la troisième période ou période terminale.

Il peut se faire que les lésions soient contemporaines de la première et de la deuxième période; mais alors elles n'ont pas cette gravité qui les caractérise dans la dernière.

Au reste, quel est le caractère de ces lésions?

Examinons, en quelques mots, si elles peuvent servir de critérium pour déterminer la nature de la maladie.

Il ressort de nombreuses nécropsies que tous les organes peuvent être lésés dans leur texture et qu'il est rare qu'il n'y en ait qu'un seul de lésé. Ce n'est que dans un petit nombre de cas que les capsules surrénales se sont trouvées être le siége exclusif des altérations organiques.

Ces lésions sont de nature diverse; on a rencontré des tubercules, des abcès, de la transformation caséeuse, de l'atrophie, de l'hypertrophie, du cancer, de la dégénérescence graisseuse et de la simple congestion. Il en résulte donc que la maladie d'Addison n'a pas de lésion qui lui soit propre et qui, par conséquent, puisse être déterminée d'avance.

Rien ne prouve que cette maladie soit de nature scrofuleuse, tuberculeuse ou cancéreuse, puisque les altérations qui accompagnent toujours ces diverses cachexies peuvent faire complétement défaut. Attribuera-t-on la cause du mal à l'altération d'un organe spécial quand il existe des cas où cet organe est dans toute son intégrité? Si le foie, la rate, les reins, les ganglions du sympathique, surtout les capsules surrénales, ont été simultanément ou isolément atteints, il n'en est pas moins vrai que, dans un certain nombre de cas, ces viscères n'ont présenté aucune trace d'altération.

Il est vrai que les capsules surrénales sont plus souvent lésées que les autres viscères, si l'on s'en rapporte aux nombreuses autopsies qui ont été faites. Mais il est permis de se demander si ce n'est pas une simple coïncidence plutôt qu'une cause réelle, puisque, dans quelques cas, les capsules surrénales ont été trouvées intactes. Nous serions assez disposé à trouver la raison de ces fréquentes lésions dans les troubles qu'éprouvent ces organes dont une des fonctions, selon quelques auteurs, est de détruire les matières pigmentaires.

Les lésions observées dans le sympathique abdominal expliquent sans doute l'évolution de tous ces phénomènes morbides, et rendent compte des altérations pigmentaires qui peuvent siéger dans la couche muqueuse du derme et dans la couche épidermique. Tout le monde comprend que les lésions qui atteignent le plexus solaire, les ganglions semi-lunaires, les ganglions cœliaques et les capsules surrénales, qui sont intimement liés au sympathique abdominal, puissent, en raison même de la conductibilité nerveuse, expliquer les désordres viscéraux et la teinte bronzée de la peau.

Mais que deviennent ces interprétations dans les cas où les capsules et le sympathique sont intacts? Il faut bien reconnaître alors qu'il existe une autre cause, et il me semble qu'on peut la trouver dans une altération du sang causée par une accumulation de la matière pigmentaire.

Nous savons bien que le système nerveux a, sur la formation du pigment, une influence incontestable, qui est parfois suffisante pour amener, sans le concours d'autres causes, la teinte bronzée de la peau; mais cette intervention, toute puissante sur le système cutané, ne peut-elle pas favoriser aussi l'agglomération de la substance pigmentaire dans la rate, le foie, les reins, etc., et déterminer aussi une véritable altération du sang? Cette dyscrasie, qu'elle provienne du système nerveux ou qu'elle dépende de toute autre cause, n'en existe pas moins, et elle suffit pour expliquer l'épuisement de l'économie et, par suite, l'évolution des altérations qu'on observe dans les organes.

Si l'on se place à ce point de vue, on se rend compte à la fois des symptômes, des lésions et aussi de la mort soudaine qui termine presque toujours cette singulière maladie.

En examinant attentivement l'évolution et l'enchaînement de tous les phénomènes, il est facile de se convaincre que les désordres nerveux apparaissent les premiers et constituent la première période du mal.

Plus tard, ces troubles fonctionnels deviennent permanents et plus graves; des accès de fièvre apparaissent; les viscères abdominaux sont atteints à leur tour et deviennent le siége d'altérations qui se révèlent par des changements physiques et par des douleurs fixes, quelquefois insupportables; la peau prend une teinte basanée caractéristique; les forces musculaires diminuent et l'amaigrissement apparaît. La maladie est dès lors transformée en une dyscrasie et les lésions organiques vont bientôt révéler leur existence; c'est la seconde période.

Si le mal ne peut être alors arrêté dans son cours, les signes de dépérissement augmentent, les altérations organiques s'accentuent de plus en plus; c'est la troisième période, qui n'a d'autre issue que la mort.

Telle est l'évolution de cette terrible affection. Il peut arriver que les trois périodes que nous avons signalées ne soient pas toujours bien distinctes; que quelques phénomènes de l'un coëxistent avec quelques phénomènes de l'autre, mais elles sont toujours facilement appréciables, bien que chacune d'elles puisse varier dans sa durée, et il importe de s'en rendre bien compte si l'on veut intervenir d'une manière opportune. Quand cette affection a atteint la troisième période, caractérisée, comme nous l'avons dit, par l'évolution des altérations organiques, elle est inexorable ; et, jusqu'ici, aucun traitement n'a jamais pu en arrêter les progrès. Nous avons essayé l'hydrothérapie dans cette période du mal, et nous devons ajouter que le malade chez lequel nous l'avons appliquée est mort sans qu'il y ait eu le moindre temps d'arrêt dans l'évolution des symptômes.

Lorsque la maladie débute et qu'elle n'est encore qu'une névrose, mais une névrose menaçante, lors même qu'elle est dans la seconde période, pendant laquelle survient l'altération du sang, il est encore possible de la combattre et de l'arrêter. La nature elle-même agit dans ce sens, car nous voyons quelquefois les phénomènes les plus graves éprouver une véritable rémission. Toutefois, il est indispensable, quand les symptômes deviennent menaçants, d'employer sans retard les traitements les plus énergiques.

Dans l'observation que nous venons de citer et que nous avons détaillée trop longuement peut-être, on peut dire que la maladie était déjà à la seconde période et que le traitement hydrothérapique en a évidemment arrêté la marche funeste. Nous pouvons même ajouter qu'il a eu sur la malade une action reconstituante, puisque, en définitive, madame L..., est rentrée chez elle dans un état satisfaisant.

Cette amélioration persistera-t-elle ? Nous n'osons nous prononcer et nous attendons la consécration du temps.

De l'étude et de l'analyse de tous ces phénomènes, qu'il nous soit permis cependant de tirer la conclusion suivante qu'on trouvera, nous croyons, bien légitime :

Toutes les fois qu'on est en présence d'une maladie d'Addison à son début, alors même qu'elle n'est encore qu'une simple névrose, il faut, sans hésitation, recourir aux médications les plus énergiques parmi lesquelles il nous paraît juste et fondé de ranger l'hydrothérapie.

CHAPITRE VIII

DE QUELQUES MALADIES CHRONIQUES DE L'APPAREIL LOCOMOTEUR

SOMMAIRE

Tissus qui composent l'appareil locomoteur. — Classification des maladies de cet appareil. — Causes. — Processus morbides. — Indications générales du traitement hydrothérapique.

Maladies du tissu musculaire. — Faiblesse musculaire. — Paralysie musculaire. — De l'inflammation des muscles. — Atrophie musculaire progressive. — Sclérose musculaire. — Névro-myopathie péri-articulaire. — Idée générale de cette maladie. — Observations. — De l'hydrothérapie dans chacune de ces maladies.

Maladies articulaires. — Du traitement hydrothérapique en général. — De l'entorse. — De l'hydarthrose chronique. — De l'arthrite. — De la péri-arthrite. — De la tumeur blanche. — De l'arthrite sèche. — De l'ankylose. — De l'hydrothérapie dans chacune de ces maladies.

Des maladies du tissu osseux. — Périostite. — Ostéite. — Rachitisme, etc. — Du rôle de l'hydrothérapie dans ces maladies.

Nous avons étudié, dans le chapitre précédent, une série d'affections, procédant de l'empoisonnement du sang par un agent toxique, se traduisant par des troubles de nutrition variés, et déterminant dans l'organisme cet état spécial que nous avons étudié sous le nom de cachexie.

Dans la série qui va nous occuper, nous rencontrerons des affections à marche lente et progressive, localisées uniformément et dominées presque toujours par une influence constitutionnelle. C'est dans l'appareil locomoteur que nous verrons se développer les phénomènes morbides qui caractérisent ces affections. Ils peuvent parfois trouver leur origine dans le traumatisme et présenter alors une évolution facile à suivre ; mais, le plus souvent, ils sont dominés par des influences qui tiennent à la fois de l'idiosyncrasie ou de la diathèse, ainsi que nous l'avons déjà démontré en étudiant a scrofulose, le rhumatisme, la goutte, etc.

L'hydrothérapie pouvant intervenir dans ces circonstances, il importe, après avoir caractérisé le groupe de maladies dont il s'agit, d'établir des divisions nécessaires à notre sujet. Ce sera l'objet de ce chapitre.

Envisagé au point de vue des altérations organiques ou fonctionnelles qui peuvent être soumises à l'hydrothérapie, l'appareil locomoteur repose sur trois ordres de tissus doués de propriétés physiologiques distinctes concourant toutes à l'ensemble et à l'intégrité du système. Ce sont la *fibre musculaire*, le *tissu osseux* et les *tissus articulaires*, en comprenant sous cette dénomination les éléments divers qui composent la jointure et qui contribuent à son fonctionnement régulier.

Cette vue analytique resterait insuffisante si l'on oubliait que tous ces tissus sont plongés dans une *atmosphère cellulaire*, qu'ils sont alimentés par une *circulation active* régularisée par les *vaso-moteurs;* qu'ils reçoivent enfin des *nerfs de sensibilité* et des *nerfs de mouvement.*

Quelque banales que puissent paraître ces notions, nous insistons sur leur importance, surtout au point de vue des arthropathies telles que nous les considérons.

D'après ce qui précède, les maladies de l'appareil locomoteur se trouvent naturellement divisées en trois groupes :

1° Celles qui se rattachent au tissu musculaire avec ses dépendances ;

2° Celles qui envahissent les articulations ;

3° Celles qui attaquent les os.

Que la fibre musculaire soit atteinte dans son irritabilité fonctionnelle ou dans son irritabilité nutritive, qu'elle soit frappée dans sa texture propre ou dans ses enveloppes, que les nerfs sensitifs ou moteurs avec lesquels elle est en rapport soient intéressés, que l'article éprouve des lésions morbides dans un ou plusieurs des tissus variés qui le composent, que les os soient enfin altérés dans leur nutrition, on conviendra que, dans tous ces cas, il existe une maladie de l'appareil locomoteur.

Si nous faisions ici une monographie complète des maladies du système de relation, nous étudierions en première ligne les affections qui se rapportent à l'innervation et à la circulation et dans cet ordre d'idées nous examinerions les désordres qui dépendent d'un trouble ou d'une lésion du cerveau, de la moelle épinière ou des nerfs, et ceux qui tirent leur origine d'une altération du système circulatoire. Cet examen sera fait dans une autre partie de ce livre.

Ainsi réduites, les maladies du système locomoteur sont encore nombreuses et offrent des particularités qu'il est nécessaire de bien connaître.

Il n'est pas rare qu'une maladie de tissu ne produise d'autre résultat pathologique que l'abolition fonctionnelle de l'élément atteint; mais il peut arriver qu'à cette abolition succède une altération histologique. C'est ainsi que l'on voit certains phénomènes douloureux remplacés par l'atrophie, la faiblesse musculaire par la myosite ou la paralysie, et de simples troubles dans l'absorption ou l'exhalation de la membrane synoviale par une tumeur.

Tout en faisant la part du traumatisme dans l'évolution de ces phénomènes morbides, nous devons reconnaître que ces transformations n'apparaissent le plus souvent que chez des sujets fatalement prédisposés. Il existe, en effet, entre la constitution des malades et la marche de ces affections, des relations difficiles à établir, et le problème pathogénique n'est pas, dans ces cas, le moins embarrassant.

En revanche ces maladies chroniques, dont la cause est parfois insaisissable, se développent d'après des processus morbides mieux connus et sur lesquels il est utile d'insister. Mais auparavant, nous devons examiner s'il est possible d'admettre une maladie primitive de la fibre musculaire pouvant se manifester en dehors d'une influence nerveuse.

Tout le monde sait que, lorsque l'innervation nutritive est suspendue brusquement dans le tissu musculaire, il peut se produire une atrophie de muscles; la fibre charnue se transforme en une substance brillante qui, après avoir passé par la régression graisseuse, disparaît complétement. Cette atrophie est dite d'ordre nerveux, parce que la maladie du muscle a succédé à une maladie des centres nerveux ou des nerfs. Mais il peut arriver que le tissu musculaire soit atteint en même temps que le tissu nerveux et même quelquefois avant lui; dans ce cas, la maladie musculaire est primitive.

Nous chercherons à démontrer la justesse de cette donnée en étudiant l'atrophie; toutefois nous pensons que le lecteur trouvera, dans les considérations qui vont suivre, des éléments utiles à l'éclaircissement de la question.

Les maladies les plus fréquentes de l'appareil locomoteur sont assurément celles où le tissu conjonctif irrité devient le point de départ de toutes les altérations ultérieures. Si nous examinons la marche de l'inflammation chronique dans le substratum conjonctif des différents tissus du système de relations, que voyons-nous? Quel que soit le tissu qu'elle adopte pour son développement, l'inflammation chronique se présente toujours à nous avec des caractères histologiques éminemment distinctifs. Elle a son siége primitif dans la gangue cellulaire; sa marche est lente; les cellules de prolifération ne se développent qu'en petite quantité au milieu d'un tissu cellulaire abondant; la vascularisation des produits nouveaux est peu active; il existe toujours une tendance à l'ulcération. Les néoplasies de l'état chronique sont constituées par les éléments fondamentaux de toute inflammation aiguë; mais elles s'en distinguent par leur pauvreté en cellules et par l'abondance du liquide interstitiel. Les produits inflammatoires passent par des phases régressives dont le but suprême devrait être la guérison. Parfois le liquide interstitiel se résorbe et les produits cellulaires s'organisent pour former un tissu cicatriciel dur et résistant; mais il arrive aussi que la cellule, nageant dans une trop grande quantité de liquide, ne peut plus s'organiser, et il se produit alors des abcès qui gagnent l'extérieur après une fonte moléculaire des tissus. Quelquefois le liquide disparaît, les cellules se nécrobiosent et se transforment en un produit caséeux qui pourra subir ultérieurement la transformation calcaire. Enfin la substance primitive peut être quelquefois remplacée par un produit nouveau qu'on appelle la substance amyloïde.

Ainsi, nous le voyons, tous les processus morbides que nous venons de passer en revue ont leur origine dans la gangue conjonctive; ils peuvent atteindre le muscle et tous les éléments qui le composent; et alors fibres musculaires, gaînes nerveuses, cylinder-axis, vaisseaux, sont endommagés ou périssent soit par fonte moléculaire, soit par dégénérescence graisseuse, sans qu'il ait été possible d'établir si la fibre nerveuse a disparu avant la fibre musculaire. Ces données nous serviront dans un instant.

En résumé, l'appareil locomoteur, pour effectuer régulièrement ses fonctions, doit être à l'abri de toute altération de tissu ; le muscle ne réclame pas seulement l'intégrité de la fibre contractile ; il ne doit souffrir en aucune façon, ni dans sa gangue cellulaire, ni dans son innervation ni dans ses vaisseaux. Ce n'est qu'à cette condition qu'il maintiendra ses propriétés physiologiques et qu'il restera tissu musculaire. Entre ses irritations fonctionnelles et ses irritations nutritives il doit y avoir un équilibre parfait.

Le tissu osseux nous offre des conditions d'existence analogues.

Quant à ce que nous appelons les tissus articulaires proprement dits, composés des divers éléments qui contribuent au fonctionnement de la jointure, les conditions d'intégrité sont peut-être plus complexes. L'intégrité des tissus propres à l'article ne suffit pas, il faut encore que les muscles voisins, que les os qui entrent dans sa composition n'offrent aucune altération.

Quelques-unes des maladies que nous allons passer en revue peuvent, comme nous l'avons dit, relever exclusivement d'une cause occasionnelle, mais le plus souvent elles ont besoin, pour se produire, de rencontrer un organisme affaibli. En conséquence, toute thérapeutique rationnelle doit avoir pour but de soutenir les résistances vitales, et de mettre l'économie en mesure de s'opposer à l'envahissement des processus morbides dont nous venons de parler.

Quand la maladie est constituée, deux médications précises s'offrent à nous : 1° lutter contre l'état général ; 2° agir contre l'état local. Nous verrons, dans le courant de cette étude, si l'hydrothérapie est capable de répondre à cette double indication.

Toutefois, nous pouvons dire d'avance que l'on trouvera dans l'hydrothérapie un agent puissant contre ces maladies. Déjà, en étudiant les diathèses, nous avons cherché à démontrer que l'on pouvait, par un traitement bien dirigé, opérer une véritable transformation de l'organisme. Nous insisterons ici de nouveau pour engager nos confrères à ne pas rester inactifs en présence d'affections si généralisées ; et, afin de donner plus d'importance à ces exhortations, nous rappellerons la conduite et les conseils de Graves. Contre ces états morbides qui révèlent un vice constitutionnel, l'illustre médecin de Dublin ne voyait rien au-dessus des modificateurs généraux. C'est pour obéir à ces préceptes qu'il conseillait à ses phthisiques en puissance, de lutter dans un pays froid contre les rigueurs de la saison ; c'est pour le même motif qu'il leur conseillait un régime régulier, la gymnastique et des fatigues journalières. Les résultats obtenus par ce célèbre praticien ont cours dans la médecine. Nous espérons que ceux qu'on obtient par cette espèce d'entraînement dans lequel l'hydrothérapie joue le principal rôle , auront aussi cette faveur. C'est par l'étude du traitement hydrothérapique, dans la série morbide qui nous occupe en ce moment, que nous favoriserons la réalisation de ce progrès.

Maladies du tissu musculaire.

D'une part, le tissu musculaire peut subir une altération par le fait de la propagation des lésions qui débutent dans le tissu cellulaire ambiant. De l'autre, quelles que soient les causes déterminantes, la fibre musculaire elle-même peut s'altérer primitivement. Il en est ainsi, soit à défaut d'une nutrition normale, soit par un excès d'activité ou lorsque les muscles restent pendant longtemps sans exercice. On a assuré que, dans les cas de fatigue musculaire, il s'agissait d'une simple accumulation de matériaux de décomposition dans le tissu du muscle, et Hermann même a fondé toute une théorie sur la formation d'une substance albumineuse, la *myosine*, présidant à la contraction musculaire et à ses conséquences. Pour nous, c'est l'irritabilité *fonctionnelle* et l'irritabilité *nutritive* du muscle que nous considérons comme pouvant être atteintes d'une manière distincte. Que l'on admette la propriété inhérente à la fibre musculaire désignée généralement sous le nom d'*irritabilité Hallérienne* ou bien que, par une sorte de compromis, comme l'a fait M. Jaccoud, on s'en tienne à la notion d'une excitabilité névro-musculaire, il n'en reste pas moins évident que les muscles sont affectés de troubles fonctionnels ou deviennent le siége de lésions organiques en rapport avec leur texture, se caractérisant d'une manière vraiment indépendante.

Est-ce à dire que si, ce qui a été parfaitement démontré, l'excitabilité des nerfs se perd avant celle des muscles, il n'y a pas des troubles morbides auxquels participent à la fois la fibre musculaire et l'élément de l'innervation ? L'existence de la myalgie, dont il sera question au chapitre des Affections douloureuses et convulsives du système nerveux, ne laisse aucun doute sur la nature mixte de beaucoup de désordres fonctionnels. Il en est de même de la crampe qui peut se transformer en contracture et donner par suite naissance à certaines lésions musculaires, au tremblement, à l'ataxie, à la parésie, voire même à la paralysie. Mais il se rencontre des circonstances fréquentes dans la pratique où la participation de l'influx nerveux est si difficile à démontrer qu'on est bien en droit, jusqu'à preuve du contraire, de localiser la production des phénomènes morbides dans la fibre musculaire elle-même. C'est ce que nous allons tenter de réaliser en considérant successivement, de façon à bien préciser les indications corrélatives à ces affections :

1° La faiblesse musculaire ;

2° La paralysie des muscles ;

3° La myosite, ou inflammation du tissu musculaire ;

4° L'atrophie musculaire progressive ;

5° La sclérose musculaire ;

6° La névro-myopathie péri-articulaire, comprenant diverses altérations de l'appareil locomoteur, groupées le plus souvent autour d'une grande articulation et formant un ensemble morbide sur lequel nous croyons devoir insister au double point de vue de la pathologie et de la thérapeutique hydriatique ;

7° Les maladies articulaires chroniques parmi lesquelles l'entorse, l'hydarthrose, l'arthrite dans ses diverses formes (tumeur blanche, arthrite sèche), donneront lieu à des applications correspondantes de l'hydrothérapie ;

8° Enfin, certaines maladies des os peuvent bénéficier de l'emploi méthodique de l'eau froide.

De la faiblesse musculaire.

Sous la dénomination de faiblesse musculaire, nous ne comprenons point tous les états morbides qui, basés sur une lésion de la motilité, se traduisent à nous par un affaiblissement de la puissance musculaire. Nous serions alors obligé de classer dans un même cadre les affections si diverses qui peuvent atteindre la fibre contractile. Quelle est, en effet, la maladie qui, prenant son terrain sur le muscle, ne commence pas par une diminution de l'action musculaire?

Ce que nous voulons décrire ici, c'est l'impuissance motrice relative inhérente au tissu lui-même. Le muscle, nourri dans des conditions qui nous paraissent normales, se montre à nous sous une gracilité exceptionnelle. La fibre n'a passé par aucun de ces processus morbides que l'on a coutume d'observer dans les états pathologiques et cependant la substance active et contractile est peu abondante. Une surchage graisseuse cache à l'œil parfois la faiblesse du système. Mais l'épuisement rapide, la fatigue qui suit immédiatement le travail, nous révèlent une situation anormale, alors surtout que l'innervation ne peut être rendue responsable des troubles de l'appareil locomoteur. C'est là ce qu'on pourrait appeler la faiblesse ou la parésie essentielle.

Avant de pénétrer dans la pathologie du système de relation, il nous a semblé intéressant et utile d'examiner avec soin ces musculatures affaiblies. Car, comme nous le verrons, la faiblesse musculaire reposé presque toujours sur un état organique héréditaire ou acquis; elle est sur un terrain dénué de résistances vitales, où se développent trop souvent les processus des affections que nous allons étudier dans un instant.

Lutter contre la faiblesse musculaire, c'est donc faire jusqu'à un certain point la prophylaxie la plus efficace; c'est placer l'individu dans des conditions meilleures de résistance. On essaye tous les jours des moyens nouveaux pour se prémunir contre des affections contagieuses; il nous semble tout aussi médical de rechercher avec soin les indications qui peuvent servir à combattre certains états organiques qui ne sont point la maladie mais qui, à un moment donné, peuvent en devenir le plus puissant facteur.

La faiblesse musculaire n'est pas rare dans la première enfance, et le rachitisme en est souvent la cause déterminante. On observe alors un contraste étrange entre les saillies osseuses et la musculature voisine. Les anciens, qui avaient bien vu ce fait, considéraient l'enfant rachitique comme étant noué. Il semble que, dans cet état, l'organisme éprouve de grandes difficultés dans l'évolution de ses tissus. L'élément osseux s'arrête à un certain degré de sa formation ; la fibre musculaire n'augmente ni ne se développe. Cet arrêt de nutrition peut amener un état morbide semblable à celui que déterminent les longues suppurations osseuses et les maladies chroniques de la première enfance.

Dans les premières périodes de la scrofule, on peut constater souvent la faiblesse des muscles; pourtant, dans ces cas, les apparences sont souvent trompeuses; les membres paraissent gros, bien musclés; mais le panicule graisseux et le tissu cellulaire sont abondants et contrastent avec la pauvreté des fibres contractiles.

Plus tard, quand le scrofuleux devient tuberculeux, on remarque toujours la même exiguité de formes. Le fait est tellement vrai qu'on en a fait un des traits les plus marquants du futur phthisique.

Chez certaines femmes souvent chlorotiques dès l'enfance, on observe cette même faiblesse fonctionnelle. Il y a chez elles rupture d'équilibre entre le développement et les acquisitions organiques. On nous fera peut-être remarquer que, dans ce cas, il faut tenir grand compte, dans les manifestations de l'appareil locomoteur, des influences du système nerveux. La remarque est parfaitement juste dans certains cas et nous accordons que, souvent, le muscle, nourri par un sang qui n'a pas de propriétés stimulantes suffisantes, souffre autant dans son innervation que dans sa nutrition intime. Mais s'il est des circonstances dans lesquelles nous devons avoir en vue les troubles nerveux, il en est d'autres où il faut absolument tenir compte de l'état de la fibre.

Parlerons-nous ici de la faiblesse musculaire des vieillards, et de la faiblesse qui fait suite aux convalescences? Nous ne le jugeons pas utile, car alors le tissu musculaire est souvent le siége d'altérations trophiques ou de dégénérescence graisseuse.

L'entretien et le développement de la puissance musculaire remplissent dans l'organisme un rôle que nous croyons utile de rappeler en quelques mots. La contractilité n'est point la seule propriété dévolue au muscle. Dans son intérieur, il se produit des combustions très-actives qui donnent lieu à une production de chaleur. Si la chaleur se dégage, elle se transforme aussitôt en mouvement; si elle reste dans l'organisme, elle sert à activer les fonctions organiques. Le fonctionnement du muscle a pour effet et pour but d'augmenter les échanges organiques et de solliciter partout la réparation des éléments détruits.

C'est ce fonctionnement qu'on utilise quand on veut transformer un organisme dont les activités sont amoindries.

La faiblesse musculaire est donc un obstacle sérieux à la nutrition générale et au jeu régulier des organes. Elle peut même être le point de départ d'accidents sérieux. On a cité de véritables déviations de la colonne vertébrale provoquées par la contraction de certains muscles qui auraient pu être évitées si la masse musculaire antagoniste n'avait pas été frappée d'impuissance. C'est surtout pendant la période de développement que se produisent ces altérations. Tout y concourt alors; les os n'ont point leur structure définitive, et les muscles, en voie d'évolution, peuvent faire sentir inégalement leur action. N'existe-t-il pas, du reste, une sorte de courbure anormale antéro-postérieure chez les enfants qui grandissent vite et chez lesquels la masse sacro-lombaire ne paraît pas douée d'une action suffisante? Il est vrai que l'équilibre se rétablit ordinairement. Mais il reste assez souvent des traces de cette scoliose particulière à cette période de croissance.

En résumé, la faiblesse musculaire a toujours pour point de départ un état organique perverti. Elle est une menace constante pour l'avenir; elle a pour effet d'affaiblir la nutrition générale, et elle peut parfois provoquer de sérieuses altérations.

Il est donc nécessaire de modifier un pareil état de choses, et le but à atteindre n'est autre que la réédification d'un nouvel organisme. Activer les fonctions de l'économie et solliciter la contractilité musculaire, telles sont les indications que doit suivre un bon traitement.

Or l'hydrothérapie, par ses effets reconstituants et par ses effets excito-moteurs, peut rendre d'éminents services. On aura recours, dans ces cas, aux applications générales froides et aux applications locales fortement excitantes.

Une hygiène appropriée, une bonne alimentation, un exercice convenable, le massage et la gymnastique appliqués selon la méthode du docteur Dally, sont d'utiles adjuvants et complètent les effets curatifs de l'hydrothérapie.

Pour que le traitement hydrothérapique soit efficace, il faut qu'il soit suffisamment prolongé. Dans quelques circonstances, et surtout dans la première période de la maladie, son action est rapide; mais lorsqu'il existe des accidents mécaniques comme ceux dont nous avons parlé, il faut beaucoup de temps pour obtenir la guérison. Nous avons donné des soins, concurremment avec les docteurs Gueneau de Mussy et Bouvier, à une jeune fille qui avait une courbure antéro-postérieure de la colonne vertébrale provoquée par une contracture des muscles psoas, et entretenue par un affaiblissement marqué des masses sacro-lombaires. Tous les traitements essayés contre la contracture avaient échoué. Sur ces entrefaites, la malade nous fut adressée pour lui faire suivre un traitement hydrothérapique. Nous lui administrâmes des douches générales froides et courtes, précédées d'une douche fortement excitante dirigée sur les côtés de la colonne vertébrale. Après deux mois de ce traitement, l'état général s'améliora, et les masses sacro-lombaires devinrent plus contractiles. Trois mois plus tard, la contraction des psoas disparut, l'épine dorsale se redressa et, au bout de six mois, la malade fut complétement guérie.

Paralysie musculaire.

La paralysie musculaire, envisagée en elle-même, dépend le plus souvent d'un trouble de l'innervation, mais elle peut être produite également et d'une manière absolue par l'altération de texture du muscle. Est-il donc contraire à l'observation d'admettre qu'un trouble de nutrition dans la fibre musculaire rende le muscle incapable d'obéir à l'excitation des nerfs moteurs, de se contracter activement en un mot? Nous n'ignorons pas qu'à propos des paralysies dites *essentielles*, faute d'une origine déterminée, et qui se rencontrent de préférence dans l'enfance sous des formes particulières, les opinions sont encore partagées. Tantôt, en raison de certaines coïncidences, on a assimilé ces paralysies du jeune âge, parfois temporaires, à l'éclampsie et à la contracture des extrémités qu'on observe plus spécialement chez les adultes et qui ne se relient à aucune lésion matérielle des centres nerveux ou de leurs ramifications, accessible à nos moyens d'investigation (1). D'autres autorités se sont élevées contre cette attribution *d'essentialité* d'un état pathologique dans lequel seraient confondus divers états morbides et qui n'existerait jamais sans une altération appréciable du système nerveux central (2). Il y a, cependant, des faits authentiques, recueillis avec soin, témoignant de paralysies chez des enfants, presque toujours limitées au mouvement des membres inférieurs, ayant succédé soit à des fièvres graves, soit à des symptômes de rachitisme, provoquées par un refroidissement, ou même débutant à l'improviste sans aucune forme douloureuse, et lesquelles ont été promptement guéries par des médications appropriées. En pareil cas, la maladie n'a pas dépassé une certaine période et, si la perte absolue ou restreinte du mouvement s'accompagne de quelques perversions de la sensibilité dans une ou plusieurs parties du corps, les signes de l'atrophie et de la dégénérescence qu'elle amène ne sont pas encore manifestes. Enfin, nous insistons sur ce point essentiel, à savoir, qu'il est possible, dans de certaines conditions, de prévenir cette période consécutive et fatale. Des exemples les plus frappants confirment cette assertion. On en cite même de remarquables chez des sujets avancés en âge. Une inactivité fonctionnelle de longue durée a pu provoquer des altérations plus ou moins marquées dans un ou plusieurs groupes de muscles, et le trouble de la nutrition a été invoqué alors avec toute probabilité comme cause efficiente. Les observations de Jenker et d'autres auteurs,

(1) Rilliet et Barthez, *Gazette médicale*, 1851, n. 44.
(2) Laborde, *De la paralysie dite essentielle de l'enfance*. Paris, 1864.

vérifiées par M. Hayem, démontrent qu'à la suite de dégénérescences musculaires survenant rapidement, à la suite d'affections typhoïdes notamment, on a constaté une régénération de la fibre musculaire. MM. Onimus et Legros reconnaissent qu'on doit voir dans ces faits une régénération succédant à une destruction par défaut de nutrition (1). C'est l'interprétation la plus admissible des faits. Friedberg, dans une étude intéressante sur les paralysies des muscles et à laquelle nous devons de précieux enseignements, remarque que les violences extérieures, l'écrasement, le déchirement, les brûlures, aussi bien que les efforts exagérés, peuvent nuire à la nutrition de la fibre musculaire et entraîner des altérations de sa texture (2). Nous ne le suivrons pas dans les développements qu'il a donnés à la démonstration de la *myopathie traumatique*. Il suffit de retenir le lien possible entre les troubles nutritifs et les troubles fonctionnels d'un ou plusieurs muscles constituant une affection déterminée. Nous en dirons autant des causes dyscrasiques, capables d'arrêter ou d'entraver la nutrition de la substance musculaire, ainsi qu'on le voit à la suite des fièvres graves, du scorbut, du choléra, de la dysentérie, de diverses intoxications; mais, dans ces circonstances, il est difficile de discerner ce qui revient à la composition anormale ou défectueuse du sang, ce qui est du domaine de l'innervation, voire même ce qui est dû à l'accumulation du poison. D'ailleurs, en pareil cas, les dégénérescences suivent de si près la paralysie myopathique, que cet enchaînement morbide méritera d'être considéré à part.

Pour Friedberg, un muscle peut être paralysé sous l'influence d'un trouble de nutrition, alors que les nerfs moteurs sont encore en puissance d'influx nerveux et de conductibilité, l'action de la volonté et l'impulsion automatique ou réflexe du centre rachidien demeurant intacts. La question étant ramenée à ces termes et la démonstration de ses facteurs étant praticable, comme nous venons d'en exposer sommairement les données, nul doute que l'hydrothérapie n'intervienne efficacement dans la cure de ces états spéciaux. Il s'agit de ranimer la circulation sans épuiser l'irritabilité

(1) Onimus et Legros, *Traité d'électric. médic.* 1872.

(2) Friedberg, *Considérations sur les myopathies.*

musculaire qui, on le sait, s'accroît quand un muscle n'a plus ses rapports normaux avec le système nerveux ou que l'innervation est affaiblie en ce qui le concerne. Comme certaines paralysies musculaires sont d'origine adynamique, il devient essentiel de reconstituer l'état général et de rendre à l'organisme son plein jeu. Les procédés thérapeutiques dont nous disposons, et sur lesquels nous nous sommes déjà étendu, répondent surabondamment à ces indications.

Il a été cité des paralysies de nature hystérique, anémique ou simplement réflexe qui se localiseraient sur certains muscles ou même n'affecteraient que quelques faisceaux fibrillaires. Le mécanisme de l'ischémie réflexe tracé par Brown-Séquard s'appliquerait au mode de production des paralysies dont il s'agit, et bien que la démonstration de ce fait n'ait pas été acceptée sans contestation, les indications hydrothérapiques ne perdent rien de leur certitude.

Les phénomènes réflexes morbides ne se reproduisent, en général, que lorsque les centres nerveux sont facilement excitables. Il faut donc, pour obtenir la disparition du phénomène morbide, enlever, d'une part, la cause périphérique, et modifier, d'autre part, l'excitabilité des centres nerveux. C'est surtout pour répondre à cette dernière indication, qu'il faudra recourir à l'hydrothérapie. Mais, comme nous le verrons en étudiant le traitement des névroses, il sera nécessaire de choisir avec discernement le procédé à mettre en usage. Nous dirons seulement ici que les réactions violentes doivent être évitées avec soin, principalement au début du traitement, à moins que l'anémie du malade ne réclame d'urgence l'application de la méthode excitante,

Quant aux lésions musculaires par embolie de vaisseau, il n'y a lieu à faire intervenir l'hydrothérapie que lorsqu'il s'agit de fournir à l'économie des moyens de résistance.

De l'inflammation des muscles.

L'inflammation du tissu musculaire, sous quelque forme qu'elle se présente, est une maladie relativement rare, et son histoire n'est pas bien ancienne. La *myosite* aiguë ne se présente guère à l'observation qu'à la suite d'un traumatisme ou sous l'influence de certaines causes occasionnelles, telles que le froid par exemple. La forme chronique de cette maladie qui se présente de préférence chez les personnes dont le système musculaire a été surmené, est plus fréquente dans la pratique. Presque toujours, elle se trouve liée à un affaiblissement général de l'organisme tel qu'on l'observe, par exemple, dans les convalescences de certaines maladies aiguës. Les scrofuleux offrent souvent certains processus irritatifs de la fibre musculaire qui finissent presque toujours par des suppurations intarissables ou des rétractions avec dégénérescence. La syphilis, de son côté, donne lieu souvent à une sorte d'induration plastique du tissu musculaire qui peut se traduire en fonte purulente.

La myosite peut encore participer à une inflammation de voisinage. Il n'est peut-être pas une seule tumeur blanche qui, à un moment donné, ne provoque la dégénérescence des muscles situés autour de l'articulation malade. Ces muscles, dont les éléments ont fait leur régression, se rétractent et donnent aux parties intéressées ces positions vicieuses que nous voyons si souvent.

Du reste, que l'inflammation soit aiguë ou chronique, le processus morbide est à peu près le même ; il n'y a de différence que dans la marche d'évolution des produits morbides, qui est plus rapide quand la phlegmasie est aiguë. Le point de départ est toujours dans la gangue cellulaire, et la néoplasie produit généralement la dégradation des masses musculaires atteintes par l'inflammation.

L'hydrothérapie ne peut assurément rien contre une myosite aiguë à marche franche. Mais, comme l'inflammation du muscle ne s'observe guère que chez les individus surmenés, il faut, pour s'opposer à l'envahissement de l'altération et surtout pour favoriser la résorption des produits morbides, relever les forces générales de l'organisme. C'est pour répondre à cette indication que l'hydrothérapie peut être utilisée avec profit. Sans doute les applications antiphlogistiques peuvent rendre des services dans la période aiguë de l'inflammation musculaire ; mais leurs effets sont limités et ne donnent, la plupart du temps, que des résultats insignifiants. C'est surtout dans la forme chronique, et par sa double action reconstituante et résolutive, que la méthode hydrothérapique obtient ses plus grands succès.

Quand l'inflammation chronique n'a déterminé qu'un simple trouble de nutrition, on peut, par de légères applications toniques générales et locales, donner des forces aux malades et activer l'échange de matière qui semble interrompu dans l'intérieur des masses musculaires intéressées. L'observation quotidienne révèle la constance de ces résultats. Mais, quand l'inflammation a donné naissance à des néoplasies, il est indispensable de joindre à l'action reconstituante de l'hydrothérapie son action résolutive. A cet effet, on combinera les applications froides avec le calorique, et on utilisera les douches froides localisées ou les douches alternatives.

Tout dernièrement nous traitions une malade atteinte d'une affection sur la nature de laquelle les médecins qui l'avaient vue n'étaient pas complétement édifiés. Après avoir été exposée pendant longtemps à un froid très-vif, la malade eut de la fièvre et ressentit des douleurs sourdes et permanentes dans les régions fessières et dans les cuisses. Après un certain temps, les parties inférieures devinrent le siége d'un gonflement qui finit par atteindre un développement considérable. En même temps les chevilles se distendaient après la moindre fatigue, et présentaient tous les signes d'un œdème intermittent.

La région tuméfiée était dure, résistante, et ne conservait point l'empreinte du doigt, comme cela arrive dans l'anasarque. La pression réveillait des douleurs dans tous les sens; la peau n'avait rien perdu de sa coloration, elle n'était ni rouge, ni blanche; il n'existait aucune trace de phlegmasie veineuse, et la malade n'éprouvait aucune douleur dans les trajets du sang et des nerfs; on n'avait jamais constaté la moindre rougeur de l'épiderme ni aucune trace d'angioleucite comme on l'observe dans l'éléphantiasis. Au surplus, on ne pouvait songer à cette maladie à cause de l'étendue du gonflement, et on ne pouvait pas plus admettre l'existence d'une polysarcie localisée; car on sait que le développement de cette infirmité n'est jamais précédé de douleurs. Un examen attentif fit exclure aussi le diabète et l'albuminurie.

Cette tuméfaction, qui coïncidait avec un affaiblissement de la force musculaire, une fatigue générale très-grande et une sensation de lourdeur dans les jambes, ne pouvait tenir qu'à une paralysie pseudo-hypertrophique telle qu'elle a été décrite par M. Duchenne, de Boulogne, ou à une néoplasie développée dans le tissu cellulaire à la suite d'une inflammation ayant intéressé à la fois les muscles et ses enveloppes. La première hypothèse ne concordait pas avec le mode de localisation du gonflement qui s'était développé d'une façon relativement rapide ; elle eut ensuite contre elle l'amélioration prompte éprouvée par la malade sous l'influence du traitement qui lui fut conseillé. La seconde hypothèse fut admise, et nous soumîmes la malade à des applications hydrothérapiques reconstituantes et résolutives. Nous commençâmes d'abord par des douches froides qui ne produisirent pas tout d'abord de grands effets. La malade devint plus forte, il est vrai, mais le gonflement ne diminua pas. Nous fîmes alors précéder la douche froide générale d'une douche chaude dirigée sur la région tuméfiée, et nous eûmes soin de provoquer tous les cinq ou six jours une légère sudation. Quelques jours après ce traitement, le gonflement diminua, la fatigue générale disparut, et la marche devint plus facile ; un mois et demi après, les accidents avaient à peu près disparu.

Nous nous arrêtons dans l'exposé de ce fait extrêmement curieux que nous examinerons de nouveau, et dont nous n'avons voulu retenir que ce qui se rapporte à la question dont nous nous occupons en ce moment.

Dans les abcès musculaires qui s'observent chez les individus épuisés, chez les convalescents ou chez les scrofuleux, le rôle de l'hydrothérapie est plus important que certains médecins semblent le croire. Dans ces cas, l'état général du malade doit être surveillé avec soin, et, pour le maintenir à un certain degré de puissance, les applications froides courtes et énergiques seront d'une grande utilité. Au surplus, l'état local ne saurait être négligé, et nous avons eu à constater souvent son amélioration à la suite d'un traitement hydrothérapique approprié. Les abcès froids qu'on rencontre chez ces malades ont, en général, une marche très-lente ; les bords de la plaie qui est produite sont toujours calleux ; la suppuration se perpétue et devient une cause puissante d'affaiblissement pour un organisme déjà débilité. Il faut donc s'efforcer d'atténuer ou de faire disparaître ces désordres morbides, et l'on obtiendra l'un ou l'autre de ces résultats par l'hydrothérapie, si l'on parvient à faire naître sur place des réactions vives ayant pour effet de transformer l'inflammation chronique en un processus aigu capable d'amener la guérison.

Nous avons donné des soins à un jeune scrofuleux qui, à la suite d'une fièvre typhoïde, fut atteint d'une myosite qui amena un abcès dans la cuisse. Cet abcès fut traité selon les règles, mais la plaie qu'il avait occasionnée ne guérissait pas, ses bords étaient calleux, presque exsangues, et la suppuration était intarissable. Nous administrâmes à ce malade une douche froide générale précédée d'une douche froide dirigée sur les bords de la plaie avec beaucoup de ménagement et pendant quelques secondes. Dès le cinquième jour de ce traitement, les bords de la plaie devinrent plus vifs, le sang y arriva avec plus grande abondance, et une sorte d'inflammation locale se manifesta. Nous suspendîmes les douches localisées que nous remplaçâmes par des irrigations tempérées, et quand les accidents phlegmasiques eurent disparu, nous employâmes de nouveau le traitement du début. Un mois suffit pour obtenir la cicatrisation de la plaie, le malade reprit des forces et, lorsqu'il nous quitta, son état général était assez satisfaisant.

Les affections syphilitiques du tissu musculaire relèvent aussi de l'hydrothérapie. Nous savons qu'elles peuvent se présenter sous deux formes : la gomme ou l'induration générale d'une portion de tissu musculaire. Ainsi que nous l'avons dit dans le chapitre précédent, le traitement spécifique est assurément la meilleure arme que nous ayons contre ce double état morbide ; mais nous avons prouvé aussi l'importance des ressources que la médication spécifique peut trouver dans l'emploi de l'hydrothérapie. Nous n'y reviendrons pas. Disons seulement ici que l'association de ces deux méthodes thérapeutiques peut rendre de grands services contre les accidents syphilitiques qui siégent dans les muscles. Les procédés hydrothérapiques qui, dans l'espèce, nous ont le mieux réussi sont : les sudations légères et les douches alternatives localisées suivies d'une douche froide générale.

Atrophie musculaire progressive.

C'est à Duchenne (de Boulogne), à Aran et à Cruveilhier que nous devons la connaissance de l'atrophie musculaire progressive. Cette affection exceptionnelle avait été, avant les publications de ces médecins, reléguée dans la classe des paralysies. Ces observateurs l'étudièrent avec soin et démontrèrent qu'en raison de la symptomatologie toute spéciale, il fallait en faire une maladie à part dont la cause restait à trouver.

Aran la considérait comme une maladie dont l'origine devait être dans le système musculaire lui-même.

Cruveilhier, guidé par l'induction seule, soupçonnait, avant d'en avoir recueilli la preuve matérielle, l'existence d'une lésion médullaire qu'il localisait dans les racines antérieures du cordon spinal. La célèbre autopsie du saltimbanque Lecomte parut un instant confirmer ses vues. Mais on ne connaissait point alors l'influence du sympathique sur la nutrition, et lorsque les nerfs vaso-moteurs furent mieux connus, une autre théorie s'éleva contre celle du savant professeur. La maladie fut considérée comme le résultat d'une lésion localisée dans le système trophique. Grâce à cette découverte, la paralysie du mouvement et du sentiment qui avait été, jusqu'alors, le trait caractéristique de l'affection, cessa d'être un phénomène primordial. On la considéra comme un signe destiné à révéler l'absence de la fibre contractile du muscle, et on lui donna pour cause l'atrophie.

De nombreuses autopsies ont confirmé cette vue et quelques médecins ont pensé que l'atrophie musculaire pouvait bien provenir d'une perturbation ou d'une lésion localisée dans le système sympathique ou trophique.

On comprend qu'une excitation des nerfs vaso-moteurs, en déterminant une contraction des vaisseaux, puisse enlever aux muscles les éléments qui servent à sa nutrition. C'est un fait que Brown-Séquard a parfaitement mis en lumière. Mais quand il y a une accumulation du liquide sanguin dans le muscle, et que par conséquent ces nerfs sont paralysés, comment expliquer l'apparition de l'atrophie ? Nous croyons qu'elle est le résultat de processus irritatifs qui commencent par l'inflammation du tissu musculaire pour finir par l'atrophie ou la dégénérescence.

En résumé, l'atrophie musculaire peut dépendre d'un trouble ou d'une lésion du système cérébro-spinal et du système ganglionnaire; mais elle peut dépendre aussi d'une altération de nutrition exclusivement localisée dans la fibre musculaire.

Nous ne pouvons, à notre grand regret, continuer cette digression pathologique intéressante à tant de titres. Peut-être la compléterons-nous dans un autre travail. Forcé de nous limiter, nous avons dû nous contenter seulement d'indiquer ces diverses conditions pathogéniques; et, bien que cette indication soit très-restreinte, elle nous sera utile pour formuler le traitement. L'étude des causes ne peut être d'un grand secours, car elle est absolument muette en renseignement précis. Nous savons que le froid, le traumatisme, certaines altérations du sang et l'hérédité, jouent un rôle dans le développement de la maladie; mais nos connaissances sur ce point ne sont pas très-étendues.

En revanche, les lésions anatomiques sont mieux connues.

Elles se partagent naturellement en deux groupes : 1° celles qui appartiennent au système nerveux; 2° celles qui se rencontrent dans les muscles.

La chaîne nerveuse du sympathique est souvent le siége d'altérations variées et multiples. Les racines antérieures de la moelle elle-même sont aussi atteintes, et le processus morbide conduit tantôt à l'atrophie simple, tantôt à la dégénérescence fibro-graisseuse.

Les muscles malades, et cela d'une manière constante, sont décolorés et diminués de volume. L'élément contractile subit une dégénérescence granulo-graisseuse qui détruit tous les caractères de la fibre. On voit se former dans le sarcolemme des granulations opaques de nature azotée qui, généralement, passent ultérieurement par la régression graisseuse. On rencontre parfois des traces d'exsudats inflammatoires.

Ces lésions si variées se développent lentement, et la maladie affecte presque toujours une allure insidieuse. Elle se caractérise tout d'abord par l'effacement de certaines saillies musculaires, et par une gêne dans les mouvements. Il survient ensuite dans les membres intéressés des phénomènes douloureux qui font explosion sous forme de paroxysmes. Dans d'autres circonstances, on a constaté un engourdissement des extrémités, des contractions fibrillaires, une exagération des mouvements réflexes, de l'anesthésie et un abaissement sensible de la température.

Si la thérapeutique n'est pas intervenue, la maladie suit son cours et l'atrophie se manifeste. Elle frappe les petites saillies musculaires et notamment celles qui se trouvent sur les éminences thénar ou hypothénar.

La marche de cette affection est très-irrégulière, et son mode de propagation est difficile à bien préciser. Cependant, il n'est pas rare que la dégénérescence se manifeste symétriquement dans les muscles qui sont chargés des mêmes mouvements.

Ainsi, les extenseurs ou les fléchisseurs des membres supérieurs se prennent corrélativement aux extenseurs et aux fléchisseurs des membres inférieurs. Quoi qu'il en soit, quand l'atrophie musculaire progressive est déclarée, elle se revèle à nous par des symptômes qui peuvent se rattacher à trois groupes : 1° les déformations par suite de l'atrophie ; 2° les attitudes vicieuses par suite de la rétraction de certains muscles et de la libre action des muscles antagonistes ; 3° l'impuissance motrice par suite de la disparition de la fibre contractile.

La déformation est le premier phénomène qui nous frappe dans l'atrophie. Certains muscles disparaissent, et il existe un affaissement qui rend les muscles voisins plus saillants. Les attitudes vicieuses que présentent les parties atteintes sont très variées ; elles reposent toutes sur un même principe. Par le fait, d'une part, de la rétraction de certains muscles, et, d'autre part, par l'affaiblissement de certains autres, l'équilibre est rompu, et la partie est toujours entraînée par la masse musculaire qui n'a pas subi les atteintes de la lésion. Ces attitudes vicieuses sont très-variables et correspondent dans une certaine mesure à la marche de l'atrophie.

Il arrive un moment enfin où tous les muscles d'une région sont attaqués par le processus morbide ; l'équilibre est détruit et l'impuissance motrice se manifeste. Arrivée à cette période, l'atrophie se généralise et c'est avec peine qu'on peut lutter contre sa marche envahissante. Il ne faut pourtant pas se décourager tant qu'il existe des fibres intactes et tant que la contractilité n'est pas éteinte en elles. L'électricité est, dans ce cas, un moyen d'exploration précieux. C'est, du reste, à ce puissant agent que nous devons la connaissance des troubles de l'innervation qui signalent le début de la maladie. C'est lui qui nous apprend que, dans les muscles qui vont être frappés par l'atrophie, la contractilité s'épuise avec une rapidité extraordinaire. C'est lui, enfin, qui nous permet de constater que les fibres musculaires ont complétement disparu et que l'atrophie est maîtresse de l'organisme. Toutes les médications sont dès lors impuissantes : la maladie peut, il est vrai, éprouver un temps d'arrêt, mais à un moment donné elle reprend sa marche destructive ; de nouvelles séries musculaires sont envahies, le diaphragme lui-même est frappé à son tour, et dès ce moment il survient des accidents dont les conséquences peuvent être funestes.

Telle est l'évolution de cette grave maladie sur la nature de laquelle on n'est pas encore bien édifié. Nous avons dit déjà comment il convenait de classer les conditions pathogéniques qui favorisent son développement ; nous les rappellerons en quelques mots, parce qu'elles seules peuvent, jusqu'à présent du moins, nous servir de guide dans la direction du traitement hydrothérapique.

Quand l'atrophie est le résultat d'une lésion ou d'un trouble des centres nerveux ou des nerfs, on emploiera les procédés hydrothérapiques qui seront indiqués au chapitre des affections nerveuses. Nous dirons toutefois ici que, dans le cas où l'atrophie est le résultat d'une altération du tissu cérébral ou médullaire, le rôle de l'hydrothérapie doit se borner à exercer une action excito-motrice sur le tissu musculaire dégradé et ne doit pas aller au delà. Cette méthode thérapeutique ne peut rien contre des lésions consommées et contre un état organique placé dans des conditions spéciales. Si l'on veut obtenir quelques résultats, il faut l'employer à une période rapprochée du début.

Quand l'affection est le résultat d'une ischémie déterminée par une excitation des nerfs vaso-moteurs et que cette excitation est produite par un trouble curable, alors l'hydrothérapie peut intervenir favorablement. A l'appui de ce que nous avançons nous citerons un fait dans lequel, l'atrophie étant le résultat d'une névralgie, le traitement hydrothérapique a pu triompher de tous les accidents. Nous fûmes consulté par un malade qui, à la suite d'une névralgie sciatique intense située dans le membre gauche, fut atteint d'une atrophie des muscles de la cuisse et de la jambe du même coté. Nous attribuâmes cette atrophie à la névralgie qui fut immédiatement traitée par les douches écossaises. Les phénomènes douloureux furent bientôt calmés ; nous remplaçâmes alors les douches écossaises par des douches froides très-excitantes et nous eûmes la satisfaction de voir l'atrophie disparaître complétement.

Quand l'atrophie est le résultat d'un processus irritatif localisé dans le muscle lui-même, on peut encore utiliser avec profit l'hydrothérapie ; seulement il importe bien, avant de choisir le procédé qui doit être appliqué, de savoir exactement le but qu'on se propose d'atteindre. On peut, en effet, ainsi que nous l'avons dit en étudiant l'inflammation des muscles, avoir besoin de produire un effet purement excitant ou un effet résolutif. Si la fibre musculaire est simplement atrophiée, il faut faire des applications excitantes pour ramener la contractilité. Si elle a subi une transformation, il faut recourir aux applications résolutives.

Sclérose musculaire progressive.

La sclérose musculaire a de nombreux traits de ressemblance avec l'affection qui précède, bien qu'au premier abord elle paraisse s'en distinguer complétement.

C'est une maladie qu'on n'observe généralement que dans l'enfance, atteignant de préférence les garçons et se développant presque toujours sous l'influence d'un vice héréditaire.

Les auteurs qui se sont occupés de cette maladie, ayant remarqué qu'elle débutait presque toujours par un trouble de l'innervation vaso-motrice, ont pensé qu'elle devait dépendre d'une perturbation spéciale du système ganglionnaire. Les quelques autopsies qui ont été faites n'ont pas confirmé cette manière de voir, car on a toujours constaté l'intégrité de cette section du système nerveux. En revanche, les muscles et leurs enveloppes ont paru être le siége d'altérations qui ont été convenablement étudiées.

Il se produit généralement une hyperplasie du tissu conjonctif qui semble étouffer l'élément contractile, dans certains points la fibre disparaît au milieu du tissu adipeux, dans d'autres, elle devient le siége d'une véritable hypertrophie. Ces lésions dont il est très-difficile de connaître les conditions pathogéniques ont engagé certains médecins à décrire cette maladie sous le nom de sclérose musculaire progressive.

Elle débute presque toujours dans les membres inférieurs; et aucun trouble fonctionnel ne révèle son apparition, si ce n'est quelques sensations de chaleur ou de froid dans les régions menacées. Les cuisses et les jambes augmentent insensiblement de volume; la marche devient pénible, et, comme l'enfant ne peut se déplacer qu'en faisant osciller le bassin et en se penchant en avant, il se produit alors une courbure caractéristique. C'est du moins ce que nous avons remarqué chez deux jeunes malades que nous avons traités. Chez tous les deux on pouvait constater des masses musculaires hypertrophiées à coté de masses musculaires atrophiées; et tandis que les premières contractaient sous l'influence de l'électricité, les secondes ne répondaient que faiblement à cet agent excitateur. Nous avons perdu de vue les jeunes malades, et nous ignorons quelle a été la marche de la maladie. Chez l'un d'eux néanmoins nous avons pu constater l'envahissement progressif des membres inférieurs, qui, après avoir été le siége de contractions fibrillaires permanentes, devinrent inexcitables et paralysés.

Le traitement hydrothérapique et l'électricité ne purent arrêter la marche de la maladie chez les deux enfants qui ont été soumis à notre observation. Il est vrai que ces enfants, scrofuleux au dernier point, n'ont suivi le traitement que pendant six semaines environ, de sorte qu'en toute conscience, nous ne pouvons affirmer que l'hydrothérapie soit inutile dans cette maladie. Nous croyons donc qu'il faut attendre de nouveaux faits pour bien apprécier le rôle de l'hydrothérapie dans la sclérose musculaire progressive; et il est souhaitable que cette méthode soit mise en usage avant que les tissus aient subi une véritable désorganisation.

Névro-myopathie péri-articulaire.

Ce titre n'a pas été choisi pour désigner une maladie nouvelle, en l'adoptant nous avons eu l'intention d'indiquer un ensemble de phénomènes déjà connus qui ont entre eux des relations particulières. Ces phénomènes se manifestent par des douleurs nerveuses et musculaires, par de la myosite, par de la contracture, de la paralysie et de l'atrophie. Et comme ils se localisent et se groupent autour d'une grande articulation en respectant presque toujours les tissus articulaires et que, d'autre part, leur évolution a, ainsi que nous le verrons, une allure toute spéciale, nous avons cru nécessaire d'isoler cet ensemble pathologique que nous désignons sous le nom de névro-myopathie péri-articulaire.

Les altérations qu'on observe ne dépendent jamais d'une lésion cérébrale ou médullaire. Elles ont leur point de départ dans les muscles ou dans les nerfs périphériques. Quand elles débutent par ces derniers, les masses musculaires innervées par les nerfs malades sont frappées en même temps, et il existe plutôt une atrophie telle que nous l'avons décrite. Pour que l'affection se présente avec les caractères qui la distinguent, l'altération doit être localisée d'abord dans l'armature nerveuse du muscle. Ce n'est que plus tard que les troncs sont atteints. Pour nous l'affection débute par un trouble de nutrition des fibres musculaires et des nerfs intra-musculaires.

Si on examine attentivement l'appareil de nutrition des muscles, et de leurs enveloppes, si on tient compte de la finesse et du nombre des vaisseaux qui les parcourent, on est forcé de reconnaître que l'inflammation se développe facilement dans leur tissu.

Quand la cause qui a provoqué le développement des phénomènes inflammatoires est légère, la circulation se régularise promptement et l'inflammation se termine par résolution. Dans le cas contraire, on voit apparaître des processus qui amènent la formation d'exsudats ou la dégénérescence graisseuse. Les fibres musculaires sont pour ainsi dire désagrégées par la présence des exsudats; et comme elles sont d'autre part étouffées par l'accumulation d'un tissu conjonctif, elles finissent, sous cette double influence nocive, par se décomposer, dépérir, s'atrophier et devenir enfin le siége d'une dégénérescence graisseuse.

Lorsque le processus morbide est très-caractérisé, tous les organes qui contribuent à la nutrition de la partie atteinte sont altérés; la fibre musculaire, le tissu conjonctif, le sarcolemme, les vaisseaux et les nerfs subissent une véritable désorganisation, et l'on peut constater toutes les transformations dont nous avons parlé dans les premières lignes de ce chapitre.

Cependant nous devons ajouter que, dans l'affection qui nous occupe, les altérations n'ont pas cette marche rapide; ordinairement elles se limitent et sont inégalement réparties dans la région intéressée. Ainsi l'atrophie n'atteint pas toujours toutes les fibres du muscle qu'elle a entamé; et l'on voit même quelquefois une partie de ce muscle augmenter de volume.

En général, ce groupe d'altérations et de perturbations fonctionnelles qui, nous le répétons, se fixe autour d'une grande articulation sans provoquer, la plupart du temps, aucun désordre dans les tissus articulaires, guérit assez facilement. Et cette issue favorable est une preuve évidente que les centres nerveux n'ont pas une influence bien marquée sur le développement de ces accidents. Si dans cette affection la guérison est la solution la plus commune, il faut savoir que les rechutes sont très-fréquentes, et que la gravité ou la permanence des accidents dépend de la nature des causes et des conditions dans lesquelles se trouve l'organisme.

Ceci nous amène à dire un mot de la pathogénie de ces phénomènes morbides. Presque toujours le début de ces phénomènes coïncide avec l'intervention de causes extérieures dont les plus importantes sont : le traumatisme et le froid. Mais il faut reconnaître que leur évolution n'est vraiment dangereuse que lorsqu'elle se produit dans certaines conditions. Dans tous les cas que nous avons observés, il existait toujours, avant l'intervention des agents extérieurs, une altération du sang ou un état diathésique en puissance. C'est ainsi que nous avons pu apprécier l'influence du rhumatisme, de la scrofulose, de quelques cachexies et même de quelques névroses dans la manifestation et surtout dans la permanence relative de ces désordres. Pour se rendre compte de leur production, il faut donc analyser avec soin la part qui revient à chacune des nombreuses causes dont nous venons de parler.

Après avoir indiqué la marche de ces altérations et après avoir signalé les causes qui peuvent favoriser leur développement, il nous reste à faire connaître de quelle façon elles se manifestent à l'observateur. Cette description nous permettra d'établir pourquoi nous avons consacré à cet ensemble pathologique qui, en définitive, se compose d'altérations ou de troubles fonctionnels déjà connus, une attention toute spéciale.

La scène morbide débute toujours dans les muscles qui sont groupés autour d'une articulation importante, telle que celle de la hanche ou celle de l'épaule ; et le premier phénomène qui apparaît c'est la douleur. Cette douleur est plus ou moins persistante, n'est pas extrêmement vive, n'intéresse qu'exceptionnellement les troncs nerveux et semble se répartir également dans la masse musculaire. Les mouvements articulaires l'exaspèrent, aussi le malade se condamne-t-il facilement au repos. Bientôt, quelques muscles se contractent, et il se produit alors un gonflement péri-articulaire qui peut faire croire que les tissus de la jointure sont atteints. Toutefois, si l'on fait exécuter aux membres atteints des mouvements passifs, on peut facilement se convaincre que, dans la plupart des cas, il n'en est rien. Cependant nous avons vu une luxation se produire ; il est vrai que le malade était dans une période avancée de la maladie et que la faiblesse du tissu musculaire pouvait parfaitement expliquer le déplacement des os.

Cette affection reste longtemps limitée à ces seuls symptômes, et elle peut, sous l'influence d'un traitement approprié, rétrograder ou disparaître. Mais, lorsque les conditions organiques sont mauvaises, les accidents augmentent et la région intéressée devient le siége des processus irritatifs que nous avons décrits.

On peut constater un abaissement de température dans les parties atteintes ; et, tandis que certaines fibres musculaires sont manifestement contractées, d'autres perdent peu à peu leur élasticité, se relâchent et ne répondent qu'incomplétement à l'excitation de la volonté. Les mouvements sont exécutés avec une grande difficulté et provoquent parfois des douleurs insupportables dans les muscles sollicités. Ces derniers deviennent de plus en plus faibles, s'épuisent facilement et donnent lieu à une sensation de fatigue très-prononcée. Le repos exerce une heureuse influence sur ces désordres de motilité ; et il n'est pas rare de voir les fonctions musculaires s'exécuter avec plus de facilité quand les membres malades sont restés dans l'inaction, ce qui, entre parenthèse, n'arrive jamais quand le mouvement est altéré par le fait d'une altération des centres nerveux.

Si le trouble de nutrition ne peut être modifié, les muscles perdent leur forme primitive, et la région présente un aspect tout à fait irrégulier. C'est alors qu'on peut apprécier les efforts que doit faire le malade pour exécuter des mouvements ; quelques fibres se contractent énergiquement et finissent par devenir le siége d'une hypertrophie ; d'autres sont sillonnées par des petits spasmes intermittents qui ôtent toute précision aux mouvements. Les malades sont obligés de se créer des points d'appui pour rendre la fonction possible, et presque toujours leurs efforts sont suivis d'une fatigue extrême. L'état paralytoïde se manifeste de plus en plus ; si le trouble de nutrition n'est pas arrêté, les secousses fibrillaires augmentent, même quand le malade est au repos, et les muscles marchent vers l'atrophie ou la dégénérescence graisseuse.

Tous les phénomènes que nous venons de décrire sont communs aux diverses maladies de l'appareil locomoteur, et les altérations qui les provoquent se développent par le même processus. Nous n'aurions pas repris en sous-œuvre leur évolution, si dans certains cas, et sous l'influence de causes que nous ne pouvons expliquer, ils ne venaient pas se grouper dans une même région, et constituer un ensemble morbide qui diffère par quelques points des maladies musculaires que nous avons déjà étudiées.

Et d'abord, nous avons remarqué que le groupement semblait se faire autour des grandes articulations. Dans sept observations que nous avons recueillies, nous trouvons que la région qui entoure l'articulation coxo-fémorale a été atteinte cinq fois et l'articulation scapulo-humérale deux fois. Dans tous les cas, la déformation des membres a été assez prononcée pour faire croire à l'existence d'une luxation.

Cette affection a, comme toutes les maladies qui siégent dans le tissu musculaire, une marche lente; et, bien qu'elle occasionne parfois des accidents sérieux, nous devons déclarer qu'elle guérit presque toujours. Sur les sept malades observés par nous, quatre ont guéri complétement, l'un d'eux a été guéri deux fois et a été de nouveau atteint, et les deux autres n'ont éprouvé que des améliorations insignifiantes. Nous devons ajouter que, chez ces derniers, la dégénérescence graisseuse était très-avancée.

C'est toujours au traitement hydrothérapique que nous avons eu recours pour combattre cette affection; et les résultats que nous avons obtenus sont assez satisfaisants pour qu'il nous soit permis d'en conseiller l'emploi dans des cas pareils. Mais, avant de se décider, il importe, pour ne pas marcher en aveugle, de bien établir le diagnostic de cette affection.

Avant toutes choses, il importe de savoir si les articulations autour desquelles sont groupés tous ces phénomènes ne sont pas atteintes. L'exécution passive des mouvements peut, sur ce point, donner tous les renseignements désirables.

On devra s'assurer ensuite si ces phénomènes ne dépendent pas d'une lésion des centres nerveux ou des troncs nerveux.

Et enfin, il faudra rechercher si le point de départ de tous ces désordres est une altération de tissu ou un simple trouble dans l'innervation et dans la circulation.

En même temps il sera nécessaire d'examiner sous quelle influence cette affection s'est développée; on recherchera, à cet effet, la part qui revient au traumatisme, à l'humidité, au froid, aux efforts, aux positions vicieuses, à la compression, etc., et on examinera attentivement si l'on est en présence d'une simple altération du sang ou d'un état diathésique.

Le fait étant bien établi, nous allons essayer d'en déduire les conséquences pratiques.

Si la scène morbide est dominée par les phénomènes douloureux, ce qui arrive presque toujours au début de la maladie, surtout quand il existe une influence rhumatismale, il faut recourir aux applications analgésiques; et, parmi elles, c'est à la douche écossaise que nous donnons la préférence.

Si les phénomènes convulsifs l'emportent sur tous les autres, les maillots humides, suivis de frictions froides, très-énergiques conviennent parfaitement.

Si les fibres musculaires sont relâchées et que les membres soient atteints d'impuissance motrice, il faudra employer les douches froides fortement excitantes.

Si l'inflammation laisse après elle des exsudats dont le développement a pour effet de s'opposer à la fonction régulière des muscles, il faudra associer le calorique à l'eau froide, et recourir quelquefois à de légères sudations, de manière à favoriser la résorption des produits mordides.

Enfin si l'affection est compliquée d'une altération du sang, d'une névrose ou d'un état diathésique, comme le rhumatisme ou la scrofule, il faudra recourir aux applications hydrothérapiques qui sont indiquées dans ces diverses maladies.

Cette affection n'étant pas décrite dans les livres classiques, nous croyons utile, pour en faciliter l'examen, de publier, à titre de pièces justificatives, les observations que nous avons recueillies.

Observation I. — Madame X..., âgée de 34 ans, a eu dans sa jeunesse tous les signes de la scrofule. Ses règles ont été le point de départ d'accidents nerveux variés dont la malade a beaucoup souffert. Elle s'est mariée à 20 ans, a eu deux couches assez heureuses, et bien que sa santé fût très-délicate, elle n'a jamais eu de maladie sérieuse.

Il y a environ huit ans, madame X... fit une chute de voiture, se cassa la cuisse et dut, à cause de cet accident, garder la position allongée pendant environ quatre mois. Pendant ce traitement, madame X... éprouva des douleurs assez intenses dans la région fessière du côté fracturé; elles furent bientôt accompagnées de contractures à la partie interne de la cuisse; quelque temps après on reconnut que les masses musculaires de la fosse iliaque étaient déformées; on enleva l'appareil inamovible qui avait servi à consolider la fracture, et on s'aperçut que le membre était raccourci et semblait frappé d'impuissance motrice. On soupçonna l'existence d'une lésion dans l'articulation coxo-fémorale, mais cette idée fut abandonnée, car il fut relativement facile de faire exécuter à la malade tous les mouvements que comporte cette articulation. On crut à l'existence d'une paralysie de nature périphérique, et comme la constitution de la malade était fortement délabrée, on conseilla un traitement hydrothérapique. C'est sur ces entrefaites que nous vîmes la malade pour la première fois. Elle ne pouvait pas faire usage de la jambe malade, et la marche n'était possible qu'à l'aide de béquilles. Le membre était un peu raccourci, porté en dedans et ne présentait de troubles et d'altération de texture qu'à la région fessière. Les saillies que font les muscles fessiers étaient effacées, un grand nombre de fibres étaient relâchées, bosselées dans une partie de leur parcours, et s'épuisaient facilement sous l'influence de la moindre excitation; quelques-unes étaient hypertrophiées, et d'autres semblaient entourées d'un tissu conjonctif abondant, dont la présence occasionnait un gonflement assez prononcé autour de l'articulation. Les mouvements passifs étaient tous possibles; mais lorsque le membre était livré à lui-même, l'exécution des mouvements était lente, irrégulière, difficile et suivie, après un court exercice, d'une fatigue excessive. Tous les muscles, et surtout ceux qui avaient diminué de volume, étaient sillonnés de contractions fibrillaires incessantes, la peau de la région malade avait un degré de température de moins que celle du côté opposé, et les douleurs accusées par la malade avaient perdu leur acuité et étaient fort supportables.

Après avoir examiné les fonctions de l'innervation et de la circulation, nous pûmes nous convaincre de leur intégrité. Seule, la constitution générale de la malade attira notre attention; elle était manifestement affaiblie et présentait les signes d'un lymphatisme assez prononcé.

Les désordres morbides localisés autour de l'articulation coxo-fémorale nous parurent avoir pour causes, d'une part, le traumatisme, le séjour prolongé au lit, peut-être même la longue application d'un appareil inamovible, et, d'autre part, la diathèse scrofuleuse. Au surplus, comme les douleurs étaient légères, ce qui est pourtant très-rare dans cette affection, et que les manifestations locales se traduisaient en définitive par un affaiblissement musculaire et par un trouble de nutrition qui empêchaient les échanges chimiques, nous eûmes recours à un traitement hydrothérapique excitant.

Nous administrâmes des douches froides générales, précédées de douches froides localisées sur la région malade.

Sous l'influence de ce traitement qui fut suivi pendant trois mois, la malade fut complétement débarrassée de tous les accidents. Dans sa famille, elle continua pendant près d'une année l'usage des applications froides, et obtint de cette façon une santé très-satisfaisante.

Observation II. — Nous fûmes consulté, il y a quelques années par une jeune fille qui depuis deux mois avait presque perdu l'usage du bras gauche. Elle était âgée de 17 ans, avait tous les signes d'une chloro-anémie très-prononcée, compliquée d'état nerveux. Elle nous raconta qu'à la suite d'un refroidissement elle fut atteinte de douleurs dans tous les muscles qui entourent l'épaule gauche; ces douleurs n'avaient pas un grand caractère d'acuité, mais elles gênaient beaucoup tous les mouvements. La malade éprouvait en même temps des spasmes dans presque tous les muscles du bras; quelquefois ces contractions intermittentes étaient si prononcées que le fonctionnement du membre était profondément troublé, du moins dans son étendue et dans sa précision. La malade resta dans cet état pendant environ deux mois; elle accusa ensuite une grande faiblesse du bras gauche, et c'est pour remédier à cet état que le traitement hydrothérapique fut conseillé.

Dans notre premier examen, nous pûmes constater d'abord la présence de phénomènes douloureux dans le deltoïde, dans les attaches claviculaires du trapèze, et dans la partie supérieure du grand dorsal. La région sous-épineuse était le siége de contractures qui avaient pour effet de ramener le bras en dehors et un peu en arrière. Les fibres postérieures du deltoïde étaient manifestement grêles, tandis que les fibres antérieures paraissaient avoir augmentées de volume; la partie externe et supérieure du trapèze était gonflée, et le moignon de l'épaule présentait une déformation qui aurait pu faire croire à une maladie articulaire, si les mouvements passifs imprimés à cette articulation n'avaient fait constater son intégrité. Le fonctionnement du membre était altéré, les muscles du bras étaient le siége de contractions fibrillaires très-fréquentes, et un grand nombre de leurs faisceaux étaient atrophiés. La jeune malade, pour ne pas réveiller les douleurs, et aussi par impuissance relative, avait pour ainsi dire renoncé à l'usage du bras. Quand, par hasard, elle faisait un mouvement, son exécution était lente, incertaine, douloureuse, et toujours suivie d'une fatigue extrême.

Après avoir constaté tous ces désordres, il nous sembla qu'on pouvait les considérer comme l'expression d'une névro-myopathie péri-articulaire, occasionnée par le froid et entretenue par la chloro-anémie et l'état nerveux.

Comme les phénomènes douloureux dominaient la scène morbide, nous débutâmes par l'emploi d'une douche écossaise localisée suivie d'une douche froide générale.

Après huit jours de ce traitement, les douleurs furent sensiblement calmées. Nous employâmes alors le maillot humide suivi d'une forte friction avec un drap mouillé fortement tordu. Cette application fit cesser la contracture. Délivrée des phénomènes les plus incommodes, la malade fut soumise à l'usage d'une douche froide générale précédée d'une douche froide localisée sur la région affaiblie. Nous eûmes le soin de remplacer de temps en temps les procédés excitants par quelques immersions froides. Trois mois après ce traitement, l'épaule avait repris sa forme normale, le bras avait recouvré ses fonctions, et sa santé générale était devenue très-satisfaisante.

Observation III. — Le sujet de cette observation est un homme de 55 ans, fils et petits-fils de rhumatisants. A l'âge de 22 ans il fut atteint d'un rhumatisme articulaire aigu qui siégea dans la plupart des articulations, et qui détermina une péricardite dont il porte encore les traces. A 30 ans il eut une éruption eczémateuse qui dura très-longtemps et qui fut remplacée par des accès d'asthme. A cette névrose de l'appareil respiratoire succéda une diarrhée qui se compliquait de temps en temps d'incontinence d'urine.

La santé générale était depuis quelque temps assez satisfaisante, lorsqu'à la suite d'une chute sur le siége le malade fut pris de douleurs très-vives dans la région fessière droite, et, comme les médications employées avaient été impuissantes à les calmer, il vint nous consulter pour savoir si l'hydrothérapie ne pouvait pas lui faire du bien.

Quand nous le vîmes pour la première fois, le malade souffrait depuis un an, et ne pouvait pas faire le moindre mouvement sans provoquer des douleurs extrêmement vives; les abducteurs du côté droit et le couturier étaient contracturés, certaines fibres des muscles fessiers étaient atrophiées, d'autres paraissaient hypertrophiées; il y avait autour de l'articulation coxo-fémorale un gonflement considérable sans altération articulaire, les mouvements exécutés étaient pénibles, lents et fort douloureux; la marche n'était possible qu'après un repos prolongé et à l'aide de points d'appui artificiels.

Nous engageâmes le malade à suivre le traitement hydrothérapique et nous lui administrâmes tout d'abord matin et soir des douches écossaises qui eurent pour effet immédiat d'apaiser ses douleurs. Le maillot suivi de frictions froides fut ensuite essayé pendant un certain temps et remplacé, quand le malade put se tenir assis, par l'étuve à la lampe. Sous l'influence de ces applications, une grande amélioration se prononça; elle fut complétée après deux mois et demi de traitement par l'usage bi-quotidien d'une douche froide générale précédée d'une douche froide localisée.

Observation IV. — Le malade est, comme celui de l'observation précédente, un herpétique chez lequel la névro-myopathie péri-articulaire s'est développée à la suite d'un grand effort fait pour soulever un lourd fardeau. Elle siége chez lui dans l'épaule droite. Nous employâmes la douche écossaise, les sudations et la douche froide générale et locale. Seulement comme le gonflement péri-articulaire était long à disparaître et que le deltoïde était parsemé de petites saillies qui nous semblaient occasionnées par des exsudats inflammatoires, nous ajoutâmes à ce traitement, afin d'obtenir une résolution plus prompte de ces produits morbides, l'emploi de la douche alternative localisée.

Observation V. — Le sujet de cette observation est un vieillard de 68 ans, qui a eu des rhumatismes articulaires, des accès de fièvre intermittente, des congestions du foie et des hémorrhoïdes extrêmement douloureuses.

A la suite d'une marche pénible, il a ressenti quelques douleurs légères autour de l'articulation de la hanche gauche ; puis une grande faiblesse s'est manifestée dans le membre du même côté, et il a éprouvé de grandes difficultés à exécuter les moindres mouvements. En même temps l'articulation devenait le siége d'un gonflement considérable qui fit croire un instant à l'existence d'une maladie articulaire. Toutefois, le professeur Verneuil qui fut consulté à cette époque ne constata aucune lésion et engagea le malade à suivre un traitement hydrothérapique. Pendant deux mois il prit deux fois par jour des douches froides générales et locales qui améliorèrent son état.

Obligé de suspendre cette cure, le malade fut bientôt repris des mêmes accidents ; mais les phénomènes morbides se manifestèrent cette fois des deux côtés. Il existait à la fois une névralgie du sciatique, du crural et des filets nerveux qui entourent l'articulation de la hanche. Les mouvements de flexion, d'abduction et de torsion étaient relativement faciles ; on n'entendait aucun craquement en faisant jouer les articulations ; quelques fibres étaient contractées, d'autres complétement relâchées ; on pouvait constater à la fois de l'hypertrophie et de l'atrophie, des secousses fibrillaires, du tremblement et, avec cela, une impuissance motrice très-marquée, car la marche n'était possible qu'à l'aide de deux béquilles.

Nous avions donc devant nous une névro-myopathie péri-articulaire double de nature rhumatismale. Des sudations légères, la douche écossaise et des douches froides générales et locales furent employées. Après deux mois de ce traitement le malade put marcher en n'ayant d'autre point d'appui qu'une simple canne.

Mais une nouvelle rechute est survenue tout dernièrement, et cette fois les désordres morbides sont localisés autour d'une seule articulation. A l'heure où nous écrivons le malade est encore en traitement, et nous ne pouvons dire ce qu'il adviendra.

Observation VI. — Il s'agit d'une jeune fille hystérique et scrofuleuse qui est atteinte d'une névro-myopathie localisée autour de l'articulation coxo-fémorale gauche. La malade est très-faible, et marche avec une grande difficulté ; chez elle la contracture et l'atrophie dominent la scène; elle est en outre depuis six mois sujette à une diarrhée qui épuise sa constitution.

Nous l'avons soumise dès les premiers jours à l'usage des demi-maillots suivis de frictions froides très-énergiques. Trois semaines après le début du traitement elle peut supporter les douches froides. Elle commençait à éprouver une légère amélioration lorsque des circonstances particulières l'obligèrent à quitter la France. Nous ne savons pas ce qu'elle est devenue.

Observation VII. — La malade qui fait le sujet de cette observation est une jeune femme arthritique qui fut prise à la suite d'un refroidissement de douleurs assez vives dans la hanche et dans l'aine du côté gauche. Ces douleurs s'apaisèrent peu à peu et furent remplacées par des contractures dont les plus prononcées se trouvaient dans les abducteurs et dans le psoas. La région de l'articulation coxo-fémorale devint le siége d'un gonflement qui disparut peu à peu ; les saillies musculaires s'effacèrent peu à peu, et l'atrophie se manifesta jusque dans les muscles de la cuisse. La marche était pénible, difficile à exécuter, mais elle n'occasionnait pas de grandes douleurs.

La malade fut soumise à l'usage quotidien d'une douche froide générale et locale ; et, pendant les premiers quinze jours de ce traitement, elle éprouva une réelle amélioration. Mais de nouvelles douleurs se déclarèrent dans la région inguinale et crurale ; les applications analgésiques n'eurent aucun succès contre elles, et l'on put acquérir la conviction qu'elles étaient occasionnées par un abcès qui venait de se former dans la région iliaque. Le traitement hydrothérapique fut naturellement suspendu, on pratiqua l'ouverture de l'abcès et, lorsque la cicatrisation de la plaie fut complète, la malade put marcher facilement.

Ce succès ne peut être attribué à l'hydrothérapie, et il revient de plein droit à l'opération chirurgicale. Toutefois on pourrait se demander si l'abcès qui s'est formé, peut-être sous l'influence du traitement, n'est pas un de ces abcès critiques comme on en rencontre quelquefois dans l'évolution de certaines diathèses. Ce serait soulever une question qui ne peut être traitée incidemment; nous l'examinerons plus tard.

Des maladies articulaires.

Les maladies chroniques des articulations se développent presque toujours chez des sujets soumis à l'influence de certaines diathèses parmi lesquelles la scrofule, la goutte et le rhumatisme jouent un rôle. Dans ces derniers temps on a parlé de la cachexie vénérienne comme cause probable de ces maladies, mais il nous semble que son intervention n'est pas suffisamment démontrée. Ces causes si variées ne frappent pas le tissu articulaire de la même façon et les processus morbides qu'elles engendrent ne se développent pas de la même manière. Il suffit d'avoir sous les yeux une tumeur blanche du genou de nature scrofuleuse et une de ces arthrites sèches comme en offrent les rhumatisants, pour comprendre que tout doit différer dans la marche de l'affection.

Et d'abord, rappelons-le, le tissu articulaire, tel que nous l'entendons ici, est un assemblage complexe. Il est formé par les extrémités des os, par un cartilage qui couvre et polit leurs surfaces, par une membrane sécrétante chargée de lubréfier les parties et enfin par des ligaments, des tendons, des aponévroses, dont l'union sert à former ou à maintenir l'articulation.

Ces différents tissus sont doués de propriétés physiologiques bien distinctes ; et comme on leur attribue une vitalité variable, ils fournissent, s'ils sont frappés isolément, des processus morbides qui n'auront aucun point de contact entre eux. Au surplus, nous savons que chaque diathèse a, pour ainsi dire, un tissu d'élection; et bien que cette localisation morbide d'une maladie constitutionnelle n'ait évidemment rien d'absolu ni dans le début ni dans la marche ultérieure de l'affection, nous pouvons, dans beaucoup de cas, préciser la marche des processus d'après la cause générale qui est en jeu.

La scrofule fait, en général, sa première manifestation sur la synoviale. Quelquefois elle débute par les épiphyses, mais cette dernière localisation est relativement rare, et c'est presque toujours par une synovite chronique que la diathèse s'annonce.

Cette affection de la synoviale peut conduire à deux résultats bien distincts. Le premier est caractérisé par un épanchement séreux intra-articulaire qui constitue l'hydrarthrose chronique. Dans ce cas, la synoviale est simplement boursouflée; ses franges sont épaissies et plus gorgées de sang, et la membrane elle-même est dépourvue de son épithélium.

Le second prend la forme d'une inflammation parenchymateuse; dans ce cas, la lésion n'est plus limitée à la surface; par le fait d'une prolifération conjonctive, la synoviale s'épaissit et se transforme en un tissu lardacé; sur certains points des bourgeons charnus se développent; ailleurs, les cellules subissent une transformation nécrobiotique qui donne lieu à des abcès. Tandis que dans l'hydarthrose simple les altérations sont limitées, dans la synovite avec dégénérescence elles progressent sans cesse et finissent par compromettre tous les tissus articulaires. C'est ainsi que se développe la tumeur blanche avec ses tristes conséquences.

Le rhumatisme suscite aussi des phénomènes inflammatoires chroniques dans une articulation isolée. et son action morbide est facilement reconnaissable. Elle se manifeste tout d'abord dans les cartilages et n'apparaît le plus souvent dans les autres tissus que consécutivement. Sous son influence le tissu cartilagineux se bossèle à la surface, devient rugueux et se laisse séparer par des intervalles où l'on a quelquefois constaté la présence d'un véritable tissu fibreux. Après être resté un certain temps dans cet état que l'on appelle aujourd'hui la transformation velvétique, il se désagrége, finit par disparaître complétement et se trouve alors remplacé par la substance osseuse de l'épiphyse qui s'éburne dans une certaine épaisseur.

Les capsules du cartilage s'agrandissent et renferment des cellules en voies de scission (Bilroth).

A ces modificateurs du cartilage viennent se joindre quelques altérations de la membrane synoviale qui ressemblent beaucoup à celles qu'on observe dans l'hydarthrose simple. Les tissus voisins peuvent aussi s'enflammer par voie de continuité, et l'on voit parfois à la suite d'une irritation du périoste se développer autour de l'article des productions osseuses qui peuvent faire croire à une déformation considérable de la jointure.

Les lésions de la goutte sont essentiellement constituées par des dépôts qui siégent surtout dans les petites articulations. Dans ces cas, la synoviale est ordinairement atteinte, et les cartilages sont parfois incrustés de ces dépôts particuliers. C'est dans ces cas qu'on rencontre les lésions si variées de l'arthrite déformante.

Tels sont, en général, les processus morbides des affections chroniques du système articulaire. Ils se distinguent de ceux de l'inflammation vraie par une moins grande vitalité, et leur évolution est facilitée par la faiblesse d'un organisme qui ne peut opposer aucune résistance à l'envahissement du mal.

Dans ces affections si variées le traitement hydrothérapique peut être employé avec profit, et le lecteur trouvera dans les considérations qui précèdent les conditions qu'il doit remplir. En étudiant chacune des manifestations morbides dont nous avons parlé, il nous sera plus facile d'indiquer le procédé le plus convenable. Nous nous contenterons, dans cette étude générale, de dire qu'il peut à la fois s'appliquer à l'état constitutionnel et à l'état local. Si les lésions ne sont pas trop avancées, et que le tissu ait conservé encore un peu de vitalité, ou pourra, par des applications excitantes locales, arrêter ou prévenir la désorganisation. Mais ce traitement limité ne saurait donner de bénéfice réel si on n'essayait pas de reconstituer l'organisme à l'aide d'applications toniques générales.

De l'entorse.

L'entorse la plus simple consiste en une distorsion des ligaments qui entourent une articulation. Suivant le degré de violence de la cause productrice, les muscles, les gaînes tendineuses, les ligaments et les parties fibro-synoviales peuvent être déchirés. Quelle que soit l'étendue de la lésion, l'entorse se manifeste par de la douleur, un gonflement compliqué d'ecchymose et une gêne plus ou moins prononcée des mouvements.

Ces accidents peuvent donner naissance à des phénomènes inflammatoires, laisser après eux une roideur articulaire ou une faiblesse dans les ligaments qui rend les mouvements difficiles, ou bien être le point de départ d'une manifestation diathésique. L'hydrothérapie peut être utile dans ces trois circonstances ; seulement il importe de savoir choisir le procédé qui convient dans ces différentes alternatives.

Dans toute entorse récente, l'indication capitale est de combattre la douleur et le gonflement et de prévenir l'inflammation consécutive. Pour atteindre ce double résultat, il n'est pas de meilleur agent que l'eau froide. On l'emploie sous forme de bain local, de compresses ou d'irrigation continue.

La température de l'eau dans le bain local doit être assez basse ; elle peut varier entre 10° et 12° centigrades. Cependant, chez les malades trop impressionnables, il faudra débuter avec de l'eau à 15°, et même 17°. La durée de l'immersion variera nécessairement suivant l'intensité du mal. Généralement, on laisse le membre dans le bain tant que la chaleur morbide persiste et tant que le malade éprouve du soulagement. On doit cependant éviter de produire un grand refroidissement dans les parties malades ; et, bien que l'on se propose d'empêcher tout mouvement de réaction, il ne faut pas dépasser le but et détruire la vitalité des tissus.

Le bain froid n'est pas toujours commode à administrer ; il peut, dans certains cas, occasionner un refroidissement trop prononcé ; il importe donc de savoir qu'il peut être avantageusement remplacé par les compresses froides sédatives ou rafraîchissantes.

On trempe ces compresses dans l'eau froide et on les place, ainsi mouillées, sur l'articulation malade en ayant soin de les renouveler quand elles s'échauffent. L'eau dont on se sert doit être très-froide à moins que les phénomènes inflammatoires soient très-accentués, auquel cas il convient mieux de l'employer à une température plus élevée.

Ces compresses froides ainsi renouvelées ont une action très-manifeste contre la douleur, le gonflement et l'inflammation qui accompagnent l'entorse. Seulement, comme il faut les renouveler tous les quarts d'heure, ce qui est difficile pendant la nuit, on les remplace quelquefois par des irrigations continues d'eau froide faites à l'aide des appareils spéciaux que nous avons décrits.

L'hydrothérapie n'est pas seulement employée pour combattre les accidents aigus de l'entorse ; elle est encore très-utile pour faire disparaître ces empâtements qui séjournent longtemps autour des articulations blessées, et pour donner de la force aux ligaments et aux muscles qu'un long repos a affaiblis. Si l'on veut atteindre ce double résultat, ce n'est plus aux applications sédatives qu'il faudra recourir, c'est aux applications excitantes et surtout à la douche froide localisée. C'est dans ce cas que les frictions et le massage sont employés avec succès.

Nous avons dit que l'entorse était quelquefois l'occasion d'une manifestation diathésique. Sans parler des lésions articulaires graves que cet accident peut occasionner chez les sujets scrofuleux, personne n'ignore qu'il est souvent le point de départ d'une manifestation rhumatismale bien accusée, et que c'est ainsi que s'explique la longue durée de certaines entorses.

Si on ne tient pas compte de ce fait et que l'on continue l'usage des douches froides locales, voire même du massage, les douleurs sont souvent exaspérées, le gonflement augmente et les mouvements deviennent plus difficiles. Dans ces circonstances il faut recourir à la douche écossaise ou aux compresses excitantes, et soumettre le malade à un traitement hydrothérapique général si on veut favoriser l'action des applications locales.

Nous avons eu assez souvent l'occasion de constater ce fait et nous l'avons notamment observé chez une dame que le professeur Nélaton avait confiée à nos soins. En descendant un escalier elle fit un faux pas et tirailla fortement les ligaments de l'articulation tibio-tarsienne du côté gauche. Elle fut traitée selon les règles; mais comme après deux mois de soins intelligents et assidus elle ne guérissait pas, le Dr Nélaton lui conseilla de suivre un traitement hydrothérapique. Quand nous vîmes la malade pour la première fois, elle nous raconta que son mal était purement local et ne dépendait nullement d'une cause générale ; elle ajouta même qu'elle repoussait entièrement l'opinion du médecin qui croyait à l'existence d'une diathèse rhumatismale. Malgré cet avertissement intéressé, nous conseillâmes une douche écossaise localisée sur l'articulation malade, et nous soumîmes la malade à un traitement hydrothérapique anti-rhumatismal à la suite duquel les accidents articulaires disparurent complétement.

De l'hydarthrose chronique.

Cette affection est, de toutes les maladies articulaires, la moins élevée dans l'échelle de gravité.

Elle peut affecter d'emblée la forme chronique ou succéder à un état aigu. Bien que son développement tienne le plus souvent à une influence diathésique, il arrive parfois qu'elle se présente dans toute sa simplicité. C'est ce qui a lieu chez les individus affaiblis qui sont exposés à de grandes fatigues articulaires.

Les grandes jointures sont souvent atteintes par l'hydarthrose, mais c'est le genou qui est son siége de prédilection.

Cette maladie est caractérisée anatomiquement par les lésions de la synoviale que nous avons indiquées précédemment, et par un épanchement séreux dans l'articulation. Cet état de choses peut durer longtemps sans que les lésions s'aggravent, seulement, par la prolongation de l'affection, la sérosité prend quelquefois des caractères spéciaux ; elle devient visqueuse, épaisse, et des fausses membranes se développent dans la cavité articulaire.

L'hydarthrose, en distendant tous les tissus, arrête pour ainsi dire leurs fonctions, de sorte que les mouvements sont extrêmement gênés.

Abandonnée à elle-même, cette maladie guérit très-rarement ; il est donc indispensable que le médecin intervienne. Les médications qu'il a à sa disposition sont nombreuses ; mais elles ne sont pas toutes également efficaces et, bien que chacune d'elles compte de réels succès, nous croyons qu'elles ne produisent pas des résultats aussi remarquables que l'hydrothérapie.

Les guérisons de l'hydarthrose par le traitement hydrothérapique, sont trop fréquentes pour être comptées. Nous nous dispenserons, en conséquence, de citer des observations qui, à ce point de vue du moins, seraient parfaitement superflues. Nous nous contenterons seulement d'indiquer les procédés qui doivent être employés.

Quand l'hydarthrose se présente dans toute sa simplicité, et lorsque le malade est anémique, ce qui est très-fréquent, la douche froide générale, précédée d'une douche froide localisée sur l'articulation malade, est le procédé hydrothérapique qui convient le mieux. La douche générale devra être de courte durée et assez énergique. Quant à la douche locale, elle devra être appliquée, surtout au début, avec une grande modération ; la percussion sera légère dans les premières séances, elle ne devra augmenter que progressivement et elle n'atteindra un certain degré de puissance que lorsque le malade sera bien habitué à son action. Quelquefois, sous son influence, l'hydarthrose chronique repasse sans danger à un état sub-aigu dont l'apparition est le point de départ de la résorption du liquide. Si l'effet de la douche locale est lent à se produire, ou si le malade ne peut supporter l'impression du froid, on pourra employer des douches alternatives localisées sur l'articulation malade.

Si le malade est rhumatisant ou scrofuleux, on pourra donner une certaine excitation à la peau à l'aide des maillots ou des étuves suivis d'une application froide excitante. On se trouvera bien aussi de l'usage de l'eau en boisson afin d'activer les sécrétions de l'organisme.

Nous avons eu à nous louer des compresses froides excitantes appliquées à plusieurs reprises sur les articulations malades ; mais nous devons ajouter que, si bienfaisants que soient les procédés locaux, il est indispensable, dans les maladies de ce genre, de recourir à des applications générales.

De l'arthrite.

L'arthrite est une des maladies les plus variables dans ses symptômes. Qu'elle se rattache ou non à une cause diathésique, elle peut frapper à la fois une ou plusieurs articulations. Si nous excluons pour un instant de la maladie en question toutes les inflammations articulaires qui ont une cause première nettement définie, nous trouvons que l'arthrite ne survient guère que dans certaines conditions déterminées.

Elle est rare chez la femme et chez l'enfant, mais, en revanche, elle est fréquente chez l'adulte qui se fatigue. Le plus souvent, elle trouve son origine dans un travail forcé des articulations, et dans un affaiblissement général de la constitution.

Dans cette étude, nous mettrons de côté les arthrites nombreuses qui tiennent à la scrofule ou au rhumatisme, puisqu'elles ont déjà été examinées au chapitre des diathèses. Nous ne parlerons pas davantage de ces affections articulaires qui se rattachent à des états généraux graves, tels que la morve, le farcin, l'infection purulente, etc. Nous ne traiterons même pas la question controversée de l'arthrite blennorrhagique à propos de laquelle on discute pour savoir si elle est le produit d'une affection rhumatismale, ou si elle n'est que la simple résultante d'un phénomène d'ordre réflexe, se reliant directement à la blennorhagie. Parmi toutes les arthropathies, nous choisirons seulement celles qui peuvent nous fournir quelques indications de traitement.

L'arthrite, considérée au point de vue où nous nous sommes placé n'est point une affection qui, lorsqu'elle débute avec un processus aigu, suit rapidement les évolutions d'une inflammation régulière. Alors même qu'elle apparaît avec des symptômes dont l'acuité est telle qu'on pourrait croire à une suppuration rapide de l'article, il n'est pas rare de la voir s'arrêter et rétrocéder.

L'inflammation prend un caractère sub-aigu, parfois même, surtout si l'on emploie un traitement trop débilitant, elle devient chronique et se termine par une hydarthrose de l'article ou bien se transforme en tumeur blanche.

C'est au médecin appelé à intervenir dans une cure aussi délicate à saisir non-seulement les indications du traitement local, mais encore d'aviser au moyen de soutenir convenablement l'état général.

On a eu recours, trop souvent, il faut en convenir, à ce que l'on pourrait appeler le traitement antiphlogistique vigoureux. En présence d'une arthrite aiguë, on ne cherchait qu'à juguler l'inflammation, et, à cet effet, les sangsues et les saignées ont été largement prodiguées. On est revenu des abus d'une méthode qui n'a pas peu contribué à modifier l'arthrite aiguë dans le sens d'une fâcheuse chronicité.

L'hydrothérapie, dans ce cas, est un auxiliaire très-puissant. Sans déperditions organiques, avec ses procédés anti-phlogistiques ou sédatifs, elle peut arriver à apaiser l'état inflammatoire. Lorsque l'atrhrite tend à devenir chronique, l'hydrothérapie est peut-être plus efficace encore. En excitant la vitalité des tissus, et en entretenant la nutrition générale dans de justes limites, elle peut faciliter la résolution de l'altération locale et permettre à l'économie d'organiser sur place le processus de la guérison.

Contre l'état aigu on emploiera les compresses fraîches souvent renouvelées, les manchons d'eau, l'irrigation continue. Il faudra se préoccuper dans l'application de ces divers procédés, de renouveler l'eau le plus fréquemment possible, afin de prévenir toute réaction et de laisser un certain intervalle entre les applications afin de ne pas éteindre la vitalité des tissus. C'est en se tenant à égale distance de ces procédés extrêmes qu'on pourra rendre ces applications utiles.

Contre l'état chronique la médication hydrothérapique doit être à la fois générale et locale. Le calorique et le froid combinés ensemble pourront rendre de grands services, pour reconstituer l'organisme et pour favoriser surtout les mouvements d'assimilation et de désassimilation. Ce que nous avons dit déjà sur l'action de ces deux agents nous dispense d'indiquer ici la manière de les utiliser.

Quant aux applications locales, elles peuvent se faire à l'aide de compresses excitantes, de douches de vapeur, de douches froides et de douches alternatives.

Il est une remarque que nous devons faire en terminant; c'est que, dans ce cas, le traitement est fort long; malade et médecins doivent s'armer de patience. Ce traitement qui rend des services dans l'arthrite peut être utilisé avec avantage contre ces affections articulaires spéciales qui ont été décrites par le docteur Duplay sous le nom de péri-arthrites (1).

De la tumeur blanche.

L'arthrite chronique qui porte ce nom est presque toujours sous la dépendance de la diathèse scrofuleuse. Elle peut se développer sans cause occasionnelle appréciable; mais le plus souvent elle succède à un traumatisme, à des distensions plus ou moins violentes des tissus qui entourent l'article, ou bien encore à une arthrite simple. Toutefois la tumeur blanche n'apparaît après toutes ces causes que lorsqu'il existe déjà dans l'organisme des troubles nutritifs plus ou moins intenses. C'est ainsi qu'on voit chez un scrofuleux une simple entorse devenir la cause déterminante d'une tumeur blanche redoutable.

Le processus morbide de cette affection consiste dans l'envahissement progressif de tous les éléments articulaires par une sorte de tissu lardacé. Ce tissu, qui résulte d'une prolifération conjonctive, peut, dans ses évolutions successives, se transformer en une substance inerte dont la présence n'est pas toujours un obstacle au fonctionnement des articulations malades. C'est dans ce cas que la tumeur blanche reste stationnaire et n'engendre pas ces destructions qui l'accompagnent si souvent. Quand cet arrêt n'a pas lieu, les altérations histologiques progressent et atteignent rapidement tous les tissus articulaires; dans ce travail de désorganisation, les cartilages finissent par disparaître, les os s'enflamment et une suppuration séreuse s'établit dans toute la jointure. Quelquefois, au milieu de ce travail de destruction, un processus régressif se développe; il peut même se produire une véritable organisation dans les tissus. La tumeur blanche alors aboutit à l'ankylose et par suite à la guérison. Ce procédé curatif naturel est malheureusement très-rare, et il n'est possible que lorsque l'organisme possède une grande force de résistance. Le plus souvent, après des alternatives d'amélioration et d'aggravation, les processus désorgani-

(1) Dr Duplay, *De la péri-arthrite. Archives générales de médecine*, 1872.

sateurs reprennent leur marche progressive, la suppuration augmente de plus en plus et le malade est conduit jusqu'aux dernières limites du marasme. Obligé de résister aux influences d'une suppuration incessante, incapable de soutenir les activités organiques qui s'épuisent, il est bientôt saisi par la fièvre hectique ou par une consomption qui le tue.

Quelquefois, la tumeur blanche, surtout quand elle est liée à la tuberculose, débute par le tissu osseux. Dans ces cas, le processus morbide marche avec une rapidité effrayante et le malade succombe promptement.

Les considérations qui précèdent renferment des enseignements précieux pour un praticien attentif. Elles prouvent notamment que l'intervention de la thérapeutique doit être prompte et énergique. Il est nécessaire, en effet, de se rendre maître de l'inflammation, d'éviter la désorganisation, et, si on ne peut empêcher la régression de se produire, de provoquer de toute manière la production d'une ankylose.

Pour atteindre ce résultat, Bonnet, de Lyon, et après lui un grand nombre de chirurgiens ont démontré que l'immobilisation de l'articulation malade était un moyen précieux. Sans doute, ce traitement répond à une indication précise ; mais il occasionne toujours un affaiblissement général qu'il faut éviter, si l'on veut que l'organisme puisse réagir contre le mal et marcher vers la guérison. C'est dans ce but que l'on conseille aux malades une bonne alimentation, les toniques de toute sorte, l'exposition au grand air, l'insolation et enfin l'hydrothérapie.

Par ces applications reconstituantes générales, l'hydrothérapie peut entretenir l'activité des organes et en faciliter les fonctions. Parmi ces applications, la plus efficace et la plus commode à diriger est la douche froide en pluie et en jet. Il sera bon de faire de temps en temps usage du calorique. Nous n'insisterons pas sur les motifs qui nous déterminent à faire ce choix ; ils sont suffisamment exposés dans le chapitre consacré à la scrofulose et au lymphatisme.

L'hydrothérapie peut encore être utilisée contre les manifestations locales qui constituent la tumeur blanche. Quand il existe des phénomènes inflammatoires, on peut recourir sans inconvénient à l'usage des compresses froides ou fraîches souvent renouvelées. Quand le processus chronique est commencé, on peut essayer de l'arrêter en se servant des compresses excitantes appliquées deux ou trois fois par jour ou bien de la douche écossaise dont nous avons eu beaucoup à nous louer dans ces circonstances ; si la désorganisation est assez avancée et que la vitalité des tissus soit amoindrie, on peut par une douche froide localisée ramener, pour ainsi dire, la vie dans les régions malades, faciliter une nouvelle organisation et produire la guérison de la maladie en provoquant la formation d'une ankylose.

De l'arthrite sèche. — De l'ankylose.

L'arthrite sèche constitue le plus ordinairement une des manifestations de la diathèse rhumatismale.

Les premiers écrivains qui ont décrit cette affection, ne l'ayant observée que dans l'articulation de la hanche, lui donnèrent le nom assez bizarre de *morbus coxæ senilis*. On a démontré plus tard que toutes les articulations pouvaient être atteintes par cette maladie qu'on appelle aujourd'hui *arthrite sèche*.

Nous avons déjà fait connaître la marche que suivent les lésions qui caractérisent cette maladie. Elles débutent, en général, par les cartilages et finissent par atteindre lentement et progressivement tous les tissus de l'article. Ces altérations semblent plutôt résulter d'un processus atrophique que d'un processus inflammatoire actif. Elles peuvent être considérées comme le produit d'une régression des différents tissus. Autour des points atteints, on voit se développer des stalactites osseuses qui impriment à la jointure des déformations caractéristiques. Quelquefois les tissus ligamenteux et synoviaux peuvent même, par des transformations successives, passer à l'état d'os ou de cartilage.

La marche de l'affection est essentiellement chronique. Elle n'est jamais accompagnée de fièvre, et on n'observe aucun de ces symptômes qui révèlent un trouble général de l'économie. Le premier phénomène consiste en une douleur qui, parfois, devient assez forte pour gêner les mouvements de l'articulation atteinte. La déformation se montre ensuite, mais elle n'a rien de régulier et se subordonne aux productions osseuses périphériques.

Parfois, il se fait dans l'article un épanchement séreux plus ou moins abondant qui n'exerce, du reste, aucune influence sur les altérations.

Cette maladie a peu de tendance à rétrocéder ; seulement elle peut se limiter aux petites articulations, ainsi que nous l'avons vu en étudiant la goutte et le rhumatisme noueux, et ne pas altérer sérieusement les fonctions locomotrices. Lorsqu'elle atteint les grandes articulations, sa marche envahissante est plus redoutable et les troubles locomoteurs sont plus sérieux.

Parmi ces troubles, celui qui apparaît avec le plus de constance, c'est l'ankylose complète ou incomplète. Cette abolition de la fonction articulaire coïncide presque toujours avec une certaine atrophie des muscles qui entourent la jointure.

Bien des traitements ont été essayés contre cette affection rebelle ; et celui qui semble, jusqu'ici du moins, avoir produit les meilleurs résultats est assurément le traitement hydrothérapique.

Déjà, en parlant de la goutte et du rhumatisme, nous avons fait connaître les heureux résultats de ce traitement appliqué à l'arthrite diathésique, et nous avons essayé d'expliquer son mode d'action. Nous nous contenterons d'indiquer ici les diverses applications qui doivent être faites.

Si l'on est assez heureux pour assister au début de la maladie, on pourra, à l'aide de la douche écossaise, ou par des sudations suivies d'une douche ou friction froide, calmer les premiers accidents et entraver l'évolution histologique. Si le processus morbide a déjà produit la déformation articulaire, il faut, par un traitement général composé de sudations et d'applications froides, favoriser les échanges organiques, activer les fonctions de la peau et relever les forces générales. En même temps, comme les accidents locaux sont plutôt de nature atrophique qu'inflammatoire, on fera des applications excitantes sur les articulations malades, afin d'augmenter la nutrition dans les parties environnantes. La douche froide locale, les frictions mouillées et les compresses excitantes répondent parfaitement à cette indication, et le manuel opératoire est le même que dans les affections précédentes.

Si, sous l'influence de l'action combinée du calorique et du froid, l'économie reprend des forces et son énergie normale, si par des applications excitantes localisées on parvient à restaurer les parties atrophiées, on pourra essayer de combattre l'ankylose. L'ankylose complète ou par *jetées osseuses* étant au-dessus des ressources de l'art, il est entendu que c'est de l'ankylose incomplète que nous voulons parler. C'est contre cette dernière que l'hydrothérapie est fort utile. Par ses effets résolutifs elle pourra favoriser la résorption des exsudats et de tous les produits morbides qui, accumulés autour de l'articulation malade, en gênent considérablement le jeu. Par ses effets sédatifs ou analgésiques elle permettra que l'exécution de certains mouvements ait lieu sans éveiller de trop grandes douleurs.

Pour faciliter la résorption des produits morbides agglomérés autour de l'articulation, il faudra employer des douches froides générales précédées de douches froides ou alternatives localisées. On recommandera au malade de boire de l'eau fréquemment, et on le soumettra de temps en temps à l'usage des maillots ou des étuves afin d'activer les fonctions cutanées.

Avant d'indiquer les procédés à l'aide desquels on peut diminuer la sensibilité des articulations malades, un mot d'explication est nécessaire.

Le traitement effectif des ankyloses incomplètes doit avoir pour résultat de *redresser* et de *mobiliser* le membre malade.

Le *redressement* consiste à ramener le membre dans sa position normale ; et la *mobilisation* a pour but de rendre à l'articulation la motilité qu'elle a perdue.

Le redressement et la mobilisation peuvent être pratiqués à l'aide d'un appareil spécial ou avec les mains, et ces manœuvres peuvent, en outre, être faites progressivement ou subitement. Dans tous les cas l'hydrothérapie peut rendre de grands services en donnant le moyen d'apaiser les douleurs que fait naître l'exécution des mouvements forcés, et en s'opposant, par son action antiphlogistique, à la production des phénomènes inflammatoires qui se développent souvent à la suite des tractions.

Avant de pratiquer le redressement ou la mobilisation, on appliquera sur l'articulation malade une douche écossaise très-prolongée. Ce moyen analgésique permettra au chirurgien de pratiquer les manœuvres nécessaires sans faire naître de grandes douleurs. Quand l'opération sera faite, on appliquera sur la région intéressée des compresses froides qu'on aura soin de renouveler afin de prévenir tout accident inflammatoire.

En prenant toutes ces précautions, on pourra renouveler les manipulations deux fois par jour, et, si ce traitement peut être longtemps continué sans interruption, on arrivera à faire disparaître ou tout au moins à modifier sensiblement cette triste infirmité.

Des maladies du tissu osseux.

Les affections chroniques du tissu osseux ou de son enveloppe dépendent presque toujours d'une altération générale de l'organisme; sans parler de la syphilis, que nous avons étudiée déjà dans quelques-unes de ses manifestations, nous pouvons dire que la scrofule et la tuberculose sont les états constitutionnels les plus propres à développer ces maladies. La première atteint surtout le périoste; la seconde, au contraire, localise presque toujours ses effets dans l'os lui-même.

La cause occasionnelle de ces altérations est ordinairement le traumatisme. C'est chez les jeunes scrofuleux surmenés par le travail que nous voyons se développer le plus souvent ces redoutables périostites de l'enfance.

Le processus de la périostite chronique consiste dans le développement d'une néoplasie conjonctive. Le périoste s'épaissit et attire vers lui le sang qui est destiné aux os. Ceux-ci ne se nourrissent qu'imparfaitement, et l'on voit quelquefois au-dessous du périoste malade une lame plus ou moins épaisse de tissu osseux en voie de se nécroser. Ces altérations constituent la carie superficielle de certains auteurs.

La marche ordinaire de l'affection est lente et sa terminaison est très-variable. Quelquefois des portions osseuses nécrosées sortent sous forme de séquestres plus ou moins volumineux, un tissu cicatriciel s'organise et la guérison a lieu. Dans d'autres circonstances, il se forme entre l'os et le périoste une collection purulente qu'il faut ouvrir le plus promptement possible pour soustraire le malade à l'influence pernicieuse de ces suppurations intarissables dont l'ostéo-périostite est la source.

Plus grave encore est l'ostéite d'origine tuberculeuse ; alors même qu'elle ne se complique pas de lésions d'autres organes, elle guérit bien rarement. Sa marche est rapide ; la nécrose du tissu osseux est fréquente, et le malade succombe le plus souvent dans un marasme profond.

Dans ces affections si graves, l'hydrothérapie ne peut intervenir qu'à titre d'adjuvant des méthodes chirurgicales et comme moyen antidiathésique.

Ce que nous avons dit en examinant le rachitisme et l'ostéo-malacie peut servir à bien préciser les indications et l'application de ce traitement.

CHAPITRE IX

MALADIES DU SYSTÈME NERVEUX. — NÉVROSES.

SOMMAIRE

État nerveux. — Nervosisme. — Névropathie. — Névroses. — Définition. — Physiologie pathologique. — Causes. — Analyse des symptômes. — Diagnostic. — Excitation et parésie du cerveau de la moelle épinière et des nerfs. — Vertige. — Insomnie, ataxie, etc. — Du traitement hydrothérapique dans l'état nerveux. — Hystérie. — Interprétation et formes variées de cette névrose. — Son traitement par l'hydrothérapie. — Catalepsie. — Extase. — Eclampsie. — Hystéro-épilepsie. — Épilepsie. — Hypochondrie. — Mélancolie. — Nostalgie. — Chorée. — Du rôle de l'hydrothérapie dans le traitement de ces maladies.

État nerveux. — Bien des noms ont été assignés à cet état morbide du système de l'innervation. *Nervosisme, névropathie, diathèse nerveuse, fièvre nerveuse, cachexie nerveuse, névrospasmie, névropathie protéiforme*, etc. ; telles sont les expressions qui ont servi ou qui servent encore à désigner cette maladie nerveuse. Si à toutes ces appellations nous préférons le nom d'*état nerveux*, c'est qu'il ne préjuge rien, qu'il est connu et compris de tout le monde, et qu'en somme, il signifie bien que c'est dans le système nerveux que siége l'affection. En effet, sous ce titre, on comprend un ensemble de phénomènes morbides, caractérisés par un trouble fonctionnel du cerveau, de la moelle épinière et des nerfs, en un mot de toutes les parties du système nerveux : cette définition, on le voit, n'embrasse rien moins que toute la pathologie fonctionnelle de ce système ; elle ne peut être, en conséquence, que vague et indéterminée. Il est, en effet, impossible d'admettre que l'état nerveux soit une névrose spéciale, ayant des symptômes bien distincts et une marche bien déterminée. Si l'on examine attentivement tous les modes de symptômes qui accompagnent ou qui constituent l'état nerveux, on pourra aisément constater l'absence de ces traits spéciaux qui font reconnaître l'épilepsie, la chorée, la catalepsie, etc., et les autres névroses dont les symptômes sont distincts et parfaitement caractérisés. On observera des désordres dans toutes les fonctions dévolues au système nerveux, mais on ne pourra distinguer rien de spécial à aucune d'elles.

Pour nous, nous ne saurions définir l'état nerveux autrement que comme il suit : une maladie générale fonctionnelle de l'organisme produite par une modification de nutrition des centres nerveux, modification dont la cause peut varier et être multiple, mais dont l'effet primitif, ainsi qu'on va le voir, est toujours rattaché à une irritation de ces centres.

Les causes qui produisent l'état nerveux peuvent se réduire à deux : l'excitation nerveuse, et l'altération du sang. Toutes les causes reconnues comme pouvant donner lieu à cette affection prendront facilement place dans l'une de ces deux classes. Si donc nous étudions les effets produits par ces deux causes sur le système nerveux, nous aurons l'explication physiologique de l'état morbide qui fait en ce moment l'objet de notre étude.

Physiologie pathologique. — L'excitation d'un centre nerveux, qu'elle soit directe ou qu'elle soit produite par l'intermédiaire des nerfs périphériques, modifie la nutrition de ce centre, en vertu de l'action réflexe provoquée dans les vaisseaux qui l'alimentent. Cette altération de nutrition exerce une influence sur les nerfs centrifuges qui émanent du centre malade et la modification qu'elle fait naître se traduit par des symptômes qui siégent dans la sphère d'action de ces nerfs.

Cette altération de nutrition peut dépendre d'une excitation du tronc nerveux lui-même ou des nerfs centripètes ; mais elle peut être due aussi à une altération dans la qualité ou la quantité du liquide sanguin. Il ne suffit pas, pour que la nutrition soit normale, que le sang arrive dans les tissus en quantité suffisante, il faut encore que le liquide nourricier n'ait rien perdu de sa qualité.

Sous cette double influence, les centres nerveux s'affaiblissent facilement dans toutes les fonctions auxquelles ils président ; il se produit alors un état particulier, que l'on désigne sous le nom de *faiblesse irritable*, et qui est essentiellement caractérisé par un accroissement morbide de l'excitabilité cérébro-spinale immédiatement suivi d'un épuisement rapide et très-accusé des fonctions qui dépendent du centre nerveux intéressé. Si nous n'étions pas forcé de nous restreindre, nous essayerions de démontrer combien cette idée peut être féconde au point de vue du traitement des névroses. Nous nous proposons du reste de reprendre et de développer cette question intéressante.

Ce point de départ de l'état morbide dont nous parlons étant admis, l'on comprendra facilement que la durée, la gravité et la forme de cette névrose dépendent du degré et de l'étendue de l'altération nutritive des centres nerveux et de la partie de ces centres qui est affectée. C'est ainsi que cette maladie peut être exclusivement caractérisée par un affaiblissement intellectuel ou par une excitation cérébrale, par de l'ataxie musculaire ou par des phénomènes d'impuissance motrice, par une exaltation ou une diminution de la sensibilité. En un mot, elle peut être constituée par l'excitation, la perversion ou la parésie d'un centre, et manifester son existence par des désordres fonctionnels de ce centre. Ceci dit, examinons les résultats physiologiques produits par l'altération de nutrition des nerfs.

L'on sait que l'altération qualitative et quantitative du sang produit une augmentation d'excitabilité réflexe dans les nerfs excito-moteurs qui émanent du centre où se passe l'action morbide. Si donc on constate cet accroissement dans l'excitabilité motrice, on peut dire que le centre d'où vient le nerf moteur est certainement atteint dans sa nutrition. Quand l'altération de nutrition est le résultat d'une excitation trop prolongée des éléments nerveux, voici ce qui se passe. Les vaisseaux, d'abord contractés par action réflexe, ne tardent pas, par suite de l'épuisement nerveux des vaso-moteurs, à être relâchés et même paralysés. Il en résulte alors une dilatation vasculaire qui, en favorisant un plus grand afflux de sang, active la nutrition ; par ce fait on se trouve, comme dans le cas précédent, en présence d'une augmentation d'excitabilité réflexe dans les nerfs centrifuges.

Comme conséquence, les symptômes de l'état nerveux seront des phénomènes de surexcitabilité réflexe dont la cause est dans les centres et qui varieront suivant le degré et la puissance de cette cause.

Au début il y aura augmentation d'excitabilité, mais, la cause continuant d'agir, finira par amener de la perversion dans cette excitabilité, et enfin son épuisement. On admet, en effet, qu'une excitation trop prolongée et trop répétée détermine d'abord de la perversion dans l'excitabilité des éléments nerveux, et finit par anéantir, par épuisement, leur propriété de réaction.

Le malade dont le système nerveux s'altère dans ses fonctions, peut donc présenter successivement des symptômes d'excitation, des symptômes de perversion et des symptômes d'épuisement, ou plutôt de parésie nerveuse; car le mot épuisement semble impliquer une perte de fonction, ce qui n'existe pas.

Les symptômes d'excitation passent, la plupart du temps, inaperçus, à moins qu'ils ne soient très-saillants. Ils consistent en une suractivité fonctionnelle des organes qui sont sous la dépendance du centre lésé. L'individu est déjà malade, mais il ne s'en rend pas compte, et, au lieu de se plaindre de cette suractivité qui l'étonne quelquefois lui-même, il en profite jusqu'à ce que, souvent par le fait de cette influence inconsciente, surviennent des symptômes évidents de perversion et de parésie nerveuse. C'est alors et seulement à ce moment, que les malades se décident à consulter le médecin, lequel peut observer chez eux les différents symptômes dont il va être question, ou une partie seulement de ceux-ci, suivant l'étendue, le siége de la lésion, et le degré d'ancienneté de la maladie.

Étant données les deux causes principales qui peuvent produire l'état nerveux, c'est-à-dire : l'excitation prolongée ou l'altération du sang, nous retrouverons, dans l'énumération des symptômes que nous allons faire, tous ceux que l'on sait être produits par ces deux causes. Ces symptômes, nous l'avons déjà énoncé, sont tous d'origine ou de nature réflexe, mais nous devons ajouter, pour expliquer différents phénomènes, que les centres nerveux, la moelle par exemple, qui ne sont excitables normalement qu'en certains endroits servant aux actions réflexes, peuvent le devenir dans toute leur étendue sous une influence morbide comme la congestion, et donner lieu à des sensations anormales, mais tout à fait subjectives.

Nous ferons remarquer encore que, dans l'état morbide des centres nerveux, les conducteurs d'une espèce de sensibilité peuvent être mis en action par les agents excitateurs des conducteurs d'une autre espèce. Cette action est due à l'hyperesthésie des conducteurs spéciaux, lesquels sont mis en action par l'influence excitatrice ordinaire d'une autre sensation. C'est ainsi, par exemple, que l'impression du froid sur une partie hyperesthésiée peut produire de la douleur.

De plus, nous ferons observer que plusieurs symptômes, plusieurs sensations éprouvées par les malades, dans l'affection qui nous occupe, ne sont que des sensations rapportées, c'est-à-dire la sensation d'une contraction provoquée par un nerf moteur, influencé lui-même par une action réflexe.

Étiologie. — Après l'exposé que nous avons fait des troubles physiologiques qui constituent l'état nerveux ; après avoir montré quelle était la cause invariable qui donnait lieu à tous ces troubles, cause qui, on le sait, consiste dans l'altération de nutrition des centres nerveux, nous n'aurons pas besoin de nous arrêter longuement sur l'étiologie de cet état morbide. Elle se résume en cette donnée, que tout état de l'organisme capable de jeter une perturbation dans la nutrition des centres nerveux peut engendrer l'état nerveux.

Or, il y a deux causes principales qui dominent toute l'étiologie de cet état nerveux ; elles peuvent se résumer de la façon suivante :

1° Une excitation trop vive ou trop prolongée du système nerveux en un point donné, que cette excitation soit psychique ou matérielle, qu'elle soit produite directement ou par action réflexe ;

2° Une altération du sang.

Les causes du premier ordre sont : les impressions morales, les passions, les excès de veilles et de travail, les excès vénériens, la menstruation, la grossesse, les maladies de l'utérus, les vers intestinaux, les blessures et les cicatrices douloureuses, etc. ; dans celles du second ordre se trouvent : l'anémie et la chlorose, l'hydrohémie, toutes les intoxications, la convalescence des maladies aiguës, ces maladies elles-mêmes, dans lesquelles existe, pour ainsi dire, un état nerveux aigu, les maladies chroniques, la lactation prolongée, etc.

Ces deux ordres de causes peuvent se trouver réunies et agir sur le même individu. C'est ainsi, par exemple, que dans certaines affections douloureuses avec production d'une sécrétion morbide, il y a à la fois excitation nerveuse liée au symptôme douleur, et épuisement de l'organisme par le travail sécrétoire.

Il nous resterait à parler, pour compléter l'étiologie, de certaines causes que l'on peut appeler prédisposantes et que certains auteurs ont classées comme telles. Mais ces causes ne sauraient produire à elles seules l'état nerveux. Telles sont : l'âge adulte, parce que c'est à cette époque que se manifestent le plus fréquemment les causes dont nous venons de parler ; la puberté chez les femmes, parce que c'est une époque où il se produit du côté des ovaires et de l'utérus une excitation quelquefois suffisante pour faire naître l'état nerveux. L'éducation est dans le même cas : on comprend en effet quel rôle celle-ci joue dans l'état moral des individus. Or celui-ci ayant une grande part dans l'état nerveux, à ce point qu'on ne saurait guérir ce dernier sans adjoindre un traitement moral aux divers traitements appropriés, il est de toute évidence qu'une éducation mal dirigée peut devenir une cause prédisposante, et que certaines personnes peuvent puiser en elle des idées et un état moral dans lesquels leur maladie prend racine. Il est donc essentiel pour le médecin d'avoir l'esprit éveillé sur ces circonstances, et d'arriver à pénétrer la nature des causes dont nous parlons, afin de pouvoir les combattre.

Enfin l'hérédité doit figurer parmi les causes prédisposantes. Personne n'ignore avec quelle puissance et quelle ténacité se transmettent les maladies nerveuses, ou du moins les dispositions aux maladies nerveuses. Chez les individus qui sont sous le coup de cette prédisposition, il suffit de la cause la plus insignifiante pour provoquer des désordres nerveux considérables.

Symptômes. — Avant de décrire les symptômes de l'état nerveux, nous ferons remarquer que le caractère principal de cet état morbide est une grande instabilité, une grande inconstance de tous ces phénomènes qui surgissent à l'improviste, souvent sans aucune cohésion et sans cause bien saisissable.

Un symptôme constant, propre aux individus névropathes, consiste en une extrême susceptibilité morale. Cette disposition maladive, qu'une grande irritabilité complique, éclate à la moindre occasion, ordinairement sous le plus petit prétexte ; et à sa suite l'agitation se traduit par des pleurs ou le rire, sans motifs, des bizarreries d'humeur, de l'emportement ou de la tristesse pouvant aller jusqu'au plus profond découragement.

L'attention des malades se concentre sur l'examen des sensations vraies ou fausses qu'ils perçoivent, exagèrent ou interprètent à plaisir, soit avec leur imagination, soit à l'aide de notions scientifiques erronées empruntées à leurs lectures ou aux conversations. On sait avec quelle obstination inquiète ils recherchent alors les conseils des médecins et entretiennent aussi qui veut les entendre du récit circonstancié de leurs maux. Ce n'est pas que les habitudes d'éducation et le raisonnement ne maîtrisent, chez quelques-uns, cette tendance caractéristique; mais la préoccupation de l'état maladif finit par l'emporter et se manifeste d'autant plus vivement qu'il a fallu plus d'efforts pour en contenir l'élan. D'ailleurs, abstraction faite d'une impulsion irrésistible, les facultés intellectuelles n'ont reçu aucune atteinte; elles restent lucides et il n'est pas rare de voir ces sujets se juger eux-mêmes, et déplorer leurs divagations ou leurs emportements en s'en rendant compte après coup.

En somme, une étonnante mobilité dans l'humeur, une extrême variabilité de caractère, une grande susceptibilité, tel est l'état intellectuel et moral des névropathes. Ce sont, comme l'a fort bien dit Sandras, *les gens des extrêmes*, surtout au moral.

A cette irritabilité morale se joint de la faiblesse musculaire, de la nonchalance, un sentiment de pesanteur, qui font souvent que les malades sont rebelles à tout exercice, et resteraient volontiers couchés ou assis continuellement. Cependant, lorsqu'ils sont stimulés par une cause qui les intéresse vivement, ils sont capables de développer une force et une énergie qu'on n'aurait pu soupçonner chez eux.

Le sommeil est, le plus souvent, influencé par l'état nerveux. Des rêves, des cauchemars viennent l'interrompre, et, lorsque la maladie continue, on constate une insomnie absolue.

La tête est lourde, embarrassée ; quelques-uns se plaignent de migraines, de névralgies et de douleurs vagues ; il y a enfin des étourdissements et du vertige.

Ce dernier phénomène, ou plutôt son mode de production, n'a pas été, croyons-nous, suffisamment expliqué. On verra plus loin que, dans l'état nerveux, il existe fréquemment de l'hyperesthésie de certains nerfs sensitifs. Cette hyperesthésie fait que ces nerfs sont d'une impressionnabilité telle que, pour la moindre cause, ils sont irrités et entrent en fonction. Cette irritation produit, par action réflexe, une contraction des vaisseaux sanguins de l'encéphale, d'où ischémie passagère et vertige.

Il a, en effet, été parfaitement démontré, par exemple, que l'irritation du nerf acoustique produit le vertige, dans toutes les circonstances où les fonctions du cerveau sont perdues ou diminuées, où par conséquent le contrôle de la volonté n'existe plus.

Il en est de même pour la gastralgie ou la dyspepsie qui accompagnent très-souvent l'état nerveux, et qui produisent, par action réflexe, la contraction de quelques vaisseaux sanguins du cerveau. L'insuffisance du sang, et par suite l'altération qui en est la conséquence, dans certaines parties de l'encéphale, produit le vertige.

Ce mode de production du vertige est très-important à connaître ; car il a été pris trop souvent pour l'effet d'une congestion passagère de certaines parties du centre encéphalique, et à laquelle on essayait de remédier par un traitement propre à amener de l'ischémie dans les centres nerveux. On comprendra qu'on ne faisait ainsi qu'augmenter l'intensité des symptômes que l'on voulait combattre.

A propos du vertige stomacal, nous nous permettrons quelques réflexions : nous admettons volontiers qu'un trouble de l'estomac agisse sympathiquement sur le cerveau, mais, pour produire la manifestation qui nous occupe dans cet organe, il faut que celui-ci soit affecté dans ses fonctions ; le plus souvent c'est l'affection cérébrale qui détermine ces troubles stomacaux à la suite desquels le vertige se manifeste. Il semble qu'il y ait donc là une véritable action réflexe du cerveau sur lui-même par l'intermédiaire de l'estomac ; et, l'on peut être autorisé à admettre que la production du vertige implique presque toujours une perturbation fonctionnelle du cerveau.

Ce que nous venons de dire du vertige stomacal peut se dire également du vertige provenant des maladies des yeux, de la vessie, de l'utérus, du foie, des reins, etc. Étant donné que, lorsque le cerveau est altéré dans ses fonctions, les impressions produites par les nerfs sensitifs de ces différents organes peuvent produire du vertige, on ne trouvera pas étonnant que celui-ci soit si fréquent dans l'état nerveux, qui est toujours accompagné d'une grande impressionnabilité sensitive.

La sensibilité générale étant troublée, il en résulte des douleurs plus ou moins vives sur le trajet des nerfs : névralgies passagères de la face, fourmillements dans les membres, douleurs dans les lombes, névralgies des viscères, etc., ce sont des douleurs référentes dues à une irritation des nerfs sensitifs.

Un phénomène remarquable, sous la dépendance de l'état nerveux, consiste dans l'inégalité de température ou de calorification des différentes parties du corps. Les névropathes sont tantôt frissonnants et se plaignent du froid, tantôt, au contraire, ils souffrent de la chaleur qu'ils éprouvent soit dans tout le corps, soit dans certaines parties bien limitées, la nuque, le pavillon de l'oreille, par exemple. Ces sensations, du reste, ne sont pas illusoires ; on peut s'en rendre parfaitement compte au toucher, et même à la vue. Cette inégalité de calorification est évidemment due à une perversion dans l'excitabilité réflexe des vaso-moteurs, lesquels, sans cause appréciable, se contractent, ou, au contraire, se trouvent dans un état de paralysie momentanée.

Ce sont des phénomènes vaso-moteurs du même genre qui produisent les modifications que l'on observe dans la nutrition et le fonctionnement des différents organes des sens. Du côté de l'organe de la vue, on observe des symptômes en rapport avec l'état des vaisseaux sanguins de la rétine, et du degré d'hyperesthésie de celle-ci. C'est ainsi que la vue est tantôt faible, trouble, ou tantôt d'une excessive acuité. L'action de la lumière est quelquefois pénible et douloureuse. Toute attention soutenue et prolongée est souvent impossible. Quelques malades se plaignent d'avoir constamment des mouches ou des lueurs qui voltigent devant leurs yeux. L'amaurose peut aussi être une conséquence de l'état nerveux. Cela n'étonnera personne, car il est bien établi que cette affection est produite par un état anémique de la rétine, indiquant que ses vaisseaux sanguins sont contractés par une action réflexe. Ce mode de production de l'amaurose n'est pas rare. On l'a observé dans des cas d'irritation d'un nerf centripète par des vers intestinaux; on l'a observé aussi dans la gastralgie, dans des cas d'irritation du nerf frontal. Rien donc de surprenant à ce que ce soit un phénomène qui puisse se présenter dans l'état nerveux qui est essentiellement caractérisé par une exaltation du pouvoir excito-moteur.

Les individus névropathes sont quelquefois sujets aux illusions visuelles et aux hallucinations, et éprouvent tous les symptômes correspondant à ces troubles de la vision. D'autres fois ils voient les objets doubles, ou bien ne peuvent se rendre compte du degré d'éloignement de ceux-ci.

Du côté de l'ouïe, des phénomènes analogues peuvent se présenter. Celle-ci peut devenir d'une finesse surprenante, et les malades perçoivent des sons qui, quoique réels, échappent aux oreilles des personnes qui les entourent. L'hyperesthésie du nerf auditif rend quelquefois très-douloureuse la perception de certains bruits.

Quelques-uns entendent des bruits imaginaires, se plaignent de bourdonnements, etc. Ces bruits sont souvent produits par des battements artériels sur l'organe de l'ouïe, altéré dans ses fonctions, et donnant naissance à des sensations purement subjectives par l'intermédiaire du nerf auditif.

Ce qui a été dit de la production réflexe de l'amaurose, est également applicable à la surdité. On sait en effet qu'elle peut être le résultat d'une irritation d'un nerf centripète. Les cas de surdité produite par la dyspepsie, les névralgies, les vers intestinaux sont connus de tout le monde. On ne sera pas surpris, par conséquent, de trouver la surdité parmi les symptômes de l'état nerveux.

Des phénomènes remarquables peuvent s'observer du côté du sens de l'*odorat*. L'hyperesthésie des nerfs qui président à l'olfaction est parfois tellement exagérée que l'odeur la plus insignifiante peut provoquer des défaillances, des convulsions et même la syncope. Ces phènomènes réflexes n'ont pas besoin d'être expliqués, ils seront compris de tout le monde.

Quelquefois la perversion olfactive produit des illusions de l'odorat, et amène des perceptions subjectives d'odeurs imaginaires. Quelques malades, en effet, se plaignent d'être continuellement poursuivis par une odeur particulière.

Le sens du *goût* présente aussi des symptômes de perversion, mais il est souvent difficile de séparer ces symptômes de ceux qui appartiennent aux voies digestives, avec lesquels il y a une sorte de connexion. Cependant, dans certains cas, le sens du goût peut être perverti, sans qu'il y ait en même temps des troubles digestifs. Certains malades recherchent les choses acides et les crudités, d'autres ont de l'appétence pour des substances non alimentaires. Cette perversion du goût indique que les nerfs affectés à ce sens ont perdu la propriété d'être impressionnés par leur excitant naturel. Quelques malades sont dans l'impossibilité de distinguer le sel du sucre; d'autres trouvent toujours que les aliments ingérés ont le goût du plâtre: quelques-uns enfin, ne sentent absolument rien.

L'anesthésie et l'hyperesthésie cutanées peuvent, on le sait, être dues à une influence réflexe venant de quelques parties du cerveau, de la moelle épinière et des nerfs centripètes, et se manifestant sur les vaso-moteurs qui président à la nutrition des conducteurs des impressions sensitives. Cette influence amène une perturbation qui peut être caractérisée tantôt par l'exaltation de leurs fonctions, tantôt par son abolition. Ces deux phénomènes nerveux pourront donc s'observer dans l'affection qui nous occupe, et donner lieu à des symptômes qui varieront avec le degré de perturbation produit dans les nerfs sensitifs.

Le sens du *toucher* ne s'exerce quelquefois que d'une façon imparfaite. Dans d'autres circonstances, il semble perdu complétement. Quelques malades, au contraire, présentent des symptômes d'hyperesthésie de ce sens et se trouvent notamment très-impressionnés par le contact de certains corps. Ainsi nous avons connu des malades qui éprouvaient des sensations extrêmement vives en touchant le velours ou la soie.

L'anesthésie peut, de même, se rencontrer à tous ses degrés, depuis l'analgésie jusqu'à l'anesthésie proprement dite.

Dans les fonctions musculaires, l'état nerveux se manifeste par différents symptômes. On comprendra facilement que ces fonctions donnent lieu à des particularités anormales, dans un état où l'excitabilité réflexe est si grande, puisque le système musculaire est celui où se manifestent principalement les actions réflexes.

Et d'abord nous dirons qu'un grand nombre de malades sont atteints, dans certains muscles de la face ou du corps, de mouvements convulsifs involontaires. Quelques-uns même présentent, par leurs tics, leurs grimaces, leurs allures, de grands points de ressemblance avec les choréiques. En général, sous l'influence de l'état nerveux, les malades éprouvent une diminution de leur force musculaire. Quelquefois, pourtant, ainsi que nous l'avons déjà dit, lorsqu'ils sont stimulés par une cause qui les touche vivement, ces malades deviennent capables d'une énergie extraordinaire. Tous les auteurs qui ont écrit sur ce sujet en citent des exemples remarquables.

D'autre part, la faiblesse musculaire peut aller jusqu'à simuler une paralysie ; il y a même des cas où celle-ci existe véritablement.

Fréquemment l'état nerveux est accompagné de troubles dans la locomotion. La démarche est incertaine, chancelante. Les malades ont beaucoup de peine à maintenir leur équilibre, il faut que la volonté intervienne activement. Le plus souvent cet état n'est que passager et de courte durée, survenant sous l'influence d'un vertige, d'un étourdissement, mais quelquefois il peut être continu, et, dans ce cas, la démarche des malades ressemble à celle des ataxiques.

On n'ignore pas que, dans l'acte si complexe de la locomotion, à l'état normal physiologique, la volonté n'intervient que pour donner l'impulsion première. Les mouvements qui constituent la marche sont produits par la moelle, en vertu d'une série d'actions réflexes résultant de la succession d'impressions transmises par les nerfs sensitifs. Ces mouvements, bien coordonnés, de façon à maintenir l'équilibre général du corps, tout en produisant les mouvements complexes de l'acte qui constitue la locomotion, ces mouvements, disons-nous, sont indépendants de la volonté.

Mais si la moelle vient à être altérée fonctionnellement, comme dans le cas de perversion ou de parésie nerveuse spinale, la coordination des mouvements nécessaires à la marche, qui est une des fonctions de ce centre nerveux, ne s'exerce plus, ou s'exerce mal; dès lors la marche automatique ne peut plus s'effectuer, et la volonté, aidée des différents sens, est obligée d'intervenir. Or la succession coordonnée des mouvements réflexes produisant la marche, est le résultat d'une éducation première qui a lieu dans l'enfance, et d'une sorte d'entraînement produit par un exercice répété. Si donc, tout à coup, une cause vient entraver l''exercice de cette habitude physiologique, l'éducation est à refaire et la volonté doit intervenir. On comprend que celle-ci, livrée à elle-même, ne puisse jamais atteindre le but recherché, puisqu'elle a besoin, pour arriver à ce résultat, du secours fonctionnel de la moelle qui le lui refuse.

C'est ce qu'on observe chez les névropathes qui présentent des troubles dans la locomotion. Quand ils veulent marcher, ils doivent faire intervenir la volonté aidée de la vue. Si celle-ci fait défaut, comme dans l'obscurité de la nuit, la marche est très-difficile. Dans ce cas, en effet, le sens du toucher peut seul porter aide à la volonté, et ne supplée qu'imparfaitement le sens de la vue absent.

D'autres causes que celle que nous venons d'expliquer peuvent entraver la marche. L'irritation prolongée des nerfs vaso-moteurs, résultat de la surexcitabilité réflexe morbide qui constitue symptomatiquement l'état nerveux, produit quelquefois un état sub-inflammatoire douloureux des articulations. On voit, en effet, apparaître chez les névropathes, des douleurs articulaires qui troublent la précision des mouvements.

L'irritation des nerfs moteurs pourra produire des convulsions, des crampes, des tremblements, de la rigidité, de la contracture. Ce sont, en effet, des symptômes que l'on a observés.

Ces phénomènes musculaires, spasmes, crampes, convulsions, contractures, peuvent se produire dans certains viscères, et donner lieu à des symptômes dont nous parlerons plus loin.

Les fonctions digestives sont, le plus souvent, le siége de manifestations indiquant des modifications fonctionnelles anormales dans les différents organes du tube digestif.

Les sécrétions des liquides servant à la digestion sont quelquefois altérées. Elles peuvent l'être de diverses manières. Du côté de la bouche, on observe parfois une sécheresse extrême de la muqueuse, d'où résultent de grandes difficultés dans la mastication et la déglutition, difficultés pénibles et quelquefois impossibles à surmonter, à cause de la ténacité des spasmes que la présence du bol alimentaire, non lubréfié, provoque dans le pharynx.

D'autres fois, les sécrétions buccales sont, au contraire, augmentées. Les liquides, sécrétés en abondance, doivent être, à chaque instant, rejetés ou avalés. Lorsqu'ils sont expectorés, ils fatiguent et dégoûtent le malade. Si, au contraire, ils sont avalés, la présence dans l'estomac de ces liquides alcalins produit sur la sécrétion stomacale des effets qui nuisent à la digestion, et irritent la muqueuse.

Nous aurons, plus loin, à propos des troubles dans les sécrétions, l'occasion d'expliquer ces anomalies de fonctionnement des glandes salivaires.

Enfin, les liquides de la bouche peuvent être altérés dans leur composition chimique. La salive, au lieu d'alcaline qu'elle est ordinairement, devient acide et produit, sur la muqueuse buccale, des désordres plus ou moins graves, plus ou moins profonds. De plus, la sécrétion buccale peut même subir une altération qui lui donne les caractères et les propriétés d'un virus, comme dans la rage.

Outre l'insuffisance de lubréfaction et d'imbibition du bol alimentaire, différentes causes peuvent encore entraver les actes de mastication et de déglutition. Le premier peut être douloureux par suite de névralgies des joues, des dents, etc... Certaines névralgies faciales rendent même cet acte très-pénible. La déglutition est quelquefois arrêtée par des spasmes et des contractions du pharynx et de l'œsophage. Le passage du bol alimentaire au voisinage de la glotte peut irriter celle-ci et provoquer de la toux. Sandras cite le cas d'une personne chez laquelle cette toux était tellement pénible, qu'elle évitait autant que possible de manger, bien que l'appétit fût conservé.

Ces spasmes ne sont que le produit réflexe de l'irritation des nerfs sensitifs de ces régions. Lorsqu'ils sont fréquents, ils rendent la nutrition très-difficile, et compromettent gravement la santé des malades qui s'amaigrissent rapidement.

Dans l'estomac, des phénomènes sécrétoires analogues à ceux qui se passent dans la bouche peuvent se produire, et amener des troubles digestifs. Mais il peut survenir aussi des manifestations plus inquiétantes. La présence des aliments peut produire, sur la muqueuse stomacale, une irritation très-vive, en rapport avec le degré d'hyperesthésie des nerfs sensitifs, et donner lieu, comme dans le pharynx, à des phénomènes réflexes se traduisant par des crampes, des tiraillements, de la gastralgie et des vomissements qui prennent parfois le caractère de vomissements incoercibles, et sont l'origine de complications sérieuses.

Il peut se produire, dans la sécrétion des sucs gastriques, des modifications qui entraînent des troubles digestifs chez les individus sous le coup de l'état nerveux. Quelquefois la sécrétion stomacale manque d'acidité. D'autres fois, au contraire, cette sécrétion est d'une acidité extrême. Dans le premier cas, la digestion stomacale se fait d'une manière incomplète ; il survient du malaise, des vomissements et la plupart des symptômes qui accompagnent une indigestion. Dans le second cas, l'on observe tous les symptômes de la dyspepsie acide : régurgitations acides, sensations de chaleur et de brûlures à l'estomac, etc.

Ces difficultés dans la digestion stomacale, les douleurs qui les accompagnent, provoquent souvent le vertige, par le mécanisme que nous avons indiqué plus haut, et sur lequel nous ne reviendrons pas.

Du côté du ventre, on observe souvent des coliques, des borborygmes, un sentiment de plénitude pénible, du ballonnement. La constipation est aussi un phénomène qui se présente fréquemment. Quelquefois même elle est assez opiniâtre et l'on ne peut obtenir de selles qu'avec des moyens énergiques et violents comme les purgatifs drastiques. Nous nous hâtons de dire que ces moyens ne doivent être employés qu'à la dernière extrémité, car, s'ils amènent, il est vrai, un soulagement momentané, leur action irritante sur le tube intestinal surexcite considérablement le système nerveux si impressionnable, et peut dans certaines circonstances devenir extrêmement nuisible.

Tous les symptômes que l'on observe dans l'appareil digestif tiennent à la perversion nerveuse occasionnée dans cet appareil par l'état morbide du système nerveux. La digestion, en effet, n'est qu'une succession de phénomènes réflexes sur lesquels la volonté n'a aucune action, et comme, dans l'état nerveux, les actions réflexes sont modifiées et irrégulières, il s'ensuit, dans l'acte de la digestion, une perversion qui se manifeste par des symptômes divers en rapport avec les fonctions des organes influencés.

La surexcitabilité réflexe propre à l'état nerveux se fait sentir de différentes manières du côté de l'appareil respiratoire. La moindre émotion, la cause la plus insignifiante, mettent en action le système nerveux et provoquent des actions réflexes du côté des voies respiratoires et dans leur fonctionnement. La digestion amène des étouffements. La toux, que l'on a appelée, avec juste raison, *toux nerveuse*, cette toux sèche, rauque, saccadée, apparaît sans que souvent on en puisse saisir la cause. Les changements de température, la pluie, la grêle, les orages, la provoquent. La moindre impression sur les organes des sens, l'apparition des règles, sont des causes suffisantes pour mettre en jeu l'action réflexe et provoquer la toux. Les accès d'oppression et d'asthme sont assez fréquents. Les malades, à des moments donnés, éprouvent le besoin de respirer largement, recherchent le grand air. Ces phénomènes de dyspnée peuvent être le résultat de deux causes : une hypersécrétion de la muqueuse bronchique, ou bien un spasme des bronches, résultant l'un et l'autre d'une action réflexe transmise soit par le nerf pneumogastrique, soit par les filets vaso-moteurs du grand sympathique, amenant un trouble dans la nutrition.

Les malades accusent fréquemment un serrement de la gorge qui les étrangle et les empêche de respirer. Ces spasmes du larynx sont généralement le résultat d'un état congestif de la base de l'encéphale, produit par la paralysie des vaso-moteurs.

Une influence réflexe des hémisphères cérébraux peut amener la perte de la parole. Ces cas d'aphonie symptomatique de l'état nerveux ne s'observent pas souvent, surtout d'une manière continue; cependant nous en avons vu plusieurs exemples bien remarquables.

L'état nerveux exerce son influence sur le système circulatoire, et, pour ce qui regarde l'organe central de la circulation, le cœur, les troubles que l'on observe semblent tenir à une modification de nutrition résidant dans le grand sympathique. En effet, le cœur est innervé, à la fois, par les nerfs pneumogastriques et par le grand sympathique. La portion de ce dernier qui contribue le plus aux fonctions du cœur provient du ganglion cervical inférieur. Or la physiologie nous a démontré qu'une excitation du sympathique accélère les mouvements du cœur; qu'au contraire une excitation des pneumogastriques en suspend les battements. Mais nous ferons remarquer que, pour qu'il y ait, dans ce cas, suspension des battements, il faut une excitation assez considérable. Longet, voulant étudier cette action indiquée par plusieurs physiologistes tels que Bugde, Weber, Mayer, etc., ne fut pas heureux au début de ses expériences. Ce n'est que plus tard, dit-il, qu'il put reconnaître que l'emploi d'un appareil d'induction trop faible avait causé son insuccès. Béclard dit, d'un autre côté, qu'un courant faible agissant sur les pneumogastriques, au lieu de suspendre les battements, les accélère. Nous sommes donc fondé à croire que l'arrêt du cœur, dans ces expériences, est dû à un épuisement du nerf vague, plutôt qu'à un de ces effets indéterminés qui obligent à considérer le pneumogastrique comme un nerf d'arrêt.

Si maintenant nous revenons à notre sujet, nous trouvons, dans l'état nerveux, par suite de la modification de nutrition des centres nerveux, une augmentation d'excitabilité. Cette augmentation est suffisante pour agir sur le sympathique, mais insuffisante pour épuiser le pneumogastrique, et provoquer par là une suspension des battements du cœur. Le sympathique agit donc seul; le nerf vague, qui semble être, suivant certains auteurs, son antagoniste, n'est pas suffisamment excité pour combattre son action, il y a donc accélération des battements du cœur et *palpitations*. Si l'excitation est plus forte, et suffisante pour épuiser nerveusement le pneumogastrique, il y a arrêt du cœur, et *syncope*. Ce fait est rare, mais cependant on l'observe.

Telle est, croyons-nous, dans l'état nerveux, le véritable mode de production de ces accidents, si difficiles à expliquer, et sur lesquels bien des théories ont été émises. En tous cas, si cette explication que nous donnons n'est pas rigoureuse, elle est au moins vraisemblable; c'est la raison qui nous a encouragé à l'émettre.

Avec les palpitations, ou du moins avec l'accélération irrégulière des battements cardiaques, coïncide une accélération du pouls, qui n'en est que la conséquence. En effet, le pouls est fort, vif, fréquent. Souvent il n'est accompagné d'aucun symptôme de fièvre, mais cependant celle-ci peut se manifester, et il est facile d'en comprendre la raison.

Dans la fièvre, l'élévation de température du corps est le seul symptôme constant, sans lequel elle n'existe pas. Du moment qu'il y a accroissement de chaleur, il y a fièvre, et il ne peut y avoir fièvre sans accroissement de chaleur. Ce dernier symptôme est le phénomène fondamental de cet état morbide.

Or l'élévation de la température implique une augmentation dans les combustions organiques. Ce dernier acte exige une augmentation dans l'apport du sang. Si donc, comme dans le cas qui nous occupe, il y a accélération de la circulation, ainsi que nous l'avons vu, il n'est pas étonnant qu'il puisse y avoir surcroît de combustions organiques ; d'où élévation de la température propre du corps, et par conséquent fièvre.

La fièvre peut donc figurer parmi les symptômes de l'état nerveux. En effet, on l'observe souvent, soit à l'état continu, accompagnée de son cortége de manifestations : courbature, inappétence, pâleur de la face, soif ardente, etc...; tantôt elle n'apparaît que d'une façon périodique, avec paroxysmes revenant par intervalles, affectant même parfois le type intermittent. C'est ce que, depuis longtemps déjà, on a appelé la *fièvre nerveuse*, parce qu'on ne trouvait rien dans les organes qui pût en expliquer l'apparition. Ce nom ne saurait être mieux appliqué, car nous venons de voir que la cause première de cette fièvre réside dans le système nerveux.

Dans l'état nerveux, il se manifeste quelquefois des symptômes analogues à ceux de l'angine de poitrine. Mais nous nous empressons d'ajouter que, si les symptômes sont les mêmes, si même ils constituent, par leur assemblage, l'affection que l'on comprend généralement sous le nom d'*angine de poitrine*, si la cause qui les produit dans les deux cas est la même, dans l'état nerveux, ces symptômes n'ont pas la gravité que l'on a coutume de trouver dans cette redoutable maladie.

Quelle que soit la théorie que l'on choisisse pour expliquer les symptômes de cette étrange affection, et ce n'est pas ici le lieu d'entrer dans ces explications, le symptôme principal, constant et dominant, est une douleur à la région du cœur. Cette douleur, reconnue jusqu'à présent de nature névralgique, est-elle la cause productrice de toutes les autres manifestations qui l'accompagnent, ou n'est-elle, avec ces dernières, que la manifestation d'une lésion siégeant dans un centre nerveux? Peu nous importe au point de vue qui nous occupe. Nous avons vu que, dans l'état nerveux, il pouvait se produire, sur le trajet des nerfs, des névralgies. Or, ici, la névralgie existe, et elle nous suffit pour expliquer les autres phénomènes.

Le cœur est innervé par les nerfs cardiaques et par les plexus qu'ils forment avec les nerfs vagues. Les premiers proviennent des ganglions cervicaux du grand sympathique, principalement du ganglion inférieur. La douleur au niveau du cœur pourra donc produire des effets réflexes dans tous les rameaux qui émanent de ces ganglions, c'est-à-dire, pour ne prendre que le ganglion inférieur, dans les rameaux de communication avec les cinquième, sixième et septième paires cervicales et la première dorsale, dans le rameau qui communique avec le nerf récurrent du pneumogastrique, lequel se partage entre le larynx et le cœur. Quelquefois ce ganglion est en communication avec le nerf diaphragmatique et l'hypoglosse. Le plexus formé par le pneumogastrique et le grand sympathique préside également à l'innervation du poumon, principalement encore par le ganglion cervical inférieur.

En outre, comme le plexus brachial est formé précisément par les mêmes paires cervicales et la même paire dorsale qui communiquent avec le ganglion, les nerfs qui émanent de ce plexus peuvent donc être le siége d'actions réflexes rayonnant autour de ce ganglion.

En résumé, la douleur siégeant au cœur peut donc produire des effets réflexes dans le larynx et le cou, dans les branches du plexus brachial, le bras, l'épaule, le thorax, dans les organes de la respiration, et même dans les mouvements du cœur, par une sorte d'action réflexe de cet organe sur lui-même, par l'intermédiaire du pneumogastrique ou du sympathique, d'où accélération ou ralentissement des battements, suivant l'intensité de l'action. De plus, comme il y a souvent un rameau anastomotique entre le ganglion cervical inférieur et les nerfs diaphragmatique et hypoglosse, il pourra se manifester des phénomènes sur le trajet de ces deux nerfs, c'est-à-dire dans le diaphragme, la mâchoire, la région de l'oreille, etc.

On voit donc que l'on peut observer tous les symptômes propres à l'angine de poitrine. Le fait néanmoins est peu commun, et, en tous cas, il est très-rare que les manifestations soient violentes. Elles se bornent généralement à une légère douleur au niveau de la région cardiaque, accompagnée d'endolorissement dans le bras. Ce qu'il y a de certain, c'est que cet état préoccupe beaucoup les malades, et leur cause une véritable angoisse.

Les palpitations peuvent se produire dans les artères. On les observe dans l'aorte abdominale, produisant des battements dans l'abdomen; on les observe également dans les artères de la tête.

Quant aux bruits de souffle, ils se présentent fréquemment dans le cœur et les vaisseaux, tantôt d'une façon continue, tantôt d'une façon intermittente.

Il nous reste à nous occuper des troubles de nutrition et de sécrétion produits par l'état nerveux. Les expériences de Brown-Séquard ont démontré « qu'il y a deux modes d'influence du système nerveux pour la production des phénomènes de nutrition et de sécrétion. Par l'un de ces modes, le système nerveux, agissant sur les tissus vivants, y augmente l'attraction qu'ils exercent normalement sur le sang, et il survient une dilatation des vaisseaux sanguins ; par l'autre mode, le système nerveux, au lieu d'exercer son influence sur le parenchyme des tissus, agit sur les parois des vaisseaux sanguins, et en détermine la contraction. Dans le premier cas, la quantité de sang passant à travers la partie sur laquelle le système nerveux agit est augmentée, tandis que, dans le second, elle est diminuée. Dans le premier cas, les secrétions sont augmentées et la nutrition plus active ; dans le second, les sécrétions sont diminuées et la nutrition est plus lente (1).

Ce savant professeur a démontré en outre que des phénomènes réflexes de nutrition et de sécrétion pouvaient se produire par suite d'une excitation périphérique ; or, dans l'état nerveux, les centres sont dans la même disposition que dans les cas d'excitation centripète. Nous l'avons démontré au commencement de ce travail, et nous avons dit que le résultat était une augmentation dans l'excitabilité réflexe. Donc l'état nerveux peut nous présenter, parmi ses symptômes, des troubles dans la nutrition et les sécrétions. C'est, en effet, ce qu'on a très-souvent l'occasion d'observer.

La physiologie nous a démontré que, dans tout phénomène de sécrétion, il y a deux sortes de nerfs qui peuvent agir. Un nerf d'origine cérébro-spinale, nerf sécréteur de Marshall-Hall, et les nerfs vaso-moteurs, dépendant du sympathique. Il est inutile de rappeler ici les expériences de Claude Bernard et de Brown-Séquard sur ce sujet.

Les troubles de sécrétion peuvent se manifester de deux façons : soit par un accroissement dans les sécrétions déjà existantes, soit par la production d'une sécrétion morbide. Dans le premier cas se rangent la polyurie, le ptyalisme ; dans le second, la leucorrhée.

(1) Brown-Séquard, *Leçons sur les nerfs vaso-moteurs*. Traduction Beni-Barde, Paris, 187?, p. 65.

Dans l'état morbide, toute excitation des nerfs centripètes peut, par action réflexe, produire une sécrétion, tandis qu'à l'état physiologique certains nerfs seuls peuvent, par leur excitation, produire une sécrétion donnée. C'est un fait qui a été bien établi par Brown-Séquard (1), qui en a cité bien des exemples intéressants, auxquels nous renvoyons le lecteur.

Nous avons parlé, à propos des troubles digestifs, des altérations que pouvaient éprouver les sucs gastriques et intestinaux, nous n'y reviendrons pas.

Dans les sécrétions buccales, outre les modifications de qualité des sucs sécrétés qui peuvent devenir basiques ou acides, on observe encore des modifications de quantité. Dans l'espèce, le ptyalisme est un accident fréquent. Il est dû à une excitation de certains nerfs d'origine cérébro-spinale produisant une dilatation des vaisseaux sanguins, dilatation attribuée par Brown-Séquard à une plus grande attraction de sang artériel par le tissu de la glande surexcité; et cette puissance attractive est augmentée par la production des échanges chimiques entre le tissu sécréteur et le sang. Pour ce qui regarde la sécrétion salivaire, elle serait, suivant Claude Bernard, sous la dépendance du nerf lingual.

Si l'excitation a lieu dans le sympathique, il se produit une contraction des capillaires, un moindre afflux de sang, et par conséquent une diminution de sécrétion; d'où la sécheresse de la bouche quelquefois observée.

La sécrétion de la sueur est quelquefois très-abondante chez les névropathes, soit sous l'influence des accès de fièvre nerveuse dont nous avons parlé, soit en dehors de ces accès. Certains d'entre eux ne peuvent faire un mouvement, éprouver la moindre émotion sans être immédiatement inondés de sueur.

Dans l'état nerveux, la sécrétion urinaire est généralement très-abondante. La moindre émotion produit chez les malades, par excitation réflexe, un accroissement de sécrétion de ce côté. En outre, en vertu de la grande surexcitabilité nerveuse des névropathes, le besoin d'uriner se fait sentir fréquemment, n'attendant pas, pour se manifester, que la vessie soit pleine.

(1) *Loc. cit.*, p. 31.

Cependant, en général, la miction est abondante, et ce qui caractérise le besoin d'uriner, c'est qu'il arrive brusquement, et demande à être satisfait aussitôt. Quant à la nature de l'urine, elle n'est pas, le plus souvent modifiée. Toutefois on peut observer des altérations dans sa composition. C'est ainsi qu'elle peut devenir acide, ou bien laisser déposer au fond du vase des productions phosphatiques. La présence du sucre et de l'albumine est très-rare; on ne la constate que lorsque la maladie est très-ancienne, et, par conséquent, lorsque les troubles de nutrition sont considérables.

Quelquefois, avec la polyurie, il existe de l'incontinence. Mais celle-ci est toujours spasmodique, revenant par intervalles, et due à une contraction involontaire de la vessie, dont le malade a parfaitement conscience. Cette contraction involontaire est due évidemment à une excitation réflexe des filets du grand sympathique produite par la présence de l'urine, les filets cérébro-rachidiens n'étant seulement en rapport qu'avec la sensation du besoin d'uriner, et la dilatation volontaire du col vésical.

La spermatorrhée est parfois une des conséquences de l'état nerveux, et peut être produite par deux causes : ou bien par une excitation des filets cérébro-spinaux qui se rendent à la glande, ou bien par une parésie des nerfs vaso-moteurs qui viennent du sympathique. Dans le premier cas, la liqueur séminale s'échappe presque continuellement ou sous l'influence de la moindre excitation; dans le second cas, la sécrétion morbide a lieu par intermittences et l'éjaculation est le résultat d'une série d'actions réflexes qui commence par une excitation du sympathique pour aboutir à la parésie de ce nerf.

On rencontre fréquemment des sécrétions anormales du côté des voies génito-urinaires : chez l'homme, ce sont des catarrhes de la vessie et de l'urèthre ; chez la femme, de la leucorrhée.

Il est inutile de revenir sur la nature réflexe de ces productions anormales, résultat d'une inflammation, succédant elle-même à une congestion locale, produite par une action directe du système nerveux sur l'échange incessant qui se fait entre le sang et les tissus.

La production de ces congestions peut être telle que, si les tissus ne sont pas bien résistants, il peut survenir des *hémorrhagies*. C'est ainsi que l'on peut observer, dans certains cas, de l'hématurie, et principalement des ménorrhagies, celles-ci coïncidant souvent avec l'apparition des règles, mais aussi pouvant se présenter en dehors de la période cataméniale.

Nous avons apprécié le trouble que pouvait exercer l'état nerveux sur la nutrition générale. Sous son influence, l'échanhe de matières qui est nécessaire à la conservation de la santé s'opère d'une manière défectueuse, et, comme conséquence de ce fonctionnement irrégulier, l'anémie se développe. Or nous savons que l'anémie suffit pour produire l'état nerveux. L'organisme, dans ce cas, tourne donc dans un cercle vicieux d'où il faut absolument le faire sortir, et dont l'hydrothérapie nous donne la clef.

L'état nerveux débute rarement d'une manière brusque. Ce fait ne se présente guère que dans certaines maladies aiguës ou certains traumatismes graves. Généralement cet état morbide ne se manifeste que lentement et progressivement avec une intensité proportionnelle aux causes qui l'engendrent et aux prédispositions individuelles.

Toute la série des symptômes que nous avons parcourue n'apparaît pas chez le même individu, ou du moins ne se montre que rarement. Les altérations de nutrition des centres nerveux peuvent ne se produire que partiellement, et, d'un autre côté, même en supposant que la circulation soit troublée dans tout l'organisme, l'influence de cet état morbide peut s'exercer plus ou moins sur telle ou telle partie. Il s'ensuit qu'on peut être à même de constater des troubles dépendant d'une altération de circulation soit dans le cerveau, soit dans la moelle, soit dans le système sympathique ou quelques-unes de ses dépendances. Nous devons dire cependant que cette division théorique ne subsiste pas d'une façon bien marquée dans la pratique, et qu'il est rare que les troubles de l'un ou l'autre de ces centres nerveux existent seuls. Le point sur lequel nous insistons, c'est que, très-souvent, les troubles appartenant à la lésion de l'un de ces centres prédominent sur ceux des autres, sans que toutefois ceux-ci fassent complétement défaut.

Du reste la division des symptômes, par suite de la nature du centre affecté, n'est pas très-difficile à établir. La faire ici nous entraînerait trop loin; le mode de production de chacune des manifestations comme nous avons essayé de l'exposer peut seul mettre sur la voie.

C'est ainsi que, lorsque le cerveau est atteint, on peut observer des troubles dans l'état moral et intellectuel, du vertige, de l'insomnie. Les troubles de la locomotion indiqueront une altération de nutrition dans la moelle allongée ou le cervelet; la facilité excessive de production des actions réflexes dans les membres inférieurs indiquera que la moelle est atteinte.

De même les désordres de nutrition, de sécrétion et de calorification accuseront un trouble de fonctionnement dans le sympathique ou ses racines.

Nous ne nous étendrons pas davantage sur ce sujet. C'est au praticien à avoir en vue le mode de production des symptômes qu'il observe, et à en tirer les conclusions convenables.

Quant à la marche de la maladie, nous avons peu de choses à en dire. Elle revêt de suite, à part quelques cas exceptionnels, le caractère de la chronicité. Ce qui caractérise surtout cet état morbide, c'est l'instabilité des symptômes, la facilité avec laquelle ils se succèdent les uns aux autres. Tant que dure la maladie, dès qu'un symptôme cesse, un autre le remplace, pour disparaître ensuite à son tour.

Certains symptômes affectent manifestement, chez certains malades, une forme périodique, avec des intervalles plus ou moins éloignés ; chez d'autres malades il se produit à des moments donnés ce qu'ils appellent improprement des *crises*, et qui n'est autre chose qu'un violent accès de la maladie, se manifestant avec un cortége de symptômes plus ou moins nombreux, accès qui durent un temps variable, et qui finit par disparaître pour revenir après un laps de temps plus ou moins long.

Puisque nous venons de parler de *crises*, nous devons ajouter que fréquemment elles apparaissent à la fin de la maladie et sont constituées par des phénomènes qui semblent être la dernière manifestation du mal.

De ce nombre sont les névralgies. C'est ainsi que nous avons souvent eu l'occasion de voir la maladie se terminer par une douleur sciatique, qui, en disparaissant, semblait emporter avec elle l'état morbide qui l'avait produite.

Chez les malades qui ont des accès douloureux périodiques, il n'est pas rare que ce soit un accès semblable, mais plus violent que les autres, qui termine la maladie.

Il nous a été donné également de voir l'état nerveux se terminer par une sécrétion salivaire abondante, n'ayant laissé après elle qu'un épuisement assez grand, qui céda, du reste, rapidement à notre moyen de traitement.

Nous ne multiplierons pas davantage ces exemples, ne pouvant pas dans cet ouvrage spécial entrer dans toutes les considérations qu'exige l'exposition de l'état nerveux. Nous avons voulu néanmoins lui accorder une place importante, parce que cette affection domine toutes les maladies fonctionnelles du système nerveux, et parce qu'elle est essentiellement justiciable du traitement hydrothérapique.

Diagnostic. — L'état nerveux, en lui-même, en tant qu'affection nerveuse, n'est pas difficile à diagnostiquer. La connaissance des symptômes que nous avons décrits met rapidement le médecin sur la voie. Mais ce qui n'est pas toujours aisé, c'est d'instituer le diagnostic différentiel de l'état nerveux et de certaines maladies organiques de l'encéphale et de la moelle.

Le vertige peut faire croire à une congestion du cerveau. Nous avons dit précédemment ce que nous pensions de ce phénomène, et nous n'y reviendrons pas.

Certains troubles de la vue et de l'ouïe peuvent faire supposer une lésion organique de l'encéphale ou des nerfs spéciaux préposés à ces deux fonctions.

Les troubles de la locomotion, qui souvent se rapprochent tant de ceux que l'on observe dans l'ataxie locomotrice, peuvent faire craindre une sclérose des cordons postérieurs de la moelle ou toute autre lésion organique du centre rachidien.

Les vomissements et les troubles gastriques peuvent détourner l'attention vers une lésion organique du tube intestinal.

Les palpitations et autres désordres de la circulation risqueront de faire croire à une maladie du cœur, et ainsi de suite.

Il est souvent très-difficile, pour ne pas dire impossible, de distinguer, *à priori*, l'état nerveux de ces différentes affections. Ce n'est souvent qu'en suivant attentivement la marche de la maladie, et en jugeant les effets du traitement, que l'on peut apprécier s'il existe un état nerveux simple, ou une affection organique.

La grande instabilité des symptômes de l'état nerveux, la facilité avec laquelle ils succèdent les uns aux autres, leur évolution et leur enchaînement, pourront seuls mettre le praticien en mesure de bien juger la question. Il en sera de même si l'on voit des symptômes s'amender rapidement. Si, pour citer un exemple entre tous, un malade se présente avec des symptômes d'ataxie, et si, après un traitement relativement très-court, ces symptômes s'amendent, on sera fondé à admettre l'existence d'un simple trouble fonctionnel, sans dégénérescence organique.

Nous n'insisterons pas davantage sur ce sujet intéressant. Seulement, comme l'état nerveux peut présenter des symptômes analogues à ceux de plusieurs affections organiques, nous devons engager le médecin à être très-circonspect dans l'appréciation des phénomènes soumis à son observation. En ne faisant qu'un examen superficiel il risquerait d'alarmer quelquefois inutilement le malade ou sa famille, car, dans un cas, la guérison est presque sûre, tandis que, dans l'autre, les ressources thérapeutiques sont plus restreintes.

Pronostic. — En général il n'est pas grave ; il faut craindre seulement que, dans certains cas, les troubles de nutrition des centres nerveux n'amènent, à la longue, une dégénérescence organique. Mais tant que ces désordres secondaires n'existent pas, il y a grand espoir de guérison, alors même que la maladie est très-ancienne, pourvu toutefois que le malade se soumette à un traitement sérieux et surtout se tienne à l'écart de toutes les causes qui peuvent empirer son état.

Lorsqu'il existe des prédispositions héréditaires aux affections organiques, le pronostic est plus sévère ; c'est surtout dans ce cas que la plus grande vigilance est recommandée.

L'état nerveux ne présente pas d'autre danger, et tout malade qui veut se soumettre avec persévérance à un traitement approprié, est à peu près certain de guérir, ou tout au moins d'obtenir une amélioration qui lui permette de vivre dans des conditions tolérables.

Du traitement hydrothérapique dans l'état nerveux. — Nous venons de voir que l'état nerveux est l'ensemble des phénomènes morbides qui peuvent se manifester simultanément ou isolément dans le cerveau, dans la moelle épinière ou dans les nerfs.

Il peut être le résultat d'une lésion organique, d'une altération dans la quantité et la qualité du sang, ou dépendre exclusivement d'un défaut d'équilibre entre l'irritation fonctionnelle et l'irritation nutritive du tissu nerveux.

Avant de formuler le traitement hydrothérapique, il est nécessaire que le praticien ait résolu cette question de pathogénie ; car, dans le premier et dans le second cas ,la thérapeutique de l'état nerveux doit être subordonnée à celui de la lésion ou à celui de l'altération du sang ; tandis que dans le troisième elle doit être basée sur la prédominance des phénomènes morbides que l'on observe.

Nous avons vu que l'on pouvait diviser l'évolution de l'état nerveux en trois périodes. La première est caractérisée par l'excitation de la force nerveuse, la seconde par sa perversion et la troisième par son épuisement. Il est aisé de comprendre que le traitement hydrothérapique ne pourra pas être le même dans tous ces cas. Contre l'excitation de la force nerveuse, il faudra employer les applications sédatives, contre son épuisement les applications excitantes, et, contre sa perversion qui n'est autre chose qu'un état intermédiaire entre l'excitation et l'épuisement, il sera nécessaire de combiner, dans une juste mesure, les modificateurs sédatifs et les modificateurs excitants.

C'est ainsi que, dans le premier cas, on pourra employer les piscines tempérées, les affusions souvent renouvelées, les emmaillottements humides, les douches à percussion légère, modérément froides et d'une certaine durée, les frictions générales faites avec un drap très-mouillé et non tordu, les lotions, etc. En appliquant ces divers procédés, qui varient suivant certaines circonstances dont nous allons parler tout à l'heure, on a pour but d'empêcher toute réaction violente de l'organisme et d'apaiser l'excitabilité morbide qui siége dans les fonctions de l'innervation. La durée de l'application doit être relativement longue ; il faut que l'eau qui est mise en contact avec le corps ne soit pas projetée avec force, et sa température ne doit jamais être très-basse. Si l'emploi de l'eau froide était jugé nécessaire, il faudrait, pour en atténuer l'effet trop excitant, faire préalablement une application prolongée d'eau chaude. A l'aide de ce procédé, l'eau froide produira une action salutaire sans provoquer dans le système nerveux une excitation qui pourrait être nuisible. Cette combinaison est utilisée dans les névroses chloro-anémiques qui réclament à la fois un traitement tonique et un traitement sédatif.

Lorsque l'état nerveux affectera la forme déprimante et que la force nerveuse sera dans une sorte d'épuisement, il faudra recourir aux applications excitantes, telles que les douches en pluie et en jet, courtes, froides et vivement appliquées, les immersions courtes et à basse température, les frictions avec un drap mouillé fortement tordu, etc. En un mot, il faudra chercher à réveiller les forces de l'organisme, et à provoquer dans toute son étendue des réactions prononcées.

Dans la seconde période de la maladie qui nous occupe, alors que la force nerveuse est déjà pervertie sans pourtant être frappée d'épuisement, il sera bon d'instituer un traitement mixte qui tienne à la fois du premier et du second. Dans cet ordre d'idées, nous donnons la préférence à une douche dans laquelle on pourra combiner rapidement avec sûreté l'eau chaude et l'eau froide, et dans laquelle la force de projection pourra être réglée avec une grande précision, de manière à pouvoir administrer au besoin une affusion à l'aide de cet appareil.

Telles sont les indications générales que fournissent les diverses formes que peut prendre l'état nerveux. Il ne faut pas croire pourtant qu'il soit toujours facile de les suivre avec exactitude. On rencontre souvent, dans l'application du traitement, des difficultés considérables qui empêchent de commencer le traitement par les procédés que semblent réclamer les manifestations de la maladie. Cela est surtout remarqué chez les malades dont l'épuisement nerveux est très-prononcé. On est tout disposé dans ce cas à recourir d'emblée aux applications excitantes ; mais la susceptibilité du malade est telle que la seule impression du froid jette un grand trouble dans toutes les fonctions de l'innervation et force le médecin à renoncer à l'application hydrothérapique. Si l'on veut éviter des accidents et faire bénéficier le malade d'un traitement assurément très-efficace, il faut débuter avec une grande prudence, ne provoquer tout d'abord que des réactions insensibles et n'arriver aux applications froides qu'après avoir acclimaté le malade et modifié son irritabilité nerveuse.

Ce n'est pas tout. En dehors de cette difficulté inhérente au malade lui-même, il en est une autre qui tient absolument à l'évolution de la maladie. Nous avons dit que l'état nerveux parcourait en général dans sa marche trois périodes, l'une succédant à l'autre avec assez de régularité, et aboutissant à l'épuisement. Il peut arriver que l'épuisement de la force nerveuse soit un des phénomènes de la première heure ; mais c'est là un fait exceptionnel qui ne peut nous guider dans l'application du traitement. Le plus souvent l'épuisement succède à l'excitation physiologique ou pathologique des fonctions nerveuses, et, si l'application hydrothérapique est trop excitante, la période d'agitation nerveuse reparaît bientôt pour être remplacée par un affaissement plus considérable encore. Il faut donc, dans ce dernier cas, procéder avec la même prudence que dans la dernière alternative, et l'on trouvera, pour répondre à ces deux indications, toutes les ressources nécessaires dans la douche mixte que nous avons décrite. Sans ce procédé il nous semble impossible de conduire à bonne fin le traitement des affections nerveuses. Sans doute, l'eau froide est le plus puissant de tous les modificateurs dirigés contre ces maladies ; mais elle ne peut pas et ne doit pas toujours être employée au début ; quelquefois même il est inutile d'y recourir pendant toute la durée du traitement. Nous avons vu beaucoup de malades dont l'affection n'a pu être guérie par l'eau froide et qui ont dû la disparition de leurs souffrances à l'emploi régulier de douches, d'immersions ou d'affusions tempérées. Il ne faut donc pas être exclusif ; et l'on doit bien se persuader que ce n'est pas seulement l'eau froide qui convient aux affections du système nerveux, mais bien l'eau à toutes les températures. Quant à son mode d'emploi, il découle nécessairement de la réceptivité du malade et de l'évolution de l'affection.

Jusqu'à présent nous n'avons parlé que des indications générales qui doivent guider l'application de l'hydrothérapie aux maladies nerveuses; il existe en outre des indications spéciales qu'il faut suivre, si on veut imprimer au traitement une direction sûre et rationnelle. Ces indications spéciales dérivent de la nature et du siége des phénomènes morbides qui dominent. Ainsi, dans l'état nerveux, il arrive souvent que le malade présente des signes d'excitation ou de parésie cérébrale, médullaire ou organique. Si les désordres cérébraux l'emportent sur ceux qui frappent la moelle épinière ou le système ganglionnaire, il faut nécessairement joindre au traitement général anti-nerveux des applications qui puissent apaiser ou exciter l'appareil affecté. Si le cerveau est surexcité, on emploiera les lotions froides pratiquées avec des éponges ou des compresses appliquées sur la tête et souvent renouvelées, des pluies tempérées à percussion légère, des affusions tièdes dans le cas où l'impression du froid ferait naître des douleurs.

Si le cerveau est fatigué, s'il existe des signes non équivoques de parésie cérébrale, c'est par un traitement local excitant qu'on se rendra maître du mal; seulement ce traitement devra être conduit avec beaucoup de discernement, et nous pouvons affirmer que la guérison dépendra la plupart du temps de la façon dont on débutera dans la cure hydrothérapique. Les malades et les médecins doivent être patients et persévérants; ils ne doivent pas oublier que le traitement de la parésie cérébrale est un de ceux qui sont le plus difficiles à diriger, et que des applications froides localisées, inopportunes ou prématurées, peuvent compromettre la guérison de cette névrose. Nous conseillons donc de commencer par des applications légères, tempérées et de courte durée; à mesure que le malade reprend des forces on exige de lui des réactions plus étendues en abaissant graduellement la température de l'eau; et, lorsque les fonctions cérébrales se rapprochent de l'état normal, on peut alors recourir aux applications froides excitantes dont l'effet curatif ne tarde pas à se manifester. Le procédé hydrothérapique qui nous rend le plus de service consiste en un appareil de douches qui permet d'élever ou d'abaisser la température de l'eau et d'en régler la force de projection avec précision et rapidité. — Les lotions et les affusions peuvent aussi être d'une grande utilité dans la parésie cérébrale ; elles conviennent surtout quand il existe des crises nerveuses qu'on croit prudent d'arrêter.

Lorsque dans l'état nerveux la scène morbide est dominée par une perturbation dans les fonctions de la moelle épinière, il peut arriver que la puissance médullaire soit excitée, et dans ce cas il faut employer des compresses froides ou les sacs à glace appliqués sur la colonne vertébrale. Si, au contraire, la puissance spinale est épuisée ou abolie, il faut recourir alors aux applications froides excito-motrices, en ayant soin de les diriger sur les côtés de l'épine dorsale ou sur les parties inférieures du corps.

Lorsque l'état nerveux est caractérisé par des désordres du système ganglionnaire, il faudra approprier le traitement hydrothérapique aux manifestations locales les plus importantes. Quand nous étudierons les névroses cardiaques et pulmonaires, les névroses de l'appareil digestif et de l'appareil génito-urinaire, nous verrons comment il faudra procéder dans l'application de l'hydrothérapie.

Pour le moment nous allons rechercher quels sont, dans les phénomènes morbides que l'état nerveux produit dans le système cérébro-spinal, ceux qui peuvent servir d'indication à un traitement hydrothérapique rationnel.

Tout malade nerveux qui vient consulter un médecin se présente à lui en appelant son attention sur un symptôme auquel il attache une grande importance. Ainsi les uns accusent des phénomènes douloureux, d'autres des phénomènes convulsifs, d'autres enfin des phénomènes de paralysie. Il peut se faire qu'un traitement hydrothérapique dirigé contre chacun de ces phénomènes puisse favoriser la guérison de l'affection nerveuse. Il faut donc écouter avec soin le récit du malade, analyser les symptômes et rechercher attentivement la cause qui a pu leur donner naissance. Avec ces données on pourra toujours instituer un traitement hydrothérapique rationnel. Les douleurs, les spasmes et les paralysies sont des phénomènes dont la fréquence est grande dans l'état nerveux; aussi, nous avons cru devoir leur consacrer un chapitre spécial dans lequel le lecteur trouvera tous les renseignements nécessaires pour bien choisir les procédés hydrothérapiques qui conviennent le mieux. Nous restreindrons, en conséquence, notre étude à l'application de l'hydrothérapie aux manifestations morbides de l'état nerveux qui ne rentrent pas dans la section que nous avons faite. Pour être plus pratique et en même temps pour décrire avec plus de détails les procédés opératoires, nous citerons quelques faits qui contiennent les traits principaux et les formes les plus usuelles de l'état nerveux.

Le premier dont nous allons parler est celui d'un jeune homme dont l'histoire est assez intéressante à connaître.

Né de parents extrêmement nerveux, il a été dès sa plus tendre enfance atteint d'incontinence d'urine et plus tard d'une spermatorrhée qui a duré assez longtemps. Toutefois sa santé générale n'a jamais été altérée et ses études ont été faites sans interruption. Il s'est plus tard passionné pour les questions politiques et caressait le rêve de jouer un rôle dans notre pays.

Sa mère raconte que, dès l'âge de 25 ans, elle avait remarqué chez lui des éclairs d'emportements difficiles à maîtriser; son irritabilité était très-développée et sa susceptibité était si grande, que fort souvent il se laissait aller à des provocations insensées. D'une humeur tracassière, irascible à l'excès, mécontent de tout le monde et parfois de lui-même, incapable de se dominer, il ne pouvait dissimuler les sentiments d'envie et de jalousie qui l'obsédaient. Quelquefois il s'étendait dans la conversation sur ses questions favorites, et par moment il les traitait avec une violence excessive. L'esprit toujours tendu, il passait d'un sujet à un autre avec une rapidité surprenante, et dans toutes les discussions qu'il soutenait il était facile de reconnaître en lui une grande mobilité et une extrême excitation

La mère de ce jeune homme était fort préoccupée de cet état qu'elle ne considérait pas comme une maladie, et elle ne songeait à le modifier que par de bons conseils, lorsqu'elle apprit que son fils passait des nuits sans sommeil en proie à d'horribles angoisses. Justement effrayée de ces désordres, elle se décida à demander avis, lorsqu'une amélioration subite survenue dans l'état de son fils, en dissipant ses craintes, lui permit de ne pas consulter un médecin. Il s'était produit, en effet, une rémission de tous les phénomènes morbides, et notre jeune homme avait, en peu de temps, retrouvé les apparences d'une santé physique et morale parfaites. Il se trouvait alors dans cette situation où les malades se montrent impressionnables, expansifs et changeants. Dans cette situation, comme le dit excellemment Sandras, un rayon de soleil les égaye, un nuage les assombrit; les affections douces et bonnes aussi bien que les plus tristes ou les plus vives les trouvent éminemment accessibles ; ils se livrent sans résistance à tous les entraînements du cœur, de l'esprit et des sens.

Après deux mois d'une tranquillité relative, le malade eut de nouvelles insomnies ; quelques points douloureux se manifestèrent sur le front, à la poitrine et aux lombes ; les muscles de la face et des membres furent agités par des mouvements spasmodiques intermittents et irréguliers ; les sens spéciaux s'exaltèrent, et les organes génitaux devinrent le siége d'une excitation exagérée.

Dans cette situation, le malade fut conduit auprès du Dr Gueneau de Mussy qui conseilla un traitement hydrothérapique.

Lorsque nous le vîmes pour la première fois, nous apprîmes tous les détails précédents, et nous pûmes constater qu'il n'existait chez lui ni lésion organique, ni altération dans la qualité et la quantité du sang. Son impressionnabilité morale était excessive et ses facultés intellectuelles fort excitées ; il avait chaque nuit des insomnies ou des rêves pénibles après lesquels il éprouvait des éblouissements passagers, les sens spéciaux participaient à cette exaltation générale ; les yeux étaient fort sensibles à la lumière, et le malade voyait parfois les objets peints tantôt en rouge tantôt en vert ; l'ouïe était fort délicate et le moindre bruit occasionnait des douleurs pénibles dans les oreilles ; le goût était perverti, à ce point que tous les aliments semblaient poivrés ; le tact avait une telle sensibilité que lorsque le malade prenait dans sa main du velours ou de la soie, il éprouvait à l'instant même des impressions pénibles et parfois douloureuses.

Ce jeune malade accusait des douleurs au front, sur la poitrine et dans les membres supérieurs. Ces douleurs avaient une certaine intensité, mais elles ne duraient pas longtemps et se trouvaient souvent remplacées par des sensations alternatives de chaud et de froid. Il existait en même temps des fourmillements dans les extrémités inférieures.

A ces troubles de la sensibilité venaient s'ajouter quelques perturbations dans la motilité ; le jeune malade avait un besoin impérieux de marcher; des mouvements convulsifs existaient à la face et dans les membres, et, bien que son système musculaire fût en bon état et sa force générale convenablement développée, des roideurs se manifestaient dans certains muscles du tronc, et des mouvements réflexes se produisaient dans toutes les parties du corps avec une facilité surprenante.

La respiration et la circulation étaient accélérées, mais leurs appareils ne présentaient aucun signe d'altération.

Le malade avait un grand appétit et une soif assez prononcée; il salivait beaucoup et mangeait avec une rapidité immodérée; il éprouvait quelques douleurs dans l'estomac et dans le ventre, et allait souvent à la garde-robe deux fois par jour. Il n'avait pas de traces d'hémorrhoïdes et n'éprouvait rien du côté de la rate et du foie.

En revanche les voies génito-urinaires étaient le siége d'excitation portant à la fois sur l'émission des urines et sur le sens génésique; il y avait en même temps de la spermatorrhée nocturne se manifestant après des rêves lascifs.

Tous ces phénomènes que nous venons de signaler ne pouvaient être que la manifestation d'un état nerveux indépendant de toute lésion organique et de toute altération du sang.

Seulement dans cet état nerveux, l'excitation du cerveau de la moelle et des nerfs était le phénomène dominant; c'était ce phénomène qu'il fallait combattre et contre lequel il fallait diriger le traitement hydrothérapique qui, dans cette circonstance, devait être essentiellement sédatif. Nous essayâmes d'abord sans succès les bains prolongés et les maillots humides; nous employâmes alors le matin une douche tempérée, légère et suffisamment prolongée, et le soir une affusion tempérée dirigée sur la tête et sur le corps. Cette combinaison nouvelle réussit à donner du sommeil au malade et à calmer son agitation; quand l'irritabilité nerveuse fut sensiblement apaisée, la douche tempérée fut remplacée par une douche plus froide, et l'usage d'une piscine, dont la température de l'eau varia entre 15 et 18° centigrades, fut substitué à l'affusion du soir. Après trois mois de ce traitement, pendant lequel le malade avait été soumis à un régime doux, privé de toute boisson excitante et à un genre de vie calme et régulier, le jeune homme retrouva une santé parfaite qui n'a pas été altérée depuis sept ans.

Ce fait nous montre l'état nerveux dégagé de toute complication sérieuse et présentant une excitation du cerveau, de la moelle épinière et des nerfs. Celui qui va suivre est un exemple de perversion de la force nerveuse.

Il s'agit d'un jeune marin qui, après avoir éprouvé tous les symptômes qui caractérisent l'excitation, fut atteint d'hallucinations de l'ouïe et de la vue, hallucinations dont il se rendait parfaitement compte et qui pourtant exerçaient sur son esprit une influence fâcheuse. Quand nous vîmes ce malade pour la première fois, il était dans une grande prostration et dans une grande inquiétude. Il paraissait indifférent aux choses extérieures, très-affaibli intellectuellement et fort préoccupé de son état. Après l'avoir examiné très-attentivement, nous reconnûmes l'existence d'un état nerveux compliqué de perversion cérébrale; les symptômes de l'excitation cèdent la place à ceux de l'épuisement, et nous dûmes nous préoccuper de le soumettre à un traitement hydrothérapique capable de relever les fonctions cérébrales sans les exciter outre mesure. Nous obtînmes ce résultat à l'aide d'une douche bi-quotidienne, tempérée d'abord, puis refroidie successivement jusqu'à ce que le malade pût supporter sans trop d'excitation l'impression de l'eau à 10° centigrades. Il y a près de dix ans que nous avons traité ce malade, et depuis cette époque il a pu rentrer dans la vie commune sans éprouver le moindre accident.

En 1865 nous avons donné des soins à un malade qui nous fut adressé par le Dr Barth et qui présentait tous les signes de ce qu'on appelle aujourd'hui *Parésie cérébrale.* Cette maladie que nous avons rencontrée souvent chez les prédicateurs, chez les hommes d'État et généralement chez les personnes dont le cerveau est surmené outre mesure mérite une mention spéciale. Elle complique souvent les diverses maladies auxquelles le système nerveux est sujet, et elle est de celles qu'on rencontre le plus fréquemment dans les établissements hydrothérapiques.

Débutant par un affaiblissement lent et progressif des diverses fonctions de l'encéphale, elle aboutit à une sorte d'anéantissement de ces mêmes fonctions. L'évolution des phénomènes morbides n'a rien de commun avec celle des symptômes que produit une lésion organique des centres cérébraux; mais elle peut être confondue avec l'anémie cérébrale. Cependant le cerveau peut être parésique sans être anémique; il perd souvent son activité fonctionnelle, et devient parfois le siége d'un trouble de nutrition sans présenter aucune trace d'anémie. Pour être exact nous devons ajouter que l'anémie est une des causes les plus fréquentes de la parésie cérébrale. En dehors des altérations des solides ou des liquides qui donnent lieu à cette névrose, nous croyons que cette affection nerveuse peut être produite de deux façons : par action directe ou par action réflexe.

Si l'on exige d'un cerveau mal équilibré un effort disproportionné avec sa capacité, on provoquera une dépense fonctionnelle exagérée, et les centres nerveux *directement* sollicités finiront par être atteints d'épuisement. On sera alors en présence de ce qu'on appelle provisoirement la *parésie cérébrale directe.*

Si l'équilibre des fonctions de l'encéphale est troublé par des modifications sensitives produites dans le réseau périphérique des nerfs, et notamment dans l'estomac, dans les organes génito-urinaires ou tout autres, on sera en présence d'une *parésie cérébrale par action réflexe.*

Nous ne pouvons à notre grand regret entrer dans des développements plus considérables sur cette affection cérébrale que les auteurs n'ont pas suffisamment mise en relief. Toutefois, le lecteur trouvera dans la première partie de ce chapitre quelques détails sur cette maladie; et d'ailleurs, comme le fait que nous allons citer renferme ses principaux caractères, il nous semble inutile d'exposer sa symptomatologie.

Chez le malade dont nous désirons exposer l'histoire en quelques lignes, il y a un enchaînement dans l'explosion des phénomènes morbides, dans leur étiologie, dans leur évolution et dans leur disparition qui forme un ensemble pathologique assez complet. Doué d'un système nerveux très-impressionnable, issu d'une famille dont quelques membres sont morts d'affection cérébrale, notre malade, après avoir fait de brillantes études, se destinait au barreau lorsque des circonstances qui ne furent pas étrangères au développement de son affection le forcèrent à entrer dans les ordres religieux. Il travailla avec ardeur les questions de métaphysique, se prépara avec soin aux luttes oratoires, et il se croyait capable de prêcher longtemps dans la chaire chrétienne, lorsqu'après l'un de ses premiers discours il fut pris d'un anéantissement subit des facultés intellectuelles. Quelques jours de repos lui permirent de reprendre son travail. Cependant sa mémoire lui semblait infidèle, son attention pénible à fixer et son intelligence plus engourdie. En même temps, il devenait plus irritable, se sentait attendri sous l'influence de la moindre cause, ne se plaisait que dans la solitude et se confinait volontiers dans les idées les plus tristes. Il cherchait à calmer ses craintes en travaillant, mais les efforts intellectuels le fatiguaient outre mesure, et il se sentait marcher vers une sorte de déchéance qui lui laissait entrevoir la perte de sa raison.

Bientôt tous ces phénomènes alarmants disparurent, et le malade put se livrer sans fatigue à ses études et à ses occupations favorites.

Un jour, après une improvisation chaleureuse, il rentra chez lui exténué; ses yeux étaient injectés, des tremblements rapides parcouraient tous ses membres; sa voix était éteinte, sa respiration haletante et son cœur agité. Il se couche, et, après une nuit calme et tranquille, il se lève complétement débarrassé des accidents de la veille; et il se disposait même à reprendre son travail, lorsque sans cause connue il fut pris d'un vertige pendant lequel il lui sembla que tous les objets environnants tournaient autour de lui; ses jambes ne purent le supporter et il s'affaissa sur un canapé où il resta allongé pendant quelques heures. Quand il se releva son corps était fatigué, douloureux et meurtri ; en songeant à son accident il se crut atteint d'une congestion cérébrale et se sentit fort effrayé.

Toutefois le calme revint ; mais le malade ne se croyait plus en sûreté ; il ne voulait jamais sortir sans être accompagné, fuyait la foule et n'était plus dominé que par des idées de mort subite ou de folie.

Le séjour à la campagne et des soins affectueux rendirent un peu d'espoir à notre malade ; mais des étourdissements, et de nouveaux vertiges auxquels s'ajoutèrent cette fois des troubles locomoteurs à forme paralytique, vinrent le plonger de nouveau dans le plus grand désespoir.

C'est dans cet état que le malade nous fut adressé, et, après avoir fait le récit qui précède, il nous raconta qu'il lui était impossible de penser, de sentir, de se mouvoir, et, faisant allusion aux quelques heures de répit qu'il avait parfois et à la soudaine explosion de son mal, il avait l'air, disait-il, d'un homme surpris à l'improviste par un ennemi invisible dont il ressent les coups sans voir la main qui les donne. Nous essayâmes de le rassurer, et, en cherchant à lui expliquer les malaises qu'il éprouvait, nous parvînmes à lui faire croire sa guérison possible.

Après un examen attentif nous pûmes apprécier que les phénomènes morbides localisés dans le système cérébro-spinal et dans le système ganglionnaire étaient complétement dominés par la parésie cérébrale escortée de son symptôme le plus constant, le vertige. Nous conseillâmes au malade un repos intellectuel absolu, un régime substantiel sans boissons excitantes, un changement de milieu et un traitement hydrothérapique longtemps prolongé, mais entrecoupé par des intervalles de repos.

Nous commençâmes le traitement hydrothérapique par des applications légères, peu froides et dirigées sur tout le corps à l'exception de la tête que le malade avait le soin de mouiller avec ses mains avant l'opération. Nous pûmes bientôt arriver à l'emploi de l'eau très-froide que le malade supporta facilement et nous fîmes alors usage de la douche en pluie le matin et de la piscine froide le soir.

Pendant cette première période de traitement qui dura environ deux mois, le malade eut quelques rechutes, mais une grande amélioration se manifesta, et nous conseillâmes le repos. Après une intermittence de trois mois, le traitement fut recommencé et suivi dans les mêmes conditions que précédemment. Cette fois l'amélioration se manifesta de plus en plus, et malgré certains phénomènes d'excitation entretenus par la nouvelle modification du sang qui, sous l'influence du traitement hydrothérapique, avait retrouvé sa composition normale, le malade obtint une guérison qui ne s'est jamais démentie.

Nous n'avons pas insisté dans ce récit sur les nombreux phénomènes nerveux éprouvés par le malade ; et nous avons notamment passé sous silence les douleurs, les spasmes, les palpitations, les troubles des voies digestives et génito-urinaires dont il se plaignait, parce que chez lui l'état nerveux était dominé par la parésie cérébrale et le vertige, et que c'était évidemment contre cet état qu'il fallait principalement diriger le traitement.

Vertige. — Retenant pour le moment la parésie cérébrale et le vertige, nous pouvons dire que le traitement qui leur convient est un traitement hydrothérapique excitant ; seulement, si l'on craint de réveiller ou de faire naître de l'excitation, il faut agir avec prudence, ne provoquer que de légères réactions, et n'arriver à la douche froide en pluie et en jet que lorsque le malade se trouve à l'abri de perturbations fâcheuses. La douche en pluie qui rend de si grands services dans cette forme de l'état nerveux, doit être appliquée avec discernement. On doit très-rarement l'employer au début du traitement ; si pourtant on juge son intervention utile, il faudra éviter une forte percussion et n'employer qu'une eau médiocrement froide. Plus tard, quand le malade pourra supporter sans inconvénient une forte stimulation, la douche en pluie sera employée avec succès ; c'est dans l'espèce le meilleur des agents hydrothérapiques.

Si, malgré toutes les précautions prises, l'excitation remplace l'épuisement et se montre escortée des symptômes que nous avons déjà décrits, il faudra changer les procédés hydrothérapiques et recourir aux applications sédatives. Ces modifications subites dans le traitement des maladies nerveuses sont très-fréquentes, et nous pourrions citer un grand nombre de faits qui prouvent leur nécessité. Sans elles la guérison des névroses est quelquefois impossible ou du moins très-retardée. Dans tous les cas, si l'on songe aux vives souffrances et au désespoir des malades, on s'empressera sans nul doute de donner à la thérapeutique une autre direction.

Insomnie. — Quelquefois l'état nerveux, au lieu d'être dominé par le vertige ou tout autre désordre, se trouve compliqué d'insomnie. Ce trouble nerveux dont nous avons déjà parlé et qui préoccupe le malade à si juste titre, mérite d'être traité d'une façon spéciale. Nous pourrions citer beaucoup de faits pour attester à la fois la fréquence de l'insomnie dans l'état nerveux et l'heureuse influence de l'hydrothérapie sur elle. Mais nous croyons qu'il est plus pratique d'indiquer les divers procédés qui peuvent être utilisés.

Et d'abord il est d'observation quotidienne que l'insomnie disparaît avec la perturbation nerveuse qui l'a produite. Par conséquent la plupart des méthodes hydrothérapiques capables de ramener l'innervation à son état normal peuvent amener le sommeil. C'est ainsi que dans le cas où l'insomnie est causée par une gastralgie, une névralgie ou un épuisement du cerveau, il est facile d'en délivrer le malade en combattant, comme il convient, la cause qui la fait naître.

Toutefois quand ce phénomène morbide domine tous les autres, on parvient à le faire disparaître par des applications générales sédatives, telles que les affusions répétées, les piscines tempérées suffisamment prolongées. Cependant nous devons signaler les piscines modérément froides et même froides, comme un excellent moyen de combattre l'insomnie. A côté de ce procédé, nous indiquerons aussi le maillot humide et le demi-maillot qui, dans beaucoup de circonstances, nous ont rendu de grands services. Il n'y a pas longtemps, nous donnions des soins à un jeune homme qui ne pouvait dormir qu'à l'aide du demi-maillot. On faisait cette application à dix heures du soir, et le malade gardait l'appareil jusqu'au matin.

Ce procédé ne présente aucun inconvénient et nous le préférons, quand il n'existe pas, bien entendu, de contre-indication à son emploi, aux opiacés dont l'abus peut occasionner de graves accidents. Nous engageons les médecins à l'utiliser toutes les fois que les malades ne présentent pas des signes de congestion dans les centres encéphaliques.

Désordres des mouvements. — Crises de nerfs. — L'état nerveux peut être caractérisé par des crises de nerfs qui se produisent d'une manière fréquente. Il existe alors un état spasmodique intermittent que quelques médecins sont disposés à respecter et que d'autres préfèrent combattre. Nous avons vu et traité beaucoup de crises de nerfs dans notre pratique, et nous croyons que, dans beaucoup de cas, on peut laisser ce genre d'attaque suivre son cours sans prendre d'autres précautions que des précautions hygiéniques. On comprendra facilement que nous ne puissions pas disserter longtemps sur cette expression spéciale de l'état nerveux; qu'il nous suffise de dire que, dans quelques circonstances, elle disparaît sans qu'il soit nécessaire d'intervenir médicalement. Cependant, il est des cas où la permanence de la crise peut être un danger et alors le médecin doit agir.

Toutes les applications sédatives que la méthode hydrothérapique possède peuvent être utilisées. On donnera cependant la préférence aux affusions tempérées ou froides suivant la susceptibilité du patient, aux emmaillottements partiels s'ils peuvent être appliqués et surtout aux frictions faites sur toutes les parties du corps avec des compresses trempées fréquemment dans de l'eau très-froide. Nous n'avons pas besoin d'indiquer comment il faudra procéder pour pratiquer ces frictions. Cette petite opération est trop facile à faire pour qu'il soit nécessaire d'insister sur le mode d'exécution

Ataxie locomotrice fonctionnelle. — Un des phénomènes les plus curieux et les plus tenaces qu'on observe dans l'état nerveux est sans contredit celui que l'on désigne sous le nom d'ataxie du mouvement. Il consiste en un défaut d'équilibre et de coordination dans les mouvements qui dépendent de l'impulsion volontaire.

Diverses causes peuvent produire ce trouble de motilité. Les unes consistent dans une altération organique appréciable de certaines parties de l'appareil d'innervation ; et dans cette catégorie se trouve l'ataxie organique cérébrale, cérébelleuse ou spinale. Nous l'étudierons dans le chapitre consacré aux maladies organiques du système nerveux central.

Les autres sont caractérisées par un trouble de nutrition moléculaire, inappréciable et donnant lieu à ce qu'on appelle l'ataxie locomotrice fonctionnelle.

En dehors des symptômes qui sont communs à tous les ataxiques, tels que défaut d'équilibre, désordre et incoordination des mouvements, douleurs fulgurantes, anesthésie cutanée et musculaire, etc., nous devons signaler le fait suivant : tous ces malades présentent une excitabilité réflexe qui peut se manifester par des troubles cérébraux, médullaires ou ganglionnaires. Certains malades présentent toute la série morbide ; d'autres n'ont que des troubles isolés. Ceux qui offriront des phénomènes dépendant exclusivement du cerveau, ne devront pas être traités, du moins localement, de la même façon que ceux qui n'auront que des désordres médullaires. Il importe donc d'établir cette distinction avant d'entreprendre le traitement local. Ce traitement est à peu près le même, que l'ataxie soit organique ou fonctionnelle, et nous verrons en quoi il consiste quand nous nous occuperons des affections organiques du cerveau et de la moelle épinière.

Dans ce chapitre, nous chercherons surtout à mettre en relief les indications générales que doit suivre la méthode hydrothérapique pour rétablir l'harmonie dans les mouvements volontaires.

Dans toutes les ataxies fonctionnelles, il faut essayer de régulariser l'innervation pour que la nutrition devienne normale, il faut apaiser la trop grande excitabilité du cerveau et de la moelle épinière, et modérer ou faire disparaître l'hypérémie qui accompagne toujours ces désordres fonctionnels. Le traitement hydrothérapique peut répondre à toutes ces indications ; mais, avant de débuter, il importe de bien reconnaître si le malade présente une activité organique exagérée ou si les fonctions de l'économie sont dans un état atonique. Dans ce dernier cas, on pourra sans hésiter employer l'eau froide au début, à condition pourtant de ne pas employer la pluie ; mais, dans le premier, et c'est le plus commun, il faudra agir avec la plus grande circonspection et ne recourir à l'eau froide qu'à la fin du traitement ou pour faire des applications locales.

A l'appui de ce dire, nous citerons le cas d'une malade confiée à nos soins par le professeur Trousseau qui nous adressa à cette occasion la lettre suivante :

« Mon cher ami,

« Je vous confie et vous recommande une dame qui a pris sans succès toutes les drogues de notre arsenal pharmaceutique. Elle est atteinte d'une ataxie locomotrice qui n'est *certainement* pas le résultat d'une lésion organique. Je crois que l'hydrothérapie lui sera favorable. Si tel est votre avis, agissez et surtout guérissez.

« Bien à vous.

« A. TROUSSEAU. »

Cette malade était ataxique dans toute l'acception du mot. Chez elle le désordre des mouvements, leur incoordination et le défaut d'équilibre avaient succédé à une série de désordres nerveux de toute sorte. Depuis dix ans elle avait éprouvé tous les phénomènes morbides que peut faire naître une innervation troublée. Nous n'en ferons pas l'énumération qui nous forcerait à éditer de nouveau la séméiologie de l'état nerveux ; nous nous contenterons de dire seulement que la malade était faible, irritable, et présentait une excitabilité médullaire des plus exagérées.

Malgré la faiblesse de la malade, nous commençâmes le traitement par des applications tempérées. Quelques essais qui furent faits dans les premiers jours nous permirent de constater que cette jeune dame ne pouvait pas supporter l'impression de l'eau au-dessus de 25° et au-dessous de 20° centigrades.

Nous abaissâmes peu à peu la température et nous parvînmes à lui faire supporter une douche légère administrée avec de l'eau à 16°. Dès ce moment nous fîmes pratiquer sur la colonne vertébrale des affusions froides que nous remplaçâmes par le col de cygne.

Après trois mois d'un traitement régulièrement suivi, la malade éprouva une grande amélioration. Nous l'engageâmes à suspendre le traitement, et, pendant cette période de suspension, la santé devint à peu près satisfaisante. Six mois après, sur l'invitation de Trousseau et sur la nôtre, elle recommença le traitement, qui fut appliqué de la même façon et qui fut suivi d'une guérison complète.

Ce simple fait, auquel nous pourrions en ajouter bien d'autres, nous donne l'occasion de dire que, dans l'ataxie fonctionnelle, alors même qu'il existe de la faiblesse organique ou de l'anémie, il faut toujours débuter par les applications sédatives et ne recourir aux applications excitantes qu'à la fin du traitement. Sans doute on peut citer des cas dans lesquels l'eau exclusivement et constamment froide a produit des guérisons; mais nous pouvons affirmer que les insuccès de cette pratique sont plus nombreux que les succès, et nous ne craignons pas de dire que la méthode à laquelle nous nous sommes rallié produira des résultats plus certains et surtout plus durables. Telle est du moins la donnée qui se dégage des nombreux exemples que nous avons vus.

C'est en procédant de cette façon qu'on arrivera à régulariser les fonctions d'innervation, à rétablir la nutrition et à favoriser la disparition de ces hypérémies qui dépendent du système nerveux vaso-moteur.

Quelquefois l'ataxie fonctionnelle du mouvement se trouve liée à une altération de la qualité ou de la quantité du sang; dans ces cas il faut combiner les procédés hydrothérapiques de manière à pouvoir répondre à toutes les indications thérapeutiques. C'est ainsi que, si l'on veut combattre avec efficacité l'ataxie des rhumatisants, on se trouvera bien de joindre aux divers procédés hydrothérapiques usités, l'emploi du calorique appliqué à l'aide des bains, des étuves ou des douches.

Parésie médullaire, douleurs, spasmes, paralysies, troubles du sympathique. — L'état nerveux peut compter au nombre de ses symptômes dominants des phénomènes de parésie médullaire, des névralgies, des spasmes, des paralysies ou bien des désordres qui sont sous la dépendance du nerf grand sympathique. Ces phénomènes peuvent même constituer à eux seuls la maladie, et comme ils exigent, dans la plupart des cas, un traitement spécial, nous avons cru nécessaire d'en donner une description particulière. Le lecteur la trouvera dans les chapitres consacrés aux affections douloureuses, convulsives et paralytiques du système nerveux et aux maladies des divers appareils de l'organisme.

Pour être complet dans l'exposé du traitement de l'état nerveux par l'hydrothérapie, nous devons ajouter que toutes les indications thérapeutiques ne sont pas fournies par les diverses formes qui servent à révéler l'existence de cette névrose. Il faut aussi, et ce précepte est d'une importance extrême, tenir compte des nombreuses causes qui peuvent occasionner ce trouble de nutrition dont l'état nerveux n'est que l'expression, et rechercher surtout les conditions de l'organisme qui peuvent en favoriser le développement. Dans cette voie on trouvera que l'anémie et les maladies analogues, les dyscrasies et les diathèses, en un mot que toutes les affections qui peuvent entraver ou vicier les échanges organiques ont une influence prépondérante dans l'évolution des désordres nerveux. Il faudra donc que le traitement hydrothérapique soit combiné de telle sorte qu'il soit possible au médecin de combattre tout à la fois l'expression morbide et la condition organique qui la fait naître. Ce qui a été dit sur le rôle de l'hydrothérapie dans la goutte, dans le rhumatisme, dans l'herpétisme, dans la scrofule, dans les intoxications, dans la chloro-anémie, etc., pourra servir de guide dans le choix des procédés à mettre en usage contre l'état nerveux, quand cette névrose est sous la dépendance de ces divers états. Nous n'insisterons pas sur ce fait pour ne pas nous exposer à des redites inutiles. Nous ajouterons seulement que, dans l'association des divers procédés hydrothérapiques employés, il faudra tenir compte de la nature des phénomènes dominants, et ne pas faire des applications excitantes, quand il est absolument nécessaire de produire une sédation, ou s'éterniser dans la méthode sédative quand il faut à tout prix relever les forces de l'organisme. A toutes ces considérations essentielles nous joindrons une recommandation qui a une certaine importance. Nous voulons parler de la durée du traitement et de l'époque où il doit être suivi. Nous croyons qu'il est préférable de faire des traitements entrecoupés ou scindés, et nous avons l'habitude d'interrompre la cure hydrothérapique quand une amélioration satisfaisante s'est produite dans l'état morbide. Le malade cesse d'être surmené et l'amélioration qui s'était produite s'accentue davantage pendant la période de suspension. Toutefois, il est nécessaire de ne pas prolonger cet intervalle de repos et l'on se trouvera bien de recommencer le traitement au printemps ou à l'automne qui suit la suspension.

C'est en agissant ainsi qu'on obtiendra de sérieux résultats. Et, si on joint à l'action de l'hydrothérapie les bons effets d'une hygiène bien entendue ; si, en outre, on parvient, à force d'attention et de dévouement, à faire naître la confiance dans l'esprit du malade et à prévenir ses défaillances, on arrivera certainement à guérir cet état que l'on considère parfois comme incurable.

Hystérie.

L'hystérie a beaucoup de ressemblances avec la névrose que nous venons de décrire sous le nom d'état nerveux. Cependant cette ressemblance n'est appréciable que dans quelques manifestations, qui, dans ces deux maladies, se présentent avec des caractères ayant entre eux une analogie incontestable. Aussi, il nous paraît nécessaire de prémunir le lecteur contre cette confusion qui, à tort ou à raison, n'est jamais agréable au malade, et qui peut avoir une influence fâcheuse sur la direction du traitement.

Nous signalerons aussi, pour la combattre, la tendance qu'ont certains médecins à confondre la chlorose et l'hystérie. Nous reconnaissons volontiers que, chez certaines femmes, les fonctions des organes reproducteurs peuvent déterminer, surtout au moment où elles s'établissent, des accidents nerveux qui ressemblent à ceux que présentent les hystériques, et, dans cette voie, on peut même dire que la chlorose amène à l'hystérie ; mais il faut se garder, quand on veut discuter et trouver l'essence d'une maladie, de confondre sa cause avec son siége. Nous ne pouvons pas ici entrer dans de longs détails sur les caractères qui distinguent chacune de ces maladies; toutefois nous pensons que les considérations suivantes apporteront la conviction dans l'esprit du lecteur.

Ce qui différencie certaines chloroses et l'état nerveux de l'hystérie, c'est que, dans cette dernière maladie, il y a, d'une part, prédominance des phénomènes qui sont du ressort de la moelle épinière ou du nerf grand sympathique et, de l'autre, une déchéance plus ou moins prononcée de certaines facultés cérébrales. Dans les attaques d'hystérie il y a manifestement prédominance de l'innervation involontaire sur l'innervation volontaire. Cet état, que le docteur Jaccoud appelle fort ingénieusement ataxie cérébro-spinale, est causé par la coïncidence d'un état parésique du cerveau et d'un surcroît d'excitabilité médullaire. Pendant l'attaque d'hystérie, convulsive ou non, il existe, en effet, une annihilation de la volonté au profit de l'innervation involontaire et des phénomènes réflexes. Toutefois ce qui est vrai pour l'attaque ne saurait l'être pour l'état interparoxysmal, bien que, durant cette période, les malades soient toujours sous l'influence de la maladie, absolument comme ceux qui, atteints d'impaludisme, se trouvent dans l'intervalle apyrétique qui sépare les accès de fièvre paludéenne.

Ce n'est pas l'attaque hystérique qui constitue l'affection ; elle n'est qu'une manifestation de celle-ci.

L'hystérique, dans l'intervalle de ses attaques, est en pleine possession de sa volonté et peut parfaitement diriger son innervation ; à ce point que, même au moment de l'attaque, quand les phénomènes médullaires ou ganglionnaires vont dominer l'influence de la volonté, il semble exister une sorte d'annihilation volontaire chez la malade. Elle sait, en effet, parfaitement, avant de laisser un libre cours aux fonctions exaltées de la moelle, et avant que les facultés cérébrales aient perdu leur prépondérance, se placer dans une position telle qu'il ne puisse lui arriver aucun accident. Il y a donc de la part de certaines hystériques une sorte de plan plus ou moins bien élaboré qui se termine la plupart du temps par une attaque incapable généralement de causer le moindre danger. C'est un fait que nous tenions à faire ressortir, pour nous permettre de dire que, le plus souvent, à moins que l'action ne se passe en partie dans le cerveau, ce qui est observé quelquefois, la volonté peut intervenir suffisamment pour faire avorter l'attaque ou y couper court dans une certaine limite.

On voit donc déjà en quoi une mauvaise éducation peut, sinon être la cause, du moins entrer comme un fort appoint dans la production de l'hystérie, et en quoi, d'un autre côté, une bonne éducation et un traitement moral intelligemment dirigé peuvent être d'un grand secours quand il s'agit de lutter contre la maladie. A tous les points de vue, le médecin aurait tort de ne pas tenir compte de ces données importantes.

L'analogie des symptômes de l'hystérie avec ceux de l'état nerveux nous permet d'attribuer les phénomènes observés à une cause du même genre, c'est-à-dire à une altération de nutrition. Seulement, dans l'hystérie, l'altération est plus grande ; lorsque cette maladie affecte la forme convulsive, il nous paraît probable que son siége est dans la moelle allongée, et dans cette portion de l'axe cérébro-spinal d'où le nerf grand sympathique tire sa principale origine. La qualification de convulsive appliquée à certaines formes de la maladie qui nous occupe nous conduit à dire qu'il y a deux sortes d'hystérie, l'une convulsive et l'autre sans convulsion. La première offre, comme phénomène saillant, des attaques revenant périodiquement à la suite de causes diverses, attaques accompagnées de convulsions, et dont chacun connaît la description. Disons seulement que souvent ces attaques sont précédées d'une *aura* sentie, ce qui, d'après la doctrine de Brown-Séquard, permet d'admettre que, dans tous les cas, il y a *aura*, non sentie ou sentie, cette dernière n'étant (nous parlons d'après l'illustre physiologiste) qu'un effet réflexe de la première. L'*aura* véritable n'est jamais sentie ; quand elle l'est, ce n'est que par action réflexe.

Les convulsions de l'hystérie sont donc de nature réflexe, et c'est ce qui nous porte à croire que le siége de la maladie est dans la moelle épinière. Ce qui plaide encore en faveur de cette assertion, ce sont les cas assez nombreux d'hystérie traumatique, c'est-à-dire survenant à la suite d'un traumatisme. Toutefois, la moelle n'est pas la seule partie des centres nerveux qui soit atteinte ; le cerveau est frappé à son tour, et il manifeste son trouble par une grande irritabilité du caractère, une impressionnabilité exagérée, et un grand affaiblissement de la volonté.

La forme non convulsive est celle qui se rapproche le plus de l'état nerveux, à ce point qu'il est souvent difficile de l'en distinguer. Cette forme précède généralement l'apparition de la forme convulsive ; elle peut l'accompagner, mais elle peut aussi subsister seule, sans qu'il survienne de convulsions. Cela tient évidemment au siége principal de la lésion de nutrition, qui dans ce cas semble se trouver dans le cerveau ou dans la partie supérieure de la moelle, sans que toutefois on puisse rien affirmer à cet égard.

Si nous recherchons quelles sont les causes sous l'influence desquelles apparaît l'hystérie, nous voyons qu'elles sont multiples, et souvent difficiles à apprécier à leur juste valeur.

Quelles que soient les circonstances qui peuvent être considérées comme causes déterminantes de l'hystérie, il faut toujours tenir le plus grand compte de la prédisposition. Une cause occasionnelle ne suffirait jamais seule pour produire cette maladie; il y a là, pour employer l'heureuse expression du professeur Axenfeld, une fatalité organique.

Ce fait étant posé, si nous passons en revue les différentes circonstances qui peuvent favoriser le développement de l'hystérie, nous voyons d'abord que c'est une affection presque exclusive à la femme, et très-fréquente chez elle, puisque, suivant les statistiques relevées par M. Briquet, la moitié des femmes est hystérique. Si nous avons dit que l'hystérie était presque exclusive à la femme, c'est qu'en effet on en peut observer quelques cas chez les hommes, ce qui suffirait pour démontrer que ce n'est pas l'utérus qui est toujours le point de départ de l'hystérie. Cependant il est très-probable que les perturbations qui siégent dans les organes génitaux peuvent être considérés comme la principale cause de la grande fréquence de l'hystérie chez la femme. Ces organes sont en effet situés au voisinage de la moelle, siége des actions réflexes, et dans la portion de celle-ci la plus propre à produire ces actions.

M. Jaccoud explique la plus grande fréquence de l'hystérie chez la femme, par cela seul que c'est une maladie de l'être moral et physique caractérisée par la prédominance des affections sensibles et affectives sur les déterminations volontaires et raisonnées, et que la femme porte en elle une prédisposition nerveuse spéciale, favorable au développement de ces phénomènes. « Plus accessible que l'homme, ajoute M. Jaccoud, aux impressions qui affectent le moi sensible, la femme est moins apte à les dominer; elle est impuissante à prévenir les réactions automatiques et involontaires que les excitations provoquent en elle, et souvent, lasse de la lutte, avant même de l'avoir entreprise, elle laisse subjuguer sa volonté et sa raison par des impressions sensibles ou psychiques, dont ces deux facultés devraient être les souverains régulateurs (1). »

Au point de vue de l'âge, nous dirons que c'est vers l'époque de la puberté que se développe le plus souvent l'hystérie. C'est donc une époque à laquelle l'éducation et le régime doivent être surveillés avec le plus grand soin, principalement s'il y a des prédispositions aux affections nerveuses. Cependant M. Briquet a vu un grand nombre de fois la maladie se développer chez les filles dès l'enfance.

Bien des discussions ont été soulevées à l'occasion de l'influence de l'hérédité sur l'hystérie. Ce qui en résulte, c'est qu'elle joue un rôle très-important et qu'il n'est pas rare de voir des jeunes filles nées de parents nerveux ou diathésiques, apporter en venant au monde le germe de la maladie. Vienne la puberté, et aussitôt cette névrose fait explosion.

M. Jaccoud fait ressortir toute l'influence de l'éducation, influence bonne ou mauvaise selon que celle-ci est bien ou mal dirigée. Tout en ne niant pas la part qui revient à l'excitation génitale, il croit que, dans toutes les circonstances invoquées par les auteurs à ce sujet, la pathogénie est complexe, et que l'état moral en est l'élément le plus important. Au reste plusieurs auteurs ont, selon nous, attaché beaucoup trop d'importance à l'effet des penchants lascifs sur la production de l'hystérie. Il en est même qui n'ont envisagé l'hystérie qu'à ce seul point de vue. Nous ne pouvons pas admettre cette manière de voir, et, bien que l'erreur soit facile à reconnaître et à réfuter, le lecteur comprendra que nous n'insistions pas sur cette question délicate.

On a eu tort aussi d'affirmer, comme on l'a fait, que l'hystérie ne s'observait jamais dans les campagnes, faisant entendre par là que dans les grandes villes seules se rencontraient toutes les causes

(1) Jaccoud, *Pathologie interne*, 1er vol., chap. Hystérie. Paris, 1870.

d'affaiblissement et de surexcitation. On observe parfaitement l'hystérie chez la jeune fille des champs; toutefois nous devons reconnaître que le genre de vie et d'éducation, que l'alimentation, les professions, la position sociale, le milieu, les peines, les chagrins, les passions sont autant de circonstances qui agissent sur l'évolution de l'hystérie. Et puisque nous faisons ici une énumération des causes de cette maladie, n'oublions pas de mentionner l'influence non moins incontestable de la contagion par imitation, à laquelle il faut réserver une large part dans les épidémies d'hystérie. Il n'est pas de médecin qui n'ait été à même de reconnaître la vérité de ce fait dans les salles d'hôpitaux.

Toutes ces causes peuvent aussi bien déterminer le retour des attaques que l'hystérie elle-même. Plus la maladie est ancienne, plus elle est accusée, moins il est nécessaire que la cause qui provoque les attaques soit puissante. Il est même des hystériques chez lesquelles il suffit de presser sur la région ovarienne pour provoquer une attaque. A propos de cette compression de l'ovaire, nous dirons que certains médecins prétendent qu'en la pratiquant d'une façon méthodique, on peut réussir à mettre fin à une attaque. Il en est de même en ce qui concerne d'autres manœuvres exercées sur certaines régions de l'organisme. Qu'il nous soit permis de réserver notre opinion sur ce fait, tout en reconnaissant que les attaques peuvent cesser après l'exécution de ces manœuvres. Nous ne sommes pas encore suffisamment édifié sur le mode d'action de ce traitement pour avoir une idée bien arrêtée à cet égard. Nous avons vu tant de crises nerveuses disparaître sous la seule influence d'un effort phsychique bien ordonné, que nous sommes disposé à croire que l'intervention de la nature est plus efficace que celle de l'art.

On a regardé souvent la continence comme une des causes qui peuvent engendrer l'hystérie. En soutenant cette opinion, on a commis une erreur facile à réfuter, attendu que les femmes veuves ne sont pas plus que les autres affectées d'hystérie; que d'un autre côté la grande majorité des filles publiques en est atteinte, et qu'enfin, dans quelques cas, le coït lui-même a suffi pour déterminer des attaques.

Les affections diverses des organes génitaux, les irrégularités dans leur fonctionnement, la menstruation, l'aménorrhée, les maladies de l'ovaire et de l'utérus, etc., ont été citées comme causes de l'hystérie. Il est bien prouvé qu'elles n'ont aucune influence spéciale, et que bien des malades dont les organes génitaux sont altérés ou troublés ne sont pas hystériques. Cependant, par les douleurs qui les accompagnent et par l'affaiblissement général qui en peut être la conséquence, les diverses affections de cet appareil organique peuvent, s'il y a prédisposition, devenir des causes occasionnelles qu'il faudra chercher à annihiler.

Tout le monde connaît les symptômes de l'hystérie, qui ont, du reste, une grande analogie avec ceux de l'état nerveux. Nous renverrons donc à ce que nous avons déjà dit sur la question de physiologie pathologique qui s'y rattache.

Nous avons distingué deux sortes d'hystérie : l'une sans convulsions, l'autre avec convulsions. Chacune de ces formes peut exister simultanément, mais il peut arriver que la première ne soit qu'un acheminement vers la seconde.

La première forme, à laquelle on pourrait donner le nom d'*état hystérique*, parce qu'elle constitue un état général du système nerveux, est caractérisée par des phénomènes à peu près identiques à ceux de l'état nerveux, et leur analogie est parfois si grande que ces deux états ont été souvent pris l'un pour l'autre. L'hystérique est irrésolue, capricieuse, fantasque et romanesque ; douée d'une grande impressionnabilité et d'une irritabilité excessive, elle passe avec une facilité surprenante de la joie à la tristesse. Comme tous les névropathes, elle éprouve des fourmillements, des crampes, des illusions sensorielles, des palpitations et des suffocations, des troubles digestifs ; mais au milieu de tous ces phénomènes qui accusent une excitabilité de la moelle et du nerf grand sympathique, on remarque toujours une sorte de perversion ou de déchéance des facultés cérébrales, due à l'influence des désordres organiques sur les fonctions intellectuelles.

Dans la forme convulsive, aux symptômes de l'état hystérique s'ajoutent d'autres phénomènes, et, sans entrer dans la description détaillée de ces nouveaux symptômes, nous mentionnerons les principaux, renvoyant le lecteur aux traités spéciaux écrits sur cette affection.

Le caractère principal de cette forme est ce que l'on appelle l'attaque d'hystérie. Elle se manifeste principalement sous la forme de convulsions dans lesquelles les mouvements d'extension, de flexion, de rotation, d'adduction et d'abduction se succèdent avec rapidité, et d'une façon incoordonnée. Ces convulsions, qui se produisent dans tous les muscles du corps, affectent aussi ceux de la vie organique, produisant de la suffocation, des palpitations, des contractions intestinales ; et l'accès se termine par des bâillements, une émission de gaz ou d'urine, ou une abondante sécrétion lacrymale.

L'attaque est ordinairement précédée d'un état général particulier, qui n'est autre que l'état hystérique pour ainsi dire à l'état aigu, accompagné de serrement de gorge, de dyspnée, de palpitations, de céphalalgie ; souvent même il existe des points douloureux, et une sensation de boule qui, partant de l'épigastre, remonterait vers le pharynx. Enfin, chez certaines malades, il y a fréquemment une *aura* sentie qui se répète à chaque attaque.

Quant à la perte de connaissance pendant l'attaque, M. Briquet a reconnu qu'elle ne se produisait pas une fois sur dix.

L'attaque, telle que nous venons de l'esquisser rapidement, peut n'être exclusivement caractérisée que par des *spasmes*. On a donné ce nom à un ensemble de phénomènes survenant après certains prodromes comme l'attaque proprement dite, et constituant un ensemble facile à reconnaître et pouvant être comparé à une attaque avortée. Douleur et anxiété à la région épigastrique, palpitations, activité convulsive des muscles respiratoires, sensation de la boule hystérique et quelques mouvements involontaires dans les membres, tels sont les phénomènes saillants de cette forme d'attaque qui se termine par des sanglots, des pleurs, l'émission d'une urine claire, et qui est presque toujours suivie de céphalalgie et de courbature.

Quelquefois l'attaque revêt la forme de syncope et de coma, mais ce fait est assez rare.

L'*état cataleptique* et l'*extase* accompagnés ou non de perte de connaissance, peuvent compliquer la crise et même la dominer complétement; dans ce dernier cas, l'hystérie est presque toujours accompagnée de désordres intellectuels sérieux, semblables à ceux qu'on observe dans l'affection qu'on désigne sous le nom de *folie hystérique*. Nous n'entrerons pas dans l'étude de ces troubles de l'intelligence, ils sont du ressort de l'aliénation mentale.

L'hystérie n'est pas uniquement caractérisée par les attaques, elle présente à l'observation d'autres symptômes qui se manifestent à la suite ou dans l'intervalle des attaques.

La sensibilité est souvent atteinte ; il existe tantôt de l'hypéresthésie, tantôt de l'anesthésie. La première, qui se remarque surtout dans l'hystérie à marche aiguë, partielle ou générale, peut aller jusqu'à la dermalgie, et donner lieu à une excitation générale excessive.

L'anesthésie, complète ou incomplète, présente aussi les plus grandes variétés dans cette maladie, et coexiste souvent avec l'hyperesthésie; elle peut quelquefois siéger dans une moitié du corps ou frapper seulement les membres inférieurs. Que de révélations dans cette insensibilité absolue que présentent certaines hystériques ! Ne trouve-t-on pas là l'explication de bien des sorcelleries, de bien des miracles du moyen âge ? Ces marques du diable, *stigma diaboli*, qu'on trouvait chez les prétendues sorcières, étaient-elles autre chose que des points anesthésiés? Cette insensibilité peut affecter aussi les sens spéciaux, les membranes muqueuses, et donner lieu à des complications ou à des supercheries qu'il est utile de bien connaître.

N'oublions pas de mentionner, comme un des grands caractères de l'hystérie, des douleurs dans toutes les régions, douleurs qui sont la plupart du temps des névralgies, pouvant siéger sur tout le trajet des troncs ou des filets nerveux, ou pouvant se localiser sur un point très-limité pour constituer ce qu'on appelle le *clou hystérique*.

De toutes ces douleurs, les plus fréquentes sont celles qui se manifestent dans la tête, à l'épigastre, le long du rachis ou dans les régions intercostales.

A propos des troubles de la sensibilité, notons encore l'inaptitude qu'ont souvent les hystériques à se mouvoir sans le secours de la vue, phénomène désigné sous le nom de conscience musculaire (Duchenne, de Boulogne) ou d'instinct locomoteur (Bourdon), et enfin mentionnons en passant l'anesthésie viscérale, admise par M. Gendrin.

Tels sont les phénomènes morbides qui peuvent se développer dans le système nerveux sensitif. On en constate aussi, et en grand nombre, du côté du système moteur, même en dehors des attaques pendant lesquelles ces troubles atteignent leur summum d'intensité. Ce sont le strabisme, le torticolis, diverses contractures des muscles de la nuque et du tronc, le trismus, le hoquet, le spasme du larynx, du pharynx et des voies digestives, la constriction de l'anus et du vagin, le ténesme rectal et vésical, quelquefois enfin la contracture des extrémités, le tremblement et ces mouvements désordonnés que l'on a désignés sous le nom de *chorée hystérique*. On voit par cette énumération que, pour être complet, il faudrait mentionner tous les signes qui appartiennent aux affections nerveuses. Malgré notre désir d'être bref, nous ne devons cependant pas passer sous silence les paralysies hystériques, si fréquentes d'après les relevés de M. Briquet. Ces paralysies, hémiplégie, paraplégie, paralysie de la face, du larynx, du pharynx, de l'œsophage, du diaphragme, sont, comme tous les symptômes hystériques, extrêmement variables dans leur degré, leur durée, leur marche et leur terminaison.

Si l'on cherche à se rendre compte de la production, dans l'hystérie, des convulsions et des paralysies, l'on reconnaît que l'on a affaire à des phénomènes réflexes.

Les mouvements convulsifs réflexes ont tantôt pour siége les muscles de la vie animale, tantôt ceux de la vie organique, et leur point de départ peut être indifféremment soit dans les nerfs sensitifs de la vie animale, soit dans les nerfs sensitifs de la vie organique. Dans les cas où l'hystérie paraît essentiellement convulsive, une investigation attentive permet de découvrir presque constamment une excitation locale, c'est-à-dire une *aura*, perçue ou non perçue. Cette modification sensitive périphérique a sans doute une importance extrême dans l'explosion de la maladie, mais il ne faut pas oublier qu'avant la convulsion, il existe un accroissement d'excitabilité des centres réflexes de la moelle qui constitue la condition permanente de la maladie, et qui est due, ainsi que nous l'avons vu, à un trouble caractérisé par une congestion ou un accroissement de nutrition de la substance grise de la moelle.

Quant à l'existence des paralysies réflexes, Brown-Séquard l'a démontrée d'une façon péremptoire. D'après ce savant professeur, il y a deux causes principales qui agissent dans la production des paralysies réflexes : 1° la contraction réflexe des vaisseaux sanguins dans la moelle, dans les nerfs moteurs ou dans les muscles; 2° une influence morbide réflexe sur la nutrition, pouvant agir sur le tissu musculaire, et pouvant même engendrer une myélite ou d'autres maladies de la moelle.

Enfin la paralysie peut se produire à la suite des convulsions. Celles-ci étant dues à une surexcitabilité excessive des éléments nerveux, il est facile d'admettre que la force nerveuse s'épuise et que la paralysie apparaisse.

Nous ne nous étendrons pas davantage sur la pathogénie de ces désordres de la motilité; ce que nous avons voulu faire ressortir, c'est qu'ils ne sont que le résultat de troubles dans la nutrition, et qu'il n'y a rien d'étonnant à ce que les autopsies, dans ce cas, ne nous apprennent rien.

Les perturbations qui accompagnent l'hystérie ne résident pas seulement dans le système cérébro-spinal; elles peuvent aussi atteindre toutes les fonctions organiques. On remarque en effet, dans l'appareil digestif, des troubles de toute espèce : perte d'appétit, ou au contraire un appétit vorace, soif exagérée ou nulle; digestions douloureuses provoquées par les douleurs névralgiques dont nous avons parlé; quelquefois vomissements, souvent constipation et tympanisme, tels sont les phénomènes propres aux fonctions digestives dans l'hystérie.

Les organes de la respiration n'échappent pas non plus au désordre général; on remarque, en effet, de l'aphonie, de la toux, des suffocations, de la dyspnée, de l'angoisse et quelquefois des symptômes analogues à ceux de l'angine de poitrine.

Du côté de l'appareil circulatoire on observe des palpitations, des battements artériels, de la fréquence du pouls, de la syncope même, en un mot la série des symptômes que nous avons vus se produire dans l'état nerveux, et sur lesquels nous ne reviendrons pas. Signalons aussi les sueurs de sang et les hémorrhagies.

Nous ne nous arrêterons pas davantage sur les fonctions de sécrétion et de nutrition qui peuvent présenter tous les troubles que nous avons décrits en étudiant l'état nerveux.

Quant aux fonctions génitales, il ne faut pas croire qu'elles soient toujours excitées dans cette névrose. Si la nymphomanie et le satyriasis accompagnent quelquefois l'hystérie, il n'en est pas moins vrai que le sens génital est moins souvent exalté que diminué; et, bien que l'on observe quelquefois de l'hyperesthésie du côté des organes génitaux, nous devons ajouter que l'anesthésie de ces organes et l'abolition du sens de la volupté sont assez fréquentes. Il est vrai que la diminution de la sensibilité peut succéder à une exaltation trop prononcée. Quoi qu'il en soit, nous pensons que ces désordres peuvent être considérés comme une manifestation de la maladie, et non comme une cause. Toutefois, comme ils peuvent réagir à leur tour sur les centres nerveux déjà malades, nous croyons qu'il est nécessaire de les faire disparaître.

Enfin nous devons mentionner les désordres psychiques et intellectuels qui accompagnent l'hystérie. Assurément ces symptômes ne sont autres, dans la plupart des cas, que ceux qui forment le cortége de l'état nerveux; cependant il y a chez les hystériques un trouble réel et permanent dans les facultés intellectuelles et affectives. Quelques-unes se laissent facilement entraîner et se livrent; d'autres, concentrées en elles-mêmes, s'observent sans cesse et dissimulent toujours. La raison est saine, en donnant à ce mot le sens que lui attribuent les gens du monde; mais les impressions sont faussées, et le jugement presque toujours altéré. En un mot, les fonctions intellectuelles et affectives semblent perverties ou déchues, bien que la malade ait parfaitement conscience d'elle-même et du milieu dans lequel elle est placée. Cependant la *folie* vient quelquefois compliquer l'hystérie; mais cela ne se produit que dans des conditions déterminées.

La marche de l'hystérie est chronique, et n'a aucune tendance à la guérison. Quelquefois elle est interrompue accidentellement soit par la grossesse, soit par certaines maladies aiguës, mais elle réapparaît ensuite.

Il est donc d'une grande importance de savoir quels sont les moyens que nous donne la thérapeutique pour combattre cette affection.

Du traitement hydrothérapique dans l'hystérie. — L'hystérie est peut-être, de toutes les maladies nerveuses, celle qui exige le plus d'attention et de discernement. Il faut renoncer à la combattre, si l'on n'est pas disposé à consacrer tout son temps et toute son énergie au traitement de cet état morbide. Le médecin sera impuissant s'il ne parvient pas à dominer la malade, ou du moins s'il ne peut lui inspirer cette confiance sans laquelle toutes les médications seront incertaines ou inefficaces. Il faut que, par un traitement moral habilement dirigé, les facultés intellectuelles et affectives soient bien équilibrées et que la malade soit convenablement préparée à bénéficier des traitements physiques qu'on lui destine. Parmi ces derniers, nous ne craignons pas d'affirmer que le traitement hydrothérapique est un des plus puissants, à la condition toutefois qu'il ne reposera pas sur l'usage exclusif de l'eau froide, et qu'on emploiera, selon les circonstances, l'eau à toutes les températures, ou combinée avec l'action du calorique.

Avant d'appliquer cette méthode de traitement, il faut se rappeler que l'hystérie peut prendre la forme convulsive ou exister sans convulsions. En d'autres termes, il faut savoir s'il convient de diriger les modificateurs hydrothérapiques contre l'état hystérique ou contre l'attaque d'hystérie. Le traitement ne peut pas être identique dans les deux cas; il varie même dans chacun d'eux suivant la nature, la cause et la forme des phénomènes morbides prédominants. On comprend, en effet, que les applications qui conviennent contre la douleur ou le spasme, ne conviennent pas contre la paralysie, et qu'une attaque caractérisée par le coma ne soit pas traitée de la même façon qu'une attaque compliquée de convulsions désordonnées. Avec ces données générales et les préceptes thérapeutiques qui ont été exposés dans l'étude de l'état nerveux, on pourrait certainement diriger le traitement hydrothérapique de l'hystérie. Toutefois nous croyons nécessaire d'insister de nouveau, malgré les redites auxquelles nous allons nous exposer.

Nous distinguerons d'abord le traitement de l'attaque d'hystérie et celui de l'état hystérique. Le premier n'est que passager et fort simple, tandis que le second est nécessairement de longue durée et presque toujours fort compliqué.

Si l'attaque d'hystérie est simple, et si la malade n'a que des spasmes insignifiants, il vaut mieux ne pas intervenir hydrothérapiquement; la crise suit son cours sans provoquer de graves désordres, et les fonctions d'innervation rentrent peu à peu dans l'état normal.

Si l'attaque présente des caractères insolites et menace de s'éterniser, on pratiquera des lotions ou des affusions froides sur la tête et sur les parties du corps qu'on pourra atteindre. Contre la forme syncopale ou comateuse, on pratiquera des fustigations à l'aide de linges mouillés, jusqu'à ce que la malade soit revenue à elle. Contre la forme délirante, les compresses froides appliquées sur la tête et souvent renouvelées seront fort utiles. Contre la forme convulsive, le maillot humide est un excellent moyen que l'on emploiera si les affusions froides ou tièdes ont échoué. Si les spasmes gagnent l'appareil respiratoire, nous conseillons de pratiquer sur les membres, et notamment sur les cuisses, des frictions méthodiques et prolongées à l'aide de compresses trempées dans l'eau froide; dans ces mêmes circonstances, les sacs à glace de Chapman appliqués à la région dorsale peuvent rendre de grands services. Contre les attaques compliquées d'anesthésie, les applications alternatives d'eau chaude et d'eau froide réussissent quelquefois.

Nous rappellerons ici que l'attaque peut être le résultat d'une excitation périphérique accompagnée d'*aura* sentie ou non sentie; dans ce cas, il faudra étudier avec soin l'appareil nerveux sensitif et modifier, par des moyens appropriés, la perturbation nerveuse qui peut être le point de départ de l'attaque. Nous terminerons enfin ces considérations pratiques en disant que, dans quelques circonstances, l'intervention médicale est tout à fait inutile. Cette abstention est motivée par des faits qui ne donnent lieu à aucun doute.

Le traitement dirigé contre l'état hystérique est plus compliqué et plus difficile à instituer que celui de l'attaque. Il doit être long, interrompu par des intervalles de repos afin de ne pas surmener outre mesure le système nerveux, et entouré de précautions de toute sorte. Quand l'état hystérique est simple, c'est-à-dire, dégagé de toute complication sérieuse, il faut, d'une part, combattre la cause productrice, et, d'autre part, modifier, par les moyens que l'hydrothérapie met à notre disposition, le trouble de nutrition qui constitue la maladie.

Il faudra donc rechercher avec soin les causes de l'affection et soustraire les malades à son influence. Dans cette voie on rencontrera souvent l'anémie, la chlorose, les maladies diathésiques, parmi lesquelles le rhumatisme et la goutte jouent un rôle prépondérant, et l'on emploiera les applications hydrothérapiques qui ont été conseillées dans ces diverses maladies. Si le point de départ est dans un des appareils organiques de l'économie, nous verrons plus tard comment il faudra se conduire.

Bien que les causes jouent un rôle très-important dans le choix des moyens hydrothérapiques utilisés, il faudra se garder de commencer le traitement pathogénique avant d'avoir apprécié la forme de la névrose et surtout avant d'être renseigné sur la susceptibilité nerveuse de la malade. On peut, chez quelques hystériques, commencer d'emblée par des applications froides très-énergiques ; mais un semblable début ne convient pas à toutes et peut occasionner des accidents. Nous connaissons des malades que l'eau froide exaspérait outre mesure et qui ne pouvaient la supporter qu'après avoir reçu une douche chaude prolongée. D'autres n'ont pu supporter que des douches, des affusions ou des immersions avec de l'eau à 20° centigrades; elles ont parfaitement guéri sans qu'il ait été nécessaire de recourir à l'eau réellement froide. Il est donc utile, surtout au début du traitement, de bien apprécier l'état de la malade.

Ce traitement doit avoir pour but de restaurer les fonctions cérébrales, et d'apaiser l'excitabilité réflexe de la moelle et du nerf grand sympathique. Cette entreprise est complexe ; aussi nous croyons qu'il faut suivre une marche méthodique qui permette de ne rien livrer au hasard. Le premier résultat qu'il faut viser, c'est l'apaisement de l'excitabilité réflexe médullaire ou ganglionnaire; on réussira à l'atteindre si l'on soumet la malade à des applications générales modérément froides au début, si on emploie les immersions tempérées ou les maillots humides, les lotions ou les affusions générales, les frictions dans un drap mouillé non tordu, etc., en un mot, tous les modificateurs de la méthode sédative. Quand l'excitabilité réflexe sera moins prononcée, on pourra abaisser la température de l'eau et faire des applications plus courtes et plus énergiques. Dans la plupart des cas il importe de ménager la tête et l'on doit commencer les applications froides dans la région inférieure du corps ; à cet effet, on emploie les demi-bains avec frictions, les bains de siége, les bains de pieds et les frictions froides pratiquées sur la colonne vertébrale. Plus tard, après avoir placé la malade dans des conditions morales et physiques bien comprises, ce qui peut et doit être fait au début du traitement, après avoir apaisé l'excitabilité anormale de la moelle épinière et du nerf grand sympathique, on pourra sans inconvénient faire des applications froides quotidiennes sur la tête, pour agir d'une façon plus directe sur l'encéphale. A ce moment-là, en effet, le cerveau soustrait, d'une part, aux influences morbides qui lui venaient de la moelle ou des organes, et soumis, d'autre part, à l'heureuse influence d'une direction morale bien entendue, peut être exposé sans inconvénient à l'excitation que développent les pluies froides administrées sur la tête.

Sous l'influence de ce traitement hydrothérapique gradué, l'excitabilité organique disparaît, la nutrition du cerveau devient normale, et l'équilibre se rétablit dans toutes les fonctions du système nerveux.

Quelquefois la guérison ne se produit qu'après de longs intervalles d'excitation ou d'épuisement. Il ne faut pas se décourager ; on peut momentanément suspendre la cure hydrothérapique ; mais il ne faut pas l'abandonner, car il arrive un moment où l'élément hydrothérapique correspondant à l'élément morbide peut être utilisé avec avantage et supporté sans fatigue, et dès lors la guérison ne se fait pas attendre. Elle se manifeste pendant le traitement ou, ce qui arrive assez souvent dans cette névrose, après la cessation de l'hydrothérapie. Les effets consécutifs sont très-accusés chez les hystériques, ce qui explique pourquoi certains médicaments dont l'action avait été nulle avant l'emploi de l'hydrothérapie réussissent avec une surprenante facilité après une cure à l'eau froide. Nous signalons ce fait parce que nous l'avons vu interprété quelquefois d'une manière trop fantaisiste.

Quoi qu'il en soit, nous devons dire que le traitement hydrothérapique de l'état hystérique est très-difficile à diriger, parce que les malades sont la plupart du temps insoumis, inconstants ou injustes. Il faut savoir, en définitive, que l'hydrothérapie ne rend que ce qu'on lui donne et que, si le médecin engage sa responsabilité, il est en droit d'exiger du malade de plus grands sacrifices.

Quelquefois l'état hystérique se traduit par des phénomènes qui semblent exprimer la maladie. On voit des hystériques ne présenter que des douleurs, des contractures ou des paralysies apparaissant simultanément ou isolément dans les membres, et nous verrons dans les chapitres qui vont suivre comment il conviendra de traiter ces accidents. Nous ferons seulement observer ici qu'il faut rechercher avec soin quel est le modificateur spécial qui s'associe le mieux avec l'application générale adoptée ; et n'agir avec énergie que lorsqu'on a acquis la conviction que la disparition des phénomènes morbides dominants ne peut pas occasionner des accidents plus sérieux.

Si, nous plaçant en dehors du cadre que comporte le traitement hydrothérapique, nous voulons examiner la question du mariage chez les jeunes filles hystériques, nous répondrons avec un auteur contemporain : il existe des jeunes filles qu'il faut marier toujours et le plus tôt possible ; il en est d'autres qu'il ne faut marier jamais.

Catalepsie.

Nous avons vu que les attaques d'hystérie pouvaient revêtir la forme cataleptique. Néanmoins, si la catalepsie coïncide parfois avec l'hystérie, elle peut aussi exister sans cette dernière.

Cette affection, aussi fréquente chez l'homme que chez la femme, confondue avec l'hystérie par plusieurs auteurs, décrite aussi par d'autres à tort, selon nous, sous les noms de contemplation et d'extase, est une névrose intermittente dont le caractère essentiel est l'impossibilité où se trouve le malade, au moment de l'accès, de changer volontairement d'attitude, tandis qu'une personne étrangère peut, à son gré, faire passer successivement tous les muscles de la vie animale par tous les degrés intermédiaires entre les limites de contraction et d'extension. Cette définition, empruntée à Pinel, est, à nos yeux, aussi exacte et aussi complète que possible.

Nous ne sommes plus ici en face d'une affection aussi complexe, aussi variable dans ses manifestations que l'hystérie. La catalepsie a des caractères beaucoup plus nets, beaucoup plus tranchés. Dans ce dernier cas, il n'y a que des attaques ; dans les intervalles de celles-ci, les malades sont exempts de tous phénomènes morbides apparents.

Généralement l'attaque se fait pressentir par quelques symptômes précurseurs, tels que céphalalgie, constriction des paupières, crampes dans les membres, palpitations, syncopes, rêves, engourdissement de l'intelligence, loquacité, altération des sens, perte des sens, perte de la mémoire, etc. Puis alors survient l'accès, caractérisé par une abolition complète de l'intelligence, une profonde insensibilité et surtout, c'est là le caractère fondamental, par l'état particulier qu'offrent les muscles. L'individu garde, quelque bizarre qu'elle soit, l'attitude qu'il avait au moment même où l'attaque l'a surpris. Un étranger peut changer la position du corps, les muscles cèdent lentement comme un corps élastique. L'on peut ainsi donner au cataleptique la position que l'on veut, mais il est impossible à ce dernier de faire aucun mouvement. La circulation et la respiration sont ralenties, et il y a abaissement de la température du corps aux extrémités.

L'accès se termine le plus souvent brusquement, et laisse après lui une grande fatigue ; les malades ont les membres brisés, et demeurent assez longtemps encore dans un certain état de stupeur, ne se rappelant que très-vaguement ou même nullement tout ce qui s'est passé. Dans quelques cas cependant, les malades conservent le souvenir exact de ce qui leur est arrivé, et semblent avoir eu, pendant l'accès, conscience de l'impossibilité où ils étaient de manifester par aucun mouvement l'intégrité relative de leurs facultés. En tous cas ils se plaignent tous, après l'accès, d'une céphalalgie intense.

Tel est l'accès complet. Dans certains cas, il est incomplet, en ce sens qu'il manque quelques phénomènes. La perte de connaissance fait défaut, ou bien l'état cataleptique n'est que partiel et ne se constate que dans une partie du corps ou un seul membre.

Nous avons vu que la catalepsie pouvait compliquer l'hystérie; elle se montre aussi bien dans la folie, dans les affections du cerveau ou même dans la fièvre typhoïde, etc.

Les accès sont presque toujours provoqués par quelque émotion morale. Ils peuvent durer quelques instants, quelques heures ou des journées entières. Ils se reproduisent sans régularité et sont séparés par des intervalles pendant lesquels le malade jouit généralement d'une bonne santé.

Cette affection, qu'il est impossible de confondre avec les autres névroses, est de celles qui guérissent spontanément. Cependant, sauf quelques cas, sa durée peut être fort longue si on n'intervient pas énergiquement.

Dans cette maladie, comme dans l'hystérie, il faut, au point de vue thérapeutique, distinguer l'état cataleptique et l'attaque. Contre cette dernière on peut employer les lotions, les frictions ou les affusions froides; et, lorsqu'il est possible de transporter le malade dans une salle d'hydrothérapie, on peut, sans inconvénient, administrer une douche froide, courte et énergique. Nous avons vu souvent l'attaque cesser pendant l'application de ce modificateur puissant. Nous devons ajouter pourtant que deux fois, à notre connaissance, l'attaque s'est produite sous la douche. Il est vrai que, dans les deux circonstances, les crises ont été fort courtes; et, bien que les malades ne soient pas tombés, nous engageons les médecins à faire doucher les malades sur un lit spécial. Nous avons remarqué que la douche en arrosoir promenée sur toutes les parties du corps était préférable à la douche en pluie. C'est pendant l'application de cette dernière, que se sont produites les deux crises dont nous avons parlé. Nous ajouterons qu'elles ont été dissipées à l'aide d'une douche écossaise dirigée dans les parties inférieures du corps, le malade ayant été placé sur un lit de sangle.

Contre l'état cataleptique, le traitement hydrothérapique est le même que contre l'état nerveux. On peut seulement, dans cette névrose spéciale, arriver plus vite aux applications froides dont l'action est très-salutaire.

Extase.

Nous devons ici rapprocher de l'étude de la catalepsie celle de l'extase, cet état particulier caractérisé par l'abolition presque complète des sens et du mouvement, et par la concentration de toutes les facultés sur un seul objet.

Cet état, comme la catalepsie, peut se rencontrer dans l'hystérie et l'aliénation mentale, mais il peut se rencontrer aussi chez des personnes saines d'esprit, du moins en apparence. Quelques auteurs n'en ont fait qu'un symptôme de l'hystérie. On est presque tenté de se demander si c'est un état pathologique. Les exemples de sainte Thérèse, allant jusqu'à l'abstraction presque complète des sens et du monde extérieur, et s'oubliant dans la contemplation d'un idéal, sont des plus frappants.

L'extase, dit Sandras, serait un état nerveux, un accès hystérique ou cataleptique incomplet avec quelque chose de plus. La vérité est que cet état ne se rencontre que chez les gens extrêmement nerveux, principalement chez les hystériques et les névropathes. Au reste, si nous consultons l'histoire, nous voyons que cette affection a dû être bien plus fréquente à certaines époques que de nos jours.

Si nous avons parlé de cet état particulier un peu oublié, fort rare du reste, c'est que nous croyons que l'hydrothérapie peut nous rendre quelques services pour remonter ces constitutions un peu faibles, les seules chez lesquelles l'extase puisse se présenter. Il faudra l'employer avec la précaution qu'exigent toutes les névroses, et insister sur les parties inférieures du corps quand l'eau froide sera employée.

Éclampsie.

L'éclampsie est une névrose qui consiste en un trouble de nutrition localisé le plus souvent dans le bulbe et dans la partie supérieure de la moelle épinière. Ce trouble de nutrition peut avoir lieu directement, comme cela se présente dans les altérations du sang, par l'urée, et d'autres substances, dans les diathèses, etc.; ou bien être occasionné par une irritation d'une partie périphérique du système nerveux.

Quoi qu'il en soit, l'éclampsie est une maladie grave, se manifestant principalement chez les femmes grosses et chez les femmes en couches, et contre laquelle l'hydrothérapie peut et doit être employée.

Pour combattre la crise éclamptique, on emploie tous les moyens que nous avons conseillés contre la crise de nerfs et contre l'attaque d'hystérie. Mais si l'on veut être utile aux personnes atteintes de cette maladie, il ne faut pas se borner à intervenir pendant l'attaque, on doit surtout agir dans l'intervalle de celle-ci, et soumettre les malades à un traitement capable d'apaiser l'excitabilité des centres nerveux intéressés. La grossesse n'est pas une contre-indication à l'hydrothérapie ; seulement il faudra que les applications ne soient pas trop énergiques et que le traitement soit conduit avec précaution et sans secousses. Nous avons eu l'occasion de soigner des femmes atteintes d'attaques d'éclampsie pendant la grossesse et pendant l'accouchement, et nous avons été assez heureux de prévenir des accès chez des femmes qui avaient toujours eu des crises au moment des couches.

Les moyens qu'il faut utiliser dans cette maladie sont ceux qui conviennent dans l'état nerveux, dans l'hystérie, etc.; seulement, comme l'éclampsie est souvent liée à une altération dans la qualité ou la quantité du sang, il faut recourir le plus vite possible aux modificateurs hydrothérapiques qui ont une action tonique et reconstituante.

Épilepsie. — Hystéro-épilepsie.

L'épilepsie est une névrose qui semble consister dans un accroissement d'excitabilité réflexe de certaines parties de l'axe cérébro-spinal et dans la perte du contrôle que, dans les conditions normales, la volonté possède sur la faculté réflexe.

Cette maladie se présente avec des caractères qui sont connus de tous et sur lesquels nous n'insisterons pas. Elle peut se développer sous l'influence d'une altération dans la qualité et dans la quantité du sang. Déjà nous avons eu l'occasion de citer un cas d'épilepsie développée sous l'influence de l'intoxication paludéenne et guérie par l'hydrothérapie, après avoir été transformée en un véritable accès de fièvre intermittente. Mais, tout en reconnaissant l'influence des affections générales du sang sur la production de cette névrose, nous pensons qu'il existe soit dans les centres nerveux, soit dans le système périphérique, une altération agissant directement ou par action réflexe sur la partie de l'axe cérébro-spinal qui est le siége de l'épilepsie ; il se produit alors une excitabilité exagérée qui se traduit par des phénomènes nombreux sur lesquels la volonté ne possède aucune influence.

Quelle que soit du reste l'explication que l'on adopte dans l'analyse des symptômes qui caractérisent l'épilepsie, il est essentiel, au point de vue de l'application de l'hydrothérapie à cette maladie, de faire quelques divisions.

Et d'abord nous dirons que, lorsque l'épilepsie est caractérisée par ce qu'on appelle les grandes attaques, l'hydrothérapie est, selon nous, tout à fait impuissante. Nous croyons même que, si elle est conseillée d'une façon inopportune et qu'elle soit appliquée sans méthode, elle peut, dans certains cas, aggraver la maladie.

Nous pensons également que cette méthode de traitement ne doit pas être employée dans les cas d'épilepsie compliquée d'aliénation mentale.

A côté de ces raisons, basées sur des faits bien observés, nous placerons quelques considérations qui, bien que secondaires, méritent d'être faites. Nous croyons qu'il n'est pas prudent et qu'il peut même être dangereux de placer les malades de cette espèce dans un établissement public d'hydrothérapie où se trouvent réunis des malades, la plupart du temps très-impressionnables. La vue d'une attaque d'épilepsie peut les effrayer et être la cause d'accidents sérieux; et comme, du reste, l'hydrothérapie est inutile ou nuisible dans ces circonstances, nous pensons qu'il est plus prudent et plus humain de conseiller une autre installation.

Si l'hydrothérapie est impuissante contre ces formes graves de l'épilepsie, il n'en est pas de même quand cette névrose est caractérisée par ces accidents qu'on désigne sous le nom d'*absence*, d'*éclair* ou de *vertige*. Nous avons donné des soins à un grand nombre de malades présentant ces divers symptômes, et nous avons réussi dans un certain nombre de cas.

Comme il faut, avant toute chose, modifier l'excitabilité des centres nerveux, nous avons toujours commencé le traitement par des douches mobiles, courtes, légères, et très-peu froides ; et nous ne sommes arrivé à l'eau froide que par gradation ou après avoir cherché à atténuer l'excitabilité que provoque le froid par une application préalable de calorique. Nous pensons que, parmi tous les procédés hydrothérapiques, c'est à la douche mobile qu'il faut donner la préférence, à la condition toutefois que cette douche puisse être réglée avec une grande facilité, et alimentée à la fois par de l'eau chaude et de l'eau froide. En outre, pendant l'application hydrothérapique, le malade sera allongé sur un lit spécial, de manière à être à l'abri de tout accident.

On pourra aussi employer l'hydrothérapie dans ces cas d'accès épileptiques mal caractérisés, et dans cet état complexe connu sous le nom d'hystéro-épilepsie, qui est constitué par un mélange de symptômes hystériques et de symptômes d'épilepsie. Mais il faudra toujours faire des applications légères et progressives, et se rappeler que, pour être effective, l'hydrothérapie devra être appliquée avec une grande prudence.

Hypochondrie.

Il y a deux sortes d'hypochondries : l'une, sans délire, que l'on peut appeler *état hypochondriaque*, avec conservation de l'intelligence; et l'autre, avec délire, qui est du ressort de l'aliénation mentale. Nous n'avons à nous occuper dans ce livre que de l'état hypochondriaque.

L'hypochondrie, telle que nous l'entendons ici, est, non pas une complication, mais plutôt une conséquence de l'état nerveux. En parlant de cette affection, nous avons eu l'occasion de signaler les tendances hypochondriaques des névropathes, en général ; nous n'insisterons donc, dans cette description, que sur les idées hypochondriaques, laissant de côté cette multiplicité de symptômes qui les accompagnent et qui sont aussi l'apanage de l'état nerveux.

Dans l'hypochondrie, le trouble de nutrition existe dans le cerveau et y produit une surexcitabilité des éléments nerveux, principalement de ceux qui sont mis en jeu par la faculté d'observation ; il y a, dans ce cas, ce que Romberg a appelé judicieusement *hyperesthésie psychique*.

Les hypochondriaques méditent sans cesse sur eux-mêmes ; mais leur méditation est toujours maladive et se caractérise, d'après l'heureuse expression du professeur Lasègue, par une suractivité morbide de l'observation. « Dévorés d'une curiosité inquiète, dit cet éminent clinicien, doués d'une sensibilité physique et morale excessive, aux aguets des moindres incidents de leur santé, qui sonnent pour eux comme autant d'avertissements, exploitant à leur dommage le peu de connaissances dont ils disposent, ardents et infatigables à la recherche, ils observent à dépasser les maîtres et raisonnent en aliénés. C'est en les suivant avec une patience égale à leur curiosité insatiable, en écoutant, sans interroger, qu'on voit, dans la sphère étroite où ils s'agitent, combien il en coûte, pour observer, de puissance et de contention d'esprit, de conceptions éphémères, interrompues et reprises, d'efforts en pure perte, et ce qu'il faut entendre par les collections de qualités flottantes qu'on appelle la sagacité (1). »

Chez l'hypochondriaque, la moindre sensation éprouvée détermine sur certains centres nerveux du cerveau une impression bien marquée. La plupart du temps, la sensation primitive est réelle et part d'un organe manifestement troublé ou altéré ; mais, dans quelques circonstances, cette sensation est insaisissable, même par le médecin le plus attentif, et alors le malade est accusé d'être atteint de cette maladie imaginaire que Molière a si bien personnifiée dans son rôle d'Argan.

(1) Ch. Lasègue, *Archives générales de médecine*, octobre 1872, p. 396.

La maladie imaginaire, telle que la comprennent les gens du monde, n'existe pas. Il peut arriver que le médecin ne saisisse pas le point de départ des souffrances qu'éprouve le malade, et que, par conséquent, il soit disposé à nier l'existence de la maladie. Mais agir ainsi, c'est commettre une faute et une erreur. Dans tout état de cause, il existe un trouble de nutrition dans le cerveau, une hyperesthésie psychique, une suractivité morbide de l'observation, qui constituent la maladie; et l'on se trompe étrangement en la cherchant dans un milieu où elle ne peut pas être. Au surplus, pour ne pas vouloir paraître dupe ou pour toute autre raison, si on ne croit pas le malade, on commet une faute qui peut lui être fort préjudiciable. On confond trop aisément la cause et le siége du mal; l'hypochondrie ne consiste pas dans un trouble plus ou moins marqué d'un organe situé dans les hypochondres ou ailleurs; elle est essentiellement caractérisée par un trouble de nutrition d'une région du cerveau. La cause du mal peut être dans un point quelconque de l'orgnaisme; mais son siége est toujours dans le cerveau. A-t-on jamais eu l'idée de placer le siége de l'épilepsie dans l'abdomen, parce que, dans quelques circonstances, des vers intestinaux peuvent occasionner des attaques? Évidemment personne n'a eu cette pensée, et tout le monde est d'accord pour reconnaître que le siége de l'épilepsie est dans une région déterminée de l'axe cérébro-spinal, et que sa cause peut être trouvée dans toutes les parties de l'organisme. Puisqu'on accepte ce raisonnement pour l'épilepsie, il est illogique de ne pas l'accepter pour l'hypochondrie.

L'hypochondrie est donc pour nous une névrose cérébrale, constituée par une altération de nutrition du cerveau et caractérisée par une surexcitabilité excessive de certains éléments nerveux. Les troubles intellectuels qui en résultent ne sont que le produit réflexe d'autres phénomènes qui se passent dans les autres parties de l'organisme, phénomènes de nature objective le plus souvent, mais qui peuvent paraître quelquefois purement subjectifs et par suite insaisissables. Seul le malade, par suite de sa disposition cérébrale, peut en être impressionné; et c'est cette impression morbide qui constitue précisément la maladie.

Cependant nous devons dire que, pour que ces idées hypochondriaques prennent naissance et puissent se développer, il faut qu'il existe une prédisposition intellectuelle, et que les facultés atteintes soient depuis longtemps sollicitées à fonctionner démesurément. C'est ce qui fait que les idées hypochondriaques, rares dans les campagnes, se développent avec tant de facilité chez les habitants des grandes villes. Dans celles-ci, en effet, les impressions sont plus nombreuses et les facultés intellectuelles ont souvent l'occasion d'être surmenées, au détriment de toutes les fonctions de l'organisme. L'habitant de la campagne vit pour ainsi dire de routine et se contente de son habitude cérébrale ; l'homme de la ville, au contraire, par sa situation au milieu d'un centre intellectuel, est obligé de faire travailler ses facultés cérébrales, qui deviennent facilement esclaves de toutes les causes excitantes.

Il n'est pas un médecin, surtout dans les grandes villes, qui n'ait été consulté par ces nombreux malades qui se présentent avec tous les traits d'un tempérament essentiellement nerveux et les signes d'un caractère impressionnable et irrésolu. Anxieux outre mesure, mélancoliques à l'excès, perpétuellement inquiets de leur santé, ils cherchent partout des remèdes et font trop souvent, hélas ! le succès des charlatans. Ils décrivent avec la plus scrupuleuse minutie une foule de maladies dont ils se croient atteints ; ils parlent à qui veut les entendre des détails les plus intimes de leur existence. Chaque jour ils découvrent de nouveaux phénomènes dans leur état ; sans cesse préoccupés de cette pensée qu'une mort prochaine ou même une mort subite peut les surprendre d'un moment à l'autre, ils viennent souvent vous supplier de les sauver par tous les moyens possibles. Toujours persuadés que vous ne faites pas pour eux tout ce que vous pourriez faire, ils en tirent cette conclusion que leur mal est incurable et qu'ils sont perdus. C'est dans cette circonstance qu'ils lisent souvent des livres de médecine ; et, comme ils les comprennent ou interprètent mal, cette lecture a pour conséquence de les troubler et de leur faire croire que leur corps est un véritable musée pathologique. En effet, au lieu d'une maladie, ils en ont dix, et quelquefois davantage.

L'hypochondrie est, comme on le voit, une affection toute particulière, et, dans tous les cas, bien pénible pour le malade et pour tous ceux qui l'entourent. Il faut donc que le médecin s'arme de patience et de dévouement, s'il veut lutter avec quelque chance de succès contre cette perversion de l'état intellectuel qui mérite toute notre attention.

Les sensations éprouvées par ces hypochondriaques tiennent à des lésions du système nerveux périphérique ou viscéral. Ces lésions peuvent être des désordres fonctionnels ou organiques; mais, ainsi que nous l'avons établi, il faut, pour que l'hypochondrie soit caractérisée, qu'il y ait trouble de nutrition de l'organe nerveux central et prédisposition intellectuelle. Ce n'est qu'à cette condition que ces sensations réelles, à la vérité, sont perverties et exagérées par la suractivité maladive du cerveau.

Les troubles nerveux fonctionnels, surtout ceux qui sont du ressort du grand sympathique, et qui, par conséquent, se rencontrent dans les appareils de la digestion, de la circulation, de la génération, etc., constituent les principales sensations qui donnent naissance aux idées hypochondriaques. Quant aux causes qui engendrent l'état cérébral capable de les développer, nous n'y reviendrons pas, ce sont les mêmes que celles qui produisent l'état nerveux.

Les excès de coït, les pertes séminales et l'impuissance; l'ennui, la transition d'une vie occupée et active à une vie tranquille et monotone, en un mot toutes les causes débilitantes pour l'organisme et dépressives pour l'état moral, sont aptes à produire l'hypochondrie. Souvent cet état s'accompagne de troubles intellectuels délirants, mais nous laissons de côté, ainsi que nous l'avons dit au commencement de ce chapitre, cette forme d'hypochondrie dans laquelle la *folie* joue le rôle le plus important et qui n'a rien de commun avec la maladie que nous étudions. Nous ne nous occupons, en effet, ici que de cet état particulier caractérisé surtout par cette crainte perpétuelle qu'éprouvent les malades au sujet de leur santé. Ces craintes sont très-variables; aux yeux de l'hypochondriaque elles sont légitimes, parce qu'elles dépendent d'une lésion organique qu'eux seuls connaissent et que le médecin ne peut, d'après eux, découvrir. Chez celui-ci ce sera le cerveau qui semble se dilater ou se vider; tel autre se plaindra de sentir que ses idées lui échappent, qu'il n'a plus la tête à lui, et qu'il va devenir fou. D'autres se plaignent de troubles de l'estomac, des intestins, et croient ne rien digérer. Chez ces derniers, la constipation est souvent un phénomène habituel. On a remarqué que la syphilis, ainsi que son traitement par le mercure, jouait un rôle important chez les hypochondriaques. Bien des syphilitiques se croient, en effet, perdus plus encore par le remède que par le mal lui-même. Il faut connaître tous ces détails, si l'on veut intervenir utilement.

Quelquefois à ces divers symptômes viennent s'ajouter de l'analgésie, de l'anesthésie, de la dysphagie, des douleurs intercostales s'étendant au dos et aux hypochondres, et tous les phénomènes enfin que nous avons vus se produire dans l'état nerveux. Ils surprennent l'hypochondriaque et sont pour lui le point de départ de nouvelles idées maladives. La fréquence relative de la douleur aux hypochondres avait de tout temps frappé les observateurs, et c'est ce qui a fait donner à la maladie le nom d'hypochondrie, dénomination mauvaise, car bien des malades n'éprouvent aucune douleur en cette région.

Quelle que soit l'idée fixe que nourrissent les hypochondriaques, ces malheureux sont toujours en proie à une continuelle agitation. Ils gémissent perpétuellement, se croient à chaque instant sur le point d'étouffer ; quelques-uns sont tourmentés par d'atroces douleurs et demandent la mort à grands cris. Mais la plupart des auteurs, tout en reconnaissant chez les hypochondriaques certaines idées de suicide, s'accordent à dire que jamais ou presque jamais un hypochondriaque ne se donne la mort.

En général, l'hypochondriaque possède un grand fond d'égoïsme. A l'appui de cette assertion, nous emprunterons à M. Brière de Boismont le fait suivant qui est bien caractéristique. Un hypochondriaque sujet à des étouffements, et se croyant toujours sur le point de perdre connaissance, voit son père tomber mort à ses côtés; il appelle aussitôt au secours, non pas pour son père, mais pour lui, portant la main à sa poitrine et s'écriant : Je ne puis plus respirer, j'étouffe, je sens que je vais mourir! Mais pour son père, pas la moindre attention. « Ce trait, ajoute M. Brière de Boismont, peint les hypochondriaques et les monomanes tristes. Leurs parents les plus chers se jetteraient à leurs pieds, les couvriraient de baisers et de larmes, leur adresseraient les discours les plus pathétiques, ils n'auraient d'yeux et d'oreilles que pour eux-mêmes. » En effet, il est impossible d'avoir une conversation avec un hypochondriaque sur d'autre sujet que celui de sa maladie et de ses intérêts.

Nous ne nous arrêterons pas davantage sur les symptômes de l'hypochondrie. Nous ajouterons simplement que les malades peuvent être quelquefois le jouet d'hallucinations et surtout d'illusions externes et internes; ils entendent des bruits de toute sorte, ou bien se figurent être rongés intérieurement par des vers, etc.

Le plus ordinairement l'état hypochondriaque revêt la forme chronique. Cependant certains sujets très-nerveux et très-impressionnables peuvent être atteints passagèrement d'un état aigu ou présenter des périodes d'exacerbation. Quant au pronostic de cette affection, il varie essentiellement selon la nature de la maladie ou du malade, selon les causes qui l'entretiennent et selon le traitement auquel les malades sont soumis.

Du traitement hydrothérapique dans l'hypochondrie. — Avant de commencer l'application de l'hydrothérapie chez les hypochondriaques, il est nécessaire de placer les malades dans un milieu différent de celui dans lequel l'affection s'est développée. Après avoir analysé avec soin tous les désordres dont il est tourmenté, il faut chercher à lui en expliquer l'évolution et les causes, lui faire comprendre que les conseils qu'il réclame doivent être suivis scrupuleusement et lui démontrer enfin que, dans le traitement qui va commencer, la responsabilité du médecin doit être couverte par sa confiance et sa soumission. Ce traitement, qui est le dernier espoir des hypochondriaques, est une véritable entreprise qui exige de la part du médecin une patience à toute épreuve, une grande sagacité et un dévouement de tous les instants. Nous sommes convaincu que ces dispositions préliminaires sont nécessaires pour que le malade accepte de suivre avec régularité un traitement qui doit être toujours très-long.

L'application de l'hydrothérapie à l'hypochondrie est réglée tout à la fois par la forme de la névrose, par les causes qui la produisent et par les conditions générales de l'organisme qui en favorisent le développement.

Les conditions générales de l'organisme qui peuvent faciliter le développement de l'état hypochondriaque sont nombreuses. Celles qu'on rencontre le plus souvent sont l'anémie, la chlorose, les maladies diathésiques, les intoxications et les empoisonnements. Arrivé où nous sommes, il nous semble inutile de mentionner les modificateurs hydrothérapiques qui conviennent dans chacune de ces affections générales. Ce que nous avons dit déjà nous dispense d'insister de nouveau sur le choix des applications à faire.

Quant au traitement hydrothérapique dirigé contre les causes productrices, ou plutôt contre les modifications fonctionnelles ou organiques qui sont le point de départ de la maladie, il variera suivant ces causes ou suivant la nature des modifications fonctionnelles ou organiques.

Si l'état hypochondriaque est provoqué par une névralgie, par une affection de l'estomac, par une congestion du foie, par une maladie de la vessie ou de la matrice, etc., il faudra se préoccuper du trouble causal, et chercher à le faire disparaître pour soustraire le cerveau à l'influence de l'impression morbide qu'il produit. Nous verrons dans les chapitres qui vont suivre comment il convient, dans ces cas, d'appliquer l'hydrothérapie. Si l'hypochondrie a son origine dans l'existence d'une lésion organique, l'influence du traitement hydrothérapique sera nécessairement réduite et nous pouvons d'ores et déjà déclarer que dans quelques circonstances il sera tout à fait impuissant. Il est vrai que l'hypochondrie ne joue plus alors qu'un rôle secondaire et que la thérapeutique qu'elle réclame doit céder devant la thérapeutique qui est destinée à la lésion organique.

Quant au traitement qui doit être dirigé contre l'état hypochondriaque, c'est-à-dire contre le trouble de nutrition du cerveau, il varie suivant la forme de la névrose.

Si l'excitabilité cérébrale est très-développée, et s'il existe des exacerbations capables de jeter le malade dans une grande perturbation, il faut recourir aux effets sédatifs. On commencera par des applications générales tempérées, auxquelles on ajoutera de temps en temps des applications froides dans la partie inférieure du corps, dans le but d'exercer une action dérivative. On emploiera à cet effet des demi-bains froids, pendant lesquels on fera pratiquer des frictions énergiques sur les membres, pendant qu'un aide administrera des affusions tempérées sur la tête ; on emploiera aussi dans le même but des bains de siége froids ou des bains de pieds froids à eau courante.

Si les symptômes de perversion ou d'épuisement dominent la scène morbide, l'eau froide peut être administrée sous toutes les formes. Toutefois la piscine, la douche froide à percussion légère et le bain de cercles sont les modificateurs hydrothérapiques qui nous semblent devoir être préférés. On pourra, si les fonctions de l'estomac sont en bon état, ordonner au malade de boire souvent de l'eau froide dans la journée. On lui conseillera en outre de se livrer à tous les exercices corporels, de manière à se soumettre à une sorte d'entraînement.

Il est bien entendu que ces prescriptions générales doivent être quelquefois subordonnées aux indications qui dépendent de l'existence de certains phénomènes locaux. Ainsi, pour ne citer qu'un exemple, si l'hypochondrie coïncide avec une affection des voies génito-urinaires et notamment avec la spermatorrhée, et que ce trouble de sécrétion soit dû à une excitation du système nerveux, il faudra se garder de faire, du moins pendant un certain temps, des applications froides excitantes du côté du siége. En agissant ainsi, on produirait, il est vrai, un effet dérivatif salutaire sur le cerveau, mais on augmenterait la spermatorrhée, ce qui placerait le malade sous l'influence d'une cause puissante d'hypochondrie ; on tournerait ainsi dans un cercle vicieux qui rendrait l'affection incurable. Dans ce cas spécial, tout en faisant des applications générales froides, on aura soin de ne provoquer, du côté des organes atteints, que des effets sédatifs ou très-légèrement excitants.

Nous pourrions citer ici un grand nombre de faits démontrant la nécessité d'une judicieuse combinaison des modificateurs hydrothérapiques ; ce que nous avons dit en étudiant l'état nerveux, et ce que nous dirons à l'occasion des névroses et des maladies qui peuvent siéger dans divers appareils organiques de l'économie, nous dispense de nous étendre plus longtemps sur ce point.

L'hydrothérapie convient aux hypochondriaques en tout temps et en tout lieu. Toutefois, notre expérience personnelle nous autorise à dire que ces malades bénéficient plus vite du traitement quand la température extérieure est froide. Il devront donc choisir de préférence l'hiver, à moins que leur constitution ne soit très-délicate, ou que les exacerbations de la maladie ne se montrent dans les saisons intermédiaires. Dans le premier cas, c'est l'été qui convient le mieux ; dans le second, c'est l'automne ou le printemps.

Pour compléter ces indications, nous devons ajouter que le traitement hydrothérapique doit être suivi pendant longtemps. Toutefois, comme, pour atteindre la guérison, ces malades sont exposés à être surmenés, il faudra de temps en temps suspendre l'hydrothérapie et conseiller au malade de suivre un autre traitement moins actif ou l'engager à se reposer. Il n'est pas rare de voir, pendant ces périodes d'interruption, les accidents nerveux s'améliorer et la maladie disparaître complétement.

En résumé, le traitement hydrothérapique est un de ceux qui ont le plus d'action sur l'hypochondrie. Il régularise les fonctions de l'innervation cérébrale, il lutte avec avantage contre la plupart des conditions organiques qui compliquent cette maladie et contre la plupart des causes qui les produisent. Il est, en outre, un des moyens les plus aptes à favoriser cet entraînement physique qui a pour effet de rétablir l'ordre dans les fonctions troublées.

Mélancolie. — Nostalgie.

Comme l'hypochondrie, la mélancolie peut se présenter sous deux formes bien distinctes : l'une, la *mélancolie* simple, dans laquelle les symptômes ne s'accompagnent pas de délire; l'autre, la mélancolie considérée comme une forme de la folie, et spécialement étudiée depuis Esquirol sous le nom de *lypémanie*.

Nous n'avons pas l'intention d'étudier ici cette seconde espèce de mélancolie qui rentre dans le cadre de l'aliénation mentale, nous ne voulons nous occuper pour le moment que de la mélancolie simple.

Nous avons vu que les causes qui engendrent l'hypochondrie résidaient surtout dans l'individu lui-même. Celles qui produisent la mélancolie ne tiennent pas seulement au caractère propre de l'individu, elles dépendent, en outre, des influences extérieures au milieu desquelles il est placé.

La mélancolie est caractérisée par une susceptibilité exagérée, rendue maladive par des impressions internes ou externes, et provoquant, chez la personne qui en est atteinte, un grand mécontentement d'elle-même et une défiance opiniâtre contre ce qui l'entoure. « Celui qui ne saura ou ne pourra borner jusqu'à un certain point, dit M. Colin, l'exercice de sa sensibilité au champ de ses relations, soit de famille, soit de société, qui voudra se créer une plus grande somme d'impressions en les cherchant en dehors de son milieu, celui-là, s'il est d'un caractère faible, courra grand risque de devenir mélancolique (1). » C'est ainsi que certains hommes de génie, tels que Lucrèce, Horace, Plutarque, Labruyère, Pascal, Gœthe, Byron, Beethoven, etc..., et surtout Jean-Jacques Rousseau, sont devenus de véritables mélancoliques.

Dans les exemples que nous avons cités, nous n'avons fait allusion qu'à des hommes de génie qui rachetaient largement les défauts de leur caractère par la puissance et la portée de leur esprit. Il ne faudrait pas en conclure que la mélancolie soit une affection spéciale aux grands hommes. Nous n'insistons pas sur ce point, parce qu'il n'est pas difficile de démontrer que tous les misanthropes ne sont pas des Molières. Presque toutes les passions peuvent conduire à la mélancolie, et, parmi elles, il faut citer en première ligne, l'amour, l'orgueil et la jalousie. Les chagrins, la perte d'une personne chère, les espérances déçues, le découragement, les

(1) Colin, *De la mélancolie*, 1866.

désillusions, sont autant de causes de mélancolie. Une imagination exaltée, la solitude, la misère, le dégoût du monde, l'abus des jouissances de la vie ont été aussi signalés comme ayant une action incontestable sur la production de cet état intellectuel. A ces diverses causes il faut ajouter l'influence du milieu dans lequel on vit, les relations qu'on a, les changements d'habitudes ou de position sociale, les déceptions, etc. Enfin M. Colin appelle avec raison l'attention des médecins sur la fréquence de la mélancolie chez le jeune soldat arraché à ses foyers et chez l'enfant interné dans un lycée.

Si l'on veut rechercher quel est l'effet produit sur l'organe de l'intelligence par ces différentes causes, on est bien vite convaincu des difficultés qui entourent ce travail d'investigation.

Ce qu'il y a de certain, c'est que tous les mélancoliques sont plus ou moins anémiques ; il est vrai que tous les anémiques ne sont pas mélancoliques. Quoi qu'il en soit, il existe entre l'anémie et la mélancolie de tels rapports, de telles connexions, que nous avons une certaine tendance à attribuer la maladie qui nous occupe, d'une part, à une anémie de l'encéphale, et, d'autre part, à une parésie cérébrale pouvant se révéler par une perversion ou par un épuisement de la puissance nerveuse. Bien que cette opinion repose sur des faits bien observés, elle ne peut être qu'une simple vue de l'esprit, qu'il serait trop long de discuter dans ce livre. Pour le moment, il doit nous suffire de l'émettre.

Le caractère fondamental de la mélancolie simple consiste en une profonde tristesse, sans aucun trouble de l'intelligence. On pourrait dire, sans s'éloigner de la vérité, que c'est une tristesse raisonnable. Le mélancolique, en effet, a conservé toute son intelligence, ses sentiments et ses affections ; il peut passer inaperçu dans le monde et, en cela, il diffère essentiellement du lypémaniaque avec lequel on a cherché quelquefois à le confondre. Doué d'une grande impressionnabilité et d'une extrême versatilité de caractère, il se laisse facilement dominer par les sensations les plus diverses, mais il retombe subitement dans cette profonde tristesse que les distractions les plus vives et le travail le plus soutenu ne peuvent parvenir à dominer. « Mon organisation est si nerveuse, disait

Beethoven, qu'un rien me fait passer de l'état le plus heureux à l'état le plus pénible. »

La mélancolie, d'après ce que nous avons dit, semble être très-fréquente chez les grands hommes; et les hommes de génie paraissent, par cela même qu'ils ont du génie, présenter une aptitude toute spéciale à la mélancolie. Ce fait nous paraît parfaitement admissible; et ce qu'il y a d'assez curieux, c'est que le caractère irritable de ces natures d'élite s'adoucit, s'apaise et s'égaye sous l'influence d'un simple éloge ou d'un témoignage d'admiration. Nous pourrions, en remontant l'histoire ou bien en étudiant les grands hommes contemporains, constater souvent l'heureux effet de quelques paroles laudatives sur la tristesse maladive d'un certain nombre de nos personnages illustres.

Si nous insistons sur cette idée, c'est que, selon nous, elle est d'une importance extrême dans le traitement moral de la mélancolie; elle peut être avec raison considérée comme une mine féconde où le médecin attentif trouvera de grandes ressources. Il ne faut point négliger ces moyens, en apparence si légers, parce qu'on a besoin de toutes ses forces pour conduire à la guérison ces malades qui sont la proie des idées les plus tristes et les plus sombres.

Il sera plus facile d'obtenir la guérison lorsque la maladie se rattachera à des causes occasionnelles que lorsqu'elle aura pour origine unique l'irritabilité de caractère. Dans ce dernier cas, c'est plutôt un état moral spécial qu'une maladie proprement dite qu'il faut soigner; il est donc nécessaire que le praticien accepte quelquefois le rôle de médecin moraliste. Quoi qu'il en soit, quand un malade présentera une profonde tristesse provenant d'un motif nettement déterminé, se rattachant à une idée dominante, mais sans aucune *altération des facultés intellectuelles*, le médecin doit intervenir, car, dans ce cas, la guérison est possible.

Il est un point de l'histoire de la mélancolie sur lequel il faut insister avant d'aller plus loin, nous voulons parler de l'influence que peut et doit certainement exercer cette névrose sur la production d'un certain nombre de maladies. Nous avons signalé plus haut cette forme de mélancolie qui s'observe chez le jeune soldat et le lycéen, et à laquelle on donne le nom de *nostalgie*. Souvent la nostalgie peut entraîner avec elle la mélancolie. Telle n'est pas cependant l'opinion de M. Colin, qui regarde cette manière de voir comme une profonde erreur. Pour lui, c'est, au contraire, la mélancolie qui le plus souvent précède et engendre la nostalgie. Il croit que l'individu transporté dans un milieu nouveau, comme le lycéen ou le jeune soldat que nous avons déjà pris pour exemple, offre toujours des symptômes de mélancolie avant de présenter les caractères de la nostalgie.

Nous ne chercherons pas à élucider cette question, qui est sans doute bien digne d'intérêt. Nous nous contenterons d'indiquer ici l'influence de la mélancolie sur le développement de certaines affections chroniques et aiguës. Nous ajouterons aussi que l'état de faiblesse qui accompagne cette névrose prédispose l'organisme à contracter la plupart des maladies épidémiques.

Enfin nous devons noter l'influence de la mélancolie, même sans délire, sur le suicide. Elle est incontestable. Les malades qui en sont atteints ont une sensibilité pervertie ou épuisée ; ils n'ont plus la force de lutter contre les obstacles qui se présentent devant eux et cherchent à se détruire. « L'homme reste alors dans un vide affreux, dit Esquirol, il tombe de la satiété de la vie dans le terrible ennui qui conduit au suicide; quitter la vie est un acte aussi indifférent que celui d'abandonner une table splendidemen tservie lorsqu'on n'a plus faim. »

Il faut donc intervenir à tout prix, pour arrêter le malade sur cette pente fatale. Mais, avant d'indiquer le traitement qui lui convient, il importe de dire un mot sur la différence qui existe entre la mélancolie et l'hypochondrie. Longtemps, pour les auteurs, ces deux affections n'en ont fait qu'une seule; il faut arriver jusqu'à Fernel pour trouver une distinction établie entre les deux maladies. Et d'abord nous dirons que l'hypochondriaque et le lypémaniaque ne peuvent être comparés, puisque ce dernier est un aliéné. Mais, entre l'hypochondriaque et le mélancolique sans délire, la distinction n'est pas toujours facile à établir. Ces deux sortes de malades ont entre eux des points de contact qui facilitent la confusion. Toutefois, on peut dire, avec M. Colin, que l'hypochondrie est caractérisée par de la tristesse, de la pusillanimité et la crainte de la mort, tandis que la mélancolie se manifeste par une tristesse sans pusillanimité et par un dégoût profond de la vie.

Chez tous ces malades on rencontre une idée dominante; seulement, tandis que l'hypochondriaque la rapporte à lui-même et est souvent inaccessible aux impressions extérieures, le mélancolique la poursuit dans tout ce qui l'entoure et se laisse dominer par les sensations que développe le milieu dans lequel il vit. Byron exprimait bien ce fait lorsqu'il disait : « Je suis toujours plus religieux les jours de soleil. »

Nous ne pouvons pas, dans le cadre restreint imposé par la nature de ce livre, entrer dans tous les détails que comporte l'étude de cette affection si intéressante et si cruelle. Il importe avant toute chose d'indiquer comment on peut la guérir.

Du traitement hydrothérapique dans la mélancolie. — La mélancolie est une de ces affections qui exigent que le malade s'éloigne du milieu où elle est née. Un traitement hydrothérapique fait à domicile est tout à fait insuffisant. Il faut absolument que le malade s'installe dans un établissement spécial, et qu'il vive dans des conditions sociales qui ne puissent lui rappeler celles où il s'est trouvé jusqu'alors. Lorsque le malade a été débarrassé de ses idées tristes, il éprouve une certaine répugnance à rester dans l'installation où l'amélioration s'est produite. Il faut savoir satisfaire à ses desirs, et comme cette disposition d'esprit indique une guérison incomplète, il convient de l'engager à faire une nouvelle cure hydrothérapique dans un autre établissement. Nous avons souvent réussi en procédant ainsi, et, bien que la guérison ait été quelquefois attribuée à d'autres causes, nous pensons qu'il est nécessaire, surtout quand la maladie conserve ses caractères les plus alarmants, de varier les milieux dans lesquels le traitement hydrothérapique peut être suivi.

Ce traitement repose essentiellement sur les applications froides; il ne peut pas du reste en être autrement dans une maladie qui se présente avec tous les caractères de l'asthénie. On peut, suivant la susceptibilité du malade, commencer la cure en employant de l'eau tempérée; mais il ne faudra pas prolonger cette pratique et l'on devra arriver promptement à l'eau froide. La douche en pluie ordinaire, la douche à colonne, la douche concentrique, la douche générale en jet, le col de cygne, le bain de cercle, la piscine à eau dormante ou avec flot peuvent être tour à tour employés. Il faut varier l'intervention de ces procédés dont le but est de combattre l'asthénie générale et la parésie du cerveau, et avoir le soin de leur adjoindre, suivant les circonstances, les applications locales qui peuvent agir sur les phénomènes spéciaux que présente parfois cette maladie.

Avant d'entreprendre ce traitement, il faut que le malade sache bien que c'est de sa constance et de sa régularité que dépend en partie sa guérison. Souvent, au milieu de ses plaintes, il laisse entrevoir que les soins qu'on lui donne sont inutiles, que son affection est inconnue et incurable; il ne faut pas que le médecin se laisse dominer par les désespoirs d'un patient dont le système nerveux est perverti; s'il parvient à le soutenir dans la lutte qu'il a entreprise, il verra souvent ses efforts couronnés de succès.

Chorée.

Dans la chorée, la musculation n'étant plus soumise à la volonté, devient irrésistible et désordonnée. C'est une « névrose caractérisée par des mouvements vicieux, spontanés ou réflexes, altérant le mouvement volontaire, et persistant pendant le repos » (1).

Cette définition nous paraît être la meilleure en ce sens qu'elle indique bien les caractères particuliers à la chorée, et qu'elle permet de la distinguer de suite de l'ataxie locomotrice, par exemple, avec laquelle plusieurs auteurs paraissent l'avoir confondue.

Si nous cherchons l'origine de ces mouvements irréguliers, involontaires, ayant lieu même pendant le sommeil, et qui constituent les principaux caractères de la chorée, il nous faut d'abord, avec M. Leven (2), distinguer deux espèces de mouvements chez le choréique : les mouvements anormaux, continus, agitant sans cesse les membres et ne s'arrêtant que pendant le sommeil; et les mouve-

(1) Jaccoud, *Pathol. interne*, t. I, 1870.
(2) Leven, *Thèse d'agrégation*, *classification des chorées*, 1869.

ments normaux qui continuent à exécuter les ordres de la volonté. Les premiers, soudains, instantanés, ne sont produits que par des groupes isolés de muscles; ces mouvements rapides, irréguliers, incoordonnés, passent subitement de la face au tronc, d'un membre à un autre; ils peuvent prédominer d'un côté, mais occupent en général les deux moitiés du corps, et, chose digne de remarque, ne s'accompagnent jamais de paralysie. Ce que plusieurs auteurs ont pris dans ces cas pour de la paralysie, n'est autre chose qu'une faiblesse extrême du muscle, conséquence d'une trop grande dépense, et à laquelle on a donné le nom très-heureux de *parésie*. Il y a donc, dans la chorée, parésie et non paralysie. Jamais, en effet, dans tout le cours de la maladie, le muscle ne cesse d'être en rapport avec le cerveau; et, comme le fait remarquer judicieusement M. Leven, il semble que le cerveau soit lui-même l'excitateur des mouvements choréiques, puisque ces mouvements s'arrêtent pendant le sommeil, et que la moindre excitation cérébrale, voire même un simple rêve, suffit pour les reproduire. On pourrait trouver une autre preuve à l'appui de cette opinion, dans l'influence incontestable de toute impression extérieure et des émotions morales, sur les mouvements choréiques.

La chorée est une névrose convulsive, qui semble être produite par un état congestif de la base de l'encéphale; cet état est souvent dû à une paralysie des vaso-moteurs, et peut être le résultat d'une action réflexe, venant des centres nerveux ou de la périphérie, comme dans les cas bien connus de chorée traumatique.

Si les fibres motrices ne sont pas excitables à l'état normal, dans leur passage à travers la base de l'encéphale, il n'en est pas moins vrai que l'inflammation ou toute autre cause d'irritation les rend excitables, et peut produire des contractions musculaires. C'est un fait qui a été parfaitement mis en lumière par le docteur Brown-Séquard (1). Ce savant professeur a fait remarquer, en outre, que certains muscles sont très-rarement attaqués de mouvements spasmodiques ou même ne le sont jamais, bien qu'une irritation existe dans les parties du cerveau où passent les nerfs de ces muscles. On

(1) Brown-Séquard, *Leçons faites au Collége royal des chirurgiens de Londres.*

trouvera ci-dessous une classification commençant par les muscles qui sont le plus souvent attaqués, et finissant par ceux qui sont à peine atteints de ces contractions convulsives, par suite d'une irritation de quelque partie de la base du cerveau :

1° Muscles des extrémités supérieures ;
2° Muscles des extrémités inférieures ;
3° Muscles du globe de l'œil ;
4° Muscles de la langue ;
5° Muscles de la face ;
6° Muscles du cou ;
7° Muscles du tronc ;
8° Muscles du larynx, du pharynx, de l'œsophage et les muscles de la vie organique.

On retrouve dans cette classification tous les mouvements convulsifs des choréiques dans leur ordre de fréquence. Il n'en faut pas davantage pour supposer que ces malades présentent une certaine perturbation dans les fonctions des organes qui se trouvent à la base de l'encéphale. Et comme le docteur Brown-Séquard a démontré que des convulsions peuvent être produites par l'irritation de certains nerfs situés à la base du crâne, bien que ces nerfs ne soient ni conducteurs des mouvements volontaires, ni conducteurs des impressions sensitives, il est permis de croire que la perturbation, dont nous parlions tout à l'heure, semble siéger dans le domaine des nerfs vasculaires.

Ces diverses raisons, empruntées aux doctrines et aux travaux du savant physiologiste, nous font penser que l'un des éléments essentiels de la chorée consiste en un trouble de la circulation à la base du cerveau.

Si maintenant nous analysons les mouvements volontaires du choréique, nous trouvons qu'ils s'effectuent chez lui, comme à l'état physiologique, par le travail synergique des muscles antagonistes. Mais ces muscles qui se contractent par la volonté sont contrariés, dérangés, pour ainsi dire, dans leur action par la contraction involontaire et inattendue de muscles agissant indépendamment de la volonté.

« Pour amener sa main dans une direction déterminée, dit

Trousseau, le choréique n'y parvient qu'après beaucoup d'efforts; s'il veut, par exemple, la mettre sur sa tête, il porte, après bien des détours, son bras en haut, se frappant le visage, le front, et, une fois là, il ne peut garder longtemps la position qu'il a prise. S'il cherche à saisir un objet qu'on lui présente, il lance sa main comme si son bras obéissait à l'action d'un ressort, puis il la retire en arrière avec la même brusquerie, n'arrivant pas jusqu'au but qu'il se propose d'atteindre ou le dépassant, et ne l'atteignant, en définitive, qu'après de nombreuses tentatives; et encore, s'il atteint ce qu'il désire, c'est souvent en le renversant et en le lançant loin de lui. S'il l'a saisi, il va le lâcher tout à coup; s'il le tient enfin, et si c'est son verre et qu'il veuille boire, il n'y parviendra qu'à grand'peine, et, ainsi que le dit Sydenham, avant d'y parvenir, il fera mille contorsions, allant de droite et de gauche, jusqu'à ce que, le hasard lui faisant rencontrer ses lèvres, il avale la boisson d'un seul trait; ou bien encore, il prend le verre entre ses dents et ne le lâche qu'une fois qu'il l'a vidé (1). »

Ce frappant tableau des mouvements du choréique, de cette lutte acharnée entre la volonté et ces contractions qui cessent d'être soumises à son empire, concorde avec la définition que nous a donnée M. Leven, et la façon dont il explique l'origine de ces mouvements.

Les auteurs ont décrit plusieurs espèces de chorées. Elles rentrent toutes dans deux types principaux : la chorée symptomatique d'une lésion des centres nerveux que nous n'étudierons pas ici, et la chorée essentielle qui est sous la dépendance d'une affection fonctionnelle du système nerveux ou d'une altération du sang. Dans ce dernier type se rangent la chorée rhumatismale, la chorée puerpérale, et, selon quelques auteurs, la chorée vermineuse. De toutes ces variétés, la chorée rhumatismale est de beaucoup la plus importante.

Parmi les causes qui peuvent prédisposer à cette maladie, il faut mettre en première ligne, comme le dit M. Jaccoud (2), l'impressionnabilité innée ou acquise du système nerveux. Cette im-

(1) Trousseau, *Clinique de l'Hôtel-Dieu de Paris.*
(2) Jaccoud, *Traité de pathol. interne*, 1870.

pressionnabilité peut, comme le fait observer Cyon, tenir à une disposition vicieuse congénitale du système de coordination ou encore à cette tendance particulière que les auteurs ont désignée sous les noms de spasmophilie, convulsibilité, etc... Cette affection peut être héréditaire; elle se montre le plus fréquemment à l'époque de la puberté, ou à l'époque de la seconde dentition; elle s'observe plus souvent chez la femme, par le fait de l'influence qu'exerce chez elle la grossesse sur sa production, et elle constitue même, dans ce cas, une espèce mentionnée plus haut sous le nom de chorée puerpérale.

Il serait inexact de dire que cette affection ne se rencontre exclusivement que chez de jeunes sujets. Il en a été observé plusieurs cas dans un âge avancé et même dans la vieillesse. M. Roger rapporte l'observation d'une femme devenue choréique à quatre-vingt-trois ans, et M. Sée cite le cas d'un homme de soixante-dix ans qui en était atteint.

Les prédispositions nerveuses dont nous avons parlé ne sont pas les seules causes que l'on doive attribuer à cette affection. Il faut aussi noter les émotions morales telles que la peur et la colère, par exemple, et l'imitation. Les vers intestinaux peuvent l'engendrer, mais sa cause la plus fréquente est le rhumatisme articulaire. M. Jaccoud cite encore, parmi ce qu'il appelle les causes déterminantes somatiques, l'endo-péricardite, l'onanisme, l'anémie et quelquefois même l'intoxication mercurielle. Ajoutons que, s'il existe une prédisposition naturelle, toutes les causes d'affaiblissement telles que les hémorrhagies, les maladies aiguës, les fièvres et, en général, toutes les cachexies et certaines diathèses, la tuberculose et la chlorose entre autres peuvent agir sur le développement de cette affection nerveuse.

La chorée, dite rhumatismale, a été décrite pour la première fois par M. Sée. Elle est caractérisée par la réunion des symptômes de chorée avec ceux de la diathèse rhumatismale, d'où trois catégories, selon que c'est le rhumatisme externe, la chorée ou le rhumatisme interne qui ouvrent la marche des manifestations morbides.

Dans l'immense majorité des cas, dit M. Sée, c'est le rhumatisme externe qui se montre en premier lieu, et, dès que les douleurs cessent et que l'articulation retrouve son fonctionnement, les troubles choréiques apparaissent. Chaque nouvelle attaque de chorée est précédée de manifestations articulaires, et ce qui la caractérise, c'est la tendance à la récidive. Cependant il peut arriver que, sous l'influence de la même cause rhumatismale, les manifestations choréiques se produisent isolément.

« Que les douleurs soient assez fugitives pour passer inaperçues, dit plus loin M. Sée, ou qu'elles manquent en réalité, il arrive quelquefois que la chorée prend un faux air de maladie essentielle et suit ses diverses phases, jusqu'à ce qu'il se déclare tout à coup une arthrite ou une fièvre rhumatique. Quelquefois même une première attaque se passe entièrement dans le système nerveux, et le caractère rhumatismal extérieur pathognomonique ne se déclare qu'à l'occasion d'une rechute ou d'une récidive. »

Ce que nous avons dit des manifestations externes du rhumatisme peut se dire des manifestations viscérales, cardiaques ou autres, qui quelquefois précèdent l'attaque choréique, et d'autres fois coïncident ou alternent avec elle.

De la chorée rhumatismale dont nous venons de parler, et sur la nature de laquelle il ne peut y avoir de doute, il faut rapprocher la chorée cardiaque étudiée par M. Roger. Selon ce savant praticien, le lien qui unit les phlegmasies cardiaques et la danse de Saint-Guy est le même que celui qui rattache cette dernière au rhumatisme articulaire. Le rhumatisme est donc toujours la cause, dans la chorée, des complications qu'on peut trouver du côté du cœur. Quant aux manifestations cardiaques, ce sont : tantôt la péricardite, tantôt et plus souvent l'endo-péricardite, tantôt enfin la simple endocardite.

On ne saurait donc, après les travaux de MM. Sée et Roger, nier l'influence du rhumatisme sur la chorée.

Il n'en est pas de même de l'influence de la grossesse qui n'est pas aussi généralement reconnue. Cependant MM. Mosler et Sée rapportent un certain nombre de cas qui démontrent tout au moins que la grossesse est une cause prédisposante à laquelle doivent venir s'ajouter, pour produire la maladie, soit une vive émotion morale, soit la chlorose, l'anémie, une hémorrhagie ou enfin le rhumatisme lui-même.

Comment se comporte la chorée chez les femmes enceintes? Elle ne paraît guère, généralement, que dans la première grossesse, et ne récidive que fort rarement aux grossesses suivantes. Elle dure tout le temps de la gestation, et ne cesse qu'après l'accouchement. Elle peut cependant devenir chronique ; selon quelques auteurs, elle prédispose à l'avortement ; enfin la chorée puerpérale paraît présenter un certain caractère de gravité que n'a pas la chorée ordinaire.

Quant à la chorée vermineuse, les opinions sont, à ce sujet, très-partagées, et l'idée soutenue autrefois par plusieurs auteurs, que les vers pouvaient produire la chorée, a été depuis les recherches de MM. Sée et Romberg, à peu près abandonnée.

Telles sont les divisions de la chorée au point de vue de l'étiologie. On peut aussi la diviser, à l'exemple de M. Axenfeld, suivant le siége et l'étendue des mouvements anormaux, c'est-à-dire en chorée *généralisée*, *partielle* et en *hémichorée*. Ces dénominations en disent assez par elles-mêmes pour qu'il soit nécessaire d'insister davantage sur cette classification.

On distingue aussi une chorée *aiguë* et une chorée *chronique*, suivant le développement plus ou moins rapide des accidents ; la seconde est la plus fréquente.

D'après la marche des symptômes, on peut distinguer aussi une chorée *continue* et une chorée *intermittente*.

Nous venons d'exposer les classifications des différentes espèces et des différentes formes de la chorée, occupons-nous de la symptomatologie de cette maladie.

Au point de vue des symptômes, cette affection présente un intérêt tout particulier. Ces symptômes, en effet, sont d'abord si peu marqués qu'ils passent la plupart du temps inaperçus; et c'est précisément sur ce point que nous désirons un instant porter notre attention.

Dans la chorée, les troubles de la mobilité ont un développement graduel, progressif, et ne se traduisent au début que par une simple altération des mouvements volontaires. C'est ainsi que l'on voit souvent des enfants se montrer de plus en plus maladroits malgré les remontrances qui leur sont faites. Ils s'animent en parlant, et les traits se contractent convulsivement en produisant une grimace passagère. Quelquefois ils laissent tomber les objets qu'ils tiennent, et ne peuvent manger ni boire sans répandre les aliments ou les boissons sur leurs vêtements ; d'autre part, leur démarche devient bizarre, désordonnée et tous les mouvements sont exécutés avec une maladresse très-appréciable. Ces phénomènes, au lieu de s'amender, ne font au contraire que s'aggraver avec le temps, malgré tous les moyens mis en usage par les parents pour les combattre; ceux-ci prennent pour des effets de l'entêtement ce qui n'est au contraire qu'un acte involontaire. Les remontrances et les réprimandes sont impuissantes contre de pareils désordres qui dépendent plutôt d'un état morbide que d'un mauvais caractère, et qui réclament, par conséquent, une intervention thérapeutique.

Tels sont les débuts de la chorée, mais, avant de pousser plus loin l'étude de symptômes de cette affection, nous devons, dès à présent, tirer d'importants enseignements de l'exposition de ces prodrômes; nous devons notamment engager les parents qui ont des enfants dont le système nerveux est très-excitable, à suivre avec la plus grande attention toutes les modifications, toutes les bizarreries qui peuvent survenir dans le caractère, les habitudes et la manière d'être de ces enfants, afin que, si la chorée se déclare, on n'aggrave pas la situation par d'inopportunes réprimandes ou de nuisibles corrections.

Quand la maladie s'est généraliseé, il existe alors, suivant l'heureuse expression de M. Bouillaud, une véritable *folie musculaire* : la face devient le siége de contractions incoërcibles; ses muscles étant agités en tous sens, il en résulte des mouvements opposés qui se succèdent avec une grande rapidité, et qui donnent au visage les expressions les plus grotesques et les plus étranges. Les sourcils, les paupières, les lèvres, les yeux même, sont tour à tour le siége de contractions involontaires, de telle sorte que la physionomie ne garde pas un seul instant la même expression. La langue est quelquefois brusquement projetée en dehors de la bouche ; d'autrefois elle ne parvient à sortir de la cavité buccale qu'après des efforts de toutes sortes; on la voit alors osciller sans cesse jusqu'à ce qu'elle se retire pour venir heurter la voûte palatine ou se placer entre les dents.

La tête est elle-même agitée dans tous les sens. Quant aux mouvements dont les membres supérieurs sont le siége, ils échappent à toute description, interrompus qu'ils sont sans cesse par des contractions irrégulières. Ces contractions existent aussi dans les membres inférieurs, mais elles y sont moins prononcées. De la combinaison de ces mouvements incoordonnés, résultent une démarche toute spéciale, des sauts, des enjambées, des écarts, des glissades, des projections du corps dans tous les sens qui exposent les malades à des chocs dangereux et à des chutes fréquentes.

Cette agitation persiste quelle que soit la position du malade. Dans les cas graves, il arrive même qu'il ne peut rester assis ou couché sans être précipité de son siége ou de son lit.

De toutes les affections nerveuses, la chorée est une de celles qui sont le plus influencées par les impressions morales. C'est ainsi que tous les troubles de la motilité se trouvent subitement exagérés pour peu que le malade se sente observé ou s'observe lui-même. Plus il fait d'efforts pour calmer et dominer son agitation, plus il semble que ces efforts mêmes deviennent un nouvel excitant de son irritabilité nerveuse.

L'on comprend aisément quelle fatigue doit résulter de ces convulsions musculaires incessantes; le sommeil est profondément troublé et les malades tombent peu à peu dans une prostration excessive.

Les facultés morales sont également atteintes; le choréique devient tantôt irritable et capricieux, tantôt fantasque et taciturne. Quant aux troubles intellectuels qui peuvent aussi s'observer, ils ont été, de la part de Marcé, l'objet d'une étude sérieuse et approfondie. Cet auteur distingue, dans l'état mental des choréiques, quatre éléments morbides : des troubles de la sensibilité morale, consistant en des changements notables de caractère que nous avons indiqués plus haut; des troubles de l'intelligence caractérisés par la diminution de la mémoire, une grande mobilité dans les idées, et l'impossibilité de fixer l'attention ; enfin des hallucinations et quelquefois même du délire maniaque.

Du côté des fonctions nutritives, M. Axenfeld signale des perturbations survenant aussi dans le cours de la chorée : ce sont des nausées, des douleurs épigastriques, de mauvaises digestions, de la dyspepsie, de la constipation, etc. ; d'autre part des étouffements, des accès de dyspnée ; puis, du côté du cœur, des palpitations souvent assez fortes, que l'on a désignées sous le nom de *chorée du cœur*. Ces palpitations répétées peuvent même amener de l'hypertrophie. Nous ne parlons ici que des simples palpitations qui peuvent s'observer dans la chorée simple, ayant mentionné ailleurs les véritables affections cardiaques que l'on constate dans la chorée rhumatismale ou rhumato-cardiaque. Chez les femmes, la chorée est souvent accompagnée de chloro-anémie, d'arrêts ou de troubles de la menstruation.

Ces troubles, de nature si diverse, durent généralement pendant deux ou trois mois et amènent chez les malades, et principalement chez les enfants, un affaiblissement constitutionnel que l'on doit chercher à combattre par tous les moyens possibles.

La gymnastique et l'hydrothérapie, comme nous le verrons plus tard, pourront rendre ici de grands services. Bien que, le plus souvent, cette maladie ait une tendance naturelle à la guérison, notre devoir n'en est pas moins de chercher à en entraver la marche autant que possible.

Il peut arriver que, malgré les soins les plus assidus, on ne puisse obtenir une guérison parfaite, et qu'on voie persister quelques troubles légers. Beaucoup de tics n'ont pas d'autre origine. En outre, les rechutes et les récidives sont très-fréquentes ; il est même rare qu'un enfant qui a été atteint de chorée vers l'âge de sept ou huit ans n'en soit pas de nouveau affecté à l'époque de la puberté.

M. Sée a parfaitement étudié l'influence des maladies fébriles intermittentes sur la chorée. Les mouvements convulsifs sont exagérés pendant les prodromes et la période d'augment ; ils diminuent ensuite et quelquefois même disparaissent tout à fait avec la fièvre.

Il est rare que les malades succombent à la chorée elle-même ;

cependant l'épuisement qui résulte de cette agitation continuelle, l'insomnie, les désordres intellectuels peuvent entraîner une terminaison fatale ou persister d'une façon définitive. Mais ce sont là des exceptions.

Le diagnostic de la chorée est, en général, facile. Qu'il nous suffise de rappeler que la persistance du mouvement choréique, en l'absence de tout mouvement volontaire, est le signe fondamental de cette affection et doit la faire distinguer de l'ataxie locomotrice où les troubles des mouvements n'ont lieu que quand le malade veut les exécuter. Il sera tout aussi facile de la distinguer des crampes statiques décrites par Romberg. Enfin il ne faudra pas confondre avec la chorée proprement dite ces spasmes localisés et intermittents qu'on a désignés sous les noms de chorée vibratoire, des aboyeurs, etc. Quant à l'affection que certains auteurs ont décrite sous le nom de chorée électrique, c'est une maladie mal définie, fort obscure, et qui, selon nous, n'a pas de rapports avec la maladie qui nous occupe.

Du traitement hydrothérapique dans la chorée. — Il résulte des considérations précédentes que les meilleures indications thérapeutiques sont fournies par l'étude des causes qui ont produit la chorée. Cependant, on doit tenir compte en même temps de l'expression symptomatique, des conditions générales dans lesquelles se trouve le malade et enfin de la durée de la maladie.

Beaucoup de médecins pensent que le traitement hydrothérapique dirigé contre la chorée doit être toujours excitant. Cette opinion repose sur un fait qui n'a pas toujours été bien interprété. Les choréiques qu'on envoie dans les établissements hydrothérapiques, sont généralement malades depuis longtemps et par conséquent très-affaiblis. Il n'est donc pas extraordinaire que des douches froides excitantes, en relevant les forces de l'organisme, contribuent à la guérison de la maladie. Mais il ne faut pas croire qu'elles conviennent dans tous les cas; et, tout en reconnaissant leur efficacité, il est juste d'ajouter que, dans certaines formes de la chorée, surtout au début de la maladie, elles occasionnent une excitabilité nuisible. Mieux vaut alors recourir à des douches plus légères.

Nous avons dit que la chorée résultait d'un trouble de circulation localisé à la base du crâne. Il se produit là un état paralytique des nerfs vasculaires qui demande à être traité avec douceur. Si l'action excito-motrice provoquée par la douche est trop violente, les vaisseaux, après s'être resserrés, tombent rapidement dans un relâchement plus considérable ; la congestion est plus forte et l'excitabilité plus grande. Il faut donc commencer le traitement hydrothérapique avec précaution, employer des applications légèrement froides, surtout au début, et ne recourir aux agents excitants que lorsque l'organisme est bien capable de subir l'impression du froid.

On a vanté contre la chorée l'emploi du bain de surprise. C'est un procédé détestable que nous n'employons plus depuis longtemps, parce que nous l'avons vu produire des accidents regrettables. Nous ne mettons pas en doute les guérisons qui ont été obtenues à l'aide de ce moyen, mais nous pensons qu'elles ne sont pas suffisantes pour autoriser le médecin à procéder ainsi. Mieux vaut, nous le répétons, agir avec prudence et précaution, surtout au début de la maladie. Plus tard, quand la réaction pourra se produire sans fatigue et sans épuisement, on pourra employer les affusions, les piscines froides et même les douches ; mais il est nécessaire d'opérer avec lenteur, et il faut se rappeler que, dans cette névrose, il convient de tonifier et non d'exciter.

A ces moyens généraux qui commencent par une douche légère et même tempérée pour finir par une douche tonique, il faut joindre l'usage de l'eau à l'intérieur, les bains de pieds chauds à eau courante avant la douche, et surtout les exercices de gymnastique raisonnée.

Ce traitement général subit des modifications, suivant les causes qui ont produit la maladie et suivant les conditions organiques qui l'entretiennent.

S'il existe un état anémique ou un état cachectique très-prononcé, s'il existe en même temps un grand affaiblissement du système musculaire, il faut à tout prix relever l'organisme et recourir par conséquent aux applications excitantes. L'excitabilité nerveuse augmentera évidemment sous l'influence de ce traitement ; mais on pourra la combattre plus sûrement quand on aura donné à l'économie plus de résistance et plus d'énergie.

Cette méthode ne peut convenir à la chorée qui tient à une impressionnabilité excessive du système nerveux. Nous recommandons, dans ce cas, des applications très-légères et nous engageons les médecins à ne pas se servir des bains de pluie, dont l'effet excitant est trop prononcé. On emploiera avec succès les douches à percussion légère et progressivement froides, les lotions, les affusions, les piscines, etc. Ces moyens sont parfaitement indiqués chez les enfants qui présentent ces mouvements involontaires et irréguliers qu'on remarque au début de la maladie. Si l'on veut traiter ces jeunes choréiques par des applications franchement excitantes ou bien encore par l'usage des bains de mer, on court le risque d'augmenter la névrose dont ils sont atteints.

Lorsque la chorée est sous la dépendance de la grossesse, il faut agir avec précaution; toutefois les femmes enceintes supportent parfaitement les applications froides et s'en trouvent fort bien.

Lorsque la chorée est liée à la diathèse rhumatismale, le traitement hydrothérapique est plus difficile et plus compliqué. Il faut combiner le calorique et le froid, de manière à pouvoir agir sur toutes les fonctions de l'organisme et notamment sur les fonctions de la peau, et ne se décider à combattre les désordres de la motilité qu'après avoir modifié l'état général du malade.

On emploiera la douche chaude générale, l'étuve à la lampe, et tous les moyens qui permettent d'élever la chaleur animale, en évitant autant que possible les sudations qui, dans ces cas, ne semblent pas indiquées. On se trouvera bien aussi du maillot sec et surtout du maillot humide non prolongé, qui, dans la chorée rhumatismale, rend de très-grands services. L'usage de ces divers procédés prépare merveilleusement à l'action de l'eau froide, dont les effets curatifs sont incontestables, si l'application en est faite avec mesure et discernement.

Il ne faut jamais exposer le malade à un grand refroidissement avant de savoir très-exactement quel est son degré de résistance au froid; les réactions devront être surveillées avec soin; et si l'on acquiert la conviction que les applications froides peuvent être supportées sans provoquer un surcroît d'excitabilité du système nerveux, on peut les employer hardiment sans être obligé de recourir à l'intervention du calorique.

Il est des cas dans lesquels il ne convient pas de conseiller le traitement hydrothérapique. Ainsi il vaut mieux s'abstenir lorsque la chorée est compliquée de lésions cardiaques sérieuses. Nous savons bien que l'hydrothérapie a été essayée dans ces circonstances; mais les résultats obtenus ne sont pas assez satisfaisants pour engager les médecins dans cette voie.

En résumé, la chorée est une névrose qui est heureusement modifiée par l'hydrothérapie. Si elle résiste à ce traitement, il faut en conclure qu'elle est sous la dépendance d'une lésion organique des centres nerveux qui sont à la base du crâne.

CHAPITRE X

DE QUELQUES AFFECTIONS DOULOUREUSES DU SYSTÈME NERVEUX.

SOMMAIRE

SOMMAIRE. — Des névralgies en général. — Leurs causes. — Du rôle de l'hydrothé rapie dans leur traitement. — Des divers procédés hydrothérapiques qui peuvent être employés contre les névralgies de la tête et de la face, du plexus brachial, du plexus lombaire, contre la névralgie intercostale, la sciatique, contre la névralgie générale du grand sympathique. — De la migraine. — De l'irritation spinale. — Névro-myalgie. — Myalgie. — Dermalgie. — Rhumatisme musculaire. — De l'hydrothérapie dans ces diverses maladies.

Les troubles fonctionnels qui sont caractérisés par la douleur sont nombreux et très-variés. Nous aurons certainement l'occasion de parler de chacun d'eux dans le courant de ce travail, mais, dans ce chapitre, il ne sera spécialement question que des névralgies, quel que soit leur siége, de la migraine, de l'irritation spinale, et de cette affection connue sous le nom de névro-myalgie que quelques auteurs confondent avec le rhumatisme musculaire.

Névralgies.

La névralgie est une affection du système nerveux caractérisée par de la douleur survenant avec des paroxysmes plus ou moins violents, ayant son siége sur le trajet de troncs ou rameaux nerveux sensitifs, et non accompagnée de fièvre, du moins au moment de son apparition.

L'anatomie pathologique n'a rien enseigné de précis sur la nature de la névralgie, et l'on est obligé, pour expliquer la pathogénie de cette affection douloureuse, de s'en tenir aux hypothèses. Les divers auteurs qui ont écrit sur ce sujet ont émis chacun leur théorie. Nous ne pouvons ici discuter ces doctrines qui sont toutes plus ou moins admissibles. Cette discussion nous entraînerait trop loin dans le domaine de la pathologie. On nous reprochera peut-être même de nous être trop avancé sur ce terrain, dans un livre qui, en définitive, n'est avant tout qu'un traité de thérapeutique. Nous nous bornerons donc à résumer en quelques mots les diverses opinions émises sur la nature et la pathogénie des névralgies.

Pour les uns, la névralgie est toujours le résultat d'une inflammation ou d'une congestion d'un nerf. Pour d'autres, à la tête desquels il faut placer Bouillaud et Broussais, la douleur névralgique est produite par l'irritation du nerf. Valleix, et quelques auteurs après lui, disent que la névralgie dépend d'une altération de la fonction nerveuse, et avouent simplement que la cause nous échappe. Enfin il est une autre explication donnée par M. Roche, simple hypothèse, sans fondement solide et qui ne repose que sur une vue de l'esprit. D'après cet auteur, la névralgie tiendrait à l'inégalité de répartition le long d'un nerf de l'influx nerveux qui s'accumulerait en un point donné, et donnerait ainsi naissance au phénomène douleur.

De toutes ces théories, les trois premières sont les plus en rapport avec les connaissances physiologiques et pathologiques actuelles. Quant à la dernière, on peut l'accepter, mais à coup sûr elle ne peut être discutée. Il en est d'elle comme de toutes les doctrines vitalistes ou métaphysiques que l'on peut admettre ou rejeter à volonté, mais qu'il est impossible de vérifier.

S'il nous est permis de donner notre opinion sur ce sujet, nous dirons que pour qu'un nerf fonctionne comme il doit le faire, il faut que sa nutrition soit normale et régulière. Si celle-ci est modifiée, la fonction du nerf le sera également, et ce trouble se manifestera par des phénomènes fonctionnels en rapport avec la nature du nerf. Or pour que, dans un nerf sensitif, il y ait douleur, il faut qu'il y ait accroissement d'excitabilité, et nous savons quels sont les phénomènes physiologiques qui peuvent produire cette augmentation d'excitabilité. Ce sont : une augmentation de nutrition par suite de la paralysie des nerfs vaso-moteurs, ou une altération dans la qualité du sang. En parlant de l'état nerveux nous avons suffisamment insisté sur ce point pour que nous croyons nécessaire d'y revenir.

Étant donné ce mode de pathogénie de la névralgie, nous devons retrouver, dans l'étiologie de cette affection, toutes les causes qui peuvent agir de la façon que nous venons d'indiquer sur la nutrition des nerfs.

Les causes des névralgies peuvent donc être divisées en deux classes. Celles qui agissent sur la nutrition des nerfs en modifiant la quantité du sang et celles qui agissent en modifiant la qualité.

Mais à ces deux grandes classes de causes s'en ajoutent d'autres, qui sont des causes occasionnelles, causes dont le mode d'action échappe le plus souvent, mais dont l'influence est incontestable. De ce nombre sont : d'un côté, l'âge, le sexe, la profession, les saisons, les variations atmosphériques; d'un autre côté, les tumeurs, le traumatisme, la compression des nerfs, etc.

Les causes qui agissent par modification dans l'apport de la quantité de sang sont généralement d'origine réflexe, et agissent en paralysant les nerfs vaso-moteurs. Le froid n'agit pas autrement quand il produit des névralgies. Il en est de même des névralgies qui résultent d'abus fonctionnels, et de celles qui sont déterminées par les maladies d'organes plus ou moins éloignés, par les vers intestinaux ou par des causes morales; quant aux névralgies qui sont produites par la suppression des règles, ou par la disparition d'exutoires entretenus depuis longtemps, elles peuvent être attribuées à la répartition plus grande de la quantité de sang dans l'économie, par suite de la non-utilisation de celui qui était dépensé par ces règles ou ces exutoires.

Parmi les causes qui agissent par suite de modification apportée dans la quantité du sang, se trouvent les maladies diathésiques ou infectieuses, les intoxications, l'anémie, la chlorose, les cachexies, etc.

Toutes les névralgies, d'où qu'elles proviennent, ont des ressemblances si grandes, qu'il est très-difficile de découvrir leur nature par l'aspect seul de leurs manifestations. On sait bien que la chlorose occasionne souvent la névralgie des trijumeaux, que, dans la cachexie palustre, le nerf ophthalmique est fréquemment le siége de la douleur, que, dans la diathèse rhumatismale, la névralgie occipitale et la névralgie sciatique sont assez communes, mais on ne peut réellement être édifié sur la nature de la maladie qu'en recherchant avec soin les causes qui le produisent.

Ce n'est qu'après avoir reconnu la véritable cause du mal que l'on pourra instituer un traitement rationnel et efficace. Les faits que nous citerons plus loin pourront attester notre fidélité à ce principe, et ces faits seront suffisants, pensons-nous, pour démontrer que le meilleur traitement qu'on puisse employer contre les névralgies curables est le traitement hydrothérapique.

Les faits observés par nos confrères et par nous sont si nombreux et si concluants, qu'il est impossible d'avoir le moindre doute à cet égard. Mais si tous les hydropathes sont d'accord quand il s'agit d'affirmer les bienfaits de l'hydrothérapie dans les névralgies, nous devons dire qu'ils sont très-divisés quand il s'agit de choisir et d'indiquer les agents hydrothérapiques qui doivent concourir au traitement. Les uns préconisent exclusivement l'étuve sèche suivie d'une application froide; les autres l'emmaillottement, les bains de vapeur, les bains russes, les bains maures, les fumigations, quelques médecins enfin ont simplement recours à la douche froide ou à la douche écossaise.

Il est incontestable qu'on a obtenu des succès à l'aide de chacun de ces procédés divers, et nous sommes le premier à le reconnaître. Mais comme ces procédés n'ont pas le même degré de puissance et que même quelques-uns d'entre eux peuvent produire certains accidents, il nous a paru nécessaire de les essayer tous, pour bien déterminer les cas où ils peuvent être employés et ceux où l'on doit les proscrire. Il est aisé de comprendre que cette source d'indications et de contre-indications doit être recherchée dans l'observation clinique. Ainsi, nous avons souvent remarqué que certains cas de névralgies rebelles à l'étuve sèche guérissaient sous l'influence des douches écossaises, que d'autres étaient très-promptement et très-heureusement modifiés par l'étuve sèche, alors que l'emmaillottement ou les bains de vapeur avaient complétement échoué. Ces résultats variables, obtenus par l'emploi de divers modificateurs hydrothérapiques, indiquent évidemment qu'il est nécessaire de bien choisir le modificateur. Nous savons bien que la guérison de certains troubles fonctionnels du système nerveux, est quelquefois le fait du changement de médication, et que, dans l'espèce, on peut supposer que le deuxième agent employé n'a d'autre avantage sur le premier que de venir après lui. Mais on nous accordera, pensons-nous, qu'il n'en est pas toujours ainsi et que ces guérisons exceptionnelles ne sont pas assez nombreuses, pour se permettre de livrer au hasard le choix du procédé hydrothérapique qui doit être employé.

Lorsqu'on est en présence d'un malade atteint de névralgie, le premier résultat qu'il faut rechercher est la disparition ou, tout au moins, la diminution de la douleur. Les moyens hydrothérapiques qu'on peut employer dans ce but sont : l'étuve sèche, la douche écossaise, le maillot, les bains et douches de vapeur, les bains russes, les bains maures, les douches filiformes et certaines applications froides. Nous nous plaisons à reconnaître, dans certains cas, les heureux effets de quelques médications usuelles, telles que les injections sous-cutanées, les vésicatoires, les frictions de toute espèce, etc.., mais nous leur préférons les modificateurs hydrothérapiques dont l'action est en général plus prompte et plus salutaire. L'avantage que nous reconnaissons à ces derniers est basé sur un grand nombre de faits bien observés; car on n'envoie les malades dans nos établissements qu'après avoir essayé sans succès toutes les médications qui peuvent être faites à domicile.

Au surplus, ce qui nous fait placer l'hydrothérapie en première ligne dans la thérapeutique anti-névralgique, c'est qu'on peut, à l'aide des divers modificateurs dont se compose cette puissante médication, combattre tout à la fois l'élément douleur et l'état pathologique de l'organisme qui donne lieu à la souffrance nerveuse.

Dans l'énumération des moyens destinés à combattre les névralgies, on a dû remarquer que nous faisions une grande part aux agents qui servent à l'application du calorique; mais nous nous hâterons d'ajouter que le véritable traitement analgésique repose sur l'association du calorique et du froid. Sans doute, l'emploi isolé du chaud et du froid peut rendre de très-grands services dans les névralgies, mais les résultats que l'on obtient en agissant ainsi sont très-incomplets. Nous pourrions certainement citer un grand nombre de faits attestant l'heureuse influence de la douche froide, par exemple, dans les névralgies; mais nous sommes forcé de déclarer que, dans certaines circonstances, ce moyen est tout à fait impuissant. Tout le monde sait que le calorique employé isolément est un agent très-usité pour calmer les souffrances des nerfs, et il n'est besoin, pour se convaincre de cette vérité, que d'examiner ce qui se passe tous les jours devant nos yeux. On réussit, en effet, quelquefois, lorsque les douleurs sont fugaces ou légères; mais lorsque les douleurs sont rebelles ou entretenues par une affection générale, on échoue le plus souvent; et, si l'on veut persister dans l'emploi exclusif de la chaleur, on peut amener des accidents et provoquer un grand affaiblissement de l'organisme. C'est pour éviter tous ces inconvénients et pour répondre à toutes les indications que réclament les affections douloureuses des nerfs, qu'il importe d'employer simultanément l'eau froide et la chaleur. Le véritable traitement analgésique, celui qui peut être employé dans tous les cas avec de grandes chances de succès, repose sur l'association de ces deux agents.

Dans ce traitement, on peut employer, ainsi que nous l'avons déjà dit, tantôt l'étuve sèche ou le maillot, tantôt la vapeur ou la douche écossaise. Pour notre compte, nous n'hésitons pas à donner la préférence à la douche écossaise, parce qu'on peut régler son application, parce qu'elle est très-efficace et parce qu'elle ne provoque jamais, quand elle est bien maniée, les accidents que l'on remarque parfois après l'application des autres procédés.

La douche écossaise dont nous nous servons habituellement est une douche mobile en arrosoir alimentée par deux conduits garnis à leur intersection d'un système de robinets qui permet d'avoir immédiatement de l'eau à toutes les températures. Quand il s'agit de combattre une névralgie, on projette sur la partie douloureuse de l'eau chaude, et on règle tout de suite la température sur la tolérance du malade. Quand le malade est acclimaté à cette sensation de chaleur, on élève lentement et graduellement la température, en ayant soin de conserver le même degré pendant quelques secondes, jusqu'à ce que la région douloureuse soit suffisamment échauffée. On projette alors rapidement, légèrement et brièvement sur la même partie de l'eau froide, et l'on termine l'opération par une douche froide générale.

Quelquefois une simple douche écossaise suffit pour calmer la douleur même la plus vive; et si le but n'est pas atteint, on peut sans inconvénient faire usage d'une seconde douche écossaise dans la journée. Seulement, il est important que la durée de la douche chaude ne dépasse pas six, huit ou dix minutes, afin d'éviter toute fatigue aux malades.

L'étuve sèche, suivie d'une application froide, est un moyen analgésique fort précieux; mais son application n'est pas toujours exempte d'accidents. Elle peut notamment provoquer une grande exaspération chez certains malades, ou amener chez d'autres une fatigue excessive. Elle peut occasionner des syncopes ou déterminer chez quelques femmes une congestion utérine bien caractérisée. Nous savons bien qu'avec de la prudence et de l'habileté, on peut éviter la fatigue et la syncope; mais il n'est pas facile d'arrêter l'exaspération nerveuse chez un malade dont le système nerveux est déjà excité et d'empêcher le développement d'une congestion chez les femmes disposées à cette maladie. C'est pour ces raisons que nous avons dû renoncer, dans certains cas, à l'étuve sèche et donner la préférence à d'autres procédés de calorification, notamment à la douche écossaise. Malgré ces contre-indications de l'étuve sèche, nous devons reconnaître que cet agent est extrêmement utile et produit de très-heureux résultats quand il est employé avec discernement.

Nous avons déjà dit, dans le chapitre consacré à l'étude de ce dernier procédé, qu'il avait l'avantage de déterminer sur la peau tos les degrés de l'excitation, depuis le simple réchauffement jusqu'à la révulsion la plus vive. Si nous appelons de nouveau l'attention sur ce point, c'est pour dire que c'est bien dans les maladies dont nous nous occupons en ce moment qu'on peut utiliser cette action. On sait que l'étuve sèche consiste à développer autour du corps une chaleur artificielle dont la température varie, suivant le désir de l'opérateur, entre 40 et 70 degrés centigrades. Cette possibilité de faire varier la température de l'étuve au gré du médecin permet d'employer cet agent du calorique contre les douleurs de formes diverses; il importe seulement de bien régler l'intensité de la chaleur provoquée. Ainsi, les douleurs suraiguës sont très-soulagées quand l'étuve ne dépasse pas 45 degrés centigrades, et que l'application est longuement supportée; tandis que les douleurs subaiguës réclament une température bien plus élevée. Seulement, dans ce dernier cas, le médecin doit procéder lui-même à l'application, afin de surveiller attentivement tous les effets.

Il résulte donc, de ce que nous venons de dire, que l'étuve sèche, malgré les quelques inconvénients qui accompagnent parfois son application, est un moyen très-utile contre certaines affections douloureuses du système nerveux.

Les bains de vapeur, les fumigations, les bains russes, les bains maures ont certainement rendu de bons services dans les mêmes circonstances, mais ces moyens divers, dont l'application est encore incertaine, ne peuvent pas être facilement réglementés et ne conviennent qu'à un certain nombre de malades.

Quant aux douches filiformes, nous n'avons pas obtenu des effets analgésiques assez constants, à l'aide de leur emploi, pour nous permettre une appréciation raisonnée. Il serait nécessaire d'expérimenter de nouveau ce procédé, afin d'être fixé sur sa valeur thérapeutique.

Quant au maillot, nous croyons pouvoir dire qu'il ne mérite pas tous les reproches qui lui ont été adressés. Il a déterminé des accidents, c'est incontestable, et nous aurions mauvaise grâce à ne pas l'avouer; mais, en recherchant les causes de ces accidents, on peut les attribuer, ce nous semble, à l'abus immodéré que l'on fait de ce modificateur hydrothérapique. On a tort, selon nous, de l'employer aveuglément, sans se demander s'il n'existe pas des cas dans lesquels il est contre-indiqué. En prenant cette précaution, qui nous paraît si naturelle et si simple, on pourra se convaincre que ce moyen, dont l'efficacité est incontestable dans certaines névralgies, peut être préjudiciable aux malades qui sont disposés aux congestions intérieures.

Nous ne pouvons pas, dans cette énumération des moyens analgésiques, ne pas mentionner les applications froides. Sans parler de l'irrigation continue et des sacs de glace dont tout le monde connaît l'action, nous devons dire que, dans certaines névralgies, les douches froides simples suffisent pour obtenir la guérison, et il nous paraît superflu d'ajouter que leur effet est d'autant plus accentué que le malade est plus affaibli. Ce moyen doit, en outre, être utilisé après la guérison de certaines névralgies, si l'on veut consolider cette guérison et prévenir les rechutes.

Nous venons d'exposer la série des moyens hydrothérapiques dont on peut faire usage pour combattre les affections douloureuses des nerfs. Il importe maintenant de préciser, autant qu'il est possible de le faire, les conditions dans lesquelles on doit choisir de préférence l'un ou l'autre de ces modificateurs. Il est évident que ces conditions ne peuvent être bien déterminées qu'à l'aide de l'observation, et c'est en présentant un certain nombre de faits au lecteur que nous espérons faciliter le choix de l'agent hydrothérapique qui convient dans chaque cas particulier. Toutefois, en tenant compte, bien entendu, des contre-indications dont il a été précédemment question, nous pouvons indiquer, en quelques mots, comment le médecin peut régler sa pratique hydrothérapique.

Contre la névralgie greffée sur un état anémique ou sur un état nerveux, caractérisé par un épuisement de la force nerveuse, on peut employer sans inconvénient, et avec grande chance de succès, la douche froide pure et simple. Si ce moyen ne réussit point, on aura recours à la douche écossaise, à la douche de vapeur et à l'étuve sèche, dont il faudra surveiller attentivement l'application.

Contre la névralgie compliquée d'un état d'excitation de la force nerveuse, on pourra recourir au maillot, aux bains de vapeurs humides, aux bains russes, aux bains maures; et il sera nécessaire de terminer l'opération par une application froide, moins excitante que la douche en pluie ou en jet, telle qu'une immersion, une affusion ou une douche en nappe.

Contre la névralgie entretenue par un état diathésique, comme le rhumatisme, la goutte, etc., on pourra employer les divers analgésiques dont nous venons de parler ; mais il faut se rappeler que, si l'on veut obtenir une modification sérieuse et efficace, c'est à l'eau froide *intus* et *extra* qu'il faut recourir. On trouvera, du reste, dans le chapitre consacré à l'étude des diathèses, le rôle qu'il convient d'assigner à l'hydrothérapie dans le traitement de ces maladies.

Dans les cas enfin où la névralgie est compliquée de phénomènes convulsifs, anesthésiques, paralytiques ou atrophiques, le modificateur analgésique est la plupart du temps insuffisant; il faut absolument recourir en outre aux applications froides qui produisent une action excitante et résolutive, et à la douche alternative dont l'effet est très-salutaire quand il existe de semblables complications.

Nous ne voulons pas prolonger davantage le résumé de ces indications générales qui doivent présider à l'application du traitement hydrothérapique ; quelques faits suffiront pour édifier sur ce point tout lecteur impartial. Nous choisirons nos exemples parmi les névralgies qui se présentent le plus fréquemment à l'attention des médecins.

Névralgie cervico-brachiale. — Madame B..., âgée de 36 ans, est d'une bonne constitution ; elle n'a jamais été malade et elle ne présente aucun caractère d'affection diathésique. Toutefois elle a eu, après sa dernière couche, il y a six ans, un léger engorgement utérin qui a disparu assez rapidement.

En janvier 1866, après avoir passé sa soirée aux Italiens, où elle avait eu très-chaud, elle descendit dans les vestibules de ce théâtre pour attendre sa voiture qui tarda longtemps à venir. Elle eut froid et ne parvint à se réchauffer que dans son lit. La nuit fut bonne; mais, dès le lendemain, madame B... fut prise d'une douleur à l'épaule gauche qu'on ne parvint à calmer qu'à l'aide de frictions souvent renouvelées. Le jour suivant la douleur devint plus intense et atteignit successivement le creux de l'aisselle, le coude, le poignet et même les doigts; les points d'émergence des nerfs cervicaux devinrent en même temps le siége de souffrances extrêmement vives. La nuit qui suivit l'explosion de ces phénomènes névralgiques fut agitée et pénible, et dès le point du jour on fit mander le docteur Samazeuilh qui prescrivit un vésicatoire et du valérianate d'atropine.

La journée fut moins mauvaise que la précédente, mais pendant la nuit les douleurs devinrent d'une violence extrême. Le chloroforme fut employé à l'extérieur et l'on administra du sulfate de quinine. Pendant cinq jours cette médication fut employée sans produire d'autre résultat qu'un apaisement de courte durée ; on eut recours alors aux injections sous-cutanées faites avec une solution de morphine, aux frictions opiacées, mais le soulagement obtenu n'était pas plus durable que les jours précédents. Dans cette situation, le docteur Samazeuilh conseilla un traitement hydrothérapique, et il nous adressa la malade. C'était le 26 janvier 1866. Les douleurs déjà signalées se présentaient sous forme d'accès séparés par des périodes d'apaisement dont la durée ne dépassait jamais trois ou quatre heures. Après avoir examiné attentivement madame B..., nous constatâmes que les fonctions organiques n'offraient aucun trouble sérieux. Sa physionomie seule présentait cette altération que produisent les vives souffrances.

Le jour de son arrivée, madame B... fut soumise à l'étuve sèche suivie d'une douche froide généralisée. Cette première opération fut fort bien supportée. La malade fut mise dans son lit ; une légère sueur s'établit ; les douleurs furent moins vives et le bras put être déplacé sans souffrances. Elle resta dans cet état pendant environ cinq heures. La nuit qui suivit cette première séance fut meilleure que les précédentes, et la période de rémission plus longue ; mais les douleurs reparurent le matin et la malade fut soumise au même traitement que la veille. Un calme relatif succéda à cette application ; quelques heures plus tard, madame B... accusa des douleurs dans les reins, dans les régions inguinales et dans le bas-ventre. M. le docteur Samazeuilh, en examinant la malade, constata que le col utérin était congestionné et que le toucher provoquait des douleurs. Il fut convenu que la malade resterait allongée et qu'on remplacerait l'étuve sèche par le maillot. Ce dernier ne produisit aucun effet bien marqué sur les douleurs de la partie supérieure du corps, et nous ne pouvons lui attribuer la disparition des douleurs abdominales qui avaient déjà diminué sensiblement avant son application.

Deux jours après cet accident, la névralgie cervico-brachiale se présenta avec son caractère d'acuité du début, siégeant principalement à la région cervicale de la colonne vertébrale, sous la clavicule, à l'épaule, à l'aisselle, au coude et au poignet; le moindre mouvement du bras provoquait des souffrances atroces et arrachait des cris à la malade. Nous lui administrâmes une douche écossaise d'environ 7 ou 8 minutes; à la fin de l'application, les douleurs furent relativement calmées, et la malade put remuer légèrement son bras sans souffrir. Le soir, le même traitement fut appliqué; la nuit fut meilleure; madame B... put dormir plus longtemps qu'auparavant et dès le lendemain ses souffrances lui paraissaient plus supportables.

Ce traitement fut régulièrement suivi pendant une semaine, et chaque jour une nouvelle et sensible amélioration se manifesta. Dès lors, dans l'application de la douche écossaise, nous diminuâmes la longueur de la douche chaude, nous augmentâmes celle de la douche froide.

Après quinze jours de ce traitement, madame B... était guérie; elle n'éprouvait, plus dans les parties où avait siégé la douleur, qu'un léger engourdissement qui disparut sous l'influence de quelques douches froides à la fois généralisées et localisées.

Ce fait, nous ne l'avons pas publié seulement pour attester la supériorité de l'hydrothérapie sur les médications qui sont ordinairement employées pour combattre les névralgies. Il prouve en outre que la sudation dans l'étuve sèche, qui est du reste un excellent analgésique, peut, dans certains cas, amener ou faciliter l'apparition d'accidents qui doivent contre-indiquer l'emploi de ce moyen. Ces accidents sont : la congestion utérine, la névralgie ou tout au moins l'excitation des divers organes contenus dans le bassin, la dysurie, etc., etc. Si nous n'avions pas vu déjà plusieurs fois ces désordres survenir à la suite d'une sudation dans l'étuve sèche, nous pourrions croire à une simple coïncidence. Mais nous croyons qu'il est bon d'appeler l'attention des médecins sur ce point; et comme, en définitive, dans ces cas spéciaux, l'étuve sèche peut être remplacée avantageusement par d'autres moyens, on peut, dans l'espèce, l'abandonner sans regrets. Dans ce cas particulier, nous avons eu recours sans succès au maillot, mais la douche écossaise a été plus efficace et le lecteur a pu voir avec quelle rapidité ce procédé hydrothérapique a réussi.

A ce fait nous en pourrions ajouter d'autres dans lesquels on voit l'étuve sèche produire des accidents de même nature que ceux dont nous venons de parler ; les cas semblables ne manquent pas. Nous aurons du reste plus loin, à propos de la sciatique, l'occasion de citer un fait du même genre où l'étuve sèche n'a pu être tolérée.

Névralgie du plexus brachial. — Madame R... âgée de 34 ans, ne présentant aucun signe d'affection générale ou diathésique, a eu souvent des crises nerveuses et des névralgies légères dans diverses parties du corps. Elle a été sujette à des accès de palpitations de cœur compliqués de dyspnée, à des crises gastralgiques horriblement douloureuses et à des incontinences d'urine insupportables.

En 1867, elle fut prise de névralgies très-violentes siégeant dans le plexus brachial. Les points les plus douloureux étaient à la partie antérieure de l'aisselle, au coude, au poignet et à la région cervicale de la colonne vertébrale. Les opiacés administrés à haute dose, les frictions irritantes, les mouches, les vésicatoires ne produisirent aucun soulagement. D'après les conseils de M. le docteur Gendrin, elle vint se soumettre au traitement hydrothérapique.

Quand la malade se présenta à nous pour la première fois, nous pûmes constater facilement l'existence d'une névralgie du plexus brachial caractérisée par les points douloureux dont nous venons de parler. Ses traits étaient altérés et son système nerveux était fortement excité. La respiration et la circulation étaient dans un état satisfaisant, mais son appétit était peu développé et ses digestions fort lentes.

Nous prescrivîmes à madame R... une étuve sèche dont la température ne dépassa pas 42° centigrades et dont la durée n'atteignit pas un quart d'heure ; une compresse mouillée fut appliquée sur le front, et nous lui laissâmes respirer un air frais. Malgré ces précautions et au moment où la sueur commençait à paraître, la malade éprouva une grande excitation, se mit à vomir et nous fûmes obligé de terminer l'opération. Une douche froide administrée aussitôt fit immédiatement disparaître le malaise. Le lendemain, craignant que l'étuve sèche ne produisît de nouveau les désordres qui s'étaient montrés la veille, nous fîmes pratiquer un emmaillottement de trois quarts d'heure immédiatement suivi d'une friction avec un drap mouillé. Dans la journée, la malade éprouva une certaine amélioration et le soir elle prit une douche écossaise.

Pendant quinze jours, madame R... supporta parfaitement ce traitement; elle fit elle-même la remarque que le maillot la calmait beaucoup et que la douche écossaise agissait merveilleusement sur ses douleurs. Après ce temps écoulé, elle fut complétement débarrassée de ses souffrances.

Dans les cas qui précèdent, on a pu voir que le maillot a été employé avec des résultats divers. Il n'a été vraiment utile que dans le dernier cas que nous venons de citer, c'est-à-dire pour calmer l'excitation nerveuse. Si nous insistons sur ce fait, c'est que notre expérience nous a appris que ce procédé agit plus efficacement quand il s'agit d'apaiser l'agitation du système nerveux que lorsqu'il est employé pour provoquer la sueur ou pour déterminer une forte révulsion à la peau. Nous voulons parler, bien entendu, du maillot humide et non du maillot sec, que les malades facilement excitables ne supportent pas aisément. Toutefois il nous a fallu, dans un grand nombre de cas, joindre à ce procédé la douche écossaise dont l'intervention est extrêmement précieuse pour combattre les névralgies.

Si l'on voulait comparer l'action de l'étuve sèche, du maillot et de la douche écossaise en ne tenant compte que des observations précédentes, on commettrait une erreur profonde. Bien que nous ayons eu soin de faire ressortir quelques inconvénients de l'étuve sèche, il n'est jamais entré dans notre esprit d'en proscrire l'usage. Nous considérons ce moyen, au contraire, comme un des plus puissants agents de l'hydrothérapie. Le docteur Fleury, qui le premier en a régularisé l'emploi, et d'autres médecins après lui, ont obtenu de grands succès à l'aide de cet utile modificateur; et, dans les maladies qui nous occupent, nous n'en connaissons pas encore de préférable pour combattre la plupart des névralgies de la face, les névralgies occipitales de nature franchement rhumatismale, et les sciatiques goutteuses.

Il est bien entendu que nous considérons la douche chaude, le maillot et l'étuve sèche comme des procédés préparatoires destinés à faciliter l'action de l'application froide qui les suit, et que l'action analgésique est le résultat de la combinaison du chaud et du froid. On peut, il est vrai, calmer ou faire disparaître certaines douleurs à l'aide du calorique et de l'eau froide employés séparément; mais l'association de ces deux agents produit des résultats plus efficaces et surtout plus durables que l'emploi de chacun d'eux appliqué isolément. L'eau froide peut suffire dans quelques circonstances; quant à l'emploi exclusif du calorique, il ne peut être longtemps continué, et l'économie en ressentirait à la longue une funeste influence si l'on n'avait recours à l'intervention de l'eau froide. Nous pourrions, à l'appui de notre assertion, citer un grand nombre de faits, nous préférons en appeler au simple bon sens et demander s'il est possible de soumettre le corps humain à l'action prolongée du calorique, sans provoquer un certain relâchement des tissus et une déperdition notable des forces de l'organisme. Quel affaiblissement on provoquera, en effet, chez une personne chloro-anémique atteinte de névralgie, si on veut combattre l'élément douleur par l'emploi continu de sudations non suivies d'application froide! Mieux vaudrait, dans ce cas, recourir exclusivement à l'eau froide employée isolément. En agissant ainsi, on a beaucoup de chances pour calmer, et l'on est sûr de rendre à l'économie les forces qu'elle a perdues.

Le fait suivant peut être cité à l'appui de notre dire.

Névralgie intercostale.—M. L..., âgé de 18 ans, est atteint depuis environ trois mois d'une névralgie intercostale survenue pendant la convalescence d'une fièvre typhoïde. Le docteur Bosia, après avoir essayé sans succès diverses médications, proposa un traitement hydrothérapique dans le double but de combattre la douleur et de relever les forces du malade. Il nous l'adressa le 16 juin 1867.

Ce jeune homme est d'une constitution délicate; il est pâle, maigre et présente tous les caractères d'une anémie très-prononcée. Du côté du système nerveux nous ne trouvons d'autres désordres qu'une névralgie intercostale présentant deux points douloureux bien manifestes, à la partie postérieure et antérieure du septième espace intercostal du côté droit. La douleur, quoique permanente, présente des exacerbations surtout le soir ; elle ne siége que dans les deux points indiqués et elle est augmentée par la moindre pression.

Le poumon et le cœur sont parfaitement sains; la circulation est lente et les muqueuses décolorées ; l'appétit est peu développé et les fonctions digestives sont régulières; le foie et la rate ne sont pas engorgés et l'appareil urinaire est en parfait état.

Nous commençons le traitement hydrothérapique par une douche froide très-courte que M. L... supporte fort bien ; le lendemain et les jours suivants, le malade prend deux douches dans la journée. Après la première quinzaine de traitement, M. L... était débarrassé de sa douleur ; son appétit revint ; son état général s'améliora, et, après un mois du même traitement, sa santé devint très-satisfaisante.

Nous n'insistons pas sur ce fait, qui ressemble à un grand nombre de ceux que l'on trouve dans tous les traités d'hydrothérapie, nous nous contenterons de présenter quelques observations qui attestent l'heureuse influence de l'étuve sèche dans les névralgies.

Névralgie faciale. — M. M..., âgé de 50 ans, a été pris, en 1864, d'une névralgie siégeant à la tempe, à la joue et à la lèvre supérieure du côté gauche. Le docteur Pinaut, de Versailles, appelé pour lui donner des soins, conseilla des pilules d'opium et de belladone et des frictions avec du chloroforme. La douleur fut calmée ; mais deux jours après elle reparut avec la même intensité qu'auparavant. Les moyens précédents furent employés sans succès ; on eut recours alors aux mouches de Milan, aux vésicatoires ammoniacaux, aux injections sous-cutanées, aux bains de vapeur ; et, malgré ces moyens intelligemment employés, le docteur Pinaut ne put obtenir que des soulagements de courte durée. Il se décida alors à soumettre son malade à un traitement hydrothérapique et il le confia à nos soins.

M. M..., dans la première entrevue que nous eûmes avec lui, nous dit qu'il avait toujours eu une excellente santé jusqu'au jour où, après une longue course faite dans une voiture découverte, sous une pluie battante, il fut atteint de ces douleurs dont il ne pouvait se débarrasser.

Ces douleurs, qui siégent sur l'arcade sourcilière, sur la tempe, la joue et le menton du côté gauche, se manifestent le plus souvent par accès ; les yeux sont alors extrêmement sensibles à la lumière et sont toujours larmoyants ; le malade redoute le moindre bruit, et, lorsqu'il veut essayer de manger, il ne peut prendre des aliments solides qu'avec une extrême difficulté. Ses fonctions sont normales, mais son inquiétude et le retour incessant de ces crises douloureuses le jettent dans un profond désespoir.

Ce malade fut soumis à l'étuve sèche suivie d'une douche froide en pluie et en jet. Après huit jours de ce traitement, M. M... éprouva une sensible amélioration. Nous continuâmes l'usage du même moyen pendant trois semaines, et les douleurs disparurent complétement. La douche froide pure et simple fut alors substituée à l'étuve sèche et, quinze jours après, le malade rentrait chez lui parfaitement guéri.

Nous avons revu M. M... plusieurs fois depuis cette époque, et nous avons pu constater que sa maladie n'était pas revenue.

Les faits de névralgie qne nous venons de relater existaient en dehors de toute prédisposition constitutionnelle, ceux dont allons parler sont intimement liés à un état diathésique.

Névralgie occipitale. — En 1865, le docteur Vernois nous adressa un jeune malade atteint depuis longtemps déjà d'une névralgie occipitale.

Ce jeune homme, âgé de 30 ans, a été atteint à l'âge de 20 ans d'un rhumatisme articulaire aigu compliqué de péricardite, qui a duré environ deux mois et qui a rendu le malade très-impressionnable aux variations atmosphériques. Il éprouve, en effet, sous l'influence du moindre changement de temps, des douleurs dans diverses parties du corps et notamment dans la région occipitale. Pour combattre cette incommode susceptibilité, le docteur Vernois a engagé son malade à faire une cure à Néris. Pendant son traitement thermal, il a joui d'une parfaite santé; mais, un mois après son retour à Paris, il a été pris d'une névralgie vésicale compliquée d'une incontinence d'urine insupportable qui a cédé après quinze jours d'un traitement dans lequel on a eu recours aux bains de siége, à la térébenthine et à la belladone. Quelques jours après l'apaisement de ces désordres vésicaux, ce malade fut atteint d'une névralgie occipitale très-intense qui fut traitée par les vésicatoires et les opiacés. Après avoir obtenu un apaisement relatif de la douleur, le docteur Vernois, convaincu qu'un traitement général était nécessaire, conseilla l'hydrothérapie et il nous adressa son malade.

Quand nous le vîmes pour la première fois, il nous raconta les détails que nous venons de transcrire. Il nous dit que les souffrances qu'il éprouvait derrière la tête l'empêchaient de dormir, de travailler, de prendre la moindre distraction et de vivre, en un mot, comme tout le monde.

En examinant attentivement la région malade, nous pûmes constater des points douloureux sur les parties latérales droites des premières vertèbres cervicales, à la partie interne de l'apophyse mastoïde droite et sur la bosse pariétale du même côté; la peau de la partie supérieure du crâne était plus froide que celle des parties latérales; les muscles du cou, notamment le muscle sterno-cleïdo-mastoïdien, étaient légèrement contracturés et les mouvements de la tête provoquaient des douleurs assez violentes. Les fonctions générales et les organes étaient en parfait état, il existait seulement quelques granulations au fond de la gorge.

Le malade fut soumis à l'usage de l'étuve sèche, suivie d'une douche froide en pluie ou en jet. Quinze jours de ce traitement suffirent pour le débarrasser de ses douleurs. Après ce laps de temps, le traitement fut continué de la façon suivante : douche écossaise le matin, douche froide le soir. Un mois après son entrée dans l'établissement, le malade sortait parfaitement guéri.

Voici maintenant un fait de sciatique lié à une diathèse rhumatismale. Nous le ferons suivre de deux autres relations de la même névralgie liée, l'une à la diathèse goutteuse, l'autre à la cachexie paludéenne.

Sciatique. — Madame L..., âgée de 49 ans, est fille d'un rhumatisant. Elle a été atteinte à deux reprises différentes de rhumatisme articulaire aigu; et depuis la suppression des règles, qui est survenue il y a trois ans, madame L... présente tous les signes d'un catarrhe utérin pour lequel elle a reçu les soins de plusieurs médecins.

Il y a environ quatre mois, elle fut prise de douleurs très-vives dans la région occipitale, plus marquées à gauche qu'à droite. En même temps elle éprouva dans la jambe gauche une démangeaison qui fut remplacée par des points douloureux disséminés sur le trajet d'un nerf sciatique. Des sangsues furent appliquées à la nuque ; et cette saignée locale amena un soulagement qui ne fut pas de longue durée, car, dès le lendemain, les douleurs revinrent avec une grande intensité. Après avoir employé diverses médications sans succès, elle vint se soumettre au traitement hydrothérapique. Quand nous vîmes la malade pour la première fois, elle se plaignait d'une grande souffrance dans la jambe gauche ; il existait en même temps des points douloureux aux lombes, à la tubérosité ischiatique, au creux poplité et à la malléole externe. La région mastoïdienne était aussi douloureuse.

Nous commençâmes le traitement par l'étuve sèche suivie d'une douche froide. Il en résulta une diminution des douleurs que nous voulions combattre ; mais la malade éprouva quelques douleurs dans le bas-ventre, de l'hyperesthésie vulvaire, et des envies fréquentes d'uriner ; en même temps les pertes blanches augmentèrent. Devant renoncer à ce moyen, nous lui avons substitué le maillot, dont l'usage continué pendant quinze jours ne produisit pas une amélioration bien appréciable. Celui-ci ayant été remplacé à son tour par la douche écossaise administrée matin et soir, nous eûmes la satisfaction de voir disparaître peu à peu toutes les souffrances pour lesquelles madame L... était venue réclamer nos soins. Deux mois furent nécessaires pour obtenir une guérison complète, et le résultat eût été certainement plus rapide si nous n'avions eu à combattre l'influence d'une diathèse rhumatismale bien manifeste.

De ce fait, nous ne voulons faire ressortir qu'un enseignement qui nous sert de guide dans notre pratique hydrothérapique. Cet enseignement, le voici : Toutes les fois que l'on veut soumettre à l'étuve sèche une femme atteinte de névralgie, il est indispensable de porter son attention sur l'appareil génito-urinaire. Si les organes qui constituent cet appareil ont présenté ou présentent des signes d'excitation, il est prudent de remplacer l'étuve sèche par un autre procédé analgésique, le maillot ou la douche écossaise.

L'observation que nous venons de présenter prouve qu'il faut être très-circonspect dans l'emploi de l'étuve sèche, lorsqu'il s'agit de combattre une névralgie compliquée d'une excitation nerveuse très-prononcée. L'observation de madame R..., citée plus haut, nous l'avait déjà enseigné.

Le fait suivant est l'observation d'un malade soumis à l'influence goutteuse, observation intéressante à plusieurs titres, et qui mérite, à tous égards, d'être signalée.

Il s'agit d'un malade âgé de 50 ans ; sa mère est goutteuse et il a eu dans sa jeunesse des migraines qui ont disparu il y a quelques années. A 39 ans il a eu un accès de goutte localisée au gros orteil du côté droit ; cet accès a duré environ trois semaines. Il est inutile d'ajouter que le malade a sacrifié largement à tous les plaisirs.

A l'âge de 43 ans, il a été pris d'une douleur sciatique du côté gauche, qui fut combattue avec succès par des vésicatoires *loco dolenti*. Il resta une année entière en parfaite santé ; mais sans cause appréciable, un an après le premier accès de sciatique, il fut repris du même accident qui céda aux mêmes moyens, pour revenir l'année suivante ; pendant cinq années consécutives, en automne, malgré divers traitements préventifs, et notamment malgré le sulfate de quinine et les eaux de Vichy, le malade voyait apparaître la même douleur. En 1869, quand la crise éclata, le malade vint s'installer à Auteuil.

Il accusait une douleur assez forte dans les lombes, à la fesse, à la partie postérieure de la cuisse, sur divers points du trajet du nerf sciatique, et au mollet du côté droit. Sauf ces désordres nerveux, la santé générale était excellente.

Le traitement consista en une étuve sèche suivie d'une douche froide le matin et une douche écossaise le soir, pendant les quinze premiers jours ; dans la seconde quinzaine du mois, la douche écossaise le matin, une douche froide le soir. Nous revînmes ensuite au traitement des premiers jours pendant une semaine, et le malade termina sa cure en faisant usage le matin d'une douche écossaise, et le soir d'une douche froide.

D'après nos conseils, le malade prit une nourriture peu azotée, et fit de longues promenades pendant lesquelles il devait boire six, huit et même dix verres d'eau froide.

Il a suivi ce traitement avec une régularité dont tous les goutteux ne sont pas capables, et il a eu du reste la satisfaction de traverser depuis trois périodes automnales sans éprouver la moindre douleur.

Nous n'avons pas la prétention, en citant ce fait, de conclure à la guérison de la goutte. Telle n'est pas notre pensée; et nous savons, par une expérience déjà longue, que la disparition d'un accident ne prouve pas la guérison de la diathèse qui l'a produit. Et, en effet, si le hasard ou la reconnaissance ramène plus tard le malade vers vous, il sera, croyons-nous, très-facile d'être édifié sur ce point. Toutefois, en nous limitant à l'analyse exacte du fait dont nous nous occupons en ce moment, que remarquons-nous?

1° Un malade atteint d'une diathèse goutteuse;

2° Une sciatique annuelle, dominée par cette diathèse, dont elle est l'unique manifestation;

3° La disparition de cette unique manifestation de la goutte.

Cette disparition date déjà de trois ans, et, comme elle n'a pas été remplacée par d'autres accidents goutteux, nous avons le droit de conclure que le traitement hydrothérapique n'a pas été sans influence sur la diathèse goutteuse. Il est très-probable que le malade présentera plus tard quelques accidents arthritiques; quoi qu'il en soit, le résultat obtenu est très-satisfaisant.

Dans l'observation qui va suivre, nous nous trouvons en présence de la cachexie paludéenne, causant chez le même individu à la fois une névralgie sciatique et une névralgie sus-orbitaire.

Nous sommes en présence d'un jeune militaire de 32 ans, doué d'une bonne constitution et ne présentant aucun signe d'affection diathésique.

Il a contracté en Afrique des accès de fièvre qui ont duré environ quatre mois, malgré l'emploi régulier du sulfate de quinine et de l'arsenic. Après leur disparition, il a été sujet à de véritables crises de névralgie sus-orbitaire et de névralgie sciatique, sur lesquelles la médecine usuelle n'a eu aucune influence. Il n'a été réellement soulagé que par les bains maures qu'il a pris à Alger. Quelque temps après son retour en France, il fut atteint des mêmes accidents, et, pour les combattre, on lui conseilla un traitement hydrothérapique. Il vint à Auteuil et nous conta ses souffrances. Il nous dit qu'il avait presque tous les soirs des crises douloureuses très-violentes siégeant à la fois dans le nerf sus-orbitaire et dans le nerf sciatique. Et, bien que ces désordres eussent résisté au sulfate de quinine et à l'arsenic, il était de toute évidence qu'ils se trouvaient dominés par un état cachectique de nature paludéenne. Il n'y avait aucune trace d'engorgement du côté du foie et de la rate. Les fonctions, bien que normales, présentaient un certain caractère de lenteur; les forces musculaires étaient peu développées; la peau était sèche et rugueuse et le malade présentait les signes d'une anémie que son séjour en Afrique et ses accès de fièvre intermittente avaient dû faire naître et que ses nouvelles crises douloureuses, qui n'étaient autre chose qu'une manifestation de la cachexie palustre, avaient augmenté sensiblement.

Pendant les quinze premiers jours du traitement, le malade prit une étuve sèche le matin, une douche froide le soir. Pendant la seconde quinzaine, il prit une douche froide matin et soir. Après un mois de ce traitement, la douleur avait complétement disparu et la santé générale du malade était fort satisfaisante.

Nous pourrions multiplier indéfiniment le nombre des faits attestant l'heureuse influence de l'hydrothérapie dans les névralgies. Mais à quoi servirait cette énumération? Tout le monde reconnaît aujourd'hui l'incontestable utilité de cette méthode dans les affections douloureuses du système nerveux; il ne s'agit donc plus d'apporter un grand nombre de preuves. Ce qu'il faut, c'est réglementer l'emploi de la médication hydrothérapique de façon à en rendre l'application facile pour tout le monde. Et de même que l'esprit d'analyse vous invite sans cesse à rechercher l'élément morbide qui domine dans une maladie, de même l'expérience de l'hydrothérapie vous pousse dans cette étude comparative qui vous permet de choisir judicieusement le modificateur, l'élément hydrothérapique approprié.

Toutefois nous tenons à soumettre encore au lecteur un fait qui est remarquable à plus d'un titre et qui peut être considéré comme un véritable résumé des affections douloureuses du système nerveux.

Névralgies multiples.—Madame de B..., âgée de 36 ans environ, est la fille d'un rhumatisant qui est mort des suites d'un catarrhe vésical. A l'âge de 11 ans elle fut atteinte d'une névralgie de la vessie, beaucoup plus forte dans la nuit que pendant le jour, qui céda sous l'influence de la belladone. A 13 ans, les règles s'établirent, sans amener d'autres désordres qu'une excitation passagère du système nerveux. Quinze jours après cette première apparition, la malade éprouva dans les aines, dans les reins et vers la région anale, des douleurs qui la condamnèrent au repos et qui ne disparurent qu'après l'arrivée de la seconde période menstruelle. Quinze jours après cette nouvelle époque, les douleurs éclatèrent de nouveau pour céder au moment du retour des règles. Pendant sept ou huit mois, aucun traitement ne put rompre l'enchaînement de ces phénomènes morbides, qui disparurent un jour spontanément pour être remplacés par des accès de migraine et des crises de gastralgie. Les souffrances de l'estomac s'apaisèrent peu à peu, mais les douleurs céphaliques persistèrent avec une intensité telle que la malade était forcée de s'aliter quand elles apparaissaient.

A l'âge de 21 ans, elle fut atteinte d'une angine granuleuse très-grave. La convalescence fut longue; néanmoins, les forces générales, abattues par les douleurs passées et par cette dernière maladie, revinrent peu à peu, et madame de B... resta deux années entières sans éprouver la moindre souffrance.

Elle se maria à l'âge de 23 ans, et devint enceinte rapidement. Sa grossesse et ses couches furent très-heureuses; mais six mois après la naissance de son enfant, elle fut atteinte d'une congestion utérine, qui disparut assez facilement. Quelque temps après la guérison de cette affection, elle eut de nouveau des crises gastralgiques accompagnées de vomissements qui furent dissipés par l'usage des eaux de Vichy.

A l'âge de 30 ans, après avoir joui d'une bonne santé pendant environ trois ans, elle fut atteinte d'une névralgie sciatique qui dura près d'un mois. Elle eut ensuite des névralgies intercostales, quelques douleurs dans la tête et au bras. Finalement, elle fut reprise de douleurs dans le bas-ventre et dans les reins, qui engagèrent le docteur Gendrin à soumettre la malade à un traitement hydrothérapique.

Madame de B... vint s'installer à Auteuil au mois de juillet 1867. Elle nous fit un récit détaillé de tous ses maux qui, à notre grand étonnement, n'avaient pas amené dans sa constitution de grandes perturbations.

Ses facultés intellectuelles sont remarquables et surtout bien équilibrées; il est vrai que le moindre travail occasionne parfois des douleurs de tête très-vives; mais la malade, malgré son impressionnabilité, a pris l'habitude de lutter contre le mal et finit par le dompter. Si nous insistons sur ce fait, c'est pour signaler en passant l'heureuse influence d'une bonne volonté bien dirigée. Car nous sommes convaincu que si madame de B... n'eût pas été bien douée à ce point de vue, elle fût devenue une névrosique extrêmement redoutable.

Elle passe des nuits sans sommeil, éprouve une grande lassitude à son lever et elle est quelquefois accablée par des phénomènes vertigineux qui viennent presque toujours le matin.

Elle accuse des douleurs dans presque toutes les parties du corps, les unes assez modérées, les autres extrêmement violentes, les premières présentant un caractère permanent; les secondes faisant explosion sous forme d'accès. Insistons sur ce point, puisque nous sommes au siége de la maladie; et commençons par la description des névralgies les plus pénibles.

Madame de B... ressent de fortes douleurs dans les lombes, à la tubérosité ischiatique, dans le creux poplité et sur divers points de l'articulation tibio-tarsienne gauche. Elle souffre parfois horriblement dans les régions inguinales et dans le bas-ventre; le conduit vaginal, l'utérus et la région anale sont le siége de sensations douloureuses et spasmodiques fort pénibles; il existe dans la nuit des envies d'uriner très-fréquentes, et la miction détermine presque toujours une cuisson fort incommode. La malade ne peut pas supporter la voiture, la station assise est fort gênante, et la marche est impossible parce que le moindre mouvement augmente les douleurs; de sorte que les membres sont dans un état paralytoïde provoqué par la volonté. Un examen attentif ne fait découvrir aucune modification organique capable de produire tant de désordres. Au surplus, ces crises n'ont pas toujours la même intensité; après avoir été extrêmement violentes, elles diminuent peu à peu et laissent à la malade un repos dont la durée est très-variable.

Cette partie inférieure du corps n'est pas le siége exclusif des douleurs qu'éprouve la malade. Il existe en outre des névralgies scapulo-humérales et temporales.

Le système nerveux de madame de B..... subit l'influence de toutes ces souffrances, mais il ne présente aucun désordre convulsif ou paralytique sérieux. Les sens spéciaux sont intacts.

Les organes de la respiration sont dans un état d'intégrité parfaite. Le cœur bat régulièrement et n'est le siége d'aucun bruit anormal. La circulation capillaire n'est pas très-active, et le sang ne paraît pas suffisamment riche.

L'appétit et la soif ne sont pas troublés; les organes digestifs sont sains; toutefois la malade est sujette à des crises gastralgiques qui sont souvent suivies de vomissements de matières glaireuses. Quelquefois la douleur apparaît dans les intestins et se complique d'un état diarrhéique dont on a facilement raison à l'aide des préparations opiacées; il n'y a rien au foie ni à la rate.

La peau est brune, sèche et parsemée, dans le dos, de boutons d'acné.

Telle est l'histoire pathologique de madame de B..... En groupant tous les phénomènes morbides que nous venons de décrire, en étudiant attentivement leur évolution, nous avons été conduit à admettre l'existence d'une névrose douloureuse générale, de nature rhumatismale et caractérisée par des névralgies multiples.

La névralgie qui fixa tout d'abord notre attention et que nous voulûmes combattre la première, fut la névralgie qui siégeait aux lombes, sur le sciatique et sur les organes contenus dans le bassin. En conséquence la malade prit soir et matin une douche écossaise localisée sur les parties douloureuses, immédiatement suivie d'une douche froide courte et généralisée. Dix jours après le début de ce traitement, la malade éprouva une grande amélioration. Les douleurs étaient à peu près calmées et les désordres des organes pelviens avaient disparu. Les règles arrivèrent sans souffrance et durèrent trois jours.

Le surlendemain de leur disparition, madame de B..... se promenait paisiblement dans le jardin lorsqu'elle fut prise d'une douleur assez violente dans l'épaule et dans le bras du côté droit. Une douche écossaise appliquée *loco dolenti* suivie d'une douche froide générale amena un grand soulagement; mais, dès le lendemain, les douleurs se montrèrent dans la même région, sans toutefois présenter la même intensité que la veille. Le même traitement fut appliqué, et les résultats furent satisfaisants. Madame de B... croyait être débarrassée de ses souffrances lorsqu'elle fut prise d'une douleur gastralgique très-forte accompagnée d'un vomissement de mucosités. La douche écossaise fut dirigée sur la région épigastrique et amena un léger soulagement; elle fut appliquée pendant huit jours de la même façon.

Les douleurs ayant complétement disparu, madame de B... fut soumise à l'usage exclusif de la douche froide en pluie et en jet. Elle suivit ce traitement pendant un mois environ et elle sortit de l'établissement dans un état de parfaite santé.

Cette observation, où se trouvent réunies des viscéralgies et des névralgies du système nerveux cérébro-spinal, atteste l'action analgésique de la douche écossaise et l'action tonique de la douche froide. Elle peut être considérée, en outre, comme une espèce de tableau synoptique des affections douloureuses auxquelles l'organisme est sujet. A ce titre, elle nous dispensera de publier dans ce chapitre des observations de viscéralgie qui seront mieux placées dans les parties de ce livre où il sera question des maladies qui siégent dans les appareils organiques.

Toutefois nous croyons devoir faire mention d'un fait que nous avons communiqué à la Société d'hydrologie en 1867, et dans lequel il est fait mention de *quelques troubles nerveux siégeant dans le nerf grand sympathique* : nous ne croyons pas que la publication de cette observation soit déplacée dans ce chapitre.

Névrose douloureuse du grand sympathique. — M. C...., âgé de 37 ans, est fils d'une mère qui a présenté à plusieurs reprises des symptômes d'aliénation mentale. Son enfance a été très-bonne. Bien que le malade qui fait le sujet de cette observation ait été tour à tour sous l'influence de fatigues précoces, d'abus de boissons très-répétés et de revers de fortune considérables, il n'a eu dans sa vie d'autre affection qu'une fièvre intermittente se manifestant par des accès irréguliers.

Pour la première fois, en 1865, il a éprouvé des malaises qui ont attiré son attention : l'appétit lui a tout à coup fait défaut, il a eu des vomissements, et il a éprouvé des douleurs violentes dans le cou et dans la tête. Après un certain laps de temps, les désordres stomacaux ont disparu, mais les douleurs sont restées et les crises se sont montrées avec plus de fréquence. Le malade a eu, en outre, des palpitations de cœur, des sensations de défaillance et une toux convulsive suivie d'une expectoration mousseuse. Ces derniers accidents préoccupent fort peu le malade dont l'attention est plutôt fixée sur ces phénomènes névralgiques qui déterminent chez lui un abattement profond.

Le Dr Laboulbène, consulté par le malade, ordonne un traitement hydrothérapique qu'il nous charge de diriger.

M. C... a toutes les apparences d'une bonne constitution, il ne se plaint absolument que d'accès douloureux qui se produisent de la façon suivante :

Une sensibilité exagérée se manifeste tout d'abord à la région cervicale, dans les environs de la septième vertèbre de cette région ; elle s'étend peu à peu vers la tête, sans affecter de siége déterminé, tantôt à la nuque, tantôt au front, tantôt dans l'oreille. Avant que la douleur soit bien prononcée, la pupille du côté où commence la sensibilité cervicale se resserre, l'œil semble plus petit et se tourne en dedans ; quelques muscles sont contractés, l'oreille devient rouge et très-chaude ; la vue et l'ouïe du côté affecté sont exaltés ; l'hypéresthésie est très-prononcée du même côté et les larmes coulent abondamment.

En même temps, il existe des palpitations de cœur, une extinction de voix, de la toux suivie d'expectoration mousseuse, parfois des vomissements et presque toujours un développement considérable de gaz dans l'estomac et les intestins. Quelquefois il s'établit une sécrétion urinaire très-abondante.

Cette scène morbide dure six, huit ou dix heures; et, après ce laps de temps, il ne reste rien de ces désordres qu'un affaissement dont la durée est proportionnelle à la durée de la crise.

Le malade a suivi pendant trois mois consécutifs le traitement hydrothérapique consistant en une douche froide localisée sur la partie postérieure du cou et en une douche froide générale. En quittant l'établissement où il avait éprouvé une grande amélioration, M. C... est allé faire une cure à Néris, il est revenu dans un état de santé relativement satisfaisant, puisque ses crises étaient insignifiantes et fort éloignées les unes des autres.

Depuis cette époque, il y a plus de quatre ans à l'heure où nous écrivons ces lignes, M. C... s'est mis à la tête d'une affaire extrêmement importante qui l'oblige à un travail considérable; il n'a jamais eu d'accidents.

Ce fait présente quelques singularités qui méritent d'être examinées attentivement. Au premier abord nous avons cru à l'existence d'une de ces nombreuses crises névralgiques qui siégent dans la tête, et qu'occasionnent souvent la névralgie cervico-temporale, la migraine, l'hystérie, l'irritation spinale, etc.; mais, en étudiant avec soin l'évolution des phénomènes morbides éprouvés par notre malade, nous avons pu nous convaincre que notre première appréciation n'était pas rigoureusement exacte.

Les névralgies cervico-temporales, les migraines, l'irritation spinale et l'hystérie déterminent parfois des crises qui ressemblent beaucoup à celles qui survenaient chez le malade; mais, d'une part, ces affections douloureuses se montrent souvent sans être escortées des divers symptômes dont nous avons parlé; et, d'autre part, le malade dont nous parlons n'avait point ces douleurs qui caractérisent une hémicranie ou une névralgie cervico-temporale. Il n'y avait point de traces d'hystérie, et la sensibilité spinale, qui aurait pu faire croire à une irritation de la moelle, existait sur le côté droit des vertèbres cervicales et non sur les apophyses épineuses; la partie inférieure de la colonne rachidienne n'était le siége d'aucune douleur, et enfin cette sensibilité cervicale était de courte durée et disparaissait quand la crise était finie. Il y avait donc là une bizarrerie dont il fallait se rendre compte.

En étudiant avec soin les névralgies de la tête qui se compliquent des phénomènes que M. C... éprouvait régulièrement dans toutes ses crises, il est facile de se convaincre que, dans ce cas, le système cérébro-spinal et le système du sympathique sont frappés simultanément. Lorsque le système cérébro-spinal est seul atteint, le malade ne présente aucune complication capable de produire une confusion; mais si les désordres auxquels notre malade était sujet se présentent, on peut dire que le nerf sympathique est intéressé.

D'autre part, si on compare ces phénomènes avec ceux que l'on produit chez les animaux quand on pratique la section du grand sympathique au cou, il est facile de constater qu'il existe entre eux une grande analogie. La rougeur et la chaleur de l'oreille, le resserrement des pupilles, l'hypéresthésie, les douleurs sont des phénomènes constants dans les deux cas.

Si donc, comme c'est le cas chez notre malade, ces phénomènes se présentent seuls, sans emprunter le caractère principal de la névralgie cervico-temporale ou de la migraine, de l'hystérie ou de l'irritation spinale; si, en outre, ils sont escortés de troubles fonctionnels développés dans les organes innervés par le trisplanchnique, tels que le cœur, les poumons, l'estomac et les reins, il est permis de dire que le nerf sympathique est le siége du mal et l'on peut croire à l'existence d'une névrose de ce nerf. Et comme les crises qui caractérisent ce trouble fonctionnel débutent et sont dominées par des douleurs qui siégent dans les points d'origine de ce système nerveux, il est permis de désigner cet ensemble morbide sous le nom de *névrose douloureuse du nerf grand sympathique*. Nous n'avons pas fait intervenir dans cette discussion le clou hystérique. Le clou hystérique ne peut vraiment pas être confondu avec la névrose en question. Il n'en est pas de même de l'irritation spinale qui renferme tous les phénomènes décrits;

seulement, dans cette affection, la rachialgie n'est pas limitée à une vertèbre, et la douleur est moins souvent intermittente.

Un physiologiste éminent à qui nous avons exposé ce fait dans tous ses détails, a pensé que nous étions en présence d'un accès épileptiforme. Nous respectons trop son opinion pour nous permettre de la combattre, n'ayant d'autre argument à notre service qu'une observation isolée. C'est au lecteur à reconnaître si nous sommes dans la vérité.

Nous venons de passer en revue la plupart des affections douloureuses du système nerveux qui peuvent être traitées par l'hydrothérapie; et, dans cette description, nous avons été forcé de mettre de côté celles qui tiennent à des maladies constitutionnelles spéciales ou à des affections organiques. Mais nous ne pouvons terminer ce chapitre sans parler de certaines affections douloureuses qui réclament l'intervention de l'hydrothérapie. De ce nombre sont la migraine, l'irritation spinale, la névro-myalgie que quelques auteurs désignent sous le nom de rhumatisme musculaire.

De la migraine.

La migraine est une névrose douloureuse du cerveau se manifestant par accès, dont le caractère prédominant consiste en une douleur plus ou moins vive, à forme unilatérale, siégeant le plus souvent sur l'orbite, le front, les tempes ou l'occiput.

Des bâillements, des frissons, de l'inappétence, et des troubles sensoriels très-variés, précèdent généralement l'apparition de cette douleur tour à tour gravative, constrictive ou lancinante, qui est souvent accompagnée d'une véritable hypéresthésie du cuir chevelu. Quand l'accès est dans tout son développement, le malade est souvent pris de vomissements ; les désordres sensoriels augmentent, tous les mouvements deviennent pénibles, l'intelligence semble engourdie et le patient, dont la figure est le plus souvent pâle et livide, éprouve un malaise inexprimable. Il recherche avec avidité le calme, l'obscurité et surtout le sommeil pendant lequel les souffrances s'apaisent ou disparaissent complétement.

Ces accès, dont l'intensité n'est pas toujours la même, durent en moyenne de quatre à vingt heures et reviennent sous l'influence de la moindre cause en laissant pendant l'intervalle qui les sépare les facultés cérébrales dans une intégrité parfaite.

Telle est la physionomie générale la plus commune d'un accès de migraine. Il peut se faire que quelques-uns de ces phénomènes fassent défaut ; il peut même survenir des complications qui augmentent la scène morbide que nous venons de décrire. Dans tous les cas on ne pourra jamais confondre la migraine avec une autre maladie. Mais si la séméiologie de cette affection est aisée à connaître, la détermination de sa nature et de son siége est en revanche entourée de difficultés. Pour éclairer cette double question, on ne peut recourir aux lumières de l'anatomie pathologique, puisqu'on ne meurt pas de la migraine. En l'absence de cette source d'informations, source féconde et sûre entre toutes, il faut donc chercher ailleurs les éléments capables d'élucider cette intéressante question.

Dans un mémoire que l'Académie de médecine a bien voulu couronner, nous avons cherché à prouver que presque tous les auteurs sont d'accord pour considérer la migraine comme une névralgie. Il n'y a entre eux de dissidences que sur le siége de cette névralgie.

Quelques-uns, ne tenant compte que des points douloureux qui se trouvent sur le front, à la face, sur les tempes, etc., pensent que c'est une névralgie ayant pour siége les rameaux terminaux de la cinquième paire.

D'autres, au nombre desquels se trouve Du Bois-Reymond, croient que la migraine a son point de départ dans les filets cervicaux du nerf grand sympathique.

Un certain nombre lui assignent pour siége les muscles qui recouvrent le crâne.

Enfin Romberg et le professeur Axenfeld considèrent la migraine comme une névralgie cérébrale.

C'est à cette dernière opinion que nous nous rallions, parce qu'elle est seule capable d'expliquer l'apparition de tous ces phénomènes qui peuvent se développer dans un accès d'hémicranie.

Sans doute on a pu constater, dans certains cas, des points douloureux dans les branches terminales de la cinquième paire, dans les filets du sympathique cervical ou dans les muscles de la tête. Mais n'existe-t-il pas des faits où ces points douloureux font défaut, et faut-il, pour soutenir cette opinion, admettre que ces faits sont exceptionnels ? Au surplus, ces phénomènes douloureux ne sont-ils pas liés à certains troubles fonctionnels de l'encéphale, et ne peuvent-ils pas être à leur tour considérés comme une expression de la souffrance de cet organe? Évidemment, en analysant tous ces désordres, en étudiant leur mode d'évolution et leur enchaînement, on est tout disposé à considérer cet ensemble pathologique, qui est à peu près toujours le même, comme le résultat d'une névralgie cérébrale.

Quelle que soit du reste l'opinion que l'on adopte sur la nature et le siége de la migraine, il faut, lorsqu'on est consulté par un malade qui veut combattre cette affection, rechercher avec soin les causes générales qui la déterminent. On trouvera que les altérations du sang dues à la chloro-anémie ou à certaines maladies diathésiques, que les troubles fonctionnels de l'estomac ou de la matrice, que l'épuisement nerveux exercent sur le développement de cette névrose une influence incontestable.

Les malades que nous avons eu à traiter par l'hydrothérapie se trouvaient dans ces conditions; chez quelques-uns, nous avons complétement échoué; chez d'autres nous avons été plus heureux, et lorsque le succès est venu couronner nos efforts, nous l'avons dû à la douche froide, à la piscine et à la douche en cercle.

Il existe entre la migraine et la goutte des affinités qui sont reconnues à peu près par tous les auteurs. Les uns considèrent la migraine comme une goutte larvée ; les autres la désignent simplement sous le nom de névrose goutteuse. Nous nous sommes occupé de cette question pathologique quand nous avons étudié l'arthritisme. Ce que nous tenons à dire c'est que, chez les malades migraineux issus de parents goutteux, et par conséquent disposés à le devenir, les douches froides longtemps continuées, aidées par un régime approprié, ont rendu de véritables services. Nous devons ajouter que le traitement hydrothérapique doit être considéré comme une règle hygiénique qu'il faut suivre très-longtemps.

Nous conseillons le même moyen aux personnes qui ont des migraines entretenues par la diathèse rhumatismale.

Quand l'hémicranie paraît dépendre d'un trouble fonctionnel de l'estomac, de la dyspepsie par exemple, il faut tout d'abord s'occuper de régulariser les fonctions digestives et, pour obtenir ce résultat, l'hydrothérapie est un moyen précieux. Le fait suivant en est la preuve.

M. D..., âgé de 35 ans, doué d'une grande activité, n'a jamais été malade et ne présente aucun indice d'influence diathésique. Sa constitution serait irréprochable s'il ne possédait pas une impressionnabilité excessive.

Il dirige une grande affaire industrielle dont l'organisation a été pour lui la cause de grands travaux et de grands soucis. Pendant les premières années il se consacra tout entier à cette entreprise ; se privant de toute distraction, mangeant rapidement et irrégulièrement, et sacrifiant à ses occupations une partie de ses nuits. Il perdit bientôt l'appétit ; ses digestions devinrent lentes et pénibles, puis il éprouva des crampes d'estomac fort douloureuses, suivies d'éructations acides et quelquefois de vomissements.

Il fut envoyé en 1866 à Vichy, où il suivit un traitement qui fit disparaître tous ces désordres. Il rentra chez lui et recommença bientôt à vivre comme auparavant ; les souffrances stomacales reparurent, et il dut faire une nouvelle saison à Vichy pour s'en débarrasser.

L'année suivante, M. D... fut plus réservé, mais en 1869, à la suite d'un travail pénible auquel il ne put se soustraire, l'appétit disparut et il fut sujet à des accès de migraine qui revenaient à peu près toutes les semaines. La douleur de tête était toujours précédée de bâillements, d'éructations et de tiraillements à l'estomac ; généralement après six ou sept heures de souffrances, il avait des vomissements et la crise disparaissait en ne laissant d'autre trace qu'un affaiblissement général de courte durée. Ces accès ne l'empêchaient point de continuer ses affaires, néanmoins M. D..., que nous eûmes l'occasion de voir à cette époque, nous demanda si l'hydrothérapie pouvait lui être de quelque utilité. Après nous être assuré qu'il n'existait chez le consultant d'autres troubles que de l'inappétence et des accès de migraine, de rate récente, nous lui répondîmes d'essayer.

Il se décida à suivre le traitement qui consista en douches froides et en bains de cercles. Sous l'influence de cette médication, les fonctions digestives se régularisèrent, l'appétit revint et les accès de migraine s'éloignèrent de plus en plus. Satisfait du résultat obtenu, M. D... s'astreignit pendant six mois à prendre une douche tous les matins, avec une constance qui fut couronnée d'un plein succès, car, depuis cette époque, M. D... n'a jamais éprouvé la moindre douleur de tête.

L'observation que je viens de rapporter en quelques lignes est très-simple et n'a pas besoin de commentaires. En étudiant en effet l'évolution des désordres morbides, il est facile de reconnaître que l'hémicranie a été occasionnée par des troubles fonctionnels de l'estomac auxquels le cerveau est resté complétement étranger. Si nous insistons sur ce fait, c'est parce que nous avons vu un certain nombre de cas dans lesquels les désordres digestifs s'enchaînent avec la migraine, de telle sorte qu'il est bien permis de les considérer comme une expression périphérique d'une souffrance cérébrale. Au surplus la rapidité relative de la guérison vient à l'appui de cette manière de voir; car tout le monde connaît la ténacité des migraines dont la cause est toute cérébrale. Et si M. D... a pu être débarrassé de ses souffrances, cela tient, d'une part, à ce que sa migraine était de date récente, et, d'autre part, à ce qu'elle avait pour cause ces troubles fonctionnels de l'estomac sur lesquels l'hydrothérapie a une action toute-puissante.

Si nous voulions passer en revue toutes les causes qui peuvent amener des accès de migraine, nous serions forcé de consacrer ce livre tout entier à cette étude. Nous devons donc nous limiter à quelques faits intéressants capables d'établir la possibilité de guérir cette maladie.

Mademoiselle M... âgée de 19 ans, a toutes les apparences d'une bonne constitution et ne présente aucune trace d'affection diathésique. Son enfance a été bonne, mais, à l'âge de la puberté, elle fut prise d'accès névralgiques caractérisés par des douleurs violentes à l'hypogastre et dans les régions inguinales. Cette crise douloureuse coïncidait avec l'époque menstruelle, durait à peu près vingt-quatre heures et recommençait tous les quinze jours; de sorte qu'il existait deux crises mensuelles, l'une au moment des règles et l'autre quinze jours après. La période cataméniale ne durait que quarante-huit heures et l'écoulement du sang était peu abondant et fort pénible.

Mademoiselle M... ne présentait, dans son état général, d'autre altération qu'une légère chloro-anémie; et, sauf les crises périodiques dont nous avons parlé, sa santé était satisfaisante. On essaya, par toute espèce de médicaments, de régulariser la menstruation, mais on n'obtint aucun résultat, et la jeune malade aurait renoncé à demander d'autres conseils si un phénomène nouveau ne fût venu compliquer la situation.

A la crise habituelle vinrent s'ajouter des accès de migraine débutant presque immédiatement après les douleurs utéro-ovariennes, durant environ vingt-quatre heures et mettant la malade dans une prostration complète. Le professeur Lasègue, consulté sur ces entrefaites, pensa que cette hémicranie était liée à la névralgie utéro-ovarienne, que ces diverses manifestations douloureuses étaient occasionnées par des congestions passagères des organes génitaux et il conseilla, pour combattre cet état morbide, un traitement hydrothérapique dont il nous confia la direction.

Lorsque mademoiselle M... commença ce traitement, les règles et la crise consécutive venaient de cesser. Nous lui fîmes prendre une douche froide généralisée en recommandant cependant à la doucheuse d'insister légèrement sur les reins et sur les membres inférieurs. Sous l'influence de ce traitement, mademoiselle M... n'eut pas la crise de quinzaine et fut bien moins souffrante à la nouvelle époque menstruelle. L'usage de la douche fut continué pendant cette époque; le sang coula en plus grande abondance, et les phénomènes douloureux furent bien moins accusés. Le même traitement fut suivi pendant un nouveau mois et, lorsque les règles arrivèrent, le sang coula avec facilité pendant trois jours, sans que la jeune malade éprouvât ni douleurs utérines ni migraines. Elle cessa le traitement quinze jours après; depuis cette époque, les règles sont restées normales et la santé de mademoiselle M. n'a jamais été altérée.

M. E..., âgé de 32 ans, d'une bonne constitution, sans influence diathésique, est atteint, depuis environ dix-huit mois, d'accès de migraine qui reviennent à peu près toutes les semaines. Il a eu à plusieurs reprises des accès de fièvre intermittente qui ont appauvri son sang et épuisé son système nerveux.

Sous l'influence de la cause la plus légère, il est pris d'un accès de migraine qui dure généralement deux jours, et pendant lequel la douleur, qui est ordinairement sur l'arcade sourcilière et sur la tempe, change de côté avec une extrême facilité. Après avoir siégé à droite pendant six heures environ, elle abandonne ce côté pour se fixer sur l'arcade sourcilière et sur la tempe du côté gauche; assez souvent elle revient à son point de départ et elle disparaît sans laisser d'autres troubles dans l'organisme qu'une légère fatigue qui se dissipe assez facilement. Ce déplacement de la douleur est, pour le dire en passant, une preuve de plus en faveur de l'opinion de ceux qui pensent que la migraine est une névralgie cérébrale.

Ces crises souvent répétées ont naturellement affaibli la constitution de M. E...; son sang est appauvri, son système nerveux, bien que ne présentant aucun désordre sérieux, est cependant fatigué. Tous les organes sont parfaitement sains, toutefois les fonctions s'accomplissent avec une certaine lenteur.

M. E..., qui habite la Martinique, est venu à Paris, et dès son arrivée il est allé consulter le Dr Barth qui lui a conseillé un traitement hydrothérapique.

Ce malade vint s'installer à Auteuil et nous présenta la consultation du Dr Barth, formulée de la façon suivante :

Accès de migraine probablement liés à un empoisonnement miasmatique. — Anémie et débilité nerveuse consécutive. Traitement hydrothérapique.

Ce traitement, qui a consisté exclusivement en douches froides générales, en pluie et en jet, a été suivi avec une grande assiduité pendant trois mois, et M. E... est retourné à la Martinique complétement guéri. Lorsqu'il est parti, l'équilibre des fonctions générales était revenu et les douleurs de tête avaient complétement disparu.

Nous pourrions citer un grand nombre d'observations démontrant les heureux résultats de l'hydrothérapie dans la migraine, et notamment lorsque cette affection douloureuse est le résultat d'un affaiblissement général de l'organisme produit par les veilles, le travail ou le plaisir, ou bien quand elle est un symptôme d'épuisement nerveux ou de chloro-anémie, ou bien encore quand elle est amenée par un état congestif ou par un désordre fonctionnel quelconque. Mais, nous le répétons, cette longue énumération serait sans profit pour le lecteur qui trouvera, du reste, une étude complémentaire de cette question dans d'autres chapitres de ce livre. Pour l'instant, nous nous bornons à dire que, dans un grand nombre de cas de migraine, l'hydrothérapie peut rendre d'immenses services.

Irritation spinale.

L'irritation spinale est une affection nerveuse, caractérisée symptomatiquement par de la douleur perçue le long de la colonne vertébrale, douleur spontanée, mais provoquée surtout par la pression exercée sur les apophyses épineuses. Cette douleur s'irradie souvent sur le trajet des nerfs qui communiquent avec le cordon spinal, et est accompagnée de troubles fonctionnels multiples et plus ou moins variables.

Cette affection, dont le signe caractéristique est la douleur rachidienne, doit être considérée comme une maladie de la moelle. Elle se présente fréquemment dans le courant de diverses névroses, dans le rhumatisme, la goutte et certaines maladies constitutionnelles. Si l'on voulait passer en revue tous les phénomènes qui l'accompagnent, il faudrait passer en revue toute la pathologie, attendu que l'irritation spinale existe rarement seule, qu'elle est généralement liée à un état général morbide, et souvent sous la dépendance d'un état diathésique.

Néanmoins, comme il arrive fréquemment que l'irritation spinale forme un symptôme prédominant, devant lequel tous les autres phénomènes morbides semblent s'effacer, nous croyons devoir faire de cette affection une mention spéciale.

Quant à la nature de la douleur rachidienne, bien des opinions ont été émises, qu'il serait trop long de passer en revue. Nous croyons qu'il s'agit encore ici d'un trouble de nutrition de la moelle, analogue à celui qui donne naissance aux névralgies. Nous sommes donc d'avis que l'irritation spinale doit être considérée comme une névralgie de la moelle, une sorte de migraine spinale, dont les manifestations secondaires sont d'autant plus considérables que la partie atteinte est plus étendue, et que, par conséquent, il y a plus d'organes en rapport avec la portion affectée.

La douleur rachidienne, avons-nous dit, est provoquée principalement par la pression sur les apophyses épineuses. Très-souvent on n'en trouve aucune trace en pressant sur les parties latérales. Elle peut être provoquée sur tous les points du rachis. Selon quelques auteurs, elle se rencontrerait de préférence dans la région dorsale, mais on l'observe également dans la région cervicale et la région lombaire. En général, elle se fait sentir au niveau de plusieurs vertèbres à la fois. Le nombre des vertèbres est alors très-variable. Il peut arriver aussi qu'entre les vertèbres douloureuses il s'en trouve d'absolument indolentes. Enfin, la douleur est très-mobile et peut changer de place d'un jour à l'autre, ou disparaître en un point, pour quelque temps, et reparaître en ce même point et avec la même intensité. Ses caractères sont aussi très-variables; tantôt les malades accusent une sensation de contusion, de brûlure, de froid, tantôt une sensation semblable à celle que provoque une secousse électrique, ou bien encore, celle que l'on provoque en pressant sur une plaie récente.

Quant aux irradiations plus ou moins éloignées qui se manifestent dans l'irritation spinale, elles produisent des accidents nerveux de différentes sortes, et en rapport avec la portion de la moelle qui est le plus atteinte.

Lorsque la maladie est ancienne, qu'il y a, par conséquent, plus de désordres dans la moelle, elle prend un caractère de gravité spécial. Elle se complique d'accidents nerveux et de troubles fonctionnels de diverses natures, sur lesquels les auteurs se sont longuement étendus, tels que les névralgies des membres, du tronc, de la face, des douleurs dans les doigts et les orteils, l'engourdissement des extrémités, l'épigastralgie et la gastralgie sont les complications les plus fréquentes; les coliques, les douleurs de reins, etc., et une foule d'autres symptômes, peuvent encore se manifester. Enfin, viennent s'ajouter à ce cortége de phénomènes nerveux des troubles fonctionnels d'une grande intensité, tels que des palpitations, de la dyspnée, de la dyspepsie, des troubles de la menstruation, des accès de fièvre intermittente, des congestions de l'utérus ou des vaisseaux hémorrhoïdaux, des épistaxis, des sueurs abondantes, l'œdème des extrémités, enfin un amaigrissement notable et un grand affaiblissement général.

Qu'il nous suffise de citer pour mémoire ces trop nombreuses complications qui peuvent survenir concurremment avec l'irritation spinale, sans que l'on puisse affirmer qu'elles y sont intimement liées. Il est bien évident, en effet, qu'on pourrait donner à une affection qui présenterait tous ces phénomènes, tout autre nom que celui d'irritation spinale, dont les seuls caractères vraiment constants sont la douleur rachidienne et ses irradiations.

La marche de la maladie est aiguë ou chronique. Dans la première forme sa durée est très-courte, les symptômes acquièrent rapidement une grande intensité, mais ils se dissipent aussi rapidement.

La maladie peut être idiopathique, mais, en général, elle se lie à une autre névrose, ainsi que nous l'avons dit plus haut, ou bien elle est la manifestation du rhumatisme, de la goutte; on la rencontre aussi dans la phthisie, et dans certaines affections organiques du cœur. On comprendra dès lors toutes les modifications que l'on doit apporter au traitement, et surtout au traitement hydrothérapique.

Ce que nous avons dit de la nature de l'irritation spinale, démontre que ses causes sont variables et multiples; elles sont, du reste, les mêmes que celles que l'on attribue, en général, aux névroses : les fatigues, les excès, les émotions morales, le refroidissement, etc.; nous ne parlerons, bien entendu, que de l'irritation idiopathique; quand l'affection est liée à une autre maladie, c'est dans cette dernière qu'on trouvera la cause, soit directe, soit réflexe, du phénomène nerveux dont il est question.

Nous ne prolongerons pas plus longtemps la description de cette maladie, afin d'arriver plus rapidement à l'exposé du traitement hydrothérapique qui lui convient.

Du traitement hydrothérapique dans l'irritation spinale. — Dans les quelques lignes que nous venons de consacrer à l'étude de l'irritation spinale, nous avons dit que cette maladie était souvent sous la dépendance d'une altération dans la quantité ou la qualité du sang. Dans ces conditions, la règle du traitement est toute tracée, il faut modifier la composition du liquide sanguin par les procédés hydrothérapiques utilisés dans ces divers états mobides avant d'attaquer les divers phénomènes que développe l'irritation spinale. Ainsi, lorsque ce désordre nerveux est lié à la chlorose ou au rhumatisme, comme cela se voit souvent, il faut, avant de le combattre, modifier l'état chlorotique ou rhumatismal.

Nous avons donné des soins à une jeune femme chez laquelle l'irritation spinale était sous la dépendance d'une anémie générale très-prononcée. Cette névrose n'a cédé qu'après trois années d'un traitement hydrothérapique reconstituant, suivi, tantôt dans un établissement spécial, tantôt au domicile de la malade. Il a fallu tout ce temps pour opérer la reconstitution du sang, et ce n'est qu'après la modification de l'état anémique que l'irritation spinale a disparu. Nous ajouterons même qu'elle a cédé sans qu'il ait été nécessaire d'instituer un traitement spécial. Nous avons observé quelquefois ce fait chez les rhumatisants et chez les hystériques qui sont atteints de cette névrose. Aussi nous recommandons, quand on se trouve dans des circonstances de ce genre, de diriger le traitement hydrothérapique contre la maladie générale ou l'affection nerveuse qui tient l'irritation spinale sous sa dépendance.

Cependant, il est des cas dans lesquels les malades n'éprouvent d'autres phénomènes que ceux qui caractérisent l'irritation spinale; il faut alors donner au traitement hydrothérapique une direction spéciale. Voici quels sont les moyens que nous conseillons dans ces circonstances.

Si le malade peut supporter le choc de la douche, ce procédé produira de très-heureux résultats. Quelquefois, en effet, la douche mobile froide et de courte durée, localisée sur la partie postérieure du corps, suffit pour apaiser la douleur et dissiper les phénomènes congestifs passagers qui se produisent dans les cordons de la moelle et dans les racines nerveuses qui en émergent. Mais, le plus souvent, il faut recourir à la douche écossaise, dirigée sur la colonne vertébrale, pour obtenir les résultats les plus rapides et les plus durables. Seulement, nous pensons qu'il faut terminer le traitement hydrothérapique par une série d'applications froides, à la tête desquelles nous plaçons l'affusion froide, ou plutôt le col de cygne dirigé sur l'épine dorsale tout entière, et appliqué suivant les règles que nous avons tracées en décrivant ce procédé.

Si le malade ne peut supporter le choc de la douche, on emploie, dès le début, l'affusion ou le col de cygne, les lotions avec une éponge ou la friction avec le drap mouillé. Quelquefois l'usage des maillots, suivis d'une piscine ou d'une simple lotion, peut rendre de grands services; mais on est obligé d'y renoncer parce que les malades ne peuvent pas rester longtemps sur le dos. Quelques-uns ne peuvent pas supporter le moindre attouchement à la partie postérieure du corps, et sont même dans l'impossibilité de pénétrer dans une piscine froide. Il faut alors se contenter de faire à la partie antérieure des applications froides, qui quelquefois suffisent pour produire une véritable amélioration. Cependant, nous devons ajouter qu'il est des cas où les applications froides exagèrent les symptômes de l'irritation spinale, et dans lesquels il faut absolument renoncer à leur emploi. C'est le fait de ces femmes très-excitables, dont le système nerveux ne peut supporter aucune impression exagérée, et qu'il faut traiter par des procédés dans lesquels on utilise l'eau à une température à peu près indifférente. Ce sont les cas les plus difficiles, et il faut savoir qu'il n'est possible d'arriver à l'intervention des modificateurs curatifs qu'après avoir soumis pendant longtemps les malades à des moyens préparatoires.

L'irritation spinale, telle que nous la comprenons, est une affection nerveuse qui, par sa nature, se trouve sujette à des récidives fréquentes, et dont les crises ont parfois une durée extrêmement longue. Il faut donc que le traitement soit suivi pendant longtemps. Nous ne voyons aucun inconvénient à ce qu'on le scinde, afin de donner aux malades nerveux un certain repos; mais nous pouvons affirmer qu'il ne sera réellement effectif que si le malade lui consacre un temps convenable.

Dans quelques circonstances, les malades présentent, avec l'irritation spinale, des troubles fonctionnels pouvant prendre toutes les formes et susceptibles de se localiser dans tous les organes. Il faudra alors combiner les procédés qui conviennent à l'irritation spinale avec ceux qui peuvent apaiser les phénomènes morbides concomitants. Nous ne pouvons énumérer ces derniers, dont nous avons déjà parlé au chapitre des névroses, et dont nous nous occuperons dans l'examen de maladies nerveuses que nous avons encore à étudier.

Névro-myalgie. — Myalgie. — Dermalgie. — Rhumatisme musculaire.

Les différentes névralgies que nous venons de passer en revue ne constituent pas à elles seules les affections douloureuses du système nerveux. En dehors de celles qui sont déterminées par des lésions organiques du système cérébro-spinal et des nerfs, on peut encore signaler celles qu'on désigne sous le nom de *névro-myalgie*, de *myalgie*, de *dermalgie* et de *rhumatisme musculaire*. Il importe de préciser, autant qu'il est possible de le faire, le sens de chacune de ces dénominations.

La névralgie, ainsi que nous l'avons vu, est essentiellement caractérisée par l'existence de points douloureux perçus sur le trajet des cordons nerveux. Il peut se faire que la douleur atteigne les filaments des rameaux nerveux qui s'épanouissent dans les muscles et que ceux-ci même deviennent douloureux. On se trouve alors en présence de ce que l'on appelle la *névro-myalgie*. Dans ce cas, la douleur n'est plus localisée en des points fixes, elle est beaucoup plus étendue, et peut se manifester dans un ou plusieurs muscles.

Il arrive parfois que la douleur attaque les ramuscules nerveux du derme et de la peau, dans une partie plus ou moins grande de son étendue. Cette douleur constitue alors ce que l'on désigne sous le nom de *dermalgie*.

Le nom de *myalgie* a été réservé par certains auteurs, à cette affection douloureuse des muscles qui est produite par un effort excessif des fibres musculaires. On en trouve des exemples vulgaires chez les personnes qui font pour la première fois de l'escrime, de la gymnastique, de l'équitation. Hâtons-nous d'ajouter que ces douleurs disparaissent assez rapidement, sans intervention médicale, lorsque les personnes qui se livrent à ces exercices jouissent d'une bonne santé. Par contre, tout le monde sait que si des gens faibles ou maladifs accomplissent des efforts considérables ou s'exposent à des fatigues excessives, les douleurs musculaires qui en résultent peuvent persister assez de temps pour nécessiter un traitement sérieux. Pour ne citer qu'un fait, nous dirons que cette affection douloureuse que l'on appelle communément un tour de reins, peut certainement guérir en quelques jours, mais il est des cas où elle est beaucoup plus tenace et où, par conséquent, elle exige l'intervention de la thérapeutique.

Dans certaines circonstances, ces affections douloureuses peuvent se compliquer de crampes, de contractures, de déchirures, d'atrophie ou de dégénérescence musculaire. Lorsqu'elles siégent autour des articulations, elles peuvent en gêner le jeu, supprimer les mouvements et en imposer pour une maladie articulaire. Il faut donc être renseigné sur ces faits possibles, si on veut donner au traitement une direction sérieuse et efficace.

Ces divers phénomènes, qu'ils soient isolés ou groupés ensemble, peuvent n'être que des symptômes de l'affection comprise sous le nom de *rhumatisme musculaire*, mais il n'en est pas moins vrai qu'ils peuvent se développer en dehors de toute influence rhumatismale, et, quoique les manifestations présentent une grande analogie dans les deux cas, nous ne pensons pas que la nature du mal soit la même.

Il en est de ces affections douloureuses comme des névralgies et comme de toutes les maladies sur lesquelles le rhumatisme paraît exercer une influence réelle. Il existe, en effet, des névralgies de nature rhumatismale, et des névralgies qui n'ont rien de commun avec cette diathèse. Ces troubles nerveux se manifestent dans les deux cas de la même façon, seulement leur marche, leur durée et même leur traitement ne sont pas identiques. Sans doute, on peut être très-embarrassé, au début de la maladie, pour reconnaître immédiatement si la névralgie est pure et simple ou si elle est la première explosion du rhumatisme; mais on sera bientôt édifié. Sauf ce cas, on doit admettre qu'il existe, dans la nature de ces états morbides, une certaine différence; et si l'on constate cette différence quand il s'agit des névralgies, pourquoi ne pas l'admettre quand il s'agit de la névro-myalgie. En ne tenant compte que de ces considérations, on peut déjà supposer que la névro-myalgie, la myalgie, la dermalgie, ne sont pas toujours les symptômes d'un rhumatisme; et cette supposition se transforme en certitude quand on étudie attentivement l'évolution de ces phénomènes, leur durée, leur tendance à la récidive et enfin leur résistance à certains traitements.

Ainsi donc, ces affections peuvent se présenter dans toute leur simplicité, et, dans ce cas, elles disparaissent assez rapidement sous l'influence des douches froides. Si elles sont liées à un affaiblissement de l'organisme, sans complications capables de faire naître nes contre-indications au traitement hydrothérapique, ou bien si elles sont accompagnées de spasmes, de contractures ou d'atrophie musculaire, c'est encore à la douche froide qu'il faut recourir. Seulement, l'application doit être énergique et suffisamment prolongée.

Si ces affections douloureuses sont dominées par une diathèse et notamment par la diathèse rhumatismale, la douche froide appliquée seule peut quelquefois échouer et l'on a besoin, pour réussir, de la faire précéder de la douche chaude, de l'étuve sèche ou du maillot.

Nous avons vu certains malades atteints de lumbago souffrir davantage après l'étuve sèche et se trouver au contraire fort soulagé par une simple douche froide. Cependant, quand le rhumatisme exerce une influence quelconque sur le lumbago, la douche froide échoue souvent et on n'obtient de véritables modifications que par l'intervention simultanée du calorique et de l'eau froide. Ce que nous venons de dire à l'occasion du lumbago, s'applique parfaitement à certaines entorses.

On voit donc combien il est important, avant d'instituer le traitement hydrothérapique, de bien étudier la nature des affections douloureuses de cette espèce; et puisque l'expression pathologique, dans ce cas, est une lettre morte pour le médecin, c'est dans l'évolution des phénomènes morbides, le genre des causes productrices, les antécédents et la constitution du sujet, que l'on pourra puiser les éléments d'une bonne thérapeutique.

Quelques exemples à l'appui de notre dire feront mieux comprendre au lecteur l'importance de ce que nous venons d'avancer.

Un de nos domestiques, en faisant un grand effort pour soulever un lourd fardeau, se donna, selon son expression, *un tour de reins* et fut pris, dans la région lombaire, de douleurs très-vives s'irradiant dans les muscles fessiers. Ses souffrances étaient si vives qu'il ne pouvait faire un pas sans pousser des cris. L'ayant fait transporter à la salle de traitement, nous lui avons administré une douche froide générale, en ayant soin d'insister sur les parties endolories. Le malade put marcher immédiatement après la douche et ses souffrances furent moins vives. Le lendemain, le malade subit deux nouvelles applications froides qui lui permirent de reprendre son service.

Ce malade, qui avait une bonne constitution, aurait certainement guéri par le repos ou à l'aide de frictions; cependant nous doutons qu'il eût obtenu une guérison aussi rapide. C'eût été un homme faible et débilité, que les choses ne se fussent pas passées aussi facilement. Le fait suivant en est la preuve.

M. H..., âgé de 26 ans, bien que né de parents bien portants, est d'une constitution délicate. Il n'a jamais eu de maladies, si ce n'est une fièvre muqueuse qui a duré un mois environ; mais sa complexion est faible et les forces générales sont fort peu développées. Pour combattre cette débilité anormale, on lui conseilla de faire des exercices gymnastiques, qui ne produisirent aucun bénéfice.

Un jour, après une course démesurée, il rentra chez lui extrêmement fatigué; et la courbature qu'il ressentit fut si grande, qu'il dut s'aliter. Il éprouva bientôt des douleurs assez fortes dans les lombes, dans les gouttières vertébrales et dans les masses musculaires qui se trouvent à la partie antérieure et interne de la cuisse. Le repos et les frictions apaisèrent les accidents ; mais il resta une sensibilité exagérée qui rendait tous les mouvements difficiles et pénibles. De la dermalgie se manifesta en même temps sur les côtés de la colonne vertébrale. Nous vîmes le malade sur ces entrefaites et nous lui conseillâmes l'hydrothérapie.

Il était anémique, ses muscles étaient grêles, son système nerveux fort impressionnable ; mais les organes étaient sains et les fonctions s'exécutaient convenablement. Aucune trace de diathèse n'existait. Nous étions en présence d'une névro-myalgie et d'une dermalgie développées chez un sujet affaibli, sous l'influence d'efforts musculaires excessifs.

Nous administrons au malade deux fois par jour une douche froide générale (pluie et jet), en ayant soin de promener le jet sur les parties douloureuses ; après quinze jours de ce traitement, M. H... éprouva une grande amélioration ; les douleurs disparurent, les forces générales augmentèrent et ce traitement, qui fut continué pendant un mois environ, amena une véritable transformation.

Nous pourrions citer bien des faits analogues aux précédents, et notamment des observations bien capables de régler la direction du traitement hydrothérapique. Qu'il nous soit permis de n'en faire connaître que les enseignements qu'elles contiennent. Toutes les fois que la névro-myalgie survient accidentellement chez un sujet affaibli, on peut, sans hésiter, recourir aux applications froides et notamment à la douche froide, qui nous paraît être, dans ce cas, le meilleur modificateur hydrothérapique à employer. Il faut être fort réservé dans l'application du calorique et surtout de l'étuve sèche ; car ce procédé a quelquefois le triste privilége d'exaspérer la douleur qu'on veut combattre.

Le fait suivant rentre dans la catégorie de ceux qui ne sont pas compliqués de rhumatisme ; et comme il offre certaines particularités importantes, nous croyons utile de le citer ici.

M. R...., âgé de 22 ans, a été pris, il y a environ six mois, d'une douleur lombaire assez violente survenue sous la double influence du froid et de la fatigue. Un jour, en effet, en rentrant chez lui il s'aperçoit qu'un incendie vient d'éclater dans une maison voisine de la sienne ; il appelle au secours, organise avec assez de facilité les premières manœuvres de sauvetage et, malgré les rigueurs de la température, paye énergiquement de sa personne. Il retourne chez lui exténué de fatigue. Le lendemain il ressent, en se levant, des douleurs assez fortes dans les lombes et sur la hanche droite ; il reste dans sa chambre toute la journée ; on frictionne les parties douloureuses et le malade se couche, espérant, par le repos au lit, faire disparaître toutes ses souffrances. Mais le lendemain le mal avait augmenté et M. le Dr Duchaussoy fut mandé auprès du jeune homme. Dans un premier examen, il constata que les masses musculaires des lombes étaient fort sensibles, que la partie supérieure de la crête iliaque, que la région du grand trochanter et que la fosse iliaque du côté droit étaient le siége de douleurs assez intenses, s'irradiant dans l'aine et dans la partie interne de la cuisse du même côté. Il n'existait aucun gonflement péri-articulaire, pas de rougeur, seulement les mouvements s'exécutaient avec difficulté. Il conseilla une application de sangsues qui fut suivie d'un grand soulagement. Des bains et des frictions furent ensuite ordonnés, et leur effet fut très-salutaire, puisque le malade, quelques jours après, put sortir en voiture et faire quelques pas. La douleur avait perdu de son acuité, mais les mouvements de la cuisse étaient toujours assez pénibles ; et les craintes que le malade éprouvait quand il fallait les exécuter étaient devenues si grandes, que le Dr Duchaussoy conseilla au malade de laisser l'articulation coxo-fémorale dans la plus complète immobilité et fit pratiquer de nouvelles frictions sur les parties douloureuses. Mais le malade se fatigua de cette inaction ; tout en en comprenant l'utilité, il devint nerveux à l'excès et demanda à son médecin de le soumettre à un traitement plus énergique et surtout plus expéditif.

Le Dr Duchaussoy, voyant que l'impressionnabilité de M. R... devenait excessive, que son appétit diminuait de jour en jour, et craignant que des désordres généraux ne vinssent compliquer la situation, conseilla le traitement hydrothérapique et nous en confia la direction. C'était le 20 mars 1865. Voici quel était l'état du malade quand nous le vîmes pour la première fois.

Questionné par nous sur ses antécédents, il nous apprit que ses parents jouissaient d'une bonne santé et qu'il n'avait jamais été malade. Sa constitution était bonne, son teint frais et rosé; mais son moral était affaissé et M. R... ne dissimulait pas les craintes que lui inspirait son état.

Il ne pouvait marcher qu'à l'aide de béquilles; il s'asseyait et se levait avec difficulté; les mouvements du membre inférieur droit étaient pénibles; seul le mouvement d'adduction réveillait des douleurs. Il n'existait aucun point douloureux sur les apophyses épineuses des vertèbres lombaires ni sur le trajet du sciatique. On constatait seulement une sensibilité exagérée sur la crête iliaque, sur le grand fessier, dans la région inguinale, et dans une grande étendue des muscles spinaux postérieurs. Le muscle droit antérieur et les adducteurs se contractaient sous l'influence de la moindre cause, la fesse était aplatie et le muscle grand fessier était légèrement atrophié, surtout dans sa partie externe. Il n'y avait pas de raccourcissement du membre, l'articulation coxo-fémorale était saine et se prêtait à tous les mouvements. En dehors des phénomènes douloureux, il n'existait aucun trouble dans la sensibilité et dans la motilité qui pût faire soupçonner l'existence d'une paralysie. Il n'y avait aucune trace de gonflement ou de rougeur dans la région du bassin. M. R..., en parlant de son état, disait : Je ne puis pas marcher facilement pour deux raisons : la première parce, que les muscles du bassin n'ont plus assez de force; la seconde, parce que la marche réveille des douleurs et réclame beaucoup de soins et de grandes précautions.

En présence de cet ensemble pathologique nous avons hésité un instant avant d'établir le diagnostic. Nous nous demandions d'abord si notre malade n'avait pas une maladie articulaire, une coxalgie notamment. Mais cette idée fut vite rejetée, puisque, à l'absence des signes caractéristiques de cette maladie, venait se joindre l'intégrité des mouvements de l'articulation coxo-fémorale.

Un examen superficiel de tous ces accidents eût pu faire croire à une affection de la moelle ou à l'hystérie; mais le malade ne présentait aucun des symptômes qui accompagnent l'une ou l'autre de ces maladies, et nous ne pouvions vraiment pas établir un diagnostic avec des données négatives.

Une affection névralgique pure et simple ne pouvait être admise, puisqu'il n'existait pas de points douloureux fixes et bien déterminés.

Nous nous trouvions donc en présence d'une névrose douloureuse accidentelle, d'une névro-myalgie ayant pour siége les muscles qui entourent l'os des iles et produite tout à la fois par la fatigue et par le froid.

Ceci posé, la question n'était pas pour nous suffisamment élucidée, puisqu'il s'agissait de savoir, avant d'instituer le traitement hydrothérapique, si la névro-myalgie était en dehors de l'influence rhumatismale. En d'autres termes, nous devions établir si nous étions en présence d'un rhumatisme ou d'une névro-myalgie pure et simple. En étudiant avec soin la constitution du malade, en recherchant avec la plus grande attention si, dans sa vie passée et dans sa famille, nous ne pouvions découvrir un indice diathésique, en nous rappelant les causes et l'apparition de ces phénomènes, en tenant compte enfin de l'absence de certains symptômes qui accompagnent le rhumatisme quand il se fixe autour d'une articulation, et aussi de l'insuccès relatif de la médication antiphlogistique appliquée au début de la maladie, il était impossible d'admettre l'existence d'un rhumatisme ; nous nous arrêtâmes à cette opinion que nous avions affaire à une névro-myalgie pure et simple, et nous instituâmes le traitement hydrothérapique en conséquence.

Le malade fut soumis à l'application d'une douche froide générale, le jet étant promené avec soin sur les parties douloureuses. Une forte friction fut ensuite pratiquée, et nous fîmes exécuter tous les mouvements au membre inférieur. Après la cinquième séance d'hydrothérapie, M. R... déposa ses béquilles et se promena avec deux cannes ; les douleurs avaient diminué et les mouvements s'exécutaient avec plus de facilité. Après un mois de ce traitement, le malade rentrait dans sa famille parfaitement guéri. Depuis cette époque il n'a jamais eu de douleurs.

Une observation de ce genre n'exige pas de commentaires et nous n'avons pas besoin, croyons-nous, d'insister davantage pour démontrer la vérité de la thèse que nous défendons; toutefois qu'il nous soit permis de publier ici une observation de M. le professeur Verneuil, laquelle est remarquable tout à la fois par le fait luimême et par les considérations qui l'accompagnent.

Pseudo-coxalgie ou névralgie coxo-fémorale simulant une coxalgie et datant de quatre mois. — Aménorrhée. — Traitement tonique à l'intérieur. — Traitement hydrothérapique. — Amélioration très-prompte, guérison radicale.

Baron (Ernestine), âgée de 16 ans, est couchée salle Sainte-Agathe, n° 1, depuis le 4 décembre 1858 (hôpital Beaujon). Cette fille exerce la profession de domestique depuis son arrivée à Paris qui remonte à deux ans; dans son enfance, elle eut quelques éruptions légères, un peu de gourme, comme elle dit, et un peu d'engorgement des ganglions cervicaux, ces phénomènes ont été passagers et aujourd'hui il n'existe aucune trace de scrofule. En résumé, la santé générale n'a jamais été altérée et le développement du corps est très-convenable pour l'âge; cette fille est blonde, sa peau fine, un peu pâle en certains points, est colorée en d'autres de manière à rappeler les vives couleurs des campagnardes; les muqueuses palpébrale et gingivale sont cependant assez décolorées pour révéler, malgré la rougeur des joues, un état chlorotique assez prononcé.

En un mot, nuls attributs de la constitution lymphatique, mais plutôt ceux de ce qu'on appelle le tempérament nervoso-sanguin. Voici les antécédents que nous avons pu recueillir. La menstruation s'est établie il y a deux ans environ : elle n'a jamais été très-abondante, mais se fit assez régulièrement jusqu'au mois de septembre dernier. A cette époque, elle se supprima sans cause connue; quelques épistaxis peu abondants apparurent à de courts intervalles, puis cessèrent à leur tour. La malade eut, à des époques qu'elle ne peut pas bien préciser, trois attaques d'hystérie d'intensité croissante, la dernière dans le courant du mois de septembre. Aussitôt après la cessation des épistaxis, se sont montrés les phénomènes morbides du côté de la hanche; ils consistent d'abord en quelques douleurs peu intenses au niveau du grand trochanter droit, quand la malade se couchait sur le côté droit et quand elle montait les escaliers; il y avait, en même temps, des douleurs lombaires. Huit jours après ce début bénin, les accidents augmentent beaucoup d'intensité, il s'y joint des accès fébriles assez violents qui motivent l'entrée à l'hôpital Cochin. Ernestine y resta cinq semaines dans le service de M. Beau. Les purgatifs constituèrent la base du traitement. M. Gosselin, chirurgien de l'établissement, fut appelé à donner son avis, et se prononça pour une coxalgie, et, en conséquence, fit appliquer un vésicatoire sur la hanche, puis un autre sur le genou qui, depuis quelque temps, était devenu douloureux.

Ce traitement amena peu d'amélioration ; c'est pourquoi la malade quitta l'hôpital Cochin et rentra le 14 décembre dans le service de M. Malgaigne, alors absent pour cause de santé. L'interne de service accepta alors le diagnostic de coxalgie, et, en conséquence, il plaça le membre sur une gouttière formée de deux plans inclinés qui tiennent la cuisse au quart fléchie sur le bassin, le genou également fléchi sur la cuisse, la jambe immobilisée par deux coussins et deux attelles maintenues par des courroies.

La fixité produite par cet appareil soulagea les douleurs spontanées, mais n'améliora en aucune façon la maladie, car le moindre déplacement du membre était toujours fort douloureux et les pressions exercées au niveau de l'articulation étaient toujours très-pénibles.

Le 10 janvier, je fus désigné pour prendre temporairement le service, et voici ce que je constatai, après avoir ôté l'appareil pour procéder à l'examen local : raccourcissement apparent du membre atteignant au moins 4 centimètres dans l'attitude que prenait librement la malade et ne disparaissant pas complétement, quand on s'efforçait de mettre les deux membres dans une position semblable; flexion de la cuisse au quart environ, non apparente au premier abord, car les membres paraissaient reposer entièrement sur le plan horizontal du lit, mais révélée clairement par la cambrure lombaire et facile dès lors à mesurer, quand on élevait le membre jusqu'à la disparition de cette cambrure. Adduction assez prononcée et combinée avec la rotation en dedans; la face antérieure de la rotule tend à devenir interne, la pointe du pied s'incline aussi fortement en dedans et en bas. Comme conséquence naturelle, ascension du bassin du côté malade avec légère projection en avant de l'épine iliaque antéro-supérieure correspondante, en un mot, l'attitude complète de la plus commune des deux formes de la coxalgie. Les signes physiologiques existaient également ; la pression exercée dans le pli de l'aine en dehors des vaisseaux fémoraux, sur la fesse, immédiatement en arrière de la saillie du grand trochanter, provoquait une douleur assez vive. La face interne du genou était encore le siége d'une sensibilité exagérée, et le même phénomène se retrouvait jusqu'à la jointure tibio-tarsienne. Le pied était dans une attitude vicieuse qu'on retrouve assez souvent dans ces cas, et qu'on ne saurait mieux comparer qu'à celle qui résulterait d'une paralysie des muscles extenseurs et péroniers latéraux.

La malade, fort impressionnée par l'examen, redoutait beaucoup les mouvements qui étaient fort douloureux, aussi contractait-elle énergiquement ses muscles lorsqu'on touchait le membre, ce qui exagérait encore la déformation que je viens de décrire. J'essayai alternativement de fléchir le membre, de l'élever en totalité, de le porter dans l'abduction et dans la rotation en dehors. L'index de la main gauche, placé sur l'épine iliaque antéro-supérieure, permettait de constater sans peine que le bassin suivait tous les mouvements imprimés à la cuisse et se déplaçait en totalité dans ces manœuvres. Les muscles immobilisaient donc l'articulation coxo-fémorale. Pour savoir si cette contracture était réelle ou seulement instinctive, j'adressai quelques questions pressantes à la malade pour distraire son attention, et, profitant d'un moment favorable où elle riait, je fléchis brusquement la cuisse sur le bassin. Les muscles surpris ne se contractèrent pas aussi vite, l'épine iliaque ne s'éleva pas instantanément, et je pus constater (chose très-importante) que la mobilité de la jointure était entièrement conservée.

Malgré son étendue, le mouvement produit avait été peu douloureux ; la malade en fut plus surprise que moi ; mais elle se rassura, et je pus obtenir qu'elle ne contractât pas ses muscles volontairement, je recommençai à exécuter les divers mouvements avec une lenteur extrême ; je pus ainsi obtenir à peu près le tiers de l'étendue normale de ces mouvements sans que le bassin se déplaçât; mais cette limite franchie, l'épine iliaque recommença aussitôt ses oscillations.

Dès ce moment, je rejetai l'idée d'une coxalgie véritable, c'est-à-dire, d'une arthrite coxo-fémorale et pensai avoir affaire à une de ces névralgies du membre inférieur qui ont été si longtemps et qui sont si souvent encore confondues avec la coxalgie vraie. Je recueillis alors les divers renseignements que j'ai consignés plus haut sur le début et la marche de l'affection. Quoique, faute de mémoire de la malade, ces renseignements n'aient pas eu toute la précision désirable, leur ensemble, néanmoins, confirmait mon hypothèse diagnostique. J'ajouterai que je retrouvai deux points douloureux assez importants : d'abord une douleur circonscrite, mais vive, au niveau de la partie inférieure de l'épine iliaque antéro-supérieure, puis une sensibilité, également limitée, mais très-notable, dans la fosse iliaque droite au niveau de l'ovaire correspondant.

J'ai déjà signalé l'aspect général dénotant la chlorose, il y avait de plus quelques douleurs gastralgiques, peu d'appétit, un peu de constipation (j'ai omis la recherche du souffle cardiaque et carotidien), le tout s'exagérant de jour en jour par l'immobilité dans le décubitus dorsal, qui durait sans relâche depuis près de cinq semaines. Je portai néanmoins un pronostic favorable et fis tout d'abord supprimer l'appareil pour laisser le membre en liberté.

Le lendemain, je trouvai le membre dans l'attitude vicieuse que j'ai décrite, je renouvelai les mouvements d'abord très-lents et très-étendus, m'efforçant toujours de rassurer et de distraire la malade; je pus arriver à donner à ces mouvements une très-grande étendue sans exciter de douleurs vives; j'annonçai à la patiente que j'allais la faire marcher et lui ordonnai de se lever. Comme elle se récriait beaucoup sur l'impossibilité d'exécuter mon ordre, je l'enlevai brusquement de son lit et la posai sur le plancher. Mais le doute étant plus fort que la volonté, elle refusa obstinément de s'appuyer sur le membre malade et même de lui imprimer quelques mouvements spontanés. Je n'insistai pas et prescrivis aussitôt le traitement suivant :

1° Suppression de tout appareil susceptible d'entraver les mouvements du membre. Les couvertures ayant même l'inconvénient de maintenir la rotation vicieuse en pressant sur le pied, un vaste cerceau les soulèvera au niveau de la jambe.

2° Matin et soir, imprimer à toutes les articulations du membre malade des mouvements lents, très-ménagés, d'une étendue progressive, en s'arrêtant dès que des douleurs un peu vives s'éveilleraient; faire alterner ces mouvements avec des frictions et une sorte de massage des jointures.

3° La malade est engagée à exécuter elle-même ces mouvements à plusieurs reprises, et surtout à ramener et à tenir le plus possible la pointe du pied en dehors.

4° Tous les jours 2 grammes d'extrait de quinquina et un paquet de sous-carbonate de fer associé à la rhubarbe et à la cannelle; régime tonique, viandes rôties (aucun traitement interne n'avait été prescrit jusqu'à ce jour).

5° Tous les matins, affusion froide générale avec douche en jet assez énergique dirigée, pendant quelques secondes, sur le bassin, la partie inférieure de la paroi abdominale, la hanche et le genou du côté affecté.

Je vis la malade le lendemain, une demi-heure après la douche, la réaction était vive, le visage fortement coloré, la peau moite et chaude. Il y avait une céphalalgie assez prononcée et surtout une répugnance notable pour le moyen énergique mis en usage. Du reste, aucune aggravation des douleurs locales. Je n'examinai pas le membre pour ne point interrompre la réaction; tous ces phénomènes étaient entièrement dissipés deux ou trois heures après; le soir, l'état était très-satisfaisant, les douleurs du membre avaient diminué.

Le lendemain, nouvelle douche, nouvelle réaction avec céphalalgie passagère; nouvelle amélioration; le massage, les frictions, les mouvements artificiels ne furent point exécutés pendant ces deux premiers jours.

La première douche avait été donnée le 12, la seconde le 13, à la visite du 14, j'appris que la malade n'avait pas été au bain. Vers la pointe du jour, les règles, suspendues depuis trois mois, avaient fait leur apparition sans la moindre souffrance ; l'administration du fer et du quinquina fut seule continuée. Les douleurs du membre avaient beaucoup diminué. La malade fut levée dans la journée ; elle resta deux heures assise sur un fauteuil.

L'écoulement menstruel, peu abondant du reste, cessa au bout de vingt-quatre heures.

Lorsque j'examinai le membre, le 16 janvier, je constatai les changements les plus favorables. L'articulation coxo-fémorale avait repris sa mobilité presque complète ; la pression sur les points douloureux se faisait presque impunément ; la flexion du genou poussée très-loin était possible, mais cependant assez pénible ; le membre était faible, les mouvements volontaires peu étendus et peu énergiques ; à partir de ce jour toutefois, la malade marcha avec des béquilles et six à sept jours après, elle put même abandonner ce support.

Je ne crois pas utile de poursuivre jour par jour cette observation dont je vais résumer seulement les phases ultérieures. Les douches furent reprises ; la patiente, tout en s'en plaignant un peu, les supportait, en somme, fort aisément, elles furent cependant suspendues encore une fois, à cause de l'apparition des règles, pendant quelque temps, dans les derniers jours de janvier.

Le membre reprenait tous les jours de la force, cependant il était encore le siége de douleurs vagues, non plus dans l'articulation coxo-fémorale, mais dans le coude-pied et le genou. Cette dernière région, explorée à diverses reprises, ne présentait cependant aucune lésion appréciable. Des douleurs erratiques reparurent également au niveau de la crête iliaque, puis dans le genou et dans le pied du côté opposé. La malade se levait toute la journée et marchait sans cesse ; cependant, comme elle boitait notablement, surtout à cause de la faiblesse du genou, je fis appliquer une longue genouillère dextrinée qui n'était maintenue que pendant le jour et qu'on enlevait la nuit et au moment de la douche ; ce moyen, dont j'ai déjà constaté l'efficacité dans les douleurs de la hanche elle-même, produisit l'effet désiré, c'est-à-dire que la progression devint alors très-facile ; elle s'effectuait bien entendu comme dans les cas d'ankylose rectiligne du genou.

La continuation de la médication tonique, interne et externe, la cessation du séjour au lit agirent de la manière la plus prompte et la plus satisfaisante sur l'état général : les symptômes de chlorose disparurent comme par enchantement, et, au bout d'un mois, la jeune fille avait repris les attributs de la plus florissante santé ; je n'ai jamais vu de résultat plus décisif.

Le 10 mars la malade demanda à retourner dans son pays. Je fis constater à M. Malgaigne le rétablissement complet et intégral des fonctions de la hanche; mais en revanche la faiblesse persistante du genou ayant appelé notre attention, nous reconnûmes l'existence d'une légère hydarthrose que nous n'avions jamais aperçue malgré des examens répétés. Cet épanchement datait probablement de peu de jours, nous ne le jugeâmes pas assez important pour retenir la malade et pour différer son départ pour la campagne, où sans doute tout disparaîtra spontanément.

Tout bien pesé, cette petite complication ne m'empêche pas de regarder ce cas comme une guérison complète de la maladie principale. J'ai engagé la malade à continuer les ferrugineux, à ne pas fatiguer outre mesure son membre, et à faire usage de sa genouillère amovo-inamovible pendant quelque temps encore.

J'ai donné, dit M. Verneuil, beaucoup d'extension à cette observation, parce que si l'existence des névralgies articulaires simulant les arthrites n'est plus contestable, nous n'avons pas encore tous les éléments nécessaires pour arriver toujours et facilement à un diagnostic précis. Cette question du diagnostic est pourtant ici d'une importance majeure, car elle influe très-directement sur le traitement. En effet, le peu de résultat des premiers moyens mis en usage dans le cas actuel, et, en regard, l'efficacité soudaine d'une thérapeutique tout opposée, montre combien l'erreur peut être préjudiciable, et quelles suites fâcheuses aurait pu avoir la continuation du repos absolu, des révulsifs locaux et des débilitants généraux. Faire marcher au bout de trois jours une malade maintenue au lit depuis près de quatre mois, ramener avec deux douches les règles suspendues depuis un temps égal, paraîtraient autant de miracles invraisemblables dans le cas de lésion organique, tandis que l'histoire des névroses fourmille de prodiges semblables, quand la nature du mal a été bien appréciée. Les circonstances principales qui m'ont conduit ici à un diagnostic, du reste facile, sont : l'âge de la malade, l'aménorrhée, l'apparition des douleurs de la hanche après la suppression des épistaxis, les attaques d'hystérie antécédentes, l'existence de divers points douloureux, et surtout la sensibilité au niveau de l'ovaire correspondant; puis l'état chlorotique, enfin l'absence de contraction réelle et de roideur véritable dans l'articulation elle-même. Le traitement, *que rien ne contre-indiquait*, devait d'ailleurs me servir de pierre de touche; mais je dois dire que l'analyse des phénomènes et de la marche du mal m'avait convaincu, avant même la confirmation de la thérapeutique. Je noterai que, dans le cas actuel, la contracture était beaucoup moins prononcée que cela ne s'observe en certains cas analogues, et que je ne l'ai observé moi-même chez une jeune fille hystérique à un très-haut degré et que j'ai traitée l'an dernier, à l'Hôtel-Dieu, avec succès. La maladie d'Ernestine s'éloigne donc assez sensiblement de la coxalgie dite hystérique, pour se rapprocher des névralgies articulaires, bien indiquées par Brodie, et qui sont beaucoup plus communes qu'on ne le pense. Le plus ou moins de sensibilité et de contraction spasmodique des muscles pelvi-trochantériens ne constitue cependant que des degrés variables d'une même affection qui est essentiellement caractérisée par des troubles dans l'innervation sensitive et motrice, et dans laquelle l'inflammation articulaire ne paraît jouer qu'un rôle tout à fait secondaire. Peut-on regarder ces faits comme des cas d'arthrite très-légère ou d'arthrite chronique à marche lente? Doit-on craindre que, après une durée plus longue, les troubles fonctionnels amènent des lésions anatomiques profondes, de véritables coxalgies inflammatoires ? Ces questions sont difficiles à résoudre dans le moment actuel, faute d'observations suffisantes. Si on se contente de juger par analogie, on n'a guère à craindre de terminaison grave, les névroses douloureuses pouvant durer un temps infini sans altérer la structure des parties sur lesquelles elles sévissent; cependant, l'immobilité prolongée à laquelle les malades sont condamnés peut, surtout dans ce jeune âge, amener l'atrophie du membre; elle est, dans tous les cas, fort nuisible au développement et à la santé générale.

Ce qui me porte à ne pas admettre l'existence d'une arthrite dans ces cas, c'est qu'il ne se forme jamais d'abcès, c'est que la maladie est apyrétique, c'est que le traitement antiphlogistique et révulsif local reste impuissant, et que, en somme, la douleur et l'impossibilité des mouvements, seuls symptômes qui puissent faire croire ici à une inflammation, sont suffisants pour caractériser à eux seuls une phlegmasie.

Je ne veux pas contester néanmoins les difficultés extrêmes qui parfois entourent le diagnostic; ces difficultés existent d'ailleurs dans bien d'autres cas, où la distinction est fort délicate entre les inflammations légitimes, d'une part, et, de l'autre, les névralgies pures et celles qui accompagnent les inflammations ou leur succèdent. En somme, je crois que, d'ici à peu de temps, on devra refaire l'histoire de la coxalgie et y tracer de nouvelles divisions. Sous ce titre vague, on a certainement englobé des affections de natures très-diverses, ayant pour caractère commun la douleur, les déformations de la hanche et l'impossibilité de la marche. Déjà Bonnet avait jeté la plus grande clarté sur ce point important; j'ai moi-même essayé une sorte de classification provisoire; tous les jours enfin de nouveaux documents voient le jour. Le progrès se fera, ici comme partout, par l'observation patiente, par la connaissance approfondie des causes et des lésions anatomiques; ici, comme partout, un diagnostic précis mènera à une thérapeutique rationnelle et efficace.

Nous pourrions citer ici un grand nombre de faits prouvant l'influence que le rhumatisme imprime à la névro-myalgie et motivant la nécessité de modifier le traitement hydrothérapique dans chaque cas particulier. Mais les considérations que nous avons présentées dans le chapitre consacré aux diathèses, et les indications que renferme notre étude sur les névralgies, nous dispensent d'entrer ici dans de grands développements. Toutefois nous ne terminerons pas ces considérations sans citer quelques faits qui ne sont pas sans importance. Nous signalerons notamment un malade dont la mère était goutteuse et le père extrêmement nerveux. Il a été à plusieurs reprises atteint de rhumatisme articulaire aigu, et, il y a huit ans environ, il fut pris d'une endo-péricardite assez grave. Ces antécédents joints aux perturbations qu'on remarque dans les fonctions de la peau et dans les fonctions urinaires permettent de classer notre malade parmi les arthritiques, le mot arthritis étant dans ce cas plus général que le mot rhumatisme.

Notre malade a eu deux fois à la suite d'un effort un lumbago interminable; il a souffert à plusieurs reprises et toujours sous l'influence de l'humidité, de douleurs sciatiques intolérables se compliquant parfois de contracture et de phénomènes paralytoïdes qui rendent la marche très-difficile; quelquefois l'acuité de la douleur exige le repos le plus absolu. Ce malade est souffrant depuis environ huit ans et l'inefficacité des traitements qu'il a entrepris l'a rendu très-réservé sur l'intervention de la thérapeutique. Cependant il consent à suivre un traitement hydrothérapique malgré sa répugnance pour l'eau froide, et malgré un certain degré de septicisme qu'il n'est pas fâché de montrer.

Quand le malade commença ce traitement, il avait un lumbago, des points douloureux sur le trajet du nerf sciatique gauche, de la névro-myalgie et de la contracture dans la cuisse du même côté, de l'anesthésie et une sensation de froid dans toute la partie antérieure du membre inférieur. En même temps la jambe droite était le siége d'une éruption d'acné, d'une hyperesthésie et d'une sécrétion de sueur intermittente. Du côté de la tête, le malade présentait tous les signes d'une dermalgie du cuir chevelu, sans autres troubles fonctionnels du côté du système nerveux qu'un épuisement dont l'existence pouvait être attribuée à la permanence des douleurs.

Notre intention était de recourir à l'étuve sèche ou aux maillots; mais nous voulûmes essayer tout d'abord le degré de tolérance à l'eau froide, et nous administrâmes pendant quelques jours une douche générale froide et de courte durée. Aucune amélioration ne se manifesta et nous employâmes dès lors l'étuve à lampe qui malheureusement exaspéra les douleurs et détermina une excitation générale du système nerveux. Nous remplaçâmes ce procédé par les maillots, qui n'amenèrent absolument aucune modification dans l'état du malade. En présence de cet insuccès, nous eûmes recours aux douches écossaises administrées suivant la formule que nous avons indiquée, et nous eûmes la satisfaction de produire un soulagement rapide.

Nous administrâmes en même temps une douche écossaise en pluie, très-légère, qui fit disparaître assez promptement la dermalgie du cuir chevelu. Le malade suivit ce traitement, auquel nous ajoutions de temps en temps, et surtout vers la fin de la cure, une douche exclusivement froide, pendant environ trois mois après lesquels notre rhumatisant se trouva dans un excellent état de santé qui dura environ deux ans. Il y a trois ans, notre malade fut de nouveau atteint de lumbago et de sciatique qui cédèrent à un traitement de 15 douches écossaises. Depuis cette époque, il fait tous les ans, à l'automne, un traitement préventif, composé de douches écossaises et de douches froides et qui, jusqu'ici du moins, l'a mis à l'abri de toute rechute.

Nous pourrions citer un plus grand nombre de faits pour démontrer l'utile intervention du calorique associé à l'eau froide dans ces phénomènes morbides que l'on désigne sous la rubrique de rhumatisme musculaire. Mais nous aurions à craindre une énumération trop fastidieuse pour le lecteur. Il nous suffira d'ajouter que si les diverses applications du calorique, telles que les étuves ou les maillots, peuvent rendre de réels services, la douche écossaise, administrée suivant les règles, est certainement le modificateur hydrothérapique qui a le moins d'inconvénients et qui présente le plus de ressources.

CHAPITRE XI

DE QUELQUES AFFECTIONS CONVULSIVES DU SYSTÈME NERVEUX.

SOMMAIRE

Tics convulsifs. — Tics douloureux. — Tics non douloureux. — Crampes professionnelles, crampes des écrivains, des pianistes, etc. — Spasmes fonctionnels des extrémités. — Des contractures. — Contracture des extrémités. — Tétanie. — Du tremblement nerveux. — De la *paralysis agitans*. — Du rôle de l'hydrothérapie dans le traitement de ces maladies.

Nous n'avons pas l'intention de revenir sur les névroses générales convulsives qui ont été étudiées, dans un autre chapitre ; nous voulons seulement dire ici quelques mots de certaines convulsions isolées auxquelles on a donné le nom de tics, de ces névroses particulières à certaines professions et que l'on appelle crampes professionnelles, des contractures et des tremblements.

Ayant eu l'occasion d'observer dans notre pratique journalière un certain nombre de faits de ce genre, nous croyons utile de faire connaître ce que l'on doit attendre de l'hydrothérapie dans ces affections pour la plupart si rebelles aux différents genres de traitement employés contre elles.

Tics convulsifs. — Nous commencerons par l'étude de cette névrose généralement connue sous le nom de *tic;* et, tout d'abord, avec Trousseau, nous établirons une distinction entre le *tic douloureux*, véritable névralgie accompagnée de mouvements convulsifs épileptiformes, et le *tic non douloureux*, ou espèce de chorée partielle, qui se rencontre fréquemment, et qui est caractérisé par des mouvements convulsifs, involontaires, inconscients et non douloureux.

Tics douloureux. — Cette affection est, comme on le sait, caractérisée par des convulsions horriblement douloureuses des muscles de la face. La douleur occupe généralement toujours le même siége, c'est-à-dire les branches terminales de la septième paire. Elle envahit subitement telle ou telle partie du visage, sans être précédée du moindre signe qui puisse en faire prévoir l'apparition. Les malades, pour se soulager, portent alors la main à leur visage, et se frictionnent souvent avec une telle vigueur, qu'on en a vu qui, par ces frictions répétées, étaient arrivés à détruire complétement le système pileux du côté affecté; on peut juger par là de l'intensité de la douleur.

Dans le tic douloureux, la douleur est toujours accompagnée de convulsions, ce qui lui a fait donner par Trousseau le nom de névralgie épileptiforme *convulsive*, par opposition à la névralgie épileptiforme *simple* dans laquelle il y a douleur sans convulsions.

Il n'est personne qui n'ait eu l'occasion d'observer cette convulsion mimique consistant en secousses instantanées qui impriment à la moitié de la face les contorsions et les grimaces les plus bizarres. Ces convulsions peuvent être cloniques ou toniques; mais la première de ces formes est de beaucoup la plus fréquente. La seconde peut être confondue avec la paralysie faciale de l'autre côté, mais il sera facile de distinguer ces deux affections si l'on se rappelle que, dans la paralysie, les muscles paralysés sont mous et souples, tandis qu'ils sont rigides et saillants dans la convulsion tonique ; en outre, l'électricité peut, en pareille circonstance, éclaircir de suite le diagnostic. La forme tonique est, on le sait, caractérisée par le spasme persistant de certains muscles, d'où résulte la déviation partielle ou totale d'une moitié de la face. Cette forme, très-rare, sans gravité au point vue du pronostic, est cependant inquiétante au point de vue des difficultés que rencontre la guérison. Mais, même dans cette forme, c'est l'hydrothérapie qui, croyons-nous, a donné jusqu'à présent les meilleurs résultats.

Quant à la forme classique, c'est-à-dire au véritable tic douloureux, caractérisé par des secousses apparaissant brusquement sous forme de paroxysmes, pouvant ne durer qu'une seconde ou se prolonger jusqu'à deux minutes, il ne faut pas, à son égard, partager l'opinion désespérante de Trousseau, et dire avec lui qu'il ne guérit jamais sans retour. Voici un fait rassurant que nous avons eu l'occasion d'observer.

Mademoiselle X..., jeune personne de vingt ans, est fille d'un père rhumatisant. Dans son enfance, elle a eu des convulsions. Réglée à 13 ans, elle a présenté depuis cette époque des symptômes de dysménorrhée, et a été sujette à des crises gastralgiques. Elle a un teint frais, et ne présente aucun symptôme de chloro-anémie. D'une impressionnabilité nerveuse assez développée, elle se plaint de douleurs passagères, erratiques, et a parfois de l'insomnie.

Après une promenade faite le soir d'un jour d'été dans une voiture découverte, elle est prise de douleurs à la tempe et à la figure. Les points douloureux sont à la tempe droite, sur le sourcil et à la joue du même côté ; les douleurs, très-fortes pendant la nuit, sont calmées le lendemain matin par l'administration de deux pilules de Crosnier. La nuit suivante les douleurs redoublent, on fait sans succès des frictions avec le chloroforme, et l'on pratique une injection sous-cutanée avec une solution mélangée d'atropine et de morphine. Après cette opération, la malade est prise de vomissements qui durent deux heures, et, après une heure d'un calme complet, elle est prise d'accidents convulsifs généraux et d'une excitation nerveuse qui dura plus de six heures. Cette crise nerveuse terminée, il resta un tic de la face, du côté droit, accompagné de douleurs violentes du même côté. La malade n'ayant voulu prendre aucun médicament à l'intérieur, on appliqua un vésicatoire sur la tempe, et les douleurs furent calmées immédiatement. Mais elles ne tardèrent pas à reparaître, et le tic se déclara des deux côtés. Mademoiselle X... se refusant à prendre toute espèce de médicament, on l'engagea à faire un traitement hydrothérapique qu'elle accepta.

En examinant la malade, nous eûmes beaucoup de peine à trouver un muscle de la face exempt de convulsions. Le tic, dont l'apparition remontait à trois semaines, existait dans toutes les parties du visage, et parfois les douleurs, qui n'avaient pas de siége fixe, étaient d'une violence extrême. Toutefois les mouvements convulsifs paraissaient plus prononcés à droite qu'à gauche. La malade faisait des grimaces atroces, et cet état la condamnait à une solitude désespérante. Il y avait chez elle une grande irritabilité nerveuse qui était souvent remplacée par une mélancolie profonde.

Nous nous trouvions donc en présence d'un tic douloureux de la face, survenu chez une personne très-nerveuse, ayant probablement, vu ses antécédents héréditaires, des tendances au rhumatisme.

Le traitement appliqué au début consista en une douche en jet froide et très-courte. La nuit qui suivit cette application fut plus calme que les précédentes, mais il n'y eut aucune modification dans les douleurs et dans le tic. Le lendemain nous fîmes administrer une sudation avec l'étuve à la lampe, suivie d'une douche en pluie et d'une douche en jet sur les extrémités inférieures. Le soir: douche froide en jet, très-courte. Le traitement, continué dans les mêmes conditions, n'amena d'amélioration sensible que le septième jour. Au bout de quinze jours il ne restait que quelques phénomènes convulsifs du côté droit de la face. La jeune malade ne prit plus alors que deux douches froides par jour, sans sudation préalable. Le mois ne s'était pas écoulé, qu'elle était débarrassée de tous les phénomènes nerveux. Elle continua encore ce traitement pendant un mois et sortit de l'établissement parfaitement guérie.

Nous avons eu à soigner d'autres tics douloureux de la face, et le même procédé n'a pas toujours réussi. Les douches de vapeur, les fumigations, la douche écossaise, nous ont rendu de grands services, mais nous n'hésitons pas à dire que l'étuve à la lampe, suivie d'une application froide, est le moyen de traitement qui, dans l'espèce, a été le plus efficace. Dans le cas où il ne pourrait être employé, il faudrait recourir à la douche écossaise en pluie.

Cependant il est quelques cas où les douches froides suffisent pour combattre cette affection. Il nous souvient, entre autres, d'avoir complétement guéri un tic partiel de la face par l'usage exclusif de l'eau froide. C'était chez une jeune personne anémique que nous avait adressée M. le professeur Axenfeld, pour la débarrasser d'un tic qui consistait en un clignotement perpétuel de la paupière droite, accompagné de douleur sus-orbitaire. Un traitement d'un mois par les douches froides générales suffit pour la guérir complétement. A l'heure où nous écrivons, la jeune personne jouit d'une parfaite santé ; il y a environ cinq ans qu'elle n'a éprouvé le moindre accident.

Tics non douloureux. — Beaucoup d'auteurs font rentrer avec juste raison les tics non douloureux dans les chorées partielles, mais nous ne saurions terminer ces considérations consacrées aux tics sans dire un mot de ces troubles convulsifs, de beaucoup les plus communs, et qui consistent en des contractions rapides, instantanées, involontaires, et presque toujours limitées à un petit nombre de muscles, particulièrement à ceux de la face. Il ne faudrait pas croire, cependant, que la face soit le siége exclusif de ces sortes de convulsions; elles peuvent affecter aussi les muscles du cou, du tronc et même des membres. Tout le monde a rencontré des individus en proie à cette singulière affection. Les uns sont atteints à chaque instant d'un clignotement de la paupière, d'un tiraillement convulsif de la joue, de l'aile du nez ou de la commissure des lèvres, chacune de ces convulsions constituant une grimace particulière qui se répète à tous moments. Chez d'autres, ce ne sont plus seulement les muscles de la face qui sont en jeu, mais bien aussi certains muscles de la tête et du cou. Ce sont alors des contorsions brusques et passagères du cou, des hochements de tête, des soulèvements d'épaules, en un mot toutes sortes de mouvements impossibles à décrire, et plus bizarres les uns que les autres.

Ce tic, nous le répétons, n'est pas accompagné de douleur ; c'est une affection essentiellement chronique et contre laquelle les moyens les plus énergiques empruntés à l'hydrothérapie elle-même échouent souvent. Ce qu'il y a de plus singulier dans cette affection, c'est qu'elle frappe tout le monde, excepté celui-là même qui en est atteint; ces contractions involontaires, en effet, sont aussi inconscientes, et il peut quelquefois se passer un temps assez long avant que ces individus se sachent atteints de cette triste infirmité.

Enfin, pour terminer le tableau de cette affection, ajoutons que parfois le tic s'accompagne d'une véritable chorée laryngée, et que les malades, en même temps qu'ils présentent une contraction involontaire d'une partie de la face, se mettent à pousser un cri, non pas arraché par la douleur, mais aussi involontaire que la contraction même du visage.

Qui n'a pas lu l'histoire de l'ami que Trousseau reconnaissait après vingt ans de séparation, à vingt pas derrière lui, par un jappement, un éclat de voix, un véritable aboiement que poussait à chaque instant ce malheureux atteint de cette triste affection depuis son enfance? Quelquefois, au lieu d'un cri, c'est une tendance à prononcer certains mots, toujours les mêmes; et, chose bizarre, ces mots sont souvent de ceux qu'on voudrait toujours éviter de prononcer. Il nous souvient parfaitement d'avoir rencontré souvent, lorsque nous étions enfant, une pauvre vieille femme qui, pendant une à deux minutes, se mettait à répéter fort vite, comme en ayant honte, un certain nombre de fois ce mot que personne ne peut se permettre d'écrire. Depuis cette époque, nous avons eu plusieurs fois l'occasion d'observer des cas de ce genre.

Ces tics sont souvent héréditaires. Dans tous les cas, en remontant à la source, on finit toujours par découvrir, soit chez l'individu lui-même, soit parmi ses ascendants ou ses collatéraux, l'existence de quelque névrose.

Quoique ne s'accompagnant pas de douleurs, on comprend combien cette affection doit être pénible, surtout devant l'impuissance des moyens thérapeutiques, d'une part, et, de l'autre, la crainte de l'hérédité. On doit s'expliquer aisément comment les malheureux qui sont aussi cruellement frappés sont en général d'une humeur aussi sombre et d'un caractère aussi farouche. Aussi, quelque vaines que nous paraissent les chances de guérison, nous ne devons jamais désespérer et abandonner de prime abord tous les moyens dont nous disposons. Il n'est pas vrai, en outre, que la thérapeutique soit absolument impuissante contre cette affection. A défaut de guérison, on peut obtenir un déplacement de la convulsion, et, par suite, une atténuation du mal. Dans certains cas même, la guérison est possible, voici un fait qui le prouve :

Mademoiselle B..., âgée de 18 ans, fut prise, il y a six mois, d'une grande frayeur au moment de son époque menstruelle. Les règles furent supprimées, et, dès le lendemain, apparurent, dans la face, des convulsions de presque tous les muscles du côté droit. Les vésicatoires, les frictions excitantes n'amenèrent aucun résultat.

M. Duchenne, de Boulogne, essaya ensuite de l'électricité pendant plus d'un mois sans pouvoir amener de modification, et engagea, en fin de compte, la malade à se soumettre à un traitement hydrothérapique. Mademoiselle B.:., vint s'installer à Auteuil au mois de juillet 1868.

La malade a les apparences d'une bonne santé, néanmoins elle présente quelques signes de chloro-anémie. Les muqueuses sont décolorées, elle est très-sensible au froid, très-impressionnable, et sujette à des palpitations de cœur. Depuis six mois, comme nous l'avons dit, les règles sont supprimées, et il existe un peu de leucorrhée.

La moitié droite de la face est atteinte de mouvements involontaires, saccadés, pendant lesquels les sourcils, les paupières, les joues et les lèvres sont tiraillés en tous sens. Ces convulsions sont très-fortes pendant environ une minute, puis elles cessent pendant un temps variable, pour recommencer ensuite avec la même violence. Il existe bien quelques douleurs, mais elles sont faibles, fugitives et de très courte-durée. Rarement les convulsions existent pendant la nuit ; elles redoublent d'énergie aux époques qui correspondent aux règles. Aucune autre partie du corps ne présente de mouvements convulsifs. Ceux-ci sont toujours limités aux mêmes muscles de la face, et affectent la forme clonique. Aucun phénomène nerveux ne peut faire soupçonner la présence de l'hystérie ou de la chorée, ou de toute autre maladie de l'encéphale.

Une douche froide en pluie et en jet fut administrée deux fois par jour à la malade. Au moment de l'époque présumée des règles, la malade prit, avant chaque douche, un bain de pied chaud à eau courante, et deux fois par jour, à la même époque, le sac à glace de Chapman fut appliqué à la région lombaire.

Un mois après le début du traitement, l'amélioration du tic était visible, les convulsions étaient moins fortes, et les intervalles de repos plus prononcés.

Au bout de dix semaines, les règles apparurent, et, quatre jours après leur apparition, le tic de la face avait complétement disparu.

L'explosion du tic à la suite d'une suppression des règles, le défaut de lésion centrale ou d'irritation prolongée des centres nerveux, l'état constitutionnel relativement satisfaisant, ont rendu la guérison possible.

Le fait que nous venons de citer n'est pas le seul cas de guérison que nous ayons, et nous savons que d'autres praticiens en ont également observé de semblables. Après avoir essayé les divers modificateurs que l'hydrothérapie met à notre disposition, nous sommes arrivé à reconnaître que, dans ce cas, le meilleur procédé est la douche en pluie et en jet. Nous avons toujours été obligé de recourir à son emploi, et de reconnaître sa supériorité sur les autres procédés. Seulement, comme quelquefois le malade ne peut pas supporter sur la tête une eau aussi froide que sur le reste du corps, on s'arrange alors pour se servir d'une pluie avec de l'eau à 18° ou 20°. Quant à la piscine, elle est ici bien moins efficace que dans la chorée complète.

Nous avons eu beaucoup de cas de tics douloureux ou non douloureux à soigner, et nous devons dire que le nombre des succès est inférieur à celui des échecs. Mais nous croyons que les insuccès ne tiennent pas tous à l'incurabilité du mal ou à l'impuissance de l'hydrothérapie. Ils tiennent souvent au défaut de persistance des malades dans la voie du traitement; il faudrait en effet souvent des années pour guérir une maladie que l'on demande de faire disparaître en un ou deux mois, il n'est donc pas extraordinaire que l'on échoue dans bien des cas.

Crampes professionnelles. — Crampes des écrivains, des pianistes, etc. — Nous ne pouvons pas passer sous silence cette affection décrite par les auteurs sous le nom de *crampes des écrivains*, ou *chorée des écrivains ;* mais cette dénomination est, croyons-nous, insuffisante. Il est vrai que ces sortes de crampes ont le plus souvent pour cause l'usage exagéré de la plume, mais elles ne s'observent pas uniquement chez les écrivains, on peut les rencontrer aussi chez les pianistes, les flûtistes, etc. ; comme le fait remarquer avec juste raison M. Duchenne, de Boulogne, ces crampes n'ont pas toujours leur siége dans les muscles de la main, elles peuvent se produire dans toutes les régions, c'est pourquoi nous préférons de beaucoup, avec ce savant auteur, donner à cette affection la dénomination plus générale de *spasmes fonctionnels* ou *crampes professionnelles*. Voyons rapidement en quoi consiste cette névrose.

La cause la plus fréquente est, sans contredit, l'abus de certains mouvements musculaires ; mais cette cause, purement mécanique, n'est pas la seule, il faut remonter à une cause plus générale, et la rechercher dans l'état nerveux du malade. La véritable crampe des écrivains est caractérisée par un spasme, une contraction involontaire plus ou moins douloureuse des muscles fléchisseurs et extenseurs des doigts. Il est rare, dans ces cas, qu'il n'y ait pas eu, avant l'apparition de cette crampe, une période prodromique caractérisée par une sensation de fatigue dans les muscles de la main, sensation s'étendant jusque dans les muscles de l'avant-bras ; l'individu peut encore écrire ; mais il est obligé, au bout d'un certain temps, de déposer la plume, et finit par être dans l'impuissance absolue de la tenir ; c'est là une forme paralytique de cette affection, ayant pour cause déterminante la pratique exagérée de l'écriture, et constituée principalement par une parésie des muscles fléchisseurs et extenseurs des doigts, et plus particulièrement des trois premiers doigts.

A côté de cette forme s'en place une autre, à laquelle M. Jaccoud donne le nom de forme tremblante. Ici les choses se passent tout autrement, c'est une véritable chorée. Au moment où l'individu veut écrire, ses doigts sont subitement agités de mouvements convulsifs, de tremblements plus ou moins intenses qui le mettent dans l'impossibilité d'accomplir l'acte commencé. C'est un tremblement qui croît progressivement en intensité et en étendue, et qui peut gagner les muscles de l'avant-bras, du bras et même de l'épaule.

Enfin il est encore deux autres formes que peuvent revêtir ces phénomènes morbides, ce sont la forme ataxique et la forme spasmodique. La première est caractérisée par des contractions involontaires, mais sans tremblement ni signes de parésie, des muscles fléchisseurs et extenseurs des doigts ; la seconde est constituée par des crampes réflexes qui occupent ces muscles.

Dans toutes ces formes, le désordre est toujours limité aux muscles de la main et de l'avant-bras, et il n'a jamais lieu que pendant l'accomplissement de l'acte professionnel. Nous pourrions répéter ici ce que nous avons dit précédemment en parlant des tics ; bien que ne présentant aucun danger, cette affection offre une grande gravité par l'impossibilité où elle met souvent les individus de continuer la profession qu'ils ont adoptée. L'avenir d'un artiste peut se trouver brisé par cette affection.

Ici donc, comme ailleurs, il ne faut négliger aucune chance de guérison ou tout au moins d'amélioration. Nous avons eu l'occasion de soigner beaucoup de malades atteints de ces infirmités, et dous devons dire que le succès n'a pas toujours couronné nos efforts; les guérisons obtenues sont même assez rares. Toutefois les améliorations produites dans quelques cas nous autorisent à croire que l'hydrothérapie peut rendre d'utiles services.

Un professeur, âgé de 50 ans, ayant toujours beaucoup travaillé et beaucoup écrit, s'aperçut en avril 1854 qu'en voulant écrire, ses doigts étaient agités de mouvements convulsifs qui l'empêchaient de tenir sa plume. Le pouce, l'indicateur et le médius de la main droite exécutaient involontairement le mouvement de flexion ; le malade ressentait une fatigue extrême du poignet, et il était forcé de renoncer à écrire. Plusieurs fois il essaya de reprendre la plume, les mêmes convulsions venaient la lui enlever. Il se décida dès lors à prendre un secrétaire et à soigner son infirmité. Les frictions, les massages et l'électricité furent employés sans succès. On lui conseilla de faire de l'hydrothérapie. Nous pûmes constater, dans notre premier examen, que la crampe des écrivains était solidaire d'un épuisement cérébral. Les fonctions digestives étaient languissantes, mais ne présentaient cependant aucun trouble sérieux. Nous lui recommandâmes de se reposer intellectuellement pendant trois mois, et nous l'engageâmes à faire des mouvements méthodiques avec les bras et les mains, de manière à exécuter des contractions musculaires harmoniques. Il prit en même temps, deux fois par jour, une douche froide en pluie et en jet.

Au bout de deux mois le malade n'avait éprouvé aucune amélioration. Ayant persisté dans le traitement, il se produisit, dans le courant du troisième mois, une légère modification ; il commençait à pouvoir écrire quelques mots ; et à la fin du mois il pouvait écrire lentement pendant une assez longue période de temps. Satisfait du résultat obtenu, ce malade quitta l'établissement, et nous n'en avons plus entendu parler depuis, ce qui nous fait penser que l'amélioration a persisté.

Ce résultat assez heureux n'est pas isolé ; nous avons soigné aussi avec succès un jeune pianiste très-anémique et très-nerveux, qui avait dans les doigts de la main gauche de petites convulsions qui l'empêchaient de toucher longtemps du piano.

L'état anémique dans lequel il se trouvait nous engagea à entreprendre une cure hydrothérapique au moyen de douches froides, et nous fûmes assez heureux, après cinq mois de traitement, pour modifier sa constitution et lui rendre l'usage de ses doigts.

Quelque temps après, un jeune homme de 30 ans, flûtiste très-distingué, venait nous consulter. Il était atteint d'un spasme fonctionnel du doigt médius qu'il ne pouvait plus placer exactement sur les trous de la flûte. En même temps, il ne sentait pas exactement avec le pouce et l'indicateur les ouvertures et les clefs de son instrument. Ayant appris que le pianiste, dont nous venons de parler, avait retrouvé l'usage de ses doigts, il vint nous demander si l'hydrothérapie ne pourrait pas lui être aussi utile. Il commença le traitement et prit tous les jours une douche froide en pluie et en jet. Au bout de trois mois, il n'y avait pas d'amélioration. Nous eûmes alors l'idée de lui administrer, avant la douche froide générale, une douche alternative d'une durée de quatre à cinq minutes. Au bout de quinze jours, il éprouva une grande amélioration; il put rejouer de la flûte, et recouvrer la sensibilité dans le pouce et l'indicateur, en même temps que la régularité des mouvements du médius.

Ces faits, et plusieurs autres que nous pourrions citer, démontrent que, dans des cas analogues, on ne doit pas négliger le traitement par l'eau froide, qui peut donner d'aussi heureux résultats que ceux que nous venons de citer.

Des contractures.

Nous devons, dans ce chapitre, dire quelques mots des contractures.

La contracture musculaire est une contraction involontaire, plus ou moins persistante, quelquefois même permanente, caractérisée par l'endurcissement et le raccourcissement du muscle qui tend ainsi incessamment à rapprocher ses points d'insertion. C'est un état spasmodique, le plus souvent dû à une affection du système nerveux, et particulièrement de la partie de ce système qui forme l'armature du muscle contracturé.

Lorsque la contracture est permanente, elle finit tôt ou tard par entraîner une atrophie graduelle des fibres musculaires, qui ne laisse à la longue subsister que la trame cellulo-fibreuse du muscle. Quand l'altération histologique est arrivée à ce point, elle produit ce qu'on désigne sous le nom de rétraction.

Il y a donc, entre la contracture et la rétraction, une distinction bien nette à établir, distinction que, selon nous, les auteurs n'ont pas, en général, assez fait ressortir. Si nous insistons sur ce point, c'est qu'il est d'une très-grande importance à connaître pour bien préciser le traitement à employer. La rétraction, en effet, telle que nous l'entendons ici, échappe à tous les agents médicamenteux et à tous les modificateurs hygiéniques. Elle n'est accessible qu'aux moyens chirurgicaux; la section du muscle rétracté est à peu près le seul moyen de remédier aux déplacements et aux troubles fonctionnels divers qui en résultent. Nous ne nous y arrêterons donc pas davantage.

La contracture spasmodique, avec intégrité du tissu musculaire, est, au contraire, accessible à l'action des moyens médicamenteux, et en particulier à celle de l'hydrothérapie. C'est donc de cette seule sorte de contracture que nous nous occuperons ici.

On peut distinguer, moins par leurs caractères physiologiques que par leurs conditions étiologiques, les contractures en cinq espèces principales : 1° la contracture rhumatismale, ou *a frigore*; 2° la contracture spasmodique proprement dite; 3° les contractures que l'on pourrait appeler par action réflexe; 4° certaines contractures spéciales dues à des lésions musculaires; et enfin, 5° les contractures de certains muscles qui sont dues à une paralysie des antagonistes.

1° Les contractures rhumatismales, ou *a frigore*, sont en général les plus douloureuses. Rares dans le rhumatisme aigu, on les rencontre plus fréquemment dans la forme chronique de cette affection. En tant que phénomène se rattachant au rhumatisme, la contracture suit toutes les phases par lesquelles passe la diathèse elle-même. Nous devrons donc, en pareil cas, chercher surtout à traiter l'affection primitive, mais il faudra, en outre, avoir recours à tous les moyens généralement employés pour combattre la douleur, celle-ci accompagnant toujours la contracture rhumatismale. Les exemples les plus connus des ces sortes de contractures sont le lumbago et le torticolis. Nous n'insisterons pas davantage ici sur ces contractures rhumatismales, nous contentant de renvoyer le lecteur au chapitre consacré spécialement au rhumatisme.

2° Nous devons nous étendre plus longuement sur la contracture spasmodique proprement dite, résultant directement d'une affection irritative, inflammatoire des centres nerveux et des troncs nerveux qui y prennent leur origine. Ici encore nous devons faire une nouvelle distinction. La contracture peut, comme la plupart des névroses, être symptomatique ou idiopathique.

Symptomatique, la contracture reconnaît pour causes principales, d'un côté les affections des muscles, les troubles dans leur nutrition, l'altération des nerfs qui les animent; de l'autre, les maladies des centres nerveux, et enfin les altérations du sang.

Nous reviendrons tout à l'heure sur les contractures qui se rattachent à une affection des muscles. Bien que plusieurs auteurs regardent la contracture qui est liée à l'hystérie comme idiopathique, nous sommes plus disposé, pour notre part, à la regarder comme symptomatique; car, quelque importance qu'elle puisse avoir dans cette maladie, elle n'en constitue jamais qu'un symptôme. Nous renvoyons, du reste, le lecteur à ce que nous avons dit quand nous avons parlé de l'hystérie. Nous ne parlerons pas davantage des contractures qui se lient à l'épilepsie, pas plus que de celles qui ont été signalées dans le cours de certaines maladies, telles que la pneumonie, les fièvres éruptives, le choléra, etc. Nous ne reviendrons pas davantage sur les contractures de la chorée. Élimination faite de ces diverses espèces de contractures, comme se rattachant à d'autres affections traitées ailleurs, il ne nous reste qu'à parler des contractures spasmodiques se rattachant aux affections des centres et des troncs nerveux. Nous avons dit que les altérations des nerfs pouvaient être la cause de certaines contractures. La plus petite tumeur, le moindre corps étranger, peuvent quelquefois, ainsi que les névrômes, produire des douleurs atroces et de la contracture. Mais ce sont là des cas relativement rares. C'est dans les affections des centres nerveux qu'il faut souvent en chercher la cause, dans l'encéphalite, dans l'hémorrhagie méningée, dans la contusion du cerveau, par exemple. Nous ne pouvons nous engager dans l'étude des relations qui existent entre ces lésions du cerveau et la contracture ; qu'il nous suffise de les rappeler. Nous ferons de même pour l'atrophie du cerveau, le ramollissement de la moelle ou du cerveau, la sclérose, les méningites chroniques du rachis, etc. Les travaux récents, ceux de MM. Charcot et Bouchard entre autres, s'étendent longuement sur ce sujet, et nous y renvoyons le lecteur (1). On comprendra qu'en présence de telles affections l'hydrothérapie soit impuissante, et nous n'insisterons pas davantage.

M. Jaccoud a découvert dans l'urémie une nouvelle cause de contracture. Les altérations du sang peuvent souvent la produire. Si nous rappelons toutes ces considérations pathologiques, c'est que nous croyons devoir prémunir le praticien contre des erreurs de diagnostic qui l'entraîneraient dans une fausse voie au point de vue du traitement.

Nous ne pouvons donc considérer ici que la contracture qui est l'expression d'une névrose ou d'une altération du sang. Contre ces deux états morbides, on sait déjà comment il convient d'employer l'hydrothérapie. Nous ajouterons seulement que le procédé qui rend le plus de services, c'est le maillot humide ou sec, suivi d'une friction très-prolongée faite avec un drap ou des linges mouillés.

3° Sous le nom de contractures par action réflexe, on peut

(1) *Archives de physiologie.*

grouper les divers exemples de tétanie des nourrices ou des nouvelles accouchées, et la nouvelle espèce de contracture décrite récemment par M. Duchenne, de Boulogne, sous le nom de contracture réflexe ascendante (1); cette dernière survient à la suite de violences exercées sur certaines articulations, sur l'articulation du poignet principalement, dans une chute faite, par exemple, sur le dos ou la paume de la main, violences qui produisent une arthrite plus ou moins intense, ou une simple et courte douleur articulaire. La contracture qui apparaît ensuite siége dans un plus ou moins grand nombre de muscles moteurs de cette articulation, puis s'étend à la longue à d'autres muscles du même membre. La douleur, limitée d'abord aux muscles contracturés, est modérée; elle gagne ensuite d'autres muscles, et atteint enfin les troncs nerveux et l'origine du plexus brachial. L'entérite, les vers intestinaux, la diarrhée chronique peuvent aussi produire des contractures; les auteurs sont d'accord pour les considérer, dans ce cas, comme le produit d'une action réflexe.

Dans ces sortes de contractures, il importe avant toute chose de calmer l'irritation, qui peut être considérée comme le point de départ de l'action réflexe morbide. Mais si l'on veut obtenir une guérison durable, il est nécessaire de modifier la susceptibilité maladive des centres nerveux, qui peut être à bon droit considérée comme un facteur important dans la production de ces sortes de spasmes permanents. Pour atteindre ce but, l'hydrothérapie est fort utile; il suffira de régler ses applications en prenant pour base la nature du mal et surtout la constitution nerveuse du malade.

4° Nous ne ferons que citer en passant les contractures spéciales dues à certaines lésions musculaires telles que les affections gommeuses syphilitiques. La syphilis peut, en effet, par les accidents tertiaires, devenir ainsi une cause de contractures. Celles-ci s'accompagnent quelquefois de rétraction, et, pour prévenir ce dernier phénomène, l'hydrothérapie et le massage peuvent être de quelque utilité. Nous en avons parlé du reste en traitant de la syphilis, il est donc inutile d'insister davantage.

(1) *Gazette des hôpitaux*, 1870.

5° Dans la dernière classe, où se trouvent les contractures par suite de paralysie des muscles antagonistes, on peut placer aussi celles qui sont consécutives à certaines compressions, qui finissent par altérer la vitalité du tissu musculaire après l'avoir plus ou moins irrité, et celles qui sont dues à des attitudes forcées ayant eu pour conséquence d'amener un raccourcissement permanent des fibres musculaires. Contre ce dernier groupe de contractures, l'hydrothérapie est fort utile ; et, sauf les contre-indications qui peuvent dépendre de l'état général du malade, la plupart des applications de cette méthode, et notamment les frictions avec le drap mouillé, produisent de très-heureux résultats.

Contracture des extrémités. Tétanie. — Nous terminerons ce rapide exposé des diverses sortes de contractures,. en parlant d'une variété bien intéressante de ces affections convulsives, à laquelle on a donné le nom de *contracture des extrémités*, ou *tétanie.*

Cette affection, décrite depuis peu, et à laquelle Trousseau a cru devoir consacrer une remarquable leçon dans sa clinique de l'Hôtel-Dieu, est une contracture intermittente, douloureuse, qui tourmente beaucoup les malades qui en sont atteints, bien qu'elle n'ait rien de grave en elle-même. Elle occupe presque toujours les muscles des membres, se rattache parfois à une maladie générale, et ne dépend presque jamais d'une lésion des centres nerveux. On l'a divisée en contracture partielle et contracture générale, selon qu'elle occupe un seul faisceau musculaire ou qu'elle est généralisée dans tous les muscles. Son apparition est le plus ordinairement précédée par des douleurs vagues, des engourdissements ou des fourmillements. Elle apparaît rarement d'emblée ; chez l'enfant particulièrement, elle est presque toujours secondaire d'une autre affection. Elle atteint d'abord les extrémités, et principalement celles des membres supérieurs. Les doigts se fléchissent sur la main, mais il ne faudrait pas en conclure que les fléchisseurs seuls soient atteints de contracture. Des doigts elle passe au poignet, puis à l'avant-bras et au bras, quelquefois même elle envahit l'épaule. Dans les membres inférieurs, il est rare qu'elle s'étende jusqu'aux cuisses. On a cependant vu des cas où il y avait, sinon contracture, du moins roideur d'un grand nombre d'autres muscles. Ajoutons qu'il y a des exemples de contractures des muscles de l'abdomen qui, par la position vicieuse qu'elles impriment au bassin, peuvent faire croire à une affection coxo-fémorale. On a vu aussi quelques cas de contracture de muscles isolés, atteignant généralement de préférence le biceps, le long supinateur et le coraco-brachial. On constate quelquefois, au niveau des parties contracturées, un gonflement œdémateux, de la rougeur et de la chaleur. Tous ces symptômes s'exagèrent par moments, car la maladie procède par accès qui se reproduisent à des intervalles assez inégaux.

D'après ce que nous venons de dire, l'on voit que la tétanie ne peut être confondue avec le tétanos, car, dans ces deux affections, la marche de la contracture suit un sens inverse. Dans la première elle commence par les extrémités, dans la seconde elle ne les atteint qu'en dernier lieu.

La tétanie se montre généralement entre 15 et 20 ans. Cependant elle se rencontre aussi chez les jeunes enfants et chez les personnes adultes. Mais la puerpéralité a sur son développement une influence incontestable. Elle s'observe indifféremment dans les deux sexes, chez les sujets forts aussi bien que chez les sujets faibles, et c'est au froid et à l'humidité qu'il faut le plus souvent l'attribuer.

Sans entrer dans l'étude de la nature de la maladie, ce qui nous entraînerait en dehors du cadre que nous nous sommes tracé, nous allons citer quelques faits pour montrer de quelle façon nous pouvons, par l'hydrothérapie, combattre cette affection; c'est, pour nous, le point le plus important.

M. X..., âgé de 28 ans, ne présentant aucun signe d'affection diathésique ni de prédisposition héréditaire, eut le choléra en 1865. Depuis cette époque, il est sujet à des diarrhées accompagnées de crampes dans les jambes.

En septembre 1866, il fit l'ouverture de la chasse. Il plut toute la journée, et, dans la nuit suivante, il ressentit des douleurs dans les épaules et dans les jambes. Le lendemain, ces douleurs se compliquent de picotements et d'engourdissement dans les mains et les pieds. Bientôt les doigts de la main se fléchissent et se contracturent ; ceux des pieds ne tardent pas non plus à être affectés des mêmes phénomènes. Cette contracture dura environ deux heures, et M. X... n'éprouva ensuite qu'une certaine gêne dans le mouvement des extrémités, accompagnée d'un léger engourdissement. Un autre accès de contracture le prit dans la même journée, la volonté ne put ni le prévenir ni le combattre, il fut un peu moins long que le premier.

Pendant six mois les frictions sèches, le chloroforme, la gymnastique, le massage, l'électricité furent employés. On parvint à faire quelquefois disparaître la contracture, mais celle-ci revenait avec sa périodicité habituelle. L'hydrothérapie fut conseillée, et le malade vint s'installer à Auteuil au mois d'avril 1867.

M. X... a les apparences d'une bonne santé, cependant il est maigre, la peau est sèche et peu colorée, son système nerveux est très-impressionnable. Le cœur et les poumons sont intacts, mais les voies digestives sont très-susceptibles ; le malade a de l'appétit, il est vrai, mais il ne peut manger beaucoup sans avoir de la diarrhée, et celle-ci n'apparaît jamais sans amener des accès de contracture, qui reviennent plusieurs fois par jour.

M. X... éprouve d'abord des fourmillements dans les mains et dans les pieds, quelquefois simultanément, quelquefois séparément. Les mouvements des doigts et des orteils sont de plus en plus gênés, la roideur survient, les phalanges se fléchissent légèrement, la contracture suit bientôt et dure une, deux et quelquefois trois heures. L'accès terminé, le mouvement revient dans les extrémités et il ne reste qu'une sensibilité exagérée des parties atteintes, et un peu de céphalalgie.

Dans ces accès, le pouce est porté en dedans et touche le petit doigt, les autres doigts sont roides, légèrement fléchis et fortement serrés les uns contre les autres. Les muscles des éminences thénar et hypothénar sont rigides et douloureux. A la partie antérieure des mains il existe de la douleur que réveille surtout la pression. Quand les extrémités inférieures sont atteintes, surviennent quelques douleurs et des fourmillements dans les jambes, le pouce se fléchit et se contracte, le pied semble s'allonger, et les doigts deviennent très-rigides et tournés en dedans.

Nous étions en présence d'un malade atteint de contracture intermittente des extrémités, développée tout à la fois sous l'influence d'une irritation chronique des intestins, d'une altération du sang provoquée par le choléra, et d'une irritabilité nerveuse excessive.

Nous prescrivîmes d'abord : le matin, une étuve sèche suivie d'une friction avec le drap mouillé, et, le soir, une douche froide et courte. Quinze jours de ce traitement n'amenèrent aucune modification ; l'étuve sèche, bien qu'administrée avec beaucoup de précautions, provoquait de l'irritabilité. Elle fut remplacée par le maillot, et, après vingt jours de traitement, il y avait une amélioration sensible. Les accès étaient beaucoup plus courts, et le malade passait des journées entières sans en avoir. Après deux mois de ce traitement, les contractures disparurent, la diarrhée cessa et les forces générales revinrent complétement.

Voici encore un fait très-intéressant : mademoiselle F..., quoique d'un tempérament nerveux très-prononcé, n'a jamais eu d'attaques de nerfs, mais elle est toujours dans un état d'agitation excessive. Elle est sujette à des douleurs erratiques légères, et à des crampes qui siégent tantôt dans l'estomac, tantôt dans les mollets. Elle a, en outre, assez fréquemment des contractions cloniques dans les muscles fléchisseurs des pieds, qui produisent parfois de véritables sons musicaux.

Un soir, en faisant sa prière, elle fut prise dans les extrémités inférieures d'une contracture qui céda à de simples frictions. Le lendemain ce phénomène reparut pour disparaître après un quart d'heure environ de durée.

Le surlendemain la contracture se montra aux extrémités supérieures, et dura près d'une heure. La malade, qui s'ennuyait beaucoup chez elle, fut envoyée au bord de la mer, où les accidents augmentèrent. A son retour elle fit chez elle de l'hydrothérapie avec un appareil à pluie, elle prit en même temps des pilules de belladone, d'oxyde de zinc, etc., mais les accès de contracture ne s'amendèrent pas. On conseilla un traitement hydrothérapique dans un établissement spécial, et elle vint s'installer à Auteuil.

L'examen le plus attentif ne fit découvrir aucune affection organique. Les fonctions étaient normales, l'excitabilité nerveuse excessive, et les contractures apparaissaient deux fois par jour, aux mêmes heures, le matin et le soir. Quelquefois les quatre extrémités étaient atteintes, mais le plus souvent les convulsions toniques n'existaient que dans les mains.

Nous fîmes pratiquer à la malade une friction avec le drap mouillé le matin, le soir elle prit une piscine à 16°, d'une durée aussi prolongée que possible. Quinze jours de ce traitement suffirent pour amener une grande amélioration. La friction du matin fut remplacée par une légère douche froide, la piscine du soir fut continuée. Un mois et demi après son entrée, la malade retournait chez elle parfaitement guérie.

Le fait qui va suivre est une observation de contracture de nature rhumatismale. Le jeune homme qui en fait le sujet a eu, à l'âge de quatorze ans, des migraines qui ont duré pendant deux ans. Elles ont été remplacées par des accès de fièvre quotidiens, survenus sans cause connue, et qui ont duré quatre mois. A dix-huit ans il eut un zona, à vingt-deux ans un rhumatisme articulaire aux genoux. Il y a deux ans, pris par la pluie dans la rue, il dut se réfugier sous une porte cochère où il resta exposé à un courant d'air.

Dès le lendemain, il ressentit dans les jambes des douleurs qui furent accompagnées de contracture dans le pied gauche. La contracture dura environ trois heures, les douleurs cédèrent à des frictions, et le malade put vaquer à ses affaires. Huit jours après il sentit une espèce de tressaillement douloureux dans les deux jambes, et la contracture reparut, mais cette fois aux deux pieds. Un nouvel accès survint le lendemain et les jours suivants à peu près aux mêmes heures, c'est-à-dire le matin.

C'est alors qu'il nous fut présenté par un de ses amis qui suivait alors à Auteuil un traitement hydrothérapique. Nous reconnûmes aisément l'existence de la contracture intermittente des extrémités, et nous pensâmes que le rhumatisme avait une grande part dans le développement de cette maladie.

Le matin nous fîmes appliquer le maillot suivi d'une friction avec le drap mouillé; le soir, le malade prit une douche froide légère. Après un mois, lorsque l'amélioration fut bien marquée, le maillot fut remplacé par une douche froide générale. Six semaines de ce traitement suffirent pour débarrasser le malade de son infirmité.

Nous pourrions citer un plus grand nombre de cas de contracture des extrémités, pour montrer pourquoi nous nous sommes déterminé à employer certaines applications hydrothérapiques à l'exclusion des autres. Mais il nous suffira, pensons-nous, pour bien préciser notre pensée, d'établir cette préférence en peu de mots.

Toutes les fois que la contracture est dominée par une excitation nerveuse très-grande, on pourra employer une douche froide générale le matin, en ayant soin de ne pas percuter fortement, et le soir on aura recours à la piscine modérément froide. Sans doute d'autres moyens hydrothérapiques pourront réussir, mais, à moins d'indications spéciales, ils produiront un effet moins sûr que ceux que nous venons de désigner.

Quand la peau sera sèche, et que le malade aura besoin d'être échauffé, on pourra employer l'étuve à la lampe, la douche de vapeur, la douche chaude, le bain de vapeur ou le maillot, en ayant soin de faire suivre chacune de ces applications d'une friction froide, et de donner dans la journée une douche générale froide, à légère percussion.

Parmi les applications préalables de calorique destinées à favoriser l'effet de l'eau froide, le maillot, appliqué le matin, nous a réussi mieux que les autres procédés. Nous ne voulons cependant pas ici poser une règle invariable, car il est possible que l'on rencontre précisément des cas auxquels ne conviennent ni l'étuve à la lampe, ni les fumigations, ni les douches chaudes. Nous nous contentons de signaler un fait qui n'est pas sans importance, c'est que ces divers moyens ont échoué alors que le maillot a réussi. Peut-être n'avons-nous pas employé les premiers pendant assez longtemps et avec assez de persévérance, nous ne le nions pas ; toutefois l'on comprendra que, ayant à notre service un moyen capable de soulager promptement, nous n'ayons pas voulu prolonger des expériences, très-certainement utiles au point de vue scientifique, mais, dans tous les cas, peu engageantes au point de vue humanitaire.

Du tremblement nerveux.

Nous entendons par tremblement ce trouble de la motilité, sorte d'état intermédiaire à la convulsion et à la paralysie, qui se manifeste dans des circonstances assez diverses pour que l'on ait été fondé à en distinguer plusieurs espèces, selon leur cause et leur valeur séméiologique.

Il y a d'abord le tremblement sénile, que l'on peut considérer presque comme un état physiologique, et contre lequel la thérapeutique est absolument impuissante. Nous n'aurons donc pas à nous en occuper dans ce chapitre.

Nous ne ferons que mentionner le tremblement alcoolique et le tremblement mercuriel, qui sont dus à une action toxique, et que nous avons déjà étudiés, particulièrement au point de vue de l'hydrothérapie, dans le chapitre consacré aux intoxications.

Il est une autre forme de tremblement, que l'on peut appeler d'une façon générale le tremblement nerveux et qui mérite toute notre attention. Ce tremblement nerveux, qui ressemble beaucoup à celui des vieillards, en diffère cependant essentiellement par ses causes, et par les conditions dans lesquelles il se manifeste. Il affecte particulièrement la tête et les membres, surtout les mains, beaucoup plus rarement le tronc tout entier, et reconnaît plusieurs causes au nombre desquelles il faut placer l'hérédité, les émotions morales vives et toutes les conditions déprimantes telles que l'insuffisance d'alimentation, l'onanisme, les excès vénériens, les chagrins, la trop grande tension d'esprit. Nous pensons qu'il résulte, comme la plupart des névroses, d'un trouble de nutrition qui peut dégénérer souvent en une altération histologique grave.

Parmi les exemples de tremblement purement nerveux, nous citerons l'observation d'une jeune fille très-anémique, qui, à la suite d'une grande frayeur, fut atteinte d'un tremblement dont l'hydrothérapie a eu facilement raison. Cette jeune personne, née de parents très-névrosiques, ayant eu elle-même à l'époque de sa formation quelques désordres nerveux et présentant tous les signes d'une chloro-anémie bien confirmée, éprouva un jour une grande peur qui amena la suppression des règles. Dès le lendemain, la malade fut atteinte d'un tremblement qui se manifesta simultanément d'abord dans les deux mains, pour atteindre ensuite les membres inférieurs. Elle était devenue fort maladroite et ne pouvait marcher que très-difficilement. Les soins qui lui furent prodigués tout d'abord ne réussirent qu'incomplétement ; on se décida à lui faire suivre un traitement hydrothérapique. On lui administra deux fois par jour une douche en jet, froide, courte, spécialement dirigée sur le siége et sur les parties inférieures, et immédiatement précédée d'un bain de pieds chaud à eau courante. Sous l'influence de ce traitement, les règles reparurent, l'organisme se fortifia et le tremblement disparut. Deux mois suffirent pour obtenir cet heureux résultat.

Nous pouvons rapprocher de ce fait ces tremblements intermittents qui surviennent chez les personnes impressionnables et qui constituent quelquefois le seul désordre apparent du système nerveux. L'hydrothérapie, administrée d'une manière prudente, convient parfaitement pour donner au système nerveux la force qui lui manque et pour l'aider à supporter sans faiblir les diverses impressions auxquelles il est exposé et qui ont le triste privilége d'exagérer outre mesure les tremblements dont les personnes sont atteintes.

A côté de ces tremblements, nous devons en citer une sorte qui survient quelquefois chez des malades atteints de parésie cérébrale. Généralement, ce trouble moteur est localisé dans les extrémités ; il ressemble à celui qu'ont les vieillards et dépend presque toujours d'un trouble de nutrition dans les centres nerveux, surtout dans ceux de l'encéphale. Cette opinion est celle du professeur Brown-Séquard, et nous l'adoptons jusqu'à présent, car nous avons toujours remarqué que ces tremblements localisés coïncidaient avec une perturbation dans les fonctions du cerveau. Quand il n'existe qu'un trouble de nutrition dans les centres, et c'est toujours ainsi au commencement de la maladie, le tremblement est curable par l'hydrothérapie. Plus tard la guérison est plus difficile et parfois elle est rendue impossible. Il faut donc se hâter de recourir à ce traitement, et si nous insistons vivement auprès des praticiens, c'est que la conviction que nous avons de la curabilité possible de cette maladie à son début, résulte de l'expérience que nous avons acquise dans la pratique de l'hydrothérapie.

En dehors de ces cas de tremblement, nous n'hésitons pas à dire que le traitement hydrothérapique a une action fort limitée, incertaine et quelquefois nulle. Son intervention ne répond à aucune indication spéciale; elle sert à tonifier le système nerveux, à fortifier le système musculaire, à favoriser la réparation du sang et à réveiller les forces vives de l'organisme. Ces effets sont incontestablement fort salutaires, mais ils ne peuvent faire disparaître ces tremblements qui semblent être au-dessus des ressources de l'art et qui résultent d'une altération histologique à évolution lente, insidieuse et limitée souvent à une région nerveuse fort restreinte. C'est le cas, par exemple, de ces tremblements particuliers qui constituent la partie séméiotique la plus importante de l'affection que l'on désigne sous le nom de *paralysis agitans*.

Paralysis agitans.

Le début de cette affection, selon le professeur Axenfeld, est souvent très-obscur. Ce que le malade remarque d'abord, c'est un sentiment de faiblesse générale et une tendance à trembler de la tête et surtout des membres. Ce dernier symptôme augmente graduellement; bientôt les régions épargnées finissent par être atteintes et le malade perd peu à peu la faculté de garder l'équilibre en marchant; son corps tout entier est agité et secoué continuellement; il ne peut exécuter aucun mouvement avec précision et se trouve hors d'état de tenir une plume, de manger, et, en général, d'exécuter tous les petits mouvements qui réclament une grande exactitude. Par un effort de sa volonté, le patient réussit quelquefois à suspendre momentanément les oscillations morbides; mais cet apaisement n'est que de courte durée; l'agitation recommence aussitôt et elle devient parfois si accentuée qu'on ne peut l'arrêter, même en retenant les membres très-solidement. Ce phénomène prédomine souvent dans une moitié latérale du corps et quelquefois s'y fixe exclusivement, surtout au début. Quand le malade marche, il ne peut pas s'arrêter soudainement ou se retourner avec rapidité ; son corps éprouve une sorte de propulsion involontaire, avec flexion du tronc en avant. Le sommeil ne calme pas toujours cette agitation, qui augmente de plus en plus ; le malade ne peut s'alimenter que difficilement, et les fonctions finissent par être épuisées.

Les causes de cette affection, qui commence par des phénomènes spasmodiques pour aboutir à la paralysie, sont encore à peu près inconnus. Quelques auteurs ont voulu lui trouver quelques relations avec le rhumatisme ; cette opinion ne repose sur aucune donnée sérieuse. Ce qui est plus certain, c'est que la paralysis agitans fait souvent explosion sous l'influence d'une grande émotion.

Quelques médecins ont observé des malades chez lesquels la paralysis agitans a guéri à peu près complétement ; et ce résultat les a engagés à admettre une paralysis agitans curable, qu'ils ont appelée fonctionnelle, et une paralysis agitans incurable, qu'ils ont placée sous la dépendance d'une lésion organique. Nous acceptons ces faits de guérison, puisqu'ils sont rapportés par des gens dignes de foi et il ne nous répugne pas d'admettre la distinction qu'ils ont servi à établir, puisqu'en définitive, cette distinction existe pour la chorée, qui présente de grandes analogies avec la maladie dont nous parlons en ce moment. Mais, en reconnaissant une paralysis agitans fonctionnelle, qu'il nous soit permis d'ajouter qu'elle doit être bien rare ; car, jusqu'à présent du moins, nous n'en avons pas vu d'exemple.

Il est possible que cette maladie soit d'abord caractérisée par une excitabilité considérable des parties qui sont à la base du crâne. Si le trouble de nutrition que provoque l'excitabilité morbide ne détermine aucune altération histologique, les désordres moteurs sont purement fonctionnels et peuvent être arrêtés. Mais si les tissus subissent une désorganisation matérielle, les phénomènes deviennent permanents et ne disparaissent qu'incomplétement.

L'hydrothérapie peut être employée contre cette pénible maladie ; mais à la condition de ne recourir que très-rarement aux procédés excitants. Il ne faut pas, en effet, que l'impression reçue par le malade détermine des mouvements de réaction violents ; par conséquent, l'eau employée ne devra pas être très-froide ; si on ne peut disposer que d'une eau à basse température, son application devra être précédée de l'emploi du calorique, afin d'atténuer l'excitabilité qu'elle fait naître.

Si le système nerveux devient moins impressionnable et le système musculaire plus fort, on pourra recourir aux applications froides de la méthode hydrothérapique, et l'on obtiendra alors d'heureux résultats.

Quand nous sommes appelé à diriger un traitement hydrothérapique contre une paralysis agitans, nous commençons toujours par une douche légère et modérément froide, de manière à pouvoir mesurer le degré de résistance du malade, sans fatigue pour lui. Lorsque l'impressionnabilité est diminuée, nous abaissons le degré de l'eau et nous remplaçons, selon les circonstances, la douche par des frictions avec le drap mouillé ou par des affusions. Quelquefois l'intervention du calorique est nécessaire, soit pour calmer des douleurs, soit pour apaiser l'excitabilité du système nerveux; dans le premier cas, nous recommandons, de préférence à tous les procédés usités, la douche écossaise, et, dans le second cas, les maillots ou les demi-maillots. Lorsque les fonctions névro-motrices sont devenues plus régulières et surtout moins troublées, on peut employer la douche froide pure et simple; dans ces conditions, elle produira d'heureux résultats. C'est en procédant ainsi, que nous avons pu modifier d'une façon avantageuse les phénomènes morbides d'une maladie qui est un véritable supplice.

CHAPITRE XII

DE QUELQUES AFFECTIONS PARALYTIQUES DU SYSTÈME NERVEUX ET DE CERTAINES NÉVROSES CUTANÉES

SOMMAIRE

Des paralysies. — Étude de leurs causes, de leur mécanisme et du traitement hydrothérapique qui leur convient. — Des paralysies cachectiques ou dyscrasiques. — Des paralysies par anémie ou chloro-anémie. — Des paralysies fonctionnelles. — Des paralysies d'origine périphérique ou réflexes.
Névroses cutanées : Hyperesthésie. — Anesthésie. — Paralysie et spasme des vasomoteurs cutanés.

L'hydrothérapie a été d'abord essayée indistinctement dans toutes les paralysies et les résultats obtenus, faciles à prévoir, pour la plupart du moins, ont été très-variables. Son intervention a été quelquefois suivie de succès, mais le plus souvent elle a été inutile et parfois même très-nuisible. Avant donc de conseiller l'hydrothérapie, il importe essentiellement de connaître quelles sont les paralysies justifiables de cette médication, et celles dans lesquelles elle ne doit pas être employée.

Lorsque la paralysie dépend d'une lésion des centres nerveux ou d'une altération indélébile des nerfs et des muscles, elle est incurable ; et, dès lors, l'hydrothérapie est impuissante. Cependant, dans ces états spéciaux dont la caractéristique est la tendance à l'envahissement, elle semble avoir arrêté, d'une façon au moins provisoire, les progrès de la lésion ; mais, le plus souvent, ses applications, tout en modifiant quelques phénomènes morbides présentés par les malades, n'a exercé aucun effet thérapeutique sur l'affection elle-même. Pour le moment, il nous semble inutile de nous arrêter à la démonstration de ce fait ; nous nous en occuperons d'une manière toute spéciale dans le chapitre consacré aux maladies organiques du système nerveux.

Nous ne voulons parler ici que de ces paralysies qui peuvent être améliorées ou guéries par l'hydrothérapie, et qui ne dépendent, par conséquent, d'aucune lésion matérielle appréciable.

Ce dernier trait eût paru une véritable hérésie au commencement de ce siècle. La paralysie ne pouvait exister qu'à la condition d'une lésion explicatrice, presque toujours de nature inflammatoire. Mais une observation clinique plus rigoureuse, des recherches nécropsiques plus exactes firent justice de ces généralisations trop rapides, et il fut bien et dûment démontré qu'une paralysie pouvait exister sans lésions matérielles appréciables. Seulement on resta dans l'ignorance des causes et on ne put se rendre compte de leur rôle dans la production des phénomènes paralytiques.

Grâce aux progrès de la pathologie nerveuse, nous sommes aujourd'hui en mesure de répondre en partie à ces questions de pathogénie. Bien que la lutte soit encore ardente sur certains points, nous pouvons déjà formuler quelques résultats précis. Or, saisir l'étiologie et la pathogénie de ces affections paralytiques, c'est avoir dans sa main les données du problème, et c'est par conséquent comprendre exactement la part qui revient à l'hydrothérapie dans le traitement des paralysies.

Le premier caractère général qui nous frappe, dans tous ces états morbides, c'est qu'ils ont tous comme base l'asthénie, c'est-à-dire l'affaiblissement de toutes les actions et de toutes les résistances vitales. Aussi concevons-nous facilement déjà qu'il y aura là un immense champ d'action pour les effets toniques et reconstituants de la méthode hydrothérapique. Mais, remarquons-le, cette asthénie que nous invoquons n'est point toujours le produit d'un état général. Elle peut n'appartenir qu'à un système, à un organe ou même à un tissu. Elle peut être, en un mot, localisée.

Prenons, par exemple, une cachexie toxique avancée. Elle favorise, dans presque tous les organes, ainsi que nous l'avons démontré ailleurs, le développement de congestions passives qui entravent les échanges organiques. Cette cause générale qui puise son existence dans une altération qualitative du liquide sanguin, amène toujours l'asthénie de l'élément vivant.

Prenons, au contraire, une malade atteinte de chlorose. Elle a, comme toutes les chlorotiques, le sang pauvre en globules, en albumine et riche en eau. Les diverses fonctions ne sont, chez elles, ni plus ni moins altérées que chez les autres. Seulement le système nerveux peut être frappé d'une façon spéciale et traduire son altération par le développement de phénomènes paralytiques plus ou moins localisés, résultant, selon nous, d'une asthénie locale. Cette asthénie limitée est favorisée, il est vrai, par la maladie générale; mais, dans la plupart des cas, cette dernière est insuffisante par elle-même pour produire la paralysie.

Prenons maintenant un homme bien portant, chez lequel les fonctions s'accomplissent avec une grande régularité et qui, par conséquent, jouit d'une santé parfaite. Supposons que, s'étant exposé au froid avec d'autres personnes, il soit le seul du groupe atteint de paralysie. Comment expliquer l'apparition de ce phénomène dans ces circonstances? En mettant de côté les altérations organiques qui ne peuvent pas entrer en ligne de compte dans l'hypothèse choisie, il faut, de toute nécessité, reconnaître que la paralysie révèle une cessation de fonction du nerf moteur frappé, ou bien du centre d'où vient ce nerf, ou bien encore du muscle où il va aboutir. En d'autres termes, on doit l'attribuer à une asthénie locale, indépendante d'une affection générale et préparée par une de ces idiosyncrasies que l'on rencontre souvent, même chez les personnes qui se portent bien.

En considérant ces trois types d'asthénie, il serait intéressant d'en déduire les données d'un traitement. Mais il sera beaucoup plus profitable de nous occuper de cette question, lorsque nous aurons pénétré plus intimement dans l'étude des causes et du mécanisme de ces paralysies.

Peut-être est-il bon, avant d'aller plus loin, de faire nos réserves sur ce mot asthénie, que nous sommes loin de comprendre à la façon des vitalistes. Les forces vitales, pour nous, sont intimement liées aux tissus qui fonctionnent. Or, la fonction dévolue à tout tissu ne peut exister qu'à la condition essentielle que les échanges organiques soient normalement effectués. Pour que l'intégrité des lois de la nutrition soit absolue, il faut que la circulation soit intacte dans tous ses modes. Le vaisseau doit jouir de toutes ses propriétés, et le liquide de toutes ses qualités. Que l'une de ces conditions soit troublée, que le liquide soit altéré dans ses qualités ou dans sa quantité, que le vaisseau ait perdu l'une de ses propriétés physiologiques, la contractilité, par exemple, et nous dirons qu'il y a asthénie dans ce cas; car, avec la lésion de nutrition, les forces vitales ont diminué.

Les degrés de l'asthénie sont infiniment variés. Nous avons choisi tout à l'heure trois types qui nous ont servi de points de repère. Ils seront pour nous les points culminants d'une même chaîne, autour desquels nous pourrons grouper pathogéniquement tous les états voisins. Nous trouverons en première ligne les cachexies avancées, qu'elles tiennent à un état organique ou à un empoisonnement chronique, les altérations dans la qualité du sang, parfois la présence même du poison dans le liquide nourricier, les lésions mécaniques de la circulation, l'abolition de la contractilité vasculaire, autant de causes pouvant produire la paralysie, à des degrés différents il est vrai, frappant sans distinction la sensibilité comme la motilité.

Au second groupe se rattacheront les paralysies dues à l'hydrémie, à la chlorose, à l'anémie, à l'hystérie, à la grossesse, aux maladies chroniques et aux maladies aiguës. Ces diverses causes n'agissent pas toutes de la même façon. Ainsi, après une hémorrhagie abondante, la paralysie peut survenir; elle n'est, dans le principe, que le résultat d'une altération dans la quantité du sang; mais il peut arriver à la longue que la qualité de ce liquide soit atteinte et que la paralysie soit dès lors sous l'influence d'une altération quantitative et qualitative. Malgré cela, on doit admettre que, dans ce cas, la paralysie est avant tout d'origine ischémique.

Nous rangeons dans cette catégorie des états morbides dont la place peut sembler bien bizarre, la paralysie hystérique, par exemple. Si nous procédons ainsi, c'est qu'en dehors des conditions spéciales dont nous avons parlé, il existe, chez la plupart des hystériques, une anémie plus ou moins profonde, qui peut être considérée comme une cause adjuvante et même productrice des manifestations paralytiques.

Le dernier groupe comprend toute une série de paralysies dont les causes sont connues, mais dont le mécanisme n'est point encore éclairci. Et parmi ces causes, dont l'action indéterminée peut agir directement sur les centres nerveux, sur les nerfs et sur les muscles, nous trouvons l'épuisement, la foudre, les excès, les passions, le froid, l'humidité. Les plus intéressantes des paralysies de cet ordre, celles qui sont en ce moment les plus controversées, sont celles qui succèdent au froid ou à l'irritation d'un nerf périphérique, agissant par action réflexe sur les centres nerveux. Graves, le premier, en fit connaître le processus. « Les impressions, dit-il, qui intéressent un point des extrémités nerveuses périphériques peuvent se propager vers les organes centraux, d'où elles sont renvoyées par action réflexe sur les nerfs de certaines régions plus ou moins éloignées ; elles déterminent ainsi des manifestations morbides, analogues à celles qui seraient produites par une maladie primitive des centres nerveux. »

La théorie pathogénique était, on le voit, nettement formulée ; mais on ne savait pas comment agissait cette impression anormale pour abolir les fonctions physiologiques de la moelle ; même après les découvertes modernes, il reste encore sur cette question, si difficile du reste, des doutes qui ne sont pas encore complétement dissipés. Le terrain est, en effet, moins sûr, et la controverse est extrêmement ardente. Faut-il ne voir dans le mécanisme de cette paralysie, ainsi que le croit Brown-Séquard, qu'une ischémie réflexe, produite dans l'axe rachidien, et pouvant amener un trouble de nutrition capable de suspendre toute excitabilité ? Devons-nous admettre avec le Dr Jaccoud l'épuisement nerveux de la fonction, ou enfin, avec Jones, faut-il interpréter l'état paralytique par l'action des nerfs suspensifs ou inhibitoires ? Une appréciation raisonnée de ces doctrines nous entraînerait facilement hors du cadre que nous nous sommes tracé. Nous nous contenterons de signaler ces théories d'aujourd'hui, en nous demandant où sera la vérité de demain. Laissons donc de côté ces discussions pour lesquelles nous ne sommes pas suffisamment préparés, en retenant pourtant que toute paralysie de cet ordre est de mécanisme réflexe sans qu'il soit nettement établi de quelle façon agit l'excitation.

Nous avons pu saisir dans l'étude des causes de la paralysie d'utiles indications, au point de vue qui nous occupe; il importe maintenant de bien comprendre les différents modes de production de ces états morbides. Les paralysies ont toutes des caractères communs, mais elles ont aussi des caractères distincts, et cela, non-seulement au point de vue des causes, mais encore au point de vue des symptômes et du mécanisme. Pour bien faire saisir les différences, il serait nécessaire d'entrer ici dans de longues explications. Pour ne parler que du mécanisme, par exemple, nous croyons qu'il nous serait facile de démontrer que la pathologie nerveuse a fait de grands progrès, mais nous ne saurions, sans perdre de vue le principal objet de ce livre, aborder un sujet qui, par sa nature, exigerait des développements considérables. Qu'il nous soit permis d'indiquer seulement le sens de notre pensée, sauf à y revenir en temps plus opportun.

Sans entrer dans des détails trop précis, et en négligeant certains actes intermédiaires, nous pouvons dire que la volition est sous la dépendance du cerveau, que la transmission et la décharge d'influx ressortissent à la moelle et surtout aux cordons nerveux et aux nerfs moteurs, et que la contraction musculaire dépend de l'irritabilité du tissu propre à cette contraction.

Nous mettons de côté, pour le moment, la coordination des mouvements, acte complexe, auquel participent la sensibilité musculaire, la substance grise de la moelle, et probablement même le cervelet.

Au point de vue des sensations, nous pouvons dire aussi que leur développement est en rapport direct avec l'épanouissement nerveux qui les perçoit, que la transmission de ces sensations dépend à la fois de l'état des nerfs sensitifs et de la moelle, et qu'enfin la perception de ces sensations se fait dans le cerveau.

La même analyse peut être appliquée au nerf grand sympathique; il n'y a rien de changé, si ce n'est le point de départ et les voies de transmission qui sont augmentées. Or, connaître le mécanisme intime d'une paralysie, c'est déterminer le rouage qui fait défaut. Sous ce rapport donc les paralysies diffèrent entre elles quant à leurs phénomènes intimes. Ce fait est essentiel, au point de vue pratique, car ces différences se traduisent par des symptômes qui rendent le diagnostic de l'affection très-précis.

Il peut donc y avoir des paralysies du mouvement :

Par cessation ou défaut de transmission de la volonté ;

Par défaut ou diminution de production de l'agent nerveux moteur;

Par défaut de transmission de l'influence centrale au système névro-musculaire ;

Par défaut d'action du système névro-musculaire.

Dans la sphère de la sensibilité, il y a paralysie :

Quand la sensibilité ne peut être développée ;

Quand elle ne peut être transmise ;

Quand elle ne peut être perçue.

Nous parlerons plus tard des paralysies du sympathique.

En résumé, la paralysie que nous étudions peut être constituée, soit par une perturbation dans l'action nerveuse, soit par une altération de l'action musculaire. Cette distinction entre les paralysies nerveuses et les paralysies musculaires existe, en effet, car ces deux sortes de paralysies ne se présentent pas avec les mêmes symptômes et ne suivent pas la même marche; et ce fait que, dans certaines paralysies, on peut constater des portions de muscles paralysés et des portions intactes, indique bien que les troncs et les centres nerveux sont indemnes. Peut-on affirmer que l'atrophie musculaire est toujours le résultat d'une lésion d'un centre ou d'un nerf? Ne serait-elle point parfois le résultat d'une dégénérescence particulière du muscle? N'existe-t-il pas une forme qui consiste en une altération progressive, non plus des caractères histologiques des fibres charnues, mais de ses propriétés de tissu? Primitivement, idiopathiquement, le muscle placé dans des conditions défectueuses peut perdre son irritabilité, sans participation aucune du système nerveux à cet état. C'est là ce qu'on a nommé *amyosthénie*. Quelques auteurs ont dit que l'amyosthénie n'est pas une paralysie, mais une résolution de fonction. L'appréciation est inexacte suivant nous, et nous craignons bien qu'elle n'ait été faite pour donner de la paralysie une description attrayante, dégagée de tous détails et de toute complication. Nous savons que l'esprit se fatigue à contempler cette multiplicité de questions, mais les faits existent, et la science doit chercher à les analyser.

Ainsi donc, pour résoudre la question des paralysies, il faut bien avoir présent à l'esprit le mécanisme de ces phénomènes morbides. C'est le moyen de remonter plus facilement à la cause prochaine qui les a fait naître.

Après avoir étudié d'une façon générale les causes et le mécanisme de ces paralysies, il importe, au point de vue du traitement local, de rechercher si, sous l'effet d'une de ces causes, la paralysie a une tendance à se localiser sur une partie déterminée du système nerveux. Un seul de ces états paraît être d'origine cérébrale, c'est la paralysie hystérique. La paralysie arrive brusquement, disparaît de même, souvent sans cause appréciable, parfois, au contraire, sous l'impression d'une émotion vive qui rétablit alors l'innervation cérébrale qui faisait défaut. Les faits sont nombreux, quelques-uns sont frappants. Un obus tombe dans une salle de paralytiques; une seule parmi ces malades était hystérique, seule aussi, recouvrant sa volonté avec la peur, elle se met à courir; la paralysie avait disparu.

Les paralysies de la périphérie ne sont point absolument rares. Elles ont été mal étudiées, il faut le reconnaître, et une analyse critique sérieuse démontrerait peut-être que plus d'une de ces paralysies, dues au froid ou à une irritation, doivent leur développement, soit à une action directe de la cause, soit encore à une action réflexe ischémique portant immédiatement sur la partie contractile en rapport direct avec la zone sensible. Shröder van der Koch n'a-t-il pas démontré que la distribution des fibres sensibles était toujours liée à la répartition des fibres motrices correspondantes, c'est-à-dire arrivant à des zones de l'axe associées comme fonction? Ne voit-on pas, du reste, certaines de ces paralysies tellement limitées qu'il semble impossible de faire intervenir une action des centres. Joignons à toutes ces preuves les atrophies rapides et partielles qui suivent quelques paralysies, le pouvoir réflexe aboli dans certaines parties très-localisées, et nous serons bien près de pouvoir conclure que la paralysie périphérique est plus commune qu'on veut bien le dire. Il est surtout une espèce de paralysie extrêmement fréquente, c'est l'analgésie des éléments périphériques. Il n'est pas une seule chlorotique chez laquelle on ne trouve, en des points très-variables, la sensation à la douleur plus ou moins disparue. Si l'on songe à la position superficielle du réseau sensible, aux influences des agents extérieurs sur la distribution du sang dans ces parties, à la qualité du sang distribué autant qu'à sa quantité, on reconnaîtra que souvent ces états mobides doivent être le résultat de l'impossibilité du développement de la sensation.

Reste une paralysie encore controversée, nous voulons parler de la paralysie saturnine. Elle est le résultat d'une lésion des centres, disent les uns. Le plomb, disent les autres, s'accumule dans les muscles, et c'est là qu'il exerce son action toxique ; et, comme preuve de cette assertion, ils ont d'abord sa présence et l'atrophie rapide des muscles qui ne paraît avoir aucune relation avec les lésions des centres. De plus, à cette atrophie rapide, correspond en même temps l'abolition complète de toute contractilité électrique, de tout pouvoir réflexe, résultat qui nous indique l'impossibilité de transmission du fluide nerveux dans les fibres périphériques.

Certaines des paralysies en question peuvent donc se localiser dans l'encéphale ou dans un point de la périphérie, mais c'est dans l'axe rachidien que nous devons rechercher le plus souvent le siége de ces phénomènes morbides.

La moelle se compose de deux éléments nerveux bien distincts : la cellule active, et la fibre conductrice dépouillée de toutes ses enveloppes protectrices. Le réseau capillaire qui entoure le cordon spinal est proportionné à l'importance de la fonction de chacun de ses départements ou de ses centres. Riche, abondant, serré, il établit une circulation active dans tout l'axe nerveux. Les voies d'arrivée sont faciles, et le sang artériel peut se distribuer sans rencontrer de grands obstacles. Il n'en est plus de même pour les voies de retour, et le dégorgement veineux ne s'opère pas avec la même facilité. La disposition anatomique des artères indique que les centres nerveux médullaires ont besoin d'un approvisionnement de sang considérable pour que leur vitalité reste intacte ; celle des veines démontre que ces mêmes centres sont exposés à être le siége de congestions nombreuses et variées. Sur ce point, la physiologie est parfaitement d'accord avec la pathologie.

Pour que le muscle perde son irritabilité, il faut qu'il soit absolument privé de sang; il n'en est pas de même pour la moelle, car une simple altération dans la qualité ou dans la quantité de ce liquide peut faire disparaître promptement son excitabilité. Si nous pénétrons plus profondément dans l'analyse de ce sujet, il ne nous répugne pas de croire que la cellule nerveuse est l'élément le plus facilement attaqué. En effet, outre le rôle de transmission qu'elle peut avoir, elle a une activité propre puissante. Elle transforme en mouvement l'acte psychique de la volition. Travaillant plus, elle a besoin de bien plus de matériaux nutritifs. Aussi tous les troubles de nutrition retentiront d'abord sur elle, et ils auront pour conséquence la diminution ou l'abolition complète de l'excitabilité. Les recherches nécropsiques semblent avoir voulu confirmer ce fait, car les lésions des fibres conductrices isolées ne sont pas bien fréquentes, et on les trouve presque toujours coïncidant avec des lésions des parties grises de la moelle, lésions du reste d'un âge plus avancé.

Mais ne sortons point de notre sujet, et retenons, comme conclusion, que le siége des paralysies est souvent dans la moelle, que la lésion nerveuse peut être localisée ou généralisée dans l'axe rachidien, que, parmi les éléments constitutifs de la moelle, les cellules nerveuses paraissent les plus facilement atteintes, et qu'après avoir perdu leurs propriétés elles sont longues à les reconquérir, parce qu'elles demandent pour leur manifestation une nutrition parfaite dans tous ses modes.

Le but que nous poursuivons est de chercher, rappelons-le, les indications nombreuses et variées de l'hydrothérapie dans certaines formes de paralysie. Et, pour cela, nous avons déjà reconnu que, dans des cas nombreux, nous pouvions d'abord agir favorablement sur la cause productrice. L'étude du mécanisme des paralysies et du siége des lésions perturbatrices nous a conduit à conclure que le traitement général trouve un puissant auxiliaire dans le traitement local. Nous n'avons plus qu'à résoudre une question, si nous voulons avoir, dans la limite du possible, la solution de ce problème pathologique. A quels signes reconnaîtrons-nous les paralysies dont nous nous occupons? Comment les distinguerons-nous entre elles? En un mot, il nous reste à tracer la séméiotique des paralysies sans lésion matérielle.

Cette étude peut paraître inutile dans un livre qui n'a d'autre but que de préciser le rôle de l'hydrothérapie dans certains états morbides; aussi ne prétendons-nous point faire ici l'exposé dogmatique du diagnostic.

Cependant qu'il nous soit permis d'examiner comment se présentent ces affections paralytiques, sous l'influence des diverses causes qui peuvent sinon les produire, du moins en favoriser le développement. Cette voie nous paraît tout indiquée pour arriver au résultat pratique que nous cherchons.

De la paralysie dans les cachexies. — Dans une cachexie avancée, la paralysie est ordinairement le résultat de l'asthénie générale qui frappe toutes les fonctions. La période d'excitation, caractérisée par des spasmes, des contractures, des fourmillements, peut avoir une durée variable; mais plus la marche de la cachexie est rapide, plus la dégradation fonctionnelle s'accentue, et, en dépit des résistances individuelles, la paralysie se développera nécessairement à un instant donné. La lutte est souvent longue. Certaines causes attaquent l'économie lentement, et il leur faut du temps pour jeter le trouble dans les fonctions organiques. D'autres, au contraire, frappent avec une rapidité qui nous surprend souvent. Pouvons-nous établir, en effet, une comparaison au point de vue de l'apparition des accidents entre l'affaiblissement musculaire de l'alcoolique et la paralysie rapide de l'intoxication saturnine?

Le système nerveux semble souvent atteint le premier, et le fait s'observe surtout dans quelques intoxications chroniques. En général la cause agit d'autant plus vite qu'elle attaque plus rapidement le tissu nerveux dans sa nutrition. Aussi sommes-nous susceptibles de rencontrer les degrés les plus variés de la paralysie, depuis le simple trouble moteur, jusqu'à l'abolition complète de toutes les propriétés motrices et sensibles du tissu innervé.

La fonction nerveuse, et nous ne saurions trop le répéter, n'est point soumise aux mêmes lois que les autres fonctions organiques. Quand l'économie n'est plus en mesure de suffire à sa dépense, il y a déchéance fonctionnelle.

L'étude des paralysies cachectiques nous offre certains caractères généraux qui peuvent servir à les distinguer; nous allons les retracer rapidement ici. L'invasion de la paralysie n'est jamais brusque; la contractilité, comme la sensibilité, se dégradent insensiblement. Cependant on n'observe pas une marche toujours égale et envahissante. Il y a comme des périodes de repos, périodes qui correspondent presque toujours à une amélioration générale. Les phénomènes d'excitation sont bien plus rares que dans les paralysies que nous étudierons plus loin. Les fourmillements, les douleurs, etc., font souvent absolument défaut.

Les spasmes, les contractures s'observent parfois au début. La contractilité électrique et le pouvoir réflexe sont toujours diminués. Ce qui frappe, ce qui est comme la caractéristique de ces états, c'est l'extrême faiblesse du système musculaire. Atteinte plus profondément dans un point, la fonction nerveuse souffre du reste dans toutes ses manifestations. La volonté n'est plus suffisante; la cellule nerveuse n'a plus sa puissance d'action; les terminaisons nerveuses transmettent imparfaitement. Que la cause continue son action, et, à des lésions fonctionnelles, pourront succéder des lésions matérielles. L'état paralytique sera définitivement constitué.

Les indications que peut nous présenter l'état général sont ici précises. Les fonctions organiques sont perturbées, l'une d'elles est frappée d'inertie, et l'organisme tout entier succombe. Il faut se hâter de réveiller les actions vitales, il faut lutter activement contre l'asthénie envahissante. L'hydrothérapie a été fréquemment employée. Dans toutes les paralysies d'origine toxique, elle rend d'immenses services, et les guérisons qui lui appartiennent ne sont plus à compter. Les paralysies qui reconnaissent comme cause les cachexies organiques sont moins attaquables. Cependant un traitement sagement dirigé a toujours amené une amélioration notable; l'affection a été enrayée pour un temps plus ou moins long.

Mais c'est ici surtout où la sagesse et la prudence sont bonnes conseillères; c'est dans le choix des méthodes que se mesure le tact médical. Il ne faut jamais perdre de vue, dans ces états profonds d'asthénie, que si, adaptée aux forces du malade, la réaction peut être salutaire, poussée plus loin, elle peut, au contraire, devenir funeste.

Nous citerons, entre autres exemples de paralysie d'origine cachectique, celui d'un jeune homme qui nous fut adressé par le Dr Gendrin et qui présentait une paralysie développée sous l'influence de l'intoxication alcoolique et de l'intoxication arsenicale. Ce malade nous raconta que, sans cause appréciable, il avait ressenti tout à coup dans les membres des crampes très-violentes et des douleurs extrêmement intenses. A ces phénomènes succédèrent des vertiges, des contractures dans les mâchoires et un léger engourdissement dans toute la partie droite du corps, qui devint peu à peu le siége d'une double paralysie du sentiment et du mouvement.

L'iodure de potassium, qui fut administré à cette époque, parut modifier ces phénomènes ; mais bientôt les accidents se montrèrent de nouveau et furent complétés par l'apparition de la paralysie du mouvement dans le membre inférieur du côté gauche ; c'est dans cet état que le malade nous fut amené. Son intelligence n'était pas pervertie, mais elle était très-affaiblie, l'attention était difficile et la mémoire assez compromise ; son impressionnabilité était excessive, et ce jeune malade pleurait à tout propos ; il avait des vertiges qui l'inquiétaient beaucoup, et il était depuis longtemps sujet à des insomnies qui le mettaient dans un profond accablement. Cet ensemble de phénomènes nous dévoilait évidemment l'existence d'une perturbation cérébrale. Existait-il un ramollissement au début ou bien une simple anémie des centres encéphaliques? Nous adoptâmes cette dernière hypothèse.

Avec tous ces symptômes, le malade présentait des troubles de sensibilité et de mouvements très-caractérisés. Il y avait à la fois une paraplégie incomplète et une légère paralysie du bras droit ; toutes les parties de la surface cutanée étaient tour à tour le siége d'anesthésie et d'hypéresthésie ; les sens spéciaux étaient fort affaiblis et le goût complétement perverti ; le malade voyait tous les objets teintés en jaune et confondait toujours le goût du sucre et celui du sel. Il existait quelques contractures dans les membres, un affaiblissement musculaire assez prononcé, une diminution évidente du pouvoir réflexe et de la sensibilité électrique, des douleurs dans tout le corps, et un défaut de calorification très-accentué, plus marqué à gauche qu'à droite. La station debout était possible, mais la marche ne pouvait être exécutée qu'après des efforts de tout genre.

Les fonctions organiques n'étaient le siége d'aucun désordre et s'exécutaient avec régularité; le foie seul était engorgé.

Bien que disposé à repousser l'existence d'une lésion organique des centres nerveux, nous éprouvâmes une certaine crainte à instituer un traitement hydrothérapique. Toutefois, après avoir acquis la conviction que tous ces désordres morbides trahissaient une déchéance fonctionnelle, nous essayâmes, par des applications toniques, de relever les forces organiques. Nous commençâmes d'abord par des frictions avec un drap mouillé fortement tordu que nous remplaçâmes bientôt par une douche froide courte et énergiquement appliquée. Sous l'influence de ce modificateur, les forces générales se développèrent, et les phénomènes morbides disparurent les uns après les autres. Le malade resta sous notre direction pendant environ six mois; après cette époque la guérison était complète.

Nous n'avons pas besoin de commenter ce fait; tel qu'il est présenté, il démontre la possibilité de guérir les paralysies d'origine dyscrasique. Il ne faut pourtant pas croire que la guérison soit la règle dans ces sortes d'affections, car nous avons vu assez souvent l'hydrothérapie échouer contre elles. Seulement nous devons ajouter que, pour réussir, il ne faut pas attendre que des altérations organiques soient produites ou que le malade ait perdu toute force de résistance. Tout dernièrement encore, nous donnions des soins, avec notre ami le Dr Lanquetin, à un jeune malade atteint de paralysie alcoolique; les membres inférieurs et supérieurs étaient impotents, très-amaigris et atrophiés dans certains points; il existait tout à la fois de l'hypéresthésie, de l'anesthésie et de la douleur dans toutes les parties du corps. A part une certaine atonie de la vessie et du rectum les fonctions organiques étaient intactes; le malade ne pouvait quitter son lit, et avait parfois des conceptions délirantes et des hallucinations ; sa force de résistance était à peu près nulle. Nous commençâmes le traitement par des frictions, mais l'insuccès de notre tentative nous obligea à renoncer à un traitement hydrothérapique qui aurait été très-probablement efficace un an ou six mois auparavant.

Nous n'abandonnerons pas cette question sans parler d'un malade qui nous fut confié par le professeur Bouillaud, et qui était atteint d'une semi-paraplégie due tout à la fois au rhumatisme et à un empoisonnement par le plomb. Chez ce malade les douches et les frictions froides ne suffirent pas ; il fallut faire intervenir l'étuve à la lampe, le maillot sec suivi de frictions, et l'eau chaude sous forme de douches, pour arriver à la guérison. Le traitement dura environ quatre mois, après lesquels le malade put reprendre ses occupations sans éprouver le moindre accident. Nous le voyons encore de temps en temps, car, pour empêcher toute rechute, il vient tous les ans faire de l'hydrothérapie pendant un mois à l'époque du printemps.

Nous pourrions citer un grand nombre de guérisons de paralysies dyscrasiques ; mais cette multiplication pourrait fatiguer le lecteur sans l'édifier davantage. Il doit savoir, d'après ce que nous venons de dire, que l'hydrothérapie n'est applicable et vraiment utile que lorsqu'il n'existe pas d'altération organique des centres nerveux ou que la résistance du malade n'est pas épuisée.

Des paralysies par anémie. — Dans le second groupe que nous allons étudier, il est facile de reconnaître que la paralysie repose sur un état général spécial, l'anémie. Que des pertes de sang abondantes se produisent, que nous ayons sous les yeux les résultats organiques de la chlorose, nous nous trouvons toujours en face d'un état constant, l'anémie ; le sang donne à tous les organes une nourriture insuffisante en éléments actifs. Nous considérons encore comme un état anémique la situation morbide des malades dans la convalescence de certaines maladies aiguës comme la fièvre typhoïde, la diphthérie, etc., ou même de quelques maladies chroniques, la scrofule, la syphilis, par exemple. On s'étonnera peut-être de nous voir placer ici la paralysie hystérique ; nous devons nous expliquer sur ce point, car il ne doit pas y avoir d'ambiguïté. Nous n'entendons pas parler ici de certaines paralysies hystériques dont toute la cause semble reposer dans l'absence d'innervation cérébrale, mais il nous paraît certain que la chlorose, chez la femme, est une prédisposition puissante à l'hystérie. Elle semble même parfois être la seule cause déterminante des manifestations convulsives, car on voit souvent les accès hystériques survenir au milieu d'une chlorose et disparaître avec elle. Qu'une paralysie arrive après une de ces crises que nul ne pourrait séparer de l'hystérie la plus pure, dirons-nous que la paralysie est exclusivement hystérique? Non; la manifestation convulsive a pu déterminer l'état paralytique, mais il faut tenir grand compte en même temps de l'état anémique. Et la preuve, c'est que l'amélioration rapide de la chlorose aura bien plus de retentissement sur la paralysie que tous les antispasmodiques que nous pourrons diriger contre la névrose hystérique. Nous avons admis ce fait, c'est que l'asthénie générale due à l'anémie n'est point suffisante, le plus souvent, pour nous faire comprendre la paralysie; nous avons reconnu qu'il fallait en outre un degré d'asthénie locale plus intense que celui de l'état général, ou, du moins, qu'il était nécessaire d'admettre une cause déterminante spéciale. Nous venons de voir la paralysie survenir chez une chlorotique après des convulsions hystériques, c'est l'accès convulsif qui, dans ce cas, est la cause déterminante. Souvent la paralysie arrive après des hémorrhagies abondantes; la suppression des menstrues, les causes occasionnelles telles que le froid, l'humidité, les passions, les excès, peuvent être des causes déterminantes agissant avec puissance sur des organes tout préparés à recevoir l'impression morbide. Ce fait ne doit point nous surprendre, quand nous songeons à l'éréthisme nerveux de la chlorose, quand nous voyons l'impressionnabilité excessive du système nerveux dans les états anémiques. Le terrain est prêt, la paralysie n'attend, pour se montrer, qu'une occasion favorable.

Ainsi donc, et c'est le résultat de l'observation, l'état anémique, quelle qu'en soit la source, prédispose à la paralysie ; mais il ne suffit pas à la produire ; il faut une cause déterminante. Hémorrhagies répétées, suppurations prolongées, épuisement nerveux à la suite d'accès convulsifs, refroidissement, syphilis, excès ; telles sont les causes adjuvantes des diverses paralysies d'origine anémique.

La marche et les symptômes généraux de l'affection ont quelque chose de caractéristique qui nous en indique la nature. La paralysie est susceptible d'avoir un siége éminemment variable. Cependant elle atteint d'abord, de préférence, les extrémités. Nous ne devons pas nous en étonner. N'est-ce pas le point le plus éloigné pour la transmission nerveuse? N'est-ce point en même temps la région la plus mal alimentée, et celle qui perd le plus de calorique à son contact avec l'extérieur? Les conditions sont donc mauvaises pour que la fonction nerveuse s'effectue régulièrement.

Les premiers symptômes sont constitués d'ordinaire par l'engourdissement et les fourmillements des extrémités. Puis l'impuissance motrice et les troubles de sensibilité apparaissent. La perturbation envahit successivement les différentes régions en se rapprochant toujours des organes centraux et en augmentant d'intensité dans celles primitivement frappées. C'est donc avant tout une marche progressive. La paralysie s'étend, et elle devient plus intense. Il est difficile d'établir complétement les relations possibles, entre les troubles de la sensibilité et de la motricité ; cependant il en existe. Le pouvoir réflexe et la contractilité électrique sont ordinairement diminués. Tous les phénomènes qu'on observe attestent que la force nerveuse est affaiblie.

L'utilité du traitement hydrothérapique s'impose d'elle-même, car, dans les paralysies de cette sorte, un traitement tonique et reconstituant a donné toujours une amélioration, et très-souvent des guérisons solides. Tonique puissant de la contractilité musculaire, l'hydrothérapie, représentée par toutes ses méthodes excitantes, peut être avantageusement recommandée ici. Elle a son indication absolue au même titre que le fer, et souvent avec plus de succès.

Il nous serait facile de citer de nombreux exemples de paralysies survenus chez des malades anémiques ou chloro-anémiques, attestant l'heureuse influence de l'hydrothérapie contre cet état morbide. Nous nous contenterons de citer celui d'une jeune fille longtemps soignée par le professeur Trousseau qui, après avoir essayé toutes les médications, lui conseilla de suivre un traitement hydrothérapique sous notre direction. Elle avait une paralysie des quatre membres, ayant un type intermittent assez caractérisé et greffé sur un état chlorotique compliqué de phénomènes nerveux variés. Qu'il nous soit permis de raconter en quelques mots l'histoire de cette jeune malade.

Les renseignements pris sur sa famille et sur son enfance nous apprennent qu'il n'existe aucun état diathésique. Elle a traversé la période de formation sans accidents ; les règles se sont établies avec grande facilité et n'ont été troublées qu'à 18 ans, c'est-à-dire quatre ans après leur apparition. Avant cet âge, rien n'avait pu faire soupçonner, même par le médecin, que plus tard cette jeune personne serait frappée de la maladie dont elle fut atteinte plus tard.

Pendant un séjour au bord de la mer, elle fut prise d'accès de fièvre extrêmement tenaces, qui disparurent à la longue, mais qui laissèrent après eux une dysménorrhée extrêmement douloureuse.

Pendant l'écoulement des règles et pour faciliter cet écoulement, le professeur Trousseau conseillait à la jeune fille de sortir et de faire de longues promenades. Un jour, pendant qu'elle exécutait cette ordonnance, elle fut accostée par un jeune homme qui la suivait depuis longtemps et avec lequel elle eut une altercation assez vive. Son émotion fut extrême, les règles furent supprimées, et elle éprouva un vertige extrêmement pénible, des palpitations très-violentes, et fut ramenée chez elle dans un état d'abattement très-prononcé. Le lendemain de cet accident, ses jambes étaient engourdies, et ses membres supérieurs avaient perdu toute force de pression. Malgré les soins les plus assidus et les plus intelligents, les bras et les jambes devinrent progressivement le siége d'une double paralysie de la sensibilité et du mouvement. Le professeur Trousseau qui avait constaté, en dehors de ces phénomènes morbides, tous les signes de la chlorose, ordonne des préparations ferrugineuses qui modifièrent sensiblement l'état de la jeune malade. Elle était dans un état satisfaisant lorsqu'un jour, sans cause connue, elle fut prise d'un léger mouvement fébrile accompagné d'une semi-hémiplégie du côté gauche qui dura environ douze heures. Le surlendemain les mêmes accidents se produisirent dans le même ordre et disparurent comme l'avant-veille ; le sulfate de quinine et l'arsenic furent administrés sans succès. Le professeur Trousseau, voyant ces accès reparaître avec la même ténacité et la même régularité, conseilla à la jeune fille de suivre un traitement hydrothérapique. C'est dans ces circonstances que nous vîmes la malade pour la première fois. Chez elle la chlorose était parfaitement confirmée; elle avait des palpitations, des vertiges et des étouffements; son pouls était dépressible, et il existait un bruit de souffle au premier temps, ayant son maximum d'intensité à la base et se prolongeant dans l'aorte et les carotides; ce bruit n'était ni rude, ni râpeux, et disparaissait sous l'influence du moindre effort.

Les fonctions organiques étaient lentes, mais en bon état ; et la jeune malade dont les traits avaient conservé une entière harmonie présentait toutes les apparences d'une santé satisfaisante. Le système nerveux chez elle était seul sérieusement intéressé, et il existait notamment une paralysie du mouvement et du sentiment assez étrange.

Quelques-uns des sens spéciaux étaient altérés ; la malade accusait un affaiblissement de la vue ; des points noirs voltigeaient sans cesse devant ses yeux, et parfois elle ne voyait que la moitié des objets ou des personnes placés devant elle ; elle éprouvait à chaque instant des bourdonnements d'oreille insupportables; les sens de la douleur, de la température et du tact étaient fort peu développés; les membres inférieurs et les membres supérieurs se trouvaient frappés dans une certaine mesure d'impuissance motrice, et le côté gauche devenait tous les deux jours, aux mêmes heures, le siége d'une paralysie plus prononcée, survenant après quelques troubles cérébraux très-passagers et disparaissant après quelques heures de durée.

La chlorose et peut-être l'intoxication paludéenne devaient avoir une grande part dans la production de ces désordres nerveux qui, après avoir été permanents, avaient pris tout à coup la forme intermittente. Nous conseillâmes à la malade de se soumettre aux applications reconstituantes de l'hydrothérapie, et elle prit deux fois par jour une douche froide générale en pluie et en jet.

Après un mois de ce traitement, l'état général de la malade fut très-heureusement modifié, mais les phénomènes nerveux persistèrent ; ils ne disparurent complétement qu'à la fin du second mois de traitement. Nous n'avons pas vu la malade depuis cette époque, c'est-à-dire depuis environ six ans, et nous sommes fondé à supposer que les accidents ne sont pas revenus.

A côté de ce fait, qu'il nous soit permis de citer celui d'un malade confié à nos soins par le professeur Charcot, et qui était atteint d'une paralysie diphthéritique. Sans doute une paralysie de cette nature peut être placée dans le groupe dyscrasique, mais les symptômes de l'anémie étaient tellement prédominants que nous ne songeâmes, M. Charcot et moi, qu'à relever les forces du malade et à restaurer son sang. Nous obtînmes ce résultat par des douches froides excitantes, et, ce résultat obtenu, les phénomènes paralytiques, qui étaient principalement localisés dans les membres inférieurs, disparurent comme par enchantement. Nous ne pouvons pas présenter l'analyse de tous les faits de paralysie généralisée ou localisée dans lesquels l'altération quantitative du sang joue un rôle important. Ils sont très-nombreux et très-variés ; nous les étudierons plus tard à un autre point de vue. Pour le moment, nous devons nous contenter de signaler l'heureuse influence de l'hydrothérapie sur les troubles moteurs et sensitifs qui se trouvent sous la dépendance de la chlorose, de l'anémie et de toutes les maladies qui peuvent amener une altération quantitative du liquide sanguin.

Des paralysies fonctionnelles. — Sous le nom de paralysies fonctionnelles, on a compris une série d'états incomplétement étudiés qui dépendent, les uns de l'anémie, les autres d'une lésion matérielle. Ce groupe est mal déterminé, et il renferme encore certaines paralysies qui pourraient peut-être avoir leur place dans un autre cadre nosologique. Mais comme nous ne sommes point éclairé suffisamment sur leurs conditions de production et sur leur mécanisme, nous sommes forcé de réserver notre appréciation. On trouve, dans cette classe particulière, ces affections paralytiques qui succèdent à des excès de tout genre, aux chagrins profonds, aux passions violentes. Quelques auteurs veulent les dénommer paralysie par épuisement ; d'autres leur attribuent une origine anémique, pensant que les dépenses exagérées du système nerveux n'arrivent à l'épuisement de la fonction qu'après avoir appauvri le sang. En se plaçant à ce point de vue, ces paralysies devraient être mises au nombre de celles dont nous venons de parler. La marche de l'affection semblerait venir à l'appui de cette manière de voir ; la paralysie, en effet, n'arrive point d'emblée à son summum d'intensité ; elle est progressive et possède tous les caractères généraux de la paralysie par anémie.

On rencontre encore, dans ce groupe morbide, ces paralysies à explosion soudaine, comme celles qui succèdent, par exemple, à l'action de la foudre. Est-ce un simple épuisement nerveux, analogue à celui que l'on obtient en faisant passer un courant puissant dans un nerf qui produit dans ce cas l'abolition du mouvement? Cette hypothèse peut être acceptée, lorsque la paralysie se dissipe rapidement, mais il est des circonstances où la même explication ne saurait être admise et, dans ce cas, il faut avouer notre ignorance complète sur le mode de production de cette paralysie.

Nous pourrions faire encore entrer dans ce groupe quelques paralysies hystériques, notamment celles qui, étant le résultat même de la névrose, tiennent à l'absence d'innervation cérébrale, et chez lesquelles les convulsions hystériques ne peuvent être admises qu'à titre de causes occasionnelles, favorables à leur développement.

Les paralysies les plus intéressantes de la catégorie dont il est ici question sont, sans aucun doute, celles qui purent être désignées à un certain moment, avec une certaine justesse, sous le nom de paralysies fonctionnelles. Au milieu d'une santé solide, sous l'impression d'une cause occasionnelle que nous examinerons plus loin, un malade est atteint d'une paralysie le plus souvent complète ; quelle explication donner à ce fait ? Nos devanciers, qui ignoraient complétement les lois de la fonction nerveuse, n'y virent qu'une simple abolition fonctionnelle dont ils ne cherchèrent point du reste à expliquer le mécanisme. Graves, le premier, ainsi que nous l'avons dit, chercha une explication, et il fit intervenir l'acte réflexe sans expliquer son mode de production. Des pathologistes plus hardis tentèrent d'aller plus loin.

C'est alors que naquirent presque en même temps la théorie de la paralysie réflexe de Brown-Sequard, celle de l'épuisement nerveux de Jaccoud, et enfin la théorie des nerfs d'arrêt de Jones, cette immense question de demain. Nous n'avons point à nous ranger à l'une ou à l'autre de ces idées explicatives. Nous réservons notre jugement, car, nous devons l'avouer, contre chacune de ces hypothèses, il est facile d'élever des objections que ces théories ne sont point en mesure de résoudre. Ce qu'il y a de certain, c'est que la solution du problème doit être cherchée dans les manifestations du pouvoir réflexe et dans les troubles de nutrition des centres nerveux. Mais cette idée physiologique est-elle assez étudiée dans tous ses détails pour nous permettre des conclusions? Nous ne le pensons pas. Toutefois il est possible de résumer en quelques traits les caractères généraux de ces paralysies et d'en faire une analyse qui guide le médecin dans le choix de la thérapeutique qui leur convient.

Nous avons déjà dit notre opinion sur celles qui sont dues à l'épuisement ; elles semblent se rattacher complétement, par les symptômes, aux paralysies par anémie ; le traitement qui leur convient doit donc être celui qui pourra le mieux reconstituer les activités organiques. A ce titre, l'hydrothérapie peut être sans crainte mise au premier rang des médications à employer. Qu'il nous soit permis, pour appuyer cette assertion, de mentionner en quelques lignes un cas de paralysie que nous avons vu avec le Dr Blanche. Le sujet de cette observation est un jeune homme chez lequel un travail opiniâtre et trop disproportionné avait provoqué une parésie cérébrale compliquée de vertiges, d'anéantissement intellectuel, de dyspnée, de palpitations et de tous les symptômes qui accompagnent cette pénible névrose encéphalique. La guerre le surprit en cet état et contribua à augmenter son mal ; la parésie s'étendit à la moelle ; la paralysie frappa progressivement tous ses membres, et lorsque nous le vîmes pour la première fois, il était complétement impotent. Les médecins qui le soignaient à cette époque crurent à une lésion organique et conseillèrent une application de dix cautères sur la colonne vertébrale. Le Dr Blanche, consulté sur ces entrefaites, n'adopta pas cette opinion, et croyant à l'existence d'une paralysie fonctionnelle, conseilla un traitement hydrothérapique dont la direction nous fut confiée.

A ce moment le malade éprouvait une fatigue cérébrale qui avait inspiré des craintes pour sa raison ; il avait des vertiges, des troubles de la vue et de l'ouïe, des étranglements, de la dyspnée, des palpitations, de l'incontinence d'urine et une constipation opiniâtre. Il se plaignait de douleurs intercostales sans éprouver de sensation de barre autour du corps ; les extrémités étaient très-froides, les doigts fléchis et contracturés, la sensibilité tactile était éteinte, surtout dans la région inférieure du corps, et les membres étaient frappés de paralysie. On transporta le malade à Auteuil et il eut le courage de suivre le traitement hydrothérapique pendant toute la durée du bombardement de Paris. Un mois suffit pour obtenir la guérison de ce malade, qui ne prit exclusivement que des douches froides en pluie et en jet.

Nous citons ce fait, auquel nous pourrions en ajouter bien d'autres, attestant l'action reconstituante et excito-motrice de l'hydrothérapie, parce qu'il nous fournit un exemple de guérison rapide, comme on en voit dans les paralysies hystériques.

L'hystérie, la foudre, la frayeur, une émotion vive peuvent causer des paralysies et abolir dans toutes les parties du corps la sensibilité et la contractilité musculaire. Ces paralysies, avons-nous dit, apparaissent d'emblée et peuvent disparaître avec la même rapidité ; elles affectent toutes les formes, résistent souvent à tous les traitements et guérissent quelquefois avec une telle spontanéité que le médecin lui-même peut éprouver des doutes sur leur nature. Ces doutes ne concernent bien entendu que les paralysies hystériques qui sont toujours très-difficiles à connaître, à analyser et surtout à traiter. Dans ces cas, les applications toniques et excito-motrices de l'hydrothérapie ne suffisent plus ; il faut modifier le traitement à chaque instant et l'adapter quotidiennement à la forme que peut prendre la névrose qui cause la paralysie. Quand la paralysie guérit, elle est souvent instantanément remplacée par des phénomènes convulsifs qui disparaissent à leur tour après l'apparition de certaines douleurs. Cette succession de désordres morbides est presque toujours favorable au malade et ne commande pas la suspension du traitement. Il faut, au contraire, le continuer en ayant soin de le modifier pour combattre à la fois la névrose générale et les symptômes dominants.

Les faits de paralysies hystériques guéries par l'hydrothérapie sont très-nombreux, et il n'est pas besoin d'en faire ici l'énumération pour démontrer l'influence favorable que le traitement hydrothérapique exerce sur ces désordres morbides. Au surplus, le lecteur comprendra la réserve que doit nous imposer la publication d'une observation dans laquelle l'hystérie joue le rôle principal.

Les paralysies d'origine périphérique se produisant, par l'intermédiaire d'une action réflexe, sont les plus intéressantes et en même temps les plus difficiles à connaître. Elles ont, comme on le sait, pour point de départ une irritation périphérique qui, agissant sur les centres, détermine une abolition du mouvement dans la partie du système nerveux qui est en rapport avec ces centres.

Les irritations périphériques les plus communes se développent sous l'influence du froid ou d'une douleur; celles que fait naître le froid déterminent la paralysie très-brusquement, sans sensation préalable de fourmillements et d'engourdissements, sans phénomènes indiquant le moindre trouble dans les fonctions du cerveau et de la moelle épinière. La marche de cette paralysie est très-rapide, mais son siége est extrêmement variable, et l'on voit souvent des éléments paralysés reprendre leurs fonctions à côté de tissus qui sont frappés d'impuissance après avoir conservé leur intégrité pendant la première période de la maladie.

La guérison de ces paralysies est relativement rapide ; cependant, dans certains cas, le retour des propriétés vitales est difficile à obtenir, et il faut agir énergiquement, pour soustraire les centres nerveux au développement de phénomènes inflammatoires. L'hydrothérapie peut être fort utile et son action curative se manifeste parfois très-promptement. Mais d'après nos observations, il convient, pour rendre le traitement plus efficace, de faire précéder les frictions ou les douches froides d'une application du calorique faite à l'aide des maillots, des étuves ou de l'eau chaude.

Quant aux paralysies qui se produisent sous l'influence d'une irritation périphérique autre que celle que détermine le froid, il convient de leur appliquer un traitement plus complexe. Il faut, d'une part, faire disparaître l'irritation périphérique qui a donné lieu aux actions réflexes morbides, et apaiser, d'autre part, l'excitabilité maladive des centres qui facilite le développement des phénomènes paralytiques. C'est pour répondre à cette seconde indication que l'hydrothérapie doit intervenir ; il faut seulement avoir le soin de n'employer au début que des applications tempérées, qu'on refroidit graduellement selon la résistance ou la susceptibilité du malade.

Ces paralysies ne débutent pas instantanément, et leur marche est presque toujours progressive. On rencontre rarement des phénomènes d'excitation, des fourmillements ou des douleurs; les troubles paralytiques sont rarement complets; la vessie et le rectum ne sont presque jamais atteints. Enfin, et c'est là un des caractères importants de cet état morbide, la paralysie s'améliore ou guérit quand l'irritation périphérique qui l'a produite est améliorée ou guérie.

Dans les observations que nous possédons sur cette branche de pathologie nerveuse, nous en prendrons une qui a été publiée en 1864, et dans laquelle l'hydrothérapie a pu combattre à la fois l'irritation périphérique qui a produit la paralysie et l'asthénie des centres nerveux qui a facilité le développement des troubles moteurs. Nous reproduisons cette observation de paraplégie par action réflexe, survenue à la suite de pertes séminales, telle qu'elle a été communiquée à la Société de médecine pratique, avec les considérations dont nous l'avions fait précéder.

M. le professeur Brown-Séquard, dans les leçons qu'il a faites au Collége royal des chirurgiens de Londres et qui ont été traduites dernièrement en français par le Dr Gordon, a établi les deux propositions suivantes :

1° *Une paralysie des membres inférieurs peut être causée par une altération dans la périphérie ou dans le tronc des différents nerfs sensitifs ;*

2° *Cette espèce de paralysie diffère essentiellement des autres espèces de paraplégie par plusieurs symptômes, et par la fréquence et la rapidité de la guérison.*

En d'autres termes, l'éminent physiologiste a voulu prouver qu'il existe une paralysie des membres inférieurs, appelée *paraplégie par action réflexe*, ayant des symptômes déterminés, des causes propres et un traitement spécial.

L'existence de la paralysie réflexe des parties supérieures du corps a été admise facilement ; mais il n'en a pas été de même pour la paralysie réflexe des membres inférieurs.

De toutes les objections dirigées contre l'existence de cette nature de paralysie, la plus importante est celle qui repose sur ce fait que, lorsqu'il existe une irritation capable de déterminer une paraplégie, ce n'est point par action réflexe que la paralysie est produite, mais bien à la suite d'une myélite déterminée par cette irritation.

Cette myélite est possible, mais il est juste de dire, pour contre-balancer cette manière de voir, que, dans les cas de paraplégie réflexe, les nécropsies n'ont rien fait découvrir dans la moelle ou ses enveloppes mêmes, par ceux qui, comme Gull, Nasse et Valentiner, ont cherché, dans ces derniers temps, à nier l'existence de la paraplégie réflexe. Nous ajouterons qu'on a toujours rencontré la lésion primitive dans les organes périphériques, et pour donner plus de force et surtout plus d'autorité à ce que nous avançons, nous nous servirons des faits de paralysie urinaire recueillis dans le service de M. Rayer par M. Leroy d'Étiolles, notamment, où l'on voit que les recherches cadavériques les plus minutieuses n'ont pas révélé la moindre lésion dans l'axe cérébro-spinal. Nous mentionnerons encore le Mémoire de M. Stanley sur les paraplégies urinaires dans lequel le médecin anglais établit, par de nombreuses observations suivies de nécropsies que, dans les paralysies urinaires examinées par lui, les centres nerveux étaient toujours intacts.

D'un autre côté, en se plaçant au point de vue thérapeutique, on voit que, dans les cas où la paralysie semble résulter d'une irritation périphérique, il est souvent facile de détruire ou du moins d'amender sensiblement cette paralysie en combattant l'irritation primitive.

Si donc, d'une part, l'observation attentive des faits, la marche spéciale de l'affection, l'autopsie cadavérique, quand elle est possible, et, d'autre part, la guérison relativement rapide du malade, détruisent, dans un grand nombre de cas, l'hypothèse d'une myélite, on arrive à cette conclusion manifeste que la paraplégie n'est pas toujours la conséquence de cette maladie.

S'il en est ainsi, comment se rendre compte des modifications qui surviennent dans les phénomènes de motilité? Comment expliquer cette perte de mouvement dans les extrémités inférieures sans leur donner comme origine une altération des centres nerveux?

A ces diverses questions, les cliniciens et les physiologistes répondent en avançant que ces phénomènes sont dus à une action réflexe.

On sait, en effet, aujourd'hui qu'une irritation périphérique peut être transmise aux centres nerveux et que ces organes trahissent l'impression reçue par des mouvements convulsifs parfaitement déterminés. Si l'excitation est légère et de courte durée, il y a une augmentation d'énergie de ces mouvements; si elle est très-puissante ou très-prolongée, les mouvements sont d'abord très-accentués et finissent par s'épuiser. Quelquefois cependant, ils persistent, et l'on observe une véritable contracture. Dans certains cas, quelques physiologistes pensent que l'impression reçue par les centres nerveux se traduit par des arrêts de mouvement dans l'action nerveuse.

Si l'on ouvre le traité de physiologie de M. Longet, et qu'on lise avec attention le chapitre consacré à l'étude de l'influence du système nerveux sur la nutrition, on y lit textuellement : « Une excitation portant sur une portion du système nerveux, loin de déterminer dans un centre une excitation correspondante, peut « parfois en diminuer ou même en suspendre l'énergie. »

Si l'on consulte les leçons faites par M. Cl. Bernard sur la physiologie du système nerveux, on y trouve les considérations suivantes :

« Dans certaines circonstances, notamment quand les phénomènes nerveux sont exaltés de part et d'autre, il y a une confusion « entre les réactions volontaires et les réactions réflexes. Il arrive « souvent que ces phénomènes réagissent les uns sur les autres, et « que les mouvements réflexes d'un organe splanchnique deviennent le point de départ de contractions, de convulsions des

« muscles de la vie de relation. On a indiqué, entre autres sympa-
« thies de cette nature, les convulsions qui seraient produites chez
« les enfants par la présence de vers dans le tube intestinal, par le
« développement des dents, etc... Les réactions du système de la
« sensibilité organique ne sont pas constamment localisées dans
« l'organe primitivement affecté ; quelquefois même elles peuvent
« être générales et retentir sur toute l'économie. Ainsi la mastur-
« bation produit, par action réflexe, la spermatorrhée qui, à son
« tour, peut produire de la même manière des convulsions ou une
« paralysie des membres inférieurs. On comprend très-bien la
« production des convulsions ; mais on ne saisit pas aussi facilement
« celle de la paralysie. Elle peut se produire par une réflexion sur
« les nerfs moteurs ou les nerfs vaso-moteurs. »

Nous n'osons pas nous engager plus avant dans cette discussion difficile, et nous abandonnons le champ des hypothèses pour revenir sur le terrain de la clinique en publiant l'observation dont nous avons parlé et qui nous a servi de prétexte à cette digression.

M. X..., âgé de 27 ans, a eu dans son enfance de fréquentes maladies, notamment des engorgements ganglionnaires et des convulsions.

Son père est bien portant, et sa mère présente tous les caractères de ce qu'on est convenu d'appeler le tempérament nerveux.

Dans sa première jeunesse, il se livrait aux plaisirs, aux amusements de son âge, avec une sorte de passion que les parents prenaient pour un surcroît de force et dont ils favorisaient à tort le développement.

Notre jeune homme fut placé dans un collége où le goût du travail se développa outre mesure, et où, malheureusement, il contracta l'habitude de la masturbation.

Dès lors, ces dépenses considérables d'influx nerveux dans tous les actes de la vie physique et intellectuelle, jointes à l'abattement qu'entraîne l'onanisme après lui, devinrent pour ce jeune homme des causes puissantes d'épuisement et altérèrent sa constitution.

Il abandonna peu à peu les jeux de son âge, devint rêveur et triste, recherchant la solitude avec avidité. Son teint se décolora, sa physionomie devint languissante, et son corps maigrit insensiblement.

Les parents, attribuant ce dépérissement à un excès de travail, suspendirent ses études et le conduisirent à la campagne, où il resta environ deux mois. Il se trouva très-bien de son nouveau séjour, et revint l'année suivante commencer à Paris les études de droit.

Il se livra de nouveau au travail. Impressionnable et timide à l'excès, il se tint à l'écart des divertissements de la jeunesse, rechercha avec plus d'avidité la solitude et perdit bientôt l'embonpoint qu'il avait repris.

Il ressentit bientôt à l'estomac des douleurs sourdes ou plutôt une gêne qui augmenta de jour en jour et pour laquelle il fut obligé de consulter un médecin.

Les poudres anti-dyspeptiques, le fer, le quinquina, rétablirent les fonctions troublées et amenèrent momentanément une amélioration sensible dans sa constitution,

Il resta environ quatre ans dans cet état spécial qui n'est pas encore la maladie, mais qui n'est déjà plus la santé. Néanmoins, il vivait sans éprouver de vives souffrances, lorsque apparurent successivement une gêne considérable dans la colonne vertébrale, quelques vertiges et un trouble intermittent de la vue.

Bientôt, ses jambes commencèrent à s'engourdir, la marche devint plus lente et plus pénible, et, lorsqu'il allait à la promenade, il avait comme une vague crainte de ne pouvoir rentrer chez lui sans le secours de quelqu'un.

Cet état dura environ six mois. Les frictions excitantes, les bains, l'électricité furent employés pour combattre ce malaise indéfinissable qui fut suivi, en définitive, d'une paralysie des deux membres inférieurs.

C'est dans cette situation que M. X.... est présenté à notre examen.

Il présente presque tous les signes d'une constitution délabrée ; son regard est mal assuré ; sa tête est portée en avant; le visage est pâle et sans fraîcheur, les yeux sont entourés d'un cercle bleuâtre, et les chairs molles et flasques laissent entrevoir facilement l'existence d'une atonie générale.

L'intelligence est parfaitement conservée; toutefois l'attention du malade est moins forte, sa mémoire est affaiblie, et il ne répond qu'après de vives instances. Le sommeil n'est pas régulier, les rêves sont très-nombreux et revêtent presque toujours une forme gaie.

La sensibilité est légèrement diminuée, surtout dans les parties inférieures; il n'y a de douleurs nulle part; seulement le malade accuse une gêne assez considérable le long de la colonne vertébrale, surtout vers la région dorsale, quoique la pression exercée sur la colonne vertébrale ne produise aucune douleur. Il n'y a point de sensation pénible autour de l'abdomen et de la poitrine; point de fourmillement, de démangeaison dans aucune partie du corps; point de sensation de bourrelet sous les fesses et sous la plante des pieds.

Les sens spéciaux sont intacts, sauf celui de la vue qui est affaibli.

La marche est impossible sans canne ou sans béquilles; les deux membres inférieurs sont pour ainsi dire privés des mouvements volontaires de progression; ils ne peuvent exécuter qu'un mouvement de flexion et d'extension; la résistance est peu considérable; la station debout est possible, mais non sur une seule jambe; quand le malade essaye de marcher à l'aide d'un appui, il traîne ses jambes avec difficulté; les muscles sont légèrement atrophiés, et les jambes ont une température inférieure à celle des autres parties du corps.

En excitant les muscles de ces régions, à l'aide d'un courant électrique, on produit des contractions à peu près normales dans les extenseurs plus que dans les fléchisseurs.

Il n'y a ici ni contractions, ni crampes, ni douleurs, et le malade est toujours soulagé par le repos.

Il tient bien avec les doigts les objets qu'il saisit; il a parfaitement conscience des contractions qu'il développe, et la force déployée est en harmonie avec la constitution du sujet et l'action qu'il veut produire.

Les voies respiratoires sont à l'état normal. Il n'en est pas ainsi du système circulatoire; il y a du bruit de souffle dans les vaisseaux du cou et dans le cœur au premier temps. Le malade accuse de légères douleurs précordiales et quelques palpitations ; le pouls est faible mais régulier, et la circulation capillaire très-peu active.

Du côté du tube digestif, voici ce qu'on remarque : faim et soif peu prononcés, parfois une grande inappétence coïncidant avec des éructations, des nausées, du ballonnement d'estomac, des borborygmes. Les selles sont normales et régulières.

La palpation et la percussion ne font rien reconnaître d'anormal dans l'estomac, le foie et la rate.

Les organes génito-urinaires, examinés avec le plus grand soin, nous mirent sur la voie du diagnostic qui, jusque-là, était resté, pour nous, assez obscur. Nous constatâmes d'abord que la miction était normale et l'urine acide. Nous apprîmes ensuite qu'à l'âge de 16 ans, M. X.... avait eu des pertes séminales. Dans le principe, elles survenaient après des rêves lascifs, mais bientôt elles devinrent plus fréquentes, s'effectuaient sans érections, et le malade n'en était averti que le lendemain à son réveil.

Après un laps de temps assez long, ces pollutions ne se manifestèrent plus la nuit, et M. X..., qui s'en croyait débarrassé, n'en parla point à son médecin. Pour juger définitivement cette question et savoir si les pertes séminales n'existaient pas encore, nous lui fîmes recueillir le liquide qui se montrait, à son insu, à l'orifice du gland pendant la défécation. Nous fîmes conserver, en même temps, les dernières gouttes d'urine, et l'examen microscopique nous démontra l'existence de spermatozoïdes dans les deux liquides. Nous fîmes ces recherches à plusieurs reprises, et nous obtînmes toujours le même résultat.

Du reste, nous crûmes être sûr du diagnostic; il nous sembla que la scène morbide avait commencé par une irritation spéciale en un point du système nerveux périphérique dans le canal de l'urèthre.

Cette irritation, conséquence probable de la masturbation, avait produit, par une première action réflexe, des pertes séminales qui déterminèrent, à leur tour, la dyspepsie dont a souffert le malade, la gêne vertébrale qui s'est produite à la suite et, enfin, cette paraplégie survenue lentement, sans perte notable de la sensibilité, sans roideur, sans douleurs et sans crampes.

Nous pensâmes que telles avaient été la cause et la marche de la maladie chez le consultant, qu'en un mot, nous avions devant nous une paraplégie causée ou du moins entretenue par la spermatorrhée. Dans cet ordre d'idée, nous n'avions pas à hésiter; nous devions soumettre le malade au traitement hydrothérapique.

Il le commença le 1er mai 1864, prit des douches révulsives sur les jambes, des douches générales reconstituantes deux fois par jour, et des bains de siége à eau courante, que nous fîmes administrer le soir parce qu'il y avait impuissance et absence de désirs vénériens.

Au 15 mai, l'état général s'est déjà amélioré; la gêne ressentie le long de la colonne vertébrale est amoindrie, et le malade peut faire quelques pas dans le jardin avec une canne, sans broncher aussi souvent et sans jeter les pieds comme avant le traitement. En même temps, l'écoulement spermatique est plus rare pendant la défécation.

Au 1er juin, l'amélioration est plus sensible; il y a eu quelques érections de courte durée pendant la nuit, les digestions sont très-bonnes, le malade, qui pesait 98 livres à son entrée, en pèse aujourd'hui 105; les jambes ont engraissé, la marche est plus facile et les promenades plus longues.

Il n'y a presque plus de liquide gluant pendant la défécation; les dernières gouttes d'urine n'offrent rien de spécial.

Au 1er juillet, le changement est complet. Le malade a de fréquentes érections qui lui font éprouver un désir tout nouveau pour lui, celui du rapprochement sexuel.

Les fonctions digestives sont définitivement rétablies, la circulation capillaire est plus active; la physionomie du malade et son embonpoint sont très-satisfaisants, son teint est plus coloré; les phénomènes cardiaques ont disparu; la marche est devenue régulière; la gêne dorsale et les pertes séminales n'existent plus, et M. X... quitte l'établissement dans un état parfait de santé.

Cette observation très-curieuse, nous paraît-il, porte avec elle plusieurs enseignements. Elle est, en effet, remarquable au triple point de vue de la difficulté du diagnostic, de la constatation de l'action réflexe et de la rapidité relative de l'effet curatif produit par la médication hydrothérapique.

Et d'abord, quant au diagnostic, ce n'est pas seulement le résultat qui nous a donné raison. A nos yeux, ce résultat n'est que la confirmation de l'opinion à laquelle nous avait conduit l'observation attentive des faits, rapprochée des données actuelles de la science physiologique.

Qu'est-ce que nous voyons, en effet? Avant toute chose une irritation périphérique siégeant dans la muqueuse uréthrale et déterminant, par action réflexe, des pertes séminales. C'est là le point de départ d'une sensation qui, transmise aux centres nerveux, a déterminé d'abord, par réflexion consécutive, cette gêne que le malade a longtemps accusée, et plus tard, par continuité d'action, la paralysie des membres inférieurs.

Nous avons donc eu affaire, dans notre pensée, et malgré l'avis de physiologistes dissidents, à une paraplégie réflexe due à une spermatorrhée.

Sans doute (et nous revenons, en finissant, sur cette idée, parce qu'elle est la pierre de touche de la controverse), sans doute, la paralysie est, dans le plus grand nombre des cas, la conséquence d'une myélite; mais il n'en est pas toujours ainsi, et très-certainement il n'en a pas été ainsi dans le cas spécial que nous venons de noter. Que l'on veuille bien étudier ici le développement de la maladie, sa marche, ses symptômes et surtout sa guérison, et l'on ne pourra admettre que la paraplégie ait été consécutive à une myélite, quand le malade n'a présenté, à peu près, aucun des signes qui trahissent cette affection, quand la gêne vertébrale ne s'est montrée que longtemps après la spermatorrhée, et quand la guérison a été obtenue en deux mois, à l'aide d'une médication dont la puissance sur cette dernière affection a été éprouvée et reconnue depuis longtemps.

Il est vrai que d'autres médecins pensent que la spermatorrhée est toujours la conséquence d'une affection des centres nerveux, parce qu'ils ont remarqué, avant l'apparition des pertes séminales, des symptômes qui, comme certaines convulsions, l'incontinence d'urine, par exemple, trahissent déjà un certain désordre dans le système nerveux. Il ne nous coûte nullement de convenir que chez l'homme adolescent les désordres nerveux peuvent avoir, dans les prédispositions naturelles un germe, dans la complexion particulière du sujet une cause impulsive, dans les fureurs du tempérament au jour de la puberté une cause d'explosion, toutes choses, en un mot, qui préexistent, soit aux effets d'une continence absolue à l'heure de la virilité, soit, au contraire, aux excès de l'onanisme, ou aux abus des plaisirs vénériens, et, par voie de suite, à l'apparition de la spermatorrhée. C'est même un cas qui se présente assez souvent dans la pratique, et chacun de nous sait combien il est difficile de faire disparaître les pollutions quand elles sont produites par un trouble ou plutôt une altération spéciale du système nerveux.

Mais, dans le fait qui nous occupe et que nous venons d'exposer, nous ne croyons pas qu'il soit possible d'attribuer la spermatorrhée à une altération spéciale de l'axe cérébro-spinal, parce que cette altération, qui se révèle par des signes que le malade n'a pas présentés, n'aurait pu disparaître totalement après un si court traitement et sous l'influence unique d'une médication spécialement dirigée contre les pollutions.

Souvent, il est vrai, la spermatorrhée est un des symptômes initiaux qui accusent les troubles des centres nerveux ; mais, dans l'espèce, c'est elle qui a été le point de départ de tous les phénomènes morbides, depuis la dyspepsie jusqu'à la paralysie des membres inférieurs.

Impossible d'ailleurs de confondre cette paraplégie avec celle qui résulte d'une méningite, d'une compression de la moelle par une tumeur, d'une hémorrhagie dans le canal vertébral ou dans la substance de la moelle, d'un épanchement séreux, d'un ramollissement, d'un obstacle à la circulation du sang dans les principales artères, d'une compression des nerfs, de la présence de vers, etc., parce qu'elle n'offre pas les caractères qui accompagnent ces maladies et que chacun d'eux est parfaitement connu de tous les praticiens.

En résumé, dans cette observation, nous remarquons :

1° Une excitation provenant d'un nerf sensitif des voies urinaires avant l'apparition de la paraplégie ;

2° Une amélioration de la paralysie coïncidant avec l'amélioration de la spermatorrhée;

3° La disparition de la paralysie peu de temps après la disparition de la spermatorrhée;

4° L'insuccès de tout traitement dirigé contre la paralysie avant qu'on ait essayé d'attaquer la spermatorrhée.

Si maintenant, nous comparons ces faits où se trouvent réunies les conditions précédentes avec ceux dont il est question dans les travaux de Graves, de Romberg, de Brown-Séquard, etc..., nous voyons entre eux une entière similitude dans les relations de cause à effet et dans la succession des phénomènes morbides. Quoi qu'il en soit, nous n'avons pas la prétention de rechercher si le trouble de la moelle épinière qui a présidé à la paralysie est le résultat d'une action suspensive, d'un épuisement médullaire ou bien d'une contraction réflexe. Cette entreprise, il faut l'avouer, serait très-difficile, et nous y renonçons très-volontiers; mais nous croyons avoir le droit de conclure que le malade soumis à notre observation était atteint d'une paraplégie réflexe, ou tout au moins d'origine périphérique, déterminée par la spermatorrhée.

Les considérations qui précèdent nous permettent d'admettre des paralysies qui ne tiennent à aucune lésion appréciable. Leurs causes sont bien connues, et l'étude de leur mode de production est assez avancée. Non-seulement ces paralysies se distinguent de celles qui dépendent d'une lésion ou d'une maladie inflammatoire des centres nerveux; mais encore elles ont des symptômes qui permettent de les diviser en groupes parfaitement délimités. Ce qui nous frappe dans ces états extrêmement variés, c'est l'asthénie générale qui forme, pour ainsi dire, la base de presque toute cette série morbide. Il est donc naturel que, dans ces cas, l'hydrothérapie exerce une influence très-favorable.

Nous avons déjà indiqué comment il convenait d'appliquer d'une manière générale cette méthode de traitement. Nous avons même signalé les modifications que chaque cas particulier exigeait dans l'administration des procédés mis en usage. Sur ce dernier point, il nous est difficile d'être explicite, car tout dépend ici de la constitution et de la susceptibilité du malade. Si la connaissance de la maladie doit donner les indications du traitement hydrothérapique en général, c'est l'étude attentive du malade qui doit guider le médecin dans le choix et dans l'application des procédés employés. A lui alors la recherche patiente de toutes les indications individuelles ; à lui de calculer la puissance des réactions ; à lui d'apprécier ces nuances délicates et infinies dans le choix des moyens. L'art de guérir ne consiste pas dans l'application d'un remède bien classé et réputé bon ; il repose essentiellement sur l'étude approfondie de l'influence du traitement non plus sur le symptôme ni même sur la maladie, mais sur l'être souffrant, sur le malade considéré dans toutes ses prédispositions et ses idiosyncrasies. C'est souvent une tâche pénible et décevante, mais c'est en même temps le plus beau titre de gloire que le praticien puisse revendiquer.

Névroses cutanées.

Nous ne pouvons terminer cette étude des affections douloureuses, convulsives et paralytiques du système nerveux sans dire quelques mots des névroses cutanées qui présentent avec les premières des analogies frappantes. Ces troubles fonctionnels sont presque toujours sous la dépendance d'une altération du sang ou d'une affection des centres nerveux. Ils sont souvent liés à d'autres manifestations morbides, mais parfois ils se présentent, du moins en apparence, parfaitement indépendants de toute maladie générale. Ils méritent donc une mention particulière.

Nous laisserons de côté, bien entendu, les affections d'origine traumatique et les névralgies dont il a été déjà question pour n'examiner que le rôle de l'hydrothérapie dans l'hypéresthésie, dans l'anesthésie et dans ces névroses vaso-motrices caractérisées par la parésie ou les spasmes des nerfs vaso-moteurs qui se distribuent aux tissus cutanés.

Hypéresthésie cutanée. — L'hypéresthésie cutanée est souvent produite par une altération histologique des centres nerveux et particulièrement des colonnes postérieures de la moelle épinière. Elle peut être occasionnée par les nombreuses maladies dues à une altération dans la qualité ou la quantité du liquide sanguin, comme la goutte, le rhumatisme et la chloro-anémie. Elle apparaît aussi dans certaines maladies fonctionnelles du système nerveux, et on la rencontre souvent associée aux symptômes de l'hystérie. Elle peut se présenter enfin isolément, constituer un état morbide bien caractérisé, réclamant par suite un traitement spécial. Le lecteur comprendra facilement que, dans ce chapitre, il ne peut être question que de cette dernière.

Presque toujours elle se localise dans une partie limitée de la surface cutanée et compte indifféremment, au nombre de ses causes, la chaleur, le froid ou l'humidité.

Elle consiste essentiellement en une exaltation d'une ou de plusieurs des sensations tactiles dont la peau est le siége; cette exaltation intéresse le plus souvent, il est vrai, la sensation de contact; mais elle peut atteindre aussi les sensations de douleur et de température. Ces diverses hypéresthésies peuvent exister simultanément; mais il n'en est pas toujours ainsi et l'on voit même quelquefois l'hypéresthésie du toucher coïncider avec l'analgésie ou avec l'abolition du sens de la température. Ces anomalies indiquent que l'hypéresthésie, en tant que phénomène morbide isolé, peut se produire de plusieurs manières. Selon certains auteurs, elle est due à une accumulation anormale du sang dans les vaisseaux qui entourent l'épanouissement des nerfs sensitifs; cette accumulation du liquide sanguin exalte les propriétés vitales des tissus où elle se trouve et augmente par suite leur sensibilité. Elle peut aussi se produire quand il existe un spasme des éléments contractiles du derme; ce spasme gêne la circulation et favorise en certains points la stagnation du sang veineux; cette accumulation pathologique joue le rôle d'un corps étranger et détermine l'excitation et, par voie de suite, l'hypéresthésie des éléments nerveux qui sont en contact avec elle. L'hypéresthésie résulte donc, si l'on admet les deux interprétations que nous venons de donner, d'une congestion due à une parésie des nerfs vaso-moteurs ou d'une irritation des nerfs sensitifs par le sang veineux qui, ne pouvant vaincre la résistance créée par le spasme des tissus dermiques, séjourne dans ces tissus et finit par éveiller l'excitabilité des filets sensitifs comme le ferait un corps étranger.

Ce double mode de production de l'hypéresthésie est utile à connaître si l'on veut faire des applications hydrothérapiques rationnelles. Sans rechercher ce qu'il y a de fondé dans l'analyse physiologique du phénomène morbide en question, disons qu'il y a une distinction à faire, au point de vue de son traitement, suivant qu'il existe concurremment une exaltation ou une diminution du sens de la température. Ces modifications peuvent être appréciées avec le thermomètre, et fournissent des éléments précieux pour choisir les procédés à mettre en usage.

Quand l'hypéresthésie du sens de contact coïncide avec une diminution ou une abolition du sens de la température, ce qui a lieu quand il existe un spasme des vaso-moteurs, on devra faire des applications hydrothérapiques dans lesquelles le calorique et l'eau froide seront tour à tour utilisés. On emploiera les étuves, les maillots et surtout l'eau chaude qu'on fera suivre d'une application froide, animée d'une percussion assez forte.

Quand l'hypéresthésie du sens de contact coïncide avec une exaltation du sens de la température, ce qui arrive quand il existe une paralysie des nerfs vaso-moteurs, elle est presque toujours accompagnée de rougeur, de sécrétion exagérée ou d'éruption dans la région cutanée où elle s'est développée. Ces éruptions, qui sont presque toujours caractérisées par du zona ou de l'urticaire, résultent souvent de l'hypéresthésie qui les provoque en déterminant des actions réflexes sur le système vasculaire et sur le derme, par l'intermédiaire des nerfs vaso-moteurs et des nerfs sécréto-nutritifs. Les nœuds et les saillies de l'urticaire, qui ne se montrent toujours qu'après que le malade s'est gratté, sont produits par des contractions réflexes des fibres du derme.

Dans cette forme d'hypéresthésie, il est préférable d'employer les immersions tempérées et les douches froides, courtes et légères, de manière à ne provoquer que des réactions peu prononcées destinées à fortifier la peau et incapables d'épuiser l'activité de ses diverses fonctions.

Nous verrons, en étudiant les affections des organes génito-urinaires chez la femme, par quels moyens hydrothérapiques il convient de traiter l'hypéresthésie vulvaire.

Anesthésie cutanée. — L'anesthésie cutanée n'est pas rare ; elle peut, comme l'hypéresthésie, dépendre d'une altération matérielle ou fonctionnelle des centres nerveux, d'une diathèse comme le rhumatisme, d'une intoxication comme la cachexie saturnine, ou d'un état constitutionnel comme la chlorose ; mais elle peut aussi se présenter isolément, indépendante de toute affection générale et constituant un état morbide parfaitement déterminé. Cette distinction est parfaitement admissible ; car, tout le monde sait qu'il est possible de produire artificiellement des anesthésies locales en agissant sur une région limitée de la périphérie nerveuse avec certaines substances comme le chloroforme par exemple, ou en faisant des applications prolongées d'eau froide ou de glace. Il nous semble donc bien établi que la périphérie du système nerveux qui embrasse toute la surface cutanée peut perdre son excitabilité sans que les cordons nerveux, la moelle et le cerveau soient intéressés.

L'anesthésie cutanée intéresse rarement toute la surface de la peau ; elle peut occuper la moitié du corps comme dans l'hystérie, les cuisses et le ventre comme dans le rhumatisme, les extrémités comme dans la chlorose, la plante des pieds ou le siége comme dans l'ataxie locomotrice ; mais, quand elle n'est pas l'un des symptômes d'une lésion ou d'un trouble fonctionnel des centres nerveux, elle s'établit généralement dans la partie de la périphérie nerveuse sur laquelle a agi la cause qui l'a produite.

L'anesthésie cutanée proprement dite, c'est-à-dire l'abolition du sens du toucher, coïncide souvent avec la perte du sens de la douleur et du sens de la température ; elle est toujours liée à un spasme des nerfs vaso-moteurs qui se trouvent dans la région où elle siége. Cette dernière concordance a autorisé quelques physiologistes à considérer l'anesthésie périphérique comme une conséquence du défaut de sang que provoque le spasme des nerfs vaso-moteurs ; ce spasme, en privant les nerfs sensitifs du liquide nourricier, et en entravant les échanges chimiques, abolit ou diminue les propriétés vitales des tissus.

Il est facile d'apprécier exactement l'anesthésie des sensations tactiles ; on peut constater l'analgésie en piquant avec des épingles ou avec un compas à pointes fines et très-aiguës ; on peut appréciser le degré d'abolition du sens de la température à l'aide du thermomètre ; on peut enfin apprécier l'anesthésie cutanée proprement dite, c'est-à-dire l'abolition du sens du contact avec l'esthésiomètre.

Comme la constatation exacte de l'anesthésie peut permettre au médecin d'éviter bien des erreurs et de déjouer bien des ruses, qu'il nous soit permis d'insister sur les services que peut rendre l'esthésiomètre. Nous ne saurions mieux faire dans cet ordre d'idées que de reproduire l'article écrit sur ce sujet par le professeur Brown-Séquard dans le Dictionnaire des sciences médicales de Holme.

Esthésiomètre. — C'est un instrument destiné à mesurer la sensibilité tactile à l'état normal et dans le cas d'anesthésie et d'hypéresthésie. Les belles recherches d'Ernest-Henry Weber sur la sensibilité tactile ont démontré que lorsqu'on applique simultanément les deux pointes d'un compas sur la peau d'un homme à l'état de santé, celui-ci n'en sent qu'une ou les sent toutes deux distinctement, suivant la distance qui sépare les pointes l'une de l'autre. Ainsi, par exemple, si la distance entre les deux pointes touchant la peau de la face simultanément est de 12 ou 15 millimètres ou moindre, les pointes sont senties comme s'il n'y en avait qu'une ; si, au contraire, les deux pointes sont à une distance de 3 à 4 centimètres au plus, elles sont toutes deux distinctement senties. La limite normale de la distance entre les deux pointes (limite en deçà de laquelle celles-ci ne donnent que la sensation d'une pointe, et au delà de laquelle elles se font sentir toutes deux) varie excessivement dans les différentes parties du corps ; mais elle ne varie guère, pour une même partie de la peau, chez différents individus à l'état de santé. Cette limite est la même, ou à bien peu de chose près, pour les parties homologues de droite et de gauche.

En 1849, j'eus l'idée de me servir de ce précieux moyen de juger de la sensibilité tactile dans les cas d'affections du système nerveux. D'après les observations que j'ai faites à cette époque, on peut à l'aide de ce procédé : 1° reconnaître l'existence d'une très-légère diminution ou augmentation de la sensibilité tactile, qu'il serait impossible de découvrir par d'autres moyens ; 2° mesurer avec précision le degré d'augmentation ou de diminution de la sensibilité tactile; 3° enfin constater d'une manière rigoureuse les changements dans le degré de l'anesthésie ou de l'hypéresthésie. L'esthésiomètre est une sorte de compas ; il en a été employé jusqu'à présent de trois sortes : celui de Sieveking, le mien dont j'ai donné une figure dans le journal de Physiologie de 1858 (p. 346), et celui de M. Ogle. Je crois les deux premiers d'un emploi plus facile que celui de M. Ogle; ils ne consistent, en réalité, qu'en un compas d'épaisseur légèrement modifié... Il importe que les pointes du compas soient émoussées, la douleur d'une piqûre, même très-légère, suffisant pour troubler la perception des sensations tactiles. Une condition plus essentielle est que ces deux pointes touchent la peau simultanément. Il importe aussi que le malade soit attentif, et plus encore qu'il ne puisse pas voir si l'on applique une ou deux pointes. On ne doit faire connaître au malade toute la portée de la recherche que l'on veut faire qu'après avoir terminé l'expérience. Il faut qu'il croie que l'on va appliquer tantôt une pointe, tantôt les deux, et que l'on désire savoir s'il est capable d'apprécier la différence. Avant de commencer la recherche de l'état de la sensibilité dans les parties où l'on soupçonne qu'elle peut être altérée, il est indispensable d'appliquer sur une partie saine les deux pointes du compas à de telles distances l'une de l'autre, que, dans un cas, le malade puisse les sentir distinctement toutes deux, et, dans un autre cas, qu'il ne puisse en recevoir que la sensation d'une pointe. Il arrive quelquefois que le malade, sachant que l'on applique deux pointes, croit les sentir toutes deux, quelque petit que soit l'espace entre ces pointes. Il est bon de n'en appliquer d'abord qu'une seule, et après que le malade a déclaré qu'il en sent deux, on lui fait regarder le compas et s'assurer par la vue qu'une seule pointe l'a touché. Dès que cela a été fait, on peut être certain que le malade jugera d'après ses *sensations*, et non, comme jusque-là, d'après l'*idée* qu'il se faisait de l'expérience. On commence la recherche de l'état de la sensibilité tactile dans l'endroit où l'on veut savoir si elle est altérée ou quel est le degré de son altération, en appliquant d'abord les deux pointes à la *distance-limite* normale. Si le malade n'en sent qu'une, on éloigne peu à peu les deux pointes l'une de l'autre, et l'on en répète l'application jusqu'à ce qu'il les sente toutes deux; on reconnaît ainsi l'existence et le degré de l'anesthésie. Si le malade sent les deux pointes à la *distance-limite* normale, on les rapproche peu à peu, en répétant l'application jusqu'à ce qu'il déclare ne sentir qu'une pointe; on obtient ainsi la mesure du degré d'hypéresthésie. Il importe de ne pas répéter les applications de l'esthésiomètre sur le même point de la peau, car la sensation du contact persiste souvent près d'une demi-minute, et le malade pourrait, après une ou deux applications, sentir deux pointes alors même qu'on n'en appliquerait réellement qu'une seule. Dans les cas d'anesthésie ou d'hypéresthésie occupant une portion très-peu étendue de la peau, on ne devra donc répéter les applications qu'après une demi-minute.

Dans les cas d'anesthésie considérable, les deux pointes peuvent être appliquées l'une après l'autre, et ne donner cependant que la sensation d'une pointe. La lenteur de la transmission est alors telle que, dans quelques cas, j'ai observé que le malade ne sentait qu'une pointe, même quand un intervalle de 40 à 50 secondes existait entre l'application d'une pointe et celle de la seconde. L'esthésiomètre peut ainsi servir à donner la notion de la transmission des impressions tactiles; quand l'anesthésie est considérable, les deux pointes sont senties comme une seule, quel que soit l'écartement existant entre elles, à la condition cependant qu'elles soient appliquées sur une même ligne longitudinale. Ainsi, par exemple, j'ai constaté chez quelques malades qu'il n'y avait que la sensation d'une pointe, alors que j'en appliquais une au niveau du poignet et l'autre sur la partie supérieure de l'avant-bras.

Quant à l'hypéresthésie tactile, elle peut atteindre un tel degré que, quelque rapprochées l'une de l'autre que soient les deux pointes, le malade continue de les sentir toutes deux. Dans un cas de méningite spinale chronique, la sensibilité tactile était tellement altérée que le malade sentait distinctement les deux pointes sur la peau de la cuisse, l'écartement entre elles n'étant que d'un millimètre; tandis qu'à l'état normal leur écartement doit être de cinq à six centimètres pour qu'elles soient senties distinctement.

Il ne faut pas perdre de vue, lorsqu'on fait usage de cet instrument pour apprécier l'anesthésie ou l'hypéresthésie, que la strychnine augmente la sensibilité tactile et que la belladone la diminue. Si donc on désire connaître l'état de la sensibilité d'une partie du corps chez des malades prenant de ces médicaments, il faut examiner d'abord l'état de la sensibilité des parties saines, et obtenir ainsi le type temporairement normal qui s'est produit sous l'influence de ces médicaments chez l'individu examiné.

Nous n'avons pas besoin de dire que chez les malades dont l'intelligence est affectée, il faut se défier de leur assertion concernant le nombre de pointes senties. Mais je dois dire qu'il ne faudrait pas conclure que l'intelligence est altérée, s'il arrivait qu'un malade, ne donnant aucune autre indication d'aliénation mentale, déclarât sentir trois pointes quand on en applique deux, ou deux pointes quand une seule touche la peau. J'ai vu des cas où les erreurs ont été commises par des malades atteints d'affections organiques de la base de l'encéphale et chez lesquels l'intelligence était parfaite. Ces cas se distinguent de ceux où l'intelligence n'est pas normale, en ce que l'erreur, quant au nombre de pointes, n'a lieu que pour une partie peu considérable de la peau et qu'elle est *constamment* commise; tandis que, lorsque l'intelligence est altérée, l'erreur n'est pas toujours commise, et elle peut l'être tantôt pour une partie de la peau, tantôt pour une autre...

L'esthésiomètre est un instrument si utile dans les maladies de la base de l'encéphale et de la moelle épinière que, sans son assistance, il serait souvent presque impossible de faire un diagnostic précis du siége ou de la nature de l'affection. Pour moi, il est devenu tout aussi indispensable que le stéthoscope pour les médecins qui ont à traiter des affections du poumon ou du cœur (1).

L'anesthésie cutanée est un phénomène morbide que l'hydrothérapie convenablement appliquée combat avec succès ; la douche froide dirigée sur la région insensible, les frictions énergiques pratiquées avec des serviettes ou un drap mouillés peuvent, en déterminant par suite de la réaction un appel de sang dans la partie anesthésiée, contribuer à rétablir l'intégrité des propriétés vitales ;

(1) Dictionnaire de Holme, — art. *Esthésiomètre* par le Dr Brovn-Séquard. — London.

pour obtenir ce résultat, on est obligé quelquefois de combiner le calorique à l'eau froide. On peut alors employer les étuves et les maillots, mais nous préférons la douche alternative dont l'action excitante est manifeste, rapide à produire et exempte de tout inconvénient. Il est toujours nécessaire de terminer l'opération par une douche froide générale qui a pour effet de régulariser la circulation dans toute l'étendue du réseau capillaire cutané.

Quand l'anesthésie siége à la plante des pieds, on peut employer le bain de pieds à eau courante en ayant soin de faire arriver sur la partie insensible des jets d'eau alternativement chaude et froide. Nous avons eu souvent à nous louer de cette application localisée, et nous pouvons en recommander l'emploi dans l'anesthésie plantaire essentielle.

Névroses vaso-motrices cutanées. — Les névroses cutanées vaso-motrices intéressent à la fois la peau et ses glandes, et elles concordent en général avec une parésie ou un spasme des nerfs vaso-moteurs. Les transpirations abondantes que l'on observe chez les personnes dont la puissance nerveuse est affaiblie, sont évidemment dues à une parésie des nerfs vaso-moteurs. Chez certaines personnes, il se produit tout à coup, en certaines parties de la peau, une coloration rouge qui ne reconnaît évidemment pas une autre cause. Ce qu'il y a de certain, c'est que les excitants du sympathique suppriment ces colorations, font disparaître l'élévation de température qui les accompagne, ainsi que les sécrétions glandulaires qui se produisent en même temps dans la même région. Certaines affections cutanées, comme les roséoles, ne semblent pas reconnaître d'autres causes qu'une paralysie des vaso-moteurs. Il en est de même de ces affections cutanées hémorrhagiques, le scorbut, le purpura et les sueurs de sang, ainsi que le croit le Dr Parrot qui a écrit sur cette question un Mémoire très-intéressant.

Il est bien entendu que cette parésie n'est presque jamais idiopathique et qu'elle dépend, dans la plupart des cas, d'un état nerveux général, produit soit par des excès, soit par des intoxications. Quoi qu'il en soit, ce ne sont que les médicaments ayant une action tonique et galvanisante sur les vaso-moteurs, tels que le fer, le quinquina, etc., qui ont de l'action sur ces affections ; par conséquent l'hydrothérapie, qui possède toutes ces propriétés à un bien plus haut titre, trouve ici son application. Il faudra, pour réussir, employer de très-légères douches froides, des affusions sans percussion, des lotions, en un mot, des applications qui tonifient le malade sans l'exposer à la fatigue.

Après avoir parlé de la paralysie des vaso-moteurs, nous devons dire aussi quelques mots des spasmes de ces nerfs, lequel succède et alterne souvent avec la parésie. Les pâleurs subites que l'on remarque chez certaines personnes nerveuses sont généralement produites par un spasme des nerfs vaso-moteurs qui, en chassant le sang des vaisseaux, décolore les tissus.

A ce spasme succède un relâchement qui, en favorisant le retour du liquide sanguin, rend à la région intéressée sa coloration et sa température normales. Quelquefois le relâchement consécutif est considérable, et il survient immédiatement une parésie qui peut durer assez longtemps.

Lorsque ces phénomènes de relâchement et de contraction des vaisseaux se produisent en même temps que l'hypéresthésie ou l'anesthésie cutanée, il se peut qu'il y ait une corrélation entre ces deux ordres de troubles nerveux, mais il faut savoir qu'ils peuvent exister indépendamment l'un de l'autre, et par conséquent nécessiter un traitement spécial. Nous avons indiqué comment il convenait de traiter la parésie des nerfs vaso-moteurs ; il nous reste à faire connaître les procédés employés pour combattre leur contractilité maladive. Les douches froides à forte percussion suffisent quelquefois; elles déterminent une réaction violente qui amène après elle un épuisement des nerfs trop excités; mais il est préférable de recourir à des frictions énergiques avec un drap mouillé fortement tordu. Si les fonctions de calorification sont affaiblies et si le malade éprouve toujours une sensation de froid, il est préférable de donner une douche chaude prolongée, suivie d'une légère douche modérément froide. Dans le courant du traitement il sera fort utile de recourir aux immersions tempérées.

CHAPITRE XIII

MALADIES ORGANIQUES DU CERVEAU, DE LA MOELLE ÉPINIÈRE ET DES NERFS. ALIÉNATION MENTALE.

SOMMAIRE

SOMMAIRE. — Du rôle de l'hydrothérapie dans les affections organiques des centres nerveux. — De l'hypérémie ou congestion des centres nerveux. — De l'anémie de ces centres. — Maladies du cerveau et de la moelle épinière dues à une lésion du système circulatoire. — Hémorrhagie cérébrale ou médullaire. — Ramollissement du cerveau et de la moelle épinière. — Maladies inflammatoires chroniques du tissu nerveux. — Encéphalite. — Scléroses. — Ataxie locomotrice. — Myélite chronique, névrite, etc. — De quelques altérations matérielles spéciales du cerveau, de la moelle épinière et des nerfs ; tumeurs, etc. — De l'aliénation mentale. — Du rôle de l'hydrothérapie dans le traitement de chacune de ces maladies.

Maladies organiques du cerveau, de la moelle épinière et des nerfs.

L'hydrothérapie ne peut lutter en aucune façon contre une lésion matérielle définitive du tissu nerveux. Pas plus que les autres médications, elle n'est capable de reconstituer les éléments organiques détruits et de rétablir les propriétés physiologiques disparues. Si la question thérapeutique se trouvait placée d'emblée sur ce terrain, il n'y aurait pas de solution possible, et le praticien serait condamné à une abstention désespérante.

Mais si nous séparons des processus irritatifs du système nerveux, les lésions véritablement inflammatoires, nous nous trouvons alors en présence d'une série d'affections dont l'évolution et le mode de développement permettent au traitement hydrothérapique d'intervenir utilement contre la dégradation organique des tissus.

Il peut paraître étrange d'étudier dans ce chapitre des états morbides qui, en définitive, si l'on prend à la lettre ce que nous venons de dire, ne sont point justiciables de l'hydrothérapie. Mais comme nous savons que cette méthode de traitement, tout en restant impuissante contre leur essence même, est capable d'atténuer et de modifier les conséquences de ces divers états morbides, cette manière de procéder sera comprise et approuvée, nous l'espérons du moins, par la plupart des médecins. Pour expliquer notre pensée, prenons un exemple et choisissons-en un concernant les hémorrhagies des centres nerveux. Si la destruction de tissu consécutive à l'hémorrhagie restait indépendante, et n'éveillait dans l'organisme aucune action morbide, il serait inutile de s'en occuper. Mais ces altérations ont des conséquences directes qui se traduisent le plus souvent par une dégénérescence fonctionnelle ou matérielle des fibres nerveuses qui forment la chaîne de transmission des sensations et des mouvements. Et comme il est possible de modifier, dans une certaine mesure, ces désordres consécutifs, nous croyons l'intervention thérapeutique parfaitement légitime. Nous verrons que le sang épanché dans le cerveau à la suite d'une rupture vasculaire joue, pour ainsi dire, le rôle d'un corps irritant autour duquel se produit un travail dont l'influence est considérable sur l'intensité, la permanence et la gravité des phénomènes qui accompagnent l'hémorrhagie. Nous verrons aussi que, lorsqu'il n'existe d'autres traces de la lésion qu'une paralysie du sentiment ou du mouvement, on peut, à l'aide des applications excito-motrices, ranimer les propriétés vitales qui sont affaiblies.

Nous n'ignorons pas que, dans l'espèce, l'administration de l'hydrothérapie est très-délicate et presque toujours entourée d'écueils. Cependant, les résultats obtenus par cette méthode de traitement sont assez satisfaisants pour légitimer son intervention. Nous verrons du reste, dans le courant de ce chapitre, comment il convient de procéder.

A côté des altérations qui dépendent d'une lésion vasculaire, se trouve un autre groupe morbide qui nous intéressera davantage; nous voulons parler de ces processus irritatifs à marche lente, qui débutent toujours dans le tissu conjonctif interstitiel et qu'on a décrit sous le nom générique de scléroses du tissu nerveux.

Sous l'influence de causes bien diverses, le tissu nerveux peut devenir le siége d'une néoplasie cellulaire qui irrite, étouffe ou désorganise les éléments de ce tissu et qui finit, à la longue, par anéantir toutes les fonctions de ces éléments. Il n'est pas assurément facile de saisir le mécanisme et le processus pathogénique de cette singulière affection. Cependant si l'on considère la marche de la maladie, ses causes et ses lésions finales, il est possible de rattacher tous ces désordres à une inflammation chronique, ne devant sa spécialité de formes qu'au tissu qu'elle attaque et à la fonction qu'elle détruit. Or, dans toute inflammation chronique, la vascularisation est faible, et la circulation presque toujours ralentie.

Il faut donc, si la nature est incapable de rétablir l'équilibre, que la thérapeutique intervienne pour donner à la circulation une activité nouvelle. Pour atteindre ce but, il est facile d'entrevoir la part qui revient au traitement hydrothérapique.

Au premier abord, il semble tout naturel que ce traitement, s'adressant à un de ces processus morbides, doive avoir toujours une action efficace. Malheureusement il n'en est pas toujours ainsi. De même que la tuberculose, entrée dans son évolution destructive, n'arrête plus sa marche, de même la sclérose arrivée à une certaine période de son développement se généralise avec une rapidité redoutable. Cependant, en présence de certains faits dont le nombre est assez considérable, nous nous demandons si la maladie, traitée énergiquement au moment même où elle débute, ne pourrait pas être arrêtée dans sa marche. Tout en reconnaissant l'impossibilité d'invoquer des preuves irréfutables, nous pensons que cette manière de voir est admissible, et nous croyons que certaines névroses guéries par un traitement hydrothérapique méthodiquement et longuement suivi, étaient l'expression symptomatique d'une altération commencée mais non consommée.

Du reste la guérison ou l'amélioration que l'on obtient dans cette maladie dépend souvent de la réceptivité morbide d'un organe ou des prédispositions du malade. Lorsque les centres nerveux ou les nerfs ont été longtemps le siége d'un trouble de nutrition et que leur activité organique se trouve amoindrie, lorsque l'économie est sous l'influence d'un vice héréditaire, la maladie se développe avec plus de facilité, et l'action thérapeutique de l'hydrothérapie est entravée ou annihilée ; mais quand nous ne trouvons chez un individu aucune aptitude spéciale aux manifestations nerveuses de quelque ordre qu'elles soient, quand nous ne rencontrons, parmi ses ascendants, aucune affection qui puisse faire intervenir l'influence d'un vice héréditaire, nous avons tout lieu de supposer que la maladie tient probablement à un état organique acquis qu'il est possible de modifier.

Parmi les causes qui peuvent faire naître ces prédispositions morbides, nous mettons, en première ligne, tout ce qui tend à surmener la fonction nerveuse comme les travaux intellectuels, les veilles prolongées, les marches forcées et les excès de tout genre. Cette catégorie d'affections, non entachées d'hérédité, et se développant au milieu de conditions organiques relativement convenables, nous offre, au début, une occasion propice de faire intervenir activement l'hydrothérapie. Malheureusement les malades ne connaissent pas la gravité de leur état; il leur répugne même de recevoir des soins pour une maladie qu'on ne fait que soupçonner et qu'ils ont, pour ainsi dire, le droit de considérer comme imaginaire. Ils ne consentent à être traités que lorsque l'altération est très-avancée, ayant diminué sans le savoir toutes les chances de guérison. Si nous insistons sur ce point, c'est que nous avons la ferme conviction que l'hydrothérapie peut rendre d'immenses services dans les scléroses du tissu nerveux si elle est employée dans la période initiale du mal.

Après avoir étudié les maladies scléreuses dont nous venons de parler, nous examinerons les lésions nerveuses tenant à une compression de voisinage. Nous aurons à apprécier le rôle de l'hydrothérapie sur le développement de certaines tumeurs qui font leur évolution dans le tissu nerveux, et nous indiquerons ce que peut cette méthode de traitement contre les perturbations fonctionnelles que provoquent ces productions anormales.

En résumé, nous allons, dans ce chapitre, étudier les affections organiques des centres nerveux sous trois paragraphes distincts :

1° Maladies résultant d'une lésion de vaisseaux;

2° Maladies résultant d'une sclérose ;

3° Maladies résultant d'une compression.

Avant de chercher, dans l'analyse de chacun de ces groupes, les indications hydrothérapiques qu'ils comportent, il est nécessaire d'examiner avec soin deux états morbides qui sont comme les pierres d'assises de toutes les affections organiques du cerveau, de la moelle épinière et des nerfs, nous voulons parler de l'anémie et de l'hypérémie ou congestion des centres nerveux.

De l'hypérémie des centres nerveux.

La congestion des centres nerveux peut être active ou passive, il importe, pour bien l'étudier et pour bien apprécier le rôle thérapeuthique de l'hydrothérapie, de distinguer nettement ces deux formes qui fournissent souvent des indications curatives complétement opposées.

L'hypérémie active se produit presque toujours sous l'influence de causes que nous pouvons apprécier. Les transitions brusques de température ou de tension atmosphérique, le froid vif ou l'insolation, telles sont les conditions exterieures qui peuvent, dans certains cas, la faire naître. Les veilles, les fatigues intellectuelles, les émotions violentes, les excès, sont des causes déterminantes d'un autre ordre ; mais elles agissent aussi énergiquement que les premières. Si notre esprit s'arrêtait à cette simple vue, les conclusions pratiques à en tirer seraient fort simples ; il faudrait simplement, pour faire disparaître la maladie, annihiler les effets de la cause agissante, et ne lutter par conséquent que contre les dangers du moment présent. Malheureusement il n'en pas ainsi la plupart du temps ; la congestion active des centres nerveux dépend d'autres causes plus permanentes qui sont inhérentes à l'organisme et se montre de préférence chez certaines personnes et à un certain âge. Il faut donc, pour instituer un traitement rationnel, tenir compte des aptitudes morbides du malade. La constitution pléthorique est justement accusée de favoriser le développement de cet accident, mais le véritable coup de sang n'arrive guère que chez ces individus que tout le monde reconnaît bien, et qui ont ce qu'on appelle l'apparence apoplectique.

Ces malades éprouvent souvent des douleurs dans diverses parties de la tête; quelquefois ils se plaignent de bourdonnements d'oreille, de vertiges, et de troubles de la vue. Puis tout d'un coup, sous l'effet d'une des causes que nous avons énumérées tout à l'heure, les phénomènes s'accentuent, la véritable fluxion active se produit avec un ensemble de symptômes qui peut, dans certains cas, simuler une véritable hémorrhagie cérébrale.

Les symptômes varient avec l'intensité de la congestion à laquelle ils sont subordonnés. Limitée dans certains cas à une simple céphalalgie avec quelques troubles des sens et un peu de vertige, l'hypérémie présente, au contraire, dans quelques circonstances, une allure essentiellement active et rapide. Les hallucinations et le délire viennent s'ajouter au tableau; le pouls est plein et dur et la circulation est très-activée. Le plus souvent les phénomènes de dépression succèdent rapidement aux symptômes d'excitation. Les facultés intellectuelles reviennent peu à peu, mais la sensibilité et le mouvement conservent les traces de cette attaque et, quand l'état aigu a disparu, on peut constater de l'anesthésie ou de la paralysie du mouvement prenant parfois la forme hémiplégique. Cette impuissance motrice est relativement légère, et peut disparaître avec assez de facilité. Quand cette scène morbide se produit, il ne faut nullement songer à faire intervenir l'hydrothérapie ; elle est absolument contre-indiquée. Nous verrons tout à l'heure si elle peut être utilisée dans une autre période du mal.

Quand la congestion active a disparu et que les dangers d'une première attaque sont passés, il faut que le malade se soumette à un régime sévère s'il veut se soustraire à un retour des accidents. Sous l'influence de la congestion, il s'est produit dans le cerveau un travail morbide dont les résultats, qui se révéleront forcément à une plus ou moins longue échéance, constituent une menace pour l'avenir. Survenant le plus souvent chez le pléthorique alors que commencent les dilatations des vaisseaux, et par conséquent les altérations histologiques et fonctionnelles de leurs tissus, il accélère la dégénérescence vasculaire qui à la longue finit par amener une rupture suivie d'hémorrhagie cérébrale.

Il est donc important de chercher à éviter tout retour de cette hypérémie. A ce point de vue, l'usage de l'hydrothérapie, combiné avec un régime hygiénique approprié, peut rendre des services. En excitant dans de justes limites l'activité circulatoire, les applications froides peuvent s'opposer au développement de la stase sanguine qui est toujours à redouter et qui se produit d'autant plus facilement que la contractilité vasculaire tend à s'épuiser.

Dans cet ordre d'idées, et pour faciliter le résultat que l'on cherche, il faut éviter des réactions violentes, préserver la tête de tout effet excitant, et diriger les applications dans la partie inférieure du corps. Les frictions produisent des effets plus satisfaisants que les douches, à moins que ces dernières ne soient très-légères, très-courtes et le plus souvent précédées d'un bain de pieds chaud ou d'une douche chaude dirigée sur les extrémités. Dans certains cas, on pourra utiliser le bain de siége chaud suivi d'un bain de siége froid extrêmement court. Ce procédé, en favorisant l'apparition des hémorrhoïdes, et en produisant une dérivation au profit du cerveau, peut rendre de grands services; nous l'avons employé plusieurs fois avec assez de succès.

Dans quelques circonstances, lorsqu'on suppose que l'hypérémie est le résultat d'une activité anormale des fonctions dévolues aux centres nerveux, on se trouvera bien des affusions ou des douches tempérées qui, en apaisant l'excitabilité morbide du système nerveux, atténuent l'activité circulatoire qui en est la conséquence.

Limitée à ces applications, l'hydrothérapie peut rendre des services dans la congestion cérébrale active; en dehors d'elles, son effet est très-incertain et peut être même quelquefois dangereux.

La congestion passive qui atteint de préférence les centres nerveux situés à la base du crâne et la moelle épinière, est plus facilement modifiée par l'hydrothérapie que la congestion active.

Elle peut être le résultat du dégorgement incomplet des vaisseaux qui parcourent ces parties du système nerveux; l'oxygénation est alors diminuée et la réparation des tissus est insuffisante. Si ce dégorgement vasculaire est rendu difficile par un obstacle mécanique insurmontable et notamment par une maladie organique du cœur ou des poumons, il ne convient pas de recourir à l'hydrothérapie ; les résultats heureux qu'on peut espérer ne compensent jamais les dangers auxquels sont exposés les malades. Mieux vaut donc s'abstenir.

Mais quand la congestion passive est le résultat d'une parésie des nerfs vaso-moteurs ou d'un affaiblissement de la force contractile du cœur, on peut recourir à l'hydrothérapie qui, employée avec discernement et avec mesure, peut rendre alors d'excellents services. Dans ce cas, la congestion passive présente plutôt les caractères de l'anémie des centres nerveux que ceux de l'hypérémie. Cela se comprend aisément, puisque le sang veineux accumulé pendant un certain temps dans une région quelconque est impropre à la nutrition des tissus et favorise même leur excitabilité. Par conséquent, on pourra employer, pour remédier à cet état morbide, certaines applications froides capables de réveiller la contractilité des vaisseaux ou du cœur, sans produire son épuisement. Les lotions, les affusions, les douches légères et généralisées conviennent parfaitement dans ce cas.

Si la congestion est plus prononcée dans la moelle épinière, avant d'employer ces applications générales, il faudra pratiquer des lotions froides et courtes sur la colonne vertébrale ou promener sur cette région une douche chaude légère presque dépourvue de percussion. On peut employer l'hydrothérapie sans crainte à moins qu'on n'ait à craindre des poussées inflammatoires ou qu'il n'existe des altérations sérieuses des vaisseaux.

Il est bien entendu qu'il ne peut être question ici de ces congestions médullaires qui se développent dans les fièvres graves. Nous voulons parler seulement de ces congestions lentes dont la persistance peut être le point de départ d'une myélite ou d'un épanchement dans les enveloppes de la moelle.

Nous n'insisterons pas sur les congestions qui peuvent frapper les troncs nerveux ; elles réclament le même traitement que les névralgies. Le lecteur trouvera, dans le chapitre consacré à ces désordres fonctionnels du système nerveux, toutes les indications qui doivent présider aux applications de l'hydrothérapie.

De l'anémie des centres nerveux.

Nous ne voulons point parler ici de l'ischémie d'ordre réflexe qui succède, chez quelques personnes, à une émotion morale vive ou à une excitation d'origine périphérique. Cette anémie momentanée des centres nerveux rentre plutôt dans l'étude générale des troubles vaso-moteurs que l'on rencontre dans les anémies.

Nous voulons traiter ici seulement de l'anémie qui succède forcément soit à une distribution insuffisante du liquide nutritif, soit encore à une nutrition incomplète, comme cela a lieu lorsque le sang n'a pas les qualités nécessaires pour satisfaire complétement aux lois des échanges organiques.

On observe très-souvent l'anémie cérébrale après des hémorrhagies considérables; les métrorrhagies puerpérales en sont aussi la cause productrice. Les maladies à longue échéance qui agissent sur l'organisme en lui faisant subir des déperditions incessantes, peuvent également aboutir au même résultat. Les fièvres graves, les affections pestilentielles sont susceptibles de produire, dans un temps très-court, une anémie générale profonde ayant, par voie de suite, un retentissement réel sur les centres nerveux. La chlorose et toutes les affections dans lesquelles l'assimilation n'est pas en raison directe de la dépense, sont évidemment des causes très-fréquentes d'anémie des centres nerveux. Il peut arriver enfin que l'anémie soit le résultat d'une distribution inégale du fluide sanguin.

Dans les affections du cœur déjà anciennes, alors que les contractions deviennent faibles et insuffisantes, et que le liquide sanguin tend à séjourner dans les parties déclives, les centres nerveux, par leur position, sont alimentés moins abondamment, et l'on peut observer les symptômes que provoque l'anémie de ces parties centrales.

Nous dirons de suite que l'anémie du cordon spinal est rare. A part quelques cas provoqués par des intoxications graves, et particulièrement par l'infection paludéenne, on en voit très-rarement des exemples bien authentiques. La congestion passive s'observe bien plus souvent que l'anémie dans cette partie des centres de l'innervation, et produit du reste les mêmes symptômes. Rien ne se ressemble plus en effet, au point de vue symptomatologique, que la congestion passive et l'anémie des centres nerveux. Dans les deux cas, en effet, il y a insuffisance de nutrition par suite de l'insuffisance dans l'apport de sang artériel.

Les premiers symptômes d'anémie des centres nerveux sont toujours des phénomènes d'excitation. On sait, en effet, que l'insuffisance de nutrition produit toujours une augmentation d'excitabilité réflexe. Cette période peut avoir une durée très-courte, mais elle existe presque toujours. Les douleurs articulaires, les crampes, les fourmillements, ainsi qu'on les observe dans la chlorose, sont très-fréquents. Ces phénomènes sont bientôt remplacés par un affaiblissement de la force musculaire, affaiblissement qui peut tenir, à la fois, à un épuisement de la force nerveuse et à un trouble de nutrition de la fibre musculaire. L'anesthésie succède le plus souvent aux fourmillements. Il peut survenir enfin de la paralysie et des convulsions. Ces dernières appartiennent principalement à l'anémie cérébrale, l'expérience ayant démontré que l'anémie du cordon spinal produisait plutôt de la paralysie que des convulsions.

La surexcitabilité nerveuse se traduit par une irritabilité du caractère qui rend la moindre contrariété insupportable; l'attention est difficile, et le moindre effort intellectuel est suivi de fatigue. Les idées se forment sans suite et sans précision; elles sont quelquefois fort troublées et l'on peut rencontrer des hallucinations ou même du délire. Il existe toujours des vertiges non suivis de chute ou des étourdissements, des palpitations de cœur, de l'étouffement, des troubles de l'estomac et parfois une insomnie insupportable. Les sens sont altérés et il n'est pas rare d'observer des bourdonnements d'oreille et des illusions de la vue. L'activité musculaire peut être modifiée à son tour, et l'on peut constater assez souvent des spasmes, des contractures, des tremblements ou de l'ataxie locomotrice. Quand l'anémie se localise de préférence dans la moelle, on remarque d'abord un accroissement de l'excitabilité réflexe auquel succède parfois une pseudo-paraplégie, et une atonie des organes dont la nutrition est gouvernée par des filets nerveux ayant leur origine dans la moelle.

Dans certains cas, il peut se faire que la période d'excitation soit excessivement courte, et qu'elle passe inaperçue. Le fait a été noté surtout à la suite d'hémorrhagies abondantes. L'idéation est alors sidérée d'emblée; la motilité peut être atteinte rapidement et la sensibilité disparaître complétement.

Nous avons dit tout à l'heure que l'identité des symptômes permettait de confondre, au premier abord, l'anémie des centres nerveux avec la congestion passive. Les phénomènes d'excitation et de dépression peuvent se présenter dans les deux cas. C'est surtout à la constitution générale et aux conditions dans lesquelles l'état morbide s'est développé, qu'il faut s'adresser pour rencontrer la véritable source des indications curatives. Les effets de la station debout ou horizontale, l'influence des aliments ou des boissons, l'état du cœur et du pouls, seront autant de renseignements utiles et nécessaires pour asseoir définitivement un jugement en pareil cas.

Les changements morbides produits par l'anémie cérébrale sont faciles à prévoir. Le tissu nerveux, insuffisamment nourri, tombe dans cet état de dépérissement qu'on appelle le ramollissement blanc; en même temps il se produit des épanchements sous-arachnoïdiens qui prennent la place de la matière cérébrale. Mais ce sont là des conséquences graves qui ne se produisent que dans des cas d'anémie très-profonde, conséquence que l'on doit chercher à prévenir et que l'on prévient en effet par un traitement convenablement dirigé.

Il peut se faire, lorsque l'anémie cérébrale est liée à un état général, qu'il se produise, par moments, et temporairement, un certain dégré d'hypérémie par excès de sang envoyé au cerveau à un moment donné. Si léger que soit cet excès de sang, il produit sur le cerveau surexcitable des anémiques une impression douloureuse, c'est ce qui arrive souvent, par exemple, après l'administration de médicaments toniques ou une médication trop excitante. On voit d'après cela avec quelle prudence on doit combattre l'anémie cérébrale et combien il faut prendre de ménagements et de précautions dans l'administration du traitement qui lui convient. Dans cette maladie, l'hydrothérapie nous offre de puissantes ressources ; elle nous permet de combattre avec grand avantage l'état général que nous avons vu être lié à l'anémie des centres nerveux ; elle peut aussi agir directement sur ces centres nerveux en rétablissant une nutrition régulière, et soustraire, par suite, le malade à des influences qui jouent un rôle sérieux dans le développement du ramollissement du cerveau ou de la moelle épinière.

En principe comme en fait, les applications hydrothérapiques qui conviennent le mieux dans l'anémie du cerveau et de la moelle sont les applications froides capables d'activer la circulation, de favoriser les échanges de matière et, finalement, de reconstituer toutes les forces de l'organisme. Mais il faut bien se garder de provoquer dès le début du traitement des réactions trop violentes; elles auraient pour conséquence inévitable de produire une excitation excessive des centres nerveux et, par voie de suite, un épuisement considérable. Il faut donc, dans le principe, employer des applications légères, ne jamais commencer avec de l'eau trop froide, éviter de provoquer une grande perturbation, et se résigner à relever les activités organiques sans secousses et sans efforts. C'est en prenant toutes ces précautions qu'on obtiendra des résultats heureux dans l'anémie du cerveau et de la moelle épinière, et qu'on parviendra à soustraire les malades aux dangers qui les menacent.

C'est pour en avoir méconnu l'importance au début de notre pratique hydrothérapique, que nous avons éprouvé des échecs qui nous ont fait un instant douter de l'utilité du traitement par l'eau froide dans cette affection des centres nerveux. Aujourd'hui, une étude plus complète de cette méthode thérapeutique nous autorise à donner des indications plus sûres et nous permet d'éviter à nos confrères les tâtonnements que nous avons faits et les regrets que nous avons éprouvés.

Lorsque, par une série d'applications successives, on sera parvenu à rendre l'organisme capable de répondre sans fatigue à l'attaque du froid, lorsque le refoulement du liquide sanguin dans la profondeur des viscères et son retour vers la surface cutanée s'accompliront sans difficulté, on pourra recourir à des applications froides plus excitantes et commencer sans inconvénient l'usage des douches en pluie sur la tête et sur la colonne vertébrale ; il suffira, pour réussir, de manœuvrer en observant une progression convenable.

Pour faciliter la pénétration du liquide sanguin dans le cerveau, on pourra aussi employer le sac à glace de Chapman. En décrivant ce sac, nous avons dit qu'il se composait de trois compartiments placés l'un à la suite de l'autre et destinés à recouvrir toute l'étendue de la colonne vertébrale ; le supérieur est pour la région cervicale, celui du milieu pour la région dorsale et l'inférieur pour la région lombaire. Dans l'anémie cérébrale on n'utilise que le premier ; après l'avoir rempli de petits morceaux de glace, on le ferme hermétiquement et on le place sur la partie cervicale de l'épine dorsale, en le maintenant dans cette position au moyen d'attaches spéciales qui sont adaptées à l'appareil.

Les premières applications de ce sac ne doivent pas être de longue durée si l'on veut éviter les accidents, assez légers du reste, que peut produire l'arrivée trop rapide du sang dans un cerveau anémié ; elles devront être d'un quart d'heure environ ; on les prolongera peu à peu si le malade les tolère facilement et on pourra, à la fin du traitement, laisser l'appareil en place pendant une heure entière.

Nous avons déjà fait connaître, dans le chapitre de ce livre consacré à l'étude des appareils hydrothérapiques, les données physiologiques qui ont présidé à la construction des sacs à glace. Nous rappellerons seulement ici que le docteur Chapman attribue les résultats thérapeutiques produits par les sacs qu'il a inventés à une sorte d'action *suspensive*, *dépolarisante*, exercée par la glace sur le cordon spinal et sur tous les centres nerveux qui président aux vaisseaux sanguins. Cette explication, avons-nous dit ailleurs, ne nous semble pas exacte et il nous paraît plus vraisemblable d'attribuer les effets obtenus, au moins en grande partie, aux actions réflexes qui sont mises en jeu. L'application de la glace donne lieu tout d'abord à une excitation du système nerveux soumis à son impression ; si l'application continue, les nerfs vaso-moteurs qui émergent des ganglions ou des centres nerveux influencés perdent peu à peu leur contractilité et s'épuisent. Dès lors la dilatation des vaisseaux se manifeste et le sang arrive en plus grande abondance.

Quelle que soit du reste la théorie que l'on adopte, les effets thérapeutiques du sac à glace dans l'anémie cérébrale sont évidents et nous pouvons affirmer que, dans un grand nombre de cas, ils sont très-salutaires.

Maladies du cerveau et de la moelle épinière dues à une lésion du système circulatoire.

Les maladies organiques du cerveau et de la moelle épinière qui tiennent à une altération du système circulatoire ont toujours pour origine des lésions vasculaires. La destruction des cellules nerveuses peut être due, dans ces cas, à la rupture des vaisseaux sanguins, à l'oblitération de ces vaisseaux par suite, soit d'une altération sur place du canal ayant amené un dépôt fibrineux, soit du transport de produits organiques venant d'un point quelconque du système circulatoire.

La pathogénie de ces affections est loin d'être établie d'une façon irrévocable et, malgré les récents travaux sur l'hémorrhagie et le ramollissement des centres nerveux, il n'est pas facile, si l'on ne considère que la lésion définitive, d'établir un diagnostic certain. Mais lorsque, quittant les symptômes ou les lésions, nous étudions les conditions dans lesquelles l'état morbide s'est développé, nous arrivons alors à préciser assez nettement, le plus souvent, la nature de la cause première qui l'a provoqué, et les indications du traitement qui lui convient.

Sans parler de l'hématomyélie qui est liée à une affection générale de l'organisme et qu'on observe assez rarement, nous pouvons dire que l'hémorrhagie cérébrale est toujours le résultat d'une lésion des vaisseaux de l'encéphale. Il n'est pas un seul de ces vaisseaux, depuis le tronc basilaire et les carotides internes jusqu'aux plus fines artérioles de la pulpe, qui ne puisse à un moment donné devenir le siége d'une rupture. L'examen ultérieur, quand il est possible, démontre que l'accident est le résultat d'une altération bien définie de la paroi. Les petits canaux passent en général par la régression graisseuse; quelquefois cependant une néoplasie conjonctive se développe dans les membranes et rend ainsi les tuniques plus friables, par conséquent plus faciles à rompre. Les gros troncs sont en général atteints par le processus athéromateux.

Ces conduits, altérés dans leur structure, ne résistent pas longtemps à la pression du sang, et il se produit dans un point quelconque de leur parcours un véritable sac anévrysmal. Malgré cette dilatation maladive, la circulation s'effectue; mais si, sous l'influence de la moindre cause, la tension artérielle se trouve augmentée, les parois ne peuvent plus suffire; elles finissent par se rompre et l'hémorrhagie se produit plus ou moins abondante suivant le calibre du vaisseau rompu et suivant les régions où elle se fait.

Le siége de l'hémorrhagie est extrêmement variable et peut être multiple. C'est vers la périphérie et les corps striés que l'on rencontre le plus d'anévrysmes miliaires, résultant de la dilatation des conduits de petit calibre. C'est encore dans ces centres nerveux qu'on observe le plus d'épanchements sanguins; le sang se répand en effet facilement dans le tissu nerveux, il en dissocie et déchire les éléments qui le constituent et finit par se creuser, au milieu de la pulpe, une sorte de loge ou foyer dont les parois mal limitées sont divisées souvent par des bandes nerveuses qui n'ont point été rompues. Le foyer, une fois formé, ne reste pas longtemps dans cet état; une congestion active s'établit sur les confins de la région atteinte, et le travail de réparation commence. Il est bien entendu que les fibres nerveuses rompues ne peuvent être restaurées; mais l'altération histologique peut être entravée dans sa marche destructive et le malade recouvre une partie des fonctions perdues. En général, la partie séreuse de la tumeur sanguine disparaît la première, et les globules sanguins abandonnés à eux-mêmes ne tardent point à passer par la régression. On remarque autour de la tumeur un bourrelet solide qui limite le travail de désorganisation, mais qui malheureusement ne se transforme jamais en un véritable tissu cicatriciel.

Quand, dans les environs du foyer, la circulation collatérale s'établit d'une manière défectueuse, le tissu nerveux ne peut pas se nourrir convenablement, la plupart des vaisseaux voisins s'altèrent, la tension de l'ondée sanguine augmente et de nouveaux phénomènes congestifs ou hémorrhagiques sont à craindre.

Cette succession d'altérations histologiques se révèle par des symptômes que tout le monde connaît. Des phénomènes prodromiques de nature congestive commencent la scène morbide et, quand l'hémorrhagie se produit, le malade tombe le plus souvent comme sidéré. L'intelligence disparaît, les sens sont anéantis, les membres sont dans la résolution; le pouls devient rare et plein et la respiration stertoreuse. Cet état de choses peut durer un certain temps; mais bientôt le coma survient et le malade meurt sans recouvrer sa connaissance.

La mort n'est pas toujours la conséquence de cette attaque, et, lorsque la terminaison doit être heureuse, le coma disparaît insensiblement, l'intelligence revient peu à peu, seules la mobilité et la sensibilité demeurent plus ou moins profondément atteintes, et la forme hémiplégique est celle que prennent ordinairement la paralysie du sentiment et celle du mouvement. Si les efforts de la nature sont bien dirigés, le malade entre dans la convalescence et, sans obtenir une guérison complète, il éprouve une grande amélioration à moins qu'une nouvelle hémorrhagie ne vienne encore mettre ses jours en péril.

Dans quelques cas l'hémorrhagie, sans produire du coma ou des troubles intellectuels, détermine une paralysie hémiplégique qui survient brusquement et qui arrive en quelques jours à son apogée.

Enfin quand l'hémorrhagie est peu importante, les symptômes qui l'accompagnent sont bien moins accusés ou disparaissent presque complétement.

Tels sont les principaux symptômes de l'hémorrhagie cérébrale. Ceux de l'hémorrhagie médullaire sont du même ordre; seulement ils sont dominés par la paraplégie et par des perturbations plus grandes dans le système ganglionnaire.

Si nous avons insisté sur la physiologie pathologique et sur la séméiologie de l'hémorrhagie des centres nerveux et de l'hémorrhagie cérébrale en particulier, ce n'est point dans le but de trouver une indication du traitement hydrothérapique. Nous avons voulu démontrer, au contraire, que ce traitement n'était pas applicable; et nous avons pensé qu'en analysant avec soin l'évolution des altérations morbides qui précèdent ou qui suivent l'hémorrhagie des centres nerveux, nous prouverions à ceux de nos confrères qui ont confiance dans la vertu curative de l'hydrothérapie contre ces maladies que leur croyance est erronée. Quelques médecins pensent que cette méthode de traitement peut être utilisée pour favoriser la résorption de l'épanchement sanguin et pour rétablir la circulation dans les régions du cerveau ou de la moelle qui ont été atteintes. Cet effet thérapeutique peut être assurément obtenu; mais nous ferons remarquer qu'il ne peut l'être qu'à l'aide d'applications excitantes. Et comment, dès lors, peut-on être assez sûr du procédé employé pour ne pas dépasser le but et pour ne pas provoquer notamment une déchirure des vaisseaux ou des tissus que l'on voulait réorganiser. C'est une question de mesure et de tact, nous dira-t-on; et puisque beaucoup de médecins réclament l'intervention de l'hydrothérapie dans ces cas difficiles, c'est qu'il doit exister des faits capables de motiver cette opinion. Nous ne pouvons accepter une argumentation qui repose sur des données incertaines ou sur des faits probablement mal observés; malgré la valeur incontestée de nos confrères dissidents, il nous est impossible d'admettre que l'hydrothérapie soit indiquée dans l'hémorrhagie des centres nerveux, quand notre expérience personnelle nous a appris que cette méthode de traitement était inutile et parfois nuisible. Pour ne pas préjuger de l'avenir, nous accorderons volontiers qu'on pourra peut-être, à l'aide de procédés nouveaux, faire jouer à l'hydrothérapie un rôle important dans la maladie qui nous occupe. Mais si nous restons dans les données scientifiques de l'heure présente, nous sommes contraint de reconnaître qu'il est préférable de ne pas la faire intervenir.

Si nous avons dû faire toutes réserves et proscrire l'usage de l'hydrothérapie quand le malade est sous l'influence d'une hémorrhagie récente, nous pouvons en toute conscience conseiller ce traitement quand les poussées congestives sont éteintes et qu'il ne reste d'autres traces du mal que les troubles qui ont atteint la sensibilité et le mouvement. Son action excito-motrice peut être fort utile pour modifier les hémiplégies, les paraplégies, les contractures, les atrophies, les anesthésies et les désordres qui atteignent les voies génito-urinaires et les voies digestives. De tous les procédés employés dans ces circonstances, c'est la douche mobile que nous préférons. On peut, en effet, la diriger avec une grande facilité, l'alimenter avec une eau à toutes les températures et lui donner la force de percussion qui convient le mieux. On aura le soin de diriger le jet, surtout au début, dans la partie inférieure du corps, d'éviter des réactions violentes, et de préparer, par une douche chaude générale, l'effet de l'application froide et de faire exécuter à la fin de l'opération un massage bien approprié.

Ramollissement du cerveau et de la moelle épinière.

Le ramollissement cérébral, sur lequel on a tant discuté, est caractérisé par la nécrose du tissu encéphalique. Cette dégradation est due à une obstruction artérielle produite, le plus souvent, par une thrombose ou par une embolie.

La thrombose se développe sur place et résulte d'une lésion des parois vasculaires; sous l'influence de cette lésion, la fibrine se coagule et finit par obstruer le vaisseau. Quelquefois, cependant, la thrombose peut dépendre, à la fois, de l'inopexie et de la faiblesse des impulsions cardiaques.

L'embolie, au contraire, est toujours constituée par un produit organique variable lancé par le cœur dans les vaisseaux encéphaliques. Ce sont les maladies chroniques du cœur, les dégénérescences des vaisseaux, les cachexies prolongées qui sont les causes déterminantes les plus fréquentes de cet état morbide; quelle que soit la cause de l'obstruction vasculaire, quand le sang cesse de pénétrer librement dans les centres nerveux, le tissu cérébral qui les compose se ramollit et se désagrége graduellement, en passant par toutes les phases diverses de la nécrobiose.

Le ramollissement du cerveau se révèle par une expression symptomatique qui varie suivant que l'altération dépend d'une thrombose ou d'une embolie. Dans le premier cas, la maladie présente tous les caractères de ce qu'on appelait autrefois le ramollissement sénile ; les symptômes sont mobiles, mal accusés, et des aggravations brusques succèdent presque toujours à des intervalles de bien-être qui correspondent à un temps d'arrêt dans l'évolution du mal. Si la nutrition cérébrale est défectueuse, on voit bientôt les facultés intellectuelles se troubler, le caractère devient irritable à l'excès, la mémoire s'affaiblit de plus en plus et, après une série d'accès d'excitation, le système nerveux se pervertit et s'épuise. A ce moment, si les efforts de la nature, soutenus par une médication appropriée, n'arrêtent pas la marche de la maladie, la paralysie apparaît, prenant, contrairement à ce que nous avons vu dans l'hémorrhagie cérébrale, les formes les plus mobiles et les plus variées. Quand le malade a atteint ce degré, l'hydrothérapie est inapplicable ; elle est à peu près inutile quand le travail de destruction est commencé ; elle ne peut rendre des services que dans la première période du mal, quand le ramollissement est plus tôt soupçonné que reconnu. Si l'on veut que l'hydrothérapie soit vraiment salutaire, il ne faut pas attendre que les altérations aient commencé leur évolution ; il faut employer cette méthode de traitement au moment même où l'on soupçonne le développement de cette terrible affection. A cette condition seulement, on pourra être utile aux malades.

L'obstruction vasculaire qui est produite par une embolie se révèle par une expression symptomatique qui ressemble en tous points à celle de l'hémorrhagie cérébrale. L'absence de prodromes, l'apoplexie et l'hémiplégie forment la triade symptomatique qui la caractérise ; elle ne diffère de celle de l'hémorrhagie que par les circonstances dans lesquelles elle se produit et l'état spécial du malade qui est atteint.

En présence d'une telle situation, le médecin doit se borner à exercer une mission de surveillance, et l'emploi de l'hydrothérapie est inutile. Ce que nous avons dit en parlant du rôle de l'hydrothérapie vis-à-vis de l'hémorrhagie cérébrale s'applique parfaitement au ramollissement du cerveau produit par une embolie. Nous pensons donc qu'il ne faut pas intervenir.

Maladies inflammatoires chroniques du tissu nerveux. — Scléroses.

La sclérose est constituée par un développement anormal du tissu conjonctif, qui, envahissant la masse nerveuse, finit par la comprimer et l'atrophier. Cependant la nature du processus morbide n'est pas encore bien établie.

« L'interprétation de la sclérose des centres nerveux n'est point encore uniforme, dit M. Jaccoud (1), parce que l'accord n'est pas établi touchant la nature de la substance interstitielle à laquelle on donne le nom de *névroglie*. Pour ceux qui admettent avec Virchow que cette substance est du tissu conjonctif, la sclérose du cerveau et de la moelle est assimilable à celle du poumon, de la rate ou du foie; elle consiste dans le développement exagéré d'un tissu préformé, c'est une simple *hyperplasie*. Mais pour ceux qui repoussent le caractère conjonctif de la névroglie, la sclérose des centres nerveux est une lésion *sui generis* qui consiste dans la formation anormale d'un tissu étranger à la constitution naturelle de ces organes; ce n'est plus une hyperplasie, c'est une *néoplasie hétérotopique*. Cette dernière opinion, primitivement soutenue par le professeur Robin, qui invoquait surtout en sa faveur l'embryogénie, vient de trouver une puissante confirmation dans les recherches de Henle et Meckel; ces éminents anatomistes ont établi, par des observations qui paraissent décisives, que les réactions chimiques de la névroglie sont précisément inverses de celles du tissu conjonctif. Le fait anatomique n'est donc pas jugé, et la conception théorique de la lésion demeure indécise; mais cette incertitude ne change rien au fait clinique, elle ne peut même enlever au processus le caractère d'une inflammation lente ou chronique, puisque des observations positives établissent que la sclérose des centres nerveux, à son début, est parfois accompagnée d'un mouvement fébrile, à intermittences plus ou moins longues. »

La sclérose du tissu nerveux, quelle qu'en soit la nature anato-

(1) Jaccoud, *Traité de pathologie interne*, p. 188. Paris, 1870.

mique, est donc la conséquence d'une inflammation chronique, elle n'en est qu'un degré plus ou moins avancé, ce qui a fait, de nos jours, substituer le nom de sclérose à celui d'inflammation chronique des centres nerveux. L'encéphalite chronique et la myélite chronique rentrent donc dans ce chapitre, elles ne sont qu'un degré du processus sclérotique.

La sclérose peut se former dans la masse nerveuse de deux façons : par noyaux isolés, ou par traînées longitudinales.

L'encéphale n'est guère atteint que par la forme à noyaux isolés. Dans la moelle, au contraire, le processus se fait suivant une direction longitudinale, et se localise, en général, à l'un ou à l'autre des groupes de colonnes (sclérose antéro-latérale, sclérose des cordons postérieurs). Dans quelques cas, cependant, la sclérose débute sur plusieurs points isolés, ne gardant plus alors cette sorte d'association fonctionnelle dans les lésions.

L'encéphale peut être atteint en même temps que l'axe rachidien ; dans ce cas, il y a toujours prédominance de la lésion dans l'un de ces deux organes, et, dans ce cas, c'est la forme en noyaux, c'est-à-dire la forme diffuse que l'on observe dans l'un et dans l'autre.

L'étiologie de cette affection à marche essentiellement chronique nous est peu connue. C'est presque toujours à un âge inférieur à cinquante ans qu'on l'observe. Elle paraît être directement héréditaire dans certains cas ; dans certains autres, on retrouve, chez les ascendants, une autre maladie nerveuse. Les excès de travail intellectuel, les fatigues, les congestions répétées du cerveau peuvent assurément aider au développement de cet état. Il en est de même de tout ce qui peut agir dans ce sens sur l'axe rachidien : marches forcées, excès de coït, onanisme, etc. On a enfin accusé le froid ; et, par cette cause, nous entendons surtout l'action constante et prolongée du froid humide.

L'étude que nous poursuivons aura surtout en vue l'anéantissement fonctionnel résultant de l'envahissement progressif du processus. Aussi croyons-nous devoir examiner séparément la sclérose de l'encéphale et celle de l'axe rachidien, bien que, ainsi que nous l'avons vu, ces deux organes puissent être atteints simultanément.

D'une façon générale, toute lésion sclérotique se traduit par des symptômes de deux ordres. Tant que la néoplasie est à sa période de formation, les symptômes qui se présentent à notre observation ne sont que des phénomènes d'excitation, tels que courbatures, douleurs, spasmes, tremblements, hypéresthésie, perversion des sens, etc. Mais lorsque le produit de nouvelle formation a évolué complétement, le tissu nerveux se trouve très-comprimé ou détruit, et nous n'avons plus sous les yeux que des symptômes indiquant l'abolition complète de toutes les propriétés physiologiques de ce tissu.

Sclérose de l'encéphale. — Encéphalite chronique. — Dans le cerveau, la sclérose s'offre toujours à nous sous l'aspect de noyaux isolés, disséminés sans ordre dans la substance cérébrale. Le nombre et le volume de ces productions morbides sont extrêmement variables.

Les phénomènes primitifs, de nature congestive, sont caractérisés généralement par des douleurs fixes, des céphalalgies, des vertiges, des névralgies et des douleurs irradiées. Ces symptômes se manifestent d'une façon intermittente, et correspondent exactement aux poussées qui se produisent dans la partie malade.

Les troubles, au contraire, qui tiennent à la lésion anatomique une fois formée, sont constants. Ils ne nous traduisent que l'abolition plus ou moins complète de la fonction de l'organe lésé. L'intelligence est atteinte à un degré varié, depuis le simple affaiblissement des facultés jusqu'au délire; mais c'est la mémoire qui semble frappée la première.

Les troubles de la motilité se traduisent par de la paralysie. Cette dernière est précédée de phénomènes d'excitation, et offre un caractère spécial, c'est sa distribution irrégulière et diffuse, correspondant aux points atteints par le processus; si ceux-ci sont en petit nombre, les perturbations motrices peuvent être excessivement limitées. La paralysie peut affecter la forme hémiplégique, la forme paraplégique, elle peut même n'affecter que les extenseurs ou les fléchisseurs; en un mot, elle est très-irrégulière dans son mode de distribution. Souvent, avant d'être paralysées, les parties sont le siége de tremblements, de spasmes ou de contractures. En outre, dans les membres paralysés, le pouvoir réflexe subsiste et se trouve souvent augmenté.

La sensibilité générale est, de toutes les propriétés nerveuses, celle qui souffre le moins; seule, la sensibilité musculaire disparaît de très-bonne heure du groupe des muscles paralysés. Les organes des sens ne sont pas toujours respectés, il y a rarement des troubles dans les viscères; quant à la nutrition générale, elle n'est jamais entravée lorsque la sclérose ne se développe que dans l'encéphale.

Ce n'est que dans des limites restreintes, et pour répondre à des médications précises, qu'il est permis d'utiliser l'hydrothérapie contre l'inflammation chronique et la sclérose du cerveau. Lorsque le malade présente les symptômes d'excitation qui sont contemporains de l'envahissement ou de l'imminence de l'altération, les applications sédatives doivent tout d'abord être employées; seulement, comme dans cette affection la circulation est souvent ralentie, il importe de faire intervenir les applications excitantes, en ayant soin toutefois de ne pas provoquer de réactions violentes. C'est ainsi qu'on emploie dans le principe des affusions ou des douches tempérées qu'on refroidit graduellement, à moins que l'excitabilité du malade n'exige qu'on agisse autrement. Les applications froides les mieux supportées et les plus salutaires sont celles qui sont faites avec la douche mobile; il faut se garder, surtout s'il existe des phénomènes congestifs, d'employer la douche en pluie dont l'effet excitant pourrait déterminer des accidents regrettables. Le mouvement de réaction devra être fort peu prononcé et dirigé spécialement vers les parties inférieures du corps. On pourra le rendre plus facile en soumettant le malade à des applications préalables d'eau chaude sur les jambes et sur les pieds.

Lorsque la maladie est entrée dans sa période d'invasion, l'hydrothérapie est incapable d'arrêter sa marche, et l'anéantissement fonctionnel se produit sans trêve et sans répit pour le malade, malgré tous les efforts tentés pour l'empêcher. Plus tard, quand l'altération est bien limitée et que l'organisme a besoin d'être soutenu, on peut utiliser l'hydrothérapie avec avantage. Sans avoir d'action réelle sur la nature du mal, elle peut apaiser l'intensité des symptômes qui le caractérisent, faciliter le fonctionnement des centres nerveux qui ont été épargnés par l'altération scléreuse et, en définitive, maintenir dans un juste équilibre toutes les forces de l'économie.

Sclérose spinale. — Myélite chronique. — La myélite chronique produit soit des foyers de ramollissement, soit la sclérose. Nous ne nous arrêterons pas au premier de ces cas, car l'hydrothérapie ne peut rien, si même elle n'est pas nuisible.

La sclérose peut être circonscrite ou diffuse. La seconde forme est très-rare ; dans la première, les lésions sont distribués harmoniquement d'après les fonctions de l'organe, elles atteignent sans solution de continuité les cordons homologues de la moelle. De là deux variétés établies suivant les cordons atteints : la sclérose antéro-latérale, lorsque ce sont les cordons antérieurs et latéraux qui sont atteints, et la sclérose postérieure lorsque ce sont les cordons postérieurs qui sont envahis par le processus.

Ces deux divisions sont importantes, car elles se manifestent symptomatiquement par des caractères différents. Dans le premier cas, le symptôme principal est la paralysie ; dans le second, c'est l'ataxie locomotrice.

Sclérose antéro-latérale. — Lorsque la lésion frappe les cordons antéro-latéraux de la moelle, sa distribution est extrêmement variable. Tantôt il y a une uniformité remarquable, et la totalité des cordons homologues est emportée par la destruction ; tantôt, au contraire, les cordons ne subissent que par places seulement l'altération de leur tissu.

La coïncidence d'altérations antéro-latérales et postérieures peut s'observer, mais c'est un fait rare et tout à fait exceptionnel, et, dans ce cas, la néoplasie domine toujours dans l'un ou l'autre côté.

Le début de l'affection est, le plus souvent, complétement torpide. Parfois cependant les symptômes d'excitation apparaissent d'emblée. Ce sont : de la rachialgie, des douleurs en ceinture, des fourmillements, des troubles de la sensibilité tactile, des secousses et des soubresauts musculaires, de la raideur des membres, des spasmes, des contractures. Ce début brusque appartient à la myélite chronique scléreuse, tandis que le premier, à forme torpide, est caractéristique, en général, de la myélite avec foyers de ramollissement.

Quelle que soit la forme du début, la déchéance fonctionnelle fait toujours des progrès, et les symptômes paralytiques apparaissent, en commençant ordinairement par les membres inférieurs. C'est, dans le principe, une certaine lourdeur des membres ; quelques mouvements sont impossibles ; la marche est pénible ; l'anesthésie plantaire est un symptôme fréquent, ce qui exige de la part du malade, pour se mouvoir, le secours de la vue. Puis lentement, les phénomènes s'accentuent et s'étendent davantage, la lésion se complète, et l'impuissance fonctionnelle en est le résultat.

Lorsque les cordons sont atteints en entier, on observe surtout de la paraplégie. Dans les lésions disséminées, les paralysies sont en rapport avec le siége de la lésion.

Le pouvoir réflexe subsiste tant qu'il y a communication avec le cerveau et que la lésion n'empêche que la transmission des ordres de la volonté. Lorsque la néoplasie a entièrement rompu la chaîne, ce pouvoir réflexe augmente, jusqu'à ce que le processus ait envahi les parties centrales de la moelle ou les racines des nerfs intéressés.

Quant à l'atrophie des membres, elle se rencontre dans un certain nombre de cas. Il n'y a rien d'étonnant à ce que ce phénomène se produise, la moelle étant le terrain d'origine de tout le système trophique.

La myélite et la sclérose antéro-latérale peuvent être prévenues si l'on fait intervenir l'hydrothérapie avant que la désorganisation médullaire soit commencée, et nous sommes convaincu qu'on peut, dans certains cas, s'opposer au développement des processus morbides chez des malades menacés de myélite et de sclérose ; aussi nous ne saurions trop insister sur la nécessité de recourir aux applications hydrothérapiques, quand la maladie est seulement soupçonnée. Il est parfaitement possible d'apaiser l'excitation nerveuse et surtout de régulariser la circulation sanguine dans la moelle avant que le travail de prolifération ait débuté. On peut même, si les phénomènes congestifs sont très-prononcés, faire des applications révulsives capables de dégager la région hypérémiée. Mais, nous le répétons, on ne peut obtenir de résultats satisfaisants qu'en employant le traitement hydrothérapique au début, et en le continuant jusqu'à ce que le malade soit en voie d'amélioration.

Si le processus morbide a suivi son évolution et si la sclérose est établie dans les colonnes antéro-latérales, le traitement hydrothérapique ne présente que de faibles ressources. La paralysie survient malgré tous les efforts tentés pour l'arrêter et la déchéance fonctionnelle de tout l'organisme se produit en dépit des applications hydrothérapiques les mieux dirigées. Ce n'est qu'exceptionnellement que nous avons vu le traitement hydrothérapique rendre des services dans ces affections scléreuses qui produisent si rapidement une paralysie plus ou moins généralisée. Cependant on doit l'essayer, ne dût-on obtenir que de faibles résultats.

Sclérose postérieure. — Ataxie locomotrice progressive. — Tabes dorsalis. — La sclérose postérieure de la moelle fut longtemps désignée par son symptôme prédominant ; on la nommait alors *ataxie locomotrice progressive.* — La lésion, semblable à celle de la sclérose antéro-latérale, envahit toute la portion postérieure de la moelle, distribuée très-symétriquement et dans une étendue plus ou moins considérable. Cependant la forme diffuse n'est pas absolument rare.

L'affection offre, encore ici, un début très-variable. Souvent la scène se déroule insidieusement ; d'autres fois, au contraire, les phénomènes d'ataxie se produisent d'emblée, escortés de symptômes violents d'excitation.

Si l'on veut se rendre compte de ce phénomène connu sous le nom d'ataxie, il faut examiner le rôle que doit jouer la lésion dans l'abolition de certaines propriétés physiologiques.

Tout mouvement, pour être produit et coordonné, a besoin d'abord d'une excitation venant du cerveau et ensuite de l'intégrité anatomique et physiologique du groupe cellulaire disposé pour recevoir l'excitation et la transformer en mouvement. Dans l'action de marcher, ainsi que nous l'avons dit à propos de l'état nerveux, en parlant de l'ataxie résultant d'un trouble fonctionnel de la moelle, la volonté n'intervient que pour donner l'impulsion première; les mouvements ne sont produits que par la moelle, à la suite d'impressions transmises par les nerfs sensitifs.

Mais si le processus sclérotique a atteint le tissu nerveux de la moelle, la coordination ne se fait plus ou se fait mal; dès lors la marche automatique ne peut plus s'effectuer, d'autant plus que la sensibilité tactile périphérique est atteinte plus ou moins profondément, ainsi que la sensibilité musculaire qui est presque toujours détruite. Il en résulte donc un dérangement caractéristique dans l'organisation fonctionnelle du système. La volonté qui doit transmettre une excitation en rapport avec la perception sentie ne peut plus apprécier la qualité de l'incitation qu'elle émet. Le groupe cellulaire de la moelle reçoit cette excitation, mais comme il est lui-même altéré et que sa propriété réflexe est troublée, l'harmonie n'existe plus, les contractions musculaires ne concordent plus à un but voulu. Les mouvements peuvent encore cependant s'effectuer d'une façon régulière ; mais il faut, dans ce cas, que la vue dirige le mouvement et remplace la sensibilité absente.

Les contractions sont désordonnées, il est vrai, mais elles peuvent néanmoins parvenir à un but. Lorsque le sens de la vue ne peut intervenir, le sens du toucher seul peut y suppléer, bien qu'imparfaitement; de là la grande difficulté, pour le malade, de se diriger et de marcher dans l'obscurité.

La marche, pour l'ataxique, est très-fatigante. C'est une succession de contractions folles; il n'y a plus d'harmonie dans les actes successifs des fléchisseurs et des extenseurs. Le pied est lancé en avant bien au delà du but voulu, et, ramené brusquement en arrière, il frappe le sol avec bruit.

L'excitabilité réflexe est souvent accrue. La force excito-motrice arrive souvent à un point tel que, par le seul fait d'une excitation périphérique, les mouvements réflexes acquièrent une telle intensité qu'ils peuvent prendre la forme de convulsions ou d'accès épileptiformes. Dans certains cas, on a noté un fait assez curieux, c'est la lenteur de la transmission de l'impression sentie.

Les douleurs qui se produisent chez l'ataxique affectent deux formes : l'une est la constriction en ceinture, l'autre est celle que l'on a désignée sous le nom de douleurs fulgurantes, et qui s'irradient dans les membres. Ces douleurs, qui reviennent par accès et instantanément, ne sont que des sensations rapportées, dues à une contraction musculaire. Nous avons déjà eu ailleurs l'occasion de parler de ce mode de production, nous n'y reviendrons pas.

Le processus morbide atteint le plus souvent les sens. L'anesthésie tactile est fréquente. Il n'est pas rare non plus de voir le sens de la vue frappé par l'envahissement de la maladie. La paralysie des nerfs moteurs et les lésions papillaires sont les deux troubles que l'on observe le plus souvent. Des rémissions temporaires se produisent souvent dans cet état, mais le résultat est presque fatal, c'est la cécité complète.

Les fonctions génitales sont troublées de deux manières bien distinctes. C'est parfois une puissance inaccoutumée pour l'acte sexuel ; le coït est rapide et peut être souvent répété. D'autres fois, au contraire, l'impuissance est absolue, et, à cette impuissance, s'ajoute de la spermatorrhée, source nouvelle d'épuisement.

Souvent on observe des troubles gastro-intestinaux, les vomissements ne sont pas rares, ainsi que la cardialgie. Dans ce cas, c'est que la moelle est atteinte dans sa région cervicale, près de l'origine des nerfs pneumogastriques. Dans ce cas aussi, on observe des étouffements qui sont très-pénibles et peuvent même acquérir une certaine gravité.

Le système sympathique ayant ses origines dans la moelle, il n'est pas étonnant que l'on ait à enregistrer fréquemment des troubles de nutrition, tels que l'atrophie musculaire, et des arthropathies siégeant de préférence dans les membres inférieurs ; c'est aussi à une perversion nerveuse du sympathique que l'on doit, croyons-nous, attribuer ces sueurs subites qui se présentent chez certains malades.

La marche de l'affection, lente par elle-même, est coupée à certains instants par des accès paroxystiques. Sous l'influence de ces accès, les symptômes s'aggravent, et l'organisme va se dégradant de plus en plus vers une terminaison fatale.

Le tableau séméiotique de cette affection est, comme on vient de le voir, assez alarmant ; cependant nous devons, pour compléter cette étude, ajouter que beaucoup de malades, même après avoir éprouvé les accidents les plus redoutables, voient, sous l'influence d'un traitement bien dirigé, leur situation s'améliorer sensiblement ; nous connaissons quelques ataxiques qui ont pu rentrer dans la vie commune et reprendre des fonctions qu'ils avaient été forcés d'abandonner. Nous en connaissons aussi qui ont pu, à l'aide d'un traitement hydrothérapique quotidien, répondre sans interruption aux exigences d'une profession absorbante et se maintenir dans un état de santé satisfaisant. Enfin nous connaissons des malades qui, après avoir présenté tous les signes extérieurs de la sclérose, ont vu disparaître, les uns après les autres, tous les troubles fonctionnels dont ils étaient atteints. Nous nous sommes déjà expliqué sur ces guérisons et nous avons admis que les malades qui en bénéficiaient n'étaient pas de vrais ataxiques. Sans doute les désordres nerveux dénotent dans ce cas un trouble de nutrition et une perturbation de l'échange de matières qui doit se produire incessamment dans les centres nerveux, mais nous croyons que l'altération histologique est insignifiante et que la néoplasie scléreuse n'a pas commencé son évolution. Toutefois nous pensons qu'il faut à tout prix engager les malades qui se trouvent dans cette situation incertaine à se soumettre à un traitement méthodique et sérieux. A cet égard nous pouvons, en toute conscience, conseiller l'hydrothérapie.

Nous avons déjà indiqué, en parlant de l'ataxie fonctionnelle, comment il convenait d'appliquer l'hydrothérapie dans cette maladie ; nous n'y reviendrons pas dans ce chapitre. Les considérations actuelles ne concernent que la sclérose des colonnes postérieures désignée par quelques auteurs sous le nom de *tabes dorsalis*.

Tout le monde sait que, dans cette maladie, les sensations tactiles sont profondément modifiées ; le sens de la température notamment est parfois tellement perverti, que les malades confondent très-facilement l'eau chaude et l'eau froide. Dès lors il est impossible, pour déterminer la température de l'eau qu'il faut employer, de prendre pour base l'impression sentie par le malade. C'est par une série de tâtonnements qu'on arrive à fixer son choix et qu'on parvient à savoir si l'application hydrothérapique n'éveille pas dans les centres nerveux malades une excitation trop violente. Pour résoudre ces difficultés qui se présentent presque toujours au début du traitement, nous croyons qu'il est convenable de commencer par l'application d'une douche tempérée qu'on refroidit graduellement suivant les effets observés sur le malade. La précaution que nous recommandons est importante, car il peut arriver que l'eau froide employée d'une manière inopportune détermine un épuisement subit de la force nerveuse et provoque par suite des accidents. Au surplus la douche tempérée, surtout dans le principe, a une action incontestable sur l'excitabilité nerveuse qui accompagne l'ataxie locomotrice ; elle constitue donc tout à la fois un procédé d'acclimatement et un procédé curatif. Après une période de temps qui varie selon la nature et l'intensité des désordres nerveux, on remplace la douche tempérée par la douche froide que l'on dirige d'abord sur les membres avant de l'administrer sur le tronc et notamment sur la colonne vertébrale. Quand le malade a acquis un certain degré de tolérance pour le froid, on a recours au col de cygne dont on dirige le jet sur la colonne vertébrale et qu'on fait suivre d'une application froide sur les membres.

Tel est le mode de traitement qui nous a donné les meilleurs résultats dans la sclérose spéciale postérieure; sans entrer ici dans des détails explicatifs au sujet des effets variés qu'il produit sur les centres nerveux de la moelle, nous pouvons affirmer qu'il apaise l'excitabilité réflexe, remédie aux troubles de nutrition et de sensation et modifie avantageusement les perturbations qui siégent dans la sphère d'action du nerf grand sympathique.

Nous pouvons recommander cette méthode dans presque tous les cas de sclérose ; cependant, lorsqu'il existe de violents accès de suffocation, comme cela arrive quand la néoplasie scléreuse intéresse le bulbe, il vaut mieux s'abstenir et éviter de faire des applications dans la partie supérieure du corps.

Tout en insistant sur la nécessité de procéder comme nous venons de l'indiquer, nous devons ajouter que chaque cas peut se présenter avec des indications spéciales qu'il importe de suivre et qui apportent naturellement des modifications dans le traitement général. Ainsi, chez les malades qui sont atteints de sclérose et de rhumatisme, on se trouvera bien de la double intervention du calorique et du froid.

Quand les accès de douleurs fulgurantes seront très-intenses ou trop fréquents, on devra joindre au traitement général l'usage des douches écossaises localisées.

Quand l'anesthésie sera très-prononcée, on agira sur les régions privées de sensibilité avec la douche froide courte, avec des frictions froides très-énergiques ou avec des douches alternatives.

Quand la sclérose se compliquera de phénomènes morbides localisés dans les divers appareils de l'organisme et développés dans les régions innervées par le sympathique, on emploiera les procédés qui conviennent contre ces phénomènes. Ils seront décrits dans les chapitres consacrés à l'étude des maladies des appareils organiques, et notamment de celles qui siégent dans le tube digestif ou dans les voies génito-urinaires.

Si le malade atteint de sclérose spinale est menacé de poussées congestives vers les centres nerveux supérieurs, il faudra faire des applications révulsives sur la partie inférieure du corps, et l'on devra attendre que les phénomènes d'irritation soient apaisés avant de recourir au col de cygne ou aux procédés qui dépendent de la méthode excitante.

Telles sont les diverses modifications que doit subir le traitement hydrothérapique dirigé contre la sclérose spinale postérieure. D'après cela, tout en reconnaissant que le mode d'administration que nous avons recommandé est celui qui produit les meilleurs résultats, il est facile de conclure que la sclérose présente des indications spéciales dont on doit tenir compte si l'on veut lutter avantageusement contre cette redoutable affection.

Névrite chronique. — Sclérose des nerfs périphériques. — Nous ne devons pas terminer ce chapitre sans citer la sclérose des nerfs périphériques. La névrite, on le sait, peut se terminer par résorption, par suppuration, ou enfin par la formation d'une néoplasie analogue à celle qui se forme dans la sclérose des centres nerveux. Cette néoplasie atrophie les éléments nerveux, qui finissent par disparaître, de sorte que le nerf est remplacé par un cordon de tissu conjonctif. La conséquence de cet état est naturellement la paralysie ou l'atrophie des muscles animés par le nerf. Quelquefois la maladie prend une marche ascendante ; le processus envahit progressivement un plus ou moins grand nombre de nerfs et les chances de guérison diminuent sensiblement. Il est donc nécessaire d'intervenir promptement et énergiquement.

Quand la maladie est dans la période douloureuse, on doit recourir à l'usage du calorique immédiatement suivi d'une applition froide. Les maillots, les étuves, la douche écossaise trouvent leur indication ; mais, pour être effectif, le traitement hydrothérapique devra être suivi fort longtemps ; car l'affection est extrêmement tenace et résiste le plus souvent aux traitements les mieux combinés.

Si le malade présente des phénomènes de paralysie et d'atrophie, et si l'on est parvenu à calmer les douleurs qui apparaissent au début de l'affection, on devra recourir aux procédés excitants et particulièrement à la douche froide énergique suivie de massage et de frictions, ou à la douche alternative localisée. Il sera de temps en temps utile de recourir à l'usage des maillots secs ou humides, surtout si le malade est atteint de contracture dans les muscles qui avoisinent la région malade.

De quelques altérations matérielles spéciales du cerveau, de la moelle épinière et des nerfs.

Les altérations matérielles du tissu nerveux dont nous voulons parler en ce moment sont produites par des tumeurs qui se développent dans le tissu nerveux lui-même ou dans les parties environnantes.

L'étude de ces désordres morbides n'offre qu'un intérêt secondaire au point de vue du traitement hydrothérapique ; mais comme nous sommes assez souvent consulté pour savoir ce qu'on peut attendre de l'intervention de ce traitement sur l'évolution et les conséquences de ces altérations histologiques, il n'est pas tout à fait inutile de s'arrêter un instant sur cette question de pathologie nerveuse.

Au point de vue de l'anatomie et de la physiologie, le système nerveux se trouve divisé en trois sections parfaitement distinctes : l'encéphale, la moelle et les nerfs. Les lésions qui nous occupent peuvent intéresser à la fois toutes ces sections ; elles se traduisent alors par des symptômes multiples difficiles à analyser. Mais le plus souvent un seul département nerveux se trouve frappé et, dans ce cas, les phénomènes qui révèlent la présence de la lésion accusent toujours un trouble dans le fonctionnement du centre nerveux ou du nerf altéré.

Les processus variés des tumeurs qui siégent dans le cerveau, dans la moelle épinière et dans les nerfs ont été dans ces derniers temps étudiés avec le plus grand soin ; ils ont été notamment examinés comme il convient par M. Jaccoud dans sa *Pathologie interne*, par M. Charcot dans ses *Leçons sur les affections du système nerveux* et par M. Brown-Séquard, dans ses *Lectures sur les maladies du cerveau*. Nous n'insisterons pas sur cette question, malgré le grand intérêt qu'elle présente, parce que nous serions très-facilement entraîné au delà des limites imposées à cet ouvrage. Nous la reprendrons plus tard et à un autre point de vue ; pour le moment contentons-nous de rechercher si, dans l'étude pathogénique et séméiotique de ces affections, nous ne pouvons pas trouver les éléments d'une médication qui convienne à la méthode hydrothérapique.

Nous savons que les tumeurs peuvent être sous la dépendance d'une diathèse, d'une intoxication ou d'une altération quelconque du sang, et se développer sous forme de cancer, de tubercules, ou de gomme dans le tissu nerveux, dans les méninges ou dans les enveloppes osseuses. La résolution ne peut être obtenue que lorsque la tumeur est d'origine syphilitique ou lorsqu'elle est sous la dépendance d'une altération du sang curable ou tout au moins susceptible d'amélioration. Dans ces circonstances pathologiques, l'hydrothérapie peut être utilisée, et, sauf contre-indications, on aura recours à ses applications excitantes et résolutives. La douche froide, la douche chaude, la sudation pourront, dans cet ordre d'idées, rendre de grands services, soit pour combattre la maladie elle-même, soit pour aider l'organisme à supporter les médicaments spécifiques qui peuvent convenir à chaque cas particulier.

Nous avons donné des soins à un grand nombre de malades atteints de désordres nerveux occasionnés par la présence d'une tumeur gommeuse développée soit dans le rachis, soit à la base du crâne et, dans la majeure partie des cas, comme dans toutes les périodes de la maladie, nous avons eu à nous louer de l'hydrothérapie.

Malheureusement toutes les tumeurs ne subissent pas, comme les gommes, l'heureuse influence des médicaments altérants que possède la thérapeuthique ; elles suivent, malgré tout, leur marche envahissante et produisent à la longue une désorganisation histologique irréparable.

Cependant on a vu, même dans les cas les plus graves, se produire une sorte de temps d'arrêt dans l'évolution de ces tumeurs ; et, bien que cette halte dans la marche de la maladie doive être attribuée moins à l'intervention des médicaments qu'aux efforts de la nature médicatrice, nous croyons que le médecin doit agir pour soutenir l'organisme dans cette lutte. C'est en se plaçant à ce point de vue qu'il est permis d'utiliser l'hydrothérapie. Seulement il importe de savoir l'appliquer ; et, dans l'espèce, il faudra, pour faire un choix judicieux des procédés à employer, étudier avec soin la séméiotique de ces affections, c'est-à-dire la série des phénomènes qui révèlent le siége et la marche des tumeurs.

En général, l'espèce de tumeur qui nous occupe se développe lentement et ne manifeste parfois sa présence que fort longtemps après sa période de formation ; dans quelques circonstances même le tissu qu'elle intéresse a une tolérance telle que l'existence de la lésion ne peut pas même être soupçonnée.

Cependant, dans la plupart des cas, la tumeur, après un temps plus ou moins long, se révèle à nous par des phénomènes dont il faut connaître l'origine et la succession, si on veut intervenir judicieusement.

Que la tumeur intéresse le cerveau, la moelle ou les nerfs, les symptômes auxquels elle donne lieu sont toujours de deux ordres et se succèdent presque toujours avec une régularité parfaite.

Les premiers symptômes qui apparaissent sont des phénomènes d'irritation caractérisés le plus souvent par une excitation fonctionnelle de la région intéressée, se traduisant par accès et pouvant se compliquer de congestion. Quand l'encéphale et la moelle allongée sont intéressés, on constate de la céphalalgie, des picotements dans les extrémités, des douleurs référentes, des spasmes, de la contracture, du vertige, de l'ataxie, des accès épileptiformes, des troubles, du côté des poumons et du cœur, parfois du côté des organes génito-urinaires et des intestins, des paralysies temporaires et à forme indéterminée, une exaltation maladive de l'intelligence et des sens.

Quand la moelle épinière est spécialement intéressée, on remarque, si la tumeur exerce une irritation dans la partie supérieure, des accès vertigineux, de la paralysis agitans, de la chorée, des troubles variés dans la sphère d'action du nerf grand sympathique, une excitabilité réflexe excessive, des paralysies intermittentes affectant le plus souvent la forme paraplégique, des douleurs référentes et une sensation de serrement circulaire autour du tronc indiquant assez exactement le siége de la lésion.

Quand la tumeur intéresse les troncs nerveux, elle commence par déterminer une névralgie compliquée de spasmes et de contractures, et promptement suivie de phénomènes atrophiques ou paralytiques.

Tel est l'ensemble des symptômes que peut produire une tumeur développée dans le tissu nerveux ou ses enveloppes. Cet ensemble séméiotique correspond à la première période et se trouve constitué par des phénomènes indiquant l'excitation maladive de la région intéressée. Cette région est irritée directement ou par action réflexe, et cette irritation se traduit par les symptômes spéciaux dont nous avons parlé.

Si la tumeur n'est pas arrêtée dans son développement, la région intéressée s'altère davantage et se désagrége. Dès lors les phénomènes d'irritation disparaissent et de nouveaux symptômes viennent attester que la lésion est définitivement établie et que le fonctionnement de la partie atteinte est pour jamais anéanti. C'est dans cette période que l'on observe la perte de l'intelligence ou des sens, les paralysies permanentes variant d'étendue et de forme suivant le siége de l'altération, des perturbations incurables dans le fonctionnement de tous les appareils de l'économie, l'atrophie musculaire et cette dégradation nutritive contre laquelle la thérapeuthique est le plus souvent impuissante.

Si nous avons tracé ce tableau de séméiotique, c'est afin de pouvoir en tirer quelques indications au point de vue des applications de l'hydrothérapie. Quand la tumeur a suivi toutes ses phases d'évolutions et qu'elle est arrivée à produire une cessation de fonction dans le centre ou le tronc nerveux atteint, la médecine est désarmée et ne peut réparer les dégradations produites. Tout au plus est-elle capable de soutenir les forces de l'organisme et de prolonger la vie d'un malade dont les jours sont comptés. Elle peut atteindre ce résultat à l'aide de ses méthodes thérapeuthiques reconstituantes, parmi lesquelles il convient de placer l'hydrothérapie.

Si la tumeur, arrivée à sa dernière période, est au-dessus des ressources de l'art, il n'en est pas de même aux premiers temps de son développement, alors qu'elle révèle son existence par une irritation de la section du système nerveux influencée par elle. Il faut intervenir, et l'hydrothérapie peut, à l'aide de ses applications résolutives, agir directement sur la tumeur et arrêter au moins pour un certain temps son évolution ; elle peut aussi, par ses procédés variés, calmer l'excitation nerveuse accusée par le malade et s'opposer dans une certaine limite à la production des phénomènes congestifs qui accompagnent cette excitation. Ce que nous avons dit précédemment et surtout quand il s'est agi d'examiner le rôle de l'hydrothérapie dans les tumeurs syphilitiques qui se développent dans le tissu nerveux ou ses enveloppes, doit suffire pour édifier le praticien sur la nécessité du traitement hydrothérapique et sur son mode d'application.

Aliénation mentale.

L'hydrothérapie peut-elle fournir des ressources au traitement de l'aliénation mentale ? C'est une question actuellement difficile à résoudre.

Nous connaissons, il est vrai, le mode d'action physiologique du traitement hydrothérapique; mais nous sommes loin d'être fixés sur l'anatomie et la physiologie pathologiques de ces divers états morbides groupés sous le nom de maladies mentales.

On a développé à cet égard des théories qui sont loin d'être d'acord entre elles, et qui sont basées, pour la plupart, sur des faits diversement interprétés.

L'affection mentale la mieux étudiée jusqu'à présent, au point de vue anatomo-pathologique, est, sans contredit, la paralysie générale, parce que l'on trouve une lésion constante qui lui correspond. Voyez cependant combien d'avis divers et de contestations sur les causes qui ont produit cette lésion, sur la nature de son début et sur sa marche!

Si l'inflammation joue un rôle dans la formation de cet état pathologique, assurément l'on devra rejeter le traitement par l'eau froide ou tout au moins n'en user qu'avec une extrême prudence et une grande circonspection, car nous savons que l'application de l'eau froide provoque tout d'abord une concentration sanguine à l'intérieur de l'organisme. Si, au contraire, l'altération de la substance corticale est due à un épuisement nerveux primordial ayant amené des troubles de la circulation dans cette partie de l'encéphale et, par suite, la lésion qu'on y observe, alors on pourrait assurément, au début, tirer parti du traitement hydrothérapique qui réussit si merveilleusement dans l'épuisement nerveux simple.

Si l'embarras est si grand dans les cas où l'on a affaire à la paralysie générale, assurément il ne sera pas moindre quand on sera en présence de malades atteints de manie ou de délire partiel. Que se passe-t-il dans le cerveau de ces malheureux? Pourquoi sont-ils gais? pourquoi au contraire sont-ils tristes? Le savons-nous d'une façon assez positive? Les théories ne manquent pas assurément; mais pouvons-nous nous contenter de théories pour établir un système de traitement scientifique et rationnel? Assurément non; l'on ne fera jamais ainsi que de l'empirisme. Ce n'est certes pas une raison pour proscrire l'hydrothérapie dans les maladies mentales; mais quand on songe à l'incertitude des données sur lesquelles reposent les indications de ce mode de traitement chez les aliénés, il est indispensable d'engager les praticiens à procéder avec une grande réserve. En effet, si l'on se trouve en présence d'un aliéné ayant des symptômes d'anémie générale, on pourra en toute sécurité recourir aux applications toniques et reconstituantes de l'hydrothérapie; mais si, négligeant toute précaution, on détermine des effets thérapeutiques trop excitants, les malades peuvent, par ce fait, être exposés à des accidents qui sont toujours redoutables pour le cerveau d'un aliéné.

Le traitement par l'eau froide n'a pas été expérimenté d'une façon méthodique dans les asiles destinés aux malades atteints d'aliénation mentale; malgré quelques résultats heureux, nous pensons que ce traitement doit reposer sur des bases plus scientifiques, avant d'être adopté dans la pratique. Jusqu'à présent on l'a considéré comme une peine disciplinaire applicable à tout aliéné indocile, c'est un tort, et personne n'ignore que cette thérapeutique administrative a été le point de départ d'accidents funestes. Les exemples ne manquent pas.

Pour appliquer la médication hydrothérapique chez les malades frappés d'aliénation mentale, il faut procéder méthodiquement et faire dépendre le choix du modificateur à employer des indications spéciales que présente chaque cas particulier. Si l'on soupçonne une tendance à la congestion céphalique, il est imprudent d'essayer l'eau froide. Si, au contraire, le délire paraît lié à un état d'ischémie cérébrale, comme dans certains cas de mélancolie compliquée d'anémie générale, on peut recourir à l'hydrothérapie. Toutefois, même dans les cas les plus favorables, il faut commencer avec la plus grande prudence et observer toujours une sage progression dans l'application des procédés mis en usage.

Les considérations précédentes témoignent de nos dissidences avec ceux de nos confrères qui attribuent à l'hydrothérapie un rôle prépondérant dans le traitement des maladies mentales. Cette méthode thérapeutique ne convient, selon nous, que dans certains cas; elle peut notamment être employée pour combattre l'insomnie, pour exciter les fonctions digestives, pour apaiser l'excitabilité qui est sous la dépendance d'un épuisement du système nerveux et pour relever les forces de l'organisme. Dans ces conditions elle peut rendre de très-grands services, si elle est employée avec méthode et circonspection.

D'après cela l'on voit que le rôle de l'hydrothérapie dans l'aliénation mentale n'est pas convenablement déterminé. Il ne le sera que lorsque les médecins, qui ont accepté l'honorable mission de veiller sur la santé des aliénés, auront soumis ce mode de traitement à une expérimentation scientifique et rationnelle.

CHAPITRE XIV

MALADIES CHRONIQUES DU CŒUR.

SOMMAIRE

Maladies organiques du cœur. — Indications et contre-indications de l'hydrothérapie dans ces maladies. — Névroses cardiaques. — Causes et traitements des palpitations. — Parésie cardiaque. — Névralgie du cœur. — Angine de poitrine. — Goître exophthalmique, maladie de Graves ou de Basedow.

Maladies organiques du cœur.

Dans les maladies chroniques du cœur il faut distinguer, au point de vue du traitement hydrothérapique, celles qu'on peut considérer comme des névroses de l'appareil circulatoire et celles qui sont essentiellement caractérisées par une altération histologique des parties constituantes de l'organe central de la circulation.

Les premières sont, en général, heureusement modifiées par l'hydrothérapie. Les secondes résistent à cette méthode thérapeutique et constituent même, dans la plupart des cas, une contre-indication à son emploi. L'anévrysme du cœur, l'hypertrophie, l'atrophie, la stéatose, la dégénérescence de cet organe, l'insuffisance ou le rétrécissement de ses orifices sont des maladies sur lesquelles l'hydrothérapie n'a aucune influence. Ces lésions produisent presque toujours de l'œdème, de l'anasarque, de l'ascite, de la dyspnée, de l'asystolie qui mettent les jours du malade en péril. L'eau froide est, dans la plupart des cas, impuissante contre de semblables phénomènes morbides ; et nous devons même ajouter que son emploi n'est pas exempt de danger, surtout lorsque le système circulatoire est le siége de productions athéromateuses.

Cependant l'hydrothérapie, malgré les difficultés dont son application est entourée, a été essayée contre le plus grand nombre des affections cardiaques, et l'on trouve, dans quelques publications spéciales, que certains malades n'ont eu qu'à se louer de son intervention. Le docteur Fleury, soutenu dans ses tentatives par le professeur Bouillaud, est un de ceux qui ont le plus insisté sur l'emploi de l'hydrothérapie dans les maladies du cœur. Les faits qu'il cite à l'appui de son opinion sont assez nombreux; mais en attestant l'innocuité et même l'efficacité de l'eau froide, ils ne fournissent pas d'indications qui permettent de distinguer les cas dans lesquels l'hydrothérapie peut être mise en pratique et ceux dans lesquels il convient de s'abstenir. Nous savons fort bien que certains malades atteints de lésions assez avancées supportent fort bien l'hydrothérapie, mais nous en connaissons dont l'état s'est aggravé sous l'influence de ce traitement. Il importe donc, en présence des difficultés que soulève cette question pratique, de préciser avec soin quelles sont les conditions les plus favorables à l'emploi de l'eau froide dans les maladies du cœur.

Lorsque, sous l'influence du lymphatisme, d'un état anémique ou cachectique, le cœur devient le siége de désordres caractérisés par de la congestion ou de la névralgie cardiaque, par des palpitations ou par une parésie fonctionnelle, et même par de l'irrégularité ou de l'intermittence dans les battements, on peut employer l'hydrothérapie. Dans ce cas, c'est la douche froide très-courte ou la friction mouillée qui méritent la préférence. Sous l'influence de ces procédés qui exercent une action stimulante sur toute l'économie, les fonctions de digestion et de nutrition tendent à revenir à leur état normal, la circulation périphérique devient plus active et, par voie de suite, l'impulsion cardiaque moins tumultueuse; les douleurs s'apaisent, la congestion tend à disparaître, et le fonctionnement organique reprend peu à peu son intégrité. Pour obtenir ce résultat il faut, nous le répétons, faire des applications froides extrêmement courtes; l'action thérapeutique qui résulte de ces applications est rapide et fugitive et, par cela même, préférable aux effets complexes que produit le grand refroidissement occasionné par des applications froides prolongées.

Les désordres cardiaques dont nous venons de parler et contre lesquels l'hydrothérapie est parfaitement applicable se rapprochent beaucoup de ceux qu'on observe chez les jeunes sujets anémiques atteints d'une véritable lésion du cœur ou de ses ouvertures. Le professeur Hirtz cite une observation assez curieuse que nous croyons devoir reproduire, parce qu'elle démontre mieux que celles que nous possédons ce que l'on peut attendre de l'hydrothérapie. Tout en félicitant notre savant confrère de cet heureux résultat, qu'il nous soit permis de faire des réserves. En agissant autrement, nous craindrions d'entraîner les médecins dans une voie qui peut être dangereuse, et dans un système de traitement qu'il serait au moins très-imprudent de vouloir généraliser. Du reste, M. Hirtz manifeste les mêmes craintes et restreint l'usage de l'eau froide à certains cas. « Il est, dit-il, un groupe d'affections cardiaques, plus nombreuses chez les jeunes gens, où une maladie organique réelle se complique de troubles dans l'hématose; ce ne sont pas des chloroses simples, mais des anémies à divers degrés, liées à une lésion positive du cœur, souvent même à des rétrécissements. Les symptômes généraux sont : l'abattement, la pâleur, la faiblesse musculaire; les symptômes locaux sont caractérisés par des palpitations, des oppressions fréquemment compliquées d'œdème.

« C'est dans ces cas plus particulièrement que nous avons vu réussir les douches et les lotions froides, surtout combinées avec le séjour à la campagne. »

A l'appui de cette opinion, M. le docteur Hirtz cite une observation que nous transcrivons telle qu'elle a été publiée par ses soins :

OBSERVATION. — *Hypertrophie avec dilatation du cœur droit. — Légère insuffisance auriculo-ventriculaire gauche. — Phénomènes généraux graves. — Amélioration considérable et permanente sous l'influence de la douche froide.*

Antoine X..., collégien, âgé de 14 ans, né à la campagne, d'un père nerveux et délicat, présente les symptômes suivants : taille ordinaire, poitrine étroite, face pâle, lèvres bleuâtres, respiration courte, ébranlement visible du thorax à chaque pulsation du pouls, veines du cou soulevées par un mouvement isochrone, choc du cœur très-violent, précipité (120 pulsations), matité précordiale augmentée, pointe du cœur en dehors de la ligne mamillaire, bruit de souffle doux avec maximum vers la pointe et au premier temps. Légère toux catarrhale, parfois quelques crachats sanguinolents, sans autres signes morbides à l'auscultation des poumons; corps amaigri, pâle, œdème remontant jusqu'aux mollets; urines rares et foncées, non albumineuses; peu d'appétit, aucun antécédent rhumatismal.

Le malade avait pris la digitale à plusieurs reprises, sans succès notable; il portait un vésicatoire sur le sternum et avait été plusieurs fois ventousé sans soulagement permanent. Il prenait actuellement des pillules ferrugineuses depuis un mois.

C'était en été 1869, je lui conseillai d'aller en Suisse dans un établissement thérapeutique, pour être soumis à l'emploi des douches froides; je lui conseillai de se borner uniquement à ce moyen et lui recommandai expressément de restreindre la durée de la douche au maximum d'une demi-minute. Le traitement fut suivi régulièrement pendant six semaines.

Je ne le revis qu'au retour des vacances. La transformation était surprenante : son teint pâle avait fait place à un hâle rosé, les lèvres avaient repris les couleurs de la santé, il respirait à pleins poumons, le choc du cœur avait perdu sa violence et sa fréquence, le léger souffle existait toujours, mais la circulation était calme, l'œdème avait complétement disparu, l'embonpoint renaissait, en un mot, le malade se croyait guéri. Cependant les mouvements rapides l'essoufflaient facilement. C'est, avec la persistance du souffle, tout ce qui restait d'un ensemble très-grave et très-menaçant de symptômes. — Je l'ai revu un an après ; l'amélioration persistait, et j'ai appris depuis qu'elle persiste encore (1).

Cette observation est la plus intéressante et la plus édifiante de celles que nous pourrions citer, et nous ne saurions en mettre en doute la véracité, puisqu'elle est publiée dans un de nos meilleurs

(1) *Gazette médicale de Strasbourg*, et *Revue d'hydrologie médicale*, 1872.

recueils périodiques et signée par un savant dont la réputation est parfaitement établie.

Dans notre pratique personnelle, qui est assez ancienne et assez étendue, nous n'avons jamais vu de faits analogues. Désireux d'être bien édifié sur ce point nous avons demandé maintes fois à nos confrères s'occupant d'hydrothérapie, s'ils avaient eu occasion d'observer des cas semblables ; mais nos recherches sont restées infructueuses.

Quelques-uns nous ont déclaré avoir soulagé un grand nombre de malades atteints d'affections cardiaques diverses, alors surtout que les désordres provoqués par ces affections étaient, pour ainsi dire, primés par un ensemble de phénomènes généraux répartis dans tout l'organisme. D'autres ont pu rétablir la régularité dans la force impulsive du cœur et aider cet organe à vaincre les obstacles qui peuvent siéger dans toute l'étendue de la circulation périphérique et qui peuvent devenir la cause des troubles circulatoires ou nerveux qu'on observe dans le cœur.

Nous reconnaissons volontiers l'exactitude de ces résultats que nous avons du reste maintes fois vérifiée nous-mêmes. Mais ces effets thérapeutiques sont, croyons-nous, les seuls qu'on puisse obtenir du traitement hydrothérapique. Nous avons vu si souvent ce traitement échouer, du moins entre nos mains, que, malgré les publications du docteur Fleury et les encouragements du professeur Hirtz, il nous semble imprudent de préconiser une méthode thérapeutique dont les effets sont limités et même contestables.

Si donc on excepte les cas dans lesquels la congestion, la névralgie ou les névroses cardiaques jouent un rôle prépondérant, nous voyons que les applications de l'hydrothérapie ne peuvent constituer une véritable méthode thérapeutique des affections du cœur. Mais, en revanche, si elles sont inefficaces et même nuisibles quand il existe une lésion organique, nous pouvons affirmer qu'elles sont très-salutaires dans les névroses.

Névroses cardiaques. — Palpitations.

Les palpitations, c'est-à-dire les battements fréquents, tumultueux et parfois irréguliers du cœur, sont produites par une surexcitation des rameaux sympathiques des plexus cardiaques. C'est un point que nous avons suffisamment développé en examinant le rôle que jouent les palpitations dans la symptomatologie de l'état nerveux. Dans l'étude de cet état morbide, qui intéresse toutes les fonctions d'innervation, nous avons exposé notre manière de voir à ce sujet, et nous avons expliqué pourquoi nous penchions en faveur de cette opinion. Pour éviter des redites inutiles, nous ne reviendrons pas sur ces questions théoriques qui ont été déjà assez longuement traitées. Du reste, nous aurons souvent, à propos des névroses viscérales, à renvoyer le lecteur à notre exposé de l'état nerveux, sorte de pathologie générale des maladies nerveuses fonctionnelles, et sur lequel nous avons dû, pour ce motif, nous étendre davantage.

Étant donné ce fait physiologique que les palpitations sont le produit d'une excitation des filets du nerf sympathique qui contribuent à former les plexus cardiaques, nous devons rechercher, comme causes productrices des palpitations, quelles sont celles qui peuvent surexciter ces rameaux nerveux. Ces causes sont de deux sortes : une action mécanique, et une irritation provenant d'un centre nerveux. A ces deux causes, quelques auteurs en ont ajouté une troisième, l'altération du sang. Mais nous croyons avoir suffisamment démontré que l'altération du sang n'agissait que par les troubles de nutrition qu'elle produit dans les centres nerveux, troubles qui se traduisent par une augmentation de l'excitabilité de ces centres. Cette troisième cause rentre dans la seconde qui en est la conséquence la plus directe.

Parmi les causes mécaniques, nous trouvons en première ligne : un obstacle à la déplétion du cœur, soit par suite d'une maladie des valvules de cet organe, soit par suite de la diminution, par une cause quelconque, du diamètre des vaisseaux qui en émanent, le rétrécissement aortique, les tumeurs exerçant une pression sur l'aorte ou même sur le cœur, la distension de l'estomac par des gaz, etc.

Nous ne classerons pas, parmi les causes mécaniques, les hémorrhagies et les maladies cachectiques. Certains auteurs, dans ce cas, attribuent les palpitations à ce que, la pression étant abaissée, le cœur se vide plus facilement. Nous ne croyons pas que cette interprétation soit la vraie, et nous pensons, au contraire, que ces affections agissent par l'intermédiaire du système nerveux, en modifiant la nutrition des centres et des nerfs.

Cependant il est certaines causes qui agissent probablement, parce qu'elles diminuent la pression artérielle, de ce nombre est la diminution de la pression atmosphérique, sur les montagnes par exemple. Ce qui rend probable cette production des palpitations par suite de modification dans la pression du sang, c'est que, chez certains malades, ces palpitations ne se produisent que dans la station debout, et disparaissent quand ils prennent la position horizontale. Quant à l'exercice musculaire, que l'on considère comme une cause de palpitation, nous croyons qu'il agit autant par la surexcitation nerveuse nécessaire pour le produire que par l'obstacle qu'il apporte au passage de l'ondée sanguine. Cependant cette dernière opinion est assez plausible.

Les palpitations d'origine nerveuse sont toutes dues à un trouble de nutrition des centres nerveux, soit au niveau de la racine du sympathique, soit au niveau des ganglions qui envoient les rameaux au cœur. Donc, toutes les maladies fonctionnelles du système nerveux dues à un vice de nutrition pourront présenter des palpitations parmi leurs symptômes, soit que ces maladies résultent d'un trouble de nutrition du système nerveux dépendant d'une altération du sang, soit que ce trouble de nutrition dépende, par action réflexe, d'une irritation périphérique. C'est dans le premier de ces deux groupes que doivent être rangées les palpitations provenant de l'abus du thé, du tabac, du café et de l'alcool, les palpitations de l'hystérie, de la chorée, etc. ; dans le second se trouvent la gastralgie, les vers intestinaux, les maladies de l'utérus et de l'ovaire, les émotions morales, les affections vives de l'âme, etc. L'anémie, la chlorose, certaines cachexies, ne produisent des palpitations qu'en déterminant dans la nutrition des centres de l'innervation des troubles qui donnent naissance à des manifestations fonctionnelles anormales du système nerveux. C'est donc au même titre que l'hystérie que ces maladies produisent des palpitations, c'est-à-dire par suite de la surexcitabilité du sytème nerveux.

Les palpitations sont presque toujours liées à un autre état morbide. Elles ne constituent pas une maladie distincte, elles ne sont que le symptôme d'une maladie, ou tout au moins d'un trouble physiologique du système nerveux.

Elles consistent essentiellement dans l'accélération des mouvements du cœur, souvent liée à une augmentation d'énergie des battements de cet organe. Quelquefois cependant, le second de ces caractères prime l'autre, c'est ce qui arrive, par exemple, lorsqu'il y a un obstacle à la déplétion du cœur ; dans ce cas, la fréquence des battements n'est pas beaucoup plus grande qu'à l'état normal.

Les battements du cœur s'élèvent quelquefois jusqu'à 90,100 et plus par minute, ils deviennent, la plupart du temps, sensibles à la main et très-visibles. Le malade en a conscience, les deux bruits du cœur sont même souvent perceptibles d'une façon bien distincte pour ce dernier. Quand l'accès de palpitations est violent, il s'accompagne d'une gêne pénible de la respiration, et d'un sentiment d'angoisse inquiétante. Si l'accès est plus grave encore, il survient des défaillances et même quelquefois de la syncope. Généralement, les palpitations cessent après une durée variant de quelques minutes à plusieurs heures, elles laissent, après leur disparition, un sentiment de fatigue et un accablement plus ou moins grand, suivant la violence de l'accès. A l'auscultation, les bruits du cœur sont plus éclatants et se perçoivent dans une plus grande étendue qu'à l'état normal. Ils sont accompagnés quelquefois d'un bruit de souffle au premier temps, se prolongeant plus ou moins loin dans les gros vaisseaux, et disparaissant après l'accès. Il est bien entendu que nous ne parlons ici que des palpitations simples, non compliquées d'affection cardiaque. Lorsque ces complications existent, tous les bruits inhérents à l'affection apparaissent pendant les palpitations avec une intensité plus grande. Dans tous les cas, à l'accélération des battements du cœur correspond une accélération du pouls qui devient fréquent, souvent irrégulier et intermittent. En général, les palpitations surviennent brusquement ; leur durée est ordinairement courte, et leur apparition presque toujours intermittente. Quelques médecins pensent qu'elles peuvent, à la longue, amener une hypertrophie du cœur. Le fait est vraisemblable, mais n'est pas suffisamment prouvé.

Les palpitations ne doivent éveiller d'inquiétude que lorsqu'elles sont symptomatiques d'une maladie du cœur, et l'on peut, en pratiquant l'auscultation pendant l'intermittence des accès, apprécier exactement la situation du malade. Si, à ce moment, on ne trouve aucun signe d'affection cardiaque, on peut affirmer que les palpitations sont purement nerveuses. Lorsqu'elles ont ce caractère, elles coïncident presque toujours avec d'autres perturbations du système nerveux; toutefois leur intensité acquiert, dans quelques circonstances, un tel degré, que les malades s'effrayent et croyent obstinément qu'ils sont atteints d'une affection organique du cœur.

Le médecin doit tout d'abord calmer les craintes du malade et chercher, par les moyens qui sont en son pouvoir, à rétablir l'équilibre dans les fonctions de l'innervation.

Pour atteindre ce dernier résultat, l'hydrothérapie peut être employée, et son intervention sera très-efficace si les applications mises en usage correspondent parfaitement à la nature et à la forme de la névrose dont le malade est atteint.

S'il s'agit de combattre les palpitations que présentent si souvent les personnes chloro-anémiques, il convient d'employer l'eau froide dès le début, sous forme de douches ou de frictions. Pendant la première période du traitement, les malades voient leur malaise augmenter et leurs palpitations apparaître plus fréquemment. Il ne faut pas que cette agravation momentanée fasse interrompre les applications; car, après un court espace de temps, la tolérance s'établit, les effets thérapeutiques se produisent, et les bienfaits de l'hydrothérapie ne tardent pas à se montrer. On doit se préoccuper, dans l'espèce, de donner à la circulation une activité plus grande, afin de favoriser les échanges organiques, de faciliter la nutrition des tissus et, par voie de suite, de rétablir l'équilibre dans les fonctions de l'innervation.

Les faits établissant la guérison par l'hydrothérapie des palpitations liées à la chloro-anémie sont très-nombreux, et nous croyons inutile d'insister. Mais, en revanche, nous devons reconnaître que les palpitations engendrées par une névrose ou par un état cachectique sont plus difficiles à disparaître. Le traitement hydrothérapique est alors plus compliqué ; l'eau ne doit pas toujours être très-froide, et il importe que sa température convienne à la susceptibilité des malades ; on devra tôt ou tard recourir aux applications froides pour consolider ou achever la guérison, mais nous croyons pouvoir affirmer qu'au début du traitement les applications modérément froides seront plus efficaces. Cette méthode produit des effets thérapeutiques à longue échéance et lasse parfois les malades qui ne se rendent pas compte des difficultés de la pratique. Mais elle est préférable, selon nous, à celle qui procède en déterminant une perturbation dont on ne peut ni prévoir, ni limiter l'effet.

Quelquefois, pour rendre la guérison plus rapide, on joint, aux applications générales, l'usage d'une douche légère assez longue et modérément froide dirigée sur la région cervicale ; mais ce procédé n'est réellement utile que lorsqu'on est parvenu à modifier l'état général du malade.

Parésie du cœur. — Il ne saurait être question ici de cette parésie qui est la conséquence d'une lésion ou d'une dégénérescence du cœur et des vaisseaux. Contre cet état spécial, l'hydrothérapie est impuissante. Mais, lorsque la parésie cardiaque est due à un trouble de nutrition des centres nerveux dans lesquels le nerf vague prend son origine, et surtout lorsque ce nerf, après avoir été violemment et longtemps excité, est atteint d'épuisement, le traitement hydrothérapique peut rendre de grands services. Il en est de même quand l'épuisement du nerf pneumogastrique se développe sous l'influence d'un état anémique ou cachectique. Dans tous les cas, il faut faire des applications froides, générales, courtes et légères. Les lotions, les ablutions, les frictions, les douches rapidement administrées répondent parfaitement à l'indication thérapeutique;

nous possédons beaucoup de faits démontrant l'efficacité de ces diverses pratiques contre la parésie cardiaque provoquée par un trouble du système nerveux central ou périphérique.

Angine de poitrine. — Névralgie du cœur.

Lorsque nous nous sommes occupé de l'état nerveux, nous avons eu l'occasion de parler des symptômes propres à l'angine de poitrine, et il a été question du mode de propagation de ces symptômes. Nous avons exposé comment la douleur cardiaque pouvait s'irradier, par action réflexe, dans tous les filets nerveux rayonnant autour des ganglions cervicaux, principalement autour du ganglion inférieur, et surtout dans le plexus cervical, dans le plexus brachial et leurs branches, dans le nerf diaphragmatique et dans l'hypoglosse. Nous ne nous arrêterons donc pas plus longtemps sur ce point de physiologie pathologique, renvoyant, pour plus de détails, le lecteur à ce que nous avons dit, à propos de ce symptôme possible de l'état nerveux.

Mais il est un point que nous n'avons pas cru devoir élucider à ce moment, nous voulons parler de la nature et de la genèse de la douleur cardiaque. Nous allons nous y arrêter un instant. La question est difficile à traiter, surtout en ce qui concerne le second point, c'est-à-dire la genèse et la cause essentielle de la douleur. Bien des auteurs éminents s'en sont occupés sans pouvoir la résoudre, aussi, sans prétendre y parvenir nous-mêmes, nous contenterons-nous d'exposer ici nos idées, idées toutes théoriques bien entendu, puisque l'autopsie n'a, jusqu'à présent, présenté à l'observateur rien de satisfaisant à cet égard.

On reconnaît généralement que l'angine de poitrine est une névrose, et l'on admet que la douleur de la région du cœur est produite par une névralgie des plexus cardiaques, formés par les anastomoses du pneumogastrique et des nerfs cardiaques venant du grand sympathique. La névralgie a-t-elle lieu, primitivement du moins, dans les filets du nerf vague, ou dans ceux du sympathique? Cette question est difficile à résoudre à cause de l'étroite solidarité qui unit ces filets dans l'entrecroisement qu'ils forment pour çonstituer les plexus cardiaques. On ne peut y arriver que par la recherche de la cause productrice de la névralgie.

Les auteurs qui se sont les premiers occupés de cette affection, Steberden, Parry, Kregsig, Burns, J. Frank, etc., faisaient dépendre l'angine de poitrine d'une ossification des artères coronaires. D'autres voulaient que ce fût l'hypertrophie du cœur, d'autres des affections organiques, soit de cet organe, ossification des valvules, anévrysmes, etc., soit des organes environnants, abcès du médiastin, ossification des cartilages des côtes, etc.

La constatation de ces lésions, faite chez des malades ayant succombé pendant des accès d'angine de poitrine, donnaient une apparence de justesse et de véracité à cette manière de voir. Mais, les observations ultérieures ont démontré que ces diverses lésions peuvent exister sans provoquer l'angine de poitrine ; d'autre part, on a observé des faits d'angine de poitrine en dehors de toute altération organique. En présence de ces résultats contradictoires, il a bien fallu abandonner les anciennes opinions et rechercher ailleurs la cause de ce trouble nerveux. L'angine de poitrine, nous l'avons dit, est une névrose ; comme toutes les affections de cette nature, elle est sous la dépendance de causes multiples qui se traduisent toujours par une altération de nutrition d'un centre nerveux. Ce qui, dans ce cas particulier, vient à l'appui de notre assertion, c'est la fréquence relative de l'apparition de l'angine de poitrine chez les rhumatisants et les goutteux. Un trouble de nutrition dans un centre nerveux, telle est donc la véritable cause prédisposante de l'angine de poitrine, cause essentielle, sans laquelle la maladie n'existe pas. Toutes les autres causes ne sont que des causes déterminantes ou occasionnelles. De ce nombre sont les affections du cœur, ou des gros vaisseaux, certaines lésions du poumon et même d'autres organes plus éloignés du centre circulatoire.

Quant à la lésion de nutrition qui engendre les terribles accidents de l'angine de poitrine, nous ne serions pas éloigné de penser qu'elle siége dans la moelle allongée, ou à la partie supérieure de la moelle épinière, à l'origine du nerf sympathique. En effet, une excitation, en ce lieu, de la nature de celles qui produisent sur le système nerveux une altération de nutrition, et que nous avons vues consister en une augmentation d'excitabilité, peut donner lieu au phénomène initial de l'angine de poitrine, c'est-à-dire à la névralgie cardiaque, laquelle produira à son tour et secondairement, par action réflexe, les divers autres symptômes. L'excitation du sympathique nous donne aussi l'explication des palpitations souvent observées pendant les attaques. L'excitation au niveau de la moelle allongée peut se propager ensuite jusqu'aux racines du nerf vague, et provoquer, par une trop grande excitation de ce dernier, l'arrêt du cœur et la dyspnée.

Ce qui nous fait penser que le point de départ est dans le grand sympathique, et non dans le pneumogastrique, c'est que les symptômes qui sont sous la dépendance de ce dernier n'apparaissent qu'après les autres. La dyspnée, entre autres, ne s'observe souvent qu'à la fin de l'accès. Il semble donc que l'excitation ne s'étende que progressivement jusqu'au nerf vague. Dans quelques cas même, ce dernier ne paraît pas avoir été atteint. Un fait qui vient encore à l'appui de notre opinion, c'est que, ainsi que l'a fait observer Trousseau, l'angine de poitrine peut être une manifestation de l'épilepsie. Enfin l'excitation semble atteindre avant tout le ganglion cervical inférieur, autour duquel tous les symptômes rayonnent, et si, généralement, la douleur commence au cœur pour atteindre ensuite le bras, il n'en est pas moins vrai qu'il est des cas où elle suit la marche inverse, et que l'attaque d'angine peut débuter par la douleur au bras, ou dans la main. Nous dirons, à ce propos, que ce qui démontre bien que tous les symptômes douloureux de l'angine de poitrine ne sont que des produits d'action réflexe, et ne se propagent pas de proche en proche par voie de continuité, c'est que l'on a vu la douleur se manifester, en même temps ou successivement, dans la poitrine et dans la main, sans atteindre les nerfs du bras.

Les attaques d'angine de poitrine surviennent tout à coup, sans que les malades puissent apprécier la cause de leur explosion. Quelques-uns sont pris même pendant le sommeil. Le plus souvent, cependant, c'est à la suite d'un mouvement un peu brusque, d'un exercice un peu plus violent que d'habitude que les accès surviennent; mais il n'y a rien de fixe à ce sujet.

Nous venons de dire que les attaques surviennent brusquement, sans signes précurseurs. Cependant il n'en est pas toujours ainsi, et nous avons observé des malades chez lesquels l'attaque était précédée d'un malaise général qui durait même 24 ou 48 heures.

La douleur survient, en général, subitement derrière le sternum, et s'accompagne d'un sentiment d'angoisse et de constriction, occupant ordinairement le côté gauche. La douleur et le sentiment d'angoisse sont tels que le malade reste absolument immobile; il pâlit, craint la suffocation et n'ose même pas parler. Dans quelques cas, l'accès se termine par une syncope, dans d'autres, ce sont de larges inspirations qui en indiquent la fin.

Les phénomènes douloureux ne restent pas limités à ce point. Ils s'étendent suivant certaines directions, variant avec les sujets, et même avec les attaques, tantôt le long du cou jusqu'à la mâchoire inférieure, tantôt le long des muscles pectoraux jusqu'à l'épaule, le bras et même la main. D'autres fois, les douleurs prennent une autre direction et, descendant vers le diaphragme et l'épigastre, elles se prolongent dans l'aine et les cuisses. La douleur peut exister dans tous ces points à la fois, mais le fait est très-rare. Enfin, la douleur s'irradiant dans le pneumogastrique, surviennent des éructations, des nausées et des vomissements. La douleur dans le bras est tellement constante, et c'est la seule qui le soit, que quelques auteurs l'ont donnée comme un des signes essentiels et caractéristiques de la maladie.

Dans l'intervalle des accès, la santé est généralement bonne, mais comme chacun de ceux-ci laisse quelques traces après lui, telles que de la fatigue, de l'engourdissement, de la défaillance, et quelquefois du tremblement, il peut arriver, lorsque la maladie est ancienne, que ces troubles durent assez de temps pour relier entre eux les accès.

Les attaques, avons-nous dit, débutent brusquement, du moins d'une façon générale, surtout lorsque la maladie est récente. Assez espacées au début, elles finissent peu à peu par se renouveler tous les mois, toutes les semaines, tous les jours et même plusieurs fois dans la journée. L'attaque ne se prolonge pas généralement au delà de quelques minutes. La durée de la maladie en elle-même est difficile à déterminer, et son pronostic est presque toujours sérieux.

En ce qui nous concerne, c'est-à-dire au point de vue des applications hydrothérapiques, nous devons laisser de côté l'angine de poitrine liée à une altération organique du cœur ou des gros vaisseaux. Dans ce cas l'eau froide est impuissante, et il est préférable de recourir à d'autres médications. Mais, lorsque l'angine de poitrine est sous la dépendance d'un trouble de nutrition des centres nerveux ou des nerfs, quand elle affecte la forme d'un désordre purement fonctionnel, on peut utiliser l'hydrothérapie. Nous connaissons des malades atteints d'angine de poitrine qui ont guéri sous l'influence de cette médication.

Pour procéder avec méthode et sûreté, il faut toujours commencer par des applications légères en ayant le soin d'accentuer le mouvement de réaction dans les parties inférieures par des bains de pieds donnés avant la séance hydrothérapique proprement dite. On emploiera de préférence la douche mobile qui peut être maniée avec plus de précision que les autres procédés ; on insistera de préférence sur les membres inférieurs, et on ne généralisera l'application que lorsque le malade sera convenablement acclimaté.

Il est inutile d'ajouter que ce traitement n'est applicable que dans l'intervalle des attaques. On se trouvera bien de joindre à l'hydrothérapie l'usage des frictions sèches et surtout du massage que nous avons vu souvent produire d'excellents résultats. On aura soin en même temps de proscrire toute espèce de boissons excitantes et de conseiller l'eau froide à l'intérieur.

Goître exophthalmique, maladie de Graves ou de Basedow.

Comme on pourra le voir dans le courant de cet exposé que nous allons faire du goître exophthalmique, nous ne croyons pas que cette maladie doive être considérée, du moins dans toutes ses périodes, comme une *névrose cardiaque*. Si nous la plaçons ici, c'est parce que, jusqu'à présent, la maladie de Graves a été considérée comme telle, et nous n'avons pas l'autorité nécessaire pour oser la distraire de cette classe de maladies. Si nos idées trouvent du crédit dans la science, d'autres plus autorisés que nous sauront la reporter à la place qu'elle doit occuper. Quant à nous, si nous faisions un traité doctrinal de pathologie, nous n'hésiterions pas à placer la maladie de Graves à côté de l'état nerveux et de la chlorose, dans la classe des névroses générales, et dans la section des névroses du sympathique en particulier.

Le goître exophthalmique, qui est une affection relativement rare sur laquelle la science est encore loin d'avoir dit son dernier mot, se rencontre cependant assez souvent dans les établissements hydrothérapiques. La fréquence relative du goître exophthalmique dans ces établissements s'explique tout naturellement par les bons effets que, presque seule, l'hydrothérapie a produits sur cette étrange maladie, c'est pourquoi elle doit faire ici l'objet d'une étude particulière.

Nous ne nous arrêterons pas sur les divers noms donnés successivement à cette affection pour laquelle Trousseau a revendiqué le nom de *maladie de Graves*. Sans insister sur ce point, qu'il nous suffise de rappeler que les noms de *goître exophthalmique*, *cachexie exophthalmique*, *maladie de Basedow*, *maladie de Graves*, *dyscrasie exophthalmique*, *névrose thyro-exophthalmique*, *exophthalmos cachectique*, etc., s'appliquaient à une seule et même maladie.

Les premières observations qui ont été publiées en France sur cette maladie ne datent guère que d'une quinzaine d'années. Depuis cette époque, quelques travaux, nombreux relativement à la rareté de l'affection, ont été publiés sur ce sujet ; ils renferment tous une description symptomatique à peu près conforme.

Au premier examen d'un malade atteint de goître exophthalmique, trois phénomènes principaux frappent tout d'abord l'attention, ce sont : les palpitations, l'exophtalmie et l'hypertrophie de la glande thyroïde. M. Jaccoud, dans son *Traité de pathologie interne*, indique un quatrième phénomène comme complétant la caractéristique de cette maladie : c'est la dilatation des vaisseaux artériels. Mais, de tous ces symptômes, ce sont les palpitations du cœur qui attirent tout d'abord l'attention du médecin et du malade lui-même.

En effet, selon la remarque de Trousseau, les malades atteints de cette affection vont consulter le médecin pour des palpitations de cœur. Mais, le plus souvent, un examen attentif du cou et des yeux permet de découvrir des signes qui ne laissent aucun doute sur la nature de la maladie.

Pourtant ces phénomènes, si importants au point de vue du diagnostic, n'apparaissent pas toujours au début de la maladie ; quelques-uns même ne se manifestent jamais ; le diagnostic est alors difficile, et, selon l'expression de Trousseau, la maladie est fruste.

Les seuls symptômes que les auteurs reconnaissent comme absolument constants sont les palpitations et la dilatation des vaisseaux artériels. Ce sont aussi les premiers qui se présentent, ce qui semblerait indiquer, comme le fait remarquer M. Jaccoud, que l'exophthalmie et la tuméfaction du corps thyroïde ne sont que les effets de ces premiers phénomènes. Les auteurs sont à peu près unanimes à reconnaître que l'exophthalmie et le goître constituent, avec les battements accélérés du cœur, ce que Trousseau a appelé la triade symptomatique de la maladie de Graves.

C'est donc par les palpitations que commence généralement cette singulière affection ; elles produisent à la longue une dilatation vasculaire qui se manifeste surtout dans les artères thyroïdiennes et ophthalmiques, et qui détermine à la fois le goître et l'exophthalmie. Tel est, d'après la plupart des auteurs, l'enchaînement des phénomènes qui caractérisent la maladie de Graves.

Tous les auteurs sont d'accord pour admettre que les palpitations sont le résultat d'une névrose du cœur ; mais il existe entre eux une certaine divergence dans l'appréciation des causes qui les produisent.

Les uns, s'appuyant sur les recherches anatomiques de Henri Muller et les belles expériences de Claude Bernard sur la section et l'irritation du nerf sympathique, croient trouver l'origine de ces phénomènes dans une excitation de ce nerf. D'autres, au contraire, comme Friedreich, G. Sée et Jaccoud, considèrent la paralysie des nerfs vaso-moteurs cardiaques et cervicaux comme la condition pathogénique de ces phénomènes.

Quoi qu'il en soit, la maladie de Graves a été considérée dans les deux camps comme une névrose cardiaque. Quant à nous, nous ne sommes pas disposé à accepter cette interprétation, car il peut arriver que les palpitations fassent défaut ou n'apparaissent qu'après les autres phénomènes.

Nous avons notamment observé deux faits qui motivent notre doute et qui nous autorisent à penser que le goître exophthalmique ne peut, du moins dans tous les cas, être considéré comme une névrose du cœur.

Le premier est celui d'une jeune fille chlorotique, extrêmement nerveuse, qui, après avoir eu des accès de fièvre intermittente et des crises de névralgie, fut atteinte, presque en même temps, d'une double exophthalmie et d'un goître plus développé à droite qu'à gauche. Le docteur N. Gueneau de Mussy conseilla un traitement hydrothérapique et nous en confia la direction. Un examen consciencieux fait par ce savant clinicien permit de constater que le cœur ne présentait aucun trouble, et les renseignements recueillis auprès des parents de la malade nous apprirent qu'il n'y avait jamais eu de palpitations.

Un traitement hydrothérapique consistant en une douche froide générale, courte et légère fit disparaître tous les accidents, et la malade retrouva après une santé parfaite.

Le second fait exceptionnel auquel nous avons fait allusion concerne une jeune femme névrosique au premier chef. Quelque temps avant l'explosion de la maladie, elle a éprouvé des désordres nerveux qui ont fait croire un instant à l'existence d'une ataxie locomotrice. Mais ces perturbations sensitives et motrices disparurent et furent remplacées par un goître et une double exophthalmie, sans aucune trace de palpitations. Le traitement hydrothérapique fut suivi par elle avec une grande irrégularité et ne produisit que des résultats incomplets. La malade interrompit la cure, et, depuis cette époque, nous n'avons plus entendu parler d'elle.

En ne retenant, dans ce dernier fait, que les troubles du mouvement et du sentiment, nous ajouterons que ces troubles sont assez fréquents chez les malades atteints de goître exophthalmique avant l'explosion des symptômes caractéristiques de cette affection.

Au surplus, il est vrai que les palpitations et la dilatation artérielle peuvent favoriser la production du goître et de l'exophthalmie, et il serait peut-être bon de rechercher si ces accidents ne sont pas produits par le seul fait d'un état morbide du sympathique et peut-être même du système cérébro-spinal au niveau de la naissance des nerfs ganglionnaires. Qu'on examine les faits, et l'on verra que la triade symptomatique qui caractérise le goître exophthalmique est toujours accompagnée, et très-souvent précédée de désordres nerveux sérieux, de troubles névrosiques dont il faut tenir compte. Ces perturbations fonctionnelles résident, pour la plus grande partie, dans le système sympathique, et sont accompagnées d'un défaut d'équilibre manifeste dans les fonctions de calorification, d'assimilation, de sécrétion et dans le jeu des appareils pulmonaire, circulatoire, gastrique et génito-urinaire. Elles sont de même nature que celles qu'on remarque dans la chlorose qui n'est, en somme, qu'une névrose ganglionnaire produisant un trouble de sanguinification et provoquant, par voie de suite, une altération de nutrition dans toute l'étendue du système cérébro-spinal. Cette analogie entre la chlorose et le goître exophthalmique a été de tout temps reconnue, et le docteur H. Gueneau de Mussy nous a affirmé avoir vu beaucoup de chlorotiques atteintes de goître ou d'exophthalmie.

Il résulte de ce qui précède que la triade caractéristique de la maladie de Graves ne constitue pas exclusivement l'expression symptomatique de cette singulière affection. Un ou plusieurs des termes de cette triade peut manquer. Par contre, il est sans exemple que les troubles de la calorification et de la plupart des fonctions placées sous la dépendance du nerf grand sympathique aient fait défaut. Nous sommes donc autorisé à croire que la maladie de Graves est une névrose du système ganglionnaire produite par une altération de nutrition, et quelquefois par une lésion organique de la portion du système cérébro-spinal où le nerf grand sympathique prend son origine. L'altération ou la lésion peut, dans certaines circonstances, être limitée aux ganglions et aux cordons nerveux. Dans tous les cas, les autopsies connues jusqu'à ce jour ont révélé des altérations dans la moelle épinière, dans la moelle allongée et principalement dans les ganglions et les cordons nerveux qui forment le système du grand sympathique. Quoi qu'il en soit, nous pensons que la modification de tissu contemporaine du début de la maladie consiste en une altération de nutrition.

Comment agit cette altération ? Comment expliquer la coïncidence des palpitations qui dépendent d'une excitation des nerfs ganglionnaires et la dilatation artérielle qui coïncide avec la parésie des nerfs vaso-moteurs ? C'est là une difficulté que l'on rencontre souvent dans l'étude des névroses et que, dans l'état actuel de la science, il est presque impossible de résoudre. Toutefois, nous espérons que les progrès accomplis par la physiologie permettront d'apporter la lumière dans cette question obscure de pathogénie. N'insistons donc point sur cette analyse théorique, et revenons aux faits.

Ce qui nous autorise à penser que, dans le goître exophthalmique, nous sommes en présence d'un trouble de nutrition, c'est le fait suivant que nous avons eu l'occasion d'observer. En 1866, nous eûmes à soigner une dame de Meudon qui présentait les signes caractéristiques de la maladie de Graves. Cette dame, en effet, se plaignait de palpitations, avait le corps thyroïde très-sensiblement hypertrophié, et présentait du côté de l'œil une irritation très-gênante, avec saillie du globe en avant. Cette dame éprouvait en outre tous les signes d'un état nerveux bien accentué. Après trois semaines de traitement hydrothérapique, consistant en une simple douche froide quotidienne, tous les signes de la maladie de Graves avaient disparu complétement. Depuis cette époque, nous avons revu cette dame plusieurs fois, et aucun symptôme n'a reparu. Comme il y a déjà sept années, nous sommes en droit de croire à une guérison complète. Or, comment serions-nons parvenu à un aussi beau résultat dans un temps si restreint, si nous n'avions pas eu affaire à un simple trouble de nutrition ? Il nous semble que sur ce point le doute est impossible. Cette affirmation ne nous empêche pas de croire que, dans quelques circonstances, le goître exophthalmique ne soit une expression symptomatique d'une lésion organique du système nerveux ; ce qui a même été démontré par quelques autopsies. Mais, lorsque la maladie de Graves apparaît d'emblée escortée de cet ensemble de symptômes nerveux purement fonctionnels, nous croyons qu'elle ne peut alors être attribuée qu'à un simple trouble de nutrition. Cette opinion nous conduit fatalement à admettre que, lorsque cette maladie est reconnue et traitée pendant sa période initiale, il est toujours possible de la guérir ou tout au moins de l'enrayer.

En dehors des faits exceptionnels dont nous avons parlé et qui nous ont servi de point de départ à cette digression de physiologie pathologique, nous pouvons dire que les cas de maladie de Graves sans palpitations sont rares. En général, ce sont les palpitations qui constituent le premier symptôme de la maladie proprement dite. Les malades se plaignent de battements de cœur continus et presque toujours d'une violence extrême : la paroi thoracique est fortement soulevée, et parfois le choc du cœur est assez considérable pour être entendu à distance. Les palpitations sont exagérées encore par les mouvements, les fatigues et les émotions morales. Selon M. Jaccoud, le nombre des battements est compris le plus souvent entre 120 et 140 par minute ; mais il peut être plus considérable, et nous avons donné des soins à une malade chez laquelle les tracés sphygmographiques représentaient presque un mouvement continu. Mais, chose digne d'être notée, ces battements si rapides et si précipités ne cessent jamais d'être réguliers. La percussion révèle le plus souvent, lorsque la maladie est ancienne, une augmentation de volume du cœur, tantôt générale, tantôt partielle, et, dans ce dernier cas, n'occupant que le ventricule gauche. A l'auscultation on entend un bruit de souffle à la base qui a fait croire à quelques auteurs, à Stokes entre autres, que le goître exophthalmique s'accompagnait souvent d'une lésion organique du cœur. Mais l'anatomie pathologique a prouvé, dans maintes circonstances, que c'était là une erreur, ou tout au moins une exception des plus rares. A défaut de l'anatomie pathologique, l'issue le plus souvent heureuse de cette maladie prouverait encore la non-existence d'une lésion organique. Cependant il faut reconnaître que, dans certains cas, il peut y avoir une altération valvulaire. Mais cette lésion n'est qu'une coïncidence, elle n'entre pour rien dans la pathogénie de la maladie de Graves, qui est, nous le répétons, de nature essentiellement nerveuse.

Le bruit de souffle systolique, qu'on entend à la base du cœur, se prolonge dans les vaisseaux du cou et se reproduit souvent dans les grosses artères du thorax et de la tête ; chose digne de remarque et signalée pour la première fois par Graves, le pouls radial reste petit et faible. Cependant, dans les cas graves, il peut devenir très-ample. Ajoutons à ces divers phénomènes le gonflement quelquefois considérable des veines du cou, et nous aurons le résumé succinct de phénomènes qu'on rencontre dans la maladie de Graves, du côté du cœur et des vaisseaux. Ainsi que nous l'avons dit, ces phénomènes sont, en général, les premiers par ordre de date, précédant, par conséquent, le goître et l'exophthalmie.

L'espace de temps qui sépare l'apparition des phénomènes dont nous venons de parler de ceux qui se passent du côté du corps thyroïde et des globes oculaires, est, le plus souvent, très-variable, et peut même faire commettre des erreurs de diagnostic assez graves. A ce sujet, il nous revient à la mémoire un fait de ce genre que nous croyons utile de citer ici. Il s'agit d'un malade que nous avait adressé M. le professeur Bouillaud afin de lui faire suivre un traitement hydrothérapique. Ce malade ne se plaignait que de palpitations. A l'auscultation, nous constatâmes un bruit de souffle tel que, malgré l'opinion du savant professeur, nous pensâmes avoir affaire à une maladie organique du cœur, et nous crûmes devoir faire part de nos craintes à notre illustre maître. M. Bouillaud persista dans son opinion, et nous engagea à persévérer dans notre traitement. A notre grand étonnement, les palpitations disparurent rapidement. Plusieurs mois après il y eut une rechute, et, cette fois, survint un léger empâtement du cou à droite avec de la saillie oculaire.

Le goître et l'exophthalmie peuvent apparaître simultanément ; selon Trousseau, cependant, le gonflement thyroïdien précéderait de quelque temps la saillie des globes oculaires. Cette tumeur thyroïdienne acquiert assez rapidement un volume qu'elle ne dépasse plus, volume qui n'atteint jamais les proportions énormes que l'on trouve quelquefois dans le goître ordinaire. Bien que souvent cette tuméfaction occupe toute la glande, il arrive parfois cependant qu'elle se limite dans l'un des lobes latéraux, et, selon Trousseau, c'est alors le lobe droit qui est le plus fréquemment atteint, contrairement à ce qui se passe le plus souvent dans le goître ordinaire.

Tous les médecins s'accordent à reconnaître la nature vasculaire de cette tumeur au niveau de laquelle on perçoit des pulsations et des bruits de souffle qui ne doivent laisser aucun doute à cet égard. Du reste les quelques autopsies faites ont démontré qu'il y avait une augmentation de diamètre des artères thyroïdiennes qui étaient flexueuses, formant ainsi une sorte d'anévrysme cirçoïde. Lorsque le goître est ancien, le tissu conjonctif devient très-dense et fibreux, et il se forme des kystes sanguins ou même de petites tumeurs fibreuses qui peuvent persister après la disparition du goître, ainsi que nous avons eu l'occasion de l'observer une fois.

La malade à laquelle nous faisons allusion et qui présentait la triade symptomatique de la maladie de Graves escortée et surtout précédée des troubles nerveux les plus variées fut confiée à nos soins par les docteurs Bouillaud et Delpech. Elle a été guérie après un traitement hydrothérapique, qui a duré environ une année entière. Seulement il est resté sur le côté droit du cou un petit kyste qui a résisté à toute espèce de traitement.

L'exophthalmie est quelquefois précédée de démangeaisons excessives des paupières, indiquant qu'il y a, de ce côté, un travail congestif anormal. Cette saillie oculaire a été tout d'abord attribuée à la gêne qu'apporte la tumeur thyroïdienne à la circulation veineuse. Cette interprétation, après avoir été adoptée par quelques auteurs, se trouve maintenant abandonnée. D'une part, l'apparition simultanée du goître et de l'exophthalmie et, d'autre part, l'existence possible de l'exophthalmie sans développement exagéré du corps thyroïde, prouvent de la façon la plus péremptoire qu'il peut n'y avoir qu'une corrélation limitée entre ces deux phénomènes. Il n'est pas rare, en effet, de voir l'un de ces deux symptômes exister seul, et la qualification de fruste donnée par Trousseau à certaines formes de la maladie signifie que tous les symptômes de la triade ne sont pas toujours présents. Nous avons vu deux cas dans lesquels les globes oculaires étaient parfaitement intacts. Cependant, si la maladie est livrée à elle-même, on voit tôt ou tard apparaître les symptômes principaux accompagnés des phénomènes secondaires dont nous parlerons plus loin, tels que des troubles nerveux intellectuels, l'impossibilité d'une attention soutenue de la part du malade, la suppression des menstrues chez la femme, etc. Toutefois nous devons reconnaître que, le plus souvent, l'exophthalmie apparaît presque simultanément avec le goître. Elle est constituée par la saillie des globes oculaires au dehors des cavités orbitaires. Généralement elle est double et égale des deux côtés. Elle peut être assez prononcée pour que le rapprochement des paupières devienne absolument impossible, et dès lors l'absence de clignements et, par voie de suite, l'exposition continuelle à l'air peuvent produire, par irritation, du larmoiement ou de l'injection de la conjonctive. Praël rapporte un cas dans lequel on a observé l'ulcération inflammatoire de la cornée avec cécité consécutive. Mais hâtons-nous d'ajouter que ces cas sont heureusement fort rares. L'état de la pupille est, dans cette affection, trop variable pour qu'on puisse lui prêter la moindre importance.

L'examen ophthalmoscopique ne revèle le plus souvent rien de pathologique, et les phénomènes observés sont purement physiologiques. Toutefois on a pu, dans quelques cas, constater un développement exagéré des vaisseaux de la rétine. Le plus souvent, les malades atteints de maladie de Graves ne présentent pas de troubles de la vue. L'accident le plus fréquent est la photophobie, poussée quelquefois à un degré extrême. Quelques malades voient double, ce qui tient, sans doute, à ce que la saillie des yeux n'est pas égale des deux côtés. Enfin le strabisme, la myopie et la presbytie peuvent être la conséquence de cette affection.

Quel est le trouble physiologique qui donne naissance à l'exophthalmie? Nous croyons, comme Trousseau, que le phénomène initial est une congestion, produit réflexe d'une irritation nerveuse centrale. « Si, dit le savant professeur de l'Hôtel-Dieu, nous remarquons que la saillie du globe oculaire peut, dans un grand nombre de cas, se manifester avec rapidité dans un paroxysme et disparaître ensuite, nous sommes conduit à attribuer cette saillie à une congestion violente et active. Ainsi pourraient s'expliquer l'apparition et la disparition facile de l'exorbitis ; mais si les congestions répétées deviennent hypertrophiques, c'est-à-dire si l'habitude congestive exalte la nutrition du tissu cellulo-adipeux de l'orbite, ce tissu cellulaire augmente peu à peu de volume, et, en refoulant graduellement le globe de l'œil, il crée une exophthalmie désormais définitive. »

Les autopsies faites ont démontré qu'il y avait en effet, lorsqu'elles donnaient des résultats, dilatation de l'artère ophthalmique, congestion veineuse de la région orbitaire, développement anormal de tissu adipeux de l'orbite, suivant le degré et l'ancienneté de la maladie.

Quant à la contraction des fibres musculaires de la capsule de Tenon, par suite de l'irritation du symphatique, et invoquée par M. Galezowski (1) comme cause de l'exorbitis, elle est possible, mais son action ne fait, croyons-nous, si elle existe, que s'ajouter à celle de la congestion dont nous venons de parler.

Tels sont les principaux symptômes qui caractérisent la maladie de Graves. Mais ce ne sont pas là les seuls caractères de cette affection, car tout un cortége de symptômes les accompagne, ou même quelquefois les précède. Et d'abord, chez la femme, qui est plus souvent atteinte que l'homme du goître exophthalmique, il est un symptôme qui mérite toute l'attention du médecin. Nous voulons parler des troubles de la menstruation. Ces troubles se montrent dès le début de l'affection et sont presque toujours caractérisés par une diminution ou une suppression des règles. Dans quelques circonstances exceptionnelles, il survient de véritables ménorrhagies. Ces perturbations menstruelles persistent longtemps et ne disparaissent le plus souvent qu'avec la maladie principale. Dans tous ces cas, bien que les désordres génitaux ne puissent pas être considérés comme une des causes du goître exophthalmique, il est important de les combattre sérieusement. Le professeur Charcot a remarqué et publié que tous les symptômes de la maladie de Graves s'amendent considérablement quand les femmes deviennent enceintes. Le fait est vrai, et nous connaissons une jeune femme qu'une grossesse a délivré de tous les phé-

(1) *Gazette des hôpitaux*, septembre 1871, n°s 103-108.

nomènes morbides ; mais nous devons ajouter que parfois ces accidents reparaissent après l'accouchement.

Quand la maladie est grave ou ancienne, on observe de la diarrhée, des vomissements de matières aqueuses, des sueurs abondantes, quelquefois même des hémorrhagies pulmonaires ou tout au moins des épistaxis, symptômes dépendant, pour la plupart, d'un trouble fonctionnel du système ganglionnaire. Lorsque la maladie affecte cette forme grave, il se produit de fréquentes congestions dans les viscères, et l'amaigrissement ne tarde pas à survenir ; les forces diminuent rapidement, et le malade devient cachectique ou tombe dans un état de marasme qui contraste singulièrement avec la suractivité fonctionnelle du cœur. Les malades atteints de goître exophthalmique présentent presque toujours les signes de l'anémie et de la chlorose. On ne peut être étonné de cette concomitance, puisque, ainsi que nous l'avons vu, la maladie de Graves est le résultat d'un trouble de nutrition. L'anémie et la chlorose peuvent être une des causes de cette affection. Elles peuvent, d'un autre côté, n'en être que la conséquence, il n'est donc pas extraordinaire de voir tous les phénomènes morbides qui caractérisent ces divers états pathologiques exister simultanément. Cette étroite association a même donné l'idée à quelques médecins de considérer la maladie de Graves comme une chlorose ayant une nature toute spéciale.

A côté des symptômes qui caractérisent essentiellement cette maladie, nous devons placer les troubles de calorification qui jouent un rôle extrêmement important. Les malades se plaignent d'une sensation de chaleur intolérable, sans que le thermomètre indique un accroissement de température en rapport avec cette sensation. Cependant il arrive assez souvent qu'il y a réellement augmentation de chaleur, et que même ce phénomène pathologique se présente avant l'apparition de la triade caractéristique. C'est ordinairement aux mains, aux pieds, derrière le cou et aux oreilles qu'on observe cette surélévation de la température animale. Souvent on voit cet accroissement morbide précédé par un frisson à la suite duquel se déroulent les trois stades qui constituent un véritable accès de fièvre. Il n'y a aucune régularité dans l'apparition de ces accès, qui s'accompagnent parfois d'une légère congestion spléno-hépatique; mais leur constance est telle que nous les avons toujours constatés chez les nombreux malades qui ont été soumis à notre observation. Cette permanence des troubles de la calorification et de la circulation a beaucoup contribué à nous faire considérer la maladie de Graves comme une névrose du nerf grand sympathique.

Lorsque cette affection n'a pas été arrêtée dans sa marche et qu'elle est entrée dans la période cachectique, la situation des malades devient extrêmement pénible. Les pulsations incessantes et précipitées du cœur, les battements violents des artères de la tête et la céphalalgie consécutive, la gêne de la respiration, les accès de suffocation qu'on observe assez souvent, et les insomnies fréquentes qui sont la conséquence de l'état du cœur, provoquent de grands désordres dans tout l'organisme et finissent par jeter une grande perturbation dans le système nerveux cérébro-spinal. Si l'on ajoute à ce tableau l'aspect même du malade, l'expression de stupeur que donne à son visage la saillie des globes oculaires, la pâleur du teint, etc., on comprendra que cet ensemble pathologique assez extraordinaire, et assurément fort complexe, est, dans tous les cas, digne d'attirer l'attention des observateurs.

La marche et la durée de cette maladie présentent de grandes variations. Quelquefois l'évolution est rapide, nous en avons cité plus haut un exemple frappant; mais le plus souvent la marche est lente et la durée est fort longue. Le pronostic n'est pas absolument grave, attendu que, jusqu'ici, la mortalité a été très-peu considérable. Toutefois nous devons reconnaître que cette affection est souvent difficile à guérir.

Jusqu'à présent c'est le traitement hydrothérapique qui a fourni les meilleurs résultats thérapeutiques. Et si les succès n'ont pas été très-nombreux, cela tient en grande partie au défaut de constance des malades ou à une intervention hydrothérapique trop tardive. Il faut donc que les malades se décident à suivre ce traitement quand les principaux symptômes du mal apparaissent, et ils doivent savoir que la guérison n'est possible qu'à la faveur d'une grande persistance dans l'emploi des applications hydrothérapiques.

De toutes ces applications, la plus efficace et la plus commode à mettre en usage est sans nul doute la douche mobile. Elle doit être générale, froide, courte et légèrement percutante, surtout au début du traitement. Si elle est mal supportée, il faudra élever la température de l'eau jusqu'à ce que la tolérance soit établie, ou bien on la remplacera momentanément par des lotions pratiquées avec beaucoup de précaution.

Lorsque, sous l'influence de ce procédé légèrement tonique, le malade aura repris quelques forces,on augmentera l'énergie de la douche, et on abaissera la température de l'eau si cela est nécessaire. Arrivé à cette période de traitement, on pourra faire intervenir les applications spéciales destinées à combattre les désordres dominants. C'est ainsi qu'on utilisera les bains de siége froids et courts, les douches utérines, les bains de pieds chauds, etc., contre l'aménorrhée, les bains de pieds froids à eau courante contre les ménorrhagies, les douches hépatiques ou spléniques contre les engorgements du foie et de la rate, les douches écossaises contre les douleurs, les demi-maillots ou les ceintures humides contre les troubles de l'appareil digestif.

En agissant ainsi, nous avons pu obtenir des guérisons complètes; seulement la durée du traitement n'a pas été la même dans tous les cas.

Chez une malade de Trousseau nous avons dû employer l'hydrothérapie pendant deux années. Elle avait la triade symptomatique, une diarrhée très-persistante, de l'aménorrhée, et présentait tous les signes de l'état cachectique. Chez une malade du professeur Bouillaud, une grande amélioration s'est manifestée après six mois de traitement, mais la guérison n'a été complète qu'au bout de trois ans.

C'est dans ces deux cas que le traitement a eu la plus longue durée; chez les autres malades il a varié entre quatre et huit mois, et c'est, croyons-nous, la moyenne la plus exacte. Nous ne devons pas, bien entendu, dans cette indication, faire entrer en ligne de compte la guérison obtenue en trois semaines chez la malade dont nous avons déjà parlé. C'est un fait exceptionnel qui ne peut être un élément exact de statistique.

Dans tous les cas, et c'est notre conclusion, on doit considérer l'hydrothérapie comme une des médications les plus efficaces contre la maladie de Graves.

CHAPITRE XV

MALADIES CHRONIQUES DE L'APPAREIL RESPIRATOIRE.

SOMMAIRE

Névroses respiratoires. — Aphonie. — Spasme de la glotte. — Toux nerveuse. — Dyspnée. — Asthme. — Hoquet. — Affections diverses de la poitrine. — Maladie de foin, rhino-bronchite spasmodique. — Susceptibilité ou fatigue des organes de la respiration. — Traitement prophylactique de l'enrouement et des rhumes. — De l'hydrothérapie contre les accidents consécutifs de la grippe. — Du rôle de l'hydrothérapie dans le catarrhe bronchique et dans la phthisie pulmonaire.

Parmi les maladies chroniques des voies respiratoires, les unes sont de nature essentiellement nerveuse et conservent ce caractère pendant toute la durée de leur évolution ; les autres intéressent tous les tissus qui constituent le larynx, les bronches, les poumons ou leurs annexes, et se traduisent par des troubles de circulation et de sécrétions ou par des transformations histologiques.

Le premier groupe est certainement du ressort de l'hydrothérapie ; tandis que le second ne peut bénéficier de cette méthode curative que dans certaines limites et présente de nombreuses contre-indications. Il est donc nécessaire de distinguer, au point de vue hydrothérapique, les maladies nerveuses de l'appareil respiratoire des autres maladies qu'on observe dans les diverses parties de cet appareil.

Névroses des voies respiratoires.

Il ne peut être question ici de ces névroses respiratoires qui tiennent à une lésion organique, ni même de ces accidents passagers qui peuvent troubler provisoirement l'innervation du larynx, des bronches et des poumons. Nous ne devons nous occuper que des désordres nerveux qui jouent un rôle prépondérant dans une névrose générale, comme l'aphonie et la toux chez les hystériques, ou la dyspnée chez les personnes atteintes d'un asthme essentiel.

Le traitement hydrothérapique est parfaitement applicable à ces désordres nerveux. Pour répondre à toutes les indications, il doit agir sur les affections générales du sang et des nerfs qui engendrent ou entretiennent tous ces désordres, et, en même temps, il doit pouvoir exercer une action locale lorsque la manifestation morbide est parfaitement circonscrite. Telle est la règle générale qu'il faut suivre dans l'application de l'hydrothérapie aux névroses respiratoires; nous allons passer en revue quelques-unes de ces névroses, et nous indiquerons comment il convient d'intervenir.

Aphonie. — Nous n'exposerons pas ici les différentes significations données successivement par les divers auteurs au mot *aphonie*, et qui, pour la plupart, reposaient sur une mauvaise interprétation physiologique. Nous nous contenterons de dire qu'aujourd'hui le mot aphonie s'applique à la perte plus ou moins complète du timbre et de la force de la voix. Il faut donc bien se garder de confondre l'aphonie et le mutisme ; tandis que, dans ce dernier, l'articulation des sons est impossible, dans l'aphonie, au contraire, la parole est parfaitement conservée, la voix est simplement voilée ou éteinte ; les malades parlent à voix basse.

Bien des classifications ont été faites pour les aphonies; Baillou, Sauvages, Frank ont donné chacun la leur, mais ces classifications sont trop antiphysiologiques pour que nous nous y arrêtions.

L'aphonie peut reconnaître trois causes principales : 1° un obstacle au mécanisme de la respiration, tel qu'une paralysie des nerfs intercostaux ou du diaphragme, l'asthme, la dyspnée, l'emphysème pulmonaire, etc.; 2° une oblitération du conduit aérien, de la glotte, ou une altération des parois de cet organe (croup, œdème de la glotte, ulcérations syphilitiques, phthisie laryngée, compression du conduit aérien par une tumeur, un goître, etc.); 3° une altération, organique ou fonctionnelle des cordes vocales. L'altération peut porter sur les muscles qui mettent en jeu les cordes vocales, ou sur les nerfs qui se rendent à ces muscles. C'est l'aphonie qui tient à ce dernier mécanisme que nous devons étudier pour le moment, aphonie purement nerveuse, souvent liée à une maladie générale du système nerveux et susceptible d'être guérie par l'hydrothérapie.

Lorsque le nerf pneumogastrique ou le nerf récurrent sont blessés, ou contus le long de leur trajet, il peut y avoir aphonie; il en est de même lorsqu'une tumeur vient les comprimer. Mais l'aphonie que l'on a le plus souvent l'occasion d'observer, est celle qu'on a appelée aphonie essentielle, parce qu'on ne savait à quelle cause l'attribuer. Cette variété d'aphonie, dans laquelle nous faisons rentrer aussi les aphonies réflexes, ne reconnaît d'autre cause qu'une altération de fonctionnement du nerf pneumogastrique et principalement des nerfs récurrents qui en émanent. Cette névrose laryngée, qui s'observe dans l'hystérie et dans toutes les névroses générales, tient très-probablement à une modification de nutrition de la moelle allongée au niveau de l'origine des nerfs vagues. Cette modification de nutrition est analogue à celle que nous avons vue se produire dans les différentes névroses. Elle peut tenir à une altération du sang, comme dans l'intoxication alcoolique, saturnine ou paludéenne, dans le choléra et dans les hémorrhagies, ou à une modification de la quantité de sang arrivant au niveau de la moelle, modification circulatoire dépendant le plus souvent d'actions réflexes. Dans cette dernière catégorie sont les aphonies produites par la présence de vers dans l'intestin, par certaines affections génito-urinaires, la grossesse, etc., ou bien les aphonies causées par une irritation psychique, comme la frayeur, la colère, une violente émotion, etc., et survenant principalement quand le sujet est prédisposé ou en proie à une affection nerveuse fonctionnelle telle que l'hystérie ou l'état nerveux. L'altération de nutrition, après avoir déterminé une augmentation de l'excitabilité réflexe des nerfs récurrents, finit par épuiser cette excitabilité et produit, secondairement, la paralysie ou la parésie des cordes vocales.

Ces aphonies surviennent d'une façon brusque et présentent des alternatives d'amélioration et d'aggravation; quelquefois elles disparaissent rapidement, mais quelquefois aussi elles sont très-tenaces et résistent longtemps à tout moyen de traitement. L'aphonie peut, en outre, affecter une forme périodique, et il n'est pas rare de l'observer au moment même de l'apparition des règles. Certaines femmes présentent, pendant la période menstruelle, une extinction de voix qui persiste régulièrement pendant la durée de l'écoulement sanguin, et qui quelquefois se prolonge plus longtemps. Si l'aphonie peut revenir périodiquement, il est très-rare qu'elle présente dans son apparition une forme intermittente, néanmoins il en existe quelques exemples.

La durée de l'aphonie est donc indéterminée, et sa marche capricieuse, comme celle de toutes les maladies nerveuses; elle se dissipe ordinairement peu à peu, mais quelquefois aussi la voix reparaît d'une manière brusque avec son timbre et sa force.

Le diagnostic de l'aphonie nerveuse n'est pas difficile; l'absence de tout phénomène morbide d'irritation du côté du larynx est un de ses signes caractéristiques. Quant à son pronostic, il n'est pas grave, et, si quelquefois l'aphonie est rebelle aux moyens de traitement, ce qui est rare, il n'en est pas moins vrai qu'elle guérit le plus souvent. En tous cas, elle ne peut constituer qu'une infirmité plus ou moins gênante et n'expose jamais le malade au moindre danger.

Le traitement hydrothérapique agit d'une manière très-efficace sur l'aphonie dont nous venons d'indiquer la nature et le mécanisme. Il doit évidemment avoir pour effet de modifier l'altération du sang qui favorise l'anémie des cordes vocales et qui, par voie de suite, expose les malades à des extinctions de voix perpétuelles. Dans ce but, on utilisera les applications toniques, les frictions froides, les douches générales en pluie ou en jet, courtes et froides, les douches en cercles, en un mot, tous les procédés hydrothérapiques capables d'exercer sur tout l'organisme une action reconstituante. Si l'aphonie persiste, on pourra faire précéder les applications générales d'une douche froide localisée sur la partie antérieure de la poitrine et du cou, de l'inhalation de vapeur d'eau à l'aide d'appareils pulvérisateurs, du col de cygne dirigé sur la partie supérieure de la colonne vertébrale et enfin du sac à glace de Chapman, appliqué sur la région cervicale. Ce dernier moyen qui n'est applicable, dans l'espèce, que chez les malades anémiés, et dont il faut surveiller l'action avec soin, a pour effet de faciliter l'arrivée du sang dans les parties qui en sont privées. Comme le sac à glace cervical exerce une action manifeste sur la circulation cérébrale, il est nécessaire d'agir avec précaution, pour ne pas exposer le malade aux troubles qu'engendre l'arrivée trop rapide du sang dans les régions qui ont été longtemps privées de ce liquide. Il faudra donc faire de courtes applications dans le principe, et baser la durée des applications consécutives sur l'observation rigoureuse des résultats produits. C'est en agissant ainsi qu'on pourra utiliser sans inconvénient un moyen thérapeutique qui exerce une action manifeste sur l'anémie des cordes vocales et sur l'anémie des centres cérébraux d'où partent les nerfs qui vont se distribuer au larynx.

L'aphonie peut dépendre d'une intoxication, et il n'est pas rare de l'observer chez les personnes qui sont empoisonnées par l'alcool, par les effluves maremmatiques, ou par les préparations saturnines. Dans ce cas, les applications hydrothérapiques qui doivent être employées sont celles que nous avons indiquées en étudiant les intoxications chroniques.

Si l'aphonie est liée à une névrose, il est nécessaire de recourir avant tout aux applications hydrothérapiques qui conviennent à cette névrose. Si elle résulte d'une action réflexe morbide, il faudra traiter, comme il convient, l'irritation qui a été le point de départ du trouble nerveux et modifier, par les procédés que nous avons déjà indiqués, l'excitabilité réflexe des centres nerveux.

Dans tous les cas, il sera bon de joindre à ces applications générales l'usage des moyens locaux dont nous avons déjà parlé.

Spasme de la glotte.

Parmi les névroses respiratoires affectant le larynx, nous devons citer le *laryngismus stridulus* ou *spasme de la glotte*. Cette affection, rare chez l'adulte et le vieillard, bien qu'on en ait observé quelques cas, atteint de préférence les enfants. Ceux-ci sont frappés soudainement, au milieu de la meilleure santé apparente, et l'apparition de l'attaque met rapidement la vie en péril. « L'individu, dit

M. Bacquias(1), est subitement arrêté dans son travail, dans ses jeux, par une gène extrême de la respiration ; une sensation d'étouffement, de strangulation le saisit ; une inspiration bruyante se fait entendre à distance, puis tout bruit cesse, il semble que la glotte se referme brusquement ; la dyspnée est effrayante, et la suffocation avec toutes ses anxiétés et ses angoisses menace la vie. Dans ces moments, le malheureux rejette la tête en arrière pour allonger la trachée et offrir un plus libre passage à l'air ; son cou se gonfle, les lèvres deviennent violettes, les yeux restent fixes dans leur orbite, la face s'altère ; les battements du cœur sont tumultueux, irréguliers ; le pouls petit, accéléré, devient souvent à peine sensible ; la peau se couvre d'une sueur froide.

« Le malade fait instinctivement des mouvements de déglutition. Si, pendant l'attaque, on approche l'oreille de la poitrine, on ne perçoit que le retentissement du sifflement inspiratoire, sans murmure vésiculaire appréciable.

« Habituellement l'accès dure 15 à 20 secondes ; il se termine par une forte inspiration, puis tout rentre dans l'ordre, provisoirement du moins, car il est rare que d'autres accès ne suivent pas.

« Si, après 15 à 20 secondes, une minute au plus, une inspiration complète ne permet pas enfin à l'air de pénétrer librement dans la poitrine, toute la face se gonfle, bleuit ; au bruit inspiratoire aigu succède le silence, le silence de la mort.....

« Le trait caractéristique de cette affection, c'est l'absence complète de prodrômes et la disparition immédiate de tout phénomène morbide. »

Nous ne saurions faire une meilleure description de la maladie que celle qu'en a faite M. Bacquias, c'est pourquoi nous avons reproduit ce passage de son travail.

Tous les auteurs s'accordent à considérer la maladie comme une névrose. La production de convulsions générales concomitantes avec le spasme de la glotte nous permet de penser que ce trouble morbide est dû à une modification de nutrition des centres ner-

(1) *Thèse de Paris*, 1853.

centres nerveux au niveau de l'origine des nerfs du larynx qui viennent des nerfs récurrents ou des nerfs spinaux. Dans le cas de convulsions générales accompagnant le laryngismus stridulus, le fait a été observé, l'altération morbide ne serait plus localisée à l'origine des nerfs moteurs du larynx, mais semblerait s'étendre à toute la totalité de la moelle allongée et aux tubercules quadrijumeaux. Enfin l'irritation produite peut être assez violente pour produire l'épuisement du pneumogastrique. La mort peut donc, lorsqu'elle arrive, être attribuée à l'asphyxie consécutive à la dyspnée, ou bien à l'arrêt du cœur.

L'on a cherché à relier la production du spasme de la glotte à une irritation périphérique. Souvent, en effet, on a constaté l'apparition de cette maladie en même temps que le travail de dentition. Assurément l'excitation périphérique peut, par action réflexe, produire un spasme des muscles de la glotte, mais la cause prochaine réside dans la moelle allongée, et, pour qu'il y ait production de la maladie dont nous parlons, il faut un éréthisme considérable des centres nerveux et une prédisposition morbide de ces centres.

Du reste, le spasme de la glotte peut exister seul, ou se manifester dans le courant d'une névrose générale, hystérie, épilepsie, tétanos, etc.; dans ce cas, il ne constitue qu'un des nombreux symptômes de ces maladies. Enfin, ce que l'on a décrit sous le nom d'asthme thymique n'est autre chose que le spasme de la glotte coïncidant avec une hypertrophie du thymus. Dans l'asthme thymique, ce n'est pas cette hypertrophie qui produit l'asphyxie, mais bien le spasme de la glotte. La dénomination d'asthme thymique est donc défectueuse.

La maladie est intermittente et revient par accès plus ou moins rapprochés, pouvant être provoqués par quelques causes, au nombre desquelles on peut citer la colère, la frayeur et les mouvements de déglutition. Sa durée ne dépasse jamais quelques jours.

La mort, nous l'avons dit, peut survenir brusquement dans un accès, par arrêt du cœur ou asphyxie; elle peut être aussi le résultat des troubles provoqués par les accès dans les fonctions d'hématose, troubles profonds atteignant la nutrition générale.

L'hydrothérapie peut rendre de grands services aux personnes qui sont sujettes au spasme de la glotte, et nous connaissons un grand nombre de malades, surtout parmi les enfants, qui ont été débarrassés de ces accès suffocants par l'emploi de cette médication. Seulement, il est nécessaire de ne pas soumettre les malades à des applications trop excitantes, afin de ne pas exagérer l'éréthisme général du système nerveux qui accompagne toujours le spasme glottique ; d'autre part, comme ce spasme concorde presque toujours avec des symptômes d'atonie générale, il est prudent de ne pas faire un emploi exclusif des applications sédatives. On utilisera donc les lotions froides, les frictions avec le drap mouillé, les immersions courtes, et les douches légères.

Toux nerveuse.

La *toux nerveuse*, que l'on remarque principalement dans l'hystérie, et que, pour ce motif, on a désignée sous le nom de *toux hystérique*, est produite par des convulsions spasmodiques des muscles expirateurs. Elle se distingue, dit Trousseau, de la toux convulsive proprement dite que l'on observe si fréquemment chez les enfants, et de la toux convulsive de la coqueluche, en ce qu'elle n'est jamais accompagnée, comme celles-ci, de ces spasmes violents qui causent des accès, des suffocations, des menaces d'asphyxie, et entraînent à leur suite les congestions pulmonaires ou encéphaliques.

Cette toux, comme l'a fait judicieusement remarquer le professeur Lasègue dans un Mémoire inséré dans les Archives de médecine (1), ressemble à la toux provoquée par l'inspiration de certains gaz, le chlore, par exemple.

Cette toux est sèche, à peine se présente-t-il parfois quelques crachements muqueux ; elle est souvent précédée de chatouillement au niveau du larynx. Elle survient par accès, mais ne s'accompagne pas de dyspnée, et l'auscultation ne révèle aucun bruit anormal. Entre ces accès qui se composent de quintes répétées et

(1) *Archives générales de médecine*, année 1854.

assez proches, il y a des intervalles de repos. Chose remarquable, la toux cesse complètement pendant le sommeil.

Une des complications de la toux nerveuse est l'aphonie dont nous avons déjà parlé ; il faut aussi signaler les vomissements qui parfois deviennent incoërcibles.

La toux nerveuse est d'origine purement réflexe, et les mouvements qui la provoquent ne sont que le résultat de l'hypéresthésie de la muqueuse pulmonaire, hypéresthésie telle qu'on la trouve dans l'état nerveux, et sur laquelle l'air extérieur a une action puissante, mise en évidence par la convulsion des muscles de l'expiration.

Aussi les malades évitent-ils avec soin les inspirations profondes. La présence d'une bronchite peut provoquer aussi la toux nerveuse chez les personnes en proie à un grand éréthisme des centres nerveux. Mais la bronchite n'est, dans ce cas, qu'une cause occasionnelle mettant à l'épreuve l'hypéresthésie de la muqueuse.

La toux nerveuse n'est aucunement liée à une prédisposition aux affections catarrhales des bronches, sa cause est dans les centres nerveux. Quelquefois l'hypéresthésie de la muqueuse pulmonaire peut être liée à une irritation périphérique telle que la présence de vers dans l'intestin, comme dans le cas rapporté par Graves. Nous retrouvons ici un des modes de production des affections nerveuses sur lequel nous avons précédemment insisté.

La toux nerveuse disparaît généralement au bout d'un temps plus ou moins long et sans qu'on puisse saisir la cause de cette disparition ; mais, comme toutes les manifestations nerveuses, elle est sujette à récidive. Lorsque cette toux n'est pas violente et répétée, elle est sans aucun danger. Toutefois, lorsque les accès sont fréquents, surtout quand ils sont compliqués de vomissements, la santé générale peut être altérée, et dès lors cette association de la toux et de l'amaigrissement peut faire redouter des accidents sérieux.

L'hydrothérapie exerce une influence incontestable sur la toux nerveuse et modifie très-sensiblement l'hypéresthésie de la muqueuse bronchique. Lorsque la toux n'est pas invétérée, elle disparaît assez facilement pendant la durée du traitement; dans le cas contraire, il arrive parfois que ce trouble nerveux n'est réellement apaisé qu'après la cessation du traitement hydrothérapique. Ce résultat est assez fréquent, et nous devons le signaler pour éviter les fausses interprétations auxquelles se livrent les malades en présence de la persistance de l'accident et de la production tardive des effets thérapeutiques.

Nous avons donné des soins à des jeunes filles atteintes depuis longtemps d'une toux nerveuse contre laquelle on avait essayé toutes les ressources de la thérapeutique et qui, chez quelques-unes, présentait un caractère alarmant. Dans la plupart des cas, ces jeunes malades n'ont suivi le traitement hydrothérapique que pendant six semaines ou deux mois; quelques-unes ont guéri assez rapidement ; chez le plus grand nombre d'entre elles la disparition de la toux n'a eu lieu qu'après la cessation du traitement. Nous pouvons donc affirmer que la guérison de cet accident nerveux par l'hydrothérapie est un fait certain. Quand ce résultat favorable n'est pas obtenu, l'impuissance du traitement par l'eau froide permet de supposer que la toux n'est pas essentiellement nerveuse, et qu'elle se trouve sous la dépendance d'une altération histologique des centres nerveux ou de l'appareil pulmonaire. A l'appui de l'une de ces conclusions, nous citerons le fait d'un malade atteint d'une toux très-opiniâtre avec dyspnée, ne présentant aucun signe de lésion pulmonaire, et qui suivit le traitement hydrothérapique sans succès pendant environ trois mois. La toux persista une année entière; après ce temps, le malade éprouva une légère amélioration; mais l'ensemble des symptômes pulmonaires qu'on avait considéré comme une simple névrose des voies respiratoires fut remplacé par une sclérose de la moelle allongée et le malade devint ataxique.

Ces faits exceptionnels ne doivent pas engager le médecin à se priver des ressources que l'hydrothérapie offre contre la toux; dans la plupart des cas, il trouvera en elle un puissant auxiliaire pour combattre cet accident.

Les procédés hydrothérapiques qui nous ont paru les plus utiles sont ceux qui exercent une action tonique générale. Il est nécessaire, pour faciliter leur intervention, de leur adjoindre les applications hydrothérapiques qui produisent un effet révulsif dans les parties inférieures. Dans cet ordre d'idées, il convient d'administrer une douche froide, courte et très-énergique, localisée sur la partie antérieure des cuisses et précédée d'un bain de pieds chaud à eau courante. Il importe que les malades atteints de toux nerveuse soient massés ou frictionnés très-énergiquement après chaque séance hydrothérapique, afin d'exalter les fonctions cutanées en faveur de la muqueuse bronchique intéressée.

Quelquefois, on est obligé de faire intervenir le calorique; dans ce cas on pourra recourir à la douche chaude localisée sur la poitrine, ou à l'usage du maillot sec. Ces deux procédés nous ont donné de meilleurs résultats que le maillot humide et que les étuves.

Il est inutile d'ajouter, pour compléter ce que nous avons à dire sur le rôle de l'hydrothérapie dans le traitement de la toux nerveuse, que lorsque cette toux dépend d'une affection générale des nerfs ou du sang, c'est surtout contre cette affection génératrice qu'il convient de diriger le traitement hydrothérapique. La même observation est applicable quand la toux nerveuse est le résultat d'une action réflexe pathologique.

Dyspnée. — Asthme.

La dyspnée est un trouble morbide essentiellement caractérisé par une gêne plus ou moins grande de la respiration. Nous n'avons pas à indiquer ici comment il convient d'employer l'hydrothérapie contre cet accident qui n'est, en définitive, qu'un symptôme commun à diverses maladies de la poitrine et du cœur et à la plupart des affections nerveuses dont nous avons déjà parlé. Il faudrait reproduire ce que nous avons dit maintes fois; nous avons eu l'occasion de dire comment, dans ces diverses maladies, on pouvait combattre ce symptôme. Nous y renvoyons le lecteur, et nous ne nous arrêterons ici qu'à une variété de dyspnée, celle qui appartient à l'asthme.

Tous les auteurs considèrent, d'un assentiment général, l'*asthme* comme une névrose; mais leurs opinions ne s'accordent pas quand il s'agit de définir la nature et le mode de production de cette névrose. Les uns veulent que la cause nécessaire de l'asthme soit un catarrhe bronchique; d'autres que ce soit une contraction excessive tantôt des rameaux bronchiques seulement, tantôt de tous les organes qui concourent à la respiration.

Pour Salter, c'est une contraction spasmodique des muscles de Reisessen; pour du Bois-Reymond, c'est une contraction tonique des muscles inspirateurs, due à l'excitation centripète des nerfs vagues. M. Jaccoud et la plupart des auteurs modernes partagent cette manière de voir. En tout cas, chacun d'eux considère l'asthme comme une névrose du pneumogastrique.

Pour Hanfield Jones, qui considère l'asthme comme un désordre tétanique des nerfs moteurs des bronches, ce désordre dépend en grande partie de l'excitabilité morbide de certains centres nerveux, situés plutôt dans la région de la moelle épinière que dans celle de l'encéphale; ce qui le conduit à cette conclusion, dit-il, c'est l'absence de toute tendance à des convulsions générales dans le paroxysme de l'asthme.

L'excitabilité du centre nerveux en question peut être mise en jeu par diverses causes, centrales ou périphériques, et il n'en est aucune dont l'efficacité soit constante. Chez chaque individu, il y a une cause particulière plus apte à mettre à l'épreuve l'excitabilité nerveuse morbide et à provoquer l'accès d'asthme. Mais la cause véritable est une prédisposition particulière, héréditaire ou non, une tendance, souvent de nature diathésique, aux éruptions cutanées, à la goutte, au rhumatisme, à la migraine. Trousseau a démontré en effet que ces affections pouvaient être remplacées par l'asthme, et, à leur tour, remplacer l'asthme.

Les causes occasionnelles ne sont pas moins individuelles. L'on sait que les conditions atmosphériques ont une grande influence sur l'asthme, mais le climat qui convient à un asthmatique peut, au contraire, être extrêmement défavorable à un autre. On ne peut donc rien dire de fixe à cet égard. D'autres causes, de nature périphérique, peuvent provoquer, par action réflexe, l'accès d'asthme. De ce nombre sont : les inhalations de vapeurs, de poussières, certains troubles gastriques, des émanations odorantes agissant sur le nerf olfactif, comme celles du foin et de l'ipécacuanha, une excitation cérébrale causée par une émotion vive.

Chez certains malades, chaque attaque d'asthme peut reconnaître une cause différente; chez d'autres, au contraire, les accès ne sont provoqués que par une seule et même cause toujours invariable.

L'asthme est caractérisé symptomatiquement par une série d'accès survenant périodiquement, après des intervalles plus ou moins longs, et pendant lesquels l'individu est dans un état de santé à peu près complet. En général, les accès arrivent subitement, cependant ils sont quelquefois précédés de prodromes, tels qu'une irritation des bronches ou du larynx, de la céphalalgie, etc. Les accès arrivent de préférence la nuit, que le malade soit couché ou assis. Cependant il y a de nombreuses exceptions, et les attaques d'asthme peuvent survenir le jour. Mais il est un fait qui offre peu d'exceptions, c'est la régularité et l'invariabilité de l'heure à laquelle l'attaque revient.

Chez les mêmes individus, la marche de l'accès est constante, et il peut prévoir, le plus souvent, le moment où la dyspnée arrivera à son summum d'intensité. Le plus souvent la dyspnée survient rapidement, quelquefois même d'une façon instantanée, et si parfois le début de l'attaque, avant que la gêne de la respiration apparaisse, est marqué par du coryza, des éternuments ou de l'écoulement de larmes, il n'en est pas moins vrai que ce sont là des faits rares et qui peuvent être regardés comme des exceptions. Cependant Trousseau a observé des cas où le coryza, mais un coryza spécial, pouvait être l'expression de la maladie et en constituer la seule manifestation.

Dans les cas que l'on a le plus souvent l'occasion d'observer, le malade ressent tout à coup une gêne et une oppression considérables, ainsi qu'un besoin extrême de respirer. Il court à la fenêtre et cherche à aspirer l'air à pleins poumons. Mais bientôt ses efforts sont impuissants; s'appuyant aux meubles, immobilisant ses bras, sa tête et ses épaules, il cherche, en donnant un point d'appui fixe aux muscles qui peuvent agir sur les mouvements de la poitrine, à produire une dilatation plus grande de celle-ci et, par conséquent, un appel d'air plus considérable. La face, pâle au début, devient turgescente, se couvre d'une sueur froide; les veines de la tête et du cou se gonflent. La respiration, très-pénible, est sifflante, et l'accès se termine par l'apparition d'une petite toux qui amène bientôt l'expectoration d'un liquide écumeux et très-aéré, au milieu duquel se trouvent des corpuscules bien étudiés par Salter, et sur la nature desquels on n'est pas encore fixé.

L'expectoration est accompagnée d'une émission d'urine trouble, rouge et sédimenteuse, qui annonce la fin de la crise. Celle-ci peut durer de une à plusieurs heures, au bout desquelles le calme revient. Cependant il reste quelquefois un état catarrhal des bronches, observé avec soin par Trousseau, principalement chez les enfants; cet état peut faire croire à une bronchite capillaire avec accès de suffocation. C'est donc une erreur possible de diagnostic, que l'éminent clinicien a lui-même commise, et contre laquelle, par conséquent, il faut se prémunir. Chez les vieillards, il existe souvent, dans l'intervalle des accès, une certaine gêne de la respiration provoquée par un état catarrhal persistant et occasionnée par des complications dans la texture de la muqueuse des grosses bronches et des gros vaisseaux pulmonaires.

Pendant l'accès, la dilatation de la poitrine est permanente, elle se fait dans tous les sens, et l'abdomen est soulevé. La percussion donne, lorsque l'asthme est récent, une sonorité normale; si, au contraire, l'asthme est ancien, on obtient la sonorité exagérée propre à l'emphysème pulmonaire. L'auscultation révèle dans certains points la présence de râles secs sibilants et vibrants, dans d'autres points, au contraire, le murmure vésiculaire est diminué et même absent. Mais, dans le cours d'un accès, ces points varient de place, et là où il y avait absence de murmure, il peut apparaître des râles et réciproquement, A la fin de l'accès, les râles sonores sont remplacés par des râles sous-crépitants et muqueux, produits par la sécrétion dont nous avons parlé, et qui est expectorée à la suite de quintes de toux. Mais il faut savoir que la sécrétion peut manquer absolument et qu'il y a des accès d'asthme qui se terminent sans qu'il apparaisse de trace de sécrétion bronchique. Du côté de la circulation, on observe que le pouls est petit, filiforme, irrégulier et intermittent, les battements du cœur sont précipités, les veines turgescentes. La chaleur de la peau s'abaisse, et le corps se recouvre d'une sueur visqueuse et froide.

La conséquence presque fatale de la répétition des accès d'asthme, c'est l'emphysème pulmonaire, quelle que soit l'explication que l'on donne à son mode de production, et ici encore les auteurs ne s'accordent guère; ce qu'il y a de certain, c'est qu'il s'observe constamment, d'abord d'une façon transitoire, et bientôt d'une façon permanente, produisant ainsi une dyspnée continuelle.

Les lésions pulmonaires entraînent des désordres dans les voies circulatoires, l'hématose se fait incomplétement, et il se produit des troubles fâcheux dans la nutrition générale.

Mais les choses ne se passent pas toujours ainsi. Chez quelques individus, la maladie ne se borne qu'à deux ou trois accès et disparaît sans laisser de traces.

L'asthme essentiel, non compliqué de lésions pulmonaires ou cardiaques, peut guérir sans qu'il soit nécessaire de recourir aux ressources de la thérapeutique. Cependant il est des cas où la prostration des forces générales et la multiplicité des accès exigent leur intervention médicale. On peut, dès lors, employer l'hydrothérapie dont l'action est très-efficace contre l'asthme nerveux.

Il résulte, des faits observés par nous, que les procédés excitants de la méthode hydrothérapique sont ceux qui exercent la plus heureuse influence sur la névrose pulmonaire dont il s'agit. Toutefois, il est indispensable de commencer avec grande précaution et de ne recourir aux douches froides énergiques que lorsque le malade est parfaitement acclimaté. On peut, si la dyspnée est violente, faire usage de bains de pieds à eau courante alternativement chaude et froide qu'on a le soin d'administrer immédiatement avant l'application froide générale.

Quelques asthmatiques ne peuvent pas supporter la douche en pluie et même la douche mobile dirigée sur la partie postérieure du thorax. Ce défaut de tolérance n'est pas une contre-indication; et l'on peut, sans inconvénient, persister dans l'emploi de l'hydrothérapie. Seulement, pour obtenir la guérison, il conviendra de faire des applications moins stimulantes, et si l'on persiste dans l'emploi de la douche mobile, il faudra avoir le soin d'éviter de percuter la région que le froid impressionne si vivement.

Les applications froides de l'hydrothérapie conviennent parfaitement aux asthmatiques. Dirigées dans les parties inférieures, elles produisent une révulsion salutaire; appliquées sur toute la surface cutanée, elles exercent une dérivation manifeste et dégagent l'appareil pulmonaire; continuées pendant un certain temps, elles régularisent la circulation, apaisent l'irritabilité nerveuse et rétablissent l'équilibre dans tous les mouvements organiques. Quelquefois cependant, surtout quand l'asthme est sous la dépendance de la diathèse arthritique, leur action thérapeutique est incomplète, il convient alors de leur associer le calorique et l'usage de l'eau en boisson à hautes doses.

Hoquet.

Nous ne pouvons pas terminer ce chapitre consacré aux névroses respiratoires, sans mentionner le *hoquet*. Cette affection, ou plutôt ce phénomène nerveux, est produit par une contraction spasmodique du diaphragme qui provoque une inspiration brusque; l'air traversant la glotte rétrécie donne naissance à ce bruit si connu de tout le monde. Assurément, la plupart du temps, le hoquet est peu grave et disparaît rapidement. Mais il faut savoir qu'il peut être le symptôme d'un état nerveux plus général, et que, par sa persistance, il peut devenir inquiétant pour la santé du malade. Dans l'hystérie il n'est pas rare de le rencontrer; quelquefois, il persiste pendant plusieurs semaines, plusieurs mois et même des années. En outre on a constaté, chez des hystériques, des épidémies de hoquet, dont la propagation n'est due qu'à l'imitation. Calmeil et après lui Briquet ont fait l'histoire de ces curieuses épidémies.

Si nous parlons ici du hoquet, c'est que nous avons eu l'occasion de constater plusieurs fois l'effet salutaire de l'hydrothérapie contre cet accident nerveux. Nous nous souvenons notamment d'une malade qui était sujette à un hoquet intermittent contre lequel on avait essayé sans succès toutes les ressources de la thérapeutique. Ce hoquet durait depuis trois mois, se manifestait sous forme d'accès apparaissant à des heures fixes pendant la journée, et ne se produisait jamais pendant la nuit. La jeune malade était extrêmement nerveuse, mais n'accusait aucun signe de névrose spéciale ; les fonctions de l'innervation étaient affaiblies, et, bien que la nutrition fût incomplète, la santé générale n'était pas menacée. Le traitement hydrothérapique, régulièrement suivi pendant un mois, fit disparaître le hoquet et permit à la malade de rentrer dans la vie commune.

De tous les procédés hydrothérapiques, c'est le maillot humide suivi de frictions énergiques qui nous a paru le plus efficace. Nous avons eu aussi à nous louer des frictions avec le drap mouillé, des affusions froides et du col de cygne dirigé sur la colonne vertébrale.

Affections diverses de la poitrine.

Les affections pulmonaires dont il est ici question, et contre lesquelles on a employé l'hydrothérapie avec plus ou moins de succès sont des affections essentiellement chroniques. Nous allons étudier chacune d'elles en nous plaçant au point de vue des indications thérapeutiques.

Maladie de foin, hay fever, rhino-bronchite spasmodique.

L'affection dont nous allons parler est une maladie des voies respiratoires sur la nature de laquelle on n'est pas encore fixé d'une façon certaine. Jusqu'à présent, par la nature de ses symptômes, et l'identité, apparente du moins, de quelques-uns de ses caractères pathologiques avec ceux de l'asthme, on a coutume de la réunir à cette dernière affection.

Tout ce qui a été dit et écrit sur cette maladie se trouve fort bien analysé dans un récent travail dû à la plume d'un élève de M. N. Gueneau de Mussy, M. le Dr Herbet. Cet excellent Mémoire, qui est le résumé de toutes les opinions émises par les différents auteurs sur ce sujet, nous fait connaître que les avis sont encore très-partagés, non-seulement sur la nature de l'affection, mais encore sur les causes qui le produisent.

Longtemps on a cru que la maladie dont nous parlons était le résultat des inhalations du foin à l'époque de sa floraison. Cette raison a fait donner à la maladie le nom de *hay fever*, *hay asthma*, ou *fièvre de foin*. Mais on a reconnu depuis que bien d'autres odeurs, végétales ou animales, et même certaines conditions atmosphériques pouvaient la produire. Cette incertitude dans l'action des causes supposées a déterminé le Dr N. Gueneau de Mussy à remplacer le mot fièvre de foin par le nom de *rhino-bronchite spasmodique*, qui indique la nature symptomatologique de l'affection, sans en préjuger la nature étiologique.

Quoi qu'il en soit, nous pensons, avec M. le Dr Herbert, que, pour que la maladie éclate, il faut deux conditions : une prédisposition individuelle, d'abord, sans laquelle la maladie ne peut exister, et, en second lieu, l'action de certains agents.

Longtemps on a pensé que la maladie de foin était une maladie d'été, et on avait proposé de lui donner le nom d'*asthme d'été*. En effet, l'affection est plus commune dans cette saison, mais son apparition à d'autres époques, et même en hiver, doit faire repousser cette dénomination.

Nous n'entrerons pas ici dans l'énumération des agents qui peuvent déterminer l'éclosion de la rhino-bronchite spasmodique, et dont M. Herbert a présenté un tableau complet. Nous ne nous arrêterons pas non plus sur les symptômes de cette affection, symptômes qui sont toujours les mêmes et qui ne varient que par leur intensité.

Les muqueuses attaquées sont celles des yeux, du nez, du larynx et des poumons. L'excitation de ces membranes produit tout d'abord une irritation suivie bientôt de sécrétions abondantes, amenant du larmoiement et un coryza intense. Du côté de la poitrine, c'est une sensation de constriction, accompagnée de dyspnée et de suffocation. On voit que la nature de ces symptômes peut faire rapprocher cette affection de l'asthme, et notamment de cette forme d'asthme sur laquelle Trousseau a appelé l'attention, et dans laquelle le coryza semble prédominer ou même exister seul.

Dans des leçons faites à l'Hôtel-Dieu, M. N. Gueneau de Mussy a fait ressortir l'importance qu'il faut attacher à la relation fréquente qui existe entre cette maladie et l'asthme, la goutte et l'arthritis.

Voici ce que dit à ce propos le savant clinicien de l'Hôtel-Dieu : « J'avais été conduit à cette opinion, que cette affection relevait probablement de l'arthritisme, qu'on pouvait l'assimiler, dans quelques cas au moins, à certaines dermatoses arthritiques, comme l'urticaire, avec lesquelles elle paraissait avoir d'intimes connexions pathologiques, et qu'elle exprimait sur les membranes muqueuses un processus morbide analogue à celui qui caractérise sur la peau ces pseudo-exanthèmes. Depuis lors, des observations assez nombreuses, dont je dois la plupart à la bienveillance de mes confrères de province, m'ont permis de contrôler ces premières impressions et me paraissent les confirmer.

« Je crois donc que la rhino-bronchite spasmodique peut être considérée comme une manifestation de l'arthritisme, et alors même que, contrairement à mon opinion, la diathèse goutteuse n'en serait pas la condition pathogénique essentielle, il faudrait admettre l'élément goutteux comme caractérisant une variété qui comprendrait le plus grand nombre de cas.

« La plupart de mes observations personnelles expriment ce rapport. L'asthme de foin me paraît devoir être mis au compte de l'arthritisme, comme l'asthme vrai, comme la migraine périodique, comme la plupart des névroses *constitutionnelles.* J'insiste sur cette restriction, car cette appréciation étiologique ne s'applique évidemment pas aux névropathies qui dépendent d'une lésion locale ou d'une cause accidentelle. »

Nous sommes heureux de voir cette opinion émise par M. N. Gueneau de Mussy, car elle concorde avec notre observation personnelle. Tous les cas de maladie de foin que nous avons eu occasion d'observer se sont présentés chez des goutteux. Nous sommes donc fondé à dire que, si la goutte et l'arthritis ne constituent pas la cause pathogénique absolue de la maladie, ces deux diathèses semblent y prédisposer dans la plupart des cas.

Bien des traitements ont été préconisés contre la rhino-bronchite spasmodique, ce qui indique que non-seulement on n'a pas trouvé de remède spécifique, mais que les médications qui ont réussi dans certains cas ont échoué dans d'autres.

Quant à nous, nous n'avons employé que la médication hydrothérapique, essayée du reste, par bien des médecins et principalement par le Dr Fleury, et nous avons le plus souvent constaté son efficacité. A cause des conditions organiques dans lesquelles se trouvent les malades qui sont atteints de l'asthme de foin, il est indispensable de recourir à des applications hydrothérapiques capables d'exercer tout à la fois une influence curative sur l'état général et sur l'état local. Il faut donc employer tout d'abord des douches générales courtes et froides, s'efforcer d'activer la circulation capillaire de la surface cutanée en utilisant les applications de calorique capables de produire ce résultat, les frictions sèches ou le massage, et provoquer une action révulsive par les procédés que nous avons déjà indiqués en maintes circonstances.

Susceptibilité ou fatigue des organes de la respiration. Catarrhe bronchique. — Grippe. — Phthisie pulmonaire.

Il est, en dehors des névroses, certaines affections de l'appareil respiratoire, contre lesquelles l'hydrothérapie peut rendre des services.

Les personnes présentant du côté des organes de la respiration une susceptibilité qui les rend passibles de contracter facilement des rhumes de cerveau, des laryngites, des bronchites, etc., trouveront dans l'hydrothérapie un traitement prophylactique très-avantageux et très-puissant. Dans ces cas, l'eau froide employée seule peut souvent réussir, soit sous forme de frictions avec un drap mouillé, soit sous forme de douches générales en pluie ou en jet. Il est en effet bien reconnu, et nous en avons parlé à propos des effets physiologiques de l'eau froide, que l'emploi répété de celle-ci à la surface du corps aguerrit l'économie, et lui permet de demeurer moins sensible aux variations de température. On ne saurait donc trop recommander l'usage d'un traitement hydrothérapique par l'eau froide aux personnes qui s'enrhument facilement. Dans ce cas, ce n'est pas un effet thérapeutique qu'il faut chercher, c'est plutôt un effet qui soit à la fois hygiénique et prophylactique.

Quelquefois l'eau froide seule est impuissante pour atteindre ce résultat, et l'on est obligé de recourir à l'administration alternative du calorique et du froid. Quel que soit le moyen que l'on préfère pour élever momentanément la température du corps, eau chaude, étuves ou enveloppement, on fera suivre cette application d'une douche générale en pluie ou en jet, d'une immersion rapide ou d'une friction avec un drap mouillé. Ces applications répétées, faisant passer le corps par deux températures très-opposées, le rendent à la longue moins sensible aux variations extérieures et produisent, par conséquent, le résultat cherché.

Les personnes sujettes aux maux de gorge, celles dont la profession amène de la fatigue du larynx, les chanteurs et les avocats, par exemple, trouveront dans les applications excitantes de l'hydrothérapie un précieux secours ; c'est à l'eau froide que l'on doit alors demander ces effets, et, parmi les divers procédés employés, nous n'en connaissons pas de meilleurs que la douche généralisée en jet ou en arrosoir.

Dans le catarrhe bronchique qui revient périodiquement chez certains individus, l'hydrothérapie peut intervenir d'une façon utile, soit contre l'attaque elle-même, soit pour prévenir le retour de ces attaques. Il en est de même pour le catarrhe bronchique qui succède à la grippe, lorsque toutefois il n'y a pas de fièvre. C'est aux applications excitantes et toniques telles que la douche en arrosoir ou en jet qu'il faudra recourir ; toutefois, chez les sujets qui réagissent difficilement, on fera des applications chaudes préalables. Le traitement sera peut-être plus long, mais ce que l'on perdra en célérité on le gagnera en sécurité. Dans le catarrhe pulmonaire il faut craindre tout refoulement trop grand du liquide sanguin à la surface de la muqueuse, cet inconvénient peu têtre évité en faisant une application de calorique avant l'emploi de l'eau froide. En dehors de l'action propre de l'hydrothérapie contre le catarrhe pulmonaire, il faut signaler l'heureuse intervention de ce mode de traitement contre certaines complications qui accompagnent cette affection, et principalement contre les accidents nerveux qui subsistent après la grippe concurremment avec le catarrhe bronchique. Inutile de dire que ces accidents sont entretenus par un état de faiblesse et d'atonie générale de l'organisme, et que, par conséquent, c'est à la médication tonique qu'il faut recourir. Quant au mode opératoire à choisir, il doit être basé sur la susceptibilité individuelle du malade pour chaque cas particulier. En tous cas c'est aux applications générales qu'il faut s'adresser, et avoir soin de les faire courtes et énergiques.

Certains auteurs ont préconisé l'emploi de l'hydrothérapie contre la phthisie pulmonaire. Nous ne pensons pas qu'il puisse être ici question de la phthisie bien confirmée. Les cas dans lesquels la médication a réussi étaient des cas où la maladie n'était qu'à son début, et l'on a pu, croyons-nous, enrayer sa marche en produisant des effets reconstituants dans tout l'organisme. Mais ceux qui ont signalé ces faits sont-ils sûrs d'avoir eu à lutter contre une phthisie pulmonaire à son début? S'ils n'étaient pas intervenus, la maladie se serait-elle confirmée? N'ont-ils pas eu plutôt affaire à de ces cas indécis où il est difficile d'établir un diagnostic certain? Ce sont des questions qui sont délicates à poser et difficiles à résoudre. Nous avons eu nous-mêmes l'occasion de réussir dans des cas semblables, mais nous n'oserions pas affirmer que nous avons arrêté le développement d'une tuberculisation pulmonaire. Nous avons présents à l'esprit plusieurs exemples de malades considérés par des médecins éminents comme des phthsiques, chez lesquels nous avons pu constater la disparition des accidents alarmants après un traitement hydrothérapique régulièrement suivi.

Quoi qu'il en soit, lorsqu'on est en présence de cas de ce genre, c'est-à-dire quand la phthisie pulmonaire n'est qu'à l'état de soupçon, il n'y a pas à hésiter, et l'on peut sans témérité entreprendre un traitement hydrothérapique. On n'en peut retirer que du profit si la maladie est susceptible de guérir, et on ne court aucun risque d'accélérer le processus morbide s'il s'agit d'une véritable tuberculisation pulmonaire. Dans certains cas, du reste, les malades qui ont essayé ce traitement, le réclament avec insistance, et il est difficile de leur refuser l'emploi d'une médication qui les soulage et leur donne des forces. Forcé de céder à des désirs si légitimes, il importe de savoir comment le médecin doit appliquer l'hydrothérapie.

C'est aux applications excitantes qu'il faut avoir recours, en ayant soin de ne pas demander à l'économie un trop grand travail de réaction. La douche mobile généralisée, froide et très-courte, nous semble le procédé le meilleur à employer à cet effet. Il faut savoir limiter l'action thérapeutique à une simple excitation ayant pour effet de réveiller les fonctions digestives, d'augmenter la nutrition, d'éviter toute fluxion interne, et de relever progessivement les forces de l'organisme.

Ces effets salutaires sont en général produits assez rapidement, et il n'est pas rare de voir une amélioration réelle apparaître après un mois de traitement. Quand après cette époque les accidents persistent malgré l'emploi rationnel de l'hydrothérapie, on peut renoncer à cette médication. L'expérience nous a appris que, dans ces cas, la maladie était rebelle à l'action médicatrice de l'eau froide et qu'elle suivait sa marche fatale.

Il est difficile, dans l'état actuel de la science et avec le peu de données que nous possédons, de bien définir les cas qui relèvent de l'hydrothérapie. Cependant on peut dire que cette méthode de traitement est applicable aux personnes chez lesquelles les symptômes de faiblesse générale prédominent sur les symptômes pulmonaires. Mais il ne faut pas songer à l'employer chez les malades qui ont la fièvre, des hémoptysies abondantes et des poussées congestives trop souvent répétées.

CHAPITRE XV

MALADIES CHRONIQUES DE L'APPAREIL DIGESTIF ET DE SES ANNEXES.

SOMMAIRE

Maladies organiques et troubles fonctionnels de l'appareil digestif. — Maladies de la cavité buccale et du pharynx : catarrhe de la bouche; ptyalisme; granulations du pharynx. — Maladies de l'œsophage : spasmes et akinésie de l'œsophage. — Maladie de l'estomac : gastrite chronique ; catarrhe chronique de l'estomac ; névroses gastro-intestinales ; de la dyspepsie symptomatique, sympathique et essentielle ; altérations de la sensibilité : abolition, perversion, boulimie, polydipsie ; exaltation de la sensibilité : pyrosis, crampes d'estomac, gastralgie. — Anorexie. — Flatulence, Éructation, Vomissement, Diarrhée, Constipation. — Accidents consécutifs de la dyspepsie : névralgie, migraine, vertige, etc. — Maladies du canal intestinal : catarrhe chronique de l'intestin ; diarrhée chronique. — Des hémorroïdes. — Névroses de l'intestin : colique, entéralgie, névralgie mésentérique. — Troubles nerveux de sécrétion ; atonie intestinale, constipation. — Dysenterie. — Maladies du foie : congestion du foie et diverses maladies de cet organe. — Engorgements et maladies de la rate. Pléthore abdominale. — De l'hydrothérapie dans ces divers états morbides.

L'appareil digestif étant destiné, dans son ensemble et ses diverses parties, à la préparation de l'assimilation des aliments, il faut l'envisager au point de vue des troubles fonctionnels de nutrition dont il est l'origine ou l'aboutissant, en l'état de maladie. C'est à cette double considération que se rapporteront les indications de l'hydrothérapie. Nous laisserons de côté, bien entendu, les affections aiguës, ou celles qui dépendent d'altérations organiques déterminées, pour nous en tenir aux désordres de nature nerveuse, soit idiopathiques, soit sympathiques, auxquels notre méthode de traitement est évidemment appropriée. L'ordre physiologique, tel qu'il suit, devra faciliter cet exposé.

I. Maladies de la cavité buccale et du pharynx.

Le catarrhe chronique de la bouche n'est souvent qu'un effet de propagation du catarrhe chronique de l'estomac à la cavité buccale, et rentrera dans ce que nous aurons à dire du traitement des affections de la muqueuse gastrique. On rencontre toutefois des atteintes sérieuses du catarrhe de la bouche chez les fumeurs, au point que les sujets qui ont contracté par l'abus du tabac une pénible expectoration, de la fétidité de l'haleine, des perversions du goût, de l'olfaction et des aptitudes tactiles de la langue, arrivent parfois à un état d'hypochondrie capable de retentir sur les fonctions de nutrition et de compromettre la santé. Il sera utile d'intervenir en pareil cas par l'emploi de la douche, concurremment avec la prescription d'une meilleure hygiène. La plupart du temps les malades qui sont atteints de cette infirmité ont besoin d'être tonifiés ; il sera par conséquent nécessaire de les soumettre à l'usage des applications excitantes et l'on devra, pour compléter le traitement, leur conseiller de boire souvent de l'eau froide.

Ces remarques concernent également l'augmentation pathologique de la sécrétion salivaire et du fluide muqueux buccal, soit que la salivation dépende de quelque névralgie du nerf trijumeau ou du facial, soit qu'il s'agisse de ptyalisme produit par l'abus des mercuriaux, soit qu'il y ait lieu de rattacher la salivation à des symptômes d'hystérie. Dans ces diverses circonstances, en admettant que l'hypersécrétion dont il s'agit persiste après qu'un traitement rationnel aura fait justice de la maladie primitive, il est permis de compter sur l'action dérivative des procédés hydrothérapiques, dont l'efficacité à cet égard n'a pas besoin de plus ample démonstration.

Nous avons déjà dit comment il convenait de procéder pour combattre le ptyalisme mercuriel, il nous paraît donc inutile d'insister sur ce point. Nous appellerons l'attention des médecins sur le mode d'emploi des applications hydrothérapiques qui peuvent être utilisées contre l'exagération de la sécrétion salivaire que produisent certaines névroses, l'hystérie par exemple. Le ptyalisme peut être quelquefois le symptôme dominant de l'affection nerveuse, il importe donc de savoir comment on doit chercher à le faire disparaître.

Il résulte des expériences physiologiques, faites par les professeurs Cl. Bernard et Brown-Séquard, que la section des nerfs vaso-moteurs qui se distribuent dans les glandes salivaires produit une congestion de la glande qui a pour conséquence une augmentation dans la sécrétion de la salive. Cette hypersécrétion est pour ainsi dire le résultat de la paralysie du nerf grand sympathique. Ce fait est tellement établi que si l'on excite ce nerf, la congestion disparaît et la sécrétion salivaire est tarie. On peut déduire de ces expériences physiologiques que, lorsque le ptyalisme est dû à une affection qui compte la paralysie du nerf grand sympathique au nombre de ses symptômes, on devra combattre cette hypersécrétion par une médication excitante. C'est dans ce but que les applications toniques de l'hydrothérapie peuvent être utilisées avec avantage.

Il peut arriver, et cela résulte de l'expérience justement célèbre du professeur Cl. Bernard sur la branche du nerf tympanico-lingual qui se rend à la glande sous-maxillaire, que l'augmentation de la sécrétion salivaire soit due à une excitation de ce nerf. Or, ce nerf, qui est un antagoniste des vaso-moteurs, puisque son excitation amène les mêmes résultats que la paralysie de ces derniers, dépend du système cérébro-spinal. Par conséquent, l'excitation de ce système si fréquente dans les névroses peut, par l'intermédiaire des branches qui lui appartiennent, suractiver les fonctions des glandes salivaires et déterminer une sécrétion pathologique. Dans ce cas, pour combattre ce phénomène morbide, il convient de préférer les méthodes sédatives aux méthodes excitantes. Il faudra donc, dans ce but, employer les applications hydrothérapiques qui apaisent la susceptibilité nerveuse.

Nous citerons comme exemple, à l'appui de cette division thérapeutique, le cas d'une jeune femme hystérique auquel le docteur Pidoux conseilla le traitement hydrothérapique. Chez cette malade la force nerveuse était dans un état d'excitation excessive, et de tous les phénomènes morbides qui existaient, le plus pénible était sans contredit le ptyalisme.

Les affusions tièdes et les douches tempérées suffirent pour combattre cet accident incommode. La guérison survint après deux mois de traitement, et, lorsque la malade fut calmée, nous lui conseillâmes de faire usage des applications froides, pour mettre son système nerveux en état de résister aux influences morbides dont il était menacé.

En opposition avec ce fait, nous pouvons citer le cas d'une jeune fille très-anémique et en même temps très-nerveuse, qui présentait un ptyalisme dont la guérison ne put être obtenue qu'à l'aide des douches froides très-excitantes.

Ces divers résultats nous enseignent que les applications excitantes, comme les applications sédatives de l'hydrothérapie, peuvent être fort utiles dans le ptyalisme. La guérison dépend de la justesse du choix qui doit être fait parmi les procédés à employer.

Enfin, il est des formes de catarrhe chronique du pharynx, fréquentes chez les fumeurs, chez les gens adonnés aux spiritueux, chez les goutteux, les rhumatisants ou les herpétiques, qui constituent un mal pénible à supporter et difficile à guérir. L'emploi interne et externe de l'eau froide peut aider à l'efficacité des médications locales, réclamées par l'état granuleux de la muqueuse pharyngienne.

Tout le monde sait que les inhalations sulfureuses peuvent, dans ce cas, rendre de très-grands services, et nous avons soin d'y recourir en nous servant des appareils spéciaux que nous avons décrits. Mais, le plus souvent, cette action produite par l'eau médicamenteuse pulvérisée n'est pas suffisante, et l'on est forcé de recourir à l'intervention de modificateurs plus généraux et surtout plus efficaces. A cet effet, les diverses méthodes hydrothérapiques peuvent être utilisées avec profit ; cependant nous donnons la préférence à celle qui repose sur l'association du calorique et du froid. Les étuves, les maillots ou l'eau chaude, sous forme de douches, sont employés indifféremment pour surélever la chaleur de la peau et pour déterminer à sa surface une dérivation favorable aux organes internes hypérémiés. Il est nécessaire, pour accentuer comme il convient cette action thérapeutique, de faire suivre l'emploi du calorique d'applications froides, courtes, énergiques, capables en un mot d'activer la circulation capillaire de la membrane cutanée, sans exposer la malade à un grand refroidissement.

On complétera le traitement en conseillant l'usage de l'eau en boisson, surtout chez les rhumatisants et les goutteux, des bains de pieds chauds pris immédiatement avant la séance d'hydrothérapie et des compresses excitantes appliquées sur la partie antérieure du cou. Ces compresses trempées dans l'eau froide sont mises sur le cou et recouvertes avec de la flanelle ou du molleton de manière à empêcher le contact de l'air. Ce maillot partiel est laissé en place pendant quelques heures et produit à la surface cutanée une révulsion très-manifeste que l'on prolonge en pratiquant des frictions froides sur le cou.

II. **Maladies de l'œsophage.**

Spasme de l'œsophage. — Abstraction faite des inflammations de la muqueuse et des altérations qui en sont la conséquence, sans parler des dégénérescences communes du canal alimentaire, l'œsophage peut être le siége d'un excès d'excitabilité des nerfs moteurs, et c'est dans cette catégorie que se rangent l'œsophagisme, la dysphagie spasmodique. Nous reconnaissons que le spasme de l'œsophage est assez souvent lié sympathiquement à des altérations d'autres organes. On l'a vu succéder à des altérations du larynx, ou compliquer les affections de l'estomac. Chez les femmes hystériques, il peut être provoqué par des excitations utérines, et le fait seul de la grossesse en a fourni des exemples. Quelques maladies des centres nerveux entraînent l'œsophagisme. Mais le plus souvent, et c'est ce qui nous intéresse, on a toute raison de considérer le spasme de l'œsophage comme une action réflexe ; l'intoxication par les narcotiques et l'alcool le produit très-fréquemment.

On l'a signalé aussi dans le rhumatisme, et chez les individus qui ont des vers dans les intestins. En général, les personnes douées d'une grande susceptibilité nerveuse sont les plus sujettes à l'œsophagisme. Il n'y a rien de surprenant si, avec de pareilles prédispositions, les passions tristes, les perturbations morales, et d'ailleurs toutes les causes dépressives, sont capables de produire la constriction de l'œsophage. Comme la plupart des névroses d'ailleurs, ce spasme présente des paroxysmes alternant avec des rémissions.

Nous n'avons pas à reproduire ici la forme de ces accès, quelquefois aggravés par de l'oppression, de la suffocation, et une contraction spasmodique des muscles du cou. Une sorte d'éréthisme nerveux, devenu général et porté à un degré très-élevé, peut en résulter, et avec lui un trouble profond de l'économie. Mais, ordinairement, c'est la répétition des accès avec des intervalles plus ou moins longs, qui imprime un cachet chronique à cette affection et peut amener, en se maintenant à un faible degré pendant des semaines et même des mois, le rétrécissement spasmodique du conduit alimentaire. Il est remarquable, comme on l'a signalé, que pendant les intervalles l'exploration avec la sonde œsophagienne ne démontre l'existence d'aucun obstacle; quelquefois cette manœuvre pratiquée pendant l'accès fait disparaître le rétrécissement.

Mondière, auquel nous devons une bonne étude sur le spasme de l'œsophage (1), déclare, en tirant la conclusion d'un grand nombre de faits, que les médicaments antispasmodiques exercent une médiocre influence sur cette maladie, mais que les boissons froides et la glace avaient réussi quelquefois entre les mains de plusieurs praticiens. Il est clair que le traitement des névroses par l'hydrothérapie, sur lequel nous nous sommes étendu dans d'autres chapitres, a sa place marquée dans le traitement de l'œsophagisme nerveux.

Quelquefois la douche froide en pluie et en jet fait cesser rapidement le spasme de l'œsophage, mais il est préférable, si l'on veut prévenir le retour de cet accident, d'employer d'abord des applications sédatives que l'on remplacera, dans le cours du traitement, par des applications froides reconstituantes. Dans plusieurs cas d'œsophagisme, nous avons eu à nous louer des frictions faites avec un drap mouillé, du maillot humide et de la douche localisée sur la région antérieure de la poitrine. Nous avons eu aussi souvent l'occasion de constater l'efficacité des piscines froides, surtout à la fin du traitement. En définitive, l'application de l'hydrothérapie contre le spasme de l'œsophage est très-utile; mais il importe, pour la rendre méthodique, de la baser sur la nature de la névrose ou de l'altération qui détermine l'accident.

(1) *Archives de médecine*, t. XXXI, p. 471.

L'*akinésie*, ou abolition de l'excitabilité des nerfs moteurs de l'œsophage, se rattachant aux maladies du cerveau et de la portion cervicale de la moelle épinière, nous renvoyons aux articles correspondants ce qui a trait à cette dysphagie, d'origine centrale.

III. **Maladies de l'estomac.**

Gastrite chronique. Catarrhe chronique de l'estomac. — Si l'inflammation de la muqueuse stomacale, ou *gastrite*, semble de plus en plus problématique, du moins à en juger par le rang modeste qu'elle occupe aujourd'hui en médecine, il n'en est pas de même du catarrhe de l'estomac décrit tour à tour sous les noms d'embarras gastrique, gastricisme, état gastrique, etc.

Avec toute la réserve que comporte un pareil sujet, et sans nous dissimuler que cette caractéristique reste encore bien obscure, nous considérons que la muqueuse de l'estomac, par suite d'écarts de régime très-particulièrement, peut devenir le siége de phénomènes exagérés de digestion. De là à la notion d'un processus morbide, consistant en un excès de sécrétion de suc gastrique, avec hyperémie de la muqueuse, abondance de mucosités, et élimination de nombreuses cellules épithéliales, il n'y a qu'un pas, et c'est ainsi que le catarrhe aigu de l'estomac a été admis et distingué avec soin par des auteurs modernes, des autres troubles de la digestion. Pour nous, il importe d'envisager cette affection dans sa marche chronique, soit qu'elle succède à la continuité ou à la récidive trop multipliée des accidents aigus, soit qu'elle s'établisse de prime abord avec les caractères de la chronicité. A la vérité, il arrive fréquemment que le catarrhe chronique de l'estomac s'étende à l'intestin, et que des symptômes de diarrhée s'ajoutent à ceux qui dépendent de la production surabondante de mucosités dans l'estomac. Dans ces circonstances, et c'est ce dont l'abus des spiritueux fournit trop d'exemples, des altérations de l'état général avec caractère dépressif, ne tarderont pas à compliquer le catarrhe gastro-intestinal. Niemeyer insiste avec beaucoup de justesse sur les perversions psychiques qui accompagnent le plus souvent le catarrhe simultané de l'estomac et de l'intestin, et qu'on a pu confondre avec l'hypochondrie proprement dite. Nous ne nous étendrons pas sur la la terminaison par lésions profondes de l'estomac, que la persistance d'un état catarrhal de cette nature amène parfois, telles que l'hypertrophie des parois du ventricule, le rétrécissement du pylore, l'ulcère chronique, etc. D'ailleurs le pronostic est loin de se présenter aussi fâcheux dans la plupart des cas, et l'on a obtenu d'heureux effets du traitement rationnel dans le catarrhe chronique de l'estomac.

Indépendamment des prescriptions hygiéniques relatives au régime et à l'alimentation, l'hydrothérapie peut rendre de grands services dans le catarrhe chronique de l'estomac et même dans les états organiques qui en dérivent ; elle offre, dit le docteur Jaccoud, dans toutes les formes rebelles, une ressource ultime qui ne doit jamais être négligée (1).

Dans ces affections spéciales de l'estomac, il y a toujours opportunité à exciter la surface cutanée, soit pour déterminer une révulsion sur la peau au profit de la muqueuse, soit pour réveiller sur la périphérie nerveuse des sensations capables d'activer les fonctions d'innervation et de circulation. Pour obtenir ces résultats, l'hydrothérapie peut être employée avec avantage, et ses effets thérapeutiques se traduisent souvent par des guérisons absolues. Cette méthode de traitement renferme en outre des procédés de sudation qui peuvent être utilisés dans certains cas, elle peut aussi lutter efficacement contre les principaux symptômes qui caractérisent le catarrhe chronique de l'estomac, tels que le vomissement, l'anorexie, la douleur, la constipation ; elle peut enfin relever les forces de l'organisme et combattre efficacement les désordres nerveux qui accompagnent la plupart des affections du tube digestif.

Pour ne pas entrer dans des redites inutiles, nous ne détaillerons pas ici les divers modes d'applications de l'hydrothérapie dans le catarrhe chronique de l'estomac, et ses conséquences ; ce sont les mêmes qui conviennent dans la dyspepsie ; l'exposition de ce traitement sera plus facile à faire, et, dans tous les cas, plus commode pour le lecteur lorsque nous aurons fait connaître notre opinion sur la dyspepsie.

(1) Jaccoud, *Pathol. interne*, t. II, p. 258.

Si une part a dû être faite aux troubles digestifs qui se traduisent par une modification appréciable de la structure de l'estomac, et dont le catarrhe nous a fourni l'occasion de considérations toutes spéciales, en ce qui concerne notre thérapeutique, il s'ouvre un champ plus vaste encore d'applications dans les phénomènes dyspeptiques, envisagés comme troubles fonctionnels, et c'est l'étude de ces phénomènes que nous allons aborder.

De la dyspepsie. — Il y aurait matière à poursuivre une discussion historique, assez curieuse, sur les variations de sens plus ou moins étendu, attribué à la notion de la dyspepsie, depuis les commentateurs d'Hippocrate et de Galien jusqu'à nos jours. Beau, dans son important ouvrage posthume sur ce sujet, et M. Durand-Fardel, à plusieurs reprises, en ont traité amplement. Il ressort de ces autorités un double courant d'opinions. Les uns ne considèrent les troubles fonctionnels de l'acte digestif que comme des accidents communs à la plupart des maladies aiguës et chroniques et ne constituant pas une névrose distincte, quelque part que prenne le système nerveux à la production de ces phénomènes morbides ; tout au plus, dans cette manière de voir, assigne-t-on un cadre assez restreint aux perturbations ou altérations de la sensibilité et de la contractilité propres à l'estomac et aux intestins, sous la dénomination de *gastro-entéralgie*. Barras, par opposition à la prédominance de la gastrite préconisée à son époque, avait eu l'idée contradictoire de décrire un ensemble de symptômes constituant ce qu'il appelait l'*exaltation de la sensibilité sans douleur* des organes digestifs et de désigner cette maladie par le nom de *gastralgie*, c'est-à-dire par une expression qui ne peut s'appliquer évidemment qu'aux dérangements douloureux de l'estomac. On sait quelle fortune diverse eut cette innovation, dont on ne parle guère que pour mémoire. La gastralgie reste un élément de la question ; elle ne peut plus prétendre à caractériser d'une façon exclusive les névroses gastriques ; nous en dirions autant des noms plus anciens de *cardialgie* et de *gastrodynie*. C'est ce que Chomel et tout une école avec lui, a parfaitement distingué, en comprenant que le symptôme douleur est secondaire dans l'altération des fonctions digestives, et qu'il fallait en revenir à l'excellente caractéristique tracée par

Cullen, embrassant la difficulté de l'acte digestif, considérée en elle-même, et se résumant dans la *dyspepsie*.

« Il y a dyspepsie, écrit Beau, quand il y a trouble, faiblesse ou « absence de l'acte digestif, quels qu'en soient les symptômes, et quelles qu'en soient les causes (1). » Il ajoute que la diminution, l'absence ou l'altération des produits alimentaires absorbables rentrent dans la même acception d'affection dyspeptique. Nous croyons qu'il convient de circonscrire davantage le sens de la dyspepsie, sans quoi le vague d'une telle définition la ferait retomber dans les inconvénients qu'on a pu reprocher à ceux qui refusent à cette maladie le titre d'idiopathique et d'essentielle. Pour nous, il y a dyspepsie, quand la sécrétion du suc gastrique est anormale sous le rapport de la qualité ou de la quantité indispensable à la fonction; or, cet acte chimique peut être altéré, quand les mouvements de l'estomac sont atténués ou abolis; et le rôle des nerfs qui influencent la digestion étant modifié, nous avons affaire à un trouble de l'innervation, par conséquent à une névrose dans toute l'acception du mot.

Il n'est pas toujours aisé, nous en convenons, de préciser quel acte digestif, chez un dyspeptique donné, se trouve altéré ou en souffrance. Beau lui-même, qui a assigné un rôle si capital à la dyspepsie dans l'évolution d'une majeure partie des maladies, fait cet aveu. L'on comprend, du reste, que les conditions physiologiques d'une bonne digestion sont tellement complexes, et que les aliments ont tant d'élaborations et de transformations à parcourir avant de subir l'action hématosique du foie et du poumon, que le point de départ des irrégularités de ce travail échappe souvent à nos connaissances. Les découvertes modernes, celles de Cl. Bernard particulièrement, nous ont éclairé à cet égard, mais il n'est que trop vrai que la dyspepsie, quoique localisée dans l'estomac, peut dépendre de lésions fonctionnelles d'autres appareils, de l'intestin, de l'appareil spléno-hépatique par exemple. De plus les tempéraments, les diathèses, les circonstances accidentelles dépendant du genre de vie, ce que M. Durand-Fardel a appelé les causes *hygiéniques* de la dyspepsie, peuvent également compliquer de leur intervention,

(1) Beau, *Traité de la dyspepsie*, 1862, p. 10.

soit continue, soit temporaire, la manifestation des dérangements fonctionnels auxquels nous devons remédier. C'est à l'observation clinique à décider des difficultés du diagnostic. Pour résumer cet aperçu, nous reconnaîtrons avec Cullen et Beau une dyspepsie *essentielle*, et une dyspepsie *symptomatique*. Nous ajouterons à ces deux espèces, la dyspepsie *sympathique*, se développant en vertu d'un mécanisme spécial qui repose sur une série d'actions réflexes pathologiques.

Longtemps on a décrit à part, sous prétexte de maladies différentes, les symptômes digestifs de la dyspepsie; c'est de la sorte que figurent, dans beaucoup de nosologies, la dyspepsie pituiteuse, la dyspepsie flatulente, ou encore, chez les auteurs anciens et modernes, comme autant d'espèces symptomatiques distinctes, l'anorexie, le dégoût, le pica, la boulimie, la polydipsie, le vomissement, la gastrorrhée, la pyrosis, etc. Suivant la méthode rationnelle de Cullen (1), il importe de réunir ces divers symptômes du dérangement des facultés digestives dans une même affection fonctionnelle qui est la dyspepsie; mais aussi ce que nous ne saurions négliger, c'est la prédominance plus ou moins marquée de ces désordres, les uns sur les autres dans beaucoup de cas. Ainsi, pour prendre un type en rapport avec notre propre cadre, nous emprunterons à M. Durand-Fardel le résultat de 45 observations, à l'aide desquelles il a tracé le tableau symptomatique de la dyspepsie (2) : digestions toujours lentes, pénibles ou douloureuses, douleur cardialgique avec sensibilité à la pression, développement exagéré de gaz dans l'estomac, constipation, anorexie; autant de phénomènes, dont la continuité forme le principal caractère et qui, s'ils ne se rencontrent pas constamment dans cet ensemble avec une précision mathématique, n'en constituent par moins les traits les plus accentués de la dyspepsie idiopathique. C'est à peu près ce que Beau groupait sous le titre de symptômes *primitifs*, faisant remarquer que, s'ils sont prédominants chez beaucoup de malades, ils finissent par s'effacer dans d'autres cas également nombreux, sont cou-

(1) Cullen, *Eléments de médecine pratique*, trad. Bosquillon, 1787.
(2) Durand-Fardel, *Des eaux de Vichy*, etc., 1850.

verts à leur tour par des symptômes qu'il appelle secondaires, et en quelque sorte passent alors au dernier plan.

En effet, la dyspepsie ne réside pas seulement dans les désordres gastriques; les symptômes nerveux d'un côté, les altérations du sang de l'autre, s'enchaînent presque parallèlement avec les symptômes locaux de la gastropathie. Cette subordination mutuelle des centres nerveux, circulatoire, respiratoire et de cet autre centre de la vie organique (plexus solaire, ganglions semi-lunaires) est presque une banalité à invoquer, tellement elle paraît légitime. M. le professeur Bérard, de Montpellier, énonçait que l'économie digère par l'estomac, et M. Andral, qui le cite, insiste sur la merveilleuse loi de synergie, en vertu de laquelle la nutrition se rattache intimement à l'intégrité des fonctions de l'estomac (1). Ajoutons à ces sympathies, celles aussi spéciales du tégument externe, des appareils de la génération, de la sécrétion urinaire; sans excepter non plus la corrélation du trouble gastrique avec le fonctionnement des facultés morales et intellectuelles; ce qui a pu faire dire à Gall que « la cause de beaucoup de maladies mentales, susceptibles d'être guéries, se trouve dans le bas-ventre. » En d'autres termes, faute d'une réparation suffisante, quand les digestions restent longtemps incomplètes ou douloureuses, les autres fonctions de l'organisme s'allanguissent, et l'on observe alors, très-fréquemment, sinon toujours, dans les grandes fonctions de l'économie, des troubles morbides qui confirment une solidarité dont nous aurons à nous préoccuper à propos du traitement.

Les prédominances névropathiques de la dyspepsie comprennent, comme l'a fait remarquer Beau, celles qui se caractérisent par un symptôme unique, tel que la toux, la dyspnée, l'aphonie, la névralgie intercostale, la palpitation, la céphalalgie, le vertige, la somnolence, le ptyalisme, la leucorrhée, l'exaltation ou l'impuissance du sens génital, etc., et, d'autre part, celles qu'on admet à titre d'espèces nosologiques circonscrites, l'hypochondrie, l'hystérie, l'aliénation.

De ces dernières, il ne saurait être question ici autrement que comme d'une irradiation de l'état dyspeptique, et nous renvoyons

(1) Andral, *Clinique médic.*, t. II, p. 181.

aux chapitres qui les regardent l'exposé de leur développement, de leur symptomalogie, et de la médication appropriée. Toutefois on ne doit pas omettre que la dyspepsie hypochondriaque embrassait dans la pathologie ancienne, sous la même qualification, une collection de phénomènes morbides mixtes, les uns provenant du trouble des fonctions gastriques, les autres retentissant sur beaucoup d'autres organes et affectant surtout les facultés morales et intellectuelles. C'est de cette façon que l'entendait Louyer-Villermay (1), et avec lui un grand nombre de médecins qui ont considéré l'hypochondrie comme une névrose, contrairement à l'idée de gastrite chronique, développée chez des sujets nerveux et provoquant une irritation cérébrale secondaire, comme le professait l'école de Broussais. L'opinion qui en fait une affection primitive du cerveau s'est imposée plus tard. Mais on est d'accord généralement pour considérer l'estomac, avec l'intestin, comme un des foyers principaux de l'hypochondrie, les malades accusant dans cette région des chaleurs, des malaises, de la flatulence, des spasmes, des douleurs, compliqués d'une constipation opiniâtre et pénible, accidents auxquels ils reportent l'état d'impatience, de tristesse, d'abattement qui les tourmentent. N'est-ce pas enfin de cette localisation de vieille date aux hypochondres que sort la qualification traditionnelle de la maladie ?

Beau ne s'est pas borné à voir dans l'hypochondrie une dyspepsie avec prédominance de la flatulence gastrique ; il a étendu l'importance de l'estomac, ou mieux de la région gastrique, à la caractéristique de l'hystérie. C'est encore, à la vérité, un réveil d'antiques doctrines qui considéraient l'hystéricisme comme « une affection spasmodique du canal alimentaire », sinon qu'en langage moderne on admet une *aura* dyspnéique, donnant la sensation d'une boule ascendante, qui part du creux de l'estomac, produit à la gorge, soit une dysphagie intense, soit un spasme glottique, et joue, en définitive, le rôle d'excitateur des mouvements réflexes de la convulsion dite hystérique, plus ou moins généralisée dans les muscles de la vie animale. Beau convient néanmoins que ce qu'il appelle la dyspnée gastrique passe quelquefois inaperçue, le

(1) Louyer-Villermay, *Traité des vapeurs*, en 1832.

symptôme étant peu marqué, tandis que dans d'autres cas il occupe toute la scène de prime abord et témoigne ainsi de son identité de nature et de siége gastropathique. Il peut arriver encore qu'une influence utérine déplace ce foyer, et nous devons retenir, en dernière analyse, la nécessité absolue de constater non-seulement l'apparition des symptômes gastriques, mais encore leur existence avant, pendant ou après les paroxysmes hystériques. Nul doute, en dépit des dissidences et des obscurités régnant encore sur ces notions, que l'observation pratique, à laquelle nous nous rattachons, n'éclaire à la fois la thérapeutique de la dyspepsie et de l'hystérie.

Annoncer une perversion de la nutrition, c'est reconnaître en même temps, et comme conséquence fatale, l'insuffisance ou le défaut de l'hématose, par suite l'appauvrissement du sang, l'amaigrissement, la chute des forces, l'état cachectique. On doit donc rencontrer la dyspepsie dans le cours des états morbides où l'altération des qualités et des proportions du sang tient la principale place. C'est ce qui a lieu invariablement, soit qu'on s'en prenne aux troubles gastriques accompagnant la chlorose, soit à ceux propres aux diverses anémies, par hémorrhagie, par intoxication saturnine, paludéenne, ou leurs analogues. Au même titre, le rhumatisme chronique, la goutte, la scrofule, la tuberculisation, les dartres, la syphilis, l'helminthiase imprimeront tour à tour leur cachet à la dyspepsie, ou, par réciprocité, on les verra revêtir des caractères particuliers que leur communique cette prédominance symptomatique. Il y a donc à tenir compte de l'intervention des digestions imparfaites et de la spoliation de produits utiles à la sanguification qu'elles entraînent, non-seulement au point de vue des névropathies, mais encore, et trop fréquemment, eu égard à leur participation dans la marche des maladies diathésiques. En dehors de tout parti pris, on ne saurait échapper à cette sorte de cercle vicieux qui expose l'individu dyspeptique et anémié, suivant l'expression de Beau, pour ainsi dire désarmé contre toutes les influences morbides qui viennent l'assaillir. A défaut d'autres témoignages, il suffirait d'invoquer ceux des médecins de toutes les époques qui ont constaté que les maladies épidémiques et endémiques attaquent de préférence les sujets mal nourris et soumis à toutes les circonstances de nature débilitante. La démonstration du lien intime associant l'état des fonctions digestives à celui des autres grandes fonctions de l'économie est donc complète ; elle nous guidera dans le traitement de la dyspepsie.

Faute de pouvoir entrer dans le détail, d'ailleurs si variable, des formes gastropathiques, ce qui outrepasserait les limites de cet ouvrage, nous n'insisterons que sur quelques traits de l'histoire des névroses gastro-intestinales, dont la pratique doit s'enquérir. Ainsi Barras avait appelé justement l'attention sur les conditions en apparence opposées de sthénie ou d'asthénie dans lesquelles se développe ce qu'il entend par gastralgie. Il suffit, pour notre usage, d'admettre, avec cet auteur et avec M. Durand-Fardel, deux types de dyspeptiques ; l'un caractérisé par l'affaiblissement et la langueur de toutes les fonctions, dans lequel l'amoindrissement de la nutrition, de la calorification et des fonctions de la peau, assombrissent d'emblée le tableau ; le second, au contraire, relevant d'une impressionnabilité excessive du système nerveux, chez des individus, pour la plupart « à peau fine, aux cheveux fins et soyeux, à la physionomie mobile, au caractère irritable », et dont l'état de névropathie semble en raison directe de l'affaiblissement de la nutrition (1). La cachexie de la misère et les conditions dépressives, morales ou autres, qui en reproduisent les effets, rentrent dans la catégorie des langueurs fonctionnelles dont il s'agit en premier. On reconnaît, d'autre part, cette prédominance de disposition *aux vapeurs dans les deux sexes*, sur laquelle on a beaucoup écrit dans le siècle passé et qui, en effet, imprime souvent aux hommes une apparence féminine, tandis que, chez les femmes, elle s'unit le plus ordinairement aux manifestations utérines. Sydenham en parlait déjà de la sorte en traitant de l'hystérie et de l'hypochondrie sous le nom générique d'*affection hystérique*. Ce sont là autant d'éléments ou d'indications à l'appui de l'efficacité de l'hydrothérapie, à la fois reconstituante et sédative, dans la cure des dyspeptiques.

Parmi les phénomènes douloureux qui compliquent la dyspepsie,

(1) Durand-Fardel, *loc. cit.*, p. 61.

il en est que leur marche intermittente a distinguées et dont on a cherché l'origine dans une hypéresthésie soit du nerf vague, soit du plexus solaire (Romberg). Nous voulons parler des crampes d'estomac, *cardialgie nerveuse* de quelques nosologistes, dont le caractère consiste en succession de paroxysmes, plus ou moins violents séparés par des intervalles pendant lesquels le malade est libre de toute sensation pénible. Parfois la crampe se borne à des sensations douloureuses de nature et d'intensité diverses, qu'une pression extérieure ou l'introduction des aliments diminuent plutôt qu'elles n'augmentent. Des renvois gazeux ou liquides, des vomissements, des douleurs sympathiques dans la poitrine et dans le dos, des mouvements réflexes dans les muscles abdominaux, etc., s'y surajoutent. Rien, dans ces degrés divers de névropathie, ne démontre quelle part distincte doit être attribuée au pneumo-gastrique ou à la névralgie cœliaque. C'est surtout chez les sujets anémiques qu'on l'observe, et il n'y a pas dans l'espèce d'indication causale étrangère à celles sur lesquelles nous nous sommes étendu précédemment.

Un accident assez commun de la dyspepsie a été étudié d'une façon magistrale par Trousseau, comme dépendant directement d'une anomalie digestive et présentant un type déterminé, à savoir : le *vertige stomacal*. On a contesté, contrairement à l'enseignement du professeur de clinique de l'Hôtel-Dieu, que l'état de dyspepsie engendrât cette singulière hallucination, si longue, si opiniâtre, chez certains malades, et dont les accès à forme aiguë leur causent les plus cruelles inquiétudes. Il est vrai qu'une action des centres nerveux peut être invoquée à l'appui d'observations d'accès vertigineux, mais les cas de guérison enregistrés à l'aide des remèdes stomachiques militent, pour le jugement de Trousseau qu'il faut admettre dans certains cas. L'hydrothérapie, extrêmement utile en pareille circonstance, est peut-être appelée à concilier toutes les opinions.

Des remarques semblables s'appliqueront à la migraine ou céphalalgie sympathique d'une mauvaise digestion, ainsi que l'entendait Chomel. Il est certain que chez beaucoup d'individus la migraine est tout à fait indépendante de la manière dont s'opère la digestion. D'autres fois, elle devance les troubles des fonctions de l'estomac, les vomissements succédant aux douleurs de tête. Il y a donc à distinguer en ceci des variétés dignes d'être signalées.

Nous terminerons en mentionnant la dyspepsie des vieillards, qui peut provenir soit de l'absence ou de la diminution de secrétion du suc gastrique par défaut de matériaux, soit d'une excitabilité insuffisante des nerfs de l'estomac. Dans l'une ou l'autre acception, il est possible d'apporter à l'innervation un secours favorable par l'emploi méthodique de l'hydriatrie.

Andral cite le cas d'une jeune dame, affectée d'accidents gastriques qu'il rapporte à une névrose, et pour lesquels Récamier conseilla avec le plus entier succès l'emploi des affusions froides. Ce moyen rétablit les digestions devenues impraticables ; avec elles le retour des forces écarta le pronostic d'une terminaison funeste qu'on n'avait pas hésité à porter jusque-là (1).

On doit à Cullen la prescription formelle du bain froid dans le traitement de la dyspepsie ; il le préconise comme un moyen puissant de fortifier le ton de l'estomac, « parce que, dit-il, il agit « comme tonique sur tout le système en général, et spécialement « parce qu'il excite en même temps l'action des petits vaisseaux de « la surface du corps (2). »

Si nous devions dresser ici la liste des médecins qui ont traité la dyspepsie par l'eau froide, nous serions forcé de faire une énumération interminable. Nous nous bornerons donc à signaler les efforts tentés par les médecins hydropathes pour vulgariser l'emploi de l'hydrothérapie dans les affections du tube digestif. Ces tentatives sont nombreuses, et, malgré les heureux résultats obtenus, nous devons déclarer que, même dans les meilleurs écrits, il est difficile de trouver des indications capables de guider le praticien dans le traitement des désordres variés dont l'estomac est le siége. Quelques auteurs pensent qu'il n'y a pas de remède plus efficace que la douche froide sous toutes ses formes ; d'autres établissent qu'en dehors de la sudation il n'est pas de guérison possible. Malheureusement les médecins qui préconisent chacun

(1) Andral, *Clinique médic.*, t. II, p. 115.
(2) Cullen, *loc. cit.*, p. 196.

de ces procédés hydrothérapiques ne signalent que leurs succès et laissent dans l'ombre leurs revers, oubliant ainsi de présenter au public médical tous les éléments d'un procès qui doit nécessairement être plaidé devant lui.

Pendant douze années d'une pratique assidue, nous avons essayé tous les systèmes, et nous pouvons déclarer, en toute conscience, que, de toutes les médications, l'hydrothérapie est peut-être celle qui, dans les gastropathies, offre les plus grandes ressources. Seulement, nous devons dire que, les procédés à employer variant suivant la nature du mal, on n'est en droit d'espérer une guérison que lorsque le modificateur hydrothérapique choisi correspond à l'élément morbide à combattre. Les insuccès que nous avons éprouvés pour avoir voulu persister dans l'emploi exclusif de telle ou telle méthode, nous ont permis de pouvoir indiquer avec plus de précision la ligne thérapeutique à suivre dans tous les cas, et d'éviter, par conséquent, à nos confrères les hésitations que nous avons eues au début de notre carrière.

Pour résoudre ce problème de pratique médicale, il faut tenir compte des considérations générales que nous venons d'exposer sur la dyspepsie.

Nous avons établi que la dyspepsie pouvait dépendre d'une affection constitutionnelle ou d'un état morbide développé en dehors du tube digestif. Dans cet ordre d'idées, nous avons admis la dyspepsie engendrée par la goutte, la dyspepsie produite par une congestion du foie, la dyspepsie liée à une névrose ou à une affection organique. Il est évident que les mêmes applications hydrothérapiques ne peuvent convenir dans tous les cas que nous venons de citer, et l'on comprend aisément combien il faut varier le manuel opératoire en présence de désordres si nombreux et surtout si opposés.

La dyspepsie peut dépendre d'une affection diathésique et ne réclamer d'autre traitement hydrothérapique que celui qui convient à la maladie constitutionnelle. La goutte, le rhumatisme, l'herpétisme produisent souvent la dyspepsie; et il n'est même pas rare de rencontrer des malades qui ne présentent d'autres manifestations morbides de la diathèse que ce trouble de l'acte de la digestion. Nous connaissons beaucoup de jeunes filles chez lesquelles les souffrances de l'estomac sont sous la dépendance d'une influence goutteuse héréditaire.

Lorsque les perturbations digestives sont dues à des causes de ce genre, on n'aura qu'à se louer de l'association du calorique et du froid. On pourra sans inconvénient employer les étuves, les maillots ou l'eau chaude avant les applications froides, soit pour surexciter les nerfs cutanés, soit pour activer la circulation capillaire de la peau au détriment de la muqueuse stomacale, soit pour augmenter les fonctions de secrétions et favoriser par suite les mouvements d'assimilation. On pourra compléter ce traitement en conseillant au malade un régime approprié, de l'exercice en plein air et l'usage de l'eau en boisson.

Contre la dyspepsie symptomatique d'une intoxication paludéenne, alcoolique, etc., de la scrofulose, de la chloro-anémie, d'une maladie organique ou fonctionnelle du système nerveux, d'une affection du foie ou d'une altération des voies génito-urinaires; il convient d'employer, avant toute chose, les applications hydrothérapiques qui sont utilisées contre ces diverses maladies, et le lecteur trouvera dans les chapitres correspondants des notions suffisantes pour bien diriger le traitement. Ainsi donc, quand il s'agit de combattre une dyspepsie symptomatique, il faut que le traitement hydrothérapique soit principalement dirigé contre l'affection dont elle est un des symptômes.

Dans notre exposé pathologique, nous avons dit que la dyspepsie pouvait constituer une maladie propre et réclamer un traitement spécial. Nous allons nous placer à ce point de vue, considérer la dyspepsie comme une entité morbide, abstraction faite de ses causes productrices, étudier ses formes principales, mettre en relief ses symptômes prédominants et indiquer, d'une façon générale, les applications hydrothérapiques qui conviennent.

La dyspepsie peut se présenter entourée de phénomènes d'excitation; elle peut aussi être greffée sur un affaiblissement considérable de l'organisme. Dans les deux cas, le traitement hydrothérapique ne saurait être le même. Lorsqu'il existe des phénomènes d'excitabilité, il vaut mieux employer les immersions tempérées, les lotions, les affusions et les douches tièdes, les maillots humides de courte durée et, en général, les applications qui ne provoquent pas une vive réaction. Quand on emploiera l'eau froide, il faudra, pour atténuer ses effets excitants, faire une application d'eau chaude générale ou locale, suivant les circonstances.

Quand la dyspepsie est escortée de cet ensemble de phénomènes qui révèle l'épuisement des forces de l'organisme, il faut recourir aux applications toniques et excitantes de l'hydrothérapie : l'affusion froide, la friction avec le drap mouillé, la douche en pluie et en jet et surtout le bain de cercles qui constitue le procédé le plus énergique et le plus efficace quand il peut être facilement supporté par les malades.

Quelquefois, alors surtout que l'organisme est dans un profond état de faiblesse et que les fonctions de calorification sont amoindries, il faut faire intervenir le calorique pour rendre l'excitation de la peau plus facile et pour aider l'organisme à réagir contre le froid. Mais il faut savoir que, dans les dyspepsies de cette espèce, c'est l'eau froide qui rend les plus grands services.

Telle est la formule générale du traitement hydrothérapique dans la dyspepsie ; cependant nous devons ajouter qu'elle est insuffisante, surtout lorsque cette maladie renferme au nombre de ses symptômes des phénomènes spéciaux, tels que les névralgies de l'estomac, le vomissement, l'anorexie, la constipation, etc. Ces états morbides réclament un traitement particulier qui vient s'ajouter au traitement général et qu'il importe de faire connaître.

Altérations de la sensibilité. — Abolition. — Perversion. — Boulimie. — Polydipsie. — Les troubles de sensibilité qui accompagnent la dyspepsie sont de nature diverse. Ils se traduisent quelquefois par une anesthésie de la muqueuse qui est très-difficile à faire disparaître et contre laquelle la douche froide générale et l'eau glacée en boisson nous ont rendu de grands services. Cependant on ne peut formuler un traitement précis contre cette perturbation de la sensibilité qui est presque toujours sous la dépendance d'une névrose générale ou d'une maladie organique du système nerveux. On comprend aisément que sa thérapeutique est entièrement subordonnée au traitement hydrothérapique qui convient à la maladie principale.

Cette observation est aussi applicable aux perversions qui peuvent atteindre les nerfs du tube digestif, que ces perversions se traduisent par un trouble des nerfs du goût et surtout du nerf glosso-pharyngien, ou qu'elles soient caractérisées par une perturbation de l'appétit comme dans la boulimie ou de la soif comme dans la polidipsie. En étudiant les névroses, nous avons indiqué le traitement hydrothérapique qui convient dans ces cas divers.

Exaltation de la sensibilité. — Pyrosis. — Crampes d'estomac. — Gastralgie. — Que l'exaltation de la sensibilité qui accompagne la dyspepsie se traduise par de l'hyperesthésie, de la pyrosis, des crampes d'estomac ou de la gastralgie, que les phénomènes douloureux siégent dans le pneumo-gastrique ou dans les nerfs ganglionnaires, la modification à apporter dans le traitement général de la dyspepsie est à peu près la même, elle consiste à joindre aux procédés généraux appropriés des applications sédatives ou analgésiques.

Il serait trop long de rapporter ici tous les cas de gastralgie ou de névralgies gastro-intestinales dans lesquels nous avons employé les diverses méthodes hydrothérapiques, nous préférons, pour éviter aux praticiens l'obligation de lire des observations sur lesquelles ils sont généralement édifiés, énumérer les divers moyens que l'hydrothérapie possède pour calmer les souffrances de l'estomac. Nous ne pouvons bien entendu avoir en vue, dans cet exposé, des douleurs gastriques développées sous l'influence d'actions réflexes dont le point de départ se trouve ailleurs que dans l'estomac ; il ne peut être question que des névralgies essentielles de cet organe.

Ces névralgies sont très-rarement calmées par les douches, les frictions ou les piscines froides. Cependant nous avons pu, dans quelques circonstances, modifier à l'aide de ces procédés ce que l'on désigne sous le nom de crampes de l'estomac ; mais nous devons reconnaître que, dans la plupart des cas, il est nécessaire de joindre à ces modificateurs généraux l'intervention d'applications locales particulières.

Parmi ces dernières, il faut placer le demi-maillot ou la ceinture humide excitante et surtout la douche écossaise, localisée tour à tour sur la région épigastrique et sur la région dorsale de la colonne vertébrale. Le demi-maillot et la ceinture humide peuvent rester en place longtemps, et leur application peut être renouvelée plusieurs fois dans la journée.

La douche écossaise doit être administrée avec grand soin ; il faut d'abord commencer l'opération avec une eau à 30°. On élève graduellement sa température jusqu'à ce qu'elle atteigne 50° environ ; généralement, quand on a procédé en observant une progression insensible, les malades tolèrent cette température excessive. Après une période de temps qui varie ordinairement entre cinq et dix minutes, on fait arriver rapidement un jet d'eau froide épanoui en éventail sur la région épigastrique ou sur la région dorsale, et l'on termine l'opération par une douche générale froide et courte.

Quand on juge opportun d'agir à la fois sur l'épigastre et sur la région dorsale de la colonne vertébrale, il faut donner deux douches écossaises distinctes, et il est préférable de commencer par celle qu'on doit diriger sur l'estomac. Dans les deux cas nous conseillons de ne point donner à ces douches une force de projection considérable, afin d'éviter l'ébranlement organique que produit toujours un jet d'eau animé d'une percussion énergique. Si nous insistons sur ces détails de manuel opératoire, c'est que nous savons par expérience combien il est utile de suivre exactement les indications qu'ils renferment, et nous pourrions, à l'appui de notre opinion, citer un grand nombre de malades qui leur doivent la guérison. Nous nous rappelons, entre autres, une jeune femme confiée à nos soins par le professeur Axenfeld pour une gastralgie des plus opiniâtres, contre laquelle tous les procédés hydrothérapiques avaient échoué, et qui disparut très-rapidement sous l'influence des douches écossaises appliquées comme nous venons de l'indiquer.

On se sert aussi, pour combattre ces phénomènes douloureux, des sacs à eau chaude de Chapman, appliqués sur le creux de l'estomac. Nous connaissons, en effet, beaucoup de malades qui sont habitués à calmer leurs souffrances à l'aide de ce procédé.

Dans quelques circonstances, il est parfois nécessaire de recourir aux sudations, surtout quand la peau du malade est sèche, parcheminée et paralysée dans ses fonctions. On peut alors utiliser les maillots et les diverses étuves que nous avons décrites ; mais, sauf contre-indication spéciale, nous préférons l'étuve à la lampe parce qu'elle amène la transpiration plus rapidement que les autres procédés de sudations. Cette promptitude dans l'apparition des effets sudorifiques est désirable, car nous avons souvent remarqué que l'hypéresthésie, les crampes et les névralgies gastro-intestinales disparaissent ou du moins sont très-apaisées lorsque la sueur commence.

D'après ce qui précède, il est facile de reconnaître que l'application du calorique joue un rôle très-important dans le traitement local des douleurs gastriques. Employé seul, cet agent n'a d'efficacité réelle que lorsque les douleurs sont insignifiantes, et il est nécessaire, quand on se trouve en présence de ces altérations de la sensibilité qui ont résisté aux traitements les mieux ordonnés, de faire suivre l'intervention du calorique d'une application d'eau froide. C'est donc l'association de ces deux principaux agents de la méthode hydrothérapique qui constitue le procédé analgésique le plus effectif. Seulement, nous devons ajouter que l'application d'eau froide doit être courte, et peu énergique. Si on ne prend pas ces précautions, on peut courir le risque de déterminer dans l'organisme un ébranlement qui ravive la gastralgie.

Tel est l'ensemble des applications locales qui conviennent contre les souffrances nerveuses du tube digestif et contre la gastralgie en particulier. Si on joint à cela l'exposé des modificateurs employés contre la dyspepsie en général, même au double point de vue de ses causes et de ses conséquences, on aura tous les éléments nécessaires pour instituer un traitement hydrothérapique contre la dyspepsie à forme douloureuse.

Cette dernière forme n'est malheureusement pas la seule qu'affecte cette maladie, et l'on peut avoir à lutter contre des phénomènes morbides qui ne sont pas toujours faciles à déraciner; de ce nombre, avons-nous dit, sont : l'anorexie ou défaut d'appétit, le météorisme, le vomissement à tous ses degrés, la diarrhée et la constipation. Examinons quels sont les procédés hydrothérapiques qui peuvent être employés contre chacun de ces états morbides qui accompagnent la dyspepsie et la plupart des maladies siégeant dans le tube digestif.

Anorexie. — L'anorexie, ou défaut d'appétit, est produite par un grand nombre de maladies ; mais il ne saurait être question ici que de l'anorexie qui se trouve liée à la névrose de l'estomac étudiée dans ce chapitre. Tout le monde est d'accord pour reconnaître que l'hydrothérapie, dans ses applications excitantes, est d'une utilité incontestable contre cet état morbide. Les faits abondent pour démontrer que l'eau froide, en surexcitant les fonctions de l'organisme, en activant la circulation et en provoquant les mouvements de désassimilation des éléments qui ne doivent plus séjourner dans l'économie, fait naître le besoin de réparation et développe l'appétit. Nous n'avons pas besoin d'insister sur ce point ; cependant nous devons ajouter que lorsque l'anorexie dépend de l'hypochondrie, de l'hystérie et de la lypémanie, l'hydrothérapie devient inutile et impuissante, à moins qu'elle ne soit considérée comme un moyen mis à la disposition du médecin pour combattre, non plus une anorexie causée par une dyspepsie, mais une anorexie d'ordre psychique.

Il ne saurait être question ici de l'emploi de l'hyrothérapie contre le défaut d'appétence que présentent les lypémaniaques. Ces malades ne rentrent pas dans la catégorie de ceux qui fréquentent les établissements consacrés à cette méthode de traitement ; et nous n'avons pas à nous en occuper. Nous dirons seulement quelques mots de l'anorexie hystérique et hypochondriaque.

Lorsque cette anorexie est traitée à son début par l'hydrothérapie, on peut espérer une guérison ; mais si cette perturbation fonctionnelle s'est transformée en habitude pathologique, le médecin doit s'attendre à rencontrer des résistances de tout genre et, malgré les soins les plus assidus et les plus dévoués, il n'obtiendra des résultats bien définis que si l'hystérique ou l'hypochondriaque est décidé à le suivre dans la voie qu'il a tracée. La guérison de cette maladie peut être comparée au siége d'une ville. Si l'assiégeant veut monter à l'assaut et s'emparer de la position sans faire les préparatifs nécessaires, son échec est certain. Pour triompher de tous les obstacles, il faut marcher avec prudence et avec mesure, et ne livrer bataille que sur un terrain bien préparé et bien connu. Les mêmes réserves sont imposées au médecin qui doit combattre l'anorexie chez l'hystérique ou l'hypochondriaque. Cette comparaison peut sembler étrange à quelques médecins et, dans tous les cas, excessive. Pour la justifier, qu'il nous soit permis de donner ici quelques extraits d'un travail, œuvre d'un érudit et d'un lettré, publié par un médecin qui connaît bien la maladie dont il s'agit et surtout les malades qui en sont atteints (1).

« Chez l'hystérique, dit le professeur Lasègue, les choses se passent autrement. Peu à peu elle réduit sa nourriture, prétextant tantôt un mal de tête, tantôt un dégoût momentané, tantôt la crainte de voir se répéter les impressions douloureuses qui succèdent au repas. Au bout de quelques semaines, ce ne sont plus des répugnances supposées passagères, c'est un refus de l'alimentation qui se prolongera indéfiniment. La maladie est déclarée, et elle va suivre sa marche si fatalement, qu'il devient facile de pronostiquer l'avenir.

« Malheur au médecin qui, méconnaissant le péril, traite de fantaisie sans portée, comme sans durée, cette obstination dont il espère avoir raison par des médicaments, des conseils amicaux, ou par la ressource encore plus défectueuse de l'intimidation. Avec les hystériques une première faute médicale n'est jamais réparable. A l'affût des jugements qu'on porte sur elles, de ceux surtout auxquels s'associe la famille, elles ne pardonnent pas, et, considérant qu'on a commencé les hostilités, elles s'attribuent le droit de les continuer avec une ténacité implacable. A cette période initiale, la seule conduite sage est d'observer, de se taire, et de se rappeler que, quand l'inanition volontaire date de plusieurs semaines, elle est devenue un état pathologique à longue échéance. »

Et plus loin : « Quand, après plusieurs mois, la famille, le médecin, les amis voient l'inutilité persistante de tous les efforts, l'inquiétude commence et avec elle le traitement moral, c'est à ce mo-

(1) Prof. Lasègue, *De l'anorexie hystérique.* — *Archives générales de médecine*, avril, 1873.

ment que va se dessiner la perversion mentale, qui à elle seule est presque caractéristique et qui justifie le nom que j'ai proposé faute de mieux d'*anorexie hystérique*.

« La famille n'a à son service que deux méthodes qu'elle épuise toujours : prier ou menacer, et qui servent l'une et l'autre comme pierre de touche. On multiplie les délicatesses de la table dans l'espérance d'éveiller l'appétit, plus la sollicitude s'accroît, plus l'appétition diminue. La malade goûte dédaigneusement les mets nouveaux, et après avoir ainsi marqué sa bonne volonté, elle se considère comme dégagée de l'obligation de faire plus. On supplie, on réclame comme une faveur, comme une preuve souveraine d'affection que la malade se résigne à ajouter une seule bouchée supplémentaire au repas qu'elle déclare terminé. L'excès d'insistance appelle un excès de résistance. C'est une loi bien connue et conforme à l'expérience de tous, que le meilleur moyen de doubler l'opiniâtreté des hystériques, c'est de laisser percer la supposition implicitement ou explicitement exprimée que, si elles voulaient, elles pourraient dominer leurs impulsions maladives. Une seule concession les ferait passer de l'état de malades à celui d'enfants capricieux, et cette concession, moitié d'instinct, moitié de parti pris, elles ne la consentiront jamais. »

Plus loin encore, M. Lasègue ajoute : « Si j'attache à l'état mental une importance qui paraîtra peut-être exagérée, c'est que toute la maladie se résume dans cette perversion intellectuelle ; supprimez-la, vous avez une affection banale destinée à céder à la longue aux procédés classiques de traitement ; portez-la aux extrêmes, et vous n'irez jamais trop loin, vous avez une dyspepsie sans parité avec les autres, qui suit un cours prévu et qui ne saurait être conjurée par les moyens habituels.

Je ne pense pas, d'ailleurs, que l'hystérie gastrique fasse sous ce rapport exception. Dans les autres localisations hystériques on retrouve tout au moins une égale indifférence, si incommodes ou si pénibles que soient en apparence les accidents. L'hystérique à toux convulsive n'insiste pas pour qu'on la délivre d'un spasme irritant et parfois ridicule : elle se plaint à l'unisson de ceux qui la plaignent, mais quand il s'agit de lutter activement contre le mal, elle apporte au traitement plus d'insouciance que de zèle. Il en est de même des paraplégiques condamnées au repos absolu et qui consentent à vivre ainsi, sans exiger du médecin, fatigué par des tentatives inutiles, qu'il ait recours à des moyens héroïques. »

Nous ajouterons, pour compléter cette remarquable dissertation, que, même dans les cas difficiles, le système hydrothérapique nous a permis de rendre de grands services aux malades atteints de cette perturbation ou perversion fonctionnelle.

Flatulence, Eructations. — La formation de gaz qui a lieu dans l'estomac sous l'influence de la décomposition des substances ingérées occasionne un soulèvement et une distension de la région épigastrique qui provoquent chez les dyspeptiques de la flatulence et des éructations. L'affaiblissement contractile des fibres musculaires de l'estomac, en occasionnant un arrêt trop prolongé des matières alimentaires, joue un rôle prépondérant dans la production de ces phénomènes morbides. Les toniques et les excitants sont très-indiqués ; à ce titre, les applications froides de l'hydrothérapie peuvent être utilisées avec profit. Dans la plupart des cas, la douche en pluie, en jet et en cercles, les frictions avec un drap mouillé, les piscines suffisent pour apaiser les accidents ; cependant il est cas où certaines applications localisées sont nécessaires ; parmi ces dernières, nous indiquerons la douche épigastrique, froide ou alternative. On pourra en même temps conseiller au malade l'usage quotidien de la ceinture humide.

Vomissement. — Que le vomissement soit le symptôme d'une maladie organique ou fonctionnelle du tube digestif, qu'il constitue à lui seul une entité morbide bien définie, ou bien encore qu'il soit un trouble sympathique et par conséquent le résultat d'une action réflexe née au dehors de l'estomac, l'hydrothérapie peut rendre d'immenses services. Il est un cas cependant dans lequel cette méthode de traitement doit être employée avec une grande circonspection, c'est lorsque le vomissement est le symptôme direct d'une congestion active des centres nerveux ; il est même prudent quelquefois de s'abstenir complétement. En dehors de cette exception, la plupart des applications froides, les maillots, les demi-maillots et même l'eau chaude sous forme de douche, exercent une influence incontestable sur le vomissement et le guérissent le plus souvent. Quelquefois, malgré l'intervention méthodique de ces divers procédés, la maladie persiste, et l'on est obligé d'employer des moyens hydrothérapiques plus spéciaux. Dans cette catégorie il faut placer le bain de cercles, qui semble devoir être préféré lorsqu'il s'agit de provoquer une grande perturbation dans tout l'organisme, la douche écossaise localisée sur l'estomac, qui est principalement indiquée quand le vomissement est compliqué de phénomènes douloureux, la douche épigastrique froide ou alternative, qu'on choisit de préférence quand il est nécessaire de réveiller la tonicité dans les parois de la première partie du tube digestif, le col de cygne, dont le jet doit être dirigé pendant une minute environ sur la colonne vertébrale et dont les effets sont surtout remarquables contre le vomissement nerveux, enfin le sac à glace de Chapman, qui nous a paru être, de tous les moyens employés, le plus commode et certainement l'un des plus efficaces.

Nous ne répéterons pas ici ce que nous avons déjà dit sur les effets physiologiques du sac à glace dans le chapitre consacré à la description des appareils hydrothérapiques et en étudiant son application dans l'anémie cérébrale; nous nous contenterons d'indiquer en quelques lignes comment il convient de s'en servir dans la maladie qui nous occupe.

Quand on n'a que le sac à trois compartiments, on ne remplit de glace que le compartiment du milieu qu'on applique exactement sur la région dorsale de la colonne vertébrale. On peut le laisser en place pendant une période de temps qui varie, selon la susceptibilité du malade et selon la ténacité du phénomène, entre une demi-heure et deux heures. Si le vomissement se produit au moment même où le malade prend de la nourriture, il convient d'appliquer le sac à glace avant le repas et de le laisser en place pendant toute sa durée.

Ce procédé est inoffensif, facile à mettre en pratique et, dans le plus grand nombre des cas, extrêmement utile. Nous connaissons des personnes chez lesquelles son action thérapeutique est réellement merveilleuse; et le docteur Chapman, dans ses brochures, conseille aux voyageurs qui s'embarquent de se munir d'un sac pour éviter ou combattre le mal de mer. Sans partager l'enthousiasme de notre confrère pour un procédé qu'il recommande avec une sorte de tendresse paternelle, nous pouvons affirmer que le sac à glace nous a rendu de réels services dans un certain nombre de cas difficiles et alarmants.

Diarrhée et constipation. — Tout le monde sait que les dyspeptiques sont tour à tour sujets à la diarrhée et à la constipation. Lorsque les applications générales de l'hydrothérapie ne peuvent parvenir à faire disparaître ces phénomènes morbides, il faut leur adjoindre certaines applications qui semblent avoir une action toute spéciale. Contre la diarrhée la ceinture humide excitante et la douche écossaise dirigée sur la région hypogastrique, l'usage intermittent des étuves ou du maillot sec, nous semblent, toutes choses égales d'ailleurs, mériter la préférence sur les autres procédés.

Contre la constipation, le col de cygne dirigé sur la région lombaire, le bain de pied froid à eau courante, court et administré sur la plante des pieds, la douche hémorrhoïdale et enfin la douche ascendante, constituent des moyens dont les effets sont parfaitement connus. En ce qui concerne la douche ascendante qui est le procédé le plus généralement employé et le plus efficace, nous dirons qu'il est prudent, surtout au début, de ne pas donner au jet une force de projection trop prononcée. En agissant ainsi on dépouillerait la muqueuse intestinale, et on épuiserait la force contractile des muscles au lieu de l'exciter.

Accidents consécutifs de la dyspepsie. — Névralgies, migraine. — Vertige, etc. — Les souffrances de l'estomac se propagent par l'intermédiaire du système nerveux dans toutes les régions de l'organisme, déterminant parfois un accident comme une névralgie, des palpitations, du vertige, un accès de migraine ou de dyspnée, etc., et pouvant, dans d'autres circonstances, déterminer une névrose complète telle que l'hypochondrie, l'hystérie, etc.

Il serait certainement intéressant d'étudier la série des actions réflexes morbides qui ont leur point de départ dans l'estomac. Malheureusement nous ne pouvons dans cet ouvrage examiner cette importante question sous toutes ses faces ; forcé d'abandonner les considérations physiologiques et pathologiques pour rester dans la pratique pure, nous ne pouvons quitter cet important sujet sans dire que l'hydrothérapie est, dans l'espèce, la thérapeutique la plus rationnelle et la plus sûre. Déjà, en étudiant les maladies du système nerveux, nous avons démontré son heureuse influence; les considérations qui précèdent attestent quel rôle puissant elle joue dans le traitement des affections de l'estomac; il n'est donc pas extraordinaire qu'elle soit la médication par excellence de ces affections qui ont leur foyer dans le tube digestif et leur manifestation dans toutes les parties du système nerveux.

Au point de vue pratique, nous avons déjà dit comment il convenait de procéder ; nous n'insisterons pas davantage sur ce point.

IV. Maladies du canal intestinal.

Distinguer les maladies propres aux intestins de celles de l'estomac n'est pas toujours le fait d'une pratique facile. Des liens intimes tiennent sous leur dépendance non-seulement les fonctions des organes digestifs dans leur ensemble, mais encore les altérations morbides qu'on a l'occasion d'observer dans un point quelconque du tube digestif. Il en est de même du rôle prépondérant qui a pu être attribué aux maladies des intestins par quelques nosologistes, à l'exemple de ce que d'autres avaient tenté pour les troubles gastriques. La plupart des réflexions que nous ont fournies ceux-ci s'appliqueront donc en grande partie aux maladies des viscères abdominaux.

On doit considérer les phénomènes morbides dont ils deviennent le siége, comme étant extrêmement complexes; par cette seule raison que les intestins prennent une grande part au travail de la digestion, les altérations pathologiques qui s'y produisent doivent entraver cette fonction, par suite la nutrition générale, et en dernier ressort troubler l'équilibre de l'économie. Au point de vue des causes et des effets, et, par conséquent, du traitement, c'est ce qu'il y a d'essentiel à considérer. Nous ne mentionnerons donc que quelques lésions soit de sécrétion, soit d'innervation, qui donnent lieu à un état symptomatologique déterminé et à des indications particulières, en dehors des grandes causes distinctes, telles que l'intoxication saturnine, le rhumatisme, par exemple, dont il a été disserté longuement dans d'autres chapitres de cet ouvrage.

Catarrhe chronique des intestins. — Il existe un catarrhe intestinal; dans la plupart des cas, il est le symptôme d'une maladie générale, et l'hypérémie de la muqueuse de l'intestin en marque le début et la nature, quelle qu'en soit l'origine. C'est le catarrhe chronique des adultes, avec production abondante de mucus et de cellules, que notre thérapeutique peut revendiquer. Il se développe sous l'influence de mauvaises conditions hygiéniques, telles que le séjour des grandes villes, la constitution atmosphérique humide et chaude de certains climats, de l'été et de l'automne dans notre zone. Le caractère des évacuations alvines en est le symptôme principal..

Rarement on constate une transsudation séreuse très-abondante; dans beaucoup de cas, la diarrhée n'est que passagère, et c'est une constipation tenace qui fait le supplice des malades. On attribue cette complication à la couche de mucosités visqueuses qui, couvrant la surface interne de l'intestin, empêche la résorption et porte une atteinte grave à la nutrition ; aussi l'amaigrissement, un teint pâle et terreux, témoignent-ils bientôt de la déperdition consécutive des forces. Mais le malaise le plus fâcheux, le moins tolérable résulte encore de l'état de flatulence excessive qui accompagne cette constipation. De fortes quantités de gaz, vraisemblablement dues à la décomposition des mucosités renfermées dans l'intestin, se dégagent, distendent le conduit, ballonnent le ventre, et refoulent le diaphragme; cette compression exercée d'une manière continue sur les organes thoraciques, particulièrement sur les gros vaisseaux artériels, embarrasse la respiration et l'hématose, et provoque des fluxions dangereuses sur divers organes, notamment du côté du cerveau. D'ailleurs, un pareil désordre plus aigu retentit, comme il n'est que trop naturel, sur l'état moral des malades; la tristesse, le découragement, et parfois un véritable désespoir suivent les progrès du catarrhe intestinal chronique, lequel, dans ces conditions, peut rapidement se transformer en catarrhe aigu. Sans atteindre même le degré ultime dont nous parlons, on peut avancer, comme cela a été fait, que les catarrhes chroniques de l'intestin comptent parmi les maladies les plus pénibles et les plus résistantes.

Quand le catarrhe chronique de l'intestin est compliqué de météorisme et de constipation, il faut joindre, aux applications reconstituantes destinées à relever les forces de l'organisme qui sont toujours déprimées, les modifications hydrothérapiques que nous avons conseillées contre la dyspepsie compliquée de météorisme et de constipation.

Pour combattre le premier de ces phénomènes, on emploiera une douche froide ou alternative localisée sur la région abdominale, les demi-maillots, la ceinture humide et le bain de siége alternatif. Pour combattre la constipation on emploiera le col de cygne dirigé sur la région lombaire, le bain de pied froid à eau courante administré sur la plante des pieds, la douche hémorrhoïdale et la douche ascendante.

Les observations de catarrhe avec diarrhée chronique, se caractérisant par une hypersécrétion de la muqueuse et une accélération des mouvements péristaltiques de l'intestin, sont plus rares que les faits précédents et autorisent le plus souvent à soupçonner des lésions intestinales profondes. Ce ne sont plus des cas qui relèvent directement de la compétence de l'hydrothérapie, sinon pour aider l'organisme à lutter contre les puissantes causes d'épuisement. Mais, s'il est vrai que le mode de traitement éclaire, dans certaines circonstances, le diagnostic, la clinique hydriatrique fournira des exemples de guérison de malades qu'on croyait affectés d'engorgements ou de dégénérescences organiques du foie, de la rate ou du pancréas, et chez lesquels l'heureuse issue de la crise a démontré qu'il n'y avait que de simples troubles fonctionnels, en apparence alarmants et cédant à une méthode rationnelle.

L'emploi de l'eau froide a été prescrit d'ancienne date contre le catarrhe chronique. Priessnitz appliquait le maillot en pareil cas sur une vaste échelle, et il a eu de nombreux imitateurs, surtout dans les formes de ce catarrhe compliquées de constipation, et qui sont les plus communes. Quand le catarrhe se complique de diarrhée et que les forces de l'organisme s'épuisent, les applications reconstituantes de l'hydrothérapie doivent être utilisées.

Il faut qu'elles soient courtes et administrées de façon à ne pas amener un grand refroidissement. Pour éviter cet effet qui pourrait être nuisible, il est nécessaire de commencer le traitement par l'emploi du calorique sous forme de maillot sec, d'étuves et d'eau chaude. Ces opérations préliminaires ont pour conséquence de surélever la chaleur du corps, d'activer les fonctions de calorification si profondément troublées quand la diarrhée existe depuis longtemps, et de préparer, par suite, l'organisme à supporter en l'utilisant l'impression que produisent les applications froides. Ces dernières applications sont indispensables, lorsque la nutrition générale est amoindrie ; elles ont de plus l'immense avantage de faciliter l'action curative des diverses médications qui sont généralement employées dans cette affection spéciale du tube intestinal.

Si le catarrhe intestinal se montre chez des rhumatisants et des goutteux ou chez des personnes placées sous l'influence d'une intoxication, pourvu qu'il ne prenne pas une marche aiguë, les indications dont il s'est agi plus haut trouveront leur opportunité, toute réserve faite sur l'état diathésique ou cachectique.

Nous en dirons autant des affections analogues de l'intestin chez les scrofuleux. On rencontre assez fréquemment la diarrhée chronique dans certaines périodes de la scrofule. Il est même permis de confondre jusqu'à un certain point le traitement des ulcères scrofuleux et tuberculeux de l'intestin avec celui du catarrhe intestinal. Le problème à résoudre est toujours de soutenir l'état général par des moyens non perturbateurs. L'hydrothérapie a pour ce but des procédés que nous avons déjà décrits et sur lesquels il est inutile de revenir.

Des hémorrhoïdes. — Un signe anatomique, commun au catarrhe chronique de toutes les muqueuses, la dilatation des veines, se retrouve dans le catarrhe chronique de la muqueuse intestinale sous forme d'état variqueux des veines du rectum. Le rectum participant à l'état catarrhal du gros intestin, il n'y a pas à rechercher d'autre explication du relâchement des veines de ce canal, ailleurs que dans les troubles circulatoires qui entretiennent cette disposition morbide. Or, une congestion fluxionnelle de cette sorte à l'extrémité inférieure du rectum, en y joignant la dilatation et la tumeur variqueuse des veines de cette région, qu'est-ce autre chose que ce qu'on entend aujourd'hui par hémorrhoïdes? Cette affection exerce-t-elle une grande influence sur la santé générale? Les anciens pathologistes le croyaient, et des préventions règnent encore dans le vulgaire, en souvenir des doctrines surannées, sur le danger des hémorrhoïdes en certains cas, sur leur utilité pour le maintien de la santé dans d'autres. La vérité est que la congestion, et à plus forte raison l'hémorrhagie constitutionnelle, dont l'extrémité inférieure du rectum peut devenir le siége, justifie seule l'importance qu'on a attribuée aux hémorrhoïdes. Très-souvent cette disposition est héréditaire; le plus ordinairement, ainsi qu'on l'observe dans les deux sexes, elle apparaît accidentellement sous diverses influences, la vie sédentaire et inactive, une alimentation trop riche ou excitante, des préoccupations intellectuelles, des fatigues d'esprit, l'habitation dans les pays chauds, certains embarras de la circulation abdominale occasionnés par la constipation habituelle, les vêtements trop serrés, la grossesse, etc., ou encore l'abus des purgatifs drastiques, l'emploi trop fréquent des lavements, etc. On a considéré un prétendu état pléthorique comme une des causes prédisposantes des hémorrhoïdes. La goutte et les maladies analogues seraient améliorées, a-t-on dit, à la suite d'un flux hémorrhoïdal, et cette notion de pléthore générale devrait être soigneusement admise en ligne de compte chez beaucoup d'individus. Mais la preuve de ce rôle contradictoire des hémorrhoïdes, reliées à une augmentation absolue de la masse du sang est encore à faire. S'agit-il uniquement d'un accroissement en proportions de certains éléments du liquide sanguin (globules, albumine), sous l'influence d'une nutrition exagérée? C'est ce qui reste encore obscur malgré les recherches récentes.

Cependant nous devons reconnaître que certains malades goutteux ou rhumatisants présentant des phénomènes de congestion du côté du cerveau, ont éprouvé un grand soulagement pendant la durée d'un écoulement hémorrhoïdal assez abondant. Nous nous souvenons d'un malade confié à nos soins par le Dr Moissenet, et chez lequel l'apparition du flux hémorrhoïdal fit disparaître des symptômes de congestion qui se manifestaient quotidiennement du côté de l'encéphale depuis la suppression de ce flux sanguin. Ce résultat fut obtenu à l'aide de bains de siége chauds à eau courante, immédiatement suivis d'une douche mobile froide dirigée sur les reins et sur les membres inférieurs. C'est le procédé qu'il faut employer quand on se trouve en présence des accidents dont nous venons de parler.

En dehors de ce cas, la thérapeutique des hémorrhoïdes doit, en définitive, se borner à des moyens palliatifs, capables de modérer le flux ou de remédier à la gène que ces tumeurs produisent, à la constipation qu'elles entretiennent ou qu'elles compliquent. Chez les sujets épuisés par des hémorrhagies anales très-fréquentes, il y aura lieu de remonter la constitution et de prévenir cette tendance aux pertes abondantes de sang.

On emploiera à cet effet la douche en pluie, la douche mobile spécialement dirigée sur les parties supérieures du corps, le bain de siége froid prolongé et à eau dormante, le bain de pieds froid et à eau courante et la douche hémorrhoïdale froide à percussion légère et de longue durée. Si le malade ne peut supporter la douche généralisée, on pourra employer à sa place les frictions avec un drap mouillé fortement tordu ou une affusion froide, courte et suivie d'une friction générale.

Pour combattre la gêne et les souffrances que provoquent les hémorrhoïdes, on emploiera le bain de siége à eau tempérée suivi d'une douche hémorrhoïdale peu froide et très-prolongée.

S'il existe un relâchement des sphincters de l'anus, on appliquera une douche hémorrhoïdale courte et froide; et, pour combattre la constipation qui existe presque toujours dans ce cas, on administrera une douche ascendante.

Névroses de l'intestin. — Les remarques que nous ont suggérées les affections nerveuses de l'estomac se répéteraient d'une manière identique à propos des névroses de l'intestin, et nous nous en rapporterons pour l'entéralgie aux propositions précédemment développées à l'article de la dyspepsie. Il n'est guère possible en pathologie, dans la plupart des circonstances, de distinguer des catégories exactes dans les diverses parties du tube digestif, tellement les manifestations morbides de cet appareil sont solidaires entre elles et se présentent d'une manière complexe à l'observation. Ce serait encore le cas de s'en tenir aux traits principaux des formes soit sthénique, soit asthénique, dont il a été parlé dans la gastropathie, et l'on doit reconnaître que les mêmes causes engendrent aussi bien les perversions des fonctions de l'intestin que celles relatives à l'estomac. On comprend qu'il n'y aura pas non plus de différence notable dans les indications du traitement. Aussi la gastroentéralgie, avec toutes ses variétés, figure-t-elle en un seul et même chapitre dans beaucoup de pathologies, l'atteinte grave que reçoit la nutrition générale sous cette influence dominant toute son histoire. Néanmoins, quelques particularités réclament notre attention.

Ainsi la *colique*, dont le sens étymologique assigné à une affection du colon proprement dit a été singulièrement étendu, représente une névrose de la sensibilité, le plus ordinairement attribuable au plexus mésentérique, parfois de nature réflexe, chez les femmes hystériques par exemple. Dans d'autres circonstances, c'est le cas des coliques saturnines, une contraction spasmodique s'ajoute à la douleur, et la névrose affecte à la fois la motilité et la sensibilité. Nous renvoyons, pour plus amples détails, à ce que nous avons dit à propos de l'intoxication par le plomb et des symptômes nerveux qui s'y rapportent. Bien entendu, il n'est pas question ici d'affections douloureuses de l'intestin, provenant d'une inflammation, d'une altération de texture de la paroi intestinale, ou de la présence d'helminthes. Nous avons parlé déjà de la flatulence que produit l'accumulation des gaz dans l'intestin chez les gens qui digèrent mal ou sont obstinément constipés. La décomposition, ou une fermentation présumée des matières retenues et accumulées en pareil cas dans l'intestin, produisent la distension excessive, le tiraillement douloureux du conduit intestinal, et c'est de cet ensemble de phénomènes que résulte la colique *venteuse* ou *flatulente*, parfois si pénible, complication fréquente du catarrhe intestinal, précédemment apprécié. Enfin, il est des coliques extrêmement douloureuses et tenaces qu'on est en droit de rapporter au rhumatisme, car le froid les provoque, surtout le refroidissement de la peau, aux pieds, à l'abdomen; et, non-seulement les causes des affections rhumatismales leur sont communes, mais encore on constate que les fibres musculaires de l'intestin sont affectées de la même manière que les muscles d'autres organes dans les maladies de la sphère du rhumatisme. Tout porte à croire également, quoique ce soit sujet à discussion, que le rhumatisme intestinal, ou en d'autres termes viscéral, se déplace et se fixe par métastase. Romberg a compris ces variétés de coliques dans une même névralgie *mésentérique*, dont il donne la description circonstanciée; par parenthèse, il nie la permanence du spasme et subordonne la paresse consécutive de l'intestin à la douleur elle-même, de même que, dans la sciatique, les symptômes douloureux arrêtent le mouvement de la jambe. Sans chercher avec ce même pathologiste à caractériser la douleur selon le point du nerf sensitif qu'on soupçonne avoir été irrité, il n'est pas possible de méconnaître l'importance des souffrances dans les coliques prises en général, et le traitement dont nous disposons s'inspirera du degré, de la forme, de la durée de la douleur et des phénomènes qui l'accompagnent.

Contre les phénomènes douloureux qui peuvent siéger dans toute l'étendue du tube intestinal, il faut recourir, ainsi que nous l'avons déjà dit, aux applications combinées du calorique et du froid. Dans cet ordre d'idées, le maillot sec, l'étuve à la lampe et la douche écossaise *loco dolenti* sont les procédés qui réussissent le mieux. Si l'entéralgie est sous la dépendance de la diathèse rhumatismale, on emploiera de préférence l'étuve à la lampe suivie d'une application froide extrêmement courte; il sera utile de provoquer de temps en temps une sudation et de soumettre le malade au traitement hydrothérapique qui est applicable à la diathèse rhumatismale. Sans affirmer qu'il existe une goutte ou un rhumatisme localisé dans le tube digestif, nous pouvons avancer que ces deux affections constitutionnelles déterminent dans l'estomac comme dans les intestins une irritation des nerfs gastro-intestinaux qui ne cède que sous l'influence d'un traitement hydrothérapique dirigé contre l'état diathésique. Ce que nous venons dire s'applique également à l'herpétisme, à la plupart des affections constitutionnelles et aux intoxications qui exercent sur le liquide sanguin et sur le système nerveux une influence nocive des plus manifestes.

Diarrhée. — Atonie intestinale, constipation. — Les névroses de l'intestin ne sont pas toujours caractérisées par des phénomènes douloureux; elles peuvent n'engendrer que des désordres moteurs consistant surtout en une sorte d'atonie intestinale toujours compliquée de météorisme ou de constipation, ou bien ne donner lieu qu'à des troubles de sécrétions dévoilés par une diarrhée plus ou moins abondante.

L'hydrothérapie peut être employée utilement contre toutes ces manifestations névrosiques, et, dans la plupart des cas, c'est aux applications froides, toniques et reconstituantes qu'il est préférable de recourir. Parfois elles suffisent seules à faire disparaître les accidents morbides; dans d'autres circonstances, il est utile de leur adjoindre les procédés spéciaux que nous avons indiqués contre le météorisme, la douleur, la diarrhée ou la constipation. Nous n'insisterons pas davantage sur ce point; nous ferons seulement remarquer ici que la diarrhée peut dépendre d'une excitation du système nerveux cérébro-spinal ou d'un épuisement du nerf grand sympathique. Ce trouble de sécrétion est entouré dans les deux cas de désordres nerveux spéciaux dont la constatation suffit pour bien établir, ainsi que l'a démontré mon savant ami le Dr A. Moreau, dans ses expériences sur les sécrétions intestinales, si la diarrhée est sous la dépendance d'une excitation ou d'un épuisement du système nerveux. Dans ces deux cas, le traitement hydrothérapique ne peut être le même; contre le premier état, il faudra utiliser les applications sédatives et, contre le second, les applications excitantes. Nous n'avons point à insister ici sur cette question pratique qui a été développée avec détails dans le chapitre des névroses et dans le paragraphe consacré à l'étude de la dyspepsie.

Dysenterie. — Nous avons déjà fait connaître, en étudiant l'intoxication paludéenne, les services que peut rendre l'hydrothérapie dans la dysenterie des pays chauds. En parlant des effets antiphlogistiques de l'hydrothérapie, nous avons indiqué quelles sont les applications hydrothérapiques qui peuvent être utilisées dans la dysenterie aiguë. Nous n'avons donc ici qu'à nous occuper de la forme chronique de cette maladie et des procédés hydrothérapiques qui peuvent lui convenir. Notre méthode de traitement est insuffisante pour guérir les altérations histologiques qui constituent la dysenterie; mais elle peut s'associer aux médications qui sont logiquement dirigées contre cet état morbide et favoriser, dans une mesure convenable, leur action curative. Elle peut lutter avec avantage contre l'épuisement des forces que produit cette maladie, s'opposer à l'invasion de la cachexie et modifier les désordres nerveux qui peuvent atteindre la sensibilité ou le mouvement. Limitée dans son intervention aux états pathologiques qui sont le résultat de la dysenterie, l'hydrothérapie peut rendre de grands services aux malades. Seulement il importe de les soumettre aux applications toniques et reconstituantes de cette méthode de traitement, en ayant soin d'éviter, dans l'administration des procédés, toutes les manœuvres capables de produire un grand refroidissement. Il faudra, dans ces cas difficiles, donner une douche froide extrêmement courte et recourir à l'application préalable du calorique, si le malade ne réagit pas suffisamment contre le froid.

Pour plus de détails, nous renverrons le lecteur à un mémoire que nous avons communiqué à la société d'hydrologie sur le rôle de l'hydrothérapie dans la dysenterie. Ce travail, renfermant un certain nombre d'observations, a été l'occasion d'un rapport lu par notre regretté confrère, le Dr Destouches, dans la séance du 11 décembre 1865, et publié dans les Annales de la Société d'hydrologie.

V. Maladies des organes spléno-hépatiques.

A. *Maladies du foie.*

Les maladies aiguës du foie ne sauraient entrer dans notre cadre; elles n'appartiennent guère aux climats septentrionaux, et nous n'avons à traiter, en général, dans nos pays, que les cachexies dont elles ont été la cause déterminante ou occasionnelle.

Les affections chroniques de cet organe, reliées à des lésions d'ordre anatomo-pathologique, ne sont pas justiciables du traitement hydrothérapique. Cependant, dans certaines formes de la maladie, lorsque la dégénérescence de l'organe se borne à quelques éléments de sa texture, ou dépend d'une perturbation de la nutrition aux progrès de laquelle il est possible d'opposer des moyens rationnels, l'hydrothérapie fournit des ressources thérapeutiques qu'il ne faut pas négliger. C'est ainsi que l'*infiltration graisseuse*, chez les alcooliques et chez les obèses, a figuré dans des chapitres de cet ouvrage, auxquels nous prions le lecteur de se reporter. Là où les excès de boire et de manger ont eu pour résultat le développement du foie gras, nous serons en mesure de modifier, par un entraînement bien dirigé, les conditions morbides de l'économie et d'aider efficacement par ce traitement les recommandations d'une saine hygiène. Nous en dirons autant des engorgements hépatiques qui accompagnent l'intoxication par les effluves marécageux, à la condition d'un degré relatif dans l'altération. Quant au foie gras qui complique les maladies de consomption, en partie la phthisie pulmonaire, on comprendra qu'il soit difficile d'en modifier le processus, sinon en procurant quelque faculté de résistance à l'état général.

Nous n'avons à nous occuper ni du cancer, ni des kystes hydatiques du foie; nous dirons seulement quelques mots de la cirrhose ou plutôt de la sclérose et de l'hépatite interstitielle. Admettant une exagération de l'afflux physiologique du sang dans le foie, comme on l'a signalé chez les sujets voués aux excès de table, il pourra arriver que certaines hypérémies de cet organe seront conjurées avec succès par le traitement hydrothérapique. Ici encore on devra distinguer l'augmentation fluxionnaire, en quelque sorte active et transitoire, de la stase sanguine qu'entretiennent les maladies du cœur, celles du poumon, et à plus forte raison l'hypérémie qui survient à la suite d'une compression de la veine cave par des tumeurs, principalement par l'anévrysme de l'aorte.

Les obstacles à l'excrétion biliaire, que causent la cirrhose, le cancer ou des masses d'échinocoques, nous laissent impuissants. Mais il se rencontre qu'une accumulation de la bile, et l'ictère chronique qui en est la conséquence par résorption, sont dus à la présence oblitérante de calculs biliaires ou même à un simple catarrhe de la vésicule et du conduit cholédoque. Ce catarrhe n'est que rarement une affection primitive et se joint presque toujours à un catarrhe de la muqueuse gastro-intestinale. Les indications que nous avons tirées de ce dernier ont la même valeur pour le catarrhe des voies biliaires qui disparaîtra avec son congénère.

Les troubles du système nerveux qui se déclarent dans le cours des affections du foie sont si étroitement associés à la marche des accidents hépatiques que nous les passerons sous silence. Quant à la constipation, dont souffrent la plupart des malades atteints de stase biliaire, elle devra être combattue d'une manière analogue à celle des dyspeptiques.

Congestion du foie. — De toutes les maladies du foie, celle qui nous semble le plus justiciable de l'hydrothérapie est sans contredit l'hypérémie hépatique. Étudiée avec soin par Portal, Andral, Bouillaud et Monneret, elle a été parfaitement mise en relief, surtout dans sa forme chronique, par le Dr Fleury qui a complété l'œuvre de ses devanciers en indiquant une formule de traitement nouvelle et, dans la plupart des cas, extrêmement efficace. C'est une justice qui doit être rendue à notre regretté confrère et nous sommes heureux de pouvoir le faire.

Avant de bien établir l'influence de l'hydrothérapie dans la congestion hépatique, il importe de s'entendre sur le sens que l'on attribue à cette sorte d'hypérémie.

La congestion du foie peut être due à un afflux de sang localisé dans la partie de cet organe qui présente une moins grande résistance à l'impulsion cardiaque. C'est la congestion active des auteurs.

La congestion du foie peut aussi être due à un ralentissement dans l'écoulement du sang veineux ; c'est ce qu'on appelle la congestion passive.

Dans ces deux sortes d'hypérémie, l'hydrothérapie peut être utilisée; seulement, dans certains cas, elle n'est indiquée que dans quelques-unes de ses applications, et il est bon de savoir que, dans d'autres, elle est complétement inutile. Nous devons donc insister sur la pathogénie des phénomènes congestifs dont le foie peut être le siége, afin de préciser autant que possible les indications du traitement hydrothérapique.

La congestion du foie peut reconnaître plusieurs causes. Parmi celles-ci, on trouve un trouble dans l'impulsion cardiaque, l'activité organique qui résulte du travail de la digestion, certaines perturbations nerveuses qui, en stimulant la contractilité de la veine porte et des artères hépatiques, accélèrent la circulation, et enfin la contraction de certains muscles de l'abdomen.

Le retour du sang au cœur s'effectuant par les veines sus-hépatiques et par la veine cave inférieure, toute lésion soit de ces vaisseaux, soit d'autres organes ayant pour effet de s'opposer à la circulation dans ces canaux veineux, produira dans le foie une stase sanguine à laquelle on a donné le nom de *stase hypérémique*. De ce nombre se trouvent les lésions organiques du poumon et du cœur qui ont toujours pour résultat de produire un ralentissement dans la circulation veineuse.

L'hydrothérapie est impuissante contre cette dernière stase sanguine qui conduit à l'hypertrophie du foie ou à une atrophie spéciale du parenchyme hépatique. Elle peut, comme cela est arrivé quelquefois, diminuer la tuméfaction de l'organe et calmer les douleurs qui siégent dans l'hypochondre droit, mais son intervention ne peut procurer que des résultats très-limités.

Les congestions du foie sont le point de départ des altérations histologiques qui peuvent atteindre cet organe. Il est donc indispensable d'en bien connaître l'évolution, si l'on veut soustraire les malades au développement de ces lésions qui, dans le plus grand nombre de cas, sont au-dessus des ressources de l'art. Et, comme nous avons la conviction que l'hydrothérapie peut rendre d'immenses services dans les congestions hépatiques, il est nécessaire que nous examinions les principales, afin de mieux indiquer l'application hydrothérapique qui convient à chacune d'elles.

En dehors des congestions occasionnées par la stase sanguine, on doit reconnaître, ainsi que l'a fait le Dr Jaccoud, la congestion par *fluxion irritative* et la congestion par *fluxion d'origine nerveuse*.

Congestion par fluxion irritative. — Congestion traumatique. — Dans cette catégorie se trouve la congestion traumatique qui conduit si facilement à l'inflammation du foie pouvant se terminer par un abcès. Nous n'avons jamais eu à traiter une pareille congestion par l'hydrothérapie; nous ne pouvons donc nous prononcer sur ce point.

Congestion due au travail de la digestion et à la nature des substances ingérées. — La travail de la digestion augmente l'afflux de sang dans la muqueuse gastro-intestinale, l'absorption est très-activée et le foie est naturellement et momentanément gorgé de sang.

Cette hypérémie passagère n'a pas d'importance ; mais si elle dépasse les limites physiologiques, comme cela a lieu chez les personnes qui prennent une nourriture trop substantielle ou trop irritante, ou chez ceux qui abusent des spiritueux, elle constitue un état maladif qu'il importe de combattre.

Quand on est consulté dès le début de la maladie, on peut, en soumettant le malade à l'application quotidienne d'une douche froide générale, courte et animée d'une certaine percussion, arrêter l'évolution du processus morbide et ramener l'état physiologique. Mais si l'affection est ancienne et surtout si elle est occasionnée par l'abus de l'alcool, il faut joindre aux applications générales les douches localisées sur la région hépatique.

Si l'hypérémie du foie est simple, la douche hépatique, telle que l'employait le Dr Fleury, peut suffire ; mais s'il existe déjà de l'hypermégalie ou de l'hyperplasie, on doit suivre le précepte que nous exposerons tout à l'heure et remplacer la douche hépatique froide par la douche hépatique alternative. L'avantage de cette substitution nous a été surtout démontré chez un malade confié à nos soins par le professeur Béhier.

Ce malade était atteint d'une congestion du foie occasionnée par l'abus de l'alcool, assez ancienne et assez opiniâtre pour faire craindre le développement d'une sclérose du foie ou d'une hépatite interstitielle. Un traitement hydrothérapique très-régulièrement suivi, se composant d'une douche froide générale et d'une douche hépatique froide, ne produisit aucune amélioration. Ayant remplacé dans la méthode hydrothérapique employée jusqu'alors la douche hépatique froide par la douche hépatique alternative, nous eûmes la satisfaction d'arrêter les progrès du mal et de réduire l'hypérémie après un mois et demi de traitement. Il y a déjà sept ans que le malade dont il est question ici a été guéri ; depuis cette époque, les accidents n'ont plus reparu ; dernièrement encore, nous avons eu l'occasion de le voir, il nous a appris que sa santé était toujours très-bonne et qu'il avait complétement rompu avec les habitudes d'autrefois.

Hypérémie due à l'influence des pays chauds et des miasmes telluriques. — L'hypérémie dépendant de l'action des climats chauds peut être guérie par les douches froides générales et par les douches hépatiques froides; elle peut coïncider avec la dysenterie et, dans ce cas, il est prudent de ne pas exposer les malades à l'action d'un refroidissement trop prononcé. Si la douche froide ne peut être supportée facilement, on emploiera au préalable une douche chaude ou l'étuve à la lampe, afin d'activer les fonctions de calorification qui, dans ce cas, s'épuisent trop facilement.

Les hypérémies dues à l'influence des miasmes telluriques sont de même nature et réclament, à quelques exceptions près, l'intervention des mêmes modificateurs hydrothérapiques. Lorsque la congestion du foie se présente avec tous les caractères de l'atonie, sans lésions appréciables dans l'organe malade, la formule du Dr Fleury est parfaitement applicable et peut être exécutée en tout point. Mais lorsque l'hypérémie est entrée dans cette phase qui conduit aux altérations histologiques et surtout lorsqu'il existe des perturbations dans les fonctions nerveuses, les procédés conseillés par le Dr Fleury ne réussissent plus, et il faut les remplacer par les applications spéciales dont nous allons parler tout à l'heure.

Hypérémie par fluxion d'origine nerveuse. — Cette congestion peut être due à une paralysie des nerfs vaso-moteurs ou à une surexcitation anormale des nerfs hépatiques qui dépendent du système cérébro-spinal. Dans le premier cas, l'hypérémie est d'ordre paralytique, et le sang séjourne dans le foie parce que les vaisseaux sont dilatés; cette explication est admise par tous les auteurs. Pour la combattre, le traitement hydrothérapique tel qu'il a été formulé par le Dr Fleury est celui qui convient le mieux. Le malade se place en face de l'opérateur, le corps légèrement incliné sur la gauche, le pied droit en avant et la cuisse un peu fléchie, pendant que le bras droit est relevé sur la tête et que la main gauche embrasse une barre de bois ou de fer qui sert d'appui au reste du corps. L'opérateur dirige la douche sur la région hépatique, en ayant soin de ne pas dépasser en haut le mamelon droit qui sert de limites au rebord supérieur du foie et en descendant jusqu'à l'extrémité inférieure de l'organe dans l'hypochondre droit, ou même dans la fosse iliaque, lorsque le foie est très-volumineux. Il faut que cette douche soit froide, courte, animée d'une légère percussion, surtout au début, et immédiatement suivie d'une douche froide générale en pluie et en jet.

Sous l'influence de cette application excitante, les vaisseaux se contractent par action réflexe et acquièrent à la longue une tonicité qui rend la circulation plus régulière et qui s'oppose à la congestion. Si la douche froide était trop longue et trop forte, les nerfs éprouveraient une excitation trop vive qui serait rapidement remplacée par un épuisement de ces mêmes nerfs. Par ce fait, la dilatation vasculaire se reproduirait sans cesse, et la congestion ne pourrait jamais disparaître. Le traitement hydrothérapique, tel qu'il a été conseillé par le Dr Fleury, convient donc parfaitement à la congestion hépatique due à une paralysie des nerfs vaso-moteurs.

L'hypérémie qui est sous la dépendance d'une excitation anormale des nerfs hépatiques qui émergent du système cérébro-spinal a été expliquée de plusieurs manières.

Sans entrer dans les détails des diverses théories qui ont été produites, nous pensons, avec les professeurs Cl. Bernard et Brown-Séquard, qu'on peut adopter l'explication suivante : Lorsque, sous l'influence d'une altération du liquide sanguin, ou de tout autre cause nocive, les centres cérébro-spinaux sont excités, les nerfs efférents de ces centres participent toujours à cette excitation et trahissent cette influence morbide en augmentant l'activité fonctionnelle des organes auxquels ils se distribuent. Dans l'espèce, quand les nerfs hépatiques sont sous l'influence d'une irritation, l'échange de matières est accéléré dans toutes les parties du foie, les combustions sont plus actives et les propriétés vitales plus exaltées ; il en résulte une augmentation de chaleur et un plus grand afflux de sang qui est le point de départ de l'hypérémie dont il est question en ce moment.

Cette hypérémie est augmentée par les applications excitantes et par la douche hépatique froide; il faut donc renoncer, dans ce cas, à la formule du Dr Fleury, et soumettre le malade à l'emploi d'autres modificateurs. Nous commençons d'abord par donner au malade une douche tempérée ou modérément froide, afin d'apaiser la susceptibilité nerveuse, nous administrons ensuite le col de cygne sur la colonne vertébrale, afin d'éteindre l'excitabilité réflexe de la moelle, puis nous appliquons, sur la région hépatique, une douche écossaise assez prolongée, dans le but de calmer l'excitation locale qui est le point de départ de la congestion qu'il importe de combattre.

Cette congestion disparaît quand l'excitation nerveuse est apaisée, et l'on ne peut vraiment espérer de guérison que lorsqu'on a recours aux applications sédatives de l'hydrothérapie.

Nous nous proposons du reste de reprendre, pour la traiter à part, cette question des congestions en général et des congestions spléno-hépatiques en particulier, et nous espérons établir dans cette étude des distinctions capables de guider sûrement le médecin dans l'administration du traitement qui convient à cet état morbide.

Hypérémie compensatrice due à la suppression d'un flux hémorrhagique. — A l'époque de la ménopause, beaucoup de femmes sont atteintes d'une congestion qui paraît liée à la suppression de la fonction menstruelle. Cette congestion ne présente pas de gravité et cède facilement à l'emploi des douches hépatiques et des douches froides reconstituantes. Sous cette double influence, le foie se dégorge, la circulation devient plus active à la surface cutanée, et la malade retrouve peu à peu l'énergie vitale qui faiblit presque toujours à l'époque critique.

Lorsque la congestion du foie survient après la suppression des règles ou des hémorrhoïdes, il faut joindre aux applications précédentes l'usage des procédés capables de rétablir le flux hémorrhagique disparu. Pour rappeler les hémorrhoïdes, il faudra utiliser le bain de siége froid de courte durée et suivi de frictions énergiques, ou le bain de siége alternatif, la douche en jet dirigée sur les reins et sur les membres inférieurs, et tous les moyens que nous avons indiqués en traitant la question des hémorrhoïdes. Pour rappeler les règles supprimées et détruire, par conséquent, une des causes de la congestion, il faudra recourir à l'emploi des procédés que nous décrirons en parlant de l'aménorrhée.

En résumé, l'hydrothérapie est essentiellement utile dans la plupart des congestions du foie, et peut, par conséquent, s'opposer au développement des altérations histologiques qui ont, ainsi que nous l'avons dit, la congestion pour point de départ; elle peut même avoir une certaine influence sur ces altérations lorsque la lésion n'intéresse qu'un nombre restreint d'éléments constitutifs de l'organe. C'est dans ces limites qu'elle rend des services contre l'hépatite interstitielle, contre certaines dégénérescences, contre l'hypertrophie, et en même temps contre l'ictère symptomatique de la plupart des maladies hépatiques.

B. **Maladies de la rate.**

Comme le foie, et en général les autres organes abdominaux, la rate peut être le siége d'une fluxion ou d'une stase pathologique. Les maladies du cœur et du poumon, les rétrécissements et les occlusions de la veine porte, la cirrhose, déterminent une stase splénique qui, par le fait même des causes qui la produisent, ne peut bénéficier de notre traitement. Il n'en est pas ainsi de l'*hypérémie splénique* due à des causes infectieuses et particulièrement à l'intoxication palustre. Nous en avons déjà dit quelques mots en étudiant les empoisonnements telluriques, et nous avons confirmé les observations du Dr Fleury sur l'influence des douches spléniques contre les engorgements de la rate.

Parmi les diverses formes d'hypérémie fluxionnaire, celles qui proviennent d'*infection paludéenne*, sont certainement les plus fréquentes; elles produisent souvent l'hypertrophie. On sait que cette augmentation du volume et du poids de cet organe, qui semble ne comporter qu'une modification peu essentielle de sa texture, à savoir la proéminence du tissu trabéculaire sur la pulpe splénique, se développe aussi facilement dans la cachexie proprement dite, exempte de paroxysmes, que chez les fébricitants par intoxication palustre. Sous l'influence de l'hypertrophie, la rate peut atteindre des proportions énormes, telles que son diamètre longitudinal arrive à 35, même à 50 centimètres, son diamètre transversal à 17 ou 18 centimètres, et son diamètre d'épaisseur à 12 centimètres. On l'a trouvée pesant jusqu'à 6 kilogrammes et au delà. Malgré ces anomalies de volume et de poids, il n'est pas rare d'observer accidentellement l'organe splénique ainsi hypertrophié chez des individus doués de tous les attributs de la santé. Mais c'est là l'exception, et quand le gonflement de la rate a progressé pendant longtemps, il s'ensuit un appauvrissement du sang à un degré très-considérable. Dans certains cas, des engorgements des ganglions lymphatiques s'ajoutent à l'engorgement de la rate. L'œdème, l'hydrémie, les phénomènes hydropiques ne tardent pas à caractériser la période ultime de cette affection simultanée de la rate, des ganglions lymphatiques et du sang.

Il est donc nécessaire de s'opposer à l'évolution de ce processus morbide, qui a de si funestes conséquences. On le peut si l'on fait intervenir le traitement hydrothérapique en temps opportun. Les règles qui président à l'application de ce traitement et au choix des procédés à mettre en usage, sont les mêmes que celles que nous avons indiquées en étudiant la congestion du foie ; il n'y a de différence que dans la localisation de la douche splénique.

Pour recevoir cette douche, le malade présente le flanc gauche à l'opérateur et relève son bras de manière à dégager entièrement la région splénique. Comme la rate hypertrophiée n'a de limites fixes ni en haut ni en bas, on établit, à l'aide d'une percussion préalable, une ligne de démarcation qui circonscrit l'organe dans toute son étendue, et on administre la douche sur la surface circonscrite.

Quand la congestion est peu prononcée, une petite douche froide, courte et à percussion légère, suivie d'une application générale, suffit pour ramener l'organe à l'état physiologique ; mais lorsque la rate est le siége d'une hypertrophie ou d'une hyperplasie, il faut que la douche splénique soit plus énergique. Si le contact de l'eau froide ne peut être supporté assez longtemps par le malade, on fait intervenir la douche chaude avant la douche froide, soit pour combattre l'endolorissement de la région, soit pour exercer sur l'organe une action résolutive. Cette dernière action thérapeutique sera facilitée par un traitement hydrothérapique général dans lequel on emploiera le calorique et le froid combinés d'après les indications que nous avons déjà signalées dans le cours de cet ouvrage.

La leucocythémie ou leukémie que Virchow a décrite comme une « modification du parenchyme sanguin, » et qui consiste en une altération de la composition du sang caractérisée par la prédominance morbide des corpuscules sanguins incolores, est rattachée à l'hypertrophie de la rate et à l'engorgement ganglionnaire. En tenant compte de cet enchaînement, on a admis la *leukémie liénale* et la *leukémie lymphatique*. Cette maladie se rencontrerait dans les deux sexes, plus souvent chez les hommes que chez les femmes, et on n'a pu encore démontrer de lien de causalité entre la leukémie, l'infection paludéenne, et même la scrofule (Niemeyer). Pour l'école française, l'état leucocythémique du sang n'a pas la signification d'une affection spéciale, mais constitue un symptôme de lésions diverses. On trouve, en effet, le sang avec augmentation de globules blancs, dans l'infection purulente, la dysenterie, la fièvre puerpérale, et dans les cachexies proprement dites, indépendamment de l'interprétation physiologique qu'on peut donner à cette altération. Mais, une fois déterminée par les conditions morbides dont il s'agit, la leucocythémie, à mesure qu'elle se développe davantage, devient à son tour la cause de nouveaux symptômes. L'appauvrissement progressif du sang en éléments colorés et le déclin général des fonctions et des forces qui lui succèdent en signalent la marche fatale.

Jusqu'ici, d'après Niemeyer, on ne connaît pas de guérison de leukémie ou leucocythémie. Toutefois le même pathologiste cite un cas remarquable d'amélioration temporaire de leukémie lymphatique par l'hydrothérapie. Nous avons aussi observé des faits analogues, et nous en avons cité un dans le chapitre consacré aux affections diathésiques. Nous croyons donc que l'hydrothérapie est applicable dans l'espèce nosologique qui nous occupe, et nous pouvons ajouter que son action thérapeutique sera d'autant plus prononcée que la maladie sera plus rapprochée de son début. Dans tous les cas c'est aux applications toniques qu'il faudra recourir.

C. Pléthore abdominale.

Ce qui a été exposé à l'article des hypérémies des viscères abdominaux nous dispenserait de nous arrêter à la caractéristique de la *pléthore* ou *vénosité abdominale*, telle qu'on l'entend en Allemagne, où elle tient encore une place capitale. C'est un vestige des doctrines humorales et mécaniques d'une autre époque qui ont inspiré pendant longtemps la pratique des médecins, en l'absence des lumières de la physiologie. Chez nous, naguère, on attribuait à l'*obstruction* un grand nombre de maladies, particulièrement celles de la région de l'abdomen, et par cette qualification on entendait un engorgement de vaisseaux déterminés, soit en conséquence de la diminution de leur calibre, soit plus souvent à cause de l'afflux exagéré du sang, altéré en sa quantité, en sa qualité ou son mouvement, dans la circonscription de ces mêmes vaisseaux. A cette manière de comprendre l'embarras de la circulation en quelque point, s'ajoute la distinction qu'adoptaient volontiers les anciens en pléthore *vraie*, dans laquelle les vaisseaux sont distendus par une surabondance de sang, et en pléthore *fausse*, congestion locale et disproportionnelle avec les forces du sujet, etc. Toutes ces subtilités théoriques ont disparu, mais la *pléthore abdominale*, par stagnation du système de la veine porte et du système des veines hémorrhoïdaires, résiste au courant et influence encore la thérapeutique des maladies chroniques, ailleurs qu'en France.

M. Durand-Fardel a nettement établi, dans la critique de cette opinion, que la circulation veineuse étant essentiellement passive, les phénomènes symptomatiques liés à l'idée de pléthore veineuse doivent être considérés comme des phénomènes passifs. Les troubles fonctionnels qu'un ralentissement quelconque de la circulation provoquera perdent, en principe, toute signification particulière. Tout au plus, est-on autorisé à réunir les symptômes de la congestion chronique et indolente de la région abdominale pour en composer un état organique définissable, qui n'est ni la dyspepsie, ni l'hypochondrie, ni l'une des diverses affections propres à l'appareil digestif, dont nous avons parlé.

La constitution sanguine, le tempérament bilieux, l'existence sédentaire, les passions tristes, concourent à l'étiologie présumée de la pléthore abdominale. Difficulté des digestions, sans acidité gastrique ni douleurs manifestes, constipation, empâtement du ventre, sans ballonnement, mais donnant au palper la sensation d'épaisissement du péritoine, des épiploons et du mésentère, signes de vénosité hémorrhoïdaire, et, avec ces symptômes communs à bien des affections abdominales, du malaise, de l'abattement, et même à quelque degré de la congestion vers l'encéphale ; tel est le tableau à peu près uniforme, sur lequel se modèle la notion de pléthore abdominale, en tant que maladie, non encore suffisamment précisée pour ceux même qui l'acceptent autrement qu'en puissance.

Les indications du traitement ne différeront pas de celles dont les affections dyspeptiques nous ont fourni la matière.

Cependant, sans être décidé à admettre l'indépendance de cet état morbide composé de symptômes qu'on rencontre toujours dans le catarrhe gastro-intestinal à forme atonique, nous devons signaler les applications hydrothérapiques qui semblent le mieux réussir.

Comme application générale, c'est la douche qui doit être préférée; elle stimule, mieux que les autres procédés, les diverses fonctions de l'organisme, et elle exerce une action très-salutaire sur la circulation capillaire qui se trouve toujours compromise dans l'affection dont il est question et qui, par conséquent, a besoin d'être activée. Il convient de joindre à la douche certaines applications locales capables de favoriser la résolution des engorgements dont les organes contenus dans le bassin sont le siége. On emploiera à cet effet la ceinture humide excitante appliquée suivant le mode que nous avons déjà indiqué, le bain de siége froid à eau courante, court et suivi de frictions énergiques, le bain de siége alternatif et surtout le demi-bain, en ayant soin de faire pratiquer de rudes frictions sur les parties baignées. On a conseillé l'usage des maillots et même des étuves pour combattre cet état morbide ; nous n'avons pas de raison spéciale pour nous opposer à l'emploi de ces procédés, nous dirons seulement qu'ils nous ont toujours paru moins efficaces que ceux dont nous venons de parler.

CHAPITRE XVII

DE QUELQUES MALADIES DES VOIES URINAIRES ET DE CERTAINES AFFECTIONS DE L'APPAREIL GÉNITAL CHEZ L'HOMME.

SOMMAIRE

Division des maladies des voies urinaires. — Innervation de l'appareil génito-urinaire. — Maladies des reins : néphrite chronique, congestion des reins, reins mobiles, névralgie des reins. — Diminution de la sécrétion urinaire. — Maladies de la vessie : catarrhe de la vessie, cystite chronique, hématurie. — Névroses de la vessie : névralgie et spasme du col vésical ; contracture des sphincters externe et interne ; valvule de M. Mercier. — Névralgie et spasme de la vessie ; surcontractilité et anesthésie vésicales. — Rétention d'urine ; atonie vésicale ; paralysie vésicale ; incontinences d'urine. — Maladies du canal de l'urèthre : uréthrite chronique. — Blennorrhée. — Engorgements de la prostate, prostatorrhée. — Névroses de l'urèthre : troubles de la sensibilité, anesthésie, hypéresthésie de l'urèthre ; troubles de la motilité, spasmes, contractures. — Désordres des fonctions génitales chez l'homme : spermatorrhée ; excitation ou diminution du sens génital. — De l'hydrothérapie dans ces diverses maladies.

Parmi les affections des voies génito-urinaires, il en est un certain nombre dans lesquelles le traitement hydrothérapique peut être employé avec avantage. Il en est d'autres qui trouvent dans cette méthode thérapeutique un heureux complément au traitement chirurgical qui a pu leur être appliqué. Il en est enfin contre lesquelles l'hydrothérapie est complétement impuissante tout en restant effective dans la plupart de leurs complications. Nous aurons à tenir compte de cette distinction dans le cours de ce chapitre.

Les maladies de l'appareil génito-urinaire peuvent, au point de vue qui nous occupe, être classées en deux groupes : les maladies de nature nerveuse, et les maladies de tissus. Ces deux groupes de maladie peuvent être liés l'un à l'autre, exister simultanément, ou même être la cause l'un de l'autre. C'est ainsi qu'une névrose de la vessie peut produire dans cet organe une affection catarrhale, de même que, dans certaines circonstances, un catarrhe de la vessie peut donner naissance à une névrose de cet organe.

Il arrive souvent que certaines affections des voies génito-urinaires constituent une manifestation d'un état général plus complexe. Nous avons déjà signalé les troubles qui se produisent du côté de ces organes lorsque nous avons parlé de l'état nerveux et de certaines névroses. Nous n'avons donc pas besoin de revenir sur ce point qui a été suffisamment élucidé. D'autre part, il peut se faire qu'une affection génito-urinaire soit à son tour la véritable cause productrice d'une névrose générale. Il est donc nécessaire, lorsqu'on se trouve en présence d'une affection qui se présente sous une forme si complexe, d'étudier avec soin tous les symptômes morbides, de les analyser avec la plus grande attention, afin de bien reconnaître si le désordre génito-urinaire est la cause ou l'effet de l'état morbide observé. Cette distinction est indispensable à faire, puisque, dans un cas, on devra tout d'abord diriger le traitement contre l'affection spéciale, tandis que, dans l'autre, il sera nécessaire de s'attaquer à l'affection générale.

Avant d'aller plus avant dans cette étude plus spécialement consacrée aux névroses urinaires chez l'homme, il est nécessaire de dire quelques mots sur la distribution du système nerveux dans les organes génito-urinaires. La vessie doit son innervation à deux sortes de fibres nerveuses. Les unes viennent du système sympathique et se distribuent au corps même de la vessie qu'elles tiennent sous leur dépendance; les autres, venant du système cérébro-spinal, se rendent au col de la vessie.

Cette différence d'innervation du corps et du col de cet organe peut mettre sur la voie de la névrose qui trouble le fonctionnement de la vessie ; on ne saurait donc perdre de vue ces considérations physiologiques, car une affection nerveuse du col dépendra d'une névrose cérébro-spinale ; tandis qu'une affection nerveuse du corps dépendra d'une névrose du sympathique.

Ces quelques considérations générales étant exposées, nous allons passer rapidement en revue les différentes maladies de l'appareil génito-urinaire justiciables de l'hydrothérapie. Nous indiquerons sommairement leurs symptômes, le mécanisme de leur production et les ressources que peuvent offrir dans leur traitement les procédés hydrothérapiques.

Maladies des reins.

Néphrite chronique. — La néphrite chronique, existant indépendamment de toute autre affection, est une maladie fort rare. Elle se produit, en général, consécutivement, et principalement dans les autres maladies de l'appareil génito-urinaire.

Elle est caractérisée, suivant Rayer, par des douleurs habituelles dans une des régions rénales, ou dans les deux, avec des modifications dans la composition de l'urine qui devient neutre ou alcaline, et un sentiment de faiblesse dans les membres inférieurs.

La cause la plus fréquente de la néphrite chronique est la présence de calculs dans les reins, mais il est d'autres causes, sinon prochaines, tout au moins prédisposantes, nous voulons parler du rhumatisme, de la goutte et de certaines intoxications dont les effets se manifestent sur certaines membranes, et dont on devra tenir compte au point de vue du traitement.

La douleur, qui marque le début de l'affection, persiste jusqu'à la fin avec des exacerbations plus ou moins vives. Elle est sourde et profonde, quelquefois tellement obscure, qu'il faut porter l'attention des malades sur ce point pour qu'ils s'en aperçoivent. Souvent même elle ne se manifeste que par une pression méthodique exercée sur la région rénale. La sécrétion de l'urine n'est pas diminuée, mais, ainsi que nous l'avons dit, son acidité est diminuée, et elle peut devenir alcaline. Dans ce cas, elle est ordinairement trouble, et riche en phosphate de chaux et en phosphate ammoniaco-magnésien ; elle renferme en outre les éléments de l'épithélium rénal, vésical ou uréthral. La néphrite chronique est donc une condition très-favorable à la production de calculs phosphatiques.

La néphrite chronique est accompagnée de troubles de la digestion et de l'appétit, mais la nature de ces troubles dépend surtout de l'affection générale qui a produit la néphrite, celle-ci, nous l'avons dit, étant rarement primitive et dépendant le plus souvent d'une maladie constitutionnelle.

La marche est lente et irrégulière ; sa durée, ordinairement longue, ne saurait être fixée, et sa terminaison, dans les cas simples, est favorable. Dans les cas contraires, il se produit des troubles plus ou moins graves liés à la cause primitive de la néphrite, tels que calculs rénaux, et même albuminurie, qui donnent à la maladie un caractère grave.

Le traitement de la néphrite ne devra donc pas s'adresser uniquement à l'organe malade, il devra s'attaquer aussi à l'état général.

Le traitement local variera suivant l'intensité de l'affection. S'il n'existe qu'une congestion rénale peu prononcée, une douche froide, de courte durée et à percussion légère, dirigée sur le rein malade, suffira. Si l'état congestif est plus prononcé, il faudra que la douche froide soit plus énergique; mais comme la perturbation produite par l'action du froid peut être quelquefois nuisible, on administrera de préférence une douche chaude suivie d'une douche froide dirigée sur la région des reins. Il sera nécessaire, bien entendu, de compléter le traitement par une douche froide générale ou par une application combinée du calorique et du froid.

Le choix de ces derniers procédés sera dicté évidemment par la nature de l'affection qui aura provoqué ou qui compliquera la néphrite.

Nous avons tout dernièrement donné des soins à un malade atteint de néphrite chronique greffée sur une diathèse rhumatismale des mieux caractérisées ; un mois de traitement composé, pendant la première quinzaine, d'une douche chaude générale suivie d'une douche froide, et, pendant la seconde quinzaine, d'une simple douche froide générale précédée d'une application chaude et froide sur le rein malade, un mois de traitement, disons-nous, a suffi pour faire disparaître l'affection.

Il y a quelque temps, nous avons traité un malade atteint d'une congestion chronique du rein gauche compliqué d'un état anémique très-prononcé. L'usage quotidien d'une simple douche froide et de courte durée a fait disparaître l'affection rénale assez rapidement et a permis au malade de retrouver des forces générales et de l'embonpoint. Nous avons aussi donné des soins à un jeune homme atteint d'une néphrite catarrhale compliquée d'albuminurie et qui nous fut adressé par le Dr Mallez. Ce malade, goutteux d'origine, avait la peau sèche et rendait une grande quantité d'urine. Nous employâmes, tour à tour, l'étuve à la lampe et la douche chaude, en ayant soin de faire suivre chacune de ces applications d'une douche froide. Après deux mois de ce traitement le malade fut complétement guéri.

Nous pourrions citer un grand nombre de faits analogues; mais l'énoncé de ceux qui précèdent suffit pour démontrer l'utilité de l'hydrothérapie dans certaines néphrites.

Reins mobiles. — A côté de la néphrite, nous placerons cette singulière affection qui est caractérisée par la mobilité et le prolapsus des reins, comme devant bénéficier du traitement hydrothérapique. Il n'est pas facile de remédier à cet état morbide; cependant, dans deux circonstances, chez une malade du professeur Verneuil et chez une malade du Dr Gueneau de Mussy, nous avons pu modifier cette infirmité qui provoque parfois des douleurs extrêmement violentes, accompagnées le plus souvent de désordres nerveux fort intenses. Jusqu'à présent, le traitement hydrothérapique qui nous a semblé le mieux réussir, consiste en une douche froide générale, très-courte, très-énergique précédée d'une légère douche froide dirigée sur la région où siége la tumeur.

Névralgie des reins. — Existe-t-il une névralgie du rein ? Nous le croyons et nous en avons vu des exemples; elle se présente avec des caractères qui permettent de l'isoler des autres phénomènes douloureux et de reconnaître par conséquent son indépendance. Elle se manifeste par des souffrances plus ou moins vives siégeant dans la région du rein, produisant presque toujours des troubles sympathiques dans toute l'étendue des voies urinaires et n'exerçant sur les muscles environnants et sur le plexus lombaire que des troubles de motilité et non de sensibilité. Les altérations diverses des voies urinaires peuvent produire de pareils phénomènes, et nous comprenons toute la réserve qu'il faut apporter dans l'interprétation de pareils faits. Mais comme chez les malades auxquels nous faisons allusion les accidents ont été dissipés assez rapidement et n'ont plus reparu depuis, il est permis de supposer que le mal était le résultat d'une névrose et non d'une altération de tissu. Quoi qu'il en soit, le traitement qui réussit le mieux consiste en une application froide, générale, rapidement faite et animée d'une légère percussion.

Le succès de ce traitement nous permet de supposer que la névralgie du rein coïncide avec une congestion de cet organe. Cependant l'hypérémie ne doit pas être bien considérable, puisque le malade guérit assez rapidement et que la pression sur la région rénale ne réveille aucune douleur ou n'augmente pas celle qui existe.

Nous avons donné des soins à un malade opéré de la pierre par M. le Dr Caudmont et chez lequel ce savant praticien avait constaté une névralgie du rein compliquée d'une certaine mobilité de l'organe malade. Il existait, en effet, une douleur dans la région rénale gauche, avec troubles de la sensibilité du côté de la vessie et de l'urèthre, et parésie musculaire du côté gauche du corps ; la pression n'augmentait pas la douleur et permettait de reconnaître un corps flottant, qui n'était autre que le rein ; les urines étaient assez abondantes et normales dans leur qualité.

Le malade a pris deux fois par jour une douche générale froide et de courte durée, et il a éprouvé une amélioration assez rapide.

Diminution de la sécrétion urinaire. — Sous l'influence de causes diverses, la sécrétion urinaire peut être diminuée. Il arrive parfois que des obstacles mécaniques empêchent l'urine de pénétrer dans les petits conduits de la substance tubuleuse et diminuent l'écoulement de ce liquide. Nous n'avons pas à nous occuper de ces causes d'anurie. Mais il en est d'autres sur lesquelles l'hydrothérapie a de l'influence, et nous devons indiquer comment il convient d'intervenir. Lorsque la sécrétion urinaire est diminuée ou suspendue sous l'influence d'une excitation nerveuse ayant pour effet de ralentir la circulation du sang dans les reins, il est possible de modifier l'état morbide. Nous y avons réussi en appliquant une douche froide, prolongée, à forte percussion et dirigée sur la partie inférieure du sternum, ou en administrant le col de cygne sur la région dorsale de la colonne vertébrale. Il est probable que, dans les deux cas, l'application du froid produit sur les nerfs vaso-moteurs rénaux une action réflexe qui a pour effet d'amener un épuisement de ces nerfs à la suite duquel le sang arrive en plus grande abondance. Cette congestion] artificielle active la fonction rénale, et la sécrétion urinaire se rétablit.

Ces applications spéciales de l'hydrothérapie peuvent être utilisées chez un grand nombre de malades présentant un trouble dans la sécrétion de l'urine. Jointes à la douche générale froide et à l'usage de l'eau à hautes doses, elles produisent de très-heureux résultats sur l'émission de l'urine et sur la composition de ce liquide.

Maladies de la vessie.

Catarrhe de la vessie. — Cystite chronique. — La cystite chronique peut, comme la néphrite chronique, se développer sous l'influence de plusieurs causes; c'est ainsi que les corps étrangers ou les calculs dans la vessie, l'inflammation de l'urèthre ou du col vésical, l'engorgement de la prostate, peuvent lui donner naissance. Lorsque la maladie reconnaît cette origine, l'hydrothérapie ne peut rendre que des services très-limités. Il n'en est pas de même lorsque le catarrhe vésical est sous la dépendance d'une affection générale, d'une diathèse ou d'une névrose. Nous avons déjà eu l'occasion d'étudier le mode de production du catarrhe vésical dans les névroses ; nous savons, en outre, que la goutte, le rhumatisme, l'herpétisme, amènent parfois une cystite chronique. Dans ce dernier cas, le catarrhe vésical peut être le résultat d'une hypérémie se localisant dans la vessie par le même procédé qui favorise toutes les congestions viscérales de nature diathésique. Il peut aussi se produire comme le résultat d'une névrose entretenue ou provoquée par une affection dyscrasique. Lorsque la cystite chronique se développe sous l'influence de ces diverses causes, l'hydrothérapie peut être utilement employée et rendre de grands services, à titre d'agent principal de traitement ou d'adjuvant à d'autres médications plus efficaces. Nous verrons, dans un instant, comment il conviendra d'employer cette méthode thérapeutique.

Quelquefois le catarrhe vésical peut être consécutif à une cystite aiguë ; cependant, en général, l'affection débute sans que les malades y fassent une grande attention. Elle se manifeste par un sentiment de gêne vers l'hypogastre, le périnée et le rectum, s'accompagnant en même temps d'envies plus fréquentes d'uriner.

Si la maladie s'aggrave, le sentiment de gêne devient persistant et plus pénible, la miction plus douloureuse, le besoin d'évacuation plus impérieux. L'urine rendue en petite quantité exhale une odeur ammoniacale très-prononcée. Elle contient des cristaux phosphatiques, du mucus, du pus,et souvent des traces d'épithélium vésical. Tels sont les principaux symptômes propres à la cystite chronique, mais il peut s'y joindre des troubles de la digestion et des désordres nerveux contre lesquels il importe d'intervenir.

Lorsque le catarrhe vésical se présente dans toute sa simplicité, c'est-à-dire sous la forme d'une inflammation chronique dépourvue de complication, il n'est pas besoin de recourir à l'hydrothérapie, et les moyens thérapeutiques ordinaires suffisent pour obtenir la guérison. Mais lorsque la cystite n'est qu'un symptôme d'une diathèse ou d'une névrose, ou bien quand elle provoque un retentissement pathologique dans le système nerveux ou dans une de ses circonscriptions, on trouvera dans la méthode hydrothérapique des éléments thérapeutiques extrêmement précieux.

Lorsque le catarrhe vésical se développe sous l'influence d'une névrose, il peut être occasionné par des spasmes du col de la vessie qui, empêchant l'urine de s'échapper, laissent la muqueuse de cet organe en présence d'un liquide dont le contact peut donner lieu à une hypérémie catarrhale. Le plus souvent, ces spasmes sont déterminés par une excitation du système nerveux cérébro-spinal et coïncident avec des phénomènes morbides qui attestent une suractivité maladive de la force nerveuse. Dans ce cas, on se trouvera bien des douches, des affusions et des bains de siége tempérés. Lorsqu'on jugera opportun de faire intervenir l'eau froide, il faudra commencer avec une grande précaution, ne pas exposer le malade à un grand refroidissement et ne pas déterminer de réactions trop vives. On emploiera à cet effet des douches froides à percussion légère, des affusions ou une immersion fraîche extrêmement courte.

Lorsque la cystite chronique sera occasionnée par une névrose vaso-motrice et que les symptômes concomitants permettront d'admettre une parésie des nerfs émanant du plexus hypogastrique qui se distribuent dans le corps de la vessie, on emploiera la douche froide tonique en pluie et en jet, la douche hypogastrique, la douche lombaire, le bain de siége froid, etc. En appliquant ces procédés excitants, il faudra toujours éviter d'exposer les malades à un grand refroidissement.

Le catarrhe vésical peut être le symptôme d'une affection organique des centres nerveux et spécialement de ceux qui appartiennent au système médullaire. Le traitement hydrothérapique peut convenir dans ce cas, mais il sera nécessaire de l'adapter à la nature de la lésion, et l'on trouvera dans le chapitre consacré à l'étude des altérations organiques du système nerveux tous les éléments capables de guider dans la direction d'un traitement rationnel.

Si le catarrhe vésical apparaît chez un rhumatisant, un goutteux ou un herpétique, l'hydrothérapie est praticable et peut rendre des services. Seulement il est important de joindre au traitement local dont nous venons de parler, le traitement général que nous avons conseillé contre chacun de ces états diathésiques. C'est ainsi que les sudations et l'usage de l'eau à l'intérieur doivent être associés aux applications froides dans le but d'exalter les fonctions de la peau, d'activer les sécrétions et de préparer ainsi le travail de réparation de l'organisme.

Pour compléter l'étude des médications de l'hydrothérapie dans le catarrhe vésical, nous ajouterons que cette méthode thérapeutique pourra parfaitement être employée contre les troubles digestifs et les désordres nerveux qu'engendre souvent la maladie dont il est ici question. Dans le chapitre des maladies nerveuses et dans celui qui est relatif aux maladies de l'appareil digestif, le lecteur trouvera tous les renseignements concernant les applications hydrothérapiques qu'il convient de mettre en pratique.

Hématurie. — Il ne saurait être question ici de l'hémorrhagie vésicale due à une altération histologique ou à la présence d'un corps étranger, d'une concrétion dans les reins ou dans la vessie. Nous voulons ne parler que de l'hématurie qui se montre souvent chez les gens nerveux, chez les personnes épuisées par des excès, chez celles qui ont longtemps vécu dans les pays chauds, et qui présentent un grand affaiblissement du système ganglionnaire. Cette hémorrhagie a une grande analogie avec l'épistaxis, et guérit souvent aussi rapidement que cette dernière ; elle se produit toutes les fois qu'il y a une certaine perturbation dans le nerf grand sympathique, et reconnaît pour cause une congestion accidentelle des capillaires vésicaux produits par une parésie des nerfs vaso-moteurs. Quelle que soit du reste la manière d'expliquer la production de ces hémorrhagies de nature nerveuse, il est un fait que nous devons signaler, c'est la modification et la guérison de cette maladie par des applications hydrothérapiques spéciales. Nous avons remarqué notamment que les bains de pieds froids à eau courante dirigée sur la plante des pieds avaient une action thérapeutique supérieure à celle des autres procédés. Cette application, qui peut durer de 20 à 50 secondes, est le point de départ d'une sensation qui influence le centre hypogastrique pour venir ensuite se transformer en une contraction dans les fibres motrices qui se distribuent à la vessie. Cette contraction resserre les vaisseaux et dure d'autant plus longtemps que l'impression primitive a été plus courte. Elle s'oppose ainsi à l'écoulement de sang qui cesse complétement quand on est parvenu à rendre aux vaisseaux et aux nerfs leur tonicité physiologique. C'est pour atteindre ce but plus rapidement que nous conseillons de joindre aux bains de pieds une douche générale en pluie froide et de courte durée. La douche hypogastrique froide et le bain de siége froid, court et à eau courante, peuvent rendre des services contre l'hématurie nerveuse ; mais l'effet de ces applications locales est moins certain et moins prompt.

Le lecteur trouvera des observations à l'appui de notre opinion dans le tome XV des Annales de la société d'hydrologie de Paris, dans le Traité de thérapeutique des maladies des voies urinaires du docteur Mallez, et dans la Thèse soutenue par le docteur de Béthune en 1870 devant la Faculté de médecine de Paris.

Névroses de la vessie.

Dans ce paragraphe, nous aurons à nous occuper des troubles nerveux qui peuvent siéger dans le col et le corps de la vessie, de certaines formes de la rétention d'urine, de l'atonie vésicale et des diverses espèces d'incontinence d'urine.

Névralgie et spasme du col vésical. Contracture des sphincters externe et interne.—Valvule de M. Mercier. —Il est bien entendu, qu'à l'exemple des docteurs Mercier, Caudmont, Mallez et E. Ségalas, nous considérons comme constituant le col de la vessie la portion membraneuse du canal de l'urèthre et le col de la vessie proprement dit. Le col vésical, ainsi délimité, peut être le siége de phénomènes douloureux difficiles à calmer. Ils ne sont pas permanents et coïncident le plus souvent avec le premier ou le dernier jet d'urine, cette névralgie se complique toujours d'un ténesme plus ou moins prononcé; les sphincters interne et externe se contractent et, sous l'influence de ce spasme qu'engendre l'hypéresthésie du col, le malade urine difficilement. Quand le liquide s'échappe de la vessie, il produit, en traversant le col, une sensation de brûlure qui peut s'étendre jusqu'à l'extrémité de l'urèthre. Cette sensibilité maladive du col vésical détermine une contraction des muscles de Wilson, de Guthrie, de tous les muscles du périnée et de l'anus et s'étend rapidement vers la région pubienne et lombaire. Si, pendant que ces phénomènes existent, on introduit un cathéter dans le canal, on sent qu'il est fortement saisi en arrivant à la portion membraneuse et, malgré l'intervention de manœuvres habiles, l'instrument ne peut pénétrer dans la vessie que lorsque le spasme a cessé.

Ces désordres nerveux sont assez souvent intermittents; mais il arrive parfois que cet état douloureux et spasmodique détermine la contraction permanente des muscles de Wilson, de Guthrie et des lèvres de l'orifice du col, et donne lieu à la contracture et même à la valvule musculaire du docteur Mercier.

Ce trouble fonctionnel des voies urinaires peut exercer, par action réflexe, une influence maladive sur toute l'étendue du système nerveux, produisant des phénomènes douloureux, convulsifs et paralytiques dans toutes les régions du corps et déterminant sur le moral du malade une perturbation capable de donner naissance à l'hypochondrie et à la mélancolie.

Cet ensemble pathologique se développe sous l'influence de plusieurs causes qu'il importe d'énumérer si l'on veut savoir dans quel cas le traitement hydrothérapique peut intervenir et comment il doit être employé.

Parmi ces causes, on doit placer, en première ligne, l'irritation du col produite par l'uréthrite chronique. On voit souvent, en effet, à la suite de l'uréthrite aiguë, l'inflammation proprement dite disparaître et faire place à un état sub-inflammatoire de la portion profonde du canal, caractérisé le plus souvent par la présence au méat urinaire d'une ou de plusieurs gouttes d'un liquide plus ou moins épais. Cet écoulement apparaît de préférence le matin; quelquefois pourtant il se manifeste à la suite d'un léger excès de table ou de coït. Dans quelques circonstances, il coïncide avec de la prostatorrhée; on remarque alors qu'au moment de la miction les premières gouttes d'urine sont précédées du suintement d'un liquide visqueux dont l'apparition inquiète souvent les malades qui se croient généralement atteints de spermatorrhée. Mais comme l'examen du liquide au microscope ne décèle jamais la présence de spermatozoïdes, il est facile de l'éclairer sur la nature de son mal et de calmer son inquiétude. Le liquide rendu est constitué, dans ce cas, par un mélange qui provient à la fois des glandes de Cowper et de la prostate, dont les glandules sont toujours légèrement enflammées.

A cette irritation succède la série des phénomènes nerveux que nous avons décrits et qui dominent la scène morbide. Pour combattre ces désordres de l'innervation, l'hydrothérapie peut intervenir; mais il importe, avant de l'employer, de soumettre le malade au traitement spécial qui convient à l'irritation du canal de l'urèthre. Si cette irritation persiste, ce que l'on observe quelquefois, on aura recours alors aux bains de siége chauds et froids, à la douche périnéale alternative, et l'on terminera la séance par une douche générale froide. Si les phénomènes douloureux ou spasmodiques ne sont pas très-accentués, on pourra employer le bain de siége à eau courante froid et de courte durée. Sous l'influence de ce traitement, qu'il faut du reste surveiller avec le plus grand soin, une action résolutive s'exerce sur la portion des organes génito-urinaires intéressée; l'irritation de la muqueuse disparaît et avec elle les phénomènes douloureux et spasmodiques qu'elle avait produits.

Lorsque ces troubles nerveux sont liés à une névrose générale, l'indication de l'hydrothérapie est évidente, mais nous devons ajouter que l'application de cette méthode de traitement est très-difficile. Avant toutes choses, il importe de savoir si les phénomènes vésicaux dépendent d'une excitation du système cérébro-spinal, et l'on doit conséquemment régler le traitement sur cette première indication. Il sera donc nécessaire de débuter par des applications sédatives destinées à calmer les centres nerveux. On emploiera les douches, les affusions, les piscines tempérées, et l'on n'aura recours à l'eau froide que lorsque la susceptibilité du malade sera sensiblement apaisée. On pourra alors faire intervenir les bains de siége tempérés de longue durée ou les bains de siége écossais si la douleur est vive et persistante. Si la névralgie du col coïncide avec la névralgie du corps, on pourra utiliser certaines applications dont nous parlerons dans un instant et les combiner, selon l'état morbide dominant, avec celles que nous venons d'indiquer. Si la contracture est très-prononcée, il faut savoir qu'on obtient plus facilement sa disparition par le calorique que par le froid, et nous conseillons de ne recourir aux applications froides localisées qu'après avoir acclimaté le malade par des applications générales froides et de courte durée.

C'est quand ces accidents se produisent chez les personnes nerveuses qu'ils déterminent les actions réflexes morbides les plus variées. Il n'est pour ainsi dire pas un organe, un appareil, un tissu qui ne puisse être atteint par sympathie et devenir le siége de troubles nerveux. Cette aptitude pathologique est due, en partie du moins, à l'excitabilité de la moelle épinière ; aussi devons-nous joindre au traitement dont il a été question les applications hydrothérapiques capables d'atténuer cette excitabilité spéciale.

Après avoir employé les affusions tempérées, on essayera les affusions fraîches, puis froides, et on arrivera ensuite à l'usage du sac à glace de Chapman ou du col de cygne dirigé sur la colonne vertébrale.

Si les troubles nerveux qui caractérisent ou compliquent la névralgie du col vésical sont les symptômes d'une altération organique des centres nerveux, l'hydrothérapie peut rendre quelques services ;

mais ces services, ainsi que nous l'avons démontré ailleurs, sont complétement subordonnés à l'étendue et à la gravité de la lésion.

Lorsque la névralgie, le spasme et la contracture du col vésical seront liés au rhumatisme, à la goutte ou à l'herpétisme, le traitement hydrothérapique qui convient à chacune de ces affections diathésiques sera seul employé au début. Il faudra avant tout, par une combinaison méthodique du calorique et du froid, exercer une action thérapeutique qui permette d'activer la circulation capillaire à la surface cutanée, au détriment de celle des organes urinaires, et transporter, pour nous servir d'une expression vulgaire, les phénomènes morbides de l'intérieur à l'extérieur.

Quand le premier effet thérapeutique sera produit, on pourra alors utiliser les applications locales dont nous avons parlé.

C'est en agissant ainsi, qu'on pourra soustraire l'appareil urinaire au développement de ces lésions organiques qui ne peuvent être traitées et guéries que par des procédés chirurgicaux.

Névralgie et spasme du corps de la vessie. Surcontractilité et anesthésie de cet organe. — La névralgie du corps de la vessie est plus rare que celle du col; elle s'annonce par des besoins fréquents d'uriner qui deviennent parfois tellement irrésistibles que l'on peut croire à l'existence d'une incontinence d'urine. Sous l'influence de cette sensibilité exagérée qui tient probablement à une parésie vaso-motrice, la vessie se contracte et revient sur elle-même. Le plus souvent ses parois sont hypertrophiées, et sa capacité se trouve, par ce fait, notablement diminuée.

Quelquefois la membrane muqueuse, après avoir été le siége d'une hypéresthésie très-prononcée, perd sa sensibilité, et l'on observe à la fois de la contracture et de l'anesthésie. Ces faits sont rares et, lorsqu'ils se produisent, on ne peut les attribuer à une parésie des vaso-moteurs, car c'est le contraire qui a lieu. Nous ne les avons observés que chez les hystériques, et lorsque le système nerveux était violemment excité. On comprend aisément que le traitement qui convient dans ces derniers cas ne soit pas le même que celui qu'on emploie généralement contre la névralgie de la vessie coïncidant avec la parésie vaso-motrice.

Cette dernière est le plus souvent modifiée par la douche hypogastrique ou par le bain de siége froid ou alternatif. Cependant comme elle est, dans la plupart des cas, liée à la diathèse rhumatismale, il faut que le malade soit soumis à l'influence du traitement hydrothérapique qu'exige cette affection diathésique.

De cette manière, il peut très-rapidement bénéficier de l'intervention des applications locales qui ont une action très-salutaire. Nous avons conseillé la douche hypogastrique courte et froide, ou bien encore le bain de siége froid ou alternatif lorsque la névralgie vésicale coïncide avec une parésie des vaso-moteurs. Nous devons ajouter que l'anesthésie vésicale peut quelquefois succéder à l'hypéresthésie, ou à la névralgie ; dans ce cas, qui coïncide presque toujours avec un état spasmodique des vaso-moteurs, il est préférable d'employer le sac à glace lombaire, le bain de siége chaud de longue durée et toutes les applications qui peuvent, en définitive, apaiser l'excitation nerveuse de la vessie.

Le spasme du corps de la vessie peut survenir d'emblée et ne pas succéder à la névralgie de cet organe. Il existe même souvent chez des malades qui n'accusent pas un grand trouble des voies urinaires. Pendant que cette contraction existe, le liquide urinaire s'accumule dans les uretères et dans les reins ; le spasme cesse, et la crise se termine par l'émission d'une urine claire comme de l'eau de roche. Cet état morbide est souvent amélioré par une douche générale froide et courte, précédée d'une douche hypogastrique froide ou alternative. Quelquefois il est compliqué d'une excitation nerveuse très-prononcée ; dans ces cas, on est forcé de recourir aux applications locales sédatives.

Nous ne terminerons pas ce paragraphe sans reconnaître que l'hydrothérapie est inutile lorsque les désordres nerveux dont il est ici question se développent à la suite de rétrécissements, de calculs, etc. Combattre la cause du mal est, dans ce cas, la première indication à remplir ; on ne doit faire intervenir l'hydrothérapie que si les troubles fonctionnels persistent après la disparition de la cause qui les a engendrés.

Rétention d'urine. — La rétention d'urine consiste dans l'accumulation de ce liquide dans la vessie avec impossibilité de l'évacuer.

Cette rétention reconnaît pour causes des obstacles situés dans l'urèthre ou au col de la vessie. Ces obstacles sont constitués par des lésions organiques ou par un état spasmodique qui arrête momentanément le cours de l'urine.

L'hydrothérapie n'est évidemment applicable que pour combattre la surcontractilité de l'appareil urinaire, et dans ce cas il est préférable de recourir aux applications sédatives.

Atonie vésicale. Paralysie vésicale. — La force contractile de la vessie en vertu de laquelle l'urine est projetée au dehors peut être affaiblie ou anéantie. L'affaiblissement ou la diminution de cette force constitue l'atonie ou la parésie vésicale ; et son anéantissement constitue la paralysie complète du corps de la vessie.

On distingue deux espèces d'atonie vésicale : 1° l'atonie avec amincissement des parois de la vessie ; 2° l'atonie avec hypertrophie de ces mêmes parois. Dans les deux cas, l'urine ne peut être évacuée complétement, et par conséquent le résultat pathologique est le même; mais les symptômes sont différents.

Dans l'atonie vésicale avec amincissement des parois, le besoin d'uriner n'est précédé que par un léger sentiment de malaise, et le malade n'éprouve pas la sensation qui accompagne ordinairement l'envie d'uriner. Pour chasser l'urine, il est obligé de faire des efforts surtout à la fin de la miction ; le jet du liquide est généralement faible au commencement et à la fin de l'émission, quelquefois même il n'est animé d'aucune force de projection. Si on sonde le malade, on peut constater que le liquide sort en bavant, et l'on est forcé parfois d'exercer une pression sur la région hypogastrique pour vider la vessie. Cette exploration permet de constater que la capacité de l'organe est très-considérable.

Dans l'atonie avec hypertrophie des parois, la vessie se vide aussi incomplétement ; mais il existe de véritables besoins d'uriner qui deviennent parfois assez fréquents. Le cathéter fait constater une hypertrophie des parois qui contribue à diminuer la force de projection. C'est dans cette espèce d'atonie que l'on observe surtout ces incontinences d'urine par regorgement sur lesquelles nous insisterons dans un instant. L'hypertrophie est due aux efforts que fait la vessie pour lutter contre les obstacles qui peuvent siéger dans le col ou dans le canal de l'urèthre. Il importe donc de faire disparaître le plus tôt possible les obstacles qui favorisent la stagnation de l'urine, et l'on ne doit, dans ce cas, faire jouer à l'hydrothérapie qu'un rôle de second ordre. Cette méthode thérapeutique ne peut rendre de services que lorsque les troubles nerveux et musculaires ont une prédominance bien marquée sur tous les autres, comme cela a lieu chez les névrosiques et chez les personnes atteintes d'une lésion organique des centres nerveux. Les applications qui réussissent le mieux sont les applications froides générales reconstituantes, et celles qui augmentent la force excito-motrice comme la douche hypogastrique, la douche lombaire, le bain de siége froid et le bain de pied froid à eau courante. Le succès obtenu par les procédés excitants permet de supposer que la parésie vésicale peut être produite par un épuisement ou une paralysie des nerfs du plexus hypogastrique qui se distribuent dans le corps de la vessie.

On peut joindre à l'emploi de ces procédés généraux de l'hydrothérapie l'usage des injections intra-vésicales pour modifier le catarrhe et pour réveiller par action directe ou réflexe les fibres contractiles de la vessie. En pratiquant ces injections, il faudra agir avec une grande prudence et ne pas recourir trop vite à l'eau froide, afin de ne pas exposer les malades aux accidents d'une cystite aiguë.

Incontinences d'urine. — L'incontinence d'urine est caractérisée par l'écoulement involontaire de l'urine ou plutôt par l'impossibilité de retenir ce liquide dans la vessie.

Il serait possible d'établir autant de variétés d'incontinences qu'il existe d'états morbides du corps et du col de la vessie pouvant donner lieu à ce symptôme ; mais il nous semble préférable, surtout au point de vue de l'application du traitement hydrothérapique, de diviser les incontinences d'après leur mécanisme.

A ce point de vue, il existe deux espèces d'incontinences : 1° L'incontinence *fausse* résultant d'une parésie de la vessie, ou par regorgement; 2° l'incontinence *vraie* résultant de la paralysie absolue ou relative du col vésical.

L'incontinence ou fausse incontinence d'urine qui résulte d'une parésie vésicale se produit chez les personnes débiles, chez les vieillards et chez les individus qui présentent tous les caractères d'un système nerveux affaibli. Cet état morbide est parfaitement justiciable de l'hydrothérapie; il faut employer les applications générales reconstituantes et les applications locales qui, par leurs effets excito-moteurs, sont capables de réveiller la force contractile de la vessie. Les modificateurs hydrothérapiques que nous avons indiqués contre la rétention d'urine et contre l'atonie vésicale conviennent parfaitement contre cette sorte d'incontinence.

L'incontinence d'urine qui a lieu par *regorgement* coïncide avec une paralysie du corps de la vessie et une plénitude de cet organe. Le mécanisme de cette sorte d'incontinence est des plus simples : l'urine en s'accumulant dans la vessie distend progressivement les parois de ce viscère et finit par vaincre la résistance qui s'oppose à son écoulement. Les fibres du corps de la vessie qui forment ce qu'on a appelé le *detrusor urinæ* s'insèrent au col de la vessie. Lorsqu'elles se distendent sous l'influence de l'accumulation du liquide, elles entr'ouvrent le col en agissant sur ses lèvres supérieure et inférieure (Caudmont), ou sur les côtés de son ouverture triangulaire (Mercier). La force de résistance du col soumise, d'une part, au poids de la colonne du liquide et, d'autre part, au tiraillement des fibres dont nous venons de parler, s'épuise; son ouverture devient béante, et une certaine quantité de liquide s'échappe jusqu'à ce que l'équilibre se rétablisse entre ces diverses forces opposées. C'est un phénomène qu'on observe plusieurs fois dans le cours d'une même rétention.

Tout ce qui peut diminuer la force contractile de la vessie, comme les maladies de l'appareil urinaire ou les affections organiques du cerveau et de la moelle épinière, contribue à produire l'incontinence par regorgement. Ces indications étiologiques prouvent que le traitement est difficile, et assignent à la méthode hydrothérapique un rôle tout à fait secondaire. On ne peut en l'employant que combattre des symptômes isolés et chercher, notamment par des applications excitantes, à donner plus de force aux fibres contractiles de la vessie; à notre point de vue, c'est le seul bénéfice qu'on puisse retirer de l'hydrothérapie.

L'incontinence *vraie* coïncide toujours avec un affaiblissement du col de la vessie, le plus souvent de nature nerveuse et par conséquent parfaitement justiciable de l'hydrothérapie.

Quelquefois l'incontinence dépend de la surcontractilité du corps de la vessie, le col pouvant être à l'état normal. C'est ce que l'on observe le plus souvent chez les enfants forts; sous l'influence d'un spasme du corps de la vessie les fibres contractiles se resserrent, la capacité vésicale diminue, et l'urine ne séjourne pas; elle est projetée au dehors par cette contraction du corps qui triomphe à la longue des résistances que présente le col.

Dans ces sortes d'incontinence, on ne doit recourir, surtout au début du traitement, qu'aux applications sédatives de l'hydrothérapie. Les affusions, les immersions et les douches tempérées devront d'abord être employées; on fera précéder ces applications générales d'un bain de siége tiède et suffisamment prolongé. Quand le malade sera capable de supporter les sensations que fait naître le froid, on pourra abaisser la température de l'eau employée; mais en tout état de causes il faudra toujours se garder de recourir, dans cette variété d'incontinence, aux modificateurs hydrothérapiques franchement excitants.

Il est une autre sorte d'incontinence d'urine, plus commune chez les enfants que la précédente, assez fréquente chez les personnes nerveuses et coïncidant parfois avec certaines altérations de l'axe cérébro-spinal. Cette incontinence est due à l'épuisement ou à la paralysie du col de la vessie. Elle ressemble, par la nature des conditions organiques dans lesquelles elle se produit, à l'incontinence par regorgement, mais elle en diffère essentiellement par les manifestations et par la terminaison. Dans l'incontinence par regorgement les envies d'uriner sont fréquentes; après la miction le malade n'est pas soulagé, et le besoin se réveille à la moindre pression. Dans l'incontinence vraie, le malade est soulagé immédiatement après la miction, et la vessie est toujours vide, tandis que dans l'incontinence fausse la vessie est toujours distendue, bien que, dans les deux cas, l'urine puisse s'écouler continuellement. Cette dernière incontinence est toujours compliquée de cystite et succède le plus souvent à d'autres maladies des voies urinaires. Du reste, pour éclairer le diagnostic, on pourra recourir au cathétérisme qui permettra de constater facilement s'il existe de l'urine dans la vessie.

Le traitement hydrothérapique qui convient à l'incontinence

présente quelques difficultés dans son application. Évidemment ce sont les modificateurs excitants qui doivent être utilisés, puisque les symptômes dominants sont constitués par l'affaiblissement ou par la paralysie du col de la vessie. Toutefois, si on intervient énergiquement, on provoque de violentes réactions auxquelles succède presque toujours un épuisement qui affaiblira davantage la contractilité du col. Il faut donc que les applications soient modérément froides, courtes et à percussion légère. Dans le principe, les affusions et les immersions devront être choisies de préférence ; on emploiera ensuite les douches générales à douce percussion, et l'on terminera le traitement par des douches localisées sur la colonne vertébrale ou sur la région hypogastrique, selon la susceptibilité du malade, et par des bains de siége froids.

Ce traitement est celui qui convient le mieux aux enfants atteints d'incontinence d'urine avec épuisement de la contractilité du col vésical. Cet épuisement est le symptôme ou le prélude d'une névrose générale qui fera tôt ou tard son évolution si l'on ne prend pas la précaution de soumettre les jeunes malades à un traitement approprié. Nous insistons sur ce point, parce que nous avons pu constater que beaucoup d'affections du système nerveux débutent par le trouble vésical dont il est ici question. Il est donc utile de le combattre à sa première apparition, puisqu'il est l'indice d'un défaut d'équilibre du système nerveux.

Maladies du canal de l'urèthre.

Uréthrite chronique. — *Blennorrhée.* — Il ne peut être ici question que de l'inflammation chronique de l'urèthre, produisant à la longue une perturbation dans les fonctions génitales, donnant lieu à des névralgies ou des spasmes de l'urèthre, et constituée par un engorgement de la muqueuse, avec sécrétion plus ou moins abondante, avec difficulté relative dans l'émission de l'urine. L'hydrothérapie a été employée avec succès contre ces accidents que l'on considère avec raison comme le point de départ de la plupart des maladies des voies urinaires.

Les auteurs qui ont mis en pratique cette méthode de traitement vantent l'emploi de la douche froide générale, du maillot, du bain de siége court et froid et de la douche périnéale. Ces moyens sont certainement parfaitement applicables, mais on ne doit les considérer que comme des adjuvants destinés à faciliter l'action thérapeutique des procédés habituellement employés contre la blennorrhagie chronique.

Avec ces blennorrhagies chroniques nous devons signaler ces irritations de l'urèthre caractérisées par des écoulements non contagieux se développant sans symptômes inflammatoires. De même nature que la leucorrhée chez la femme, ces écoulements sont presque toujours sous la dépendance d'une diathèse et résistent longtemps à l'influence des traitements les mieux dirigés. Chez quelques malades ils se montrent au début ou à la fin de l'évolution des phénomènes qui caractérisent l'état morbide constitutionnel; chez d'autres, on les voit alterner avec les symptômes de l'affection principale. On les a surtout observés chez les rhumatisants et chez les goutteux; c'est pourquoi il est nécessaire, pour triompher de leur ténacité, de soumettre les malades qui en sont atteints à un traitement hydrothérapique destiné à combattre tout à la fois l'état général et l'état local. Dans cet ordre d'idées, nous devons commencer le traitement par l'application des modificateurs que nous avons conseillés contre la goutte et le rhumatisme, c'est-à-dire ceux qui reposent sur une combinaison du calorique et du froid. Les étuves générales, l'eau chaude, les maillots suivis d'une application froide, les frictions mouillées, l'eau froide en boisson peuvent, à ce point de vue, rendre de très-grands services. Lorsque, sous l'influence de ces procédés, la circulation capillaire de la surface cutanée aura acquis une grande activité, lorsque les mouvements d'assimilation et de désassimilation paraîtront suffisamment équilibrés, on pourra, pour compléter le traitement, employer des bains de siége froids ou une douche périnéale courte et à percussion légère. Ce traitement complémentaire, qui eût été impuissant au début de la cure, produira un très-heureux effet sur les écoulements uréthraux dont il est ici question, à moins que ces troubles de sécrétion ne soient provoqués par une affection spéciale de la prostate.

Engorgement de la prostate. — Prostatorrhée. — La prostatorrhée peut être classée dans le groupe des écoulements uréthraux dont nous venons de parler, dépendre, comme ces derniers, d'un état diathésique et guérir par l'application des mêmes procédés. Toutefois, lorsqu'il existe en même temps un engorgement de la prostate, il est nécessaire d'agir avec méthode si l'on veut obtenir des résultats sérieux. D'après notre observation, on doit autant que possible ne recourir aux applications locales froides qu'après avoir agi sur les régions intéressées avec de l'eau chaude dont le mode d'emploi sera subordonné à la nature des accidents que présente le malade.

S'il existe des phénomènes douloureux, on emploiera des bains de siége chauds en ayant soin d'élever graduellement la température de l'eau, en prolongeant l'application de la chaleur de cinq à dix minutes environ et en terminant l'opération par un bain de siége froid de très-courte durée. On prendra la même précaution pour l'administration de la douche périnéale qui, dans certains cas, est préférable au bain de siége puisqu'elle peut être dirigée plus facilement sur le foyer du mal.

Si la phlegmasie chronique de la prostate n'est pas accompagnée de phénomènes douloureux, l'action résolutive des applications froides localisées peut suffire. Toutefois, il nous a semblé que, dans la plupart des cas, les bains de siége et les douches périnéales alimentés par un courant alternatif et de très-courte durée d'eau chaude et d'eau froide, étaient mieux supportés par les malades et produisaient des résultats plus rapides. Nous engageons donc les praticiens à les employer, sans préjudice, bien entendu, des applications générales sans lesquelles l'action résolutive ne peut être que fort incomplète.

Lorsque la prostate est hypertrophiée ou est devenue le siége d'une dégénérescence, l'hydrothérapie est à peu près impuissante. C'est du moins ce qui nous semble résulter des faits que nous avons observés. Toutefois, les douches froides généralisées, précédées de l'intervention du calorique peuvent, en agissant sur toutes les fonctions organiques et sur celles de la peau en particulier, modifier profondément la circulation pelvienne et s'opposer aux stases sanguines si fréquentes dans les plexus de la prostate et du col vésical.

Dans cet état morbide, l'hydrothérapie ne peut jouer qu'un rôle secondaire ; néanmoins on doit l'employer pour soustraire les malades au développement de ces phénomènes congestifs que favorise l'hypertrophie de la prostate et qui produisent si souvent de la rétention d'urine et des hématuries.

Névroses de l'urèthre. — Ces névroses consistent dans des troubles qui atteignent tout à la fois les nerfs sensitifs et les nerfs moteurs qui se distribuent dans le pénis.

Les troubles sensitifs siégent de préférence dans la muqueuse et constituent ce que l'on a appelé la névralgie ou plutôt l'hypéresthésie du canal de l'urèthre. Cette hypéresthésie peut occuper toute la longueur du canal ou n'intervenir que sur sa portion spongieuse; elle donne lieu à un sentiment de cuisson, de brûlure ou d'élancement pendant le passage de l'urine et même en dehors de la miction. Si l'on introduit une bougie à boule, on peut constater sur différents points de la muqueuse une sensibilité exagérée.

Les causes de cette hypéresthésie sont très-nombreuses; la blennorrhagie, le passage d'un instrument, l'arrêt de calculs entiers ou de fragments peuvent provoquer son apparition ; mais elle est surtout favorisée par certaines névroses ou par le rhumatisme.

Cette névralgie peut exister seule; mais le plus souvent elle est accompagnée de désordres nerveux dans la portion profonde ou membrane du canal de l'urèthre. Lorsque ces complications existent, les troubles moteurs l'emportent sur les troubles sensitifs; on remarque des spasmes, des contractures et, dans certains cas, une érection presque permanente, non accompagnée de désirs voluptueux.

Les applications franchement excitantes de l'hydrothérapie ne produisent que des résultats incertains et peuvent, dans quelques cas, augmenter la maladie. Il est préférable de recourir aux modificateurs qui, tout en provoquant une action reconstituante sur l'organisme, exercent sur le système nerveux une influence relativement sédative. De ce nombre sont les affusions, les lotions, les immersions, les douches à percussion légère et modérément froides, et enfin, les applications spéciales que nous avons déjà signalées et dont nous parlerons encore dans le courant de ce chapitre.

Désordres des fonctions génitales.

Les fonctions des organes de la reproduction, chez l'homme, sont soumises à des influences que tous les médecins connaissent et qu'il est par conséquent inutile de décrire dans cet ouvrage. Nous dirons seulement que les organes génitaux peuvent être le siége de désordres très-variés, se manifestant tantôt par une excitation génésique très-violente, tantôt par un épuisement très-prononcé. Quelquefois ces perturbations sont moins accentuées et disparaissent assez facilement. Elles sont dues le plus souvent à un état spécial du cerveau ou de la moelle épinière, et c'est dans ces deux centres nerveux, qui sont pour ainsi dire les sources de l'action génitale, qu'il faut chercher leur point de départ.

En se plaçant à ce point de vue, il est facile de comprendre que l'hydrothérapie peut être utile pour rétablir l'harmonie dans ces fonctions troublées. Contre leur épuisement, elle offre la ressource de ses procédés excitants ; contre leur excitation, ses applications sédatives. Malgré la netteté de ces indications, il existe des difficultés pratiques qu'il est bon de connaître si on veut bénéficier de tous les avantages que présente le traitement hydrothérapique. Ce traitement doit nécessairement varier suivant la nature du mal et ses manifestations ; nous devons donc, pour avoir une base thérapeutique solide, analyser avec soin le phénomène morbide qu'il s'agit de combattre.

Logiquement, il faudrait examiner les troubles qui peuvent atteindre la fonction génitale, depuis l'âge de la puberté jusqu'à la vieillesse; cette étude ne serait pas inutile, mais elle nous entraînerait au delà des limites dans lesquelles nous voulons rester. Nous aimons mieux traiter ces questions d'une manière incidente et consacrer toute notre attention à l'examen d'une maladie qu'on peut décrire scientifiquement, et dont le traitement est assez varié pour nous permettre d'indiquer les applications hydrothérapiques qui conviennent à la plupart des désordres des fonctions génitales. Nous voulons parler de la spermatorrhée.

Spermatorrhée.

On donne le nom de *spermatorrhée* à une maladie caractérisée par l'évacuation *involontaire* de la liqueur séminale.

Toute définition gagnant à être courte, pourvu qu'elle soit claire et juste, nous éviterons d'ajouter, ainsi qu'on le fait habituellement, que cette évacuation peut être accompagnée d'érection, de rêves lascifs ou de sensations voluptueuses. Ce ne sont pas là les caractères de la maladie, mais seulement des symptômes accessoires qui trouveront leur place dans le courant de la description.

La spermatorrhée est généralement facile à reconnaître et à constater; cependant, il n'en est pas toujours ainsi, et nous n'en voulons pour preuve que l'embarras dans lequel se trouvent certains praticiens, en présence de la multiplicité des désordres morbides déterminés par cette affection. Si l'on joint à cela cette fausse honte qui arrête les malades dans leurs aveux, ou bien l'ignorance qui les empêche de se rendre compte des manifestations du mal, on sera facilement convaincu de la difficulté qu'on éprouve quelquefois de prime abord.

Cependant, un médecin, habitué à observer et à traiter cette sorte de malades, peut, dès la première consultation, soupçonner, sinon reconnaître, cette insidieuse affection. Les personnes qui en sont atteintes présentent, en effet, un type singulier dont l'existence est une première lumière et un guide sérieux dans la recherche du mal.

Quels sont donc les caractères saillants de ce type? Le malade se présente à vous avec une certaine crainte; sa démarche est chancelante; son regard mal assuré trahit les troubles d'une âme inquiète, soucieuse et comme dominée par un secret qu'elle n'ose confier. La tête est généralement portée en avant; le visage, au lieu de présenter le ton qui atteste une circulation active, est pâle, sans fraîcheur et quelquefois livide; les yeux sont entourés d'un cercle bleuâtre et les paupières souvent œdémateuses; les chairs sont molles, flasques et laissent supposer l'existence d'une atonie générale.

Nous savons très-bien que ces signes extérieurs manquent quelquefois, et que, quand ils existent, ils ne sont pas suffisants pour établir un diagnostic scientifique; mais si l'on dirige ses recherches vers les organes génito-urinaires, si l'on pousse le malade dans ses derniers retranchements (pour nous servir ici d'une expression de tacticien), on l'oblige, après avoir accusé des douleurs dans toutes les régions du corps, à avouer, d'une manière mystérieuse, que des pertes séminales existent depuis longtemps et que leur fréquence le jette dans un découragement profond.

Cette découverte, nous dira-t-on, est moins un triomphe du diagnostic qu'une sorte de conquête obtenue sur cette fausse honte avec laquelle on cache, même au médecin, tous les phénomènes qui troublent les organes secrets dans le jeu régulier de leurs fonctions. Conquête, soit; mais ajoutons que les moyens, pour l'obtenir, sont complexes, et que l'étude des caractères typiques serait presque toujours incomplète si le praticien n'était pas édifié d'avance sur les signes essentiels auxquels il reconnaît l'affection. Étudions donc ces signes. Viendra ensuite l'étude des désordres qu'entraîne après elle la spermatorrhée.

Symptomes. — 1° Les pollutions qui surviennent pendant la nuit, après un orgasme vénérien très-prononcé, chez les sujets continents et doués d'une bonne santé, sont des accidents qui, loin d'indiquer un état maladif, attestent souvent une certaine puissance. Le pénis est en érection; le sperme s'écoule promptement, à la suite d'un rêve lascif, et il est facile de constater sa présence sur la chemise, les draps ou le pubis. L'individu se réveille, et il éprouve le bien-être qui accompagne toujours l'accomplissement normal d'une fonction physiologique. Néanmoins, si les pollutions deviennent fréquentes, le médecin doit être en garde, et s'apprêter, dès lors, à faire cesser cette prédisposition à des pertes involontaires, qui constitue comme le premier degré du mal.

2° Bientôt l'éjaculation a lieu sans être provoquée par les pensées voluptueuses qui la précédaient tout d'abord; elle est moins prompte et ne produit aucun plaisir; l'érection est incomplète, le malade reste endormi, et, le lendemain, il se réveille le corps fatigué, l'intelligence engourdie, éprouvant ce malaise qui accompagne les nuits orageuses, et reste tout étonné de trouver, sur son linge et sur lui-même, l'explication de ces phénomènes. La maladie est au second degré, et comme les malades restent encore dans une quiétude parfaite, satisfaits le plus souvent d'une apparence de puissance qu'ils croient exagérée, ils ne font rien pour combattre l'affection, qui continue sa marche et arrive à son troisième degré.

3° Les pollutions, dès lors, ont lieu sans érection, au moindre frottement, à la suite de la plus légère excitation, et, sans cesser d'être nocturnes, elles deviennent diurnes. Quelquefois, on ne rencontre que ces dernières, qui ne diffèrent des autres que parce qu'elles ont lieu à l'état de veille et aussi, ce qui est très-grave, parce qu'elles accusent, tout à la fois, une grande susceptibilité et un affaiblissement général des organes.

Dans les deux premiers degrés, le sperme est toujours reconnaissable, et son écoulement est facilement constaté; mais, au troisième degré, il s'échappe presque passivement et ne conserve plus ses qualités. Il est moins compacte, plus aqueux; les animalcules qu'il contient sont déformés, plus petits, et se transforment en corpuscules brillants, doués d'un certain mouvement. A ce moment, il faut, de toute nécessité, avoir recours au microscope pour bien reconnaître le liquide séminal.

La difficulté du diagnostic est encore augmentée lorsque l'écoulement a lieu, comme cela se remarque presque toujours quand il est diurne, pendant la miction ou la défécation.

Dans le premier cas, et c'est le plus compliqué, le sperme s'écoule avec l'urine, dont les dernières gouttes plus gluantes et plus épaisses provoquent une douleur qui peut s'étendre de la vessie jusqu'au gland. Lorsque le malade vient d'uriner, on voit de petites granulations qui semblent flotter dans le liquide, ou parfois un nuage blanchâtre assez épais, parsemé de petits points brillants faciles à apercevoir.

Pendant la défécation, le sperme s'échappe avec l'urine, ou bien il arrive goutte à goutte à l'orifice du gland.

Dans les deux cas, avant de décider de l'existence de la spermatorrhée, il faut examiner le liquide au microscope pour y constater les éléments dont nous parlions tout à l'heure, et s'être assuré, en outre, qu'il mousse comme du savon, qu'il exhale une odeur caractéristique et qu'il fait sur le linge une tache comme l'empois.

Voilà, en quelques lignes, les phases que traverse celui qui est atteint de spermatorrhée, et les signes symptomatiques qui peuvent mettre le praticien sur les traces du mal. Mais lorsque les pollutions sont devenues fréquentes, elles ont un retentissement dans l'économie, elles altèrent insensiblement toutes les fonctions organiques et provoquent des désordres dont il est très-difficile d'apprécier l'origine. C'est pour mettre en garde contre ce que nous avons appelé la marche insidieuse de la maladie, que nous allons parler des troubles fonctionnelsqui s'y rattachent de près ou de loin.

Les organes génitaux sont généralement les premiers à subir l'influence des pollutions. Bientôt l'organe vénérien s'affaiblit; l'influence devient de plus en plus rapide; la verge reste dans un état de flaccidité qui finit par devenir désespérant, et le malade, frappé progressivement d'impuissance virile, arrive fatalement à l'infécondité. Il est bien entendu, toutefois, que cette stérilité est momentanée et relative, à moins qu'une lésion des testicules ne coïncide avec elle, et qu'elle dépend de l'impossibilité qu'éprouve le malade à introduire le pénis dans les parties sexuelles de la femme. L'éjaculation a lieu sans érection, en laissant tomber au dehors la semence procréatrice, et cet accouplement avorté se termine par un désappointement pour l'une et une humiliation pour l'autre. Vainement ce dernier appelle à son secours tout ce que l'organisme renferme de forces cachées : attouchement illicite, spasme désordonné et cynique, manœuvres provoquantes, etc...: vains efforts ; l'influx nerveux qui avait réveillé l'envie de la copulation a disparu, et cet épuisement augmente l'impuissance sans apaiser les amoureux désirs. Chaque nouvelle tentative est suivie d'une honte nouvelle, et le pauvre supplicié, que le poëte a si bien dépeint dans ce vers :

Venus læta venit; tristis abire solet,

vient demander à son médecin la puissance virile qu'il a perdue.

Tels sont, dans leur ensemble, les désordres fonctionnels dont les organes génitaux sont le siége. Malheureusement ces désordres ne sont pas les seuls; ils affectent bien d'autres organes. Suivons-les donc dans chacun d'eux, en commençant par ceux que l'on remarque dans le tube digestif.

Lorsque la maladie arrive au second degré, les digestions cessent d'être régulières; l'appétit est augmenté; l'estomac est douloureux et se gonfle; il existe de fréquentes nausées; la diarrhée alterne avec la constipation, qui, comme nous allons le voir, augmente la spermatorrhée, et, la nutrition se faisant d'une manière incomplète ou tout au moins irrégulière, il est facile d'en déduire la décoloration des téguments.

Certains malades, comme poussés par un instinct conservateur, mangent beaucoup pour réparer les pertes de l'organisme; d'autres, plus forts, résistent plus longtemps au mal; mais la plupart d'entre eux tombent dans un état de marasme, dont la cause réelle peut rester secrète, comme le mal lui-même.

Chez ces derniers malades, le pouls devient lent et faible; des douleurs passagères, mais violentes, siégent à la région précordiale, et, si l'on ausculte le cœur, on entend quelquefois un bruit de souffle, comme cela arrive chez les femmes leucorrhéiques et chlorotiques.

La voix est quelquefois altérée par l'opiniâtreté des pollutions, et Lallemand cite, à cet égard, des faits qui établissent, d'une manière évidente, cette désagréable influence. On sait, du reste, les relations physiologiques qui existent entre la voix et les testicules, il n'est donc pas étonnant de rencontrer des troubles dans la phonation lorsque les organes génitaux sont malades.

Le larynx et les bronches deviennent très-impressionnables. Il existe, dans certains cas, une toux sèche, très-difficile à guérir; la respiration est courte, entrecoupée et parfois anxieuse. Joignons à cela une oppression très-vive que les malades éprouvent dans certaines circonstances, et nous aurons l'ensemble des désordres auxquels, d'ordinaire, l'appareil respiratoire est en proie.

Ces désordres vont-ils jusqu'à la phthisie pulmonaire, et faut-il adopter, ici, l'opinion de ceux qui la considèrent comme une des conséquences possibles de la spermatorrhée? Nous ne pouvons aller jusque-là, du moins d'une manière absolue, et nous pensons qu'il n'y a pas entre ces deux maladies une relation nécessaire et fatale. Sans doute, il faut admettre que la spermatorrhée joue le rôle de cause affaiblissante, qui, jointe à d'autres du même genre, favorise le développement des tubercules chez un sujet manifestement prédisposé ; mais rien de plus.

Quand la spermatorrhée marche vers son troisième degré, la lassitude et la fatigue deviennent extrêmes; le système musculaire s'épuise dans la lutte qu'il soutient pour donner au corps l'exercice dont il a besoin, et les membres inférieurs deviennent parfois le siége d'une véritable paralysie, nous avons eu déjà l'occasion de parler de ces paraplégies qui doivent tout à la fois leur origine à une série d'actions réflexes morbides et à un épuisement de l'influx nerveux. A mesure que la prostration des forces augmente et que la constitution générale se détériore, les fonctions de l'innervation perdent tout équilibre, et les centres nerveux deviennent le siége d'une altération qui peut être le point de départ d'une névrose ou d'une maladie organique du système nerveux. Dès ce moment, on se trouve en présence de phénomènes morbides si nombreux et si variés, que la plus grande attention est nécessaire pour apprécier leur origine et leur enchaînement. C'est dans ces conditions que se développe ce qu'on appelait autrefois la consomption dorsale et qu'on désigne aujourd'hui sous le nom de *tabes dorsalis*.

Là ne se bornent point les troubles fonctionnels de la vie de relation. Les organes des sens participent à ce désordre ; nous avons observé, notamment, la perversion du goût, de l'odorat, de l'ouïe, et surtout l'affaiblissement de la vue, symptôme qu'on rencontre dans presque toutes les affections de nature asthénique et qui peut servir de guide dans le traitement de la maladie.

Pour terminer cette triste énumération des phénomènes morbides que présentent les spermatorrhéiques, ajoutons que les malades ne dorment plus que d'un sommeil interrompu, chargé de rêves et de cauchemars. Le lendemain de ces nuits sans repos, ils tombent, tour à tour, dans un affaissement complet et dans une agitation excessive. Ils deviennent efféminés, engourdis, paresseux, craintifs, irascibles, inquiets, hypochondriaques. Ils sont incessamment tourmentés de la pensée qu'ils assistent à la destruction progressive de leurs facultés intellectuelles. Ils fuient le monde, abandonnent leurs meilleurs amis, parce que, supposant que chacun, en les voyant, a pénétré le mystère de leur mal secret, ils se croient en butte aux railleries et aux soupçons injurieux de ceux dont ils ont été les égaux en force et en virilité. Ils recherchent la solitude pour vivre au milieu des regrets et des pressentiments funestes. Dégoûtés de la vie, ils sont entraînés par le désespoir et la folie, et marchent vers le suicide.

Tel est le résumé succinct, mais fidèle, des troubles qu'entraîne après elle la spermatorrhée. C'est là un bien sombre tableau, et nous nous plaisons à reconnaître qu'il ne comporte pas toujours de telles couleurs. En effet, la spermatorrhée marche rarement escortée de tous les désordres, de toutes les douleurs que nous venons de lui donner pour cortége, et, cependant, nous n'avons rien exagéré. Ayant à noter toutes choses, à les grouper pour en faire un ensemble, et présenter un type complet, nous avons dû réunir les divers signes symptomatiques, les troubles si multiples et si variés, dont l'existence nous a été révélée par une suite non interrompue d'observations C'est, si l'on veut, le *summum* du mal, mais c'est le mal lui-même.

Et maintenant qu'il est bien connu, recherchons et indiquons ses causes, afin d'arriver sûrement à l'indication des meilleurs moyens thérapeutiques.

CAUSES. — Les causes de la spermatorrhée sont très-variées et très-nombreuses, et, si nous n'établissions quelques divisions indispensables pour servir de point de repère à l'étude que nous allons entreprendre, il nous arriverait, à coup sûr, d'être incomplet ou infidèle dans une description qui réclame l'exactitude et la clarté. C'est pour atteindre ce double but, toujours si précieux en matière scientifique, que nous diviserons les causes de la spermatorrhée en trois catégories, admettant qu'elle peut être attribuée :

1° A une cause *mécanique ;*

2° A une cause *organique;*

3° A une cause *constitutionnelle.*

On sera peut-être tenté de nous reprocher cette division. Pourquoi, nous dira-t-on, établir une distinction entre les causes que nous appelons organiques et celles que nous appelons constitutionnelles? Pourquoi procéder par voie de trilogie au lieu d'admettre simplement des causes *occasionnelles* et des causes *prédisposantes*, c'est-à-dire la division classique des auteurs? C'est parce que, selon nous, la division classique n'est pas complète et qu'elle conduit à une véritable confusion. La preuve en est dans les dissidences qui se sont produites entre les écrivains les plus accrédités. Les uns, par exemple, considérant les causes mécaniques comme des causes prédisposantes, et d'autres, comme l'occasion du mal. Ainsi, le phimosis, suivant les premiers, prédispose à la spermatorrhée, et, d'après les seconds, il en est l'unique point de départ. Il est bien difficile de dire quels sont ceux qui sont dans le vrai.

1° *Causes mécaniques.* — La plus fréquente de toutes est la constipation. Tout le monde comprend le mode d'action de cette cause. Les efforts de la défécation et la pression exercée par le bol excrémentitiel sur les vésicules séminales déterminent, chez un assez grand nombre d'individus, l'expulsion du liquide spermatique. On peut, il est vrai, rencontrer ce phénomène sur des sujets parfaitement sains; mais il n'était pas moins essentiel de le noter, afin de se mettre en mesure de donner un conseil utile dans tous les cas.

Les affections organiques du rectum, les brides, les fissures, les fistules, les hémorrhoïdes, les vers intestinaux, le resserrement des sphincters, l'équitation, le repos prolongé sur le siége, etc., etc..., sont tout autant de causes qui agissent sur la spermatorrhée en provoquant la constipation, et qui réclament un traitement approprié.

Parfois, en outre, les hémorrhoïdes, les oxyures vermiculaires, en produisant de vives démangeaisons, provoquent la masturbation dont l'influence sur la spermatorrhée est évidente.

Nous placerons encore, dans les causes mécaniques, certaines coarctations uréthrales, parce qu'elles agissent souvent en refoulant l'urine dans la vessie, qui, distendue outre mesure, comprime les vésicules séminales, et les force à chasser le liquide qu'elles contiennent.

Nous mentionnerons aussi l'affection dont nous avons parlé tout à l'heure, le phimosis, en faisant remarquer, toutefois, qu'on lui a fait jouer un rôle exagéré dans la maladie qui nous occupe, car, le plus souvent, il coïncide avec des causes autrement puissantes. Cette infirmité, qu'une opération chirurgicale fait disparaître, détermine entre le gland et le prépuce une accumulation de matière sébacée, que la propreté la plus recherchée peut ne détruire qu'imparfaitement. Cette matière joue le rôle de corps étranger et a pour premier effet de provoquer, à la base du gland, une démangeaison qui fait naître, en général, la funeste habitude de l'attouchement et de la masturbation. Bien que cette manœuvre soit un moyen mécanique et volontaire de produire la spermatorrhée, elle a une action trop manifeste sur toutes les fonctions de l'organisme pour en parler ici autrement qu'en passant ; elle trouvera tout naturellement sa place dans l'étude des causes constitutionnelles.

Nous pourriens augmenter l'énumération des causes mécaniques, en y comprenant la variole, le décubitus dorsal, etc., etc. ; mais elles n'ont qu'une importance secondaire et ne méritent guère d'être indiquées que pour mémoire.

2° *Causes organiques.* — La plus énergique et la plus puissante des causes organiques est, sans contredit, la blennorrhagie. Il est très-facile, en effet, de comprendre comment la phlegmasie uréthrale peut, surtout en persistant et en produisant ainsi une sorte de modification organique, s'étendre aux conduits et aux vésicules spermatiques, et déterminer une expulsion de liquide par irritation. Ce fait qu'on ne méconnaît plus a été parfaitement mis en relief par Lallemand ; mais, tout en glorifiant l'illustre professeur de Montpellier, ne peut-on pas l'accuser d'avoir généraliser outre mesure l'action de la blennorrhagie ?

Est-ce que toutes les inflammations uréthrales donnent lieu à des orchites? Évidemment non. Pourquoi donc admettre qu'elles produisent toujours une irritation des conduits spermatiques? Nous comprenons, à la rigueur, le parti pris de Lallemand pour une opinion dont il a fait la synthèse de ses études sur cette question de pathogénie. Arrivé le premier dans cette voie, il a, comme tous les inventeurs, exagéré instinctivement les mérites de la découverte; mais ses adeptes ne peuvent alléguer pour cause la même raison, et de nombreuses expériences auraient dû, au contraire, les prémunir contre les exagérations de la théorie du maître. Il est, en effet, arrivé bien souvent qu'après avoir attribué le mal à la blennorrhagie et dirigé le traitement en conséquence, les pollutions ont augmenté et sont devenues plus fréquentes que jamais. C'est qu'à côté de la blennorrhagie, il existait d'autres causes dont les effets n'étaient pas circonscrits dans tel ou tel organe déterminé, dont l'action était plus forte qu'une simple phlegmasie de l'urèthre, et avec lesquelles il fallait compter, d'une manière toute particulière pour obtenir une complète guérison.

Ces causes sont celles que nous avons appelées *constitutionnelles*. Avant de les décrire disons, en passant, que les prostatites, les rétrécissements, en dehors de leur action mécanique, les maladies de peau siégeant dans les organes génitaux, agissent comme la blennorrhagie dans la production de la spermatorrhée, et cela très-probablement en provoquant, par action réflexe, la contraction des vésicules séminales.

3° *Causes constitutionnelles*. — Ces causes, ainsi que l'indique le nom sous lequel nous croyons devoir les désigner, tiennent à la constitution même du sujet. Comme elles sont inhérentes à sa nature, il faut les placer au rang de celles qui ont le plus d'influence et que l'on modifie le plus difficilement.

Nous inscrirons tout d'abord, au nombre de ces causes, les excès vénériens et la masturbation.

L'on nous reprochera peut-être de considérer comme tenant à la constitution un effet produit par l'usage excessif des forces qui sont en elles. Vous attribuez à tort, nous dira-t-on, à un vice constitutionnel un dépérissement qui a sa cause unique dans l'abus que l'on aura fait de sa puissance. L'on protestera ainsi contre notre idée d'admettre l'abus du coït et de l'onanisme au rang des causes constitutionnelles, et l'on ajoutera : Le coït et la masturbation, en déterminant un afflux de sang dans les parties sexuelles, font naître une congestion qui disparaît lorsque les organes rentrent dans leur calme habituel, mais qui finit par devenir permanente, lorsque l'excitation et l'abus se renouvellent souvent. Alors, les testicules surexcités fournissent, par action réflexe, une sécrétion plus abondante, les conduits séminifères ne peuvent plus retenir le sperme avec la même énergie, et ce double état d'irritation et de relâchement favorise, malgré la richesse des forces constitutionnelles, la production de la spermatorrhée.

Telle est la thèse que nous rencontrons devant nous. Présentée comme relative, elle a sa raison d'être, et nous l'admettons; mais quand on la professe comme étant absolue, c'est-à-dire, comme attribuant, d'une manière exclusive, aux deux grands abus que nous venons de signaler l'influence pernicieuse exercée sur les organes de la génération, elle ne nous paraît plus satisfaisante, et l'expérience est là pour nous donner raison.

Si parfois, mais très-rarement, l'acte du coït et celui de la marturbation répétés déterminent des uréthrites, des prostatites, des cystites, et même des orchites, il n'est pas rigoureusement démontré que le premier effet de cet acte se traduise par une irritation.

Est-ce que, lorsque les manœuvres ont commencé avant la puberté, c'est-à-dire avant que la sécrétion spermatique soit établie, les effets qu'elles déterminent ne se traduisent pas par des phénomènes nerveux épileptiformes ou autres?

Est-ce que, chez les femmes qu'une imagination exaltée ou des lectures frivoles entraînent vers des rêves et des pensées érotiques, on ne voit pas apparaître, tout d'abord, des phénomènes nerveux étrangers, avant qu'une sécrétion des organes génitaux vienne terminer cette scène de volupté?

S'il en est ainsi, pourquoi ne pas convenir que, chez l'homme adolescent, les désordres nerveux peuvent avoir dans les prédispositions naturelles un germe, dans la complexion particulière du sujet une cause impulsive, dans les fureurs du tempérament au jour de la puberté une cause d'explosion, toutes choses, en un mot, qui préexistent aux excès de l'onanisme, des plaisirs vénériens et, par voie de suite, à l'apparition de la spermatorrhée.

Et encore, si l'on veut bien se rappeler que le moment de l'éjaculation, pendant le coït et la masturbation, ressemble chez certaines personnes à de véritables attaques d'épilepsie, n'est-il pas logique d'admettre que cet acte, souvent répété, trouve chez ces personnes une constitution toute prête, toute disposée à être ruinée par ces désordres qui affaiblissent les organes en les privant de l'influx nerveux dont ils ont besoin pour fonctionner?

Évidemment, dans cette question de pathogénie, il n'y a et il ne peut y avoir qu'un malentendu provenant de ce que, au lieu de tenir compte de toutes les conditions, on les isole entre elles pour négliger les unes et exagérer l'importance des autres. Pour nous, tout en faisant une juste part à la cause d'irritation dans la production de la spermatorrhée, nous admettons, l'observation le prouve, qu'il doit exister une autre cause, une susceptibilité nerveuse inhérente à la constitution de l'individu, favorable au pouvoir réflexe. Cette particularité est très-importante, parce que, sans cela, pourquoi la même cause ne produirait-elle pas les mêmes effets?

Cet état particulier se traduit par un tempérament délicat, que la moindre impression affecte outre mesure, une imagination exaltée qui poursuit avec avidité les illusions et les rêves, une sensibilité excessive qui, pourtant, semble instinctivement rechercher les excitations, les émotions et les troubles, une irritabilité outrée qui rend l'esprit incessamment agité, mécontent et inquiet, enfin, par des antécédents qui apprennent au médecin que des symptômes spasmodiques ont existé pendant l'enfance.

Dans ces conditions, lorsque les effervescences du sang indiquent à l'enfant qu'il devient homme, il recherche les plaisirs voluptueux avec une avidité qui va, parfois, jusqu'à une sorte de furie. Dans son ignorance des limites de la puissance virile, dans son impuissance à refréner ses passions, il escompte la vie et en dépense les plaisirs, les richesses et les forces comme s'il avait devant lui des trésors qui ne doivent jamais s'épuiser. C'est ainsi qu'il s'use lui-même, et que, bientôt, il se trouve en proie aux rêves érotiques, aux pollutions nocturnes, en un mot, à tous ces symptômes précurseurs de la spermatorrhée.

Quelquefois, cette susceptibilité nerveuse, au lieu de précipiter dans ces débordements, produit un effet tout contraire. Elle rend ceux qui en sont atteints d'une réserve auprès des femmes, qui va jusqu'à les empêcher de rien oser et qui les contraint ainsi à tout concentrer en eux-mêmes. De là, la lutte intérieure de tous les désirs refoulés, les rêves amoureux, ces tristes simulacres d'une réalité qui vous tente et vous fuit, les pollutions nocturnes, les manœuvres de l'onanisme; de là, enfin, tout ce qui prédispose encore à la spermatorrhée.

A cet égard, qu'il nous soit permis, pour compléter notre pensée, de citer un passage de J.-J. Rousseau qui fut, on le sait, l'une des nombreuses victimes de la spermatorrhée (1).

........«.Dans mes sottes fantaisies, dans mes érotiques fureurs, dans les actes extravagants auxquels mes désirs me portaient quelquefois, j'empruntais imaginairement le secours de l'autre sexe, sans penser jamais qu'il fût propre à un autre usage qu'à celui que je brûlais d'en tirer.

« Non-seulement donc c'est ainsi qu'avec un tempérament très-ardent, très-lascif, très-précoce, je passai toutefois l'âge de la puberté sans désirer, sans connaître d'autres plaisirs des sens que ceux dont mademoiselle Lambercier m'avait très-innocemment donné l'idée (elle l'avait battu); mais quand enfin le progrès des ans m'eut fait homme, c'est encore ainsi que ce qui devait me perdre me conserva. Mon ancien goût d'enfant, au lieu de s'évanouir, s'associa tellement à l'autre, que je ne pus jamais l'écarter des désirs allumés par mes sens; et cette folie, jointe à ma timidité naturelle, m'a toujours rendu très-peu entreprenant près des femmes, faute d'oser tout dire ou de pouvoir tout faire, l'espèce de jouissance dont l'autre n'était pour moi que le dernier terme ne pouvant être usurpée par celui qui la désire, ni devinée par

(1) Les *Confessions* p. 41, livre Ier.

celle qui peut l'accorder. J'ai ainsi passé ma vie à convoiter et à me taire auprès des personnes que j'aimais le plus. N'osant jamais déclarer mon goût, je l'amusais du moins par des rapports qui m'en conservaient l'idée. J'ai donc fort peu possédé, mais je n'ai pas laissé de jouir beaucoup à ma manière, c'est-à-dire par l'imagination. »

De la susceptibilité nerveuse à la continence, il n'y a qu'un pas ; car il existe entre ces deux causes une corrélation intime en vertu de laquelle il est facile d'établir que la dernière sera d'autant plus active qu'elle coïncidera avec une susceptibilité nerveuse plus développée.

La privation des plaisirs vénériens, à un âge où la nature les sollicite, peut provoquer des pollutions nocturnes, parce qu'il y a tout simplement pléthore spermatique ; et, comme la sécrétion du sperme est incessante, il en résulte que la nature supplée au défaut d'évacuation volontaire par des pertes involontaires.

Jusque-là, nous ne voyons que l'accomplissement d'un acte physiologique, dont on ne doit pas se préoccuper. Mais si l'inaction des organes génitaux continue, les évacuations, en se renouvelant, prennent un certain degré de gravité et condamnent l'économie à une habitude nuisible. C'est en songeant à ceux que cette habitude conduit jusqu'à la maladie que Montègre disait : « Ce n'est pas impunément qu'on se refuse aux penchants de la nature ; il est un âge où les jouissances de l'amour deviennent nécessaires à tout être bien organisé et ce n'est jamais qu'aux dépens de la santé et du repos de la vie entière qu'on peut être fidèle à des vœux de continence perpétuelle. »

C'est là une des lois certaines de la nature, aussi ce n'est jamais sans péril qu'on l'enfreint lorsqu'on joint à la continence une susceptibilité nerveuse exaltée, une constitution délicate et chétive. Dans ce cas, on voit bien souvent les organes génitaux s'affaiblir, perdre peu à peu la faculté qu'ils ont de conserver le liquide spermatique et le laisser s'échapper à la moindre impression. Comme l'a très-bien dit M. Civiale : « Il en est des organes génitaux comme des autres appareils de l'économie animale ; l'exercice les fortifie, l'inaction les énerve, l'excès les appauvrit et les tue. »

Pour continuer l'énumération des causes constitutionnelles, nous mentionnerons l'hérédité, dont l'influence est parfois évidente, les travaux intellectuels prolongés, surtout lorsqu'ils ont pour but l'étude d'une question purement abstraite (1), et la vieillesse qui, en favorisant le relâchement des fibres, provoque la spermatorrhée, surtout lorsqu'il existe chez l'individu une exaltation qui n'est plus de cet âge.

Nous mentionnerons également la faiblesse constitutionnelle, le lymphatisme, l'anémie, qui, en enlevant à l'économie cette force de résistance si nécessaire à la régularité de toutes les fonctions, déterminent parfois, dans le jeu des principaux organes, une atonie à peu près complète.

Nous mentionnerons enfin une cause, encore peu connue, que le Dr Schultz, de Vienne, a désigné sous le nom d'*aspermatisme*. Pour cet éminent médecin, l'aspermatisme est un état particulier dans lequel se trouve l'individu qui ne peut exécuter le coït sans une anomalie de l'acte éjaculatoire.

Ce phénomène étant le résultat d'une action réflexe, on comprend aisément que ses anomalies puissent tenir tantôt à une augmentation, tantôt à une diminution de l'excitabilité dans les centres nerveux. Dans la première hypothèse, l'éréthisme est si grand que l'éjaculation se produit avant que l'acte vénérien ait commencé; et, dans la seconde, c'est-à-dire lorsque l'excitation est diminuée ou détruite, l'acte final ne peut avoir lieu, et la verge, redevenue flasque, s'affaisse en conservant la liqueur séminale. Dans les deux cas, les pollutions surviennent, et ce n'est pas sans peine qu'on parvient à les faire disparaître.

Telles sont les diverses causes qui exercent une influence plus ou moins marquée sur le développement des pertes séminales involontaires. Nous avons cherché à les étudier, à les définir avec soin, et nous ne voulons point passer outre sans résumer notre opinion sur cette question de pathogénie.

(1) Nous connaissons un jeune homme possédant, malheureusement pour lui, un tempérament nerveux par excellence. Il a très-souvent des pollutions, lorsqu'il se livre avec ardeur à l'étude de la métaphysique.

Vouloir toujours attribuer la spermatorrhée à une seule influence, serait commettre une erreur que les faits ne tarderaient pas à mettre en relief. Cette maladie, en effet, résulte le plus souvent de l'action combinée des diverses causes que nous avons divisées en trois catégories, afin de prévenir toute confusion entre elles, d'accuser la part d'action de chacune, et de démontrer que les plus importantes et les plus tenaces sont celles auxquelles nous avons donné le nom de constitutionnelles. C'est en vertu de cet ordre d'idées qu'on a pu dire avec raison que la spermatorrhée est un simple symptôme d'une affection générale du système nerveux. Nous ne saurions trop insister sur cette dernière remarque, et nous ajouterons que sa justesse est mise bien souvent en évidence par l'insuccès d'un traitement local, quand on n'a pas le soin d'accompagner ce traitement d'une médication générale tour à tour reconstituante ou sédative, suivant le degré de faiblesse ou d'excitation du tabescent. C'est là une question thérapeutique dont nous allons nous occuper en parlant du traitement.

Traitement. — Le traitement de la spermatorrhée doit être basé à la fois sur la connaissance approfondie de son étiologie et sur la nature des symptômes que présentent les malades. Afin de formuler d'une manière rationnelle les indications thérapeutiques, nous n'avons qu'à suivre la même méthode qui nous a guidé dans l'étude des causes.

1° Lorsque la maladie est produite par les obstacles mécaniques qui s'opposent à la défécation, tels que les tumeurs, brides, fistules, fissures, hémorrhoïdes, l'intervention immédiate du chirurgien est nécessaire ; on soumettra, plus tard, le malade à un traitement général.

Si les pertes involontaires sont entretenues par une constipation opiniâtre, il faudra se montrer très-circonspect dans l'emploi des purgatifs drastiques, afin d'éviter une trop grande irritation du tube intestinal dont l'effet immédiat serait d'augmenter la maladie. Dans ce cas, il faut avoir recours à l'usage modéré des eaux minérales de Birmenstorff ou de Pullna, ou à la ceinture mouillée, ou bien encore aux douches froides ascendantes administrées avec ménagement.

Si un phimosis, ou l'accumulation de matière sébacée entre le prépuce et le gland avaient déterminé l'écoulement spermatique, on doit, tout d'abord, faire disparaître l'infirmité ; mais qu'on ne s'arrête pas à l'acte opératoire ; il est quelquefois insuffisant, ainsi que l'a parfaitement démontré le professeur Bouisson ; la maladie persiste, et ne disparaît qu'après un traitement général.

Cette opinion est très-fermement arrêtée dans notre esprit et, si l'on se rappelle ce que nous avons dit lorsque nous nous sommes occupé du phimosis, au point de vue de son influence sur la production de la spermatorrhée, on ne sera pas étonné de nous voir admettre comme certaine l'insuffisance habituelle du traitement local. Pour nous, en effet, le phimosis est une cause de second ordre qui n'agit sur la production du mal que parce qu'elle fait naître l'habitude des attouchements, et, après eux, de la masturbation. Un traitement particulier est donc indispensable ; nous l'indiquerons dans un instant.

Enfin, lorsque la spermatorrhée coïncide avec la présence d'oxyures vermiculaires, il faut employer les douches froides ascendantes, recommandées par tous les praticiens.

2° Quand les pertes involontaires sont entretenues par une blennorrhagie, une prostatite ou un rétrécissement uréthral, il faut commencer par recourir à la cautérisation, d'après la méthode de Lallemand, parce que le premier soin du médecin doit être de faire disparaître l'affection locale. Mais tout ne disparaît pas avec elle. Souvent, au contraire, la spermatorrhée persiste, et l'on est alors forcé de reconnaître qu'une autre cause influe sur la persistance de la maladie.

On obtiendra la guérison complète si, après la cautérisation, on fait suivre au malade un traitement général approprié. « Quand il s'agit d'hommes jeunes, lymphatiques, dont tous les états locaux sont dominés par la disposition générale de l'économie, dit un spécialiste distingué, M. le Dr Mallez, les toniques, les analeptiques, l'eau froide, en jet ou en pluie, guérissent *mieux* et *plus vite* que tous les topiques, qui, limitant leur action à la glande, ne changent que *momentanément* la nature de la sécrétion (1). »

(1) *Gazette des Hôpitaux*, 31 décembre 1861.

Cette opinion, qui confirme si bien la nôtre, est très-importante ; elle établit, d'une manière péremptoire, que, dans la maladie qui nous occupe, c'est manquer de prévoyance que de s'arrêter à la constatation d'une cause purement locale et à un traitement n'ayant que cette cause en vue.

3° Nous avons fait connaître le rôle que jouent les excès vénériens et la masturbation dans la production des pertes séminales chez un sujet dont la susceptibilité nerveuse est très-développée. Nous avons insisté, tout spécialement, sur les désordres fonctionnels qui frappent les tabescents, lorsque ces derniers sont dans un état de faiblesse bien caractérisée. Nous avons parlé du lymphatisme, de l'anémie, de l'atonie générale des tissus, et cela, pour établir que tout traitement dirigé contre la spermatorrhée doit être à la fois sédatif et reconstituant. Or, ici, nous ne craignons pas d'être taxé d'exagération en affirmant qu'il n'y a pas de moyen curatif plus rationnel et plus puissant que l'hydrothérapie.

Seulement il importe de bien choisir les modificateurs généraux et locaux qu'il convient d'employer. Cette réflexion s'applique au traitement de la spermatorrhée et à celui de tous les troubles qui peuvent atteindre les fonctions génitales, depuis le satyriasis jusqu'à l'impuissance. Dans l'exposé qui va suivre, le lecteur trouvera toutes les indications qui concernent l'application de la méthode hydrothérapique aux désordres fonctionnels les plus fréquents.

Si la spermatorrhée est la conséquence d'une atonie génitale produite par une irritation chronique ou par une parésie nerveuse, les applications excitantes locales rendront d'utiles services ; dans ce but, le bain de siége froid, court, suivi de frictions assez énergiques, et la douche périnéale froide peuvent être employés en toute sécurité. Toutefois, comme il s'agit d'activer la circulation capillaire, nous conseillons de joindre à ces applications locales l'usage d'une douche générale excitante qui aura pour effet de soutenir le fonctionnement de l'organisme et d'éveiller, par conséquent, la vitalité de l'appareil génital.

La même ligne de conduite devra être suivie pour combattre la spermatorrhée des anémiques et des dyspeptiques en particulier. On ajoutera seulement, aux modificateurs déjà indiqués, le bain de cercles et les applications spéciales que nous avons recommandées contre certaines affections du tube digestif.

La spermatorrhée, comme la plupart des troubles génitaux, peut être considérée tantôt comme le symptôme d'une névrose ou d'une maladie organique, tantôt comme une entité morbide capable de provoquer les troubles nerveux les plus variés et de donner lieu, en définitive, à une maladie fonctionnelle ou organique des centres nerveux. Dans ces cas si nombreux et si variés, l'hydrothérapie peut être fort utile ; mais, pour réussir, on doit nécessairement adapter le procédé thérapeutique à la nature de la maladie.

Si la spermatorrhée est symptomatique d'une névrose générale, il faut examiner avec soin quelle est la nature et surtout la forme de cette névrose, et se rappeler, dans tous les cas, que le traitement local doit être sous la dépendance du traitement général.

Il peut arriver que le malade atteint de spermatorrhée présente des phénomènes d'excitation ou de dépression du système nerveux ; dans les deux cas, les procédés hydrothérapiques diffèrent essentiellement.

Si, avec les signes de la spermatorrhée, on remarque une certaine surexcitation intellectuelle et affective, une augmentation du pouvoir réflexe, une exaltation des sens spéciaux, un accroissement factice du pouvoir locomoteur, des spasmes, de la roideur, des contractures, et une activité circulatoire exagérée, il faut recourir aux applications sédatives, telles que l'affusion, l'immersion ou la douche tempérées, précédées d'un bain de siége à la même température et d'une durée très-prolongée. Plus tard on pourra refroidir l'eau, mais il faudra toujours éviter l'emploi des procédés franchement excitants qui conviennent si bien à la spermatorrhée de nature atonique.

Si le malade atteint de pollutions accuse tous les symptômes de la dépression de la force nerveuse, s'il existe chez lui de l'affaissement intellectuel et moral, de la tristesse, de l'abattement, une insensibilité pouvant aller jusqu'à l'anesthésie, de la parésie locomotrice, et un affaiblissement dans les fonctions des divers appareils de l'organisme, il faut mettre en usage les applications excitantes de l'hydrothérapie. Toutefois on doit, au début du traitement, prendre beaucoup de précautions et se garder de recourir à des applications trop violentes. En agissant ainsi sans réflexion et sans mesure, on exposerait les malades aux dangers d'une excitation nerveuse trop prononcée. Il faut donc que l'eau soit fraîche et que les applications soient légères. On emploiera les frictions avec le drap mouillé, les piscines, les affusions, puis les douches, en ayant soin d'observer la même progression dans l'emploi des applications localisées.

Lorsque la spermatorrhée est le point de départ du trouble qui peut atteindre les fonctions du système nerveux, on peut sans inconvénient recourir, même dès les premiers jours du traitement, aux applications excitantes locales, telles que le bain de siége froid à eau courante, la douche périnéale, etc. Dans ce cas, les pertes séminales coïncident presque toujours avec un affaiblissement considérable de l'appareil génital et sont, par conséquent, heureusement modifiées par les procédés excitants. Pour compléter la guérison, il s'agit d'employer le modificateur qui convient le mieux contre l'accident dont la spermatorrhée est la cause. Cependant, comme la série des actions réflexes morbides qui naissent dans les voies urinaires ne peut se compléter et donner lieu à des troubles nerveux considérables que s'il existe une excitabilité médullaire très-prononcée, il faudra apaiser cette excitabilité avant de choisir le procédé capable de combattre l'accident nerveux apparent. A cet effet, on emploiera les affusions froides et les douches tempérées dirigées sur la colonne vertébrale, ou bien le col de cygne dont l'effet est très-salutaire.

Lorsque le pouvoir réflexe de la moelle sera amoindrie, on traitera les accidents en choisissant les procédés appropriés à la nature et à la forme du mal. Sur ce point, nous renvoyons le lecteur au chapitre consacré à l'étude du traitement hydrothérapique dans les maladies nerveuses.

CHAPITRE XVIII

AFFECTIONS CHRONIQUES DE L'UTÉRUS ET DE SES ANNEXES.

SOMMAIRE

Considérations générales sur les maladies utérines. — Affections utérines proprement dites. — Congestion, ulcération et engorgement de la matrice. — De l'emploi combiné des cautérisations et de l'hydrothérapie dans ces divers états morbides. — De la métrite. — Catarrhe utérin, leucorrhée, pertes blanches. — Déplacements utérins, abaissements, déviations, flexions, versions. — Altérations organiques de l'utérus. — Altérations fonctionnelles de l'appareil génital. — Troubles de la menstruation : aménorrhée, dysménorrhée, ménorrhagie. — Age critique. — Stérilité. — Névroses de l'appareil génital. — Troubles de la sensibilité. — Hystéralgie, irritabilité de l'utérus. — Névralgie de l'ovaire. — Vaginisme. — Hypéresthésie de la vulve et du vagin. — Anesthésie des organes de la génération. — Troubles de la motilité. — Parésies, paralysies, phénomènes convulsifs. — Rôle des actions réflexes morbides dans la production de ces désordres nerveux. — Traitement hydrothérapique qui leur est applicable. — Maladies des annexes de l'utérus. — Périmétrite, hématocèle, et leurs conséquences. — Rôle de l'hydrothérapie.

L'étude de la pathologie de l'utérus et de ses annexes n'offre pas moins d'intérêt que celle de sa physiologie. L'intervention de la chirurgie, de la médecine et de l'hygiène s'impose d'elle-même, qu'il s'agisse de combattre ou de prévenir les nombreuses maladies qui peuvent affecter ces organes si importants dans l'économie.

Parmi les médications propres aux maladies dont nous allons parler, l'hydrothérapie a pris, depuis un certain temps, une large place. Il ne pouvait en être autrement, quand on tient compte des effets de sédation, de tonification, de révulsion, de résolution, que peut produire l'emploi méthodique de l'hydrothérapie. Nul procédé thérapeutique ne peut, au gré du praticien, s'adresser plus directement à la plupart des phénomènes complexes, généraux ou locaux, dépendant des maladies utérines. Quand elle n'est pas seule efficace, l'hydrothérapie devient encore un auxiliaire si actif des autres médications usuelles, que les traités les plus récents de gynécologie l'invoquent comme étant appelée à rendre d'incontestables services dans la pratique.

Pour dégager l'hydrothérapie de tout empirisme, il est bon de déterminer avec le plus de précision possible ses indications et ses contre-indications. C'est ce que nous allons tenter de faire dans les considérations qui vont suivre.

Et d'abord, on doit éliminer des applications de l'hydrothérapie toutes les affections inflammatoires aiguës de l'appareil utérin, ou celles même qui, dans les maladies chroniques, gardent un caractère d'acuité ou une tendance aux redoublements d'inflammation. Il en est de même de la grossesse, de l'accouchement et de ses suites, malgré leur influence sur le développement des maladies utérines. Nous en dirons autant des affections décrites sous le nom de néoplasmes utérins et qui comprennent les tumeurs fibro-musculaires, les polypes fibreux et muqueux, les carcinômes soit squirrheux, soit encéphaloïdes, et enfin les diverses variétés de kystes de l'ovaire, ainsi que les tumeurs pelviennes qui appartiennent à la catégorie des tumeurs ovariques et participent de leur nature. Dans ces divers cas, les derniers particulièrement, ce n'est qu'à titre de palliatifs ou de reconstituants que les moyens hydrothérapiques, maniés avec prudence, peuvent venir en aide à ce qu'on entend par traitement médical des tumeurs kystiques de l'ovaire. Mais ce sont là des indications exceptionnelles, et qui relèvent de la sagacité et de l'expérience de celui qui est appelé à décider si l'eau froide doit être employée en pareille occurrence.

Nous n'en sommes plus aujourd'hui à déplorer, avec Van Helmont, l'influence qu'exerce la matrice sur l'économie entière, ni à la tenir, comme faisait Bordeu, pour la source de bien des maux. Pourtant ce viscère n'échappe à aucune des maladies communes aux organes doués d'un tissu analogue, et de plus il en est quelques-unes qui paraissent être essentiellement propres à l'utérus et à ses annexes. L'importance des fonctions dévolues aux organes génitaux, chez la femme, la répétition périodique ou l'interruption des mouvements fluxionnaires à certaines époques de la vie sexuelle, les changements de volume, de texture et de propriétés qui en résultent, suffiraient pour expliquer la fréquence et les variétés des maladies utérines. Aussi l'ensemble des prédispositions qui ressortent des conditions de structure et de vitalité de l'organe, et qui peuvent tenir aussi à des influences diathésiques, ou parfois simplement occasionnelles, embrasse-t-il des détails que nous devons supposer connus et que nous n'aborderons pas. Nous insisterons seulement, d'une part, sur la fréquence caractéristique des maladies utérines, de l'autre, sur leur relation avec les troubles des autres organes et avec les affections générales ou locales du système nerveux, au milieu desquelles l'altération fonctionnelle ou organique de l'utérus prend une certaine prédominance, soit comme complication, soit comme point de départ ou de retentissement. Il est bien entendu que les symptômes généraux ou locaux ont un rôle plus ou moins marqué dans les diverses formes morbides des maladies utérines qu'on observe et servent même à les caractériser; mais, avec M. le professeur Courty (1), nous insistons sur le cachet que la nature de l'utérus imprime à ces maladies qui sont plus ou moins solidaires d'une influence diathésique déterminée.

Ceci posé, il y a lieu, en ce qui regarde les applications de l'hydrothérapie, de comprendre les maladies de l'appareil utérin dans trois acceptions principales :

1° Lésions utérines proprement dites, altérations de tissu, troubles des sécrétions, de la circulation locale, changements de position, et déformations ;

2° Perturbations fonctionnelles, spéciales à l'utérus et à ses annexes ;

3° Accidents nerveux, soit locaux, soit généraux, et pouvant se rattacher à des affections coïncidentes ou consécutives de l'innervation.

Cette division que nous adoptons et qui est généralement admise, n'a d'autre portée que de faciliter l'exposé de notre thérapeutique. On sait, du reste, combien les affections utérines chroniques

(1) Courty, *Traité pratique des maladies de l'utérus*, etc., 2e édit.

s'enchaînent entre elles, sans qu'il soit possible de les circonscrire toujours dans un cadre restreint. Nous ne perdrons pas de vue ces corrélations, non plus que la notion de diathèse spéciale, prédisposition, idiosyncrasie, présidant à la chronicité des maladies de l'utérus comme à celle des autres affections de l'organisme.

AFFECTIONS UTÉRINES PROPREMENT DITES

Congestion utérine.

On comprend que, tous les mois, le système utérin devenant le siége d'une congestion physiologique temporaire, qui caractérise les règles, les phénomènes de cet afflux de sang menstruel puissent, dans certains cas, ou dépasser l'activité normale, en se prolongeant outre mesure, ou se répéter avec trop d'intensité ; il en résulte alors une véritable fluxion morbide. L'utérus a cela de commun d'ailleurs avec d'autres organes pourvus, comme lui, d'une riche texture vasculaire, mais il y est pour ainsi dire préparé par des fonctions spéciales et celles de ses annexes, également importantes dans l'ordre de la reproduction. On ignore encore la cause de cette réaction des parties vascularisées, en vertu de laquelle un afflux sanguin abondant accompagne une irritation fonctionnelle ; l'observation n'en persiste pas moins, et l'on s'accorde sur la signification d'hypérémie ou de congestion active qui lui a été attribuée. Virchow a même cru devoir revenir à la qualification de *fluxion*, ainsi que l'entendaient les anciens ; *ubi stimulus, ibi fluxus*. Or la fluxion utérine n'est point particulière aux femmes qui ont conçu ; on la rencontre très-fréquemment chez les jeunes filles, sous l'influence des difficultés de la menstruation ; enfin la ménopause, avec ses irrégularités, ses alternatives de diminution et d'augmentation du raptus sanguin vers l'utérus et ses dépendances, entraîne également un état d'orgasme dans ces parties, qui se traduit souvent en ménorrhagie. Des causes variées, locales ou générales, une fatigue, une secousse, un choc, les émotions morales, les conditions dépressives, etc., développeront ou en retiendront, isolément ou concurremment, ce désordre pathologique et ses conséquences.

Le mouvement fluxionnaire développé ainsi dans l'appareil utérin, lorsqu'il devient chronique, aboutit nécessairement à la congestion, et souvent en même temps à l'engorgement et à l'hypertrophie de la matrice. Des hémorrhagies menstruelles surabondantes signalent les symptômes de fluxion; bientôt il y a dérangement des règles, qui avancent de quelques jours, d'une semaine, puis de quinze jours, et, finalement, une sorte de permanence intolérable, qui fait que les malades se trouvent incessamment dans le sang. C'est la congestion sanguine chronique active d'Aran, avec sensation de pesanteur abdominale, tension et chaleur brûlante dans le petit bassin, tiraillements aux lombes et aux aines, coliques vives, et par suite grande difficulté dans la marche, même dans la station verticale ou assise. A ce cortége de symptômes, s'ajoutent des troubles de la miction, envies continuelles d'uriner, émission douloureuse d'urines plus ou moins chargées, de la constipation rebelle, des ténesmes pénibles, parfois de la diarrhée presque dysentérique, autant de traits d'un tableau trop justifié dans la pratique, et que compliquent les manifestations de l'ébranlement général inséparable de la souffrance de l'utérus, dyspepsie, spasmes nerveux, agacement, abattement, pleurs irrésistibles, etc.

Si les hémorrhagies diminuent et laissent un peu de répit aux malades, c'est pour reparaître avec une nouvelle recrudescence sous l'action du moindre effort, d'une fatigue sexuelle ou autre. Aussi, soit que la ménorrhagie se maintienne menstruelle, soit que diverses causes la rappellent et l'entretiennent dans l'intervalle des époques normales, la répétition de ce mouvement fluxionnaire exagéré a bientôt amené comme conséquence l'appauvrissement du sang, l'anémie, la débilitation. C'est le fait de toutes les fluxions viscérales, mais la congestion utérine produit ces funestes effets avec un enchaînement fatal. M. Courty fait remarquer avec justesse que les hémorrhagies dues à des fluxions successives sur l'utérus peuvent se porter consécutivement sur d'autres viscères, il a vu des hémorrhagies nasales, des hémoptysies, des hématémèses, coïncider ou alterner avec les ménorrhagies et donner un pronostic très-inquiétant. Il y a là encore des contre-indications qu'il n'est pas permis de négliger.

La persistance et une grande difficulté à la résolution spontanée s'imposent dans l'appréciation de la gravité des congestions utérines. Cette notion ressort d'une manière frappante des conditions anatomiques et physiologiques de l'utérus, tellement qu'Aran a pu avancer, sans crainte d'être contredit par les faits, que la congestion l'emporte sur l'inflammation dans les altérations morbides de cet organe. Au point de vue de la chronicité, dont nous ne saurions nous départir, c'est bien là le caractère prédominant qui doit guider les applications du traitement. En un mot, qu'elle soit idiopathique ou symptomatique, du moment où la congestion utérine affecte le type passif, il faut lui opposer une énergique révulsion, et l'hydrothérapie réalise ce but plus efficacement qu'aucune autre médication. Elle a surtout pour effet de rendre aux vaisseaux la tonicité qui leur manque et de réagir, à la fois, dans un sens de déplétion et de reconstitution, sur la circulation utérine et sur la circulation générale, trop souvent solidaires l'une de l'autre.

C'est en général aux effets reconstituants de l'hydrothérapie qu'il faut recourir pour combattre les congestions utérines passives compliquées d'hémorrhagies. Les douches générales en pluie et en jet, les frictions avec le drap mouillé peuvent être utilisées avec grand avantage, seulement il importe, du moins au début du traitement, de ne pas localiser les applications hydrothérapiques sur la région du bassin, on insistera spécialement sur l'usage de la douche en pluie qui exerce une action tonique incontestable et qui, en agissant sur les parties supérieures du corps, a l'avantage de déterminer une révulsion capable de contrebalancer la fluxion utérine. Ainsi donc, reconstitution générale, fluxion compensatrice de la surface cutanée, tels sont les effets que l'on doit rechercher à l'aide des applications froides. Le Dr Fleury, dans ses diverses publications, a fait ressortir l'heureuse influence des douches froides généralisées sur la congestion utérine passive. Ceux qui se sont engagés après lui dans cette voie n'ont eu qu'à se louer de cette méthode thérapeutique. Nous verrons dans un instant quelles sont les modifications qu'il faut introduire dans cette formule de traitement pour la rendre applicable aux nombreux accidents qui compliquent parfois l'hypérémie de la matrice. Toutefois, nous ne devons pas aller plus avant dans cette question, sans rendre à ce savant praticien la justice qui lui est due, et sans reconnaître qu'il est un de ceux qui ont le mieux étudié et le plus savamment expliqué l'action de l'hydrothérapie sur la congestion utérine.

Il convient de remarquer que la ménorrhagie ne représente pas le signe exclusif des congestions utérines. Il est des cas où, si les douleurs caractéristiques du molimen sanguin marquent les époques des règles, celles-ci peuvent manquer tout à fait, ou ne consistent qu'en une très-petite quantité de sang, et en tout état de choses deviennent rares et fort irrégulières. La dysménorrhée congestive se caractérise de cette façon par une diminution dans la proportion du sang menstruel. Nous reviendrons sur ce sujet, en parlant de la dysménorrhée et de ses variétés.

La congestion utérine est souvent symptomatique d'altérations de l'utérus sur lesquelles nous avons fait déjà des réserves, telles que la présence d'un corps fibreux, une maladie des trompes ou des ovaires, ou bien de lésions en dehors du système utérin, comme les maladies de la vessie, du rectum, etc. D'ordinaire, le raptus sanguin observé sur l'utérus ou ses annexes est secondaire, sinon symptomatique; c'est à la congestion idiopathique, en définitive, que les procédés dont nous disposons s'adresseront de préférence, puisqu'à elle seule, elle peut débiliter l'organisme et qu'en altérant les fonctions de l'appareil utérin, elle devient le point de départ de diverses désorganisations, conséquences de localisations anormales dans le tissu de l'utérus, ou traduction de l'état diathésique auquel est vouée la malade.

De toutes les complications de la congestion chronique, celle qu'on rencontre le plus souvent, et qu'il est urgent de combattre par des moyens résolutifs, est l'engorgement, fréquemment produit par l'accumulation du sang dans l'utérus. Il y a, dans ces circonstances si communes, une double indication à remplir, mais la question de l'engorgement mérite une place à part.

Engorgement de l'utérus.

Il est deux manières d'envisager l'engorgement de l'utérus. Pour les uns, il consiste essentiellement en une augmentation de volume et de poids de l'organe en rapport avec un épaississement de ses parois. Pour les anatomo-pathologistes, cette définition a le tort de confondre l'hypertrophie, c'est-à-dire le développement exagéré des éléments normaux de l'utérus, sans altération de texture, avec une tuméfaction de nature morbide, qui est constituée par l'infiltration d'une matière amorphe liquide ou semi-liquide entre les mêmes éléments anatomiques du tissu utérin, et qui exprime en traits bien distincts l'engorgement ainsi déterminé, en un mot l'*infarctus* des anciens. Nous reconnaissons, avec M. Courty, l'existence d'un état morbide spécial dans l'engorgement, et, comme lui, nous nous proposerons, à l'aide de l'hydrothérapie, de favoriser la résorption des sucs infiltrés dans les mailles du tissu normal de l'utérus.

On s'attachera, dans cette pratique, à la donnée de l'engorgement simple et existant en totalité, celle de l'engorgement isolé du col se reliant à d'autres affections et à une symptomatologie différente. Toutefois, si l'engorgement de l'utérus proprement dit apparaît seul et spontanément chez beaucoup de femmes, on le constate aussi concurremment avec la congestion (engorgement mou, fongueux, saignant), avec l'hypertrophie, ou bien associé à l'inflammation chronique; mais, en pareils cas, il est subordonné à la marche de ces états morbides initiaux.

De toutes les causes de la lésion caractéristique dont nous parlons, la plus active réside évidemment dans les anomalies de la menstruation; il en est surtout ainsi des troubles circulatoires provoqués mécaniquement par une pression extérieure, à même de produire une flexion de la matrice, tant légère soit-elle; nous aurons ultérieurement l'occasion d'insister sur l'importance des changements de situation que subit l'utérus en des circonstances variées. Chacune des conditions capables de surexciter l'activité des fonctions reproductives et, par conséquent, celle des organes afférents peut donc entraîner le développement des engorgements utérins; c'est ainsi qu'agissent les accouchements ou les avortements répétés, l'abus des plaisirs vénériens, les excès de coït, etc.; et il n'est pas douteux que les diathèses rhumatismale, herpétique, scrofuleuse, n'interviennent en majeure partie dans l'étiologie de l'engorgement, même dépendant de causes efficientes déterminées.

Des signes et des moyens de constatation de l'engorgement, nous n'avons pas à faire ressortir d'autres notions que celles qui ont cours en médecine. En outre des résultats de la palpation combinée avec le toucher, et de l'inspection directe au spéculum, on constate un ensemble de symptômes, à peu de chose près communs aux affections utérines; les malades accusent une sensation de plénitude et d'embarras dans le bassin, avec douleurs vagues à l'hypogastre et dans les régions sacrée et inguinale, sous forme de tiraillements et de souffrance gravative, moins intenses cependant que celles qui dénotent la congestion, mais, comme elles, accrues par la marche, le transport en voiture, et même la station verticale. Des ténesmes, de la constipation, des envies fréquentes d'uriner, témoignent de la participation des organes voisins de l'utérus. La leucorrhée plus ou moins abondante provient d'une sécrétion utérine, muqueuse ou muco-purulente. Il y a des variations très-différentes dans l'établissement des règles, tantôt pénibles, diminuées dans les cas simples, et d'autres fois revenant à intervalles rapprochés, ou dégénérant en une véritable ménorrhagie. Les troubles généraux de la nutrition et de l'innervation se relient aux progrès de ces phénomènes, et comme ils ne sont que l'expression de l'anémie et de névroses correspondantes, nous ne reprendrons pas une description déjà développée ailleurs.

L'engorgement de l'utérus est curable, dit M. Courty, et nous partageons cette conviction, appuyée sur les faits les plus probants. Il est certain que la période de la vie sexuelle chez la malade influera beaucoup sur les résultats du traitement. Plus on aura à compter avec l'activité des fonctions utérines, mieux s'effectuera la résorption recherchée des sucs interposés aux éléments organiques normaux. La régularisation des menstrues, l'évolution que chaque grossesse imprime à la texture de la matrice, sont à prendre en considération sérieuse dans la direction de ce traitement, concurremment avec l'état des forces générales. On ne soumettra pas aux mêmes prescriptions les malades de l'âge critique et celles qui ont encore la plénitude de leur activité utérine. Chez les premières même, il n'est pas rare que l'engorgement réclame d'autres moyens que des palliatifs. Dans les cas où nous devons intervenir, ce qu'il importe, c'est 1° de lutter avec les causes d'hypérémie et de faciliter la résorption de l'engorgement; 2° de combattre les influences diathésiques qui ont développé ou entretenu cet état morbide; 3° si ces indications ne peuvent être remplies, en raison du degré d'intensité de l'affection ou pour d'autres motifs, de chercher, par tous les procédés appropriés, à modifier les conséquences de l'engorgement les plus difficiles à supporter, telles que, la douleur, la constipation, l'inaptitude à la locomotion, etc.

L'hydrothérapie répond à ce programme, et nous allons indiquer comment il convient de l'appliquer.

Si la malade supporte difficilement l'eau froide et réagit mal après son application, il est indispensable de commencer par des douches, des frictions ou des lotions tempérées. Quelquefois ces dernières applications n'atteignent pas le but qu'on se propose et ne sont pas suffisamment actives ; il faut alors, par des applications préalables du calorique, préparer le tégument externe à l'intervention de l'eau froide dont l'emploi intempestif aurait pour conséquence de refouler le sang dans les parties profondes et d'aggraver la maladie au lieu de la combattre.

La douche froide, quand elle est bien supportée, et la friction avec le drap mouillé fortement tordu permettent de lutter avec avantage contre l'élément congestif, mais nous devons ajouter que ces moyens ne parviennent pas toujours à faire disparaître les engorgements utérins. Pour favoriser la résorption des produits qui donnent lieu à cet état morbide, il faut adjoindre aux douches froides certaines applications du calorique et recourir en même temps aux bains de siége à eau courante, froids ou alternatifs et aux douches utérines. Parmi les applications du calorique, il faut signaler les douches chaudes, les maillots et l'étuve à la lampe comme pouvant rendre les plus grands services. L'eau chaude convient dans presque tous les cas, excepté pourtant dans ceux qui réclament la production d'une transpiration exagérée, comme cela a lieu, par exemple, chez certaines femmes influencées par l'arthritis ou l'herpétisme. Elle est aussi inapplicable chez les personnes qui ne peuvent pas être transportées facilement ou qui sont contraintes à garder la position horizontale. Le maillot est très-utile dans un grand nombre de cas pour préparer à l'action de l'eau froide, mais son application doit être l'objet d'une grande surveillance chez les malades qui sont disposées aux congestions viscérales. Quant à l'étuve à la lampe, son efficacité est très-grande dans les engorgements utérins qui sont liés à l'arthritis et à l'herpétisme, mais lorsqu'on l'emploie, il faut savoir qu'on n'en doit user qu'avec la plus grande réserve, si les organes génitaux sont le siége d'une excitation. Ces diverses applications du calorique préparent l'organisme à recevoir et à utiliser les effets excitants de l'eau froide.

C'est en agissant sur la circulation générale et sur l'innervation, c'est en accélérant les échanges organiques que les douches froides ou les frictions mouillées font disparaître les engorgements de la matrice. Il est des cas cependant où leur action est incertaine, et où il devient nécessaire de compléter leur influence en employant concurremment avec elles les bains de siége à eau courante froids ou alternatifs. Ces bains produisent des effets résolutifs incontestables même dans les cas les plus difficiles, et notre expérience nous autorise à en conseiller l'emploi en toute sécurité. Quand l'eau qui les alimente est froide, il faut que la durée de l'application soit très-courte, surtout au début du traitement; mais il est possible de la rendre plus longue à mesure que la malade est acclimatée, et, lorsqu'il en est ainsi, son action est plus énergique et ses effets résolutifs plus marqués. Quelquefois la malade ne peut pas supporter l'impression de l'eau froide; il faut alors employer le bain de siége alternatif qui, par ses effets résolutifs, nous a été fort souvent utile dans les engorgements fongueux ou indurés du col, compliqués d'ulcérations très-étendues. Nous citerons, entre autres cas, celui d'une jeune femme atteinte d'un engorgement fongueux avec ulcération. Le professeur Jobert de Lamballe qui lui donnait des soins lui conseilla un traitement hydrothérapique pendant la durée duquel il avait l'intention de pratiquer des cautérisations au fer rouge. La malade prit tous les jours, pendant environ un mois, deux douches froides générales précédées d'un bain de siége alimenté alternativement par de l'eau froide et de l'eau chaude. Jobert de Lamballe qui n'avait pu voir cette dame pendant ce traitement se préparait à faire la cautérisation projetée, lorsqu'il reconnut à sa première visite que le col utérin avait repris son état normal. A côté de ce fait exceptionnel, nous pourrions en citer un grand nombre moins extraordinaires sans doute, mais néanmoins capables d'attester l'action curative des douches froides et des bains de siége résolutifs dans les engorgements de la matrice. Nous croyons inutile de faire cette énumération démonstrative, puisqu'il est admis par tous les médecins que l'hydrothérapie est une des médications les plus utiles contre ces affections spéciales de l'utérus.

En résumé, la congestion utérine peut être exclusivement traitée par des frictions ou des douches froides générales. Nous devons ajouter, au point de vue du manuel opératoire, que l'application des douches variera suivant que la femme sera sujette à des ménorrhagies, ou aura des dispositions à l'aménorrhée. Quand il sera question de ces troubles fonctionnels, nous indiquerons comment il convient de procéder.

L'engorgement de l'utérus est plus lent à disparaître que la congestion du même organe ; il peut être quelquefois guéri par les applications reconstituantes et résolutives de l'hydrothérapie. Le plus souvent pourtant il est nécessaire de recourir aux cautérisations et surtout aux cautérisations avec le fer rouge. Ces deux moyens thérapeutiques peuvent être employés simultanément, et nous sommes heureux de dire que notre opinion sur ce point est parfaitement conforme à celle du professeur Depaul. Seulement comme la malade qui a été cautérisée est condamnée au repos, nous supprimons toute application hydrothérapique pendant cette période, à l'exception, bien entendu, des injections vaginales tempérées qui calment l'irritation produite par la cautérisation. Lorsque l'état de la malade rend la marche possible, le traitement est recommencé, et l'on peut revenir, en suivant une progression graduée dans l'application de l'eau froide, aux procédés employés avant l'opération.

L'engorgement de la matrice, quelle que soit la forme qu'il affecte, qu'il soit ou non compliqué d'ulcération du col, est toujours difficile à guérir ; il est nécessaire, si l'on veut obtenir une terminaison favorable, de consacrer au traitement hydrothérapique un temps fort long, du moins dans la plupart des cas.

Métrite.

La métrite chronique, la seule forme d'inflammation de l'utérus dont nous ayons à parler, peut survenir d'emblée ; mais elle est le plus souvent la conséquence d'accidents puerpéraux, accouchement, avortement, manœuvres obstétricales, mauvaise direction dans les suites de couches, autant de causes dont on retrouve l'analogue dans le traumatisme que provoquent des applications de pessaires, des cautérisations intempestives, des excès vénériens, surtout à l'époque menstruelle ou peu de temps après la parturition. Une série de congestions actives et le trouble des règles qui signale cette hypérémie, comme nous l'avons vu, rendent parfois obscure cette étiologie. La difficulté pour le médecin est de découvrir la cause la plus probable de la métrite consécutive à ces états congestifs, afin de l'enrayer si faire se peut. Ce diagnostic devient encore moins aisé quand la métrite débute et poursuit sa marche sous forme chronique, sans qu'on puisse déterminer d'une manière précise l'origine de ce mode de phlogose. Cependant il est une remarque de Bennet dont nous devons faire notre profit, à savoir que l'utérus paraît s'enflammer chez les femmes à constitution appauvrie, à tempérament lymphatique, vouées à des influences d'affaiblissement physique et de dépressions morales. Chez quelques-unes, il semble exister une susceptibilité idiosyncrasique de l'organe utérin, et M. Nonat a pu invoquer dans le même sens des prédispositions héréditaires. Nul doute qu'en présence de ces conditions une cause traumatique quelconque ne doive développer l'état inflammatoire de l'utérus, et qu'on n'admette la spontanéité de la métrite que faute de renseignement certain. Quant à la part que prennent les diathèses à l'affection locale dont il s'agit, elle est indiscutable. Il en a été déjà question au chapitre de l'herpétisme, et M. Gueneau de Mussy a démontré surabondamment pour nous le lien qui unit, chez les sujets dartreux, les manifestations exanthémateuses des diverses muqueuses avec les maladies de la peau. L'appareil utérin n'échappe pas à cette corrélation, aussi faut-il interroger soigneusement les antécédents des malades et de leurs ascendants si l'on veut trouver la solution du problème parfois obscur de la chronicité de la métrite. Comme bien d'autres organes, l'utérus peut être le siége d'un stimulant diathésique, qui peut se déplacer vers d'autres points de l'économie plus accessibles à la diathèse, ou qui persiste indéfiniment dans ce lieu de prédilection. Tous les praticiens ont assisté aux coïncidences des affections utérines, non-seulement avec l'expression du vice dartreux, dermatoses, granulations pharyngiennes, etc., mais encore avec les manifestations scrofuleuses, rhumatismales, tuberculeuses. La prudence la plus vulgaire enjoint alors de ne pas exposer les malades à des rétrocessions, à des métastases, auxquelles les maladies de l'utérus, traitées d'une manière inopportune, prêtent matière aussi bien que les affections d'autres systèmes. Quoi qu'il en soit, si l'action diathésique n'est pas le point de départ de la métrite chronique, elle peut figurer comme une complication grave et prépondérante pour la thérapeutique. Qu'il surgisse enfin telle circonstance du traitement, qui, transformant celui-ci en pierre de touche, éclaire le diagnostic, il y aura lieu de combattre la diathèse, en même temps qu'on soumettra l'état local à des moyens appropriés. L'hydrothérapie dispose, nous le verrons, à la fois d'agents de médication générale et de modificateurs de l'état organique lui-même.

Nous notons pour mémoire que des inflammations déjà existantes dans les organes voisins peuvent se propager à l'utérus ; ce sont l'ovarite, l'inflammation des trompes, les phlegmons péri-utérins, et la continuité de tissu explique l'extension de ces foyers inflammatoires, dont on doit s'enquérir pour l'étude des causes de la métrite chronique. Quant à l'intervention des déviations utérines, des polypes, des corps fibreux sur le développement de cet état morbide, nous croyons qu'elle manque de précision.

La métrite chronique se rencontre sous deux formes : l'induration et le ramollissement ; elle est générale ou partielle, suivant qu'elle porte sur la totalité de la matrice ou seulement sur une de ses portions. On l'a distinguée encore en métrite muqueuse, quand elle affecte surtout la membrane qui tapisse l'utérus, en métrite catarrhale pour des motifs analogues, en métrite parenchymateuse si elle envahit le tissu musculaire de l'organe. Nous n'entrerons pas dans le détail des lésions de la phlogose utérine ; les traités récents de gynécologie y suppléent amplement et éclairent cette étude d'une vive lumière.

Ce qui nous importe dans les signes de la métrite chronique, à peu près identiques à ceux de l'état aigu, c'est que les symptômes généraux prédominent alors sur ceux de l'affection locale, au point qu'il a pû en résulter pour les malades des méprises sur le siége ou la nature de leur maladie.

Les phénomènes locaux peuvent se résumer en souffrances, tiraillements vers les lombes, les cuisses, en un sentiment de lourdeur, une douleur hypogastrique, vaginale et même vulvaire, un écoulement produit en partie par la présence d'ulcérations du col de l'utérus, plus ou moins âcre, muco-purulent ou purulent ; parfois on observe de la vaginite, des irrégularités menstruelles. Il y a aussi des cas de sécheresse de la vulve et du vagin.

Les symptômes généraux, toujours sous la dépendance des fonctions d'innervation, se traduisent par des malaises, des tiraillements dans les membres, dans la tête et le cou, par de la dyspepsie, avec rapports, vomissements, tympanite, constipation, par de la dyspnée, des palpitations, des crises hystéralgiques et tout ce qu'embrasse l'état nerveux. La conception n'est plus possible, et nous retrouverons la métrite au premier rang des causes de la stérilité. On a constaté en même temps du côté des fonctions de la vessie, du rectum, ce qu'on a appelé des symptômes de voisinage ; l'état hémorrhoïdaire, en particulier, est surexcité par l'inflammation chronique de l'utérus.

Aran a proclamé l'hydrothérapie la clef de voûte du traitement de la métrite chronique. M. Gallard, dans sa clinique de l'Hôpital de la Pitié (1), vient de confirmer cette assertion par son expérience. Il n'y a pas, en effet, de moyen plus puissant de relever les forces de l'organisme que l'emploi judicieux des procédés hydrothérapiques. Nous avons vu quel rôle remplissent la débilité de la constitution et l'impressionnabilité du tempérament, chez les femmes affectées du côté de la matrice ; il ressort de cette exposition qu'on ne saurait trop rapidement fortifier l'économie contre les conséquences de l'altération fonctionnelle et organique de l'appareil génital. C'est d'autant plus urgent que les malades réclament souvent la guérison après avoir épuisé d'inutiles remèdes, ou perdu un temps précieux en ajournements plus ou moins motivés, et que la maladie menace de devenir réfractaire aux agents thérapeutiques. Mais ce n'est pas uniquement l'état général que nous sommes en mesure de modifier, ce qui, en cas de réussite, ouvre déjà de meilleures perspectives au pronostic de la métrite, puisqu'une fois reconstitué l'organisme est rendu capable de supporter des traitements interdits ou impuissants jusque-là. On ne saurait nier que l'eau froide, employée longtemps et méthodiquement, ne produise la résolution des inflammations chroniques utérines, comme on l'a constaté dans d'autres affections du même ordre.

MM. Fleury, Courty et Gallard ont répondu victorieusement par les faits aux appréhensions que Virchow et Scanzoni ont manifestées sur l'accroissement de l'état congestionnel de l'utérus par suite des applications de l'eau froide. Il semblait à ces auteurs que les pratiques hydrothérapiques avaient pour effet de refouler vers les viscères intérieurs, et en particulier vers le système utérin, une partie du sang qui circule à la surface du tégument externe. Mais personne n'ignore le caractère de rapidité de l'afflux sanguin de la peau vers les cavités splanchniques, que détermine une douche en pluie administrée méthodiquement, et à une température relativement basse. Cet effet, dit M. Gallard, est aussi passager que l'impression même du froid, et un courant en sens inverse du premier se réta-

(1) Gallard, *Union médic.* Janvier 1873.

blit aussitôt la douche terminée. De là, une nouvelle congestion réactionnelle de la peau qui rappelle dans ses réseaux capillaires une quantité de sang plus abondante encore que celle qui aurait été refoulée dans les organes internes. Ceux-ci se décongestionnent donc à leur tour; dès lors on doit reconnaître qu'en mettant en œuvre les méthodes d'usage pour faciliter la réaction, on emploie la méthode la plus propre à combattre l'hypérémie et l'inertie organique qui concourent à la persistance de la métrite.

Dans la plupart des cas, il faut recourir aux applications reconstituantes de l'hydrothérapie; les frictions mouillées faites avec un drap fortement tordu et surtout les douches froides en pluie et en jet, courtes et douées d'une certaine force de projection, sont les procédés qui produisent les meilleurs résultats thérapeutiques, lorsque la métrite coïncide avec un appauvrissement du sang ou un affaiblissement des forces de l'organisme. A ces moyens on ajoute quelquefois la douche hypogastrique, le bain de siége froid de courte durée, ou bien chaud et froid, et les douches utérines. Maniées avec prudence, ces applications spéciales ont une action réelle sur la métrite, mais il faut suspendre l'intervention de ces modificateurs locaux, si la matrice est le siége de poussées congestives actives. Dans ce cas, il vaut mieux recourir aux effets sédatifs de l'hydrothérapie.

Lorsque les symptômes de la métrite résistent aux applications générales et locales que nous venons d'indiquer, il est permis de supposer que ce processus inflammatoire chronique est entretenu par un état diathésique, et, dès lors, il faut recourir aux moyens hydrothérapiques que réclame cet état. Parmi les affections constitutionnelles qui semblent avoir le plus de relations avec la métrite, on doit signaler en première ligne l'herpétisme et l'arthritis. Il est donc nécessaire, lorsqu'on est appelé à choisir les modificateurs hydrothérapiques qui doivent être utilisés, de tenir compte de cette coïncidence. On pourra dans ce sens faire intervenir le calorique soit pour provoquer des sudations, soit pour déterminer une excitation de la surface cutanée, et activer la circulation dans son réseau capillaire. Les étuves, l'eau chaude appliquée méthodiquement, les maillots secs ou humides, peuvent être employés avec avantage. Toutefois les maillots et surtout les demi-maillots présentent moins de contre-indications que les autres procédés, et exercent sur la métrite une influence des plus heureuses.

Lorsque l'inflammation chronique de l'utérus est accompagnée de troubles nerveux, il faut joindre aux applications destinées à modifier l'état local, celles que nous avons conseillées contre les névroses. Le lecteur trouvera toutes les indications nécessaires à ce sujet dans les divers chapitres que nous avons consacrés à l'étude des maladies du système nerveux.

Catarrhe utérin. — Leucorrhée

Le catarrhe utérin est l'exagération pathologique de la sécrétion muqueuse qui se relie à l'hypérémie menstruelle, la précédant et augmentant alors qu'elle diminue. Toutes les causes morbifiques de modification dans la menstruation, concernant la durée prolongée des règles, leur répétition insolite ou leur abondance, peuvent donc engendrer le catarrhe de l'utérus, et la fréquence de cette affection s'explique d'elle-même. C'est pendant les années d'activité sexuelle qu'on a très-souvent à y remédier ; la période de ménopause en est généralement exempte.

La stase sanguine dans les vaisseaux de l'utérus se range parmi les causes occasionnelles du catarrhe ; en effet, des lésions même éloignées, comme les affections du cœur ou du poumon, mettant obstacle au retour du sang dans le cœur droit, peuvent produire l'embarras de la circulation dans les veines de l'appareil utérin. D'autre fois, cette gène de la circulation veineuse tient à une compression plus rapprochée de l'utérus, comme celle qu'exercent des tumeurs sur les vaisseaux splanchniques, ou même simplement une accumulation de matières fécales dans le rectum ou dans l'S iliaque, conséquence de constipation tenace. C'est, à vrai dire, dans ces cas et dans les analogues que le catarrhe utérin passe pour symptomatique.

Les irritations directes de l'utérus, telles que celles qui sont produites par les excès vénériens, le coït trop fréquent ou trop violent, l'usage des pessaires, etc., déterminent souvent le catarrhe utérin.

Comme toutes les maladies utérines, et à un degré plus prononcé peut-être, le catarrhe subit l'influence des diathèses, principalement de la scrofule, du rhumatisme, de la tuberculisation, de la chlorose. On l'a vu régner épidémiquement, mais, sans nul doute, il y avait, dans ces manifestations uniformes, une coïncidence de causes particulièrement empruntées à l'influence saisonnière, dont on doit tenir compte.

Le catarrhe chronique a cela de spécial qu'il débute d'emblée, beaucoup plus souvent qu'on ne le voit succéder au catarrhe aigu. L'écoulement morbide en est le symptôme le plus saillant, celui du moins qui attire par-dessus tout l'attention des malades, pour peu qu'il y ait abondance de flux utérin. La quantité du produit sécrété varie d'ailleurs dans les vingt-quatre heures, et la nature muco-purulente de cette sécrétion en dénote le point de départ. Des contractions douloureuses, connues sous le nom de coliques utérines, accompagnent de temps à autre l'issue de ce flux, et sont très-pénibles à supporter. Un état particulier de la muqueuse utérine, dont la surface se couvre de granulations saignantes ou de végétations polypeuses, signale le processus ; à mesure qu'il se développe, et dans les parties accessibles à l'examen, principalement à l'ouverture du col, on ne tarde pas à découvrir les ulcères catarrhaux, ainsi dénommés d'après la relation de cause à effet.

La dysménorrhée fait partie des phénomènes concomitants du catarrhe utérin, on la retrouve là avec toutes ses variétés. Notons en passant que, si la conception n'est pas toujours empêchée, même par la présence de catarrhes utérins très-rebelles, cette affection n'en devient pas moins à la longue, et, dans la plupart des cas, une cause de stérilité.

Le retentissement du catarrhe utérin sur l'état général n'est pas égal chez toutes les malades; certaines femmes ne perdent rien de leurs forces et de leur apparence florissante, même quand l'affection a pris chez elles un degré très-avancé ; le plus ordinairement néanmoins l'économie montre les traces d'un affaiblissement graduel : il existe de la pâleur, de l'amaigrissement et un grand abattement moral; bientôt les malades sont formellement anémiées et en proie à une surexcitation nerveuse des plus marquées, non-seulement parce que l'irritation des nerfs de l'utérus se transmet par voie réflexe à d'autres rameaux nerveux, mais surtout à cause du trouble général de l'innervation. Nous retrouverons ces symptômes à propos des altérations nerveuses qui caractérisent les maladies de l'appareil utérin à l'état chronique.

Est-il indifférent de distraire de la symptomatologie du catarrhe utérin l'écoulement qui le caractérise et de faire de la leucorrhée une espèce morbide distincte, quoiqu'elle prenne une si large part à la maladie que nous venons de considérer, au point même de figurer en tête de ses causes pour beaucoup de pathologistes? La discussion reste encore pendante à cet égard, mais, ayant pour nous l'autorité de M. le professeur Courty, nous envisagerons à part la leucorrhée, littéralement flux pathologique de la muqueuse de l'appareil génital de la femme, désigné encore sous les noms de pertes blanches ou de flueurs blanches.

La leucorrhée, on le pressent d'après les considérations précédentes, est très-fréquemment symptomatique, mais souvent elle ne dépend ni d'une inflammation, ni d'une affection catarrhale de la muqueuse générale. C'est, en pareil cas, une simple modification fonctionnelle des organes sécréteurs, provoquant des sensations douloureuses et des contractions morbides sans inflammation des follicules, parfois avec une altération de la structure de la muqueuse, dont l'épithélium s'infiltre, s'accroît dans des proportions considérables et se mêle par exfoliation au liquide de l'écoulement. Enfin, il existe une hypersécrétion leucorrhéique d'origine réflexe. Comme dans tous les appareils sécréteurs, les excitations directes ou éloignées, affectant le sens génital et les organes afférents, peuvent déterminer une surabondance du mucus utérin et vaginal. C'est de la sorte qu'en certaines circonstances la leucorrhée procède des troubles de l'innervation.

Il est de fait que la leucorrhée, dans l'état chronique et prise en elle-même, appartient le plus communément aux sujets lymphatiques, faibles d'origine ou soumis depuis longtemps à l'action prolongée de causes débilitantes. Nous avons déjà insisté sur ce caractère d'asthénie qui se vérifie à peu près dans toutes les maladies utérines. Aussi la très-longue série des causes occasionnelles de la leucorrhée, à partir de la mauvaise alimentation et d'une hygiène irrationnelle, jusqu'à la répercussion des passions violentes, peut-elle se traduire en dernière analyse par tout ce qui concourt à l'affaiblissement organique et vital chez la femme. A la vérité, il n'est pas rare de rencontrer dans la pratique des cas de polysarcie ou d'obésité, intimement unie aux dérangements menstruels, par conséquent aux diverses affections de l'utérus et notamment à la leucorrhée. Mais il faut remarquer alors que les femmes obèses, de même que celles douées d'une complexion faible ou languissante, offrent une insuffisance de réaction qui égalise les conditions des unes et des autres et légitime pour toutes les applications de l'hydrothérapie.

Anciennement, on rangeait dans la classe des métastases les écoulements blancs vagino-utérins, supposés dus au déplacement d'une phlegmasie, d'une dartre, de douleurs rhumatismales, de céphalée cessant brusquement. Si cette notion a été exagérée, elle rentre aujourd'hui dans de justes bornes, et nous renvoyons pour la leucorrhée à ce que nous avons dit de l'intervention des diathèses dans le développement de la métrite. Mais ce qui ne laisse aucun doute, c'est la sympathie qui règne entre les fonctions de la peau et l'intégrité de la sécrétion utérine chez beaucoup de femmes. La cessation de la transpiration cutanée par défaut d'exercice, sous l'impression d'un air humide, dans un climat brumeux et froid, par l'habitation dans des endroits bas, marécageux, mal éclairés, mal aérés, produit la leucorrhée au même titre que les diarrhées, les rhumes, les angines et toutes les affections catarrhales. On connaît aussi l'influence pernicieuse du séjour dans les grandes villes. Là encore le défaut de réaction et l'atonie générale, méritent, au point de vue du traitement hydrothérapique, d'être prises en considération.

Nous retrouverons la leucorrhée comme complication de l'aménorrhée, le flux séro-muqueux, séro-sanguin ou purulent, paraissant à l'époque des règles, ou dans leur intervalle, ou d'une manière continue. Nous retrouverons aussi ce trouble de sécrétion chez les jeunes filles chlorotiques et aménorrhéiques à la fois. Les suites de couches, l'absence d'allaitement, favorisent l'établissement de la leucorrhée.

Nous faisons abstraction de la variété de flueurs blanches, présumées critiques, d'un certain nombre d'affections phlegmasiques, et également des leucorrhées par infection syphilitique.

Le traitement de la leucorrhée chronique sera général et local concurremment. L'utilité de l'hydrothérapie, à ce double point de vue, est de notoriété usuelle ; nous connaissons, en effet, fort peu de femmes chez lesquelles cette affection spéciale n'ait pas été heureusement modifiée ou guérie par l'hydrothérapie régulièrement appliquée.

Dans le catarrhe utérin et dans la leucorrhée, c'est aux applications froides générales, aux frictions, aux lotions et aux douches en pluie et en jet qu'il faut recourir. Quand, sous l'influence de ces procédés excitants, l'organisme a repris des forces suffisantes, quand la circulation générale est devenue plus active et que les mouvements nutritifs sont plus accentués, on peut adjoindre aux applications générales l'usage des bains de siége excitants et des douches vaginales. Les deux derniers modificateurs exercent une heureuse influence sur la sécrétion catarrhale ; il convient donc de les utiliser. Toutefois, il est bon de savoir que l'on doit cesser l'emploi de ces moyens complémentaires si l'appareil génital est le siége de phénomènes douloureux ou de phénomènes congestifs à caractère aigu.

En général, on administre la douche vaginale et le bain de siége froid à eau courante simultanément ; la durée varie entre une et deux minutes, et leur application est immédiatement suivie d'une douche générale froide. Telle est la méthode usitée dans le plus grand nombre des établissements hydrothérapiques. Cependant, il est nécessaire de la modifier dans quelques circonstances, et de l'adapter à la nature de l'affection et à la constitution du malade.

Déplacements utérins. — Changements de situation.

L'utérus, organe des plus mobiles, peut se déplacer dans toutes les directions. C'est un axiome en gynécologie, et la pratique le confirme à chaque instant. Les déviations de la matrice consistent dans un déplacement en totalité de tout l'organe ou dans une inflexion de l'utérus sur lui-même. On a suffisamment traité des signes objectifs de ces lésions dans les ouvrages spéciaux pour que nous soyons dispensé de les énumérer. Il arrive parfois que ces déplacements ne sont pas seuls, mais se combinent entre eux; dans quelques cas, ils se transforment les uns dans les autres. M. Saussier a appelé l'attention sur les modifications heureuses qu'on voit survenir dans le prolapsus, lorsque l'engorgement disparaît et permet à l'organe de se relever. Il n'en serait pas de même dans les inflexions, dont l'importance est plus considérable que celle des déplacements simples (1).

Dans le prolapsus, abaissement, procidence, descente ou chute de la matrice, il y a principalement un relâchement des appareils qui maintiennent l'utérus en position, c'est-à-dire des ligaments suspenseurs des aponévroses du bassin et du vagin. La grossesse et les effets du rapprochement sexuel contribuent à cette précipitation anormale de l'organe. L'hypertrophie, envahissant l'utérus ou ne portant que sur une de ses parties, peut être la cause de la procidence; le plus fréquemment, elle est la conséquence de ce changement de situation. La congestion entre aussi dans les éléments pathologiques du prolapsus utérin.

Pour les femmes affectées de chute, il en résulte une incommodité grave, que l'effet de l'âge et de l'habitude rend à peine tolérable, et qui les prive facilement d'activité. La réduction étant supposée obtenue par les moyens appropriés, il reste encore à exercer une action locale sur les fibres musculaires des ligaments suspenseurs et à prévenir leur relâchement. L'hydrothérapie contribue alors à donner du ton aux tissus ligamenteux, aux parties molles en rapport avec l'utérus; elle agit contre la congestion, l'engorgement et toutes les causes d'augmentation du poids de la matrice; en même temps, elle favorise la reconstitution générale.

M. Courty cite l'observation d'une malade qu'il a soumise, vingt ans avant la publication de son savant traité, à un traitement hydrothérapique d'environ six mois pour une chute de matrice qui rendait la marche impossible et provoquait des atta-

(1) Saussier, *Gazette des hôpitaux*, 1854.

ques d'hystérie terribles; aucun pessaire n'avait pu être supporté. Le succès fut complet et s'est maintenu tel; preuve de ce que donne la persévérance du traitement par l'eau froide en pareil cas.

Le Dr Fleury a cité de nombreux faits attestant l'efficacité de la douche froide générale contre les déplacements de toute sorte que peut éprouver la matrice. La méthode qu'il a préconisée et qui consiste dans l'emploi méthodique de la douche froide générale, de la douche hypogastrique et des bains de siége froids à eau courante, est parfaitement acceptée de tous les praticiens, et il nous semble inutile d'insister sur une question de pratique que les médecins considèrent, avec raison, comme définitivement tranchée.

Les déviations (antéversions, rétroversions, latéro-versions) constituent, dans certains cas, des affections sérieuses et difficiles à guérir. Ainsi que l'a fort bien démontré M. Saussier, elles sont produites et entretenues par des causes (le coït et la grossesse) qui agissent toujours pendant une trentaine d'années; elles sont le plus souvent accompagnées de congestion, d'engorgement, d'hypertrophie, d'ulcération de la matrice, qui réclament un traitement spécial; elles ont enfin une durée qui finit tôt ou tard par désespérer les malades et même les médecins.

Les indications du traitement des déviations utérines se tirent de la nature de la maladie et des complications qu'elle comporte. Comme pour le prolapsus, il y a des moyens de réduction, et ils sont multiples; mais là encore il faut remédier aux conséquences de la déviation et surtout aux affections congestionnelles ou inflammatoires qu'elle a provoquées, et par-dessus tout s'attacher à relever l'état général de l'affaissement qu'il a subi sous des influences complexes, empruntées à l'intervention des diathèses rhumatismale, dartreuse, scrofuleuse.

L'hydrothérapie a des procédés résolutifs et tonifiants à la fois pour rendre au système de sustentation de la matrice l'énergie qu'il a perdue, en même temps qu'elle concourt à relever l'économie. Elle possède aussi des moyens capables de remédier aux complications qui accompagnent presque toujours les déviations.

On peut donc, à tous les points de vue, conseiller l'emploi de cette méthode de traitement.

Des indications identiques se reproduisent à l'endroit des flexions utérines qui ont bien des points de ressemblance avec les déviations. L'hydrothérapie, à l'aide des applications générales et locales dont nous avons parlé, interviendra aussi avec efficacité.

Altérations organiques de l'utérus.

Parmi les altérations organiques de l'utérus, il en est qui affectent exclusivement les éléments histologiques de l'organe, telles que l'hypertrophie de tissu, et d'autres qui se distinguent des précédentes par la production d'éléments nouveaux persistants comme les tumeurs fibreuses, les fibroïdes, les polypes ou les cancers.

C'est le propre de l'hyperthrophie histologique ou spéciale (Courty) de servir de substratum aux néoplasmes, soit qu'elle se porte sur les éléments de la muqueuse utérine et engendre des excroissances connues sous les noms de granulations, de fongosités, kystes folliculaires, polypes muqueux, tumeurs vasculaires, soit qu'elle modifie le tissu même de l'organe, sous forme de polypes, de corps fibreux, etc. D'autres fois, l'hypertrophie est symptomatique de ces productions homœomorphes, sans que la ligne de démarcation entre ces diverses altérations soit facile à déterminer. Quant à l'hypertrophie essentielle, envahissant la totalité ou une portion de l'utérus, elle se rattache de si près à la congestion, à l'engorgement, à la métrite que ce serait risquer des répétitions sans nécessité que d'entrer dans le détail de sa pathogénie.

Le traitement général applicable à l'hypertrophie utérine devra être résolutif. A ce compte nous reproduirons les méthodes déjà recommandées dans l'hydrothérapie pour des affections analogues.

En ce qui regarde les affections de l'utérus, rentrant dans la classe des néoplasmes et sur lesquelles nous avons déjà eu occasion d'émettre notre avis au point de vue de l'intervention de l'hydrothérapie, ce n'est qu'eu égard à l'état des forces générales, et dans des conditions déterminées, qu'il est permis de recourir à nos procédés. Il faudra les employer avec ménagement et prudence lorsqu'il s'agira d'altérations à la fois envahissantes et ulcéreuses, connues sous le nom de cancers, et aussi des rares manifestations du tubercule dans le parenchyme utérin.

ALTÉRATIONS FONCTIONNELLES DE L'APPAREIL UTERIN.

Les troubles menstruels dominent toute la série des altérations fonctionnelles de l'appareil utérin. Pour beaucoup de pathologistes, les anomalies de la menstruation ne constituent pas des espèces morbides et sont toujours symptomatiques des maladies des organes génitaux ou d'autres maladies plus générales, affectant l'ensemble de la constitution. Ces deux manières de voir se confondent dans l'examen des faits, et il y a opportunité à envisager, en dehors de la gestation et de l'état puerpéral, les dérangements des phénomènes physiologiques qui constituent la menstruation, cet attribut sexuel par excellence.

M. le professeur Courty a signalé avec raison les relations qui existent entre la menstruation et la plupart des maladies utérines. La fluxion, la congestion, l'engorgement, l'hypertrophie, les hémorrhagies de l'utérus particulièrement, présentent des rapports directs avec le fonctionnement des menstrues (1). Ces maladies sont parfois l'amplification, pour ainsi dire, des diverses phases de l'évolution menstruelle. En second lieu, le passage de l'état physiologique au trouble pathologique est souvent si rapide qu'on peut regarder la menstruation comme une prédisposition aux états morbides dans une foule de cas. N'y aurait-il que le mouvement fluxionnaire qui signale les règles, qu'il suffirait pour expliquer le développement des nombreuses altérations dont il a été question précédemment, et dans lesquelles les anomalies de la menstruation remplissent un rôle capital. Il s'ensuit que le dérangement menstruel révèle presque à coup sûr l'existence d'une maladie utérine.

(1) Courty, *loc. cit.*, p. 375.

Mais l'importance de ce moyen de diagnostic est encore dépassé par celle que prennent l'intégrité, le retour, ou l'absence des règles dans la marche des affections de l'utérus, par conséquent dans les données du pronostic, et dans l'appréciation du traitement qui leur convient. Enfin les perturbations que subit la menstruation dans le cours de l'existence de la femme s'expriment par des états maladifs bien circonscrits ; c'est ceux-là que nous nous proposons de mettre en regard de notre thérapeutique.

I. Aménorrhée.

L'aménorrhée, en tant que suppression de la menstruation par faiblesse générale de la femme ou par inertie fonctionnelle de l'utérus, est du ressort de l'hydrothérapie.

Normale pendant la grossesse et l'allaitement, et figurant dans les préliminaires de la ménopause, elle ne comporte alors aucune prescription de traitement actif. Si elle apparaît symptomatique d'autres maladies, elle participera aux indications de ces états morbides, le plus ordinairement reliés à quelque altération anatomique de l'appareil utérin. C'est ce qui arrive dans les vices de conformation, surtout dans les lésions organiques des ovaires. Quant aux maladies chroniques où l'irrégularité menstruelle aboutit à une suppression persistante des règles, c'est principalement dans les maladies nerveuses, dans celles qui modifient la sanguification, l'anémie, la chlorose, dans certaines cachexies avec diabète, polyurie, diarrhées abondantes, qu'on la rencontre, et toujours la diminution des forces, dans ces divers cas, pourra céder aux moyens dont nous disposons. Il en a été amplement question au cours de cet ouvrage.

L'aménorrhée est dite *idiopathique* quand « la suspension et « la cessation plus ou moins prolongée de la menstruation dé- « pendent d'une cause qui a porté directement son influence sur « cette fonction. » En donnant cette caractéristique très-exacte, M. Courty reconnaît, d'accord avec Raciborski, l'impressionnabilité exquise de l'appareil génital féminin, surtout aux époques d'activité sexuelle, et l'emportant incomparablement sur celle de la plupart des appareils organiques. Les causes les plus légères peuvent produire une perturbation plus ou moins accentuée et prolongée dans la menstruation. Celles qui agissent avec plus de fréquence sont plus générales encore que locales. Toutes les causes débilitantes prédominent dans ces influences; le tempérament lymphatique en première ligne et concurremment tout ce qui porte atteinte au développement ou à l'équilibre de la constitution, les mauvaises conditions hygiéniques, une alimentation insuffisante, le défaut d'exercice, des affections tristes, la convalescence de maladies antérieures, la fatigue produite par des excès de travail, le changement d'habitudes et de lieu, etc. On constate encore, dans les origines de l'aménorrhée, l'impression du froid sous toutes les formes, l'immersion imprudente dans les bains de siége ou les pédiluves froids, un simple changement de linge sur le corps en transpiration, les violences extérieures, les médications intempestives, les impressions morales vives, la douleur, la frayeur. Dans beaucoup de ces dernières circonstances, on est autorisé à considérer l'aménorrhée comme produite par action réflexe sur l'utérus, et à admettre cette variété d'aménorrhée qualifiée *sympathique* par quelques auteurs.

L'aménorrhée idiopathique ou *essentielle* n'a quelquefois que peu de retentissement sur la santé générale, mais, le plus habituellement, elle donne naissance à des symptômes de congestion du système utérin et à un ensemble de phénomènes nerveux et hématosiques qu'on ne saurait mieux définir que par une chloro-anémie, résultant du délabrement de l'économie. C'est le fait ordinaire. Toutefois, comme dans la dysménorrhée, on observe des jeunes filles privées de règles, ou des femmes soumises à cette suppression, et qui néanmoins ont les apparences d'un état pléthorique. On a supposé qu'il existe chez ces sujets une plénitude extrême, une sorte de surcharge des vaisseaux sanguins, et qu'un excès de force nuit à l'exercice régulier des fonctions utérines. Les bouffées de chaleur, la céphalalgie, l'assoupissement, l'amaurose congestive, des congestions dans la rate, le poumon, le foie, imprimeraient alors aux symptômes de l'aménorrhée un cachet de prétendue pléthore, qui n'est, à vrai dire, qu'un des effets de l'asthénie ou défaut de forces agissantes, que nous avons déjà rencontrée dans beaucoup de maladies utérines, et dont les phénomènes congestifs sont ici l'expression formelle. C'est en pareil cas encore que les hémorrhagies supplémentaires alternent avec les mouvements fluxionnaires. Le trouble de la circulation, en définitive, occupant la principale place dans ces états pathologiques, nous aurons à y remédier le plus promptement et le plus efficacement qu'il nous sera possible, après qu'on se sera assuré que les organes génitaux sont à l'état normal.

Le traitement doit s'inspirer des variétés d'aménorrhée auxquelles il s'appliquera. S'agit-il d'anémie ou de signes de pléthore apparente? Il faut relever les forces dans les deux cas; mais dans celui où des fluxions répétées auront prédisposé l'utérus à devenir un centre d'appel, ou un foyer d'irradiation de *molimens* sanguins, les indications et les procédés différeront à l'avenant.

De tous les procédés capables de rétablir les fonctions menstruelles, le meilleur est sans contredit la douche mobile. L'eau employée doit être froide, la durée de l'application doit être courte et la percussion du jet assez énergique. Il est nécessaire de mouiller rapidement toute la surface du corps, en ayant soin toutefois d'insister sur les reins, le siége et les parties inférieures au détriment des parties supérieures. La douche en pluie qui semble être indiquée à cause de ses effets excitants et reconstituants, convient moins que la douche en jet parce qu'elle provoque dans la région supérieure un appel de sang qui peut entraver le rétablissement des règles. On devra donc, pour combattre l'aménorrhée chez les femmes anémiques, donner la préférence à la douche mobile.

Si la matrice devient un centre d'appel et que le molimen hémorrhagique se produise sans donner lieu à un écoulement de sang, il faut aider l'action de la douche mobile et faire intervenir d'autres modificateurs hydrothérapiques. De ce nombre sont les bains de siége froids à eau courante, les douches utérines, les bains de pieds chauds, les douches chaudes dirigées sur la partie interne des cuisses et les sacs à glace de Chapman. Les bains de siége froids doivent être à eau courante, et il importe que leur durée soit très-courte. La douche utérine sera administrée avec de l'eau froide, dirigée autant que possible sur le col utérin, et toujours très-courte de manière à provoquer une certaine réaction sur le point d'aplication. Les bains de pieds chauds devront être administrés de préférence avec de l'eau courante; dans tous les cas, ils précéderont immédiatement l'application de la douche générale, et l'on pourra en prolonger la durée sans inconvénient. La douche chaude destinée à favoriser le rétablissement des règles devra être dirigée sur la partie interne des cuisses; la température de l'eau sera augmentée progressivement; l'application sera longue et se terminera par une courte aspersion froide sur les parties préalablement chauffées. Dans les cas où l'on suppose que le molimen hémorrhagique est arrêté dans son évolution par le spasme des vaisseaux, on emploie le col de cygne dirigé sur la colonne vertébrale et surtout le sac à glace lombaire du docteur Chapman. Ce sac que l'on applique sur la section lombaire et qui peut rester en place, selon les circonstances, pendant une heure ou pendant deux heures, exerce sur les vaisseaux par l'intermédiaire des nerfs vaso-moteurs une action qui les force à se dilater et, par conséquent, à rendre à la circulation toute sa liberté. Cet effet paralytique s'étend jusqu'aux nerfs vasculaires des pieds et se manifeste par l'arrivée de la chaleur dans ces extrémités. Nous connaissons des femmes aménorrhéïques éprouvant, même pendant l'été, un froid aux pieds insupportable qui, sous l'influence des sacs lombaires, ont vu tout à la fois le rétablissement des fonctions menstruelles et des fonctions de calorification.

II. Dysménorrhée.

L'écoulement menstruel, d'après Roussel, est le signe et pour ainsi dire la mesure de la santé. On a ajouté avec raison qu'il en est la source dans le sexe féminin, la santé ne subissant pas d'altération notable sans que la menstruation n'en éprouve quelque changement, et les lésions de cette fonction influençant presque constamment l'exercice des autres. Par dysménorrhée il faut entendre avec Becquerel une *menstruation difficile;* les phénomènes morbides qui signalent ou accompagnent cet état pathologique s'observent spécialement chez des jeunes filles ou chez des femmes qui n'ont pas été enceintes.

Ce sont les chlorotiques et les femmes épuisées par une maladie grave, débilitante, qui, sujettes à des retards de règles, plus ou moins importants, présentent des troubles généraux, comparés à une véritable détresse de l'économie par Aran. Le tableau que ce nosologiste a tracé des caractères distinctifs de la dysménorrhée est basé sur cette considération (1). On y voit, et l'observation en confirme l'exactitude, que « les accidents dysménorrhéiques, sans être « complétement semblables à eux-mêmes dans tous les cas, ont « cependant un fond commun, » à savoir : « la lenteur, la diffi- « culté avec laquelle s'établit chaque fois l'écoulement menstruel, « et l'irrégularité de sa marche; ainsi que la présence pendant « plusieurs heures, ou plusieurs jours avant son apparition, de « douleurs dans le système utérin d'abord, et souvent en même « temps dans d'autres appareils de l'organisme, douleurs qui aug- « mentent incessamment jusqu'à ce que le flux sanguin appa- « raisse. »

Telle apparaît du moins la dysménorrhée essentiellement fonctionnelle, *idiopathique* pour M. Courty, et dont la nature se différencie selon les causes qui la déterminent. On admet une dysménorrhée nerveuse, spasmodique et hystériforme, et une dysménorrhée sanguine, vasculaire, congestive. L'élément douleur est prépondérant dans la première catégorie, qualifiée encore d'hystéralgie cataméniale; c'est la congestion utérine qui l'emporte dans la seconde. Aran a fait remarquer que les troubles de l'innervation pelvienne ou générale, beaucoup plus qu'une localisation exclusive dans l'utérus, donnent la signification de la dysménorrhée nerveuse, coïncidant avec un tempérament correspondant favorable aux névropathies, à l'hystérie, etc. Au contraire, les lésions de l'utérus et des ovaires, de préférence de l'ovaire gauche, sont ap-

(1) Aran, *Traité des mal. de l'utérus*, p. 300.

préciables dans la dysménorrhée congestive. Simpson a même rattaché à cette dernière forme une dysménorrhée qu'il appelle *ovarienne*, mais qui semble plutôt occasionnée par des anomalies anatomiques que par un dérangement de fonction.

De même que pour l'aménorrhée de semblable origine, on rencontre la dysménorrhée congestive plus rarement chez les femmes pléthoriques que chez les femmes anémiées ; le défaut de résistance, sur lequel nous avons insisté ailleurs, explique la répartition inégale du sang et par suite la facilité des fluxions, la permanence des congestions, dans les cas d'anémie. Il faut enfin prendre en considération deux états opposés de l'activité sexuelle dans la production de la dysménorrhée, l'un se traduisant par des excès de fonctions génitales, l'autre ayant trait au manque de satisfaction de l'instinct génésique, circonstances qui, à des titres différents, provoquent l'irrégularité menstruelle chez certaines femmes.

Les affections générales ou diathésiques peuvent compliquer ces états morbides, comme on l'observe dans presque toutes les maladies utérines. Il faut alors joindre aux procédés qui s'adressent à la dysménorrhée, les applications générales que l'hydrothérapie met à notre disposition pour contrebalancer l'influence des maladies diathésiques. Nous avons donné des soins à une jeune femme chez laquelle la dysménorrhée était compliquée d'un état arthritique des plus manifestes. La plupart des procédés hydrothérapiques ont été essayés sans succès ; seules, les sudations, suivies d'une légère application froide, ont pu rétablir les fonctions menstruelles et délivrer la malade des souffrances qu'elle éprouvait à chaque époque cataméniale. Il faut donc, avant de déterminer le choix des modificateurs qui conviennent dans la dysménorrhée, examiner avec soin l'état constitutionnel de la malade pour savoir s'il n'existe pas d'autres sources d'indications curatives.

Les symptômes de la dysménorrhée empruntent leur signification à l'origine nerveuse ou congestive de cette affection, et l'on doit tenir compte de cette distinction pour réglementer le traitement hydrothérapique.

Lorsque la dysménorrhée est escortée de troubles nerveux et qu'elle se trouve dominée par cet état spécial que nous décrirons dans un instant sous le nom d'hystéralgie, il faut tout d'abord recourir aux applications sédatives si l'excitation du système nerveux est générale, et aux applications analgésiques si les phénomènes douloureux sont prédominants. En étudiant les névroses de l'appareil utérin, nous indiquerons, aussi exactement que possible, les modificateurs hydrothérapiques qu'il convient d'employer, et nous tâcherons de bien préciser quel est l'élément thérapeutique qui correspond le mieux à l'élément morbide. En restant dans les données générales, nous pouvons affirmer que l'hydrothérapie est très-utile dans la dysménorrhée de nature nerveuse.

Lorsque la dysménorrhée est de nature congestive, il convient de recourir aux applications hydrothérapiques que nous avons conseillées contre cette sorte d'aménorrhée dans laquelle la matrice est un centre d'appel pour le liquide sanguin. On emploiera la douche mobile courte, froide et spécialement dirigée sur les reins, sur le siége et sur les parties inférieures. On pourra aussi utiliser le bain de siége froid à eau courante, mais, dans beaucoup de cas, il est préférable de faire précéder l'arrivée de l'eau froide d'un courant d'eau chaude assez prolongé. On se trouvera bien aussi de l'emploi des douches chaudes sur la partie interne des cuisses, des bains de pieds chauds administrés avant la douche mobile et des autres moyens dont nous avons déjà parlé. Nous n'insisterons pas davantage sur l'indication de ces procédés, pour appeler l'attention des médecins sur une question pratique qui mérite d'être sérieusement examinée. Nous voulons parler de l'intervention de l'hydrothérapie pendant la période cataméniale.

Nous nous sommes déjà expliqué sur ce point en étudiant les effets hygiéniques de l'hydrothérapie et nous avons fait ressortir l'innocuité des applications froides pendant les règles. Nous avons pourtant reconnu qu'il était inutile d'intervenir à ce moment sans nécessité, surtout chez les femmes très-nerveuses. Au point de vue de l'hygiène, cette réserve est naturelle et légitime ; au point de vue thérapeutique, et surtout chez les femmes dysménorrhéiques, l'expérience n'est pas favorable à l'abstention. Les malades souffrent parce que la circulation est troublée dans sa marche, et l'on sait que les phénomènes douloureux sont apaisés quand l'écoulement menstruel s'effectue sans difficulté. Il faut donc, pour ramener le calme, faciliter cet écoulement ; et comme la douche mobile froide est un des moyens les plus efficaces pour obtenir ce résultat, nous n'hésitons pas à en conseiller l'emploi toutes les fois que les malades auront des règles difficiles et douloureuses. C'est intentionnellement que nous avons désigné la douche mobile froide lorsqu'il s'agit d'intervenir pendant la période menstruelle. Tout autre procédé est inutile ou peut être nuisible. On pourra, cependant, si l'état de la malade l'exige, employer concurremment la douche chaude dirigée sur les parties inférieures, et les bains de pieds chauds à eau courante.

La dysménorrhée peut dépendre d'une simple névralgie, particulièrement de la névralgie lombo-sacrée ; en pareille circonstance, la douche écossaise localisée sur les points douloureux et suivie d'une douche froide générale peut rendre de très-grands services ; nous connaissons un grand nombre de malades qui ont été guéries à la fois de leur dysménorrhée et de leur névralgie.

Quand la dysménorrhée est liée à un état organique ou à une lésion de tissu, l'hydrothérapie est inutile ; dans ce cas il convient de céder la place à l'intervention chirurgicale.

III. **Ménorrhagie. Métrorrhagie. Hémorrhagie.**

La ménorrhagie répond à une exagération du flux menstruel ; la métrorrhagie en est indépendante, et on comprend sous le nom d'hémorrhagie toute évacuation anormale et surabondante de sang par l'utérus, en dehors de la gestation. Il n'est pas besoin de faire ressortir le trait d'union des pertes sanguines, survenant chez la femme non soumise à la conception et aux suites de couches, avec ce que nous avons déjà dit des congestions utérines, de l'aménorrhée et de la dysménorrhée. La métrorrhagie, la plus commune des hémorrhagies auxquelles les femmes sont le plus sujettes, prend évidemment une place importante dans toutes leurs affections, soit comme symptôme, soit comme complication d'un état local ou général. Nous nous attacherons surtout à ce qu'on entend par métrorrhagie *essentielle*, à laquelle prédispose l'orgasme périodique et physiologique des règles, de la puberté à l'âge critique.

Les conditions organiques et fonctionnelles de l'appareil utérin dénotent d'avance la propension des femmes aux pertes sanguines; mais il y a, chez beaucoup d'entre elles, une aptitude individuelle et héréditaire. La faiblesse de la constitution innée ou acquise, la prédominance du tempérament nerveux et une certaine irritabilité de tout le système, les exposent davantage aux métrorrhagies que l'état pléthorique, plus rarement observé dans ce processus. Dans ce dernier cas, les hémorrhagies utérines ont un caractère sthénique, mais il est plus ordinaire de rencontrer des hémorrhagies passives, en rapport avec des conditions de l'appauvrissement constitutionnel, avec la chloro-anémie par exemple.

L'âge moyen, celui de l'activité sexuelle, est celui où la métrorrhagie, à l'égal des autres maladies utérines, est la plus fréquente. On peut l'observer chez les jeunes filles nubiles, mais c'est principalement à l'approche de l'âge critique que les hémorrhagies utérines deviennent communes.

Toutes les causes occasionnelles, mentionnées à plusieurs reprises dans la pathologie de l'utérus, se retrouvent ici : émotions morales vives, ravages de l'imagination, mariage, excès sexuels, existence trop sédentaire ou exercices violents, écarts de régime, vêtements trop serrés, etc. Dans certains cas, l'abus des substances emménagogues ou drastiques a pu produire la métrorrhagie active; il en est de même de tous les traumatismes : action d'un pessaire, efforts, violences, chutes, blessures, etc. L'influence des climats chauds et l'usage immodéré des bains rentrent dans la catégorie des causes productrices de la métrorrhagie. On ne doit pas omettre une cause qui a été signalée par Royer-Collard (1) et qui a sa valeur, à savoir la persistance que mettent imprudemment quelques femmes à se dissimuler à elles-mêmes les exigences de la ménopause et à provoquer par des moyens perturbateurs le rappel du flux menstruel qu'il leur déplaît de voir diminuer et cesser.

La constatation de la métrorrhagie n'a rien de difficile. Le point capital est de bien établir que la perte utérine n'est point sympto-

(1) Royer-Collard, *Essai sur l'aménorrhée*, thèse de Paris, 1802.

de la métrorrhagie passive ou asthénique. Or cette dernière, la plus fréquente, est déplétive, dégagée de tout signe de pléthore locale, sans molimen hémorrhagique, et en général liée à une disposition constitutionnelle, traduite par de l'adynamie, ou au moins de l'atonie générale. Chez la jeune fille et même chez la femme, la métrorrhagie accuse une fâcheuse tendance aux congestions utérines, par suite à l'avortement et même aux lésions organiques de la matrice. A l'âge critique, c'est toujours un accident sérieux et dont il convient de se préoccuper.

Il peut se faire que l'affaiblissement consécutif à la métrorrhagie ne soit pas toujours en rapport avec la perte de sang. Cependant, quand les hémorrhagies utérines se multiplient ou se prolongent, on voit les femmes pâlir, maigrir et perdre leurs forces ; en même temps le sang devient moins coloré, presque séreux, et tous les caractères d'une cachexie funeste se réunissent pour assombrir le pronostic et réclamer une intervention thérapeutique prompte et effective.

L'eau froide se range dans les moyens hémostatiques les .plus puissants. Par ses applications générales, elle peut accroître la plasticité du sang, fortifier la constitution et prévenir le retour des mouvements fluxionnaires qui ont lieu dans l'utérus. Par ses applications locales, elle peut, en agissant directement ou par action réflexe sur cet organe, resserrer ses vaisseaux et arrêter l'écoulement du sang.

Les médecins qui utilisent l'eau froide contre les hémorrhagies utérines, tout en reconnaissant la vertu hémostatique de cet agent, ne l'emploient pas de la même manière. Les uns affirment qu'il est indispensable de faire intervenir l'hydrothérapie pendant la période hémorrhagique ; les autres repoussent l'emploi de l'eau froide pendant cette période et ne l'acceptent que comme un moyen purement préventif, applicable par conséquent avant que l'écoulement sanguin ait fait son apparition. Cette divergence d'opinions, entre praticiens également convaincus, est de nature à jeter un certain doute dans l'esprit des médecins et des malades intéressées. Elle est pourtant légitimée par les faits, et nous avons longtemps hématique. Il faut distinguer aussi l'hémorrhagie active ou sthénique sité avant de faire un choix entre la méthode d'intervention et la méthode d'abstention. Aujourd'hui qu'une pratique variée nous a fourni tous les éléments qu'exige la solution d'une question si délicate, nous reconnaissons que chacune d'elles peut rendre d'utiles services. Seulement il importe de savoir dans quelles circonstances on doit les employer. C'est ce que nous allons essayer d'indiquer.

Lorsque la ménorrhagie est permanente, l'hésitation n'est pas permise, et l'on doit faire de l'hydrothérapie pendant la durée de l'écoulement sanguin.

Lorsque l'hémorrhagie est abondante et que ses conséquences peuvent exposer la femme à un danger sérieux, on n'a pas le droit de faire de la médecine expectante ; et, si les moyens de la thérapeutique usuelle sont incapables d'améliorer la situation, il faut recourir à l'hydrothérapie et l'appliquer pendant la période hémorrhagique.

Lorsque la ménorrhagie dépend d'une atonie des nerfs vaso-moteurs, comme on l'observe assez souvent chez les chlorotiques qui ont à la fois le système utérin faible et irritable, il est préférable d'intervenir pendant la période cataméniale. Toutefois, nous devons ajouter que, dans ce cas spécial, il existe des faits démontrant l'efficacité des applications froides pratiquées en dehors de la période hémorrhagique.

Lorsque l'abondance du flux menstruel ne menace pas la vie et ne peut produire de désordres sérieux immédiats ; lorsque la malade est très-impressionnable, très-nerveuse ou qu'elle présente une susceptibilité maladive du cerveau, des poumons et du cœur, il vaut mieux ne pas intervenir pendant l'écoulement sanguin.

Telles sont les considérations qu'il faut avoir en vue et dont il est nécessaire de tenir compte, si l'on veut soumettre les malades atteints de ménorrhagie à un traitement hydrothérapique méthodique et rationnel.

Ces indications établies, il nous reste à faire connaître les procédés hydrothérapiques qui conviennent dans tous les cas. Occupons-nous d'abord de ceux qui ont une action directe ou spéciale sur la ménorrhagie. Dans ce groupe, il faut citer la douche en pluie préconisée par le Dr Fleury, le sac à eau chaude du Dr Chapman, les bains de pieds froids à eau courante que nous employons tous les jours et le sac à glace vaginal construit d'après nos indications.

La douche en pluie, par la réaction qu'elle provoque dans les parties supérieures du corps, produit dans cette région une révulsion qui a pour effet de contrebalancer et d'annihiler la fluxion hémorrhagique dont la matrice est le siége. Pour que ce résultat thérapeutique soit obtenu, la douche en pluie doit être froide, courte et énergique. Cependant, lorsque la malade est très-impressionnable, il est nécessaire de débuter autrement; la douche en pluie provoque une perturbation trop grande, et l'on ne devra, pour éviter cet inconvénient, employer ce modificateur hydrothérapique qu'après avoir essayé des applications froides plus légères et moins énergiques. On trouvera dans la douche mobile promenée rapidement sur la partie supérieure du corps un excellent auxiliaire.

Le sac à eau chaude, préconisé par le Dr Chapman, est un moyen thérapeutique qui peut rendre de bons services contre la ménorrhagie. Il se compose de deux conduits verticaux communiquant en haut et en bas par deux conduits horizontaux qui laissent entre eux un espace vide. On place ce sac de manière que cet espace vide corresponde aux apophyses épineuses et que les conduits verticaux, préalablement remplis d'eau bouillante, soient exactement appliqués sur les parties latérales de la région lombaire de la colonne vertébrale. Ce sac, qui est tout entier en caoutchouc, peut rester en place pendant dix minutes ou un quart d'heure. D'après le Dr Chapman, il agirait sur les ganglions lombaires en les excitant et en provoquant une suractivité des filets nerveux qui partent de ces ganglions. Sous l'influence de cet accroissement fonctionnel, les nerfs vaso-moteurs qui se distribuent dans la matrice provoqueraient un spasme vasculaire et, par voie de suite, une suspension de l'hémorrhagie.

Sans rechercher ce qu'il y a de fondé dans cette explication, nous pouvons affirmer que le sac à eau chaude du Dr Chapman rend de réels services dans les hémorrhagies. Toutefois, et d'après notre expérience, il produit des résultats inférieurs à ceux qu'on obtient à l'aide de bains de pieds froids à eau courante.

Ces derniers sont pris généralement dans les appareils destinés à l'administration des bains de siége. On ouvre les robinets qui font écouler l'eau par les ouvertures pratiquées dans ces appareils et l'on engage la malade à mettre la plante des pieds en contact avec le liquide. L'application de ce procédé doit être courte, et l'eau employée doit être très-froide. Au début du traitement, la durée du bain de pieds froid à eau courante ne doit pas dépasser quelques secondes. Ce modificateur, qui peut être administré sans le moindre inconvénient, produit, dans les parties inférieures du corps, des contractions qu'il est facile d'apprécier surtout à la région antérieure des cuisses et aux mollets; ces contractions sont assez énergiques pour faciliter l'expulsion de caillots contenus dans les parties génitales, et provoquent parfois des douleurs assez violentes. Ce spasme, développé sous l'impression que l'eau froide fait naître à la plante des pieds, se manifeste dans les nerfs vaso-moteurs qui parcourent l'utérus, et après avoir parcouru cet arc excito-moteur qui va de la plante des pieds à la matrice en passant par les cellules médullaires, détermine un resserrement vasculaire qui arrête l'hémorrhagie. Généralement quelques heures après l'application du bain de pieds l'écoulement du sang reparaît; mais de nouvelles applications ne tardent pas à conjurer l'accident, et l'on arrive à réveiller graduellement la tonicité dans le système névro-vasculaire dont la faiblesse est souvent l'unique cause de l'hémorrhagie.

Ces effets thérapeutiques, qui sont le résultat d'une série d'actions réflexes, n'exposent les malades à aucun danger si les bains de pieds ont une très-courte durée et si l'eau employée est très-froide. Dans ces conditions, ils nous ont rendu de très-grands services, même lorsque la ménorrhagie était entretenue par la présence de lésions organiques de la muqueuse utérine, et nous n'hésitons pas à engager les praticiens à les employer.

Dans quelques circonstances, surtout quand les malades sont trop faibles pour être transportées ou pour marcher, nous employons le sac à glace vaginal dont nous avons déjà parlé dans la partie technique de ce livre. Ce sac est en caoutchouc; il a la forme et les dimensions d'un petit spéculum et peut, à l'aide d'une tige rigide, pénétrer facilement dans le vagin. Lorsqu'on veut l'utiliser contre la ménorrhagie, on le remplit de petits morceaux de glace, et, après l'avoir fermé avec un compresseur analogue à celui de Chapman, on l'introduit de quelques centimètres dans le vagin. Il n'est pas nécessaire de le laisser en place fort longtemps pour produire une action hémostatique; quelques minutes suffisent. Mais comme cette action n'est que momentanée, il faut renouveler l'application jusqu'à ce qu'on ait tari l'écoulement du sang. Ce procédé n'a aucun des inconvénients de ces sortes de cataplasmes de glace qu'on applique sur la région hypogastrique et qui donnent naissance à des névralgies fort rebelles; il est, en outre, plus commode à mettre en pratique et surtout plus efficace.

Tel est l'ensemble des moyens hydrothérapiques qui sont utilisés pour combattre la ménorrhagie. Ces divers procédés peuvent être, selon les circonstances, employés simultanément ou séparément, lorsque la situation du malade exige qu'on intervienne sans retard.

Quand la ménorrhagie n'est pas inquiétante et que l'état de la femme permet au médecin d'agir entre deux époques cataméniales, il suffit quelquefois d'administrer une série d'applications froides excitantes pour obtenir la diminution de l'écoulement menstruel. On peut employer les frictions avec un drap mouillé, la douche froide en pluie et en jet; seulement, quand on a recours à cette dernière, il importe que la colonne liquide ne percute pas avec force les reins, le siége et les cuisses. On peut aussi employer les bains de pieds froids à eau courante jusqu'au jour de l'apparition des règles. Lorsque la malade arrive à cette période, il faut lui conseiller le repos et ne recommencer les applications froides qu'après la cessation de l'écoulement.

En agissant ainsi, on relève les forces de l'organisme, on donne à la circulation cutanée une activité plus grande et on rend aux vaisseaux utérins la tonicité qui leur est nécessaire. Tel est le résultat qu'on peut obtenir à l'aide de la méthode hydrothérapique chez les personnes atteintes de ménorrhagies. Nous pensons que les considérations qui précèdent suffiront pour guider le médecin dans tous les cas qui peuvent se présenter.

IV. Ménopause.

L'époque de la cessation des règles, *ménopause*, *temps critique*, *âge du retour*, amène quelquefois une amélioration dans la santé de certaines femmes chez lesquelles une menstruation abondante n'était pas en harmonie avec les forces générales de l'organisme. Tant que les phénomènes de la fin des règles restent dans les bornes de la condition physiologique, il n'y a pas lieu de recourir à aucune médication, et l'observance d'une sage hygiène suffit. Il n'en est pas de même quand des irrégularités se prononcent et s'exagèrent dans cette période, sous forme de métrorrhagie; la pléthore se localise aux vaisseaux du bassin, ou s'exprime d'une manière générale par des bouffées de chaleur à la tête, des sueurs copieuses, des palpitations, de l'oppression, etc. Quelquefois, en place de la congestion, c'est une métrite chronique qui élit domicile. Chez d'autres femmes, les névropathies éclatent avec intensité ; on sait, en effet, que cette susceptibilité nerveuse qu'on a désignée sous le nom de *vapeurs*, se développe parfois avec l'âge critique. Il peut aussi se déclarer à cette même époque des affections diathésiques, qui sommeillaient jusque-là ou qui avaient disparu, d'ancienne date, pendant l'activité sexuelle.

Toutes ces considérations méritent l'attention. Le médecin est souvent consulté sur le mode de régime et d'hygiène à suivre pour prévenir soit les incommodités, soit les menaces de la ménopause. L'hydrothérapie peut servir à l'appui des prescriptions de l'hygiène par des procédés appropriés et ménagés avec circonspection. Leur choix est indiqué par la nature des phénomènes prédominants.

Les considérations précédentes sur les ménorrhagies et sur les affections utérines de nature diathésique peuvent être mises à profit. En ce qui concerne les désordres nerveux développés sous l'influence de la ménopause, le lecteur trouvera au chapitre des névroses générales, et dans l'étude que nous allons faire sur les névroses utérines, tous les éléments d'un traitement méthodique et rationnel.

V. Stérilité.

La stérilité, dans le sexe féminin, causée par des anomalies organiques ou des altérations matérielles appréciables, échappe à notre compétence. Mais il est des lésions, même mécaniques, où l'action résolutive, tonique, reconstituante de l'hydrothérapie intervient avec succès. Nous l'avons constaté au chapitre des *changements de situation de l'utérus*, prolapsus, flexions, versions. Il en est de même de l'engorgement total ou partiel de cet organe, cause très-répandue d'infécondité, et dont une application méthodique de l'eau froide, associée au traitement spécial de cette affection, peut triompher. La métrite, la leucorrhée prêteraient aux mêmes recommandations, et l'on peut se reporter à l'étude que nous avons faite des congestions utérines et de leurs conséquences, à notre point de vue, pour acquérir la conviction de l'importance de l'hydrothérapie dans le traitement de certaines stérilités ; à plus forte raison, quand les obstacles à la fécondité dérivent d'imperfections fonctionnelles ou physiologiques. Les troubles de la menstruation et les moyens d'y remédier nous ont fourni un exposé concluant à cet égard. Nous allons aborder la relation des névropathies avec les maladies utérines, et là encore se présentera l'étroite sympathie de tous les modes de l'innervation avec l'exercice du sens génital. Il est clair qu'un état nerveux morbide peut altérer l'acte normal de l'imprégnation, par défaut ou par excès, et que, si l'on parvient à régulariser la mise en jeu des fonctions nécessaires au résultat du rapprochement sexuel, on résoudra le problème ainsi posé d'une stérilité curable.

Les affections générales déjà citées (chlorose, rhumatismes, scrofules, dartres, syphilis), ou celles qui agissent sur l'utérus, par suite de l'altération de l'économie, ou simplement y entretiennent une congestion habituelle et nuisible, étant justiciables à un certain degré de l'hydrothérapie, il n'est donc pas hypothétique de prétendre guérir par cette thérapeutique la stérilité, dans des circonstances déterminées et relatives.

NÉVROSES DE L'APPAREIL UTÉRIN.

Un grand nombre de désordres de l'innervation se relient aux maladies utérines, tantôt directement par l'effet des sympathies que l'état morbide de la matrice et de ses annexes peut exercer sur le système nerveux, tantôt d'une façon indirecte en raison de la dépression que subit la constitution affaiblie, débilitée par l'altération ou l'appauvrissement du sang. Les phases physiologiques qui se succèdent chez la femme, depuis la puberté jusqu'à la ménopause, établissent le rapport étroit de la sensibilité utérine avec les phénomènes réflexes de tout genre, soit dans le champ de la sensibilité et de la motricité cérébro-spinales, soit dans les conditions de la circulation. Il est impossible que les manifestations pathologiques d'un organe, dont les relations fonctionnelles ont tant d'importance, ne retentissent pas sur toutes les parties du système nerveux, et l'on conçoit de prime abord que ces divers troubles puissent alternativement remplir le rôle de cause à effet, en vertu de sollicitations réciproques.

Les troubles de la sensibilité sont la forme la plus fréquente de l'hystéropathie.

Hystéralgie.

La névralgie utérine, *hystéralgie*, *métralgie*, signalée par des douleurs plus ou moins vives, intermittentes ou rémittentes, dans l'utérus, dépend souvent, comme la plupart des viscéralgies, de lésions organiques. Les maladies qui donnent le plus communément naissance à l'hystéralgie symptomatique sont les corps fibreux, les dégénérescences cancéreuses, les phlegmasies partielles. Elle se mêle parfois avec les affections rhumatismales et herpétiques de l'utérus. Chez quelques femmes, on ne peut expliquer de grandes souffrances utérines que par la présence d'ulcérations du col ou la circonstance d'un déplacement même léger de la matrice. Toutefois, il est des cas où l'exploration la plus attentive ne fait découvrir aucune altération anatomique et où le diagnostic ne peut réellement se formuler que par une névralgie essentielle.

On ne rencontre presque jamais l'hystéralgie avant la puberté, et elle se montre rarement après la ménopause. Un tempérament nerveux, une complexion irritable y prédisposent. L'excitation des organes génitaux en est la cause la plus habituelle. Les passions érotiques, les émotions morales en favorisent le développement, et quand la maladie existe, il suffit de la moindre excitation pour la rappeler ou l'exaspérer.

Cette affection se caractérise par des élancements pénibles, ressentis dans les profondeurs du bassin et qui s'irradient dans les aines, les flancs et les cuisses. Comme l'a fait remarquer Chomel, il est rare que ces souffrances se bornent à l'utérus ; le plus souvent, elles se propagent dans d'autres régions et coexistent avec des douleurs semblables sur le trajet des nerfs, du tronc et de la tête. La marche est parfois très-pénible, et les membres inférieurs présentent des phénomènes paralytoïdes. Enfin, on observe souvent, en même temps, une impressionnabilité extrême du système nerveux, accusée par de l'impatience, de l'irritabilité d'humeur insolite, par des spasmes et l'ensemble de phénomènes compris sous le nom de *vapeurs*. Les symptômes de l'hystérie, que nous ne confondons pas avec ceux-là, se surajoutent cependant chez beaucoup de femmes à l'hystéralgie. Il n'y a rien d'ailleurs de fébrile, de régulier, ni de constant dans ces accidents; cette mobilité est même caractéristique de l'affection.

Sous le nom d'*irritabilité de l'utérus,* quelques auteurs ont décrit une hypéresthésie de cet organe qu'ils cherchent à distinguer de la névralgie et qui se rattacherait plus particulièrement au défaut de sanguification, dans les suites de la métrorrhagie par exemple. Nous avons déjà insisté sur l'influence des altérations de nutrition et de l'hématopoïèse par rapport à l'innervation, pour qu'il ne soit pas nécessaire de discuter des opinions d'une valeur relative. Il n'est pas toujours possible de déterminer si l'hystéralgie prend son origine dans les nerfs périphériques ou dans les centres d'influx nerveux, mais il reste acquis, dans l'état actuel de nos connaissances, que les anomalies générales ou locales de la circulation peuvent devenir le point de départ de déterminations réflexes.

Deux observations de M. Cahen, publiées dans les *Archives générales de médecine* (octobre 1863), ont démontré la coïncidence de la névralgie iléo-lombaire avec une hémorrhagie utérine, et l'intervention des nerfs vaso-moteurs dans la production de la congestion et de la métrorrhagie avait été spécifiée à cette occasion. L'amoindrissement du pouvoir nerveux par le trouble circulatoire n'est pas contestable. Quant à la part que prend l'utérus aux névralgies lombo-abdominales, ainsi que le voulait Valleix, elle est fictive ; il ne s'agit en cela, comme ailleurs, que d'une irradiation sympathique vers les différents nerfs du plexus lombaire. M. Bassereau a indiqué une propagation analogue des douleurs utérines sur les nerfs intercostaux, et à la rigueur, sans autre intervention, on peut admettre qu'une même affection morbide préside à la coïncidence de deux névralgies.

Le traitement de l'hystéralgie, tenue pour primitive, et de l'hypéresthésie de la matrice variera avec la nature et la cause de ce trouble de sensibilité. Dans la plupart des cas, l'hydrothérapie est en mesure de rendre de très-grands services.

Lorsque les souffrances utérines sont symptomatiques d'une altération de la qualité ou de la quantité du liquide sanguin, il faut avant tout recourir aux applications hydrothérapiques que nous savons être efficaces contre cette altération. Ainsi, quand l'hystéralgie dépend de la chloro-anémie, il est nécessaire, avant de recourir aux modificateurs analgésiques spéciaux que nous indiquerons tout à l'heure, d'employer les procédés hydrothérapiques capables de reconstituer l'organisme. Nous connaissons des cas dans lesquels des douches froides générales, des frictions faites avec un drap mouillé, des lotions, des affusions, ont suffi pour faire disparaître les douleurs utérines. On peut donc compter sur l'efficacité de ces moyens lorsque les troubles sensitifs de la matrice sont liés à l'appauvrissement du sang.

Lorsque ces troubles sont sous la dépendance d'un état constitutionnel caractérisé par une altération dans la qualité du sang, comme chez les arthritiques, les herpétiques par exemple, le traitement hydrothérapique qu'il faut employer est plus compliqué et plus long. Il doit s'adresser à la constitution de la malade et modifier en quelque sorte les conditions organiques dans lesquelles elle se trouve. Nous avons déjà décrit plusieurs fois, et surtout au chapitre des diathèses, les procédés qu'il faut mettre en usage ; nous n'y reviendrons pas. Nous indiquerons ici les moyens locaux qui peuvent être utilisés pour agir directement sur les troubles sensitifs de la matrice.

Le procédé le plus efficace consiste dans l'administration d'une douche écossaise sur la région hypogastrique, sur les aines et sur les reins. Cette douche doit être appliquée avec une grande prudence, principalement au début du traitement ; il faut, pendant la durée de la douche hypogastrique, que la femme soit assise et tienne les jambes allongées. On doit, en outre, éviter de donner au liquide une grande force de projection, surtout quand le jet est promené sur le ventre et sur les aines. Il est même nécessaire, pour ce cas spécial, de donner à l'embout de la douche mobile la forme d'une pomme d'arrosoir pour que l'eau soit extrêmement divisée à sa sortie du conduit. Quand l'application a lieu sur les lombes, la même réserve n'est pas indispensable. Toutefois, il est plus prudent d'observer ces précautions, sans lesquelles on court le risque d'augmenter les souffrances de la matrice et même de provoquer dans cet organe des poussées congestives qui entravent la guérison.

Cette douche spéciale, dont nous avons eu souvent à nous louer, n'est pas le seul procédé qui puisse être employé dans l'hystéralgie. Nous mentionnerons aussi le bain de siége tempéré à eau dormante, la douche vaginale alimentée avec de l'eau chaude et de l'eau froide, le bain de siége à eau courante administré dans les mêmes conditions, le maillot humide et surtout le demi-maillot ou la ceinture humide excitante qui, en déterminant une irritation de la peau autour du ventre, provoque une révulsion des plus salutaires. Ces derniers moyens sont surtout fort utiles lorsque la névralgie de la matrice coïncide avec une diathèse goutteuse ou rhumatismale.

Quel que soit le modificateur local que l'on adopte, il est indispensable de faire suivre son administration d'une application froide généralisée, pour relever les forces de l'organisme. On pourra employer dans ce but les frictions froides, les immersions courtes, les affusions ou la douche en pluie et en jet.

Névralgie de l'ovaire.

Les ovaires sont le siége de névralgies dans des circonstances identiques à celles que l'hystéralgie nous a offertes. Cette névralgie revient par accès, peut intéresser toute l'étendue du plexus lombo-abdominal, détermine, comme sa congénère, une impuissance motrice relative dans les membres inférieurs, et donne lieu parfois à des manifestations hystériques très-variées. La localisation de la douleur à la région ovarienne en est le symptôme le plus décisif. Elle naît le plus souvent de l'excitation sexuelle, peut participer aux troubles cataméniaux et détermine parfois une véritable congestion de l'ovaire, accompagnée le plus souvent de pertes blanches difficiles à modifier.

Le traitement hydrothérapique qui convient le mieux contre cette névralgie est celui que nous avons indiqué contre l'hystéralgie. Les applications générales et locales sont identiques ; elles doivent être faites dans les mêmes conditions et réclament toutes les précautions que nous avons signalées.

Vaginisme.

L'hystéropathie, chez beaucoup de malades, se communique au vagin qui devient extrêmement douloureux et se contracte au toucher au point de rendre l'application du spéculum intolérable. La contraction spasmodique imprime donc une signification particulière à cette névralgie; mais, en éliminant la propagation de la névralgie voisine, on doit considérer comme une affection isolée et éminemment nerveuse la contraction spasmodique du vagin et en même temps du sphincter de la vulve. Cette contraction, comparée à un état convulsif ou à un spasme clonique, est passagère, intermittente, ou continue. M. le professeur Courty a décrit cette maladie, plus commune chez les jeunes femmes que chez des femmes mères, sous le nom de *vaginisme*, d'accord avec les observations de Scanzoni, Siméon, Marion Sims, etc. Toute cause d'irritation de la muqueuse détermine le vaginisme, lequel devient un mode de stérilité et peut se compliquer de spasme uréthral, vésical ou rectal.

Dans ces conditions, il suffit de calmer l'irritation qui est le point de départ de ce spasme, pour délivrer la femme de ce trouble morbide. A cet effet, les applications sédatives de l'hydrothérapie peuvent être employées avec avantage. Mais il peut se faire que le vaginisme soit le symptôme d'une névrose, comme l'hypéresthésie vulvaire, l'érotisme, etc., et dès lors le traitement hydrothérapique est plus difficile à appliquer et moins prompt dans ses effets curatifs. Les procédés locaux destinés à calmer l'irritation vaginale doivent être employés, mais il est nécessaire, pour obtenir la guérison, de mettre en usage toutes les applications que nous avons indiquées pour combattre les nombreuses affections du système nerveux. Le lecteur trouvera, dans les considérations que nous avons présentées sur les maladies du cerveau, de la moelle épinière et des nerfs, les éléments d'un traitement hydrothérapique approprié.

Hypéresthésie vaginale.

La névralgie des organes de la reproduction se dédouble en deux formes, l'une avec les caractères du *prurit* du vagin (Scanzoni), l'autre comme *hypéresthésie* de la vulve (Simpson).

Le *prurit* est ordinairement secondaire et relié à des manifestations herpétiques, exaspéré par les crises menstruelles. S'il apparaît idiopathique, avec tous les attributs de l'état nerveux, il cédera aux moyens que nous opposons au nervosisme et dont il a été question précédemment.

Nous en dirons autant de l'*hypéresthésie de la vulve et du vagin*, décrite pour la première fois, d'après Simpson, par le Dr Burns de Glasgow, et qu'on a présentée comme un mode particulier de névralgie du nerf honteux interne.

L'hydrothérapie peut modifier sensiblement et même faire disparaître complétement cette sorte d'hypéresthésie. Le Dr Fleury cite de nombreux faits qui attestent l'efficacité des douches froides générales contre ces perversions de la sensibilité. Il est juste d'ajouter qu'elles échouent quelquefois, et l'on a besoin, pour obtenir la guérison, de les faire précéder d'un bain de siége froid prolongé. Cette modification dans le manuel opératoire suffit dans beaucoup de cas pour apaiser les troubles sensitifs du vagin. Cependant quelques malades, au lieu d'être calmées par ces applications froides, éprouvent, au contraire, une surexcitation génitale qui augmente les souffrances provoquées par la maladie. Dans ces circonstances, il faut modifier le traitement hydrothérapique et procéder de la façon suivante : on administre un bain de siége à eau courante, en ayant soin de commencer l'opération avec de l'eau à 30° ou 34° centigrades, c'est-à-dire à une température indifférente; on fait durer cette première manœuvre pendant dix minutes ou un quart d'heure; après ce temps on fait pénétrer dans le bain de siége des courants d'eau à température progressivement décroissante, jusqu'à ce que la malade éprouve la sensation du froid. A ce moment on recommence une manœuvre en sens inverse jusqu'à ce que le liquide ait repris la température initiale (1).

Ce bain de siége spécial, dans lequel on peut faire arriver de l'eau à toutes les températures et qu'on peut administrer sans exposer la malade à ces phénomènes d'excitation que produisent certaines applications froides, nous a rendu de très-grands services contre les troubles sensitifs de la vulve ou du vagin. Nous le considérons comme un des éléments les plus utiles de la méthode thérapeutique destinée à combattre les maladies des organes génitaux de la femme.

L'emploi de ce moyen doit toujours être accompagné d'applications hydrothérapiques générales capables, selon les circonstances, de produire des effets excitants ou sédatifs.

(1) Le docteur H. Gueneau de Mussy, dans une conversation récente, nous a appris qu'il employait depuis longtemps ce procédé pour combattre certaines hypéresthésies. Nous sommes heureux de constater que nos vues sont, sur ce point, entièrement conformes à celles de cet éminent praticien.

Anesthésie des organes génitaux.

L'anesthésie du clitoris, du vagin et de l'utérus lui-même est le plus souvent liée à l'une des affections utérines que nous avons décrite et comporte le même traitement. Néanmoins, il est des exemples de femmes qui perdent le désir sexuel, deviennent incapables de sensations voluptueuses pendant le coït, et qui finalement sont dépourvues de toute aptitude génitale. Cette déchéance spéciale, dont il est difficile de bien apprécier l'origine et les relations, peut être amendée par le traitement hydrothérapique. Les applications excitantes générales et locales, les douches en pluie, en jet, et les bains de siége froids ramènent ordinairement la sensibilité dans les organes de la volupté. Cependant, lorsque l'anesthésie concorde avec un épuisement des centres nerveux, et que son apparition reconnaît pour cause de grands désordres dans les fonctions de l'innervation sensitive, il est nécessaire de joindre aux procédés déjà mentionnés l'usage d'un moyen spécial qui a souvent réussi entre nos mains. Ce moyen consiste tout simplement en une douche vaginale assez énergique, à l'aide de laquelle on projette sur les parties intéressées de l'eau alternativement très-chaude et très-froide. C'est, comme on le voit, une douche vaginale alternative. Cette application locale doit être toujours accompagnée d'une application générale reconstituante.

Trouble de la motilité dans les maladies utérines.

Les troubles de la motilité, dans les maladies utérines, consistent en parésies, en paralysies et en phénomènes convulsifs de formes variées.

Ces derniers sont souvent limités à des rigidités, des contractures musculaires et à des convulsions toniques ou cloniques se compliquant parfois d'hypersécrétions humorales ou gazeuses, telles que la polyurie et le météorisme.

La toux hystérique a été rapportée par Trousseau à une convulsion réflexe des muscles du larynx et du diaphragme ayant son point de départ dans la matrice. On a attribué une origine semblable au ténesme vésical, à la dyspnée, aux palpitations de cœur, aux vomissements et à certaines crises nerveuses.

Ce qui frappe à première vue dans ces complications, c'est qu'elles coïncident toujours avec une altération de nutrition des centres nerveux ou avec un état anémique, et que, pour les faire cesser, la méthode reconstituante prime toutes les autres. Il n'est donc pas extraordinaire que l'hydrothérapie joue un rôle prépondérant dans la thérapeutique de ces accidents nerveux.

Les parésies et les paralysies qui se développent sous l'influence d'une affection de la matrice font partie de l'histoire de l'hystérie. Elles ont été étudiées dans le chapitre consacré à cette névrose ; il est donc inutile de traiter de nouveau cette question. Toutefois, nous ne pouvons passer sous silence quelques particularités se rattachant à ces troubles de la motilité.

Aran contestait les paralysies du mouvement comme produites immédiatement par les affections de l'appareil utérin (1). Mais, indépendamment des compressions qu'exercent les lésions organiques inhérentes à l'utérus, sur une portion quelconque du système nerveux et aux effets directs qui en découlent, il y a des paralysies par mécanisme réflexe se localisant de préférence dans les membres inférieurs.

Des observations nombreuses et décisives attestent que la paraplégie succède aux maladies de la matrice et disparaît plus ou moins rapidement avec elles sous l'influence d'un traitement approprié. Le professeur Brown-Séquard a cité un cas de paraplégie presque complète, avec dysménorrhée, affection survenant à chaque époque menstruelle et dont on a eu facilement raison après un traitement spécial dirigé contre cette altération de la fonction utérine (2). Le professeur Courty confirme ce fait et les analogues dans son ouvrage (3). Nous avons observé, chez une malade soignée par le professeur Richet, des phénomènes du même genre assez intéressants pour leur donner ici une mention spéciale.

(1) Aran, *loc. cit.*
(2) Brown-Sequard, *Leçons sur les paraplégies réflexes,* traduites de l'anglais par le docteur Gordon.
(3) Courty, *loc. cit.*

Cette malade présentait un engorgement utérin que le Dr Richet traitait à la fois par des cautérisations et par l'hydrothérapie. Toutes les fois que la cautérisation était pratiquée, il survenait presque immédiatement après une hémiplégie qui persistait environ pendant huit ou dix jours. Cinq cautérisations et un traitement hydrothérapique de trois mois ont rendu la santé à cette dame qui depuis lors n'a jamais été malade.

Il serait intéressant de connaître la véritable pathogénie de ces sortes de paralysies ; mais ce problème, que nous avons essayé de résoudre dans le chapitre des affections paralytiques du système nerveux, est assez obscur. La compression des nerfs par l'accroissement de volume de l'organe utérin, l'altération du sang, la déchéance générale ou limitée des fonctions de l'innervation peuvent être invoquées tour à tour en faveur de telle ou telle explication théorique. L'opinion de Brown-Séquard, qui attribue ces paralysies à une série d'actions réflexes morbides, semble, dans l'espèce, la plus acceptable. Nous ne nous arrêterons point plus longtemps sur cette question qui a été traitée déjà dans cet ouvrage. Nous nous contenterons d'indiquer ici les conditions que doit remplir le traitement hydrothérapique.

Ce traitement ne peut être convenablement formulé qu'après avoir établi les relations pathologiques qui existent entre l'affection utérine, les centres d'innervation et les désordres qu'on observe dans le système nerveux périphérique.

On emploiera les procédés qui conviennent contre les maladies ou contre les perturbations fonctionnelles de l'appareil utérin, afin d'éteindre sur place la sensation morbide qui donne lieu aux divers accidents ; on aura soin, en même temps, d'atténuer, par des applications appropriées, l'exagération de l'excitabilité réflexe des centres nerveux, et l'on combattra enfin, par les divers moyens que la méthode hydrothérapique met à notre disposition, les désordres qui peuvent atteindre le système moteur. Il serait trop long de faire une nouvelle énumération des modificateurs qui peuvent s'appliquer aux perversions nerveuses de l'appareil génital, à l'excitation maladive du pouvoir excito-moteur, et aux troubles de la motilité dont il est ici question. Le lecteur trouvera tous les renseignements qui concernent ces indications thérapeutiques dans ce chapitre et dans ceux qui sont consacrés aux diverses maladies du système nerveux. Disons seulement que c'est par une combinaison judicieuse de ces divers moyens qu'on parviendra à modifier tous ces phénomènes nerveux qui semblent se développer sous l'influence d'une perversion sensitive de l'appareil génital.

MALADIES DES ANNEXES DE L'UTÉRUS.

Parmi les maladies des annexes de l'utérus, nous ne mentionnerons que la *périmétrite* et l'*hématocèle rétro-utérine.*

Périmétrite.

Les inflammations des tissus qui environnent l'utérus se rencontrent assez souvent en dehors de l'état puerpéral, et elles coïncident alors avec des troubles de la menstruation. Si la marche aiguë de ces accidents appartient à une autre thérapeutique que la nôtre, il est des cas où, la phlegmasie étant conjurée, il reste un état maladif qu'il faut combattre par des moyens reconstituants. Même en présence d'une tumeur utérine appréciable, lorsqu'il sera indiqué de relever les forces et de rétablir la nutrition au plus vite, l'hydrothérapie est applicable et peut rendre de grands services.

Hématocèle.

L'hématocèle rétro-utérine, qu'elle provienne d'une rupture des follicules de Graaf ou de celle des vaisseaux qui rampent dans le tissu sous-séreux du bassin, notamment dans les ligaments larges de l'utérus, traduit une hypérémie fluxionnaire et finalement une hémorrhagie avec extravasation. On l'observe chez de jeunes femmes dysménorrhéiques, sujettes aux molimens violents pendant les règles et au cortége de malaises ou de douleurs qui ne s'en sépare pas. Il est évident que les prescriptions tracées à propos de la dysménorrhée et de la métrorrhagie auront leur application dans les cas d'hématocèle en voie de résolution. Les indications de l'hydrothérapie seront encore plus formelles lorsqu'il faudra reconstituer l'organisme affaibli et combattre les troubles sensitifs et moteurs du système nerveux dont les tumeurs sanguines peuvent être la cause ou le point de départ.

Les considérations qui précèdent démontrent que le rôle de l'hydrothérapie, dans le traitement des maladies utérines, est considérable. Ce rôle, du reste, est parfaitement résumé par le professeur Courty (1) dans les lignes suivantes par lesquelles nous sommes heureux de terminer notre œuvre.

« Ai-je besoin de répéter que l'hydrothérapie ne doit jamais être employée dans les cas de maladie aiguë, ni même dans les maladies chroniques qui conservent un caractère d'acuité ou des redoublements inflammatoires? Il faut toujours avoir apaisé ces accidents par les antiphlogistiques, les émissions sanguines, le repos, les grands bains, etc. En un mot, il ne faut demander à l'hydrothérapie que ce qu'elle peut donner, et c'est beaucoup; c'est même tant, que, sans elle, il me paraît difficile de mener à bonne fin la cure de la majorité des maladies utérines. »

(1) Courty, *Traité pratique des maladies de l'utérus*, 2e édition, 1872.

TABLE ALPHABÉTIQUE DES MATIÈRES

A

B

C

D

E

F

J

L

M

N

O

P

Q

R

S

V

FIN DE LA TABLE ALPHABÉTIQUE DES MATIÈRES.

TABLE DES CHAPITRES

FIN DE LA TABLE DES CHAPITRES.

CORBEIL, imp. de CRÉTE FILS.

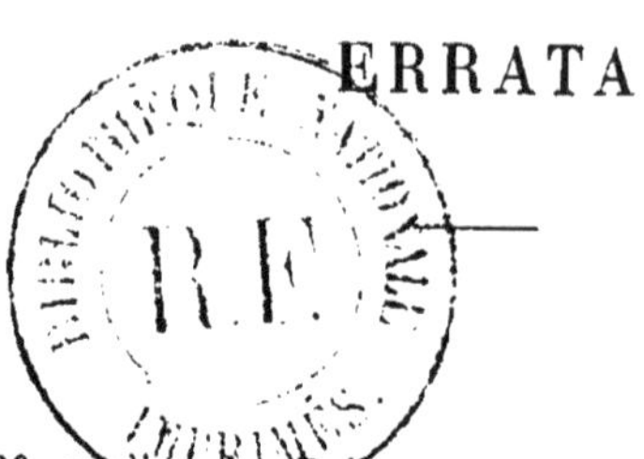

ERRATA

Page 30,	ligne 26,	*au lieu de :*	Dalloz,	*lisez :* Dally.
— 43,	— 20,	—	7°, 22,	— 37°,22.
— 70,	— 33,	—	l'action physique,	— l'excitation psychique.
— 71,	— 3,	après le mot sueur,		— et enfin les actions violentes de l'âme.
— 80,	— 16,	*au lieu de :*	de la moelle épinière,	— du rachis.
— 105,	— 28,	—	deux kilos,	— un kilo.
— 223,	— 27,	—	de manière à ce que,	— de manière que.
— 260,	— 10,	—	maladies,	— malades.
— 271,	— 17,	après	le mot altérant,	*mettez :* ;
— 364,	note au bas,	*au lieu de :*	calculone,	*lisez :* calculous.
— 664,	ligne 24,	—	Pinant,	— Pénard.
— 796,	— 29,	—	nous occupe.,	— nous occupe ;
— 949,	— 16,	—	organe,	— orgasme.
— 949,	— 16 et 17,	—	l'influence,	— l'éjaculation.
— 954,	— 23,	—	variole,	— varicocèle.

www.ingramcontent.com/pod-product-compliance
Ingram Content Group UK Ltd.
Pitfield, Milton Keynes, MK11 3LW, UK
UKHW012135240726
13966UKWH00001B/7